Irmhild Saake · Werner Vogd (Hrsg.)

Moderne Mythen der Medizin

Irmhild Saake
Werner Vogd (Hrsg.)

# Moderne Mythen der Medizin

Studien zur organisierten Krankenbehandlung

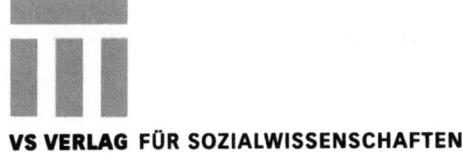

VS VERLAG FÜR SOZIALWISSENSCHAFTEN

Bibliografische Information Der Deutschen Nationalbibliothek
Die Deutsche Nationalbibliothek verzeichnet diese Publikation in der
Deutschen Nationalbibliografie; detaillierte bibliografische Daten sind im Internet über
<http://dnb.d-nb.de> abrufbar.

1. Auflage 2008

Alle Rechte vorbehalten
© VS Verlag für Sozialwissenschaften | GWV Fachverlage GmbH, Wiesbaden 2008

Lektorat: Frank Engelhardt

Der VS Verlag für Sozialwissenschaften ist ein Unternehmen von Springer Science+Business Media.
www.vs-verlag.de

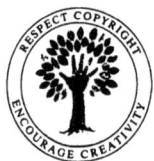

Das Werk einschließlich aller seiner Teile ist urheberrechtlich geschützt. Jede Verwertung außerhalb der engen Grenzen des Urheberrechtsgesetzes ist ohne Zustimmung des Verlags unzulässig und strafbar. Das gilt insbesondere für Vervielfältigungen, Übersetzungen, Mikroverfilmungen und die Einspeicherung und Verarbeitung in elektronischen Systemen.

Die Wiedergabe von Gebrauchsnamen, Handelsnamen, Warenbezeichnungen usw. in diesem Werk berechtigt auch ohne besondere Kennzeichnung nicht zu der Annahme, dass solche Namen im Sinne der Warenzeichen- und Markenschutz-Gesetzgebung als frei zu betrachten wären und daher von jedermann benutzt werden dürften.

Umschlaggestaltung: KünkelLopka Medienentwicklung, Heidelberg
Satz: Anke Vogel, Ober-Olm
Druck und buchbinderische Verarbeitung: Krips b.v., Meppel
Gedruckt auf säurefreiem und chlorfrei gebleichtem Papier

ISBN 978-3-531-15425-1

# Inhaltsverzeichnis

*Werner Vogd und Irmhild Saake*
Einleitung: Moderne Mythen der Medizin. Eine organisationssoziologische Perspektive .... 7

## I.     Das Krankenhaus – Die Organisation der Medizin

*Dirk Baecker*
Zur Krankenbehandlung ins Krankenhaus ................................................................... 39

*Marc Berg*
Praktiken des Lesens und Schreibens. Die konstitutive Rolle der Patientenakte in der
medizinischen Arbeit .................................................................................................... 63

*Hermann Iding*
Beratung im Krankenhaus – Macht meint Strukturen in Organisationen ..................... 87

*Werner Vogd*
Paradoxien einer chirurgischen Abteilung. Wenn leitende Akteure zugleich
entscheiden und funktionieren sollen .......................................................................... 109

## II.    Technik – Mythen der Rationalität?

*Cornelius Schubert*
(Un-)Sicherheiten der organisierten Apparatemedizin.
Vergleichende Beobachtungen der Anästhesie als sozio-technischer Praxis .............. 139

*Günter Feuerstein*
Die Technisierung der Medizin. Anmerkungen zum Preis des Fortschritts ................ 161

## III. Der soziale Tod – Die gesellschaftliche Form des Sterbens

*Ursula Streckeisen*
Legitime und illegitime Schmerzen. Ärztliche und pflegerische Strategien im Umgang mit invasiven Maßnahmen bei Sterbenden .......................................................... 191

*Stefan Dreßke*
Die Herstellung des »guten Sterbens«. Arbeit an der Identitätssicherung im Hospiz ........ 215

*Irmhild Saake*
Moderne Todessemantiken. Symmetrische und asymmetrische Konstellationen .............. 237

## IV. Medizinethik – Kulturen authentischen Sprechens

*Elke Wagner*
Der Arzt und seine Kritiker. Zur Aktivierung authentischer Publika im Krankenhaus ..... 265

*Saidi Sulilatu*
Klinische Ethik-Komitees als Verfahren der Entbürokratisierung? ................................. 285

*Anja Findeiß*
Die Ganzheitlichkeit der Pflege. Ein notwendiger Mythos klinischer Organisationen ...... 307

## V. Medizinische Zukunft – Neue Semantiken der Krankenbehandlung?

*Rudolf Stichweh*
Professionen in einer funktional differenzierten Gesellschaft .......................................... 329

*Gunnar Stollberg*
Kunden der Medizin? Der Mythos vom mündigen Patienten ........................................... 345

*Peter Fuchs*
Prävention – Zur Mythologie und Realität einer paradoxen Zuvorkommenheit ............... 363

*Armin Nassehi*
Organisation, Macht, Medizin. Diskontinuitäten in einer Gesellschaft der Gegenwarten ... 379

**Hinweise zu den Autorinnen und Autoren** ................................................................. 399

# Einleitung: Moderne Mythen der Medizin
## Eine organisationssoziologische Perspektive

*Werner Vogd und Irmhild Saake*

Es ist sicherlich kein Zufall, dass große Theorie ihren Anfang oft in medizinsoziologischen Untersuchungen gefunden hat. An keinem anderen Ort als in medizinischen Institutionen wird die Beobachterabhängigkeit dessen, was der Soziologie als ihr Gegenstand gilt, so deutlich wie hier. Geht es um Heilung? Aber wie lässt sich dann das Dominanzgebaren der Ärzte verstehen? Geht es um die Konkurrenz von Laien- und Expertenwissen? Warum gibt es dann überhaupt Experten? Geht es um Hilfe in Situationen existentieller Betroffenheit? Warum hat die Hochleistungsmedizin dann so ein schlechtes Image? Worum es in medizinischen Einrichtungen geht, das lässt sich nicht so einfach beobachten – es sei denn, man übernähme den naiven Blick des Laien. Doch gerade dies wird gerne gemacht. Fast schon prototypisch steht in medizinsoziologischen Forschungen die Dekonstruktion professioneller Expertise im Vordergrund, vermutlich weil sich gerade hier mit Händen greifen lässt, dass sich die Rationalität eines konkreten Kontextes nicht in Begriffen der Vernunft wiedergeben lässt.

Von dieser Differenz der Perspektiven leben die großen soziologischen Sätze, die die Eigenständigkeit einer soziologischen Disziplin rechtfertigen können (vgl. Nassehi 2006). Was damit gemeint ist, lässt sich beispielhaft an Max Webers Ausführungen zu Problemen der wissenschaftlichen Medizin verdeutlichen: »Der Mediziner erhält mit seinen Mitteln den Todkranken, auch wenn er um Erlösung vom Leben fleht, auch wenn die Angehörigen, denen dies Leben wertlos ist, die ihm die Erlösung vom Leiden gönnen, denen die Kosten der Erhaltung des wertlosen Lebens unerträglich werden – es handelt sich vielleicht um einen armseligen Irren –, seinen Tod, eingestandener- oder uneingestandenermaßen, wünschen und wünschen müssen. Allein die Voraussetzungen der Medizin und das Strafgesetzbuch hindern den Arzt, davon abzugehen. Ob das Leben lebenswert ist und wann? – danach fragt sie nicht« (Weber 1988 [1919]: 599). Was Max Weber hier beschreibt, lässt sich systemtheoretisch als Hinweis auf ›kontexualisierte Kommunikationslogiken‹ lesen (vgl. Saake/Nassehi 2004a).

Dem Begriff der Kommunikation wird im Design der Theorie sozialer Systeme die Schlüsselrolle zugewiesen. Unter dem Diktum ›Kommunikation löst Kommunikation aus‹ (vgl. Luhmann 1993: 191ff) wird die Anschlussfähigkeit von Kommunikationen zum zentralen genetischen Prinzip von Gesellschaft. Nicht der Akteur mit seinem Bewusstsein und seinen Intentionen zählt für die Genese sozialer Systeme, sondern einzig und allein die Kommunikation und das, was sie auslöst. Gefühle, Gedanken oder Intentionen sind erst dann für soziale Systeme strukturbildend, wenn sie kommunikativ thematisiert und adressiert werden. Damit ermöglicht die Systemtheorie eine am Vorbild alltäglicher Sozialität geformte Präzisierung des methodologischen Zugriffs auf soziale Situationen. Alltagskommunikation rechnet zwar mit komplexen und intransparenten Bewusstseinen, schließt jedoch nicht an

Gedanken an, sondern nur an Kommunikationen. Und auch die Vermutungen über motivierende Gedanken sind wiederum nur Kommunikationen. ›Psychische Systeme‹, d.h. Subjekte, sind deshalb – und hierin liegt eine der Provokationen der Systemtheorie – der Umwelt sozialer Systeme zuzurechnen. Ein soziales System stellt ein eigenständiges emergentes Phänomen dar, wenngleich es, um den beständigen Prozess von ›Kommunikationen, die Kommunikationen auslösen‹ in Gang zu halten, intelligenter, das heißt sinnverstehender Wesen bedarf. Diese dienen hier jedoch nur als Medium nicht als Essenz der Kommunikation. Das, was ein Mensch denkt oder fühlt, wenn er etwa eine Zahlung zu leisten hat, muss das Wirtschaftssystem nicht interessieren; ebenso wenig interessiert es das Medizinsystem, ob ein Arzt seine Arbeit unter den aktuellen Bedingungen gerne macht oder er sich andere Arbeitsverhältnisse wünschen würde. Soziale Systeme – also das, was man im Allgemeinen unter Sozialität versteht – können die psychische Dimension von Menschen zwar in Rechnung stellen – etwa in Diskursen über das subjektive Erleben –, brauchen dies jedoch keinesfalls zu tun und können ohne weiteres alles das ›grob‹ missachten, was Jürgen Habermas vernunfttheoretisch mit seinem Geltungsanspruch der Wahrhaftigkeit zusammengefasst hat. Unterscheiden möchten wir also im Folgenden zwischen der konkreten Adresse des »vernünftigen Sprechers« einerseits und der grundsätzlichen Sozialität von Adressen andererseits[1], um zu verdeutlichen, wofür sich eine soziologische Analyse interessiert.

Wir werden in diesem Band versuchen zu zeigen, wie man mit Hilfe einer komplexen Theorie der Beobachterabhängigkeit über psychologisierende und ethnographische Beobachtungen hinauskommt, um auf diese Weise eine Praxisnähe der empirischen Analyse zu erreichen, die – so werden wir noch öfter betonen – der *Banalität des organisierten Alltags* gerecht wird. Und exakt dies ist auch die Grundlage für das, was wir im Folgenden als Mythen der Medizin bezeichnen: Die Forderungen nach einer besseren Medizin richten sich oft an »vernünftige Sprecher«, berücksichtigen jedoch nicht, dass diese »vernünftigen Sprecher« in unterschiedliche kommunikative Praxen mit jeweils spezifischen Eigenlogiken eingebettet sind. Diese Eigenlogiken, die sich durch schlichte Anschlussfähigkeit ergeben, wollen wir genauer untersuchen. In den Blick gerät dabei mit den jeweiligen Praxen auch eine Gesellschaft, die durch die Folgen von Differenzierungsprozessen geprägt ist. Wenn wir von Gesellschaft reden, reden wir von der Gleichzeitigkeit von Ungleichzeitigkeiten, die in einer modernen Gesellschaft möglich ist. Während in den Medien noch von einem inhumanen Gesundheitssystem die Rede ist, interessiert sich die Politik dafür, ob gesundheitspolitische Entscheidungen Wählerstimmen kosten. Während der Arzt noch »weiß«, was dem Patienten fehlt, hat der Patient schon im Internet gesehen, dass die Symptome auch auf Schrecklicheres hindeuten könnten.

Es ist vermutlich diese Spannung von hohen normativen Erwartungen einerseits – hier geht es ja um Leben und Tod – und dem Moment verpflichteten Praxen der institutionellen Anschlussfähigkeit andererseits, welche die Medizin so spannend für soziologische Untersuchungen macht. In den Mittelpunkt rückt dabei – wenn es um klinische Praxen geht – der moderne Befund der Organisiertheit der Medizin. Wer sich behandeln lässt, tritt ein in eine Welt spezialisierter Formen der Beobachtung.

---

1 Diese schlichte Adressierung von »vernünftigen Sprechern« entspricht typischerweise nicht dem, was sich mit Jürgen Habermas darunter verstehen ließe, denn auch die Habermassche Analyse rechnet soziologisch damit, dass diese vernünftigen Sprecher erst hergestellt werden müssen und nicht einfach da sind. Sie sind das Produkt einer Kultur, in der Menschen »die Autorschaft für die eigene Lebensführung übernehmen« (vgl. Habermas 2001). Vgl. dazu auch den systemtheoretischen Anschluss an das Habermassche Konzept kompetenter Sprecher in Saake/Nassehi (2004b).

## Der (organisations-)theoretische Blick: Bedingungen der Beobachtung

Glaubt man den klassischen Organisationstheorien, dann sind Organisationen darauf ausgerichtet, einen bestimmten Zweck zu erfüllen. Aus einer Perspektive, die sich für Kommunikationen, also soziale Adressierungen interessiert, stellt eine Organisation jedoch eine Einheit dar, die zunächst einmal einfach nur weiter existieren will und sich – wie jedes andere System – anhand ihrer eigenen Operationen reproduziert (Luhmann 2000b: 47ff). Darüber hinaus stellen Organisationen soziale Einheiten dar, die sich selbst beobachten und ihre eigenen Funktionsbezüge, sozusagen ihre Aufgaben, durch interne Entscheidungen setzen können. Sie rekrutieren eigenständig ihre Mitglieder und entscheiden über deren Aufnahme oder Einstellung. Sie legen Stellen- oder (implizite) Arbeitsplatzbeschreibungen fest, suchen spezifische Kontakte bzw. Kooperationen mit der Außenwelt, formulieren Programme erfolgreicher Arbeit und entwickeln diesbezüglich Formen der Selbstbeobachtung, um zu evaluieren, ob sie ihren selbstgesteckten Anforderungen genügen. Organisationen sind – im Widerspruch zu betriebswirtschaftlichen Phantasien von Steuerbarkeit – zu allererst sich selbst beobachtende und sich selbst bestimmende Funktionseinheiten.

Als Clou dieser systemtheoretischen Theoriedisposition ergibt sich eine Verbindung von soziologischer Organisations- und Entscheidungstheorie: »Organisationen entstehen und reproduzieren (sich), wenn es zur *Kommunikation von Entscheidungen* kommt und das System auf dieser Operationsbasis *operativ geschlossen* wird. Alles andere – Ziele, Hierarchien, Rationalitätschancen, weisungsgebundene Mitglieder, oder was sonst als Kriterium von Organisation angesehen worden ist – ist demgegenüber sekundär und kann als Resultat der Entscheidungsoperationen des Systems angesehen werden. Alle Entscheidungen des Systems lassen sich mithin auf Entscheidungen des Systems zurückführen. Das setzt voraus, dass auch die Gründung einer Organisation und auch die Übernahme von Mitgliedschaften als Entscheidung beschrieben wird, und dies auch dann, wenn zum Beispiel in Familienunternehmen die Familienmitglieder bevorzugt herangezogen werden« (Luhmann 2000b: 63ff). In der Form von Entscheidungen werden Organisationen in ihrer Kontingenz und Willkür beobachtbar, denn: Es lässt sich immer behaupten, dass man auch anders hätte verfahren können.

Der unübersehbare Effekt dieser speziellen Form von Kommunikation in Organisationen liegt zunächst einmal in einer fast schon unerträglichen Banalisierung des organisierten Alltags. Man kann viel wollen, aber es fehlen letztlich die Zeit, die Zuständigkeit oder die Mitarbeiter dafür. In einer Studie zum Zeitmanagement in Organisationen formuliert Luhmann unter dem Titel »das Opportunistisch-Werden der Wertordnungen« (Luhmann 1968: 20), ganz lapidar: »Die Anhänger anderer Werte werden nicht diskreditiert; man mutet ihnen nur Wartezeiten zu« (ebd.: 25).

Wenn man sich auf dieser Grundlage für einen Perspektivenwechsel entschieden hat und lernt, Organisationen als sich selbst reproduzierende Kontexte zu sehen, dann werden zunächst die Erwartungen kleiner, aber gleichzeitig auch die Auflösungsmöglichkeiten für empirische Studien größer. Mit Dirk Baecker interessiert man sich dann dafür, wie sich eine Organisation selbst versteht. »Man kommt der Kommunikation der Organisation mit sich selbst und mit ihrer Umwelt nur auf die Spur, wenn man in der Lage ist, nachzuvollziehen, welche Unterschiede die Organisation trifft, um die eigenen Zustände der Ordnung und der Unordnung so miteinander zu kombinieren und gegeneinander wechseln zu können, daß die Organisation sich und ihren Unterschied zur Umwelt aufrechterhält« (Baecker 1999: 22).

Was aus der Perspektive des Laien als unerträglich erscheint, wird nun ganz schlicht als funktionierende, weil anschlussfähige Praxis begreifbar. Armin Nassehi verwendet hierfür den Begriff der »überraschten Identität«: »Ich spreche von *überraschten Identitäten* deshalb, weil die Struktur eines Systems, sein – wenn man so will – *So-Sein* letztlich nur in der Dynamik einer sich je neu ereignenden Anschlussfähigkeit der eigenen Elemente herstellt. Und es dürfte einige empirische Evidenz dafür sprechen, das Operieren von autopoietischen Systemen in solchen *Überraschungsmomenten* zu beschreiben. Kommunikation findet sich stets *überrascht* vor, d.h. sie muss darauf reagieren, was geschieht, sie ist *zustandsdeterminiert*. Es bleibt ihr gar nichts anderes übrig, als je dort anzuschließen, wo sie gerade steht, und es ist fast ausgeschlossen, Kommunikationsprozesse eindeutig zu konditionieren« (Nassehi 2002: 22).

All dies lässt deutlich werden, dass man für empirische Analysen komplexe Theorien braucht und zwar solche die ›nahe dran‹ sind und nicht außerhalb des untersuchten Gegenstands stehen. Man braucht, um die Banalität funktionierender Praxen in Organisationen überhaupt sehen und dann auch noch ertragen zu können, ein Instrument, das den Beobachter für die Beobachtungsabhängigkeit seiner eigenen Studien sensibilisiert – nicht, weil alles auch anders beobachtet werden könnte, sondern weil es zunächst auf die Selbstbeobachtung der Organisation ankommt, auf die durch die Organisation selbst getroffenen Unterscheidungen. Dass möglich ist, was funktioniert, ist Grundlage dieser Selbstbeobachtung, und nun wäre zu fragen: wie funktioniert das, was funktioniert?

Ein Blick auf das vorhandene Potential an Theorien[2] hilft hier schon weiter. Nicht ohne Grund konnte Michel Foucault (1988) gerade an der »Geburt der Klinik« den epistemischen Bruch hin zur modernen Gesellschaft ausmachen, um dann später mit den Institutionen der Psychiatrie die Wissenskonfiguration in den Blick zu nehmen, welche für ihn von nun an die gesellschaftlichen Semantiken des Körpers, aber auch der Individualität prägen werden. In der Klinik entsteht eine neue Form von Kommunikation, bei der Wahrheiten im Gegenstand selbst – dem Individuum, dem Körper, der Krankheit – gesucht werden. Dass man nun wissen wollen kann, was jemand *wirklich* gedacht hat, oder dass man Ursachen von Krankheiten im Körper selbst und seinen Abläufen sucht, ist eine Praxis, die sich in den neu entstehenden Organisationen der Klinik des späten 18. Jahrhunderts festigt. »Diese Sprache der Dinge und ihr allein fiel es zu, ein Wissen vom Individuum zu ermöglichen, das nicht bloß historischer oder ästhetischer Natur war. Dass die Definition des Individuums eine unendliche Arbeit ist, bildet kein Hindernis mehr für eine Erfahrung, die, indem sie ihre eigenen Grenzen akzeptiert, ihre Aufgabe ins Unendliche erweitert. Die einzigartige Qualität, die unberührbare Farbe, die vergängliche Form – indem sie den Status des Gegenstandes annehmen, werden sie gewichtig und fest. Kein Licht wird sie mehr in ideale Wahrheiten auflösen können. Die Aufmerksamkeit des Blicks wird sie vielmehr nach und nach aufwecken und ihnen Objektivität verleihen. Der Blick reduziert nicht mehr, er begründet vielmehr das Individuum in seiner unreduzierbaren Qualität. Und dadurch wird es möglich, eine rationale Sprache um es herum zu organisieren. Das Objekt des Diskurses kann ebensogut ein Subjekt sein, ohne daß die Gestalten der Objektivität dadurch verändert würden. Es ist diese formelle

---

2  Wir rechnen hier auch die Arbeiten von Michel Foucault zur Kategorie der komplexen Theorie – ebenso die von Pierre Bourdieu und Erving Goffman –, obwohl alle drei sich explizit einer empirischen Analyse verschrieben haben. Angefallen sind dabei jedoch fast unüberschaubar viele Sätze zu den Voraussetzungen dieser Analysen, was in diesem Fall das Etikett der Theorie rechtfertigt. Als Theorie gilt uns im Folgenden nicht das, was im Alltag der Soziologie als hier Theorie und da Empirie so unplausibel geschieden wird, sondern alles, was sich mit den Bedingungen der eigenen Beobachtungen auseinandersetzt.

Reorganisation in der Tiefe – mehr als das Aufgeben der Theorien und der Systeme, die die Möglichkeit einer klinischen Erfahrung eröffnet hat« (Foucault 1988: 12). Die Brisanz von Foucaults medizinsoziologischen Studien liegt in ihrer Distanz zum normativen Verständnis dessen, was die Empirie der Medizin ausmacht, und in ihrer Nähe zu einer Praxis, die für sich die Theoriefreiheit der reinen Empirie reklamiert, indem sie (medizinische) Theorien über Krankheiten entwickelt. Der moderne Arzt konnte erst in einer Institution entstehen, die es ihm ermöglichte, die anthropologischen und kulturellen Schamgrenzen zu überwinden, denn erst mit der ›Öffnung des Körpers‹, der forschenden Sektion am toten und der experimentierenden Manipulation am lebenden Körper konnte die Erfolgsgeschichte der Biomedizin beginnen. Möglich wurde dies erst in der Organisation Krankenhaus, welche ein Arrangement auf Dauer stellte, bei dem sich Patienten und Ärzte anonym gegenübertreten konnten. Aus dem feudalen Patronat-Klient-Verhältnis herausgelöst (vgl. Lachmund 1987), konnte der Arzt den zu behandelnden Menschen nun systematisch zum Objekt machen. Der so entstandene »medizinische Blick« (Foucault 1988) und die damit verbundene Art zu sehen, zu erleben und zu handeln, leiteten den medizinischen Fortschritt ein.

Auch Erving Goffman fand mit der psychiatrischen Klinik seinen empirischen Ausgangspunkt, um unter dem extremen Blickwinkel der »Totalen Institution« entdecken zu können, was es bedeuten kann, seine soziale Identität in Interaktionen aufbauen zu müssen. Dass ihm Identität als etwas Soziales gilt, das jeweils auf einen spezifischen Kontext verweist, verletzt als Hypothese sämtliche Alltagsvorstellungen darüber, wem wir den *locus of control*, die Autorschaft unsere Handlungen zurechnen. Am Beispiel des Phänomens der Verlegenheit verdeutlicht er, wie Wahrnehmungen den Einzelnen in einem Kontext platzieren. »Verlegenheit hat etwas mit nicht erfüllten Erwartungen zu tun. [...] Während der Interaktion wird vom Einzelnen die Verfügung über bestimmte Eigenschaften, Fähigkeiten und Kenntnisse erwartet, die alle zusammen sich zu seinem Selbst fügen, das zugleich in sich kohärent und für die Situation geeignet ist« (Goffman 1999 [1967]: 114f). Die Beobachtung von Verlegenheit verweist demzufolge sowohl auf die Unangemessenheit des Verhaltens als auch darauf, dass der Betroffene dies weiß und er also auch die Erwartungen der Situation kennt und akzeptiert. Die »Verlegenheit ist also ökologisch in den Betrieb eingebaut« (ebd.: 121). Goffman kann dann insbesondere in seinen Arbeiten zum Stigma aufzeigen, wie im Angesicht von Körperlichkeit ständig Reparaturarbeit an der sozialen Identität geleistet werden muss (Goffman 1967).

Nicht zuletzt ist hier auch Talcott Parsons zu nennen, dessen strukturfunktionalistische Theorie mit »The Social System« ihren – oftmals vergessenen – empirischen Ausgangspunkt in Feldbeobachtungen zur ärztlichen Arbeit in Boston und Umgebung gefunden hat. Parsons' Untersuchungen zur Krankenrolle und der Bedeutung von Professionen bleiben bis heute paradigmatisch für eine Soziologie, die weder in einer ökonomischen Kosten-Nutzen-Abwägung aufgeht noch im Subjekt seine Letztbegründung findet, sondern mit Gesellschaft – also mit unterschiedlichen Orten der Beobachtung – rechnet. Für die moderne Medizin hat Parsons (1951) bekanntlich vorgeschlagen, von einem grundlegenden Wertkomplex auszugehen, der ein Gefüge von Rollen und Komplementärrollen gestaltet, das dann durch ein spezifisches Orientierungsmuster (*pattern*) gekennzeichnet ist: funktionale Spezifität (Fokussierung auf ein krankes Organ), eine universalistische Orientierung (den anderen ohne Ansehen der Person zu behandeln) und die Abstinenzregel der emotionalen Neutralität (den anderen beispielsweise nicht als potentiellen Sexualpartner betrachten). Erst unter den genannten Voraussetzungen – so die Parsonssche Analyse – kann die

Krankenbehandlung sich trotz all der mit ihr verbundenen Zumutungen (etwa die hiermit verbundene Verletzung der Intimität und die Zufügung von Schmerzen) zu einem stabilen Handlungssystem ausgestalten. Doch dies, so die Pointe, bedeutet gerade nicht, dass diese Orientierungen in konkreter Interaktion nicht probeweise unterlaufen werden können, etwa dass dann unter Voraussetzung der institutionalisierten Abstinenzregel doch die eine oder andere mehrdeutige Kommunikation gewagt werden kann (vgl. Parsons 1964).

Auch wenn im Kontext der Krankenbehandlung ständig interaktive Aushandlungsprozesse zu beobachten sind, so werden diese nur auf der Folie einer tieferliegenden gesellschaftlichen Semantik verständlich, die *nolens volens* und gegenläufig zu den Selbstbeschreibungen einer aufgeklärten demokratischen Gesellschaft durch eine Asymmetrie geprägt ist (vgl. Saake 2003). Parsons zufolge kann die Interaktion nur dann funktionieren, wenn die Ärzte treuhänderisch den Wert Gesundheit vertreten, also Legitimität wie auch berufliche Identität dadurch gewinnen, dass sie ihre professionelle Sphäre von der Wertstruktur der Politik und der Wirtschaft unterscheiden können. Parsons ruft hier die Medizin als Zeuge auf für eine Soziologie, die nicht in ökonomischen Kalkulationen aufgeht – weder in Transaktionskosten noch Zweck-Mittel-Abwägungen –, sondern die systematisch mit einer Kultur rechnet, in der die Nutzenmaximierung des Moments außer Kraft gesetzt wird. Repräsentieren soll dies der Arzt, dessen Aufgabe es ist, »dem Individuum seine volle Leistungsfähigkeit zurückzugeben und es nach einer Pause wieder zur Rollenführung zurückzuführen« (Parsons 1979: 58). Und exakt dieses ›Zurückführen‹ lässt sich heute nicht anders denn als Paternalismus verstehen, wiewohl es von Parsons einmal schlicht als soziale Steuerung gefasst wurde: »Priester und Zauberer sind also überall die ›ursprünglichen‹ Träger der sozialen Steuerung gewesen. Die Rollen des Arztes, des Rechtskundigen und, wenn man will, des ›Verwaltungsfachmanns‹ und des Sozialleiters haben sich erst ganz allmählich und ungleichmäßig aus den religiösen Rollen differenziert.« (Ebd: 69f) Erklären konnte Parsons mithilfe dieser Figur der sozialen Steuerung etwas, was als typisches Verhalten professioneller Akteure bezeichnet wird. Insbesondere beim späten Parsons wird auch versucht zu beschreiben, wie diese »Orientierungsmuster« durch »Internalisierung zum charakteristischen Merkmal von Individuen und durch Institutionalisierung zum charakteristischen Merkmal von Gruppen« werden, wie also eine Kombination von »informationelle(n) mit hochgradig energetischen Komponenten« entsteht und diese einen »nennenswerten Einfluß auf soziale Prozesse« (Parsons/Platt 1990: 55f) ausüben kann. Aus heutiger Sicht hätte man hier mit Pierre Bourdieu wohl vom Habitus zu sprechen.[3]

Eine gemeinsames Merkmal von Foucault, Goffman und Parsons liegt – etwas überspitzt formuliert – einerseits in der Bereitschaft zum distanzierenden Umgang mit Authentizitätsfiktionen (hier insbesondere von Ärzten und Patienten), andererseits aber auch in Annahmen zur Plausibilität dieser Perspektiven. Exakt dies scheint uns der große Vorzug der soziologischen *Theorie*tradition im Umgang mit Phänomenen der Medizin zu sein: Sie operiert mit einer impliziten Akzeptanz der Perspektive als *Perspektive*. In der Tradition hermeneutischer Forschung ist dieses Problem nicht unbekannt. In der Mannheimschen Wissenssoziologie erscheint es etwa als die Einsicht der Seinsgebundenheit des Wissens, wobei eben die Standortabhängigkeit auch für den Wissenschafter gelte. Mannheim spricht hier von der »Aspektstruktur« des soziologischen Gegenstands (Mannheim 1995 [1929]: 234). In der hermeneutischen Wissenssoziologie mündet dieser Befund in die Erkenntnis,

---

3 Nicht nur hier zeigen sich beim genauen Hinschauen wohl ungewollte Parallelen in den Spätwerken von Parsons und Bourdieu (vgl. Kieserling 2004: 146ff).

dass sich die wissenschaftlichen Konstruktionen zwar inhaltlich, jedoch nicht strukturell von den *common sense*-Konstruktionen des Alltags unterscheiden. Die Antwort auf die Frage, wie unter solchen epistemischen Bedingungen ein Fremdverstehen möglich wird, steht folgerichtig im Mittelpunkt.

Eine Lösung, die wir hier jedoch nicht verfolgen, findet der postmoderne sozialwissenschaftliche Diskurs im Anschluss an Clifford Geertz. Hierbei wird behauptet, dass sich Sozialwissenschaft nur unwesentlich von der literarischen Gattung der Erzählung unterscheide. Entsprechend bestehe die eigentliche Qualität der wissenschaftlichen Arbeit nun nicht mehr darin, Wissen und Nicht-Wissen in eine neue Balance zu bringen, sondern zeige sich im Wesentlichen in seiner darstellerischen und poetischen Qualität. Eine andere postmoderne Variante begreift Wissenschaft nur noch als Dekonstruktion, nämlich als intelligentes Infragestellen nicht-reflektierter Zurechnungen, das wiederum weiteren Reflexionsbedarf erzeugt (vgl. Derrida 1974). Im Blick auf das Verhältnis des Gesagten und des Nichtgesagten lässt sich der ursprüngliche Text dann immer weiter verschieben, wobei man sich dabei von der unter diesem Blickwinkel paradoxen Aufgabe, eine ursprüngliche Bedeutung zu rekonstruieren, verabschiedet.

Es ist leicht zu sehen, dass eine sich in dieser Weise verstehende Sozialforschung schnell in Legitimationsprobleme gerät, wenn man auf den Anspruch, ›Realitäten‹ zu rekonstruieren, verzichten muss. Es verwundert deshalb kaum, dass die qualitative Sozialforschung in der Regel bei einem »halben Konstruktivismus« stehen bleibt (Woolgar/Pawluch 1985), also *nolens volens* für ihre Analysen auf Annahmen des naiven Realismus zurückgreift bzw. sich auf eine Ontologie objektiver Sinnstrukturen beruft.

Auch wenn vielfach unterstellt wird: der Konstruktivismus der Luhmannschen Theorie führt weder zum Weltverlust noch zur spielerischen Beliebigkeit der Wirklichkeitsinterpretationen. Die Realität wird nicht negiert, sie erscheint nur als unerreichbarer Horizont. In Analogie zur Popperschen Auffassung des kritischen Rationalismus kann Wirklichkeit im positiven Sinne nicht erkannt werden. Entsprechend zeichnet sich Wissenschaft – gerade auch konstruktivistische Wissenschaft – durch ihre jeweilige Form der Irritierbarkeit aus. Mit Karl Popper würde man sagen, dass nur solche Wirklichkeitsmodelle als Theorien zugelassen werden, die falsifizierbar sind, also sich durch empirische Überprüfung irritieren lassen. Während bei Popper jedoch die Logik als *äußerliches* Rational formalisiert werden kann – folgerichtig spricht er von einer »Logik *der* Sozialwissenschaften« (Popper 1972) – erscheint sie bei Luhmann als *innere Gesetzlichkeit des* Erkenntnisprozesses. Im Sinne einer ›naturalistischen Epistemologie‹ wird sie nun abhängig vom Forschungsgegenstand (Luhmann 1998: 88f). Auch die Logik selbst steht nun nicht mehr außerhalb der untersuchten Wirklichkeit. Dem Popperschen Ideal einer asymptotischen Annäherung an Wirklichkeit mittels einer fortschreitenden Anzahl von Falsifikationsversuchen setzt Luhmann ein polyzentrisches Modell entgegen. Die Systemrekonstruktion kann hierbei jeweils nur spezifisch, d.h. mit Bezug auf die jeweils untersuchte ›Kontextur‹ erfolgen. Verschiedene Systeme reproduzieren im Sinne ihrer historisch gewordenen Reproduktionsregeln jeweils ihre eigene Logik. Jedes System erkennt, beobachtet und operiert aufgrund seiner eigenen Konditionierungen und Unterscheidungen. Der »Gottesaugenstandpunkt« (Putnam 1991), von dem die Welt erklärbar wird, ist nicht mehr möglich. Stattdessen wird nun eine polykontexturale Welt sichtbar, und Grund und Begründetes, Ursache und Wirkung, Element und Klasse sind je nach Ort und Standpunkt verschieden (vgl. Kaehr 1993).

Die deduktive Logik des kritischen Rationalismus – verbunden mit hierin begründeten hypothesentestenden, statistischen Verfahren – erscheint aus dieser Perspektive als ein viel zu grobes Instrument, um die polykontexturalen Verhältnisse abbilden zu können. Hierbei kommen die lokalen systemischen Kausalitäten in der Regel gar nicht erst in den Blick, sondern verschwimmen in Clustern von Mittelwerten. Stattdessen steht für die »Theorie selbstreferentieller Systeme« die »multizentrische, fast ist man versucht zu sagen: induktionslogische Beobachtung der Welt Pate. Welt wird insofern induktiv erschlossen, als die Einheit der Differenz von System und Umwelt je systemspezifisch an die Beobachterposition der jeweiligen Systemperspektive gebunden ist und nicht von oben qua objektivem Geist verordnet wird« (Kneer/Nassehi 1991: 348).

Der systemtheoretische Blick sucht nach selbstreferentiellen Mustern, die dann als gedankliche oder kommunikative Systeme, als sich selbst reproduzierende Semantiken erscheinen. Gegenüber der wissenschaftlichen Tradition stellt sich die Beziehung von Detail und Generalisierung nicht mehr als ein hierarchisches Verhältnis dar, sondern als selbstreferentieller Konstitutionszusammenhang: »Die Emergenzfrage ist die Frage nach den (unter Umständen selbstähnlichen) Mustern, die bei der Konstitution der Phänomene eine Rolle spielen und die durch die Art und Weise der Bezugnahme der Elemente aufeinander, ihren Tanz, hervorgebracht werden. Das Abstrakte ist einerseits das entsprechend der Tradition begrifflich Verallgemeinerte, andererseits jedoch das Muster, das zu erkennen eine ganz andere Schulung des Blicks erfordert. Das soll nicht heißen, dass die Tradition mit ihrer Insistenz auf normativen Ordnungen falsch lag. Aber es soll heißen, dass die Tradition eine Mustererkenntnis betrieb, die gegenüber dem Unvorhersehbaren, dem Individuellen, dem Ereignis und der Geschichte, also gegenüber dem Konkreten, auf eine Art und Weise abwertend war, wie man es sich in der modernen Gesellschaft nicht mehr leisten will und kann und dank der ›new science of chaos and complexity‹ auch nicht mehr leisten muss« (Baecker 2002: 103).

Die Forschungsperspektive, die wir hier vorschlagen, verlagert das Problem der Einheit von Beobachter und Beobachtetem zunächst in eine Beobachtung zweiter Ordnung. Wir betrachten den Produktionsprozess, den Vollzug der Zurechnungen und lenken damit die Frage vom Was zum Wie, vom Sein zum Werden.

**Die Empirie der Gesellschaftstheorie: Anschlussfähigkeiten und ihre Orte**

Wenn wir nun erklären sollen, warum wir mit einer gesellschaftstheoretischen Perspektive beginnen, dann verweisen wir auf die Verschiedenheit der Orte, die bei einer soziologischen Analyse in den Blick gerät (vgl. Vogd 2005b). In diesem Sinne fordern wir für unser Projekt einen soziologischen Blick, der das Augenmerk auf den *modus operandi*, die Eigenlogiken von jeweils ortsgebundenen Praxen lenkt. Anstatt nach der Logik der Forschung bzw. der Logik der Theorie Ausschau zu halten, verschreiben wir uns einer radikal empirisch gewendeten wissenssoziologischen Perspektive. Ludwig Wittgensteins Konzeption des Sprachspiels folgend, bedeutet dies zunächst, dass wir empirisch nichts anderes vorfinden als soziale Praxen (vgl. Esfeld 2003). Regeln, Theorien und Epistemologien, ebenso ›Subjekte‹ und ›Objekte‹ stehen nun nicht mehr außerhalb dieser Praxen. Entsprechend der hiermit verbundenen metatheoretischen Annahme einer autologischen Fundierung erscheinen nun ›Kondensierung‹ und ›Konfirmierung‹ als die wichtigsten Mechanismen des Sinnaufbaus, denn erst über diese Prozesse werden Sinnformen auf Dauer gestellt. So unterschiedliche methodologische Positionen wie diejenige der Wissens- und Kultursoziologie von Pierre Bourdieu, der Wissenssoziologie Karl Mannheims, der *actor network theory* von Bruno Latour und der Systemtheorie von Niklas Luhmann konvergieren in dieser Hinsicht dahingehend, das soziale Gedächtnis als eine implizite Form zu identifizieren, die sich zwar auch, jedoch im Wesentlichen nicht als die explizite und im Bewusstsein reflektierte Erinnerungs- und Typisierungsleistung von Individuen zeigt. Die theoretischen Unterscheidungen von Subjekt und Objekt, wie auch die einer Mikro- und Makrosoziologie erscheinen nun als in die Gesellschaft, in die kommunikative Praxis selbst eingewoben. Diese Autoren großer Soziologie stoßen auf die empirischen Bedingungen theoretischer Rede, indem sie die theoretischen Grundlagen ihrer Argumentation soziologisieren: Sie treffen auf Kontingenz, deren Auflösung sich nur als empirisches Problem beschreiben lässt. Luhmanns semantische Systeme reproduzieren ihre theoretischen Unterscheidungen empirisch als »Formen der Kommunikation« (Baecker 2005), welche als blinde Flecken in jeder ihrer Operationen inhärent mitlaufen. Im gleichen Sinne hat Karl Mannheim schon 1925 eine Methodologisierung der Soziologie eingefordert: Wenn nun Theorien als »Strukturen des Denkens« (Mannheim 1980) selbst in die soziale Praxis eingelassen sind, dies hat Karl Mannheim im Anschluss an seine berühmte Untersuchung zum Konservatismus beschrieben (Mannheim 2003), dann hat sich die sozialwissenschaftliche Praxis als rekonstruktive Methode zu explizieren, indem sie als reflexives Verfahren die implizit immer mitlaufenden Theorien – die handlungsleitenden Unterscheidungen sozialer Praxis – expliziert (vgl. Bohnsack 2006). Homolog zu Luhmanns Unterscheidung zwischen Beobachtung erster und zweiter Ordnung unterscheidet Mannheim nun zwischen dem ›immanenten Sinngehalt‹, den was-Fragen, und dem dokumentarischen Sinngehalt, dem Wie, dem *modus operandi* sozialer Praxis.

Konvergent hierzu erscheint Pierre Bourdieus Konzept des Habitus dann als die verkörperte Formation, deren eigentliche Dynamik verborgen im Bereich der Illusio bleibt, denn die wirksamsten Strategien können sich als praktischer Sinn gerade dadurch entfalten, indem Ziele und Wirkungen dem Bewusstsein des Akteurs verborgen bleiben.[4] Nicht zuletzt steht dann auch bei Bruno Latour und den durch ihn prominent gewordenen *science studies* die Epistemologie nicht mehr außerhalb der Gesellschaft und die Gesellschaft nicht mehr außerhalb der Materialität sozialer Praxis.[5] Beides geht in den theoretischen Unterscheidungen auf, welche eben diese Praxis konstituieren. Und auch die altbekannte Aporie von Individuum und Gesellschaft wird dabei unterlaufen, denn Netzwerke von Aktanten konditionieren ihre Eigendynamiken nun aufgrund der Routinen und technischen ›Verhärtungen‹, die sie als überdauernde soziale Programme durch ihr spezifisches Arrangement erzeugen (Latour 2000: 241f).

Auf den ersten Blick scheinen hier Parallelen zum Sozialen Konstruktivismus in der Tradition von Peter Berger, Thomas Luckmann und Alfred Schütz anzuklingen (Berger/Luckmann 2003). Doch anders als in dem hieran anschließenden (oftmals verkürzt angewendeten) interaktionistischen Paradigma, geht der von uns geforderte empirische Zugang

---

4   Siehe unter anderem Bourdieu (2001).
5   In diesem Sinne lässt sich dann auch verstehen, warum erst seit der Moderne unsere Gesellschaft mit Tuberkulose-Bakterien bevölkert ist, denn erst nachdem die krankheitserregenden Keime theoretisch unterscheidbar werden, treten sie in gesellschaftliche, d.h. kommunikative bzw. interaktive Praxen, ein – werden also erst ab diesem Zeitpunkt sozial lebendig (vgl. Latour/Woolgar 1986).

weit über die Aushandlungs-, Auslegungs- und Verhandlungspraktiken intentional handelnder Akteure hinaus. Aus der sozialphänomenologischen Perspektive erfahren wir zwar eine Menge über die Institution der Sprache und die in den unterschiedlichen ›lebensweltlichen‹ Sinnprovenienzen vorherrschenden *Common sense*-Stereotypen. Was man mit Schütz jedoch »nicht erfahren kann, ist, wie die handlungsleitenden und –selegierenden Zusammenhänge zustande kommen, die dann als Handlungseinschränkung wirken« (Nassehi 1993: 93). Der Prozess, der *modus operandi*, und damit auch die latenten Funktionen des sozialen Gedächtnisses kommen unter dieser metatheoretischen Brille nicht in den Blick.[6] Es geht uns nicht um Konstruktionen von Konstruktionen, nicht um (sozialwissenschaftliche) Typisierungen von Typisierungen, sondern um den Raum, aus dem all diese Unterscheidungen emergieren.[7]

Hiermit einhergehend lösen wir uns auch von der alten hermeneutischen Tradition des Interpretierens, also der Zweiteilung der Welt in einen ›subjektiv gemeinten Sinn‹ (Dilthey), den es nun hermeneutisch zu erschließen gilt, und in eine Welt ›objektiver Fakten‹ und Rationalitäten. Wie insbesondere auch die organisationssoziologischen Studien unter der Klammer des so genannten Neoinstitutionalismus gezeigt haben, ist es empirisch unsinnig, zwischen harten wirtschaftlichen und technologischen Fakten auf der einen Seite und weichen, kulturellen, subjektiv gefärbten Aspekten auf der anderen Seite zu unterscheiden.[8]

---

6  Wie auch Richard Grathoff feststellen muss, bleibt bei Schütz die unüberbrückbare Differenz zwischen Gesellschaft und Individuum bestehen: »Der rigorose Rückgang auf die ›subjektiven‹ Sinnstrukturen des individuellen Handlungserlebens lässt die (von Schütz so genannten) ›objektiven Sinnzusammenhänge‹ gesamtgesellschaftlicher, historischer oder wissenschaftlicher Betrachtung in einen überaus scharfen Gegensatz treten. Er kommt in die Nähe einer ›Paradoxie‹ (GA I: 40). Die Kluft zwischen vorvergangenreflexivem oder phantasiemäßig entworfenem Handlungskontext einerseits und einem in spontaner Aktivität erlebten Handlungskontext andererseits, die Spanne zwischen Entwurf und Praxis des Handelns wird immer schroffer, obgleich sie Schütz im Sinnhaften Aufbau noch für gänzlich problemlos, für einer weiteren Diskussion ›entbehrlich‹ gehalten hat. [...] Schütz war im Sinnhaften Aufbau zu einem recht problematischen Ergebnis gekommen: ›Die Soziologie hat, wenn sie die Bedeutung eines konkreten Handelns unternimmt, die Handlung als solche vorgegeben und schließt von hier aus auf die typischen Motive eines eine solche Handlung Setzenden zurück.‹ (SA 324) Und was geschieht da? Ein typischer Handlungsablauf muss sukzessive durch den ›personalen Handlungstypus‹ des Handelnden ›ersetzbar‹ werden: ›In der idealtypischen Konstruktion werden ... die in der Umwelt in Selbsthabe erfahrenen subjektiven Sinnzusammenhänge sukzessive durch ein System aufgestufter und durcheinandergeschachtelter objektiver Sinnzusammenhänge ersetzt.‹ Das Problem liegt in der bis dahin ungeklärten Differenz der beiden Begriffe ›Typik‹ und ›System‹. Typik der Handlungserfahrung einerseits, System von Sinnzusammenhängen andererseits: Wie sind beide, wie ihre verschiedenen ›Ersetzungen‹ zu unterscheiden? Wie ist der Begriff eines ›Systems‹ von Handlungszusammenhängen zu verstehen? (Grathoff 1995: 37ff).
7  In diesem Programm ergeben sich eine Reihe von Parallelen zur Foucaultschen Diskursanalyse (vgl. Diaz-Bone 2005).
8  Der mikropolitische Ansatz von Michel Crozier (1979) bleibt tendenziell noch der Dualität zwischen einer objektiven ökonomischen Rationalität und den zugleich funktionalen wie pathologischen (Macht-)Spielen innerhalb von Organisationen verhaftet. In der deutschsprachigen Weiterentwicklung durch Ortmann u.a. (2000) wird mit Rekurs auf Giddens ein etwas anderer Weg gegangen, der sich jedoch dann die Probleme des Regulismus einhandelt. Anstatt das Handeln von einem am subjektiv gemeinten Sinn ausgerichteten Entwurf zu verstehen, das sich dann an den institutionalisierten Werten der Gesellschaft orientiert bzw. abarbeitet, verstehen wir im Sinne der vorangehenden Ausführungen die Handlungspraxis als eine Einheit, als eine habitualisierte Form, die Welt so und nicht anders zu unterscheiden. Schon die Einsozialisation in diese Praxis ist unterhalb des formellen Regelbegriffs verlaufend zu sehen. Wie man im Krankenhaus mit dem Sterben umgeht, wann man die Dinge lieber diffus hält, auch wenn die Sachlage eigentlich klar ist, und wann mikropolitischen oder organisatorischen Zwängen gegenüber fachlichen Aspekten der Vorrang gegeben wird, erscheint nur in Ausnahmefällen als bewusste, reflexive Auseinandersetzung (vgl. Vogd 2005a). Wir schließen hier an Günther Ortmanns Beobachtung an, dass Organisationen nur unter der Voraussetzung funktionieren können, dass ständig von Regeln abgewichen wird, gehen aber analytisch noch einen Schritt weiter und stellen in Frage, ob die Regelabweichung überhaupt auf der Folie einer Regel stattfinden muss.

Vielmehr erscheint die Figur des *rational choice* nun selbst als eine Kulturform und Organisationen zeigen sich bei genauerem Hinsehen weit mehr, als es ihrer ökonomischen Selbstbeschreibung entspricht, als Einheiten, die einerseits auf gesellschaftliche Erwartungsstrukturen reagieren (vgl. Powell/DiMaggio 1991; Powell 2000; und für das Krankenhaus: Vogd 2004) und andererseits ihre Stabilität nur in der Einbettung ökonomischer Theorie in ökonomische Praxis gewinnen können (vgl. Callon 1998).

Wir gehen hier in Distanz zu einer Medizinsoziologie, welche zu oft noch davon ausgeht, dass die Medizin eigentlich eine harte Naturwissenschaft sei und nur in den ›weichen‹ Feldern, etwa der Arzt-Patient-Beziehung, den subjektiven Krankheitstheorien und der Organisationsentwicklung einer soziologischen Untersuchung bedarf,[9] unterlaufen damit die vertrauten Unterscheidungen zwischen der subjektiven und objektiven Seite der Medizin und stellen stattdessen in den Vordergrund, dass auch diese Unterscheidung – wie alles Wissen – nur in unterscheidenden sozialen Praxen generiert werden kann. Angefangen bei der Produktion biowissenschaftlichen Wissens (Fleck 1980; Latour/Woolgar 1986), der Erzeugung medizinischer Tatsachen (Atkinson 1995; Berg 1992; Berg 1996), der Herstellung medizinischer Standards und Leitbilder (Berg 1995) bis zu dem Umgang mit den Paradoxien einer hyperkomplexen medizinischen Wissenschaft (Timmermans/Berg 2003; Vogd 2002) zeigen sich Medizin und Gesellschaft untrennbar ineinander verwoben. Die theoretischen Unterscheidungen, welche die Medizin leiten, stehen weder über der medizinischen Praxis, noch reflektieren sie die Praxis, sondern sind selbst inhärenter wie essentieller Teil von ihr.

Entsprechend erscheint ein soziales System in der Luhmannschen Fassung dann als nichts anderes, als dieser rekursive, funktionale Zusammenhang von Theorie und Praxis, als die leitenden Unterscheidungen, welche die prozessleitenden Unterscheidungen der nächsten Runde in ihrer Selbstreproduktion kondensieren. Und auch die Anwendung des Systembegriffs in der empirischen Forschung erscheint nur dann als problematisch, solange man Theorie für eine Abstraktion der Empirie hält. Schon die Ethnomethodologie hat dies im Anschluss an Mannheims dokumentarische Methode vorexerziert, dass sich das Soziale des Sozialen am besten im Blick auf die eigene Anwendung des Sozialen studieren lässt: Theorie und Empirie finden dann in der Methodologie ihr Gemeinsames (vgl. Hirschauer/Bergmann 2002: 334f). Nicht erklären lässt sich mit diesem Ansatz, dass auch bei der Erarbeitung einer theoretischen Perspektive – und sei sie noch so methodologisch – wiederum soziale Strukturen bzw. neue Methodologien anfallen. Die Zirkularität der Argumentation wiederholt damit, was erklärt werden soll: Um etwas beobachten zu können, braucht man einen Rahmen, der das Mögliche begrenzt und etwas beobachtbar macht.

---

Statt jedoch wie Ortmann (2003) mit Derrida das Skript der Regel über die Regel der Regelanwendung immer weiter verschieben zu müssen, gehen wir davon aus, dass viele der alltagsrelevanten Orientierungen gar nicht erst den Umweg über diesen reflexiven Modus nehmen. Dass beispielsweise die Erörterung von ›Sterben‹ in der Arzt-Patient-Interaktion üblicherweise in diffuser Weise verläuft, kann und braucht nicht in jedem Falle als explizite Abweichung, als »aktive Negation« der Regel, ›klar‹ und ›wahrhaftig‹ zu sein, verstanden zu werden, sondern kann zunächst als eine eigenständige Handlungsorientierung angesehen werden, die nicht in Referenz auf explizite Normvorstellungen geschieht, sondern in und aus einer Praxis entstanden ist. Hier bewährt sich dann, was sich bewährt. Rollenerwartungen und Asymmetrien können nur auf Dauer gestellt werden, wenn die inhärente Logik der Praxis, der ›praktische Sinn‹ der Akteure und das ›Feld‹, in dem sich die Akteure bewegen, zu einer Einheit finden.

9   Atkinson (1995) muss in diesem Sinne feststellen, dass sich die Vielzahl an soziologischen Untersuchungen des Krankenhauses mit allem Möglichem beschäftigt (mit Geschlechterverhältnissen, Machtstrukturen, ethnischen Diskriminierungen etc.), jedoch in der Regel nicht damit, worum es im Krankenhaus eigentlich geht.

In dieser Selbstanwendung wird sichtbar, dass die Theorie den gleichen Bedingungen wie die Empirie folgt, weswegen es sich anbietet, die Systemtheorie nicht als *grand theory* zu fassen, sondern als *small theory*: Sie beschreibt ein Prinzip der Selbsteinschränkung der Kommunikation, das sich in allen Situationen – sowohl in solchen der theoretischen Reflexion als auch in solchen des reflexionsfreien Handelns – wiederholt (Vogd 2005b).

Der Zugang zu empirischer Forschung ist also leichter als gedacht, insofern man eigentlich nur nach diesen Strukturen der Selbsteinschränkung suchen muss. Eine entsprechende soziologische Analyse beginnt mit einem genauen Blick auf das Material der Analyse: die Kommunikation. Die Systemtheorie spricht von Kommunikation und nicht von Sprache, um dem Befund der gegenseitigen Intransparenz von Gesprächspartnern gerecht zu werden. Wie weit man ohne so eine Umstellung kommt, kann man am Beispiel der Ethnomethodologie sehen. Auch sie beginnt mit der Idee, dass Kommunikation Intransparenz sichtbar macht, und beschreibt im Folgenden soziale Situationen als solche, in denen der Sinn einer Handlung erst verstehbar gemacht werden muss. »Jede einzelne Handlung hat daher ›indexikalen‹ Charakter; sie kann nicht verstanden werden ohne Bezugnahme auf ihren Kontext« (Eberle 1997: 249). Das Problem wird gelöst, indem man unterstellt, dass die Teilnehmer dieses Problem lösen, dass Beobachtbares sich also als Demonstration von Methoden verstehen lässt, mit deren Hilfe die Teilnehmer Verständigung ermöglichen. Typischerweise ist mit dieser Art von Argumentation ein forschender Blick verbunden, der sich für Details interessiert, für die Genauigkeit der Datenerhebung und die unverfälschte Wiedergabe einer ›natürlichen Situation‹ (vgl. Bergmann 1981: 18).

An dieser Stelle werden nun auch entsprechende Probleme der Interpretation sichtbar. »Jedes Detail eines Interaktionsablaufs – sei es ein leises Räuspern, eine kleine Dehnung, ein kurzes Ausatmen – muss als Beitrag zu einer und als Bestandteil einer Ordnung betrachtet werden, und keines darf a priori als insignifikant, als ungeordnet, zufällig oder irrelevant abgetan werden« (Eberle 1997: 259). Bereits mit diesem Zitat entstehen Fragen danach, wie sich unter diesen Bedingungen Zufälligkeiten interpretieren lassen, und man ist dann dankbar, wenn man darauf verwiesen wird, dass der Interaktionsteilnehmer ein kompetenter Teilnehmer der Interaktion sei, der dann auch wohl wissen werde, wie man diese und jene Auffälligkeit interpretieren solle.

An dieser Stelle verwendet die Ethnomethodologie das Argument der Performativität, womit gemeint ist, dass sie darin keine Beschränkung sieht, sondern diesen Befund stattdessen nutzt, um »Vollzugswirklichkeiten« nachvollziehbar zu machen. Das Neue, das die Ethnomethodologie beiträgt, ist dann zwar vorher ungewusst gewesen – insofern nun mal Fahrgäste eines Aufzugs nicht darüber nachdenken, was sie als Fahrgäste eines Aufzugs alles können, nämlich zum Beispiel auch sich gegenseitig als nicht anwesend zu betrachten (vgl. Hirschauer 1999) –, war aber als implizites Methodenwissen bereits vorhanden. Dieser elegante Weg, die Performativität des Sozialen zu nutzen und sie nicht als Hindernis zu betrachten, hat einen folgenschweren Nachteil: Man kann nicht angeben, wieso man so etwas wissen sollte, wie das, was die Ethnomethodologen als Ethnomethodologen wissen. Entsprechend liegt der Schluss nahe, dass man eigentlich nicht erklären kann, wie man als Forscher zu seinen Ergebnissen kommt (Schröer 1992: 58ff). Dieses Problem einer ungewollten, nur der forschenden Praxis geschuldeten Unterscheidung von Empirie und Theorie lässt sich am ehesten als empiristischer Fehlschluss erklären, insofern es auf einen substanzialisierten Umgang mit dem verweist, was sich als Empirie bezeichnen lässt.

An dieser Problematik wird deutlich, dass das, was von den Ethnomethodologen als Performativität gefasst wird, nur Interaktionen – also Phänomene, die unter Anwesenheitsbedingungen entstehen – betrifft und nicht das, was sich aus dieser Perspektive als Nicht-Anwesendes, Nicht-Gegenwärtiges – z.B. als wissenschaftlicher Fachdiskurs – beschreiben ließe (vgl. Saake 2003). Der ethnomethodologische Blick unterscheidet auf diese Weise zwischen Empirie und Theorie, auch wenn der Begriff der Methodologie eigentlich diese Unterscheidung verhindern will. Mit diesem reduzierten Empiriebegriff kann die Ethnomethodologie folgerichtig nicht über die Mikrostrukturen der Kommunikation hinaustreten. Es gibt für sie nur Interaktionssysteme (vgl. Hausendorf 1992) und damit fehlt ihr – anders als noch in Mannheims dokumentarischer Methode angedacht – das metatheoretische Potential, semantische Systeme und damit Gesellschaft als empirische Gegenstände zu betrachten. Der Zugang zu dem eigentlichen Kerngeschäft der Soziologie bleibt ihr verwehrt.

Der methodologische Schlüssel zur Semantik der Gesellschaft besteht darin, von Sprache auf Kommunikation umzustellen und hiermit das Problem der Performativität neu zu formulieren, indem man es nicht mehr an die Sprecher bindet. Als Urproblem des Sozialen zeigt sich nun ganz grundsätzlich das Problem der Herstellung von potentiellem Sinn. Der Hinweis auf die Potentialität von Sinn ergibt sich aus der Unterscheidung von Aktualität und Potentialität und konkretisiert einen Blick auf eine Empirie, die nicht durch die Konkretion einer Handlung bestimmt ist, sondern durch die Abstraktion von einer als kontingent gedachten Handlung. Nicht die Handlung oder Kommunikation selbst interessiert, sondern der Rahmen, innerhalb dessen diese Handlung oder Kommunikation als Selektion möglich ist. Es geht um die schlichte Beobachtung der Anschlussfähigkeit, die mehr an den Formen und weniger an den Inhalten Ansatzpunkte für weiteres Prozessieren findet.

Mit anderen Worten: Die Kommunikation reitet zwar auf den Bewusstseinssystemen mit ihrer Fähigkeit, Sinn prozessieren zu können. Da aber prinzipiell keine Kontrolle darüber möglich ist, was der jeweils Andere versteht, lässt sich Kommunikation nicht mehr als Übertragung von Information von einem Bewusstsein zu einem anderen Bewusstsein zur Einheit bringen. Kommunikation kann und darf deshalb nur noch differenztheoretisch, nämlich als Möglichkeit (und Wahrscheinlichkeit) differierender Anschlussperspektiven gefasst werden. Hierdurch entfaltet sie zwangsläufig eine ›transpersonale‹, das Bewusstsein der beteiligten Einzelakteure überschreitende Dimension. Denn das, was in der Kommunikation geschieht, ist nicht mehr von den Intentionen einzelner Akteure abhängig, sondern wird – um es nochmals zu wiederholen – erst durch die wechselseitigen Anschlüsse spezifiziert. Auf Basis der Kommunikation können sich komplexere gesellschaftliche Semantiken bilden, die sich dann wiederum operativ schließen können, d.h. die als eigenes System in einer gesellschaftlichen Umwelt erscheinen. Die jeweiligen Systeme werden nunmehr als emergente Phänomene sichtbar, die ihren eigenen System-Umwelt-Bezug mit ihren eigenen Gesetzlichkeiten konstituieren.

Die funktionale Perspektive zeigt auf, dass alles unter den gegebenen Umständen immer auch anders möglich ist. Ein Beobachter von Systemen wird insbesondere im Vergleich mit anderen Systemen entdecken, dass auf ein Bezugsproblem mehrere äquivalente Antworten denkbar sind. Beispielsweise können im Krankenhaus prekäre medizinische Entscheidungen sowohl durch eine steile Hierarchie als auch durch eine Teamentscheidung abgesichert werden. Die Dinge erscheinen nun notwendig, doch nicht bestimmt – und damit: kontingent.

Die Ausgangslage der Kontingenz ist nun selber eine wesentliche Voraussetzung für die Strukturbildung in Systemen, denn die prinzipiell bestehenden Unsicherheiten müssen innerhalb der Systembildung durch eine Eigenselektion von Lösungen und Alternativen geschlossen werden. Systembildung erscheint unter diesem Blickwinkel immer als Kontingenzbewältigung. Die reduzierten Semantiken der gesellschaftlichen Teilsysteme, wie z.B. der Wirtschaft, stellen immer auch eine bewährte Komplexitätsreduktion dar, die in ihren wichtigen Leitunterscheidungen (wichtiges) Anderes ausblenden, um handlungsfähig zu bleiben. Sie operieren dabei über einen klar definierten Funktionsbezug, der jeweils den Rahmen des Möglichen absteckt. In wirtschaftlichem Kontext ist das typischerweise etwas anderes als z.B. in einem politischen Kontext. Auf diese Art und Weise wird die (paradoxe) Aufgabe gelöst, durch Strukturbildung eine Komplexitätsreduktion zu ermöglichen.

Entsprechend hat aus systemtheoretischer Perspektive eine interpretative Analyse sozialer Systeme gerade hier anzusetzen, nämlich an den spezifischen Weichenstellungen, die etwa in Interaktionssystemen oder Organisationen getroffen werden, um als solche weiter prozessieren zu können. Im Sinne einer funktionalen Analyse interessiert also nicht nur, was gesagt und thematisiert wird, sondern auch, was dadurch ausgeschlossen bleibt, weil es in diesem Kontext nicht möglich ist. Im Vordergrund steht die Frage danach, was diese Semantiken möglich werden lassen und was sie durch ihre jeweilige Aktualisierung verschließen.

Ein methodologisch-metatheoretischer Zugang, der diese, sich selbst orchestrierende Kommunikation in den Mittelpunkt seiner Analysen stellt, lässt in seinem empirischen Material nicht nur entdecken, dass Kommunikation selektieren, ausblenden und abstrahieren muss, um operieren und Sinn kondensieren zu können. Darüber hinaus wird der aufmerksame Beobachter in komplexen empirischen Verhältnissen, wie sie sich in Organisationen darstellen, einem Arrangement begegnen, in dem die Kommunikation ihrer eigenen Paradoxie zu begegnen scheint. Denn empirisch begegnen wir mit dem Blick auf die Kommunikation auch der Ritualform, deren wesentliche Leistung – hierauf hat auch Luhmann hingewiesen – in der »Kommunikationsvermeidungskommunikation« besteht. Durch den Vollzug des Rituals werden »Formen stereotypisiert und andere Möglichkeiten ausgeschlossen, also Kontingenz auf Notwendigkeit reduziert«. An »Stelle der Öffnung für ein Ja oder Nein zu angebotenem Sinn tritt das Gebot, Fehler mit schwerwiegenden Folgen zu vermeiden«. Das Ritual selbst differenziert im Luhmannschen Sinne nicht »zwischen Mitteilung und Information, sondern informiert nur über sich selbst und die Richtigkeit des Vollzugs. Es bietet sich in ausgesuchter, auffälliger Form (wie der Sprache) der Wahrnehmung dar. Aber genau dies geschieht nicht an beliebigen Stellen, sondern nur dort, wo man glaubt, eine Kommunikation nicht riskieren zu können« (Luhmann 1998: 236). Wenngleich von Luhmann wenig thematisiert (siehe als Ausnahme Luhmann 1969), kommt den rituellen Formen hier eine zentrale Bedeutung in der Stabilisierung innersystemischer Arrangements zu. Aus diesem Grunde erscheinen institutionelle Verhältnisse dann als im Wesentlichen rituell hergestellte Ordnungen, deren Sinn üblicherweise nicht hinterfragt, sondern nur hingenommen werden kann. Im Sinne von Michel Serres (1987) stellen kommunikative Rituale nun »Quasi-Objekte« dar, welche »die Operationen des Systems in einer im einzelnen nicht voraussehbaren Weise mit Gedächtnis ... versorgen« (Luhmann 1998: 585).[10]

---

10 Die Funktion von Ritualen liegt jedoch nicht nur in der Plausibilisierung einer unhinterfragbaren institutionellen Ordnung, also von Sozialformen, über deren gesellschaftliche Relevanz tendenziell Gewissheit besteht, sondern auch in der Parallelisierung zunächst noch unterbestimmter sozialer Orientierungen. »Uncertain Communication = uncertain social systems« (Grant 2004: 218) würde dann das Bezugsproblem dieser

Noch einmal zusammenfassend: Anstatt im Sinne einer Hermeneutik des Besserwissens ›subjektivierend‹, ›psychologisierend‹ oder ›symbolisierend‹ den ›wahren‹ Sinn einer Äußerung extrahieren zu wollen, geht es nun um die Konkretion einer Potentialität, die erst im systematischen Blick auf den Unterscheidungsgebrauch sichtbar wird. Deshalb wird in diesem Band das Allgemeine einer Vielzahl von konkreten Sätzen in den Mittelpunkt gerückt. Dieses Vorgehen eröffnet den Blick auf einen Kontext, in dessen Rahmen der Sinn der Kommunikation über die Anschlussmöglichkeiten entsteht. Nur die Miteinbeziehung des Kontextes, in diesem Falle der Organisation und der Medizin, ermöglicht eine Einordnung des Materials im Hinblick auf die Frage danach, was überhaupt möglich ist – unter der Bedingung der Organisiertheit zeigen sich andere Potentiale als in alltäglichen Interaktionen – und in Bezug worauf, auf welche Funktion hin, die gefundenen Lösungen Plausibilität gewinnen.

Am besten lassen sich solche Fragen beantworten, wenn man sie auf ein konkretes Anwendungsfeld bezieht, wofür im Folgenden das der Medizin stehen soll. Bevor wir die einzelnen Beiträge dieses Bandes[11] vorstellen, soll zunächst geklärt werden, worum es eigentlich geht, wenn die Medizin im Mittelpunkt steht.

### Die Medizin der Gesellschaft: Mythen und ihre Funktion

Wie wir mit Körper, Krankheit und Tod umgehen, sagt viel darüber aus, in welcher Gesellschaft wir leben. Krankenbehandlung, Pflege und Sterben findet vor allem in und vermittelt durch Organisationen statt. Wenn wir uns in diesem Band intensiver mit der Praxis der Medizin auseinandersetzen, wird es also auch darum gehen, die Gesellschaft in der Medizin wiederzuentdecken. In Diskurslandschaften, in denen die Medizin zur Zeit vor allem unter dem Blickwinkel einer szientifizistischen und ökonomistischen Kodierung betrachtet wird – »Evidence Based Medicine« und »Rationalisierung statt Rationierung« sind hier die programmatischen Schlagworte –, lohnt der soziologische Blick, denn mit der Rückkehr der Gesellschaft[12] in die Medizin zeigen sich hinter dem geschäftigen medizinischen Alltag – so der Titel dieses Bandes –: ›Moderne Mythen der Medizin‹.

Unter einem Mythos wird üblicherweise eine kulturelle überlieferte Glaubensvorstellung verstanden, mit deren Hilfe die Welt nicht auf wissenschaftlichem Wege erklärt wird, sondern durch eine deutende Erzählung. Homolog versteht dann Roland Barthes ›moderne Mythen‹ als kollektive, irrationale Vorstellungen, die dann insbesondere von der Werbewirtschaft genährt und missbraucht werden (Barthes 1964).

---

Ritualform darstellen, oder um mit Dirk Baecker zu sprechen: Hier geht es dann vor allem um die »Bestimmung des Unbestimmten, aber Bestimmbaren, um Bestimmtes verstehen zu können« (Baecker 2005, 22), also um die Etablierung kommunikativer Aufeinanderbezogenheiten, die mehr an den Formen und weniger an deren Inhalten ihre Anschlüsse finden. Während die erste Klasse von Ritualen, nennen wir sie »kommunikative Rituale«, ›Lösungen‹ bzw. ›Arrangements von Systemen‹ orchestrieren, die sich auf bereits bewährte Schemata gründen, also mehr oder weniger gewisse Kommunikationsformen anlaufen, stellt die zweite Klasse, nennen wir sie mit Bohnsack »konjunktive Rituale« (2003), für die unbestimmte, ungewisse Kommunikation das Ausgangsproblem dar.

11 Wir danken dem Münchener Colloquium sociologicum – besonders Jutta Steinbiß – für die konstruktive Kritik zu einzelnen Beiträgen, vor allem aber Armin Nassehi fürs Korrekturlesen und für seine Ratschläge zur Gestaltung dieses Bandes.

12 Hier im bewussten Anklang an »Theorien der Organisation. Die Rückkehr der Gesellschaft in die Organisationstheorie« (Ortmann/Sydow/Türk 2000).

Gegen diesen defizitären Mythosbegriff möchten wir in einer gesellschaftstheoretischen Erweiterung der vorangehenden Gedanken zunächst den Leistungsaspekt in den Vordergrund stellen: In einer Gesellschaft, deren Wissenschaft so komplex geworden ist, dass sie mehr Fragen aufwirft, als sie Antworten zu geben vermag, deren Wirtschaft solch differenzierte Instrumente der Buchhaltung und des Controlling entwickelt hat, dass die Kontingenz der bislang vertrauten ökonomischen Entscheidungskriterien deutlich wird (vgl. Schreyögg 1999), deren Organisationen selbstreflexive Unsicherheiten erzeugen, die nur durch mehr oder weniger willkürliche Entscheidungen gelöst werden können, erscheinen Mythen nicht mehr per se als irrational. A-rationale Formen stellen nun vielmehr selbst einen unabdingbaren Beitrag dar, mehr oder weniger prekäre Lösungen auf Dauer zu stellen.[13]

Bilder vom guten Arzt, vom aufgeklärten Patienten, von der mitfühlenden Krankenschwester, vom guten Sterben, von zertifizierten Krankenhäusern, von funktionierender Technik – so die These, welcher wir hier nachgehen –, lassen sich besser verstehen, wenn man sie als praktikable Schemata begreift, die ein Versprechen formulieren. An ihrem Entstehungsort, den Organisationen, funktionieren sie wie ein Kredit, der uns als Betroffene abzusichern scheint, obwohl die Zukunft ungewiss bleiben muss. Setzt man auf einen solchermaßen konzipierten Begriff des Mythos, dann erscheint seine Nähe zum Glauben als ein besonderes Zeitschema. Ulrich Oevermann hat dieses Zeitschema als einen »Bewährungsmythos« rekonstruiert, da gerade der Idealtypus einer vollkommen säkularen Gesellschaft die Frage der Bewährung besonders pointiert in den Vordergrund treten lässt (Oevermann 1995). Wenn der Sinn des Lebens nicht mehr durch eine kosmologische Gottesordnung garantiert wird, verkehrt sich die Bewährungsfrage in einen erhöhten, kaum noch einzulösenden Authentizitätsanspruch gegenüber dem Patienten, dem Arzt, der Pflegerin und dem Manager.

Von der Seite der Organisation her betrachtet wird die Funktion von Mythen insbesondere im Umfeld der Studien des so genannten Neoinstitutionalismus erkannt.[14] In den Vordergrund der neoinstitutionalistischen Analyse rücken nicht zuletzt die so genannten »Rationalitätsmythen«, mit deren Hilfe sowohl Zwecke formuliert werden als auch Mittel, um diese zu erreichen. Sie stellen insofern Mythen dar, als die Funktionalität eben dieser Zwecke weder thematisiert noch einer objektiven Überprüfung unterzogen wird (Meyer 1992; Meyer/Rowan 1977).[15] Aus dieser Perspektive erscheinen die *formalen Strukturen* von Organisationen weniger als technisch-rationale Antwort einer effizienten und ökonomischen Verfahrensweise, denn als Manifestationen von gesellschaftlichen Erwartungsstrukturen (Moden, Trends etc.). Die formalen Strukturen von Organisationen haben aus dieser Perspektive vor allem eine legitimatorische Funktion (DiMaggio/Powell 1991). In Ergänzung zum ökonomischen Modell des rationalen Handelns und Entscheidens sind nun die institutionalisierten, kollektiven und in der Regel in unbewussten Routinen reproduzierten Bedeutungsmuster als eigenständige Variablen anzusehen. Diese ›kulturellen‹ Faktoren würden dann unabhängig und teilweise in Dissonanz zu den Ressourcenflüssen und technischen Erfordernissen einer Organisation fungieren. Viele der gängigen Themen der Organisationsentwicklung (z.B. Lean Management, Qualitätsmanagement, Computer gestütztes Controlling) zeigen aus diesem Blickwinkel weniger eine ökonomische bzw. administrative

---

13  Vgl. hierzu auch die vorangegangenen Sätze zur Ritualform der Kommunikation.
14  Für Organisationen des Gesundheitssystems siehe die Forschungen von W. Richard Scott (1992).
15  Im gleichen Sinne lässt sich durchaus auch im akteurstheoretischen Sinne mit Schimank (2005) auf die Studien zu »Täuschungen und Selbsttäuschungen des Entscheidens« verweisen.

Rationalität an – sie können sich im Einzelfall auch eher als hinderlich für die Leistungserbringung erweisen –, sondern signalisieren eine glaubwürdige und zukunftsfähige Organisation, die nach innen und außen zeigt, dass ihr Handeln den Erkenntnissen der Experten zu entsprechen scheint.[16] Um die hiermit zwangsläufig verbundenen Inkonsistenzen bewältigen zu können, werden in Organisationen verschiedene strukturelle Elemente voneinander entkoppelt.[17] Dies kann geschehen, indem nur vage Ziele formuliert und die Zweck-Mittel-Relationen durch technische Prozeduren ersetzt werden. Beispielsweise führt dies dazu, dass in Krankenhäusern Patienten nicht zu ›heilen‹, sondern zu ›behandeln‹ sind, oder dass die Qualitätssicherung nur die schriftliche Dokumentation überprüft, anstatt die Handlungspraxis der Akteure in den Blick zu nehmen (Power 1997).

Noch pointierter, als dies bei den Neoinstitutionalisten geschieht, wird der Zweckbegriff in der Luhmannschen Systemtheorie unter einer funktionalen Perspektive betrachtet (Luhmann 1991).[18] Organisationen werden nun vor allem als »Zweck suchende Systeme« aufgefasst (Luhmann 2000b: 165). Als Einheiten, die sich nur an den eigenen Operationen und Semantiken orientieren können, stehen sie nun vor dem grundlegenden Dilemma, sich am Erfolg orientieren zu müssen, ohne jedoch ein wirklich hartes Kriterium für zukünftiges erfolgreiches Handeln benennen zu können.

Für all die hier aufgeworfenen Fragen stellt die Medizin ein herausragendes Untersuchungsfeld dar, denn ihr geht es um das Ganze. Therapie kann sich nicht wie Wissenschaft mit dem Zweifel zufrieden geben, sondern hat Lösungen anzubieten. Sie kann ihre Legitimation nur im *besseren* Leben bzw. als palliativmedizinische Praxis im *besseren* Sterben finden. Anders als die Wirtschaft muss sie sich auf die Seite des Guten stellen und kann nicht mit dem Image spielen, dass Erfolg und Ausbeutung ein wenig zusammengehören. Gerade aus diesem Grunde trägt die organisierte Medizin auch dann, wenn weder der Jenseitsglaube noch die wissenschaftlich abgesicherte Evidenz mehr Hoffnung geben können. Zumindest die institutionalisierten Rituale der Krankenbehandlung, die formelle Patientenbefragung im Frage-Antwort-Stil ebenso wie die asymmetrischen Rollenverhältnisse schaffen eine Sicherheit selbst dann, wenn auf nichts anderes mehr Verlass zu sein scheint. Aus diesem Blickwinkel kann das reibungslose Funktionieren des Apparates nicht nur als Inbegriff einer unmenschlichen Medizin gesehen werden, sondern wird selbst zur Formgebung von Gesellschaft und Gemeinschaft. Der viel zitierte Gegensatz von System und Lebenswelt wird hier hinfällig. Vielmehr erscheinen die Forderungen nach humaneren, symmetrischeren und transparenteren Abläufen in der Medizin nun selbst als moderne Mythen.

In diesem Sinne möchten wir mit diesem Band unter dem Titel »Moderne Mythen der Medizin. Studien zu Problemen der organisierten Medizin« den medizinischen Alltag nicht nur als Resultat (mit Pierre Bourdieu: opus operatum) einer unerklärlicherweise asymmetrischen Veranstaltung betrachten. Wir möchten ihn als Praxis (wieder mit Bourdieu: modus operandi) der Herstellung von Medizin begreifen. In den Blickpunkt geraten nun Verfahren, Rollen, Programme, in denen systematisch immer wieder jene Pathologien hergestellt werden, die sich aus dem Blickwinkel eines nicht-medizinischen Beobachters als so erklärungsbedürftig wie auch kritikwürdig darstellen. Diese Art von medizinischer Rationalität,

---

16 Für die Medizin ist an dieser Stelle die rekonstruktive Studie von Hermann Iding zur Zertifizierung eines Krankenhauses zu nennen (Iding in diesem Band und Iding 2000).
17 Nils Brunsson (1989) spricht hier von »Organization of Hypocrisy«.
18 Zu einer Brücke zwischen Systemtheorie und neoinstitutionalistischen Positionen siehe die Studie von Raimund Hasse und Georg Krücken (1996).

die sich im organisierten Alltag von alleine einzustellen scheint, widerspricht fast allem, was ein Laie erwarten würde. Rezepte zur Behandlung dieser Pathologien verdanken sich jedoch oft einer Perspektive, die die Funktionalität all dessen, was wir hier als Charakteristikum einer organisierten Medizin beschreiben möchten, außer Acht lassen.

Eine zentrale Rolle in diesem Programm einer organisationssoziologischen Herangehensweise an medizinische Praxis spielt – wie bereits erwähnt – auch die Auseinandersetzung mit einer angelsächsischen Medizinsoziologie, die – der Laienperspektive nicht unähnlich – aus einer eher interaktionsorientierten Perspektive in Strukturen der Organisation nur exotische Phänomene entdecken kann. Eine solche ethnographische Medizinsoziologie kann nur die überraschende Gleichzeitigkeit eines organisierten Alltags sehen, nicht aber die Plausibilität von zeitsensiblen Entscheidungen, die eine »künftige Vergangenheit« (Niklas Luhmann 2000b: 161) entwerfen. Eine Perspektive, die nicht mit organisierten Strukturen rechnet, die stattdessen am Vorbild des Fernsehzuschauers entwickelt worden ist, sieht zwar die Unwahrscheinlichkeit therapeutischer Hilfe. Sie kann sie aber nur als kontraintuitives Phänomen rekonstruieren und unterschlägt damit die eigentliche Leistung organisationsinterner Unsicherheitsabsorption: Standardisierung. Oder mit anderen Worten: Wiederholbarkeit bei verschiedenen Inhalten. Die Grenzen zwischen Technik, Verfahren und der Ritualform werden hier fließend.[19]

## Medizinische Mythen konkret – die Beiträge dieses Bandes

Mit den Beiträgen dieses Sammelbandes haben wir medizinsoziologische Studien von Autorinnen und Autoren versammelt, deren Gemeinsamkeit darin besteht, dass sie sich für Differenzierungsfolgen interessieren. Was sich zunächst in dieser Allgemeinheit leicht sagen lässt, stellt sich schon als schwieriger heraus, wenn es um empirische Forschung geht. Kennzeichnend für einen solchen Zugang zur Forschung ist die Mitberücksichtigung der eigenen (wissenschaftlichen) Beobachtung als Perspektive, die sich ebenso einem spezifischen Kontext verdankt wie das Forschungsfeld. In den Beiträgen dieses Bandes werden »Orte« voneinander unterschieden, die auf ihre jeweilige Eigenlogik hin untersucht werden. Was sichtbar werden kann, verdankt sich auf diese Weise nicht einfach einem mehr oder weniger geschulten Beobachter, sondern zunächst der empirischen Rekonstruktion der Bedingungen, unter denen Sichtbares entsteht. Nicht die Exotik des Augenblicks steht damit im Mittelpunkt, sondern der Voraussetzungsreichtum eines Kontextes, in dem so hochunwahrscheinliche Handlungskomplexe wie medizinische Therapie und Pflege möglich sind.

Werden auf diese Weise Kontexte miteinander in Beziehung gesetzt, rückt neben der Beobachtung des ›Feldes‹ auch die Analyse der ›Umwelt des Feldes‹ in den Blickpunkt. So lässt sich beispielsweise die Modernität interaktionsabhängiger romantischer Liebe nur würdigen, wenn man Liebeskommunikationen von anderen, z.B. organisatorischen Kommunikationen – Entscheidungen – unterscheidet. Für den oberflächlichen Beobachter zeigt sich hier nur ein Verfall von klassischen Beziehungsformen, während ein Differenztheoretiker eine zunehmende Spezialisierung auf das Romantische der Liebe, auf die notgedrungen flüchtigen Elemente ›authentischer‹ Beweise der Zuneigung sehen kann. Ganz ähnlich kann auch hinter den Mangeldiagnosen des Gesundheitssystems ein systematischer Re-

---

19 Hier nochmals mit Blick auf die Ritualformen in Organisationen wie sie Luhmann (1969) in »Legitimation durch Verfahren« aufgezeigt hat.

gelzusammenhang vermutet werden, der nicht nur auf unvernünftige Ärzte, Pflegekräfte und Patienten verweist, sondern auf einen Kontext, in dem sich solche ›Unvernünftigkeiten‹ bereits bewährt haben. Was sich einem ethnomethodologischen Blick nur als erklärungsbedürftige Indexikalität darstellt, erscheint aus differenztheoretischer Perspektive als Funktionalität eines spezialisierten Kontextes und seiner Bezugsprobleme. Problembeschreibungen lassen sich – so unsere Argumentation – besser verstehen, wenn man sie zunächst als Problemlösungen entschlüsselt, um dann, wenn man weiß, auf welche Fragen sie antworten, nach neuen Antworten suchen zu können, nach funktionalen Äquivalenten (vgl. Luhmann 1970).

Eine Ausnahme von diesem differenzierungstheoretischen Programm machen wir für einen Text von *Marc Berg*, der sich in seinen Studien soziotechnischen Zusammenhängen des medizinischen Alltags widmet. Wir haben uns dazu entschlossen, eine für den deutschsprachigen Raum neu übersetzte Studie zur Bedeutung der medizinischen Akte in diesen Band mitaufzunehmen. Die Ergebnisse seiner Studien sprechen für sich, insofern es dem Autor vor allem um die Rekonstruktion einer inneren Logik des Umgangs mit medizinischen Akten geht, um den Nachvollzug der Organisiertheit solcher Abläufe und nicht so sehr um die auffällige Fremdheit dieser Praxis. Der hier in den Band mitaufgenommene Text »*Praktiken des Lesens und Schreibens. Die konstitutive Rolle der Patientenakte in der medizinischen Arbeit*«[20] lässt sich aus dieser Perspektive auch als Studie zur Banalität der Anschlussfähigkeit in Organisationen qua Akte entschlüsseln.

Die einzelnen Kapitel dieses Bandes folgen ihrer Gliederung nach typischen Problembezügen der modernen Medizin. Ganz grundlegend soll zunächst unter dem Titel »*Das Krankenhaus – Die Organisation der Medizin*« das Krankenhaus selbst als Ort der Mythenbildung betrachtet werden. Innerhalb der Soziologie besteht gerade auch im Hinblick auf qualitative rekonstruktive Studien durchaus eine lange Tradition der Krankenhausforschung. Zu nennen sind hier etwa die Arbeiten von Everett C. Hughes (1957; 1958; 1958), Erving Goffman (1961) sowie vor allem die von Barney G. Glaser und Anselm L. Strauss ([1964] 1974). Während die Goffmanschen Studien eher die Allmacht der Institution Krankenhaus herausstellen und die Selbstinszenierung der Betroffenen als Reflex auf die unvermeidbare Unterwerfung pointieren, verlagert sich bei Glaser und Strauss die Aufmerksamkeit auf die Freiheitsgrade der interaktiven Dynamik. Auch wenn den Ärzten strukturell ein Machtvorsprung zugestanden wird, stehen hier im Sinne des interaktiven Paradigmas die Aushandlungsprozesse im Vordergrund. Die Verhältnisse erscheinen nun vor allem als eine »negotiated order« (Strauss u.a. 1963). Entsprechend erscheint das Krankenhaus dann auch in der bekannten Studie »Social Organization of Medical Work« (Strauss u.a. 1997) vor allem als ein zwar komplexes, aber dennoch klar beschreibbares Interaktionssystem, in dem eine Vielzahl parallel arbeitender Disziplinen und Personen – darunter auch der Patient selber – durch ihre Arbeit zum Behandlungsgeschehens beiträgt.

Auch wenn man die Verdienste dieser Studien nicht genug betonen kann, rücken in ihnen jedoch weder der institutionelle Charakter noch die Besonderheiten der organisierten Medizin in den Blick. Für eine Medizinsoziologie, die hier näher hinschauen möchte, bleibt die 1962 zum ersten Mal veröffentlichte umfassende Monografie von Johann Jürgen Rohde (1974) unter dem Titel »Soziologie des Krankenhauses« immer noch der zentrale Bezugs-

---

20 Der Beitrag des 1996 erschienenen englischsprachigen Originals lautet: »Practices of Reading and Writing. The Constitutive Role of the Patient Record in Medical Work«. Die Übersetzung ins Deutsche erfolgte durch Stascha Rohmer.

punkt.[21] Ganz in diesem Sinne möchten wir in diesem Themenblock vor allem die organisationale Perspektive des Krankenhauses in den Vordergrund stellen und zugleich den Anspruch aufrechterhalten, Gesellschaftstheorie und empirisch rekonstruktive Forschung zu verbinden.

In verschiedener Hinsicht paradigmatisch ist dabei der Einleitungstext von *Dirk Baecker*. Unter dem Titel »*Zur Krankenbehandlung ins Krankenhaus*« wird hier zunächst die Frage beleuchtet, warum Gesellschaft unter vorhandenen Alternativen überwiegend auf Organisationen zurückgreift, um Krankheiten zu diagnostizieren und wenn möglich zu heilen. Mit Bezug auf Talcott Parsons wie auf moderne Netzwerktheorien nimmt er dabei zum einen das prekäre Verhältnis zwischen Arzt und Patient in einer neuen Weise in den Blick: Körperlichkeit, die Intimität der Behandlung und die Kommunikation ›Schmerz‹ stellen hier besondere Anforderungen an das Arrangement. Zum anderen deutet sich an, dass mit den Möglichkeiten der elektronischen Datenverarbeitung auch die Organisation sich neu zu bestimmen hat: Behandlungsprozesse erscheinen nun als fallbezogene Konfigurationen, die in Behandlungsnetzwerken bearbeitet werden. Das Krankenhaus hat sich entsprechend auf die hiermit verbundenen Unbestimmtheiten einzulassen und kann den Kontrollverlust nur dadurch kompensieren, dass es seinerseits aktiv am Spiel teilnimmt, also für sich Selbst- und Fremdsteuerung in eine neue Form bringt. Baecker zeigt auf, dass Technik und Bürokratie keineswegs im Widerspruch zur Krankenbehandlung zu sehen sind, sondern sie vielmehr die körperliche Annäherung zwischen Arzt und Patient erst möglich werden lassen. Auch in methodologischer Hinsicht ist dieser Text beispielhaft, denn es wird versucht, die Konturen der Krankenbehandlung auf Basis einer »›qualitativen‹ Mathematik« (Baecker 2005: 12) im Sinne von Spencer Brown zu reformulieren. ›Interaktion‹, ›Organisation‹, ›Gesellschaft‹, wie auch der ›Körperzustand‹ und die ›Körperveränderung‹ des zu Behandelnden erscheinen nun als die Variablen einer medizinischen Praxis, deren ›Form‹ rekursiv und iterativ immer wieder neu bestätigt wird, so sehr auch die Anlässe und Umstände, die Sicherheiten und Unsicherheiten dieser Praxis variieren.

*Marc Bergs* Beitrag mit dem Titel »*Praktiken des Lesens und Schreibens. Die konstitutive Rolle der Patientenakte in der medizinische Arbeit*« steht für eine organisationssoziologische Wendung der *actor network theory*. Der Blick auf die Techniken und Routinen medizinischer Praxis lässt die konstitutive Rolle der Patientenakte für die medizinische Arbeit deutlich werden. Er zeigt auf, wie die Aktenarbeit den Behandlungsprozess strukturiert und die Prozesse einer hochgradig arbeitsteiligen Organisation aneinander koppelt. Die Herstellung der Akte zeigt sich ihrerseits selbst als ein aktiver, konstruktiver Prozess, denn unpassende Informationen müssen aussortiert werden, indem eine Hierarchie zwischen Wichtigem und Unwichtigem gebildet wird. Die Patientenakte strukturiert ärztliches Handeln, stellt jedoch gleichzeitig ein Artefakt ärztlichen Handelns dar. Gerade diese Eigenschaft macht sie zum idealen Medium einer organisierten Medizin, deren kommunikative Praxis sich über die Form des klinischen Befunds reproduzieren kann.

*Hermann Iding* kann in seinem Beitrag »*Beratung im Krankenhaus – Macht meint Strukturen in Organisationen*« am Beispiel der Zertifizierung von Krankenhäusern aufzeigen, wie Management, Beratungsprozesse und die Praxen des Leistungsvollzugs auf einer oberflächlichen Ebene voneinander entkoppelt werden, auf der Ebene der mikropolitischen Beziehung sich jedoch wieder neue Anschlussmöglichkeiten eröffnen, nämlich als Routine-

---

21 Im Anschluss an Arnold Gehlen und Helmut Schelsky entfaltet Johann Jürgen Rohde hier eine institutionentheoretische Analyse, die dann sowohl die Parsonsschen Arbeiten als auch den Corpus bestehender empirischer Arbeiten reflektiert.

und Innovationsspiele der beteiligten Akteure. Die Ergebnisse dieser Studie illustrieren eindrücklich, auf welch unterschiedlichen Wegen Prozesse der Organisationsentwicklung in die Routinen des Alltags überführt werden. Was dabei herauskommt, ist oft nur noch von Ferne mit dem verwandt, was einmal geplant war.

Abschließend beschäftigt sich *Werner Vogd* mit dem Thema *»Paradoxien einer chirurgischen Abteilung. Wenn leitende Akteure zugleich entscheiden und funktionieren sollen«*. Dieser Beitrag lässt im Sinne einer organisationstheoretisch gewendeten ›Dialektik der Aufklärung‹ deutlich werden, dass eine bis auf die Spitze getriebene Effizienz für eine Organisation zu einem Problem werden kann. Zu dulden, dass auf Basis der Organisation vermeintlich irrationale Spiele emergieren, etwa Eitelkeiten gepflegt und mikropolitische Spiele kultiviert werden, könnte durchaus eine wichtige latente Funktion innehaben – nämlich die ›entscheidenden‹ Mitglieder zu integrieren, welche qua Rolle gelernt haben, sich als ›autonom entscheidende Akteure‹ und nicht als ›Funktionsträger‹ zu identifizieren. Die Überzeichnung der Funktionsbezüge (Wirtschaft und Medizin) findet ihre Entsprechung in empirischen Verhältnissen, in denen das Zu-gut-Funktionieren nun zu einem Problem wird.

Der zweite Themenblock *»Technik – Mythen der Rationalität?«* beschäftigt sich im weitesten Sinne mit den Fragen medizinischer Techniken und Technologien. Insbesondere Günther Feuerstein hat an verschiedenen Stellen aufgezeigt (siehe etwa Badura u.a. 1993; Feuerstein 1994), wie in den High-Tech-Feldern der Medizin Schnittstellenprobleme auftreten, welche die Organisation der Medizin ihrerseits formatieren.[22] In diesen Beiträgen geht es nun darum, den Paradoxien und blinden Flecken innerhalb der komplizierten Beziehung zwischen Technik, Routinen und sozialer Organisation von Medizin nachzuspüren. Wir begegnen hier zum einen dem aus soziologischer Sicht wenig verstandenen »Produktivitätsparadox«, dem Befund, dass eine höhere technische Rationalisierung nicht unbedingt zu einer höheren Produktivität führen muss (Stehr 2001: 293ff). Zum anderen werden gerade an der technisch vermittelten Schnittstelle von Körper und Bewusstsein die Unbestimmtheiten pointiert, welche dann einen zusätzlichen Bedarf nach Interpretation, also nach hermeneutischen Verfahren der Kontingenzbewältigung wecken. In diesem Sinne werden die Analysen die in den Sozialwissenschaften übliche Unterscheidung zwischen Kultur und Natur, sozialer Welt und Objektwelt unterlaufen. Im Sinne der und über die *socio-technical network studies* hinausgehend, erscheinen die technischen Artefakte dann nicht mehr (nur) als Mittel, sondern auch als ›Mittler‹, die ihrerseits Kommunikation und Gesellschaft prägen.

*Cornelius Schubert* beschäftigt sich in seinem Beitrag unter dem Titel *»(Un-)Sicherheiten der organisierten Apparatemedizin. Vergleichende Beobachtungen der Anästhesie als sozio-technischer Praxis«* mit der Fiktion, medizinische Technik sei eine Instanz, die Unsicherheiten adsorbieren könne. Am empirischen Beispiel der Kooperation im Operationssaal zeigt er auf, wie Organisationen, Technologien und Professionen Unsicherheiten absorbieren, wie sie aber zugleich auch neue Unsicherheiten erzeugen. Sicherheit wird folgerichtig als Produkt der Wechselwirkung von technisch-organisational-professionellen Elementen verstanden, wobei die Uneindeutigkeiten des einen Elements jeweils durch ein anderes kompensiert werden müssen. Überwachungsgeräte werden z.B. erst dann zu einem präzisen Instrument, wenn ein erfahrener Arzt ihre Signale relativieren kann. Und wenn es

---

22 Siehe zur Formatierung medizinischer Arbeitsabläufe durch Informations- und Kommunikationstechnologien auch Vogd (2006).

auf Erfahrung ankommt, weiß auch manchmal eine OP-Schwester besser, wie ein Tubus eingeführt wird, als der angehende Anästhesist.

*Günter Feuerstein* arbeitet in seinen »*Anmerkungen zum Preis des Fortschritts*« heraus, wie die »*Technisierung der Medizin*« sowohl Lösungen als auch neue Problemstellungen mit sich bringt. Die wachsende Leistungsfähigkeit medizinischer Techniken erfolgt nicht aus einer Gesamtlogik heraus, sondern vollzieht sich seiner Argumentation nach in partikularen Funktionsbereichen. Durch das Fehlen einer hinreichenden Rückkoppelung mit dem Systemzweck kann ein Mehr an technischer Perfektion im Detail durchaus zu einem Verlust an Effizienz im Ganzen führen. Die Ausführungen werden am Beispiel der Genetisierung der Medizin und der damit verbundenen Vision von individualisierenden therapeutischen Maßnahmen verdeutlicht. Feuerstein kann verdeutlichen, wie weit entfernt diese Vision von der Praxis einer Pharmakogenetik tatsächlich ist und wie sich über dieses Leitbild eine stärker naturwissenschaftliche Orientierung verfestigt.

Der dritte Themenblock dieses Bandes trägt den Titel »*Sozialer Tod – die gesellschaftliche Form des Sterbens*«. Der Begriff des ›sozialen Todes‹ soll üblicherweise dem Faktum gerecht werden, dass der physiologische nicht mit dem medizinischen Todeszeitpunkt übereinstimmen muss. Oftmals verbunden mit einer Kritik an der Moderne findet man die Auffassung vor, dass in archaischen Gesellschaften die soziale Identität – etwa als Geistform der aus dem Totenreich zurückkehrenden Ahnen – auch nach dem körperlichen Tod ihre Wirkung auf das Kollektiv ausübe, während in der heutigen Gesellschaft alte Menschen nicht selten schon vor ihrem körperlichen Ableben den sozialen Tod, d.h. den kommunikativen Ausschluss aus der Gesellschaft erleiden müssten (vgl. Feldmann 1990). Im Anschluss an eine solche Verdrängung des Todes (vgl. Aries 1982) scheint dann die Biomedizin – so die gängige kulturkritische Auffassung – unvermeidlich einen seelenlosen Umgang mit Tod und Sterben vorzubereiten.

Dem differenztheoretischen soziologischen Blick stellen sich die Verhältnisse vielschichtiger dar. Allein schon die Konzeption der autopoietischen Schließung des Sinngeschehens führt zu dem Befund, dass der Tod selbst für das psychische System schon immer außerhalb des Horizontes liegt,[23] jenseits der Orte des Geschehens. Hierin findet die Religion dann immer wieder Anknüpfungspunkte. Zugleich ist der Tod dann jedoch sehr wohl kommunikativ behandelbar. Für das Funktionssystem der Medizin stellt der Tod zwar das ausgeschlossene Dritte dar, denn sie, die Medizin, hat sich auf der Seite des Lebens eingerichtet und findet nur hier ihre therapeutischen Anschlüsse. Nichtsdestotrotz sind die Organisationen der Medizin wie kaum ein anderer gesellschaftlicher Bereich mit dem Tod vertraut. Das Krankenhaus ist immer noch der ›Sterbeort Nummer 1‹ und gerade hier wird über den Tod kommuniziert, gerade hier werden gesellschaftliche Erwartungen an den Sterbenden reformuliert. An keinem anderen Ort lassen sich also die gesellschaftlichen Semantiken des Sterbens so gut untersuchen und nirgendwo wird so sichtbar wie hier, dass die Rede vom Tod nicht die Erfahrung dessen beschreibt, der gerade stirbt. In diesem Sinne sind die folgenden Beiträge paradigmatisch für eine Soziologie des Sterbens, die gelernt

---

23 »Den eigenen Tod kann man sich als Ende des Lebens vorstellen, nicht aber als Ende des Bewusstseins. [....] Alle Elemente des Bewusstseins sind auf die Reproduktion des Bewusstseins hin angelegt, und dieses Undsoweiter kann ihnen nicht abgesprochen werden, ohne dass sie ihren Charakter als Element des autopoietischen Reproduktionszusammenhangs verlören. In diesem System kann kein zukunftsloses Element, kein Ende der Gesamtserie produziert werden, weil ein solches Element nicht die Funktion eines autopoietischen Elements übernehmen, also nicht Einheit sein, also nicht bestimmbar sein könnte. [...] Der Tod ist kein Ziel. Das Bewusstsein kann nicht an ein Ende gelangen, es hört einfach auf (Luhmann 1993: 374).

hat, dass die Inkongruenz unseres Verhältnisses zum Sterben selbst in unsere gesellschaftliche Praxis eingewoben ist.

Zunächst wird *Ursula Streckeisen* in ihrem Beitrag *»Legitime und illegitime Schmerzen«* danach fragen, wie *»Ärztliche und pflegerische Strategien im Umgang mit invasiven Maßnahmen bei Sterbenden«* aussehen. In ihrem Text greift sie auf empirisches Material eigener Studien zurück, in denen der ärztliche und der pflegerische Umgang mit einem ganz speziellen Problem des Sterbens analysiert wird: dem Zufügen von Schmerzen. Fast keine aufwändigere medizinische Behandlung kommt ohne die Zufügung von Schmerzen aus, aber lässt sich diese Praxis der ›Heilung durch Verwundung‹ noch im Falle der Behandlung von Sterbenden rechtfertigen? Ärzte und Pflegekräfte greifen hier auf ganz unterschiedliche Ressourcen ihres jeweiligen Arbeitsbereiches zurück. Während Ärzte sich am Deutungsmuster der »Linderung« orientieren, entwickeln Pflegekräfte Strategien des »korrektiven Austausches«, um sich bei Sterbenden für unangenehme Eingriffe zu entschuldigen.

*Stefan Dreßke* nimmt mit dem Hospiz eine Institution in den Blick, der es um die *»Herstellung des ›guten Sterbens‹«* geht. Der organisationssoziologische Blick entdeckt auch hier schnell die rituellen und zeremoniellen Aspekte einer Institution, welche handlungspraktisch auf der einen Seite all die mit dem Sterbevorgang verbundenen Brüche und Diskontinuitäten zu bewältigen hat, um dann auf der anderen Seite weiterhin dem Mythos eines gelungenen Sterbens gerecht werden zu können. Das Hospiz – so der Befund – findet seine Berechtigung gerade in der Spannung zwischen diesen formell nicht zu vereinenden Ebenen. Es sichert seine eigene Identität als Einrichtung des »guten Sterbens« gegen die kontrafaktische Realität des »hässlichen Sterbens«. Praktisch bedeutet dies, dass eine sterbende Patientin zunächst zur »guten Patientin« werden muss, indem man sie zum Reden bringt, dass sie aber danach vielleicht zur »schlechten Patientin« wird, weil das, was sie sagt, nicht das ist, was man hören wollte.

Im letzten Beitrag untersucht schließlich *Irmhild Saake* »*Moderne Todessemantiken*« und entdeckt hierbei *»symmetrische und asymmetrische Konstellationen«*. In Auseinandersetzung mit der thanatologischen Forschung, die mit den Ergebnissen einer großen biographischen Studie zu Todesbildern konfrontiert wird, begegnet auch sie dem Programm des »guten Todes«, doch nun aus der Perspektive biografischer Zurechnungsprozesse. Nicht mehr die symmetrische Betroffenheit vom Tod steht am Ende dieses Konstruktionsprozesses, sondern die asymmetrische Festlegung von Sterbenden, Angehörigen und Pflegenden auf eine biographisch ›angemessene Form‹ des Sterbens. Das paradoxe Resultat dieser modernen bioethisch reflektierten Form des Sterbens wird von ihr unter dem Etikett der »gelenkten Autonomie« zusammengefasst.

Das 4. Kapitel firmiert unter dem programmatischen Titel *»Medizinethik – Kulturen authentischen Sprechens«*. Die Theorie der funktionalen Differenzierung besagt vor allem, dass wir nun nicht mehr von einer Universalmoral ausgehen können, sondern nur noch von funktionsspezifischen Handlungslogiken. Als Reflexionstheorie der Moral hat nun die Ethik selbst Formen zu (er-)finden, um mit der Pluralität der gesellschaftlichen Funktionsbezüge umzugehen. In diesem Sinne sind Ethikdiskurse um die Anwendungsprobleme der Medizin durchaus paradigmatisch für die Reflexionsprobleme moderner Gesellschaften, denn gerade aufgrund der Nähe zu ihrem Gegenstand – der ausdifferenzierten und hochgradig leistungsfähigen Medizin – bleibt ihr die Rückkehr zu einer gesellschaftsübergreifenden Einheitssemantik verwehrt. Da ethische Gründe medizinische Gründe nicht außer Kraft setzen können, stellt sich die Frage, wie sich Ethik angesichts dieser komplizierten Verhältnisse zur Geltung bringen kann.

*Elke Wagner* beschäftigt sich in diesem Sinne in ihrem Beitrag »*Der Arzt und seine Kritiker. Zur Aktivierung authentischer Publika im Krankenhaus*« zunächst mit der gesellschaftlichen Funktion, die Klinische Ethik-Komitees im Krankenhaus erfüllen. Die Ausgangslage ist durch eine paradoxe Konstellation gekennzeichnet: Eine Krankenbehandlung, die nur als asymmetrisches Arrangement ihre medizinische Rationalität entfalten kann, und eine Medizinkritik, die den durch den Arzt entmachteten Laien in den Blick nimmt. Die empirische Analyse der Arbeit von Ethik-Komitees kann nun zeigen, dass die Funktion der Ethikgremien nicht im Habermasschen Sinne in der Produktion guter Gründe, also in der diskursiven Herstellung einer übergeordneten Vernunft liegen kann. Vielmehr geht es hier um ein Verfahren, das Beobachterpositionen symmetrisiert. Die kritische Öffentlichkeit Klinischer Ethik-Komitees generiert nicht so sehr vernünftige, bessere Argumente, sondern aktiviert vielmehr Kulturen des authentischen Sprechens, Sehens und Fühlens, denen sich mit vernünftigen Argumenten kaum widersprechen lässt. Der ethische Diskurs stellt in diesem Sinne weniger ein Verfahren der Entscheidungsfindung dar, sondern ermöglicht den beteiligten Publika die Selbstvergewisserung über die Authentizität ihrer eigenen Position in einem ablehnungsfreien Diskursraum. Genau hierin scheint die Plausibilität des angebotenen Arrangements zu bestehen.

*Saidi Sulilatu* thematisiert mit seinem Beitrag »*Klinische Ethik-Komitees als Verfahren der Entbürokratisierung*« den unvermeidlichen Organisationsrahmen, der ein solches Gremium auch dann funktionsfähig werden lässt, wenn seine Mitglieder nicht wissen, welche Position sie als Ethikexperte zu beziehen haben. Nachdem kaum einer den ohnehin unklaren Rang eines ›Ethikexperten‹ für sich beanspruchen kann, stilisiert man sich als Organisationsexperten. Man zeigt dann, dass man weiß, was rechtlich zu beachten ist, wer über die notwendige Entscheidungskompetenz verfügt, wer sich wirklich mit der Situation des jeweiligen Patienten auskennt, welche Telefonnummern noch unbedingt auf das Papier gehören, wie der entsprechende Ablauf in einer anderen Klinik organisiert ist. Nur über die Bürokratie kann die eigene Kommunikation in die Form der Entscheidung gebracht werden, also in die Form, die in einer Organisation als anschlussfähig und relevant gilt. Auf diese Weise wird Ethik zu einer Veranstaltung, die mehr über die Organisation aussagt, in der sie zur Anwendung kommt, als über eine allgemeine Idee von Klinischen Ethik-Komitees. Exakt dies scheint jedoch auch die Grundlage dafür zu sein, dass ethische Diskurse ihren Weg in die Praxis der Medizin finden.

*Anja Findeiß* dekonstruiert in ihrer Studie den Mythos der »*Ganzheitlichkeit der Pflege*«. Sie kann aufzeigen, wie sich die Pflege als Teil einer funktionsbestimmten Medizin handlungspraktisch schon längst von ihrem professionellen Ideal hat verabschieden müssen. Nichtsdestotrotz bleibt jedoch das Ethos der Ganzheitlichkeit zentral für die Pflege; sein Bezugsproblem scheint jedoch – folgt man den Selbstbeschreibungen von Mitgliedern eines Ethik-Komitees – eher das Verhältnis zum Arzt als das zum Patienten zu sein. Die pflegerische Behauptung von Ganzheitlichkeit lebt von der Kritik am ärztlichen Umgang mit Patienten und sie lässt sich deshalb als genuin medizinische Kommunikation entschlüsseln: »nämlich als medizinische Kommunikation, die von der pflegerischen erst transzendiert werden muss, um als etwas Eigenständiges sichtbar werden zu können«. Die Proklamation von Ganzheitlichkeit als ethischem Anspruch sichert die Identität der Pflege vor dem Hintergrund der nicht hinterfragbaren organisatorischen und medizinischen Rationalitäten.

Im letzten Themenblock »*Medizinische Zukunft – Neue Semantiken der Krankenbehandlung?*« steht die Frage nach den sich verändernden Semantiken der Krankenbehandlung im Vordergrund. Es geht hier nicht zuletzt auch darum, den Ungleichzeitigkeiten zwischen Gesellschaftsstruktur und Semantik nachzuspüren, also die Verhältnisse und Brüche zu untersuchen, in denen in der Praxis bereits evolutionäre Anpassungsleistungen an die Gesellschaft zu beobachten sind, die sich (noch) nicht in dem semantischen Haushalt der Selbstbeschreibungen der gesellschaftlichen Funktionssysteme wiederfinden. Traditionell wurde dieses Problem mit Karl Marx als Verhältnis von Basis und Überbau gefasst und die hiermit verbundenen Verschleierungen der eigentlichen ökonomischen Verhältnisse erschienen nun als ›Ideologie‹, als ein Schleier, der die Anpassung an den naturwüchsigen Fortschritt behindert. Aus der Perspektive einer polykontextural verfassten Gesellschaft stellen sich die Verhältnisse jedoch komplizierter dar. Anstelle von ›oben‹ und ›unten‹ und jenseits der Fiktion einer eindeutigen Bestimmbarkeit der Richtung gesellschaftlicher Evolution koexistieren nun unterschiedliche selbstreferentielle Systembezüge. Diese Bezüge bilden ein Arrangement, das sich nicht mehr im Sinne einer gesellschaftlichen Gesamtrationalität bestimmen lässt. Aber nicht obwohl, sondern weil Organisationen, Funktionssysteme sowie Interaktions- und psychische Systeme in *inkongruenter* Perspektive zueinander stehen, trägt das Arrangement.

Wie insbesondere die Beiträge zum medizinethischen Diskurs und der gesellschaftlichen Form des Sterbens zeigen, deuten sich hier komplizierte Wechselverhältnisse an, in denen sich die bewährten, ausdifferenzierten Semantiken des Medizinsystems zu den Entwicklungen in den anderen gesellschaftlichen Sphären in Beziehung setzen. Die der gegenwärtigen Medizin bislang noch fremden Semantiken – etwa die der authentischen Sprecherposition – treten ein in Organisationen wie das Krankenhaus, die nun als »Treffraum der Funktionssysteme« (Luhmann 2000a: 398) einen Ort bieten, an dem die jeweils unterschiedlichen Semantiken in ein Verhältnis zu bringen sind.

*Rudolf Stichweh* entwickelt in seinem Beitrag »*Professionen in einer funktional differenzierten Gesellschaft*« die These, dass die Evolution moderner Organisationen zum Bedeutungsverlust der medizinischen Profession geführt habe. In einer gesellschaftstheoretischen Engführung des professionssoziologischen Diskurses gelingt es ihm, eine Perspektive aufzuzeigen, die – im Anschluss an Parsons – die Besonderheiten des Klientelbezugs würdigen kann, um dann zugleich aus einer organisationssoziologischen Perspektive funktional äquivalente Lösungen aufzeigen zu können. Diese neuen Lösungen unterlaufen das klassische Konzept des Professionellen und erscheinen so für die Kontingenzbewältigung ausdifferenzierter Organisationen attraktiver. In diesem sehr fundamentalen Text zum Begriff der Profession lassen sich Antworten darauf finden, was die Besonderheit des ärztlichen Berufs ausmacht, was sich aber auch verändert, wenn sich diese Besonderheiten auflösen.

*Gunnar Stollberg* beschäftigt sich in seinem Text mit dem »*Mythos vom mündigen Patienten*«, der aus seiner passiven und von Experten abhängigen Rolle befreit sein soll und mit dessen Hilfe nun die alte ungeliebte Asymmetrie zwischen Ärzten und Patienten aufgehoben werden könnte. Auf der Grundlage einer umfangreichen Sichtung der bisherigen Begriffsgeschichte und vorhandener Studien kann Stollberg zunächst vor allem die Uneindeutigkeit der Erwartungen an diese Figur des mündigen Patienten demonstrieren. Darüber hinaus zeigt er jedoch auch mit Hilfe einer eigenen Studie, wie sich z.B. konsumorientierte Patienten einer heterodoxen Medizin in ganz klassischer Weise einem paternalistischen Arzt beugen, der besser weiß, dass Akupunktur nun helfen kann – ohne dass der Patient versteht, wie sie funktioniert! Stollberg vermutet einen Grund für das Überleben dieses Mythos vom mündigen Patienten in der Attraktivität der Kundensemantik gegenüber der Patientensemantik. Aber auch ohne dieses Bild einer ökonomisierten Gesellschaft zu bemühen, reicht es doch vermutlich aus, einen ganz klassischen Fall der medizinischen Mythenbildung zu diagnostizieren, insofern hier aufklärbare Bewusstseine adressiert werden, wo es doch eigentlich um soziale Adressen, um die Einbettung dieser Bewusstseine in eine soziale Praxis gehen müsste.

*Peter Fuchs* lenkt den Blick auf die Evolution der Präventionssemantik und thematisiert mit seinem Beitrag »*Prävention – Zur Mythologie und Realität einer paradoxen Zuvorkommenheit*« eine Klasse von Kommunikationskontexten, die Wissen und Techniken häufen, um drohende Gefahren in aktuelle Risiken zu transformieren. Prävention steht dabei vor dem Dilemma, dass im Angesicht einer *per se* ungewissen Zukunft und der Geschwindigkeit, in der ihre aktuellen Projektionen wechseln, die von ihr eingeforderten Vorsorgemaßnahmen nur wenig plausibel erscheinen. Vor diesem Hintergrund stellt sich die Frage, wie es dem Präventionsschema bis hin zu einer Institutionalisierung seiner Programme dennoch gelingen kann, ungewisse Zukünfte mit Sicherheiten auszustatten. Die in den Gesundheitswissenschaften viel diskutierte Thematik, ob und inwieweit sich Prävention innerhalb des Medizinsystems institutionalisieren lässt, bleibt aus gesellschaftstheoretischer Sicht eine offene Frage.

*Armin Nassehi* gestaltet unter dem programmatischen Titel »*Organisation, Macht, Medizin. Diskontinuitäten in einer Gesellschaft der Gegenwarten*« den letzten Beitrag dieses Bandes. Mit seiner These einer Gesellschaft dekontextualisierter Gegenwarten wird hier abschließend ein weitergehender gesellschaftstheoretischer Horizont geöffnet. Talcott Parsons – so seine empirisch fundierte Argumentation – konnte noch von einer gesellschaftlichen Rationalitätsvorstellung ausgehen, welche die Krankenbehandlung und das in die Arzt-Patient-Beziehung eingelassene Machtverhältnis plausibilisierte. Auf gleicher Augenhöhe zu kommunizieren war noch keine Option. Eine ausdifferenzierte polykontexturale Gesellschaft, in der man dann nur noch eine Pluralisierung von Weltbildern, Kulturen und zunehmende Individualisierung diagnostizieren kann, bietet jedoch ein anders Bild. Der Einzelne will nun gehört werden, seine Sprecherposition zur Geltung gebracht wissen. Gerade Organisationen, so der Befund, ermöglichen nun ein eigentümliches »Nebeneinander von Kontextualisierung und Dekontextualisierung«, in dem dann beispielsweise Klinische Ethik-Komitees Entscheidungen treffen, »die auf Station, also medizinisch-operativ jedoch nicht relevant werden, aber dennoch eine erhebliche Funktion für die Krankenhausorganisation haben«. Die ärztliche Macht erscheint nun vor allem als Organisationsmacht, »die den Machtkreislauf dadurch schließt, dass einerseits immer wieder Unterbrechungen eingebaut werden, andererseits im Krankenhaus in begrenzter Zeit entschieden werden muss – und entschieden wird, und zwar ›medizinischer‹ als je zuvor, weil die anderen Unterbrechungen ja nun ein Eigenleben haben«. Mit diesem Beitrag endet ein Band zur Medizinsoziologie, von dem wir uns erhoffen, dass er den theoretischen Blick auf klinische Praxen als organisierte Praxen schärft.

## Literatur

Aries, Philippe 1982: Die Geschichte des Todes, München.
Atkinson, Paul 1995: Medical Talk and Medical Work. The Liturgy of the Clinic, London/Thousand Oaks/New Dehli.
Badura, Bernhard/Günter Feuerstein/Thomas Schott (Hg.) 1993: System Krankenhaus. Arbeit, Technik und Patientenorientierung, Weinheim/München.
Baecker, Dirk 1999: Organisation als System, Franfurt/M.
Baecker, Dirk 2002: Wozu Systeme? Berlin.
Baecker, Dirk 2005: Form und Formen der Kommunikation, Frankfurt/M.
Barthes, Roland 1964: Mythen des Alltags, Frankfurt/M.
Berg, Marc 1992: The Construction of Medical Disposals. Medical Sociology and Medical Problem Solving in Clinical Practise, in: Sociology of Health & Illness 14, S. 151-180.
Berg, Marc 1995: Turning a Practice into Science. Reconceptualizing Postwar Medical Practice, in: Social Studies of Science 25, S. 437-476.
Berg, Marc 1996: Practices of Reading and Writing. The Constitutive Role of the Patient Record in Medical Work, in: Sociology of Health and Illness 18, S. 499-524.
Berger, L. Peter/Thomas Luckmann 2003: Die gesellschaftliche Konstruktion der Wirklichkeit. Eine Theorie der Wissenssoziologie, Frankfurt/M.
Bergmann, Jörg 1981: Ethnomethodologische Konversationsanalyse, in: Peter Schröder und Hugo Steger (Hg.): Dialogforschung. Jahrbuch 1980 des Instituts für deutsche Sprache, Düsseldorf, S. 9-51.
Bohnsack, Ralf 2004: Rituale des Aktionismus bei Jugendlichen. Kommunikative und konjunktive, habitualisierte und experimentelle Rituale, in: Zeitschrift für Erziehungswissenschaft 7, S. 81-90.
Bohnsack, Ralf 2006: Mannheims Wissenssoziologie als Methode, in: Dirk Tänzler, Hubert Knoblauch und Hans-Georg Soeffner (Hg.): Neue Perspektiven der Wissenssoziologie, Konstanz, S. 271-292.
Bourdieu, Pierre 2001: Meditationen. Zur Kritik der scholastischen Vernunft, Frankfurt/M.
Brunsson, Nils 1989: Organization of Hypocrisy. Talk, Decisions and Actions in Organizations, Chichester u.a.
Callon, Michel 1998: The Laws of the Markets, London.
Crozier, Michel/Erhard Friedberg 1979: Macht und Organisation. Die Zwänge kollektiven Handelns, Zur Pathologie organisierter Systeme, Königstein/Taunus.
Derrida, Jacques 1974: Grammatologie, Frankfurt/M.
Diaz-Bone, Rainer 2005: Zur Methodologisierung der Foucaultschen Diskursanalyse [48 Absätze]. Forum Qualitative Sozialforschung/Forum: Qualitative Social Research [Online Journal] 7 (1), Art. 6.
DiMaggio, Paul J./Walter W. Powell 1991: The Iron Cage Revisited. Institutional Isomorphism and Collective Rationality in Organizational Fields, in: Walter W. Powell und Paul J. DiMaggio (Hg.): The New Institutionalism in Organizational Analysis, Chicago, S. 41-62.
Eberle, Thomas S. 1997: Ethnomethodologische Konversationsanalyse, in: Ronald Hitzler und Anne Honer (Hg.): Sozialwissenschaftliche Hermeneutik, Opladen, S. 245-279.
Esfeld, Michael 2003: What are Social Practises? in: Indaga. Revista Internacional de Ciencias Sociales y Humanas 1, S. 19-43.
Feldmann, Klaus 1990: Tod und Gesellschaft. Eine soziologische Betrachtung von Sterben und Tod, Frankfurt/Main.
Feuerstein, Günter 1994: Ausdifferenzierung der kardiologischen Versorgungsstruktur und Kliniklandschaft, in: Bernhard Badura und Günter Feuerstein (Hg.): Systemgestaltung im Gesundheitswesen. Zur Versorgungskrise der hochtechnisierten Medizin und den Möglichkeiten ihrer Bewältigung, Weinheim/München, S. 155-210.
Fleck, Ludwig 1980: Entstehung und Entwicklung einer wissenschaftlichen Tatsache. Einführung in die Lehre vom Denkstil und Denkkollektiv, Frankfurt/M.

Foucault, Michel 1988: Die Geburt der Klinik. Eine Archäologie des ärztlichen Blicks, München.
Glaser, Barney G./Anselm L. Strauss 1974: Interaktion mit Sterbenden. Beobachtungen für Ärzte, Schwestern, Seelsorger und Angehörige, Göttingen.
Goffman, Erving 1961: Asylums. Essays on the Social Situation of Mental Patients and Other Inmates, Chicago.
Goffman, Erving 1967: Stigma. Über Techniken der Bewältigung beschädigter Identität, Frankfurt/M.
Goffman, Erving 1999: Verlegenheit und soziale Organisation, in: ders. (Hg.): Interaktionsrituale. Über das Verhalten in direkter Kommunikation. Frankfurt/M., S. 106-123 (Orig. 1967).
Grant, Colin B. 2004: Uncertain Communications. Uncertain Social Systems, in: Soziale Systeme 10, S. 217-232.
Grathoff, Richard 1995: Milieu und Lebenswelt. Einführung in die phänomenologische Soziologie und die sozialphänomenologische Forschung, Frankfurt/M.
Habermas, Jürgen 2001: Die Zukunft der menschlichen Natur. Auf dem Weg zu einer liberalen Eugenik, Frankfurt/M.
Hasse, Raimund/Georg Krücken 1996: Was leistet der organisationssoziologische Neoinstitutionalismus? Eine theoretische Auseinandersetzung mit besonderer Berücksichtigung des wissenschaftlichen Wandels, in: Soziale Systeme 2, S. 91-112.
Hausendorf, Heiko 1992: Das Gespräch als selbstrefentielles System. Ein Beitrag zum empirischen Konstruktivismus der ethnomethodologischen Konversationsanalyse, in: Zeitschrift für Soziologie 21, S. 83-95.
Hirschauer, Stefan/Jörg Bergmann 2002: Willkommen im Club! Eine Anregung zu mehr Kontingenzfreudigkeit in der qualitativen Sozialforschung. Kommentar zu Nassehi/Saake, in: Zeitschrift für Soziologie 31, S. 332-337.
Hughes, Everett C. 1957: Institution, in: Alfred M. Lee (Hg.): Principles of Sociology, New York, S. 221-266.
Hughes, Everett C. 1958: Men at Their Work, Glencoe, Ill.
Hughes, Everett C./Irwin Deutscher/Helen McGill Hughes 1958: Twenty Thousand Nurses Tell their Story, Philadelphia/Montreal.
Iding, Hermann 2000: Hinter den Kulissen der Organisationsberatung. Qualitative Fallstudien von Beratungsprozessen im Krankenhaus, Opladen.
Kaehr, Rudolf 1993: Disseminatorik: Zur Logik der ›Second Order Cybernetics‹. Von den ›Laws of Form‹ zur Logik der Reflexionsform, in: Dirk Baecker (Hg.): Kalkül der Form, Frankfurt/M., S. 152-196.
Kieserling, André 2004: Selbstbeschreibung und Fremdbeschreibung. Beiträge zur Soziologie soziologischen Wissens, Frankfurt/M.
Kneer, Georg/Armin Nassehi 1991: Verstehen des Verstehens. Eine systemtheoretische Revision der Hermeneutik, in: Zeitschrift für Soziologie 20, S. 341-356.
Lachmund, Jens 1987: Die Profession, der Patient und das medizinische Wissen. Von der kurativen Medizin zur Risikoprävention, in: Zeitschrift für Soziologie 16, S. 352-366.
Latour, Bruno 2000: Die Hoffnung der Pandora. Frankfurt/M.
Latour, Bruno/Steve Woolgar 1986: Laboratory Life. The Construction of Scientific Facts, Princeton, New Jersey.
Luhmann, Niklas 1968: Die Knappheit der Zeit und die Vordringlichkeit des Befristeten, in: Die Verwaltung 1, S. 3-30.
Luhmann, Niklas 1969: Legitimation durch Verfahren, in: Neuwied.
Luhmann, Niklas 1970: Funktionale Methode und Systemtheorie, in: ders. (Hg.): Soziologische Aufklärung 1. Aufsätze zur Theorie sozialer Systeme, Opladen, S. 31-53.
Luhmann, Niklas 1991: Zweckbegriff und Systemrationalität, Frankfurt/M.
Luhmann, Niklas 1993: Soziale Systeme. Grundriß einer allgemeinen Theorie, Frankfurt/M.
Luhmann, Niklas 1998: Die Gesellschaft der Gesellschaft, Frankfurt/M.
Luhmann, Niklas 2000a: Die Politik der Gesellschaft, Frankfurt/M.
Luhmann, Niklas 2000b: Organisation und Entscheidung, Opladen.

Mannheim, Karl 1980: Strukturen des Denkens, Frankfurt/M.
Mannheim, Karl 1995: Ideologie und Utopie, Frankfurt/M. (Orig. 1929).
Mannheim, Karl 2003: Konservatismus, Frankfurt/M. (Fassung der Habilitationsschrift von 1925).
Meyer, John W./W. Richard Scott 1992: Organizational Environments. Rituals und Rationality, Newbury Park.
Meyer, John W./Brian Rowan 1977: Institutionalized Organizations. Formal Structures as Myth and Ceremony, in: American Journal of Sociology 83, S. 233-263.
Nassehi, Armin 1993: Die Zeit der Gesellschaft. Auf dem Weg zu einer soziologischen Theorie der Zeit, Opladen.
Nassehi, Armin 2006: Der soziologische Diskurs der Moderne, Frankfurt/M.
Oevermann, Ulrich 1995: Ein Modell der Struktur von Religiösität. Zugleich ein Modell der Struktur von Lebenspraxis und von sozialer Zeit, in: Monika Wohlrab-Sahr (Hg.): Biographie und Religion. Zwischen Ritual und Selbstsuche, Frankfurt/M., S. 27-102.
Ortmann, Günther 2003: Regel und Ausnahme. Paradoxien sozialer Ordnung, Frankfurt/M.
Ortmann, Günther/Jörg Sydow/Jörg Türk 2000: Organisation, Strukturation, Gesellschaft. Die Rückkehr der Gesellschaft in die Organisationstheorie, in: dies. (Hg.): Theorien der Organisation. Die Rückkehr der Gesellschaft, Opladen, S. 15-34.
Parsons, Talcott 1951: The Social System, London.
Parsons, Talcott 1964: Some Theoretical Considerations Bearing on the Field of Medical Sociology, in: ders. (Hg.): Social Structure and Personality, New York, S. 325-358.
Parsons, Talcott 1979: Definition von Krankheit und Gesundheit, in: Alexander Mitscherlich u.a. (Hg.): Der Kranke in der modernen Gesellschaft, Köln/Berlin, S. 57-87.
Parsons, Talcott/Gerald M. Platt 1990: Die amerikanische Universität, Frankfurt/Main.
Popper, Karl R. 1972: Die Logik der Sozialwissenschaften, in: Theordor W. Adorno (Hg.): Der Positivismusstreit in der deutschen Soziologie, Darmstadt, S. 103-124.
Powell, Walter W./Paul J. DiMaggio (Hg.) 1991: The New Institutionalism in Organizational Analysis, Chicago.
Powell, Walter W. 2000: Institution und Evolution in der Organisationstheorie. Ein Interview mit Walter W. Powell, in: Günther Ortmann, Jörg Sydow und Jörg Türk (Hg.): Organisation, Strukturation, Gesellschaft. Die Rückkehr der Gesellschaft in die Organisationstheorie, Opladen, S. 579-588.
Power, Michael 1997: The Audit Society. Rituals of Verification, Oxford.
Putnam, Hilary 1991: Realismus, in: Hans J. Sandkühler und Detlev Pätzold (Hg.): Die Wirklichkeit der Wissenschaft. Probleme des Realismus, Hamburg, S. 65-86.
Rohde, Johann J. 1974: Soziologie des Krankenhauses. Zur Einführung in die Soziologie der Medizin, Stuttgart.
Saake, Irmhild 2003: Die Performanz des Medizinischen. Zur Asymmetrie in der Arzt-Patienten-Interaktion, in: Soziale Welt 54, S. 429-446.
Saake, Irmhild/Armin Nassehi 2004a: Das gesellschaftliche Gehäuse der Persönlichkeit. Über Max Weber und die (soziologische) Produktion von Motiven, in: Berliner Journal für Soziologie 14, S. 503-525.
Saake, Irmhild/Armin Nassehi 2004b: Die Kulturalisierung der Ethik. Eine zeitdiagnostische Anwendung des Luhmannschen Kulturbegriffs, in: Günter Burkart (Hg.): Niklas Luhmann und die Kulturtheorien, Frankfurt/M., S. 102-135.
Schimank, Uwe 2005: Die Entscheidungsgesellschaft. Komplexität und Rationalität der Moderne, Wiesbaden.
Schreyögg, Georg (Hg.) 1999: Organisation und Postmoderne. Grundfragen – Analysen – Perspektiven, Wiesbaden.
Schröer, Norbert 1992: Der Kampf um Dominanz. Eine hermeneutische Fallanalyse einer polizeilichen Beschuldigtenvernehmung, Berlin/New York.

Scott, W. Richard 1992: Health Care Organizations in the 1980s. The Convergence of Public and Professional Control Systems, in: John W. Meyer und W. Richard Scott (Hg.): Organizational Environments. Rituals und Rationality, Newbury Park, S. 99-113.
Serres, Michel 1987: Der Parasit, Frankfurt/M.
Stehr, Nico 2001: Wissen und Wirtschaften. Die gesellschaftlichen Grundlagen der modernen Ökonomie, Frankfurt/M.
Strauss, Anselm L. u.a. 1997: Social Organisation of Medical Work, New Brunswick/London.
Strauss, Anselm L. u.a. 1963: The Hospital and its Negotiated Order, in: Eliot Freidson (Hg.): The Hospital in Modern Society, London, S. 147-169.
Timmermans, Stefan/Marc Berg 2003: The Gold Standard. The Challenge of Evidence-Based Medicine and Standardization in Health Care, Philadelphia.
Vogd, Werner 2002: Professionalisierungsschub oder Auflösung ärztlicher Autonomie. Die Bedeutung von Evidence Based Medicine und der neuen funktionalen Eliten in der Medizin aus system- und interaktionstheoretischer Perspektive, in: Zeitschrift für Soziologie 31, S. 294-315.
Vogd, Werner 2004: Ärztliche Entscheidungsprozesse des Krankenhauses im Spannungsfeld von System- und Zweckrationalität. Eine qualitativ rekonstruktive Studie, Berlin.
Vogd, Werner 2005a: Komplexe Erziehungswissenschaft jenseits von empirieloser Theorie und theorieloser Empirie. Versuch einer Brücke zwischen Systemtheorie und rekonstruktiver Sozialforschung, in: Zeitschrift für Erziehungswissenschaft 8, S. 112-133.
Vogd, Werner 2005b: Systemtheorie und rekonstruktive Sozialforschung. Eine empirische Versöhnung unterschiedlicher theoretischer Perspektiven, Leverkusen.
Vogd, Werner 2006: Die Organisation Krankenhaus im Wandel. Eine dokumentarische Evaluation aus Perspektive der ärztlichen Akteure, Bern.
Weber, Max 1988: Wissenschaft als Beruf, in: ders. (Hg.): Gesammelte Aufsätze zur Wissenschaftslehre, Tübingen, S.582-638 (Orig. 1919).
Woolgar, Steve/Dorothy Pawluch 1985: Ontological Gerrymandering. The Anatomy of Social Problems Explanatations, in: Social Problems 32, S. 214-227.

# I. Das Krankenhaus – Die Organisation der Medizin

# Zur Krankenbehandlung ins Krankenhaus

*Dirk Baecker*

## I.

Krankenbehandlung ist in der modernen Gesellschaft nahezu vollständig eingebettet in organisiertes Handeln und Entscheiden. Von den Vorzimmern der praktizierenden Ärzte über die Ambulanzen der Notfallärzte bis zu den Stationen und Operationssälen der Kliniken hat man es mit Entscheidungsabläufen zu tun, die durch andere Entscheidungen vergleichbarer Art konditioniert sind, während sie sich mit dem besonderen und singulären Fall eines Patienten beschäftigen. In einem verblüffenden Ausmaß greift die Gesellschaft auf eine für Zwecke der Quarantäne, der Gastlichkeit gegenüber Fremden, der Unterbringung wandernder Gesellen, der Armenfürsorge, der Sterbebegleitung und der gottesfürchtigen Dokumentation von Caritas geschaffene Einrichtung zurück, um Krankheiten zu diagnostizieren, zu erforschen, zu therapieren und, wenn möglich, zu kurieren (Rohde 1962: 63ff; Rosen 1963; Jetter 1973; Granshaw 1989; Arnold 1993).[1] In einer komplizierten und immer noch anhaltenden Geschichte der Transformation von Einrichtungen zur Unterscheidung der eigenen Leute von den Fremden[2] und der Lebenden von den Toten[3] in Einrichtungen, die sich der Wiedererlangung von Gesundheit verschrieben haben, war und ist das Krankenhaus immer auch eine Einrichtung zur zunächst religiösen, dann polizeilichen, schließlich medizinischen (und vielleicht eines Tages genetischen) Vernichtung, Vertilgung und Aneignung des Gefährlichen und Bedrohlichen (Attali 1979) sowie eine Einrichtung zur Entwicklung und Erprobung des klinischen Blicks zur Unterscheidung und Klassifizierung und damit auch zur Produktion und Konstruktion dieses Gefährlichen und Bedrohlichen (Foucault 1963; Raspe 1976).

Vor allem im Rückblick erstaunt, wie sehr es dem Krankenhaus gelungen ist, sich zum Schnittpunkt der Ansprüche hochgradig unterschiedlicher Funktionssysteme zu machen: die *Medizin* legt sich im Zeichen von Antisepsis und Anästhesie im Krankenhaus ihre Pati-

---

1   Die Einrichtung von Hospizen löste im Mittelalter gleich mehrere Probleme: Ihre Finanzierung erlaubte den Spendern eine Kontrolle der Verwendung ihrer Gelder; sie konnten parallel dazu die Funktion von Banken übernehmen, und so konnte es Christen erspart werden, auf jüdische Geldverleiher zurückgreifen zu müssen; sie dienten der Rentenfinanzierung auf der Grundlage von Stiftungen; mit ihrer Hilfe konnte man Arme, die dies verdienten, besser behandeln als solche, die dies nicht verdienten (zum Beispiel weil sie auf Wanderung gingen, um nach Arbeit zu suchen); der soziale Status gerade der Unheilbaren konnte gesichert werden, indem sie hier einen Platz fanden; man konnte zum Lob der Stifter in prachtvolle Architektur investieren, oft auf der Grundlage eines Grundrisses in Form des christlichen Kreuzes; und nicht zuletzt konnte man Ärzte beschäftigen, die dabei halfen, die Sorge um die Armen und Kranken als weniger lästig zu empfinden (Granshaw 1989).
2   Siehe das Gastrecht der Hospize.
3   Siehe das *ius funerandi* der mittelalterlichen Hospitäler oder die Debatte um den Moment des Todes in der modernen Medizin.

enten zurecht;[4] die *Ökonomie* macht sich den Umstand, dass im Krankenhaus Rechnungen über Unterbringung und Verpflegung an Förderer und Selbstzahler gestellt werden konnten, zunutze, auch andere Leistungen in Rechnung zu stellen; die *Erziehung* findet im Krankenhaus die Krankheiten vor, um deren Erkenntnis es der Ausbildung geht; und die *Wissenschaft* kann im Krankenhaus darüber streiten, mit welcher Trennschärfe welche Diagnosen und Therapien hier wie voneinander unterschieden werden können (Stollberg/Tamm 2001). Im Schnittpunkt dieser vielfältigen Problemlagen konnte das im engeren Sinne medizinische Problem, der Umgang mit der hinfälligen Sterblichkeit des Menschen, zugleich definiert, ausgebeutet und entschärft werden. Und so sehr man es sich mittlerweile angewöhnt hat, diese positive Funktion des Krankenhauses auf ihre negativen Begleiterscheinungen hin zu beobachten, auf Phänomene des Hospitalismus, der Iatrogenese, der Präferenz der Nachschubsicherung vor »wirklicher« Heilung, der Bürokratisierung, Formalisierung, Hierarchisierung und Technisierung, der Kostenexplosion und nicht zuletzt der Fehleranfälligkeit (von Troschke 1974; Illich 1975; Perrow 1978; Martin/Evans 1984; Armstrong 1998; Labisch/Spree 2001; Schrappe 2005), so sehr steht bis heute außer Frage, dass die Konflikte zwischen menschlichem Ehrgeiz und menschlichem Versagen (Rosenberg 1987: 4) im Umgang mit der Krankheit, dem Sterben und dem Tod eher *im* Krankenhaus als außerhalb auszutragen sind und dass es eher darum geht, das Krankenhaus *weiterzuentwickeln* als nach Alternativen zu ihm zu suchen (Sigrist 1978; Badura 1993; Pelikan/Halbmayer 1999; Wolff 1999; Grossmann/Scala 2002).

Eine der wichtigsten und gegenwärtig interessantesten Formen dieser Weiterentwicklung geht allerdings über die traditionelle Form des formal institutionalisierten Krankenhauses hinaus und platziert dieses in einem ebenso differenzierten wie unübersichtlichen *Netzwerk* der Krankenbehandlung (Scott u.a. 2000). Die bereits *innerhalb* des Krankenhauses auffälligen »ecologies of knowledge« (Atkinson 1995) zwischen den verschiedenen funktionalen und Leistungsbezügen der Krankenbehandlung (inklusive, nicht zu vergessen, der Leistungen des Patienten) erhalten damit eine neuartige Bedeutung, die sich unter dem Gesichtspunkt der Problemlösung ebenso wie dem der Problemgenerierung betrachten lassen. Im Konflikt- und Kooperationsfeld des medizinisch ebenso wie administrativ und ökonomisch, politisch und religiös bestimmten *healthcare* verlieren die bewährten Professionen der Medizin zugunsten neuer, fallgesteuerter Konfigurationen ihre Trennschärfe und erhält die Krankenbehandlung einen Unbestimmtheitsstatus der Einbettung in prinzipiell unentscheidbare Netzwerke, die die Verwaltung eines Krankenhauses vor neue Herausforderungen stellt (Vogd 2002; Badura 2005).

Wir wollen uns in diesem Beitrag die *Rolle der Organisation* in der Krankenbehandlung genauer anschauen, das heißt, wir wollen aus soziologischer Sicht darstellen, wie und warum die Gesellschaft *auf rekursiv verknüpfte, hierarchisch formalisierte und medial verteilte Entscheidungen* zurückgreift, um Krankheiten zu identifizieren, zu behandeln und nach Möglichkeit zu heilen. Denn aus soziologischer Sicht sind sowohl Alternativen zur Organisation, die *Interaktion* und ein *Funktionssystem der Gesellschaft*, denkbar wie auch, vor dem Hintergrund dieser Alternativen, die Typik und Dynamik von *Entscheidungen*, im Unterschied zur interaktiven Kommunikation unter Anwesenden oder zur offenen Kommunikation in Funktionssystemen, darstellbar. Wir greifen für diese Untersuchung der Rolle

---

4 Selbst die Reichen müssen sich irgendwann bequemen, ihre Krankheiten in Krankenhäusern behandeln zu lassen, weil nur hier hinreichend viel Licht vorhanden ist, um anspruchsvolle chirurgische Eingriffe vornehmen zu können (Arnold 1993: 16).

organisierten Entscheidens auf die soziologische Systemtheorie zurück, die mit ihrer Unterscheidung von Systemtypen der Kommunikation besonders geeignet ist, trennscharfe Vergleiche anzuregen (Parsons 1951; Luhmann 1984; Luhmann 1997). Zusätzlich nutzen wir die soziologische Netzwerktheorie, die in der Lage ist, Verknüpfungen riskanten Handelns unter dem Gesichtspunkt der wechselseitigen Kontrolle der daran beteiligten Identitäten von Personen, Institutionen und Disziplinen zu beobachten (White 1992). Wir integrieren diese beiden Ansätze zu einer Formtheorie der Kommunikation, die andernorts ausgearbeitet ist (Baecker 2005).

Wir orientieren uns bei unseren Überlegungen an einem Grundgedanken, der darin besteht, dass es dem Krankenhaus nur dann möglich ist, sich in dieser Gemengelage von Problemerzeugung und Problemlösung zu reproduzieren, wenn es letztlich als besser gilt, ins Krankenhaus zu gehen, als es zu vermeiden. Wir orientieren uns an der Idee des *guten* Krankenhauses und versuchen zu fragen, wie es gelingen kann, diese Idee immer wieder hochzuhalten. Letztlich liegt dem »guten Krankenhaus« ein einfacher Umstand zugrunde, auf den Johannes Siegrist aufmerksam gemacht hat: Angesichts der Stressoren, mit denen der Kranke dank seiner Krankheit konfrontiert ist, insbesondere, wenn es sich um eine schwere Krankheit handelt, wiegt die Situation des Krankenhauses, so stressig sie sein mag, nicht schwer; man nimmt das Krankenhaus in Kauf, weil die Unannehmlichkeiten andernfalls noch größer wären (Siegrist 1976: 44). Man kann vielleicht noch einen Schritt weitergehen und vermuten, dass die vielfach untersuchten, auch von Siegrist aufgelisteten Stressfaktoren des Krankenhauses, der abrupte Rollenwechsel vom souverän Gesunden zum hilfsbedürftig Kranken, die Unterwerfung unter einen kollektiv geregelten Tagesablauf, die Konfrontation mit ständiger Präsenz von anderen (Verlust der Privatheit) bei gleichzeitiger Kontaktbegrenzung, die begrenzte Versorgung mit Information, die Unpersönlichkeit der Beziehungsformen bei hohem und ungeregeltem Sanktionspotential (Siegrist 1976: 29ff), ganz abgesehen von der Konfrontation mit dem Schmerz, einer vielfach, wie man heute weiß (Neugebauer u.a. 2003), vermeidbaren Konfrontation, und ganz abgesehen von den Gesundheitsrisiken und Nebenfolgen der Krankenbehandlung, nicht zuletzt eine Art Dramaturgie der Bewältigung des stärksten Stressfaktors, der eigentlichen Krankheit, darstellen, eine Dramaturgie der Konzentration und Ablenkung von Aufmerksamkeit. Den organisationalen Bedingungen dieser Dramaturgie gilt im Folgenden unsere Aufmerksamkeit.[5]

---

5   Wir haben dabei im Blick, dass die hier aufgeworfenen Fragen heute vielfach als »ethische« Fragen gelten. Daran ist interessant, dass *ethos* im Griechischen sowohl auf die bloße Gewohnheit eines Verhaltens wie auf dessen sittliche Überhöhung im Sinne seiner moralischen Wünschbarkeit verweist. Das ist im griechischen Denken unproblematisch, weil die kosmologische Ordnung des Ganzen jedem Verhalten sein *telos*, seinen natürlichen Zustand und Ort des Einklangs mit allem anderen, gleich mit auf den Weg gegeben hat. Von diesem behaupteten Einklang zwischen Natur und Sitte kann man heute nicht mehr ausgehen. Vermutlich ist auch bereits dessen griechische Thematisierung, ausgelöst durch die Differenzerfahrung der Schrift (Havelock 1963), die Thematisierung eines problematischen Einklangs. Wir verstehen daher die folgenden Überlegungen nicht zuletzt auch als eine soziologische Klärung der Einsatzbedingungen der ethischen Frage. Die Ethik (siehe etwa Wiesing 2004; Steinkamp/Gordijn 2005) gibt Antworten auf Fragen, die die Soziologie stellt. Wir brauchen die Ethik, um herauszufinden, wo der Schuh drückt. Und wir brauchen die Soziologie, um uns anzuschauen, was für Füße hier in welchen Schuhen stecken.

## II.

Die Dramaturgie des guten Krankenhauses ist anspruchsvoller, als man sich dies auf den ersten Blick vorstellt. Da es um beides geht, um die Konzentration und um die Ablenkung von Aufmerksamkeit, muss mit Positionen und Negationen gearbeitet werden, die ihr jeweiliges Gegenteil enthalten.[6] Das heißt, wir müssen damit rechnen, dass die Kranken behandelt werden, während sie nicht behandelt werden, und nicht behandelt werden, während sie behandelt werden.[7] Wir nähern uns dem Problem der Erklärung organisierten Handelns in Krankenhäusern, das sich hierdurch stellt, gesellschaftstheoretisch, das heißt, wir unterscheiden zwischen Interaktion, Organisation und Gesellschaft, um die Verteilung der Ressourcen thematisieren zu können, auf die zurückgegriffen wird, um das Krankenhaus im Schnittpunkt der Dramaturgie der Krankenbehandlung sicherzustellen und zu reproduzieren.

Hierzu gibt es genügend Vorarbeiten. Man weiß dank Talcott Parsons um das »Kollektiv« der Arzt/Patienten-Beziehung, innerhalb dessen es eine Verteilung komplementär aufeinander abgestimmter Rollen gibt, die es erlauben, psychoanalytisch formuliert, miteinander im Rahmen körperlicher Berührungen intim zu werden, ohne das dadurch auftretende Risiko der Ausbeutung regressiver Wünsche der Hilfsbedürftigkeit auf der einen Seite und sexueller Wünsche auf der anderen Seite (wobei die Wünsche ebenso oszillieren wie die Seiten) dominant werden zu lassen (Parsons 1964). Die Norm der affektiven Neutralität, die laut Parsons dieses Abrutschen in die Regression blockiert, ist verständlicherweise am ehesten in einem Kontext organisierten Entscheidens und Handelns abzusichern, der genügend Anlässe (formale Bedingungen und Anhaltspunkte für die Beobachtung durch Dritte) bietet, von den Attraktionen und Gefährdungen des Moments abzusehen, während man sich auf ihn einlässt.

Überlegungen dieser Art stellen die Körperlichkeit sowohl des Patienten als auch des Arztes und anderer Pfleger in den Mittelpunkt der Analyse. Die soziologische Beobachtung unterläuft damit die medizinische Praxis, den einen, den kranken, vom anderen, dem gesunden, Körper zu unterscheiden, um in diesem Unterschied ihre Norm der affektiven Neutralität zu verankern. Der soziologischen Beobachtung fällt auf, dass die Abstraktionsleistungen der Krankenbehandlung *am* Körper des Kranken vorgenommen werden müssen, und daher gerade nicht von ihm absehen können, während sie von ihm absehen. Die Norm der affektiven Neutralität, auf die sich der Mediziner, aber auch der Kranke berufen, um ihre kollektive Praxis zu bewältigen, ist daher die kommunikative Lösung eines strukturellen Problems und damit nur von der Kommunikation, das heißt jeweils prekär, sicherzustellen. Während der Arzt und der Kranke sich auf ihre affektive Neutralität konzentrieren, beobachtet der Soziologe die kommunikative Arbeit, die in die Aufrechterhaltung, die Erkundung und bei Bedarf die Verletzung der Norm fließen.[8]

---

6   Siehe zur Ausarbeitung der Grundlagen einer entsprechenden Sprach- und Kommunikationstheorie Burke (1952/1953) im Kontext von Burke (1945). Und allgemein Watzlawick (1976).
7   Siehe hierzu die Überlegungen zur Homöopathie von Vogd (2005a: 199ff).
8   Eine wichtige Rolle spielt hierbei die Technik. Der Körper des Arztes kontrolliert die Technik (vom Stethoskop bis zur Computertomographie), die dem Körper des Einsatzbedingungen der Technik hängt die Asymmetrie einer Rollenverteilung, die als solche die Situation der Krankenbehandlung strukturiert.
8   Hilfreich ist hierbei, dass die Krankenbehandlung dem *back stage*-Bereich der Gesellschaft zugeordnet wird. Das heißt, es besteht zwischen Arzt, Pfleger und Patient Einvernehmen darüber, dass es hier nicht darum geht, Eindruck zu machen, sondern darauf ankommt, die Fähigkeit zum Eindruckmachen, »impression management« im Sinne von Erving Goffman (1959: 99ff und 189ff), wiederzugewinnen. Dass man auch in dieser Situation Eindruck schinden, also sein »Selbst« darstellen muss, gehört zu den Paradoxien der sozialen

Jede Krankenbehandlung ist daher, darauf hat Paul Ridder in sorgfältigen Analysen hingewiesen, zunächst einmal Interaktion, das heißt Kommunikation unter Anwesenden, die sich wechselseitig wahrnehmen und dabei vor dem Problem stehen, das Ausmaß, in dem wir uns gesellschaftlich daran gewöhnt haben, unsere Körperlichkeit gerade nicht wahrzunehmen, einerseits zu respektieren, das gebieten die Normen des zivilisierten Umgangs miteinander, und andererseits hoch selektiv und sehr spezifisch aufzuheben, denn andernfalls wäre eine Krankenbehandlung nicht möglich (Ridder 1980, vor allem Bd. I: 67ff). Arzt und Patient müssen in der Lage sein, den Körper des Kranken minutiös auf Fortschritte und Rückschritte der Heilung hin zu beobachten.

Vermutlich spielt das Auftreten und das Schwächerwerden des *Schmerzes* eine entscheidende Rolle bei dieser Fokussierung der Aufmerksamkeit auf den Körper des Patienten unter gleichzeitiger Beachtung von Dezenzgeboten und Intimitätsverboten. Der Schmerz indiziert, was man sich anschauen darf und muss und was nicht, und entzieht die schmerzfreien Zonen des Körpers der gleichwohl mitlaufenden Aufmerksamkeit. Insofern sind jüngere Initiativen zugunsten einer »schmerzfreien« Klinik nicht nur von medizinischem Interesse (Neugebauer u.a. 2003), sondern auch Indikatoren einer möglichen Umwertung des Arzt/Patient-Kollektivs und der in ihm enthaltenen Rollen der Einbettung der Krankenbehandlung in die kommunikativen Kontexte von Interaktion, Organisation und Gesellschaft. Man wird nicht so weit gehen müssen, zu behaupten, dass der Schmerz bisher produziert wurde, um die Dramaturgie der Krankenbehandlung so zuzurichten, dass Abweichungen von den Normen des Umgangs mit dem Körper sowohl zugelassen als auch auf den Kontext der Gesellschaft zurück bezogen werden konnten.[9] Aber man wird sagen können, dass die Schmerzen gesucht und gefunden wurden, die dieser Dramaturgie zuarbeiten konnten, und dass sich an der Dramaturgie etwas geändert haben muss, wenn die Schmerzen mit einem Mal als verzichtbar, als überflüssig, als unnötig gelten.

Es wäre nicht das erste Mal, das sich bei näherem Besehen in Luft auflöst, was jahrzehntelang als unverzichtbare Praxis gilt. David Armstrong verweist auf *das Bett*, das zu hüten für die Chance der Heilung nahezu jeder Krankheit oberstes Gebot war, solange man es zum einen brauchte, um die anderen vor Ansteckung zu schützen, und zum anderen, um den Körper des Kranken hinreichend still zu stellen, um die Durchführung und Wirkung therapeutischer Maßnahmen kontrollieren zu können (Armstrong 1998: 447f). Sobald sich der Schwerpunkt der zu behandelnden Krankheiten von akuten Infektionskrankheiten auf tendenziell eher chronische Zivilisationskrankheiten verlagert und der Patient darüber hinaus als hinreichend diszipliniert gelten kann, um an der Therapie mitzuarbeiten, die ihm verschrieben wird,[10] scheint das Bett überflüssig zu werden und gerät eine Institution, das

---

Situation, die vermutlich nicht unverantwortlich dafür ist, dass der Kranke so leidend und Arzt und Pfleger so bestimmend auftreten: Man akzentuiert dadurch die Besonderheit der Situation, riskiert jedoch pathologische Verwechslungen, die den Kranken auch andernorts in der Gesellschaft im Leiden und Arzt und Pfleger auch andernorts in der Gesellschaft in ihrer Autorität und zupackend korrekturbereiten Einfühlsamkeit ihr Selbst suchen lassen. Kontextverwechslungen dieser Art sind letztlich aber ihrerseits nichts anderes als Formen der gesellschaftlichen Repräsentation unverzichtbarer Differenzen: Man lernt etwas über den Kontext der Krankenbehandlung, die Bedingungen der Medizin, wenn man Patienten, Ärzten und Pflegern dabei zuschaut, wie sie sich hier, wo es unpassend ist, so verhalten, wie sie es dort, wo es passt, gelernt haben.

9   Der Schmerz ist mit einem Begriff der Organisationstheorie (Barnard 1938) so etwas wie die »indifference zone« der Krankenbehandlung: Innerhalb der Schmerzzone sind alle Eingriff erlaubt, außerhalb nicht.
10  Das allfällige *compliance*-Problem ist nicht der Gegenbeleg zu dieser These, sondern sein Beweis, denn im Rahmen der Bearbeitung dieses Problems findet die Disziplinierung des Patienten statt.

auf dem Bett als »safety device« und »therapeutic space« beruhenden Krankenhaus, in Gefahr (Armstrong 1998).

Interessant ist an diesem Beispiel jedoch nicht, dass man das Bett vor dem Hintergrund dieser doppelten Funktion auch bei Krankheiten einsetzte, die auf das Hüten des Betts nicht angewiesen sind, und auch nicht, dass man diese Doppelfunktion ökonomisch ausbeuten konnte, um die Auslastung, wenn nicht sogar den Ausbau der Krankenhäuser sicherzustellen.[11] Sondern interessant ist, dass die medizinische Entscheidung, jemandem Bettruhe zu verordnen, vielfältig und durchaus nicht ambivalenzfrei in Kontexte dieser Entscheidung verwoben ist, die sich auf eine rein medizinische Begründung nicht reduzieren lassen, sondern interaktionelle ebenso wie organisatorische, institutionelle und gesellschaftliche einschließen. Mit diesen Kontexten bekommt man es immer erst zu tun, wenn man nach Alternativen für bislang praktizierte Routinen sucht. Solange man sich an die Routinen hält, fallen die Kontexte so wenig auf, dass man sogar den Glauben daran verliert, dass es sie gibt. Man glaubt dann stattdessen, nicht das kontextuell Mögliche, sondern das technisch Notwendige zu tun. Das hilft dabei, den jeweils zu fällenden Entscheidungen kommunikativen Nachdruck zu verleihen,[12] aber man sitzt dabei in der Falle selbst definierter Möglichkeiten, zu denen Alternativen nicht mehr in den Blick kommen.

Die Medizinsoziologie ist der Komplexität der Dramaturgie der Krankenbehandlung an verschiedenen Stellen auf die Spur gekommen. Sie hat das Krankenhaus, insbesondere die psychiatrische Anstalt, als »totale Institution« beschrieben, in der alles darauf hinausläuft, die Asymmetrie zwischen Arzt und Patient zu unterstreichen und für die Inszenierung einer Krankenkarriere zu nutzen, die je nach Verlauf der Karriere (und erst in zweiter Linie: der Krankheit) zur Heilung, zur Chronifizierung der Krankheit oder zum Tod führen kann (Goffman 1962; vgl. Foucault 1961). Nach wie vor wichtig ist daran, dass jede Karriere eine Kombination von Selbstselektion und Fremdselektion ist, so dass man hieraus umfangreiche Forschungsprogramme gewinnen kann, die sich anschauen, in welchen Schritten, Phasen und Interpunktionen unterschiedliche Krankheitsverläufe so organisiert sind, dass sie als zwangsläufig gelten können (was sie organisch bedingt zuweilen auch sein mögen), obwohl und während Arzt und Patient alles dafür tun, dass es zu keinen Abweichungen von einer Karriere kommt, die eher häufiger als seltener zugleich einem Skript entspricht, auf das man sich einlässt, wenn man sich zu einer bestimmten Krankheit bekennt. Diese Einsicht gilt auch dann, wenn man sie aus dem spezifischen, weil beunruhigende Formen sozialer Kontrolle und Selbstdefinition implizierenden Zusammenhang der Untersuchung psychiatrischer Anstalten herauslöst und auf aufgeklärte Praktiken der Therapie anwendet.

Denn wie man zeigen kann und wie Marc Berg eindrucksvoll gezeigt hat, folgt die medizinische Praxis von der Aufnahme des Befunds bis zur Durchführung der Therapie mehr oder minder formalisierten Skripten, in denen festgehalten ist, wie man die selektive Aufmerksamkeit auf bestimmte Aspekte des Körpers des Kranken richten kann, ohne dabei

---

11  Ganz zu schweigen davon, dass man Jahrzehnte brauchte, um die Einsicht, dass unzureichend desinfizierte Betten und Bettzeug zu den wichtigsten Bakterienherden im Krankenhaus gehören, nicht nur zu realisieren, sondern auch ernst zu nehmen. Dasselbe Phänomen spielt sich heute, Stichwort: »patientensichere Klinik«, auf dem Feld der Durchsetzung des Händewaschens unter Ärzten ab. Man hat den Eindruck, dass Ärzte glauben, buchstäblich auf Tuchfühlung mit den Risiken bleiben zu müssen, die sie zu bearbeiten haben, um das Gefühl, den Sinn, für sie nicht zu verlieren. Auch das zeigt, dass man neben dem Körper des Patienten die komplexe Rolle des Körpers des Arztes nicht aus den Augen verlieren sollte.

12  Denn Technik, weil man auf die »Natur der Sache« verweisen kann, entlastet die Kommunikation, so vermutet die Soziologie von Arnold Gehlen (1957) bis Niklas Luhmann (1997: 517ff).

Gefahr zu laufen, dem Körper und der Person des Patienten zu nahe zu kommen, geschweige denn, sich in den Unwägbarkeiten des Lebenswandels und der ambivalenten Selbstdiagnose des Patienten zu verlieren (Berg 1996; Berg/Bowker 1997). Im Zweifel hält die medizinische Praxis sich an das Krankenblatt, an das »medical record«, auf dem nicht nur verzeichnet ist, welche Zustände des Patienten relevant sind und welche nicht, sondern auch, wer sie beurteilen kann (nämlich derjenige, der die Einträge vornehmen darf, und das sind weder die Pfleger noch die Patienten noch ihre Angehörigen) und wer nicht, und wer daraufhin welche Maßnahmen zu ergreifen, wer zu kontrollieren und wer zu erdulden hat.

Niemand unter den Beteiligten nimmt an, dass die Krankenblätter determinieren, was geschieht. Stattdessen dienen sie einer selektiven Orientierung, die nicht nur den Fokus auf etwas Bestimmtes zu lenken erlaubt, sondern auch jeden Widerspruch, bestimmte Momente ausgenommen, auszuschließen erlaubt. Sie inszenieren die bearbeitbaren Zustandsveränderungen eines Körpers im Kontext einer organisationalen Hierarchie, die nicht nur die Zustände definiert, sondern auch die mögliche Veränderung, und sich so lange reproduzieren kann, wie alle Beteiligten in dem durch diese Definitionen aufgespannten Raum von Möglichkeiten ihren Rollen gerecht werden und ihren Platz bestätigt finden. Jeder Protest gegen die Hierarchie, gegen die in ihr vorgesehenen Rollen und Plätze, wird daher immer auch versuchen, die Zustände der behandelten Körper (von den von diesen unterschiedenen und gleichwohl ihnen zugerechneten psychischen und psychosomatischen Zuständen zu schweigen) und deren mögliche Veränderung anders zu definieren, als die herrschende Praxis es wahrhaben will. In dieser Form fangen die Krankenblätter die grundsätzlich unvorhersehbaren, als solche jedoch antizipierten Ereignisse des Krankheitsverlaufs ein und sorgen zur Überraschung aller Beteiligten dafür, dass sich das Unvorhersehbare zumindest im Rückblick als Dasselbe herausstellt. Natürlich legt man diese Erfahrung allen weiteren Antizipationen zugrunde, so dass sich eine Weltsicht bestätigt, die in genau diesem Rahmen davon ausgehen kann, nicht wissen zu können, was als Nächstes geschieht (Rosen 1985).

Das Ganze ist kein Spiel, sondern definiert »Trajektorien« des Möglichen, an denen mit der Reproduktion des Krankenhauses und der Reputation der Medizin auch die Überlebenschancen der Patienten hängen. Anselm Strauss hat diese Trajektorien des Möglichen: die diagnostische Arbeit des Arztes, die pflegerische Arbeit der Pfleger, die administrative Arbeit der Verwalter und die Gesundungsarbeit des Patienten, im Kontext einer immer wieder neu auszuhandelnden, weil mit ambivalenten Rollen, mit prekären Aussichten, mit dem Verdacht auf eigennutzorientiertes Handeln belasteten Ordnung mit wechselnden Forschungsteams ausführlich untersucht und dargestellt (Strauss u.a. 1963; Strauss u.a. 1985). Und Werner Vogd hat dies jüngst durch den Hinweis darauf ergänzt, dass der Sachverhalt dadurch nicht einfacher wird, dass die Krankenbehandlung nicht nur unter dem Verdacht des Eigennutzes des Krankenhauspersonals, das sich um seine Arbeitsplätze Sorgen macht, steht, sondern darüber hinaus systematisch unter dem Verdacht der Täuschung (Vogd 2004a und 2004b): Ärzte täuschen Patienten über ihre Heilungschancen; dieselben Ärzte, kontrolliert und unterstützt von der Krankenhausverwaltung, täuschen die Krankenkassen über die Notwendigkeit medizinischer Maßnahmen; Patienten täuschen Ärzte über das Ausmaß ihrer *compliance*; und die Krankenkassen täuschen die Patienten über das Ausmaß ihrer Finanzierungsbereitschaft. Der Witz daran, so Vogd, ist nicht, dass man diese Täuschungen durch Aufklärung und Kontrolle so schnell wie möglich ausräumen sollte, sondern dass sich in ihnen, in ihrer Notwendigkeit im Rahmen der Selbsttäuschung des Patienten zum einen und der Reproduktionserfordernisse der Krankenkassen (hier, wenn auch vielleicht nur hier, durchaus im Einklang mit den Patienten) zum anderen und in dem beides begleitenden Verdacht, die Systemrationalität einer Krankenhauspraxis verankert, die immer nur fallweise auch Anspruch auf Zweckrationalität erheben kann (Vogd 2004b unter Verweis auf Luhmann 1968). Die Krankenbehandlung im Krankenhaus ist gesellschaftlich derart aufgestellt, dass immer wieder dort Entscheidungen der unterschiedlichen Behandlung getroffen werden können, wo gleichzeitig der Eindruck der bloßen Notwendigkeit, das heißt der konditionalen Programmierung, nicht der Zweckprogrammierung (Luhmann 1968: 101f), aufrechterhalten wird. In einem wichtigen Buch haben Guido Calabresi und Philip Bobbit in diesem Zusammenhang gezeigt, dass das Krankenhaus dort »tragic choices« (über freie Betten, Ersatzorgane, Operationstermine, verfügbare Heilmethoden etc.) vorführen können muss, wo es »deliberate choices« trifft (Calabresi/Bobbit 1978).

Vermutlich kann man auch hier einen Schritt weiter gehen und die Überlegung anstellen, ob es nicht gerade der Verdacht auf Täuschung ist, der die Täuschung immer wieder neu und für alle Beteiligten heilsam ermöglicht. Denn der Verdacht auf Täuschung wird unweigerlich die Aufmerksamkeit so selektiv fokussieren, dass während dessen andernorts Unbeobachtetes geschehen kann. Ohne ein gewisses Element an Zauberei, ohne eine »Mogelei« (Baecker 2002: 126ff.), die nach Bedarf dem Krankenhaus zurechnet, was im Körper des Patienten, und dem Patienten, was im Krankenhaus determiniert wird, kommt auch das Krankenhaus, kommt auch der Patient nicht aus. Eine solche Überlegung passt nicht zum Aufklärungsanspruch der Moderne, aber sie passt zu einer soziologischen Aufklärung, die darauf hinweist, dass jede soziale Praxis einen gewissen Intransparenzschutz verdient, weil sie vielfach Probleme zwar adressieren, aber nicht aus der Welt schaffen kann, und trotzdem für diese Problembewältigung unverzichtbar ist. Wo gälte dies mehr als im Bereich der Krankenbehandlung und der Einsicht in die Endlichkeit des menschlichen Lebens? Die Täuschung und der sie begleitende Verdacht, getäuscht zu werden, mögen insofern zu einer Dramaturgie des Krankenhauses dazu gehören, die das Nein zur Krankheit im Kontext des Jas zur Krankheit braucht, um überhaupt irgendetwas ausrichten zu können. Ich plädiere damit nicht für die Kontinuität der Täuschung. Aber ich plädiere für einen behutsamen Umgang mit den Notwendigkeiten des Latenzschutzes sozialer Praktiken und der Gemütszustände aller Beteiligten.

## III.

Erst wenn man der Komplexität jeder denkbaren Entscheidung im Kontext der medizinischen Praxis einigermaßen ansichtig geworden ist, kann man sich mit ihrer Reduktion beschäftigen, mit einer Reduktion zumal, die den Sachverhalt nicht einfacher macht, sondern die Orientierung in ihm derart ermöglicht, dass Praktiken beibehalten werden können, die ihn so komplex werden lassen, wie er es ist.

Tatsächlich haben wir bereits an der Reduktion der Komplexität gearbeitet, während wir begonnen haben, sie sichtbar zu machen. Wir haben vom *Körper* des Patienten, von seiner *Interaktion* mit dem Arzt, von der *Organisation* des Krankenhauses und von einer *Gesellschaft* des Umgangs mit dem Problem des Todes gesprochen (und hätten hier jeweils noch sehr viel mehr ins Detail gehen können), so als seien dies isolierbare Sachverhalte, die man nur zusammennehmen müsse, um schließlich ein Bild davon zu haben, was Krankenbehandlung im Krankenhaus ausmacht. Und keine Frage, in allen vier Hinsichten, um uns auf diese zu beschränken, gibt es mehr oder minder ausgearbeitete Hinweise, auf die man zurückgreifen kann, um sich anzuschauen,

- was es bedeutet, über und von einem Körper zu *reden* und in ihn *einzugreifen*, der gleichzeitig und trotz allen diagnostischen Raffinements *nicht spricht* (Valéry 1957);
- was es bedeutet, es in der Interaktion mit einer wechselseitigen Wahrnehmung zu tun zu haben, die alle Signale der Hilfsbedürftigkeit und der Autorität immer zugleich stützt und dekonstruiert;[13]
- was es bedeutet, mit jeder diagnostischen und therapeutischen Entscheidung, die einem bestimmten Patienten, einem bestimmten Fall und meist sogar einer bestimmten Situation entspricht, im Auge behalten zu müssen, wie in früheren und späteren, ebenso vergleichbar einzigartigen Fällen und Situationen entschieden worden ist und entschieden werden kann, um so den strukturellen Bedingungen der Krankenhausorganisation (ihren Programmen, ihren Entscheidungswegen und ihrem Personal) gerecht zu werden (Simon 1997);
- und was es bedeutet, dass eine Gesellschaft Mittel und Wege finden muss, anlässlich jeden einzelnen Todes eines ihrer Mitglieder diesen Tod zugleich anzuerkennen und das Leben der noch Lebenden zu respektieren.[14]

Das ändert jedoch nichts daran, sondern wird im Gegenteil eher unterstreichen, dass jedes einzelne dieser Teilphänomene zum Umgang mit den ihm inhärenten Problemen und Möglichkeiten auf Ressourcen aller anderen Teilphänomene zurückgreifen muss, so dass man mit fortschreitender Analyse den Gesamtzusammenhang sowohl besser erkennt als auch komplexer, also unübersichtlicher und undurchschaubarer, werden sieht.

Die »Form« der Krankenbehandlung ist daher, unter Zuhilfenahme der Notation von George Spencer-Brown (1969) mindestens die folgende:

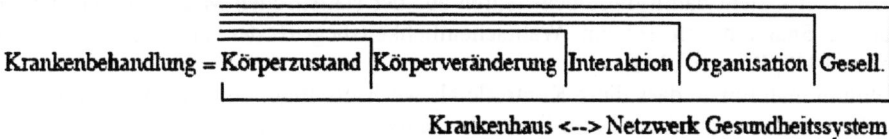

Sie »arbeitet« mit fünf Variablen (»Körperzustand«, »Körperveränderung«, »Interaktion«, »Organisation«, »Gesellschaft«) im Kontext von fünf Konstanten (den Unterscheidungen der fünf Variablen zuzüglich der Unterscheidung der Innenseiten der Form von ihrer Außenseite) und einem Wiedereintritt (re-entry) der Form in die Form, der Transformation vom Krankenhaus zum Netzwerk des Gesundheitssystem, in dem das Krankenhaus eine neuartige Rolle erhält, die jedoch nach wie vor abhängig ist von der einmal gewählten

---

13 Instruktiv und lesenswert zu diesem Doppelspiel sind in Krankenhäusern spielende Romane, von Thomas Manns Zauberberg (1924) bis zu Wladimir Makanins Underground oder Ein Held unserer Zeit (1998).

14 »And, of course, death has that positive side. However good the man, he becomes a toxic nuisance if he stays around to long. The blackboard, where all the information accumulates, must be wiped off, and the pretty lettering on it must be reduced to random chalky dust,« so Gregory Bateson (1979: 208).

Form. Wir wählen diese Notation, weil sie es uns ermöglicht, Abhängigkeiten zwischen den Variablen zu beschreiben, ohne diese Variablen auf kausale Beziehungen festlegen zu müssen. Sie stehen stattdessen in »kommunikativen« Beziehungen zueinander (Baecker 2005). Sie konstituieren im Kontext ihrer Unterscheidungen ein eigenes Netzwerk, das aus Unentscheidbarkeiten und Unbestimmtheiten besteht, die von Beobachtern, nämlich von denjenigen Personen, Konventionen, Praktiken, Skripts und Institutionen, die die genannten Unterscheidungen treffen, in jedem einzelnen Fall erst in Bestimmtheit überführt werden (Kauffman 1978). Die »Form« der Krankenbehandlung bildet auf diese Art und Weise den »Eigenwert« (von Foerster 1993) einer medizinischen Praxis, der rekursiv und iterativ immer wieder neu bestätigt wird, so sehr auch die Anlässe und Umstände, die Sicherheiten und Unsicherheiten dieser Praxis variieren.

Wir müssen nach einer Möglichkeit Ausschau halten, die Analyse von Teilen des Phänomens der Krankenbehandlung zu ermöglichen, während wir die Komplexität des Gesamtphänomens unterstreichen. Mit anderen Worten, wir müssen unsere Beobachtungsfähigkeiten für überfordert erklären, denn nichts anderes impliziert der Begriff der Komplexität (Weaver 1948; Morin 1974), während wir unsere Analyse so weit entfalten, dass verständlich wird, dass die beteiligten Akteure im Feld, die im Prinzip, das heißt sobald sie sich auf Beobachtung oder gar auf Reflexion verlegen, genauso überfordert sind wie wir, dennoch navigationsfähig bleiben und sogar vielfach das Gefühl haben, den vollen Durchblick zu haben. Es trifft sich gut, dass der kybernetische und systemtheoretische Komplexitätsbegriff auf dieses Problem antwortet, indem er zeigt, dass der Umgang mit komplexen Phänomenen immer dann möglich ist, wenn man auf ein »Verstehen« (im emphatischen Sinne) des Phänomens verzichtet und auf »Kontrolle« (im angelsächsischen Sinne) des eigenen Verhaltens im Umgang mit dem Phänomen, das heißt auf Selbstbeobachtung, Gedächtnis und korrigierbare Erwartungen, umstellt (Ashby 1958). Kontrolle ist eine Form der Beobachtung, die die Zwischenergebnisse der Rekursionen und Iterationen einer Form des Sozialen, hier der Krankenbehandlung, beim Wort nimmt, ohne dafür wissen zu müssen, wie es zu diesen Rekursionen und Iterationen in jedem Einzelfall kommt. Die Kybernetik zieht damit dieselben Lehren aus der statistischen Mechanik, auf die auch Claude E. Shannon mit seinem Wahrscheinlichkeitsbegriff der Information rekurriert (Shannon 1948; Wiener 1948).

Nimmt man hinzu, dass diese Kontrolle als wechselseitige, als zirkuläre Kontrolle des Kontrollierenden durch das Kontrollierte, und umgekehrt, zu interpretieren ist (Glanville 1987), dann wird deutlich, dass wir mit diesem Komplexitäts- und diesem Kontrollbegriff schon da sind, wo wir soziologisch hin wollen: beim Verständnis des Verhaltens, der Kommunikation und der Entscheidungen der Akteure *als Beitrag* zur Entstehung und Bewältigung der Komplexität des Feldes, in dem sie agieren.

Wir brauchen, mit anderen Worten, eine Ahnung davon, wie sich die Beteiligten am Phänomen Krankenhaus, Ärzte und Patienten, Pfleger und Verwalter im dauernden Einverständnis und Konflikt miteinander jene einfachen Orientierungsregeln zurechtlegen, mit deren Hilfe sie Entscheidungen treffen, begründen und bezweifeln können,[15] als deren Ergebnis wir es mit einem Phänomen zu tun bekommen, das ohne diese einfachen Orientierungsregeln längst an seiner Komplexität erstickt wäre. Dass diese Regeln sich auf diese Art und Weise in ihrer Notwendigkeit und in ihrer Funktionalität selber bestätigen, macht

---

15 Und nur die Beteiligten wissen, wieviel Einverständnis der Konflikt voraussetzt und welche Konflikte das Einverständnis übertönt.

keinen kleinen Teil ihrer Attraktivität und Überzeugungskraft aus. Versucht man sie zu ändern, bekommt man es deswegen auch gleich mit dem gesamten System zu tun.

In der soziologischen Systemtheorie hat es sich bewährt, zumindest im Fall von Funktionssystemen der Gesellschaft, wie das System der Krankenbehandlung eines ist, mit der Annahme zu arbeiten, dass die Kommunikation in diesem Funktionssystem einem binären Code unterworfen ist, der es erlaubt, zu erkennen, zu bestimmen und zu klären, was zum System gehört und was nicht, und der es daher ebenfalls erlaubt, alles andere, was nicht zum System gehört, mit einer entsprechenden Toleranz und Indifferenz als nicht anschlussfähig zu behandeln und auf sich beruhen zu lassen. Mit anderen Worten, binäre Codes machen ein System fehlerfreundlich, indem sie Störungen, insofern sie überhaupt bemerkt werden, aus dem System herausfallen lassen und unbekümmert nach weiteren Anschlüssen suchen, die es erlauben, das System zu reproduzieren. Das beste Beispiel dafür ist das Wirtschaftssystem, das einen langen Schatten externer Effekte hinter sich herzieht,[16] die, obwohl für Beobachter erkennbar vom System erzeugt, in dessen Preisen und damit in dessen Code Zahlung/Nicht-Zahlung nicht sichtbar werden und daher nur externen Beobachtern auffallen.

Auch das System der Krankenbehandlung, ein Funktionssystem der Gesellschaft, das für die Gesellschaft klärt, wie mit Kranken umgegangen wird, und das weder auf einzelne Arztpraxen und Krankenhäuser noch auf deren Summe reduziert werden kann, sondern auch häusliche Praktiken des Umgangs mit Krankheiten und auch soziale Praktiken des Nichtumgangs mit Krankheiten umfasst, arbeitet laut Annahmen der soziologischen Systemtheorie mit einem solchen binären Code (Luhmann 1990; vgl. auch Bauch 1996). Mithilfe dieses Codes, der aus dem positiven, Anschlüsse ermöglichenden Wert der *Krankheit* und dem negativen, das System insgesamt reflektierenden Wert der *Gesundheit* besteht,[17] erkennt das System, was zu ihm gehört und was nicht, und daher kann es seine Blindheit gegenüber allem anderen organisieren.

Die oben genannte »Form« der Krankenbehandlung wird durch eine Unterscheidung supercodiert, die angibt, woraus diese Form ihre »Schließung« zum »System« erfährt:

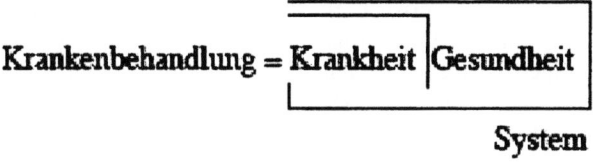

---

16  Eine Art »long tail«, lange bevor Googles Suchergebnisse dieses Phänomen (eben nicht:) augenfällig werden ließen.

17  Die Irritation, dass das Negative, die Krankheit, hier als positiver Anschlusswert, und das Positive, die Gesundheit, hier als negativer Reflexionswert veranschlagt werden, ist einerseits durchaus gewollt, weil so der Blick auf die Ambivalenz der Wirklichkeitskonstruktion gelenkt werden kann, und andererseits analytisch nicht zu vermeiden, weil ein positiver Anschlusswert darin besteht, Anschlüsse zu organisieren, und ein negativer Reflexionswert darin, sich ein System im System wie von außen anschauen zu können. In genau diesem Sinne behandelt das Krankenhaus nur Krankheiten, keine Gesundheiten, und bedarf der Gesundheit, um sich die Grenzen des eigenen Tuns vor Augen zu halten. Eine Alternative dazu wäre eine binäre Codierung im Rahmen der Unterscheidung Krankheit/Tod, mit der jedoch meines Wissens das System der Krankenbehandlung bisher nicht experimentiert hat.

Man sieht, was dieser Code leistet, wenn man den entscheidenden analytischen Schritt macht, die soziologische Annahme zu teilen, dass Krankheiten einen *kommunikativen* Wert haben und dass von diesem Wert nicht zuletzt auch abhängt, dass und wie Krankheiten für die Medizin einen Wert bekommen können, so sehr letzterer dann auch darin besteht, ersteren zu bestätigen und im Verlauf zu modifizieren. Aber der entscheidende Punkt, darauf eben zielten die Analysen des klinischen Blicks bei Michel Foucault, besteht darin, eine Krankheit so zu bestimmen, dass man von ihr und über sie reden, sie an bestimmten Zeichen (»Symptomen«) erkennen, ihr bestimmte Ursachen und Wirkungen zurechnen und sie anhand dieser Zurechnungen von anderen unterscheiden (»Differentialdiagnose«) und ihr so nicht zuletzt einen Handlungsbedarf (»Therapie«) zurechnen kann. Das gilt auch dann, wenn man an Krankheiten sichtbar sterben kann, denn auch dann muss die kausale Zurechnung eines Todes auf eine Krankheit vorgenommen worden sein, da man andernfalls auch Opfer eines bösen Fluches oder neidischer Götter hätte werden können. Und diese kausale Zurechnung, so sehr sie dann auch »in der Sache« verankert werden kann, muss kommunikativ vorgenommen werden, das heißt, man muss in der Gesellschaft erst einmal auf die Idee gekommen sein und für diese Idee Unterstützung (wie immer widerstrebend) gefunden haben, dass man es nicht mit dem Fluch der Götter, Geister, Hexen oder des Schicksals, sondern mit einem organischen Phänomen und hier mit bestimmten Organen und so weiter zu tun hat.

Insofern ordnet der positive Wert des Codes nicht etwa das, was eine Krankheit »ist«, sondern das, was man sich in einer Gesellschaft, wie immer positivistisch überprüft durch eine evidenzbasierte Medizin (Vogd 2002),[18] unter einer Krankheit derart vorstellt, dass man auf die Idee kommen kann, zu einem Arzt zu gehen, sich in ein Krankenhaus überweisen zu lassen und dann auch noch mit Eingriffen in die körperliche Unversehrtheit konfrontieren zu lassen, die man unter anderen Umständen nicht hinnehmen würde – so sehr dann auch der gesamte medizinische Betrieb daran arbeitet, diese Umstände so zu bestimmen, dass die Eingriffe tragbar werden. Aber auch auf Seiten der Ärzte, Pfleger und nicht zuletzt der Verwalter, Träger, Kassen und Gesundheitsbehörden müssen Krankheiten so adressiert und bestimmt werden, dass Anschlusshandlungen, die ansonsten nicht im Bereich des Vorstellbaren liegen, möglich werden. Man muss körperliche Eingriffe vornehmen können, ohne dass diese mit Gewaltausübung verwechselt würden. Man muss Mitmenschen körperlich isolieren und ihnen eine extreme Immobilität zumuten. Man muss mit Todesfällen zurande kommen und Angehörigen Trost spenden und alles dafür tun, dass niemand bezweifelt, dass man alles Denkbare versucht hat.[19] Auf Seiten der Ärzte, Pfleger, Verwalter, Kassen und Behörden muss der Tod der Patienten immer wieder hingenommen werden, obwohl das gesamte System der Krankenbehandlung so aufgestellt ist, als könne es ihn verhindern.[20]

Tatsächlich wird die Ordnung dieser kaum noch zu ordnenden Situation[21] durch die Form einer binären Codierung aufrechterhalten, die es erlaubt, die Schwierigkeit der Appli-

---

18   Die evidenzbasierte Medizin ist selbst ein Ergebnis gesellschaftlicher Verhandlung darüber, für welche Krankheiten unter welchen Umständen welche Diagnosen und Therapien als vertretbar gelten. Auf Evidenz, nämlich Beweise, muss man nur ausweichen, wenn sie allzu lange gefehlt hat.
19   Siehe hierzu die Beiträge zum »institutionalisierten Sterben« in diesem Band.
20   Unter dem Stichwort »Palliativmedizin« hat dies sich zu ändern begonnen. Hier kommt es interessanterweise darauf an, das soziale Umfeld des Patienten dafür in Anspruch zu nehmen, den Moment des Sterbens wieder wenn nicht zum Gegenstand einer Entscheidung des Patienten, so zumindest seines Handelns und seines Erlebens zu machen. Ich danke Julia Pütz für ihren Hinweis auf diesen Sachverhalt.
21   Man erinnere sich an die Sterbeszenen des polnischen Grafen in Rainer Maria Rilkes Roman Die Aufzeichnungen des Malte Laurids Brigge (1910).

kation des Codes für die Lösung des Problems fruchtbar zu machen. Getragen von der Asymmetrie zwischen hilflosem, ertragendem Patienten auf der einen Seite und helfendem, die Hilflosigkeit permissiv zulassendem und unterstützenden Arzt auf der anderen Seite (Parsons 1951: 297ff; Saake 2003),[22] wird eine Fülle möglicher Krankheitsdiagnosen auf der »positiven«, der Anschlussseite des Codes mit einem letztlich ebenso diffusen wie unrealistischen Reflexionswert der Gesundheit auf der »negativen« Seite des Codes konfrontiert, um so das Augenmerk auf eine Differenz zu lenken, die »kontrolliert« werden kann im oben genannten Sinne, ohne »verstanden« werden zu müssen. Diese Differenz ist diejenige zwischen körperlicher Zustandsbeschreibung und körperlicher Zustandsänderung – wobei es sich hier in erster Linie um den Körper des Patienten handelt, obwohl der Körper des Arztes und des Pflegers im Rahmen der Dosierung und Moderation seiner eigenen Intrusion, wenn man so sagen darf, eine nicht zu vernachlässigende Rolle spielt.[23]

Zwischen den beiden Polen denkbarer Krankheiten auf der einen Seite und einer zu Reflexionszwecken mitgeführten Möglichkeit der Gesundheit auf der anderen Seite wird der Körper des Patienten zum Subjekt und Objekt einer Karriere, die ihn von der Aufnahme des Patienten ins Krankenhaus bis zu seiner Entlassung nicht nur mit allen einschlägig erforderlichen Abteilungen des Krankenhauses in Berührung bringt, sondern ihn auch durch diese Abteilungen zu erfassen, zu behandeln und weiterzugeben erlaubt. Die dank entsprechender Verlautbarungen etwa der Weltgesundheitsorganisation ins Illusionäre gesteigerte Reflexion auf die Möglichkeit der Gesundheit erlaubt es, den Bedarf der Krankheitsdefinition an psychischen, somatischen, genetischen und biographischen Aspekten des Patientenkörpers festzumachen und ihn mit einer Ausdifferenzierung des Krankenhauses in entsprechende Einrichtungen des Gesundheitssystems zu korrelieren (Pelikan/Halbmayer 1999; Vogd 2005b). Sobald man körperliche Zustandsänderungen am Körper des Patienten mit Zustandsbeschreibungen des Kranken so in ein Verhältnis setzen kann, dass Ausgangspunkt und Zielpunkt eines medizinischen Eingriffes beschrieben und kontrolliert werden können, kann das System der Krankenbehandlung vom »Verstehen« der Krankheiten absehen und auf deren »Kontrolle« spezialisiert werden. Das System der Krankenbehandlung spezialisiert sich auf »einfache« Transformationen des Körpers des Patienten im Kontext »schwieriger«, wenn nicht sogar unverständlicher Zustände des Körpers des Menschen im Spannungsfeld von Krankheit und Gesundheit.

Dieses Verhältnis von einfachen Transformationen und schwierigen Zuständen bedingt das hohe Maß der Organisationsabhängigkeit des Systems der Krankenbehandlung. Während sich die Gesellschaft insgesamt und ihr Funktionssystem der Medizin auf das Ausloten symmetrischer Beziehungen zwischen Gesundheit und Krankheit konzentrieren und das System der Interaktionen zwischen Arzt und Pfleger auf der einen Seite und Patienten (und Angehörigen) auf der anderen Seite die Asymmetrie der Kommunizierbarkeit von Handlungen sicherstellt, kümmert sich die Organisation um das laufende Generieren jener Zustandsveränderungen der beteiligten Körper, angesichts derer die Krankheitsdiagnosen

---

22  Die Eigentümlichkeit dieser Situation muss unterstrichen werden. Die Permissivität des Arztes lässt eine Hilflosigkeit des Patienten zu, die in Situationen außerhalb der Therapie (und mancher Formen der Erziehung) zu negativen Sanktionen führen würde, weil sie als abweichendes Verhalten wahrgenommen würde. Hier jedoch spannt die Permissivität des Arztes einen Handlungs- und Kommunikationsrahmen auf, in dem der Patient die anschließenden Diagnosen und Therapien sowohl hinnehmen muss als auch hinnehmen kann.
23  Behandlung und Pflege sind abgeschlossen, wenn der Körper von Arzt und Pfleger sich vom Körper des Patienten wieder vollständig lösen kann.

plausibel gehalten und die in die asymmetrische Interaktion investierten Vertrauensvorschüsse bestätigt werden können.

Mit dieser funktionalen Beschreibung der Rolle der Organisation des Krankenhauses korreliert das Ausmaß sowohl der Bürokratisierung als auch der Technisierung des Krankenhauses (Gross 1963; Strauss u.a. 1985). Die Differenzierung in Abteilungen, Stellen, Apparate und Berichte weist wie in jeder Organisation ihre soziale Eigendynamik auf, doch ist sie gleichzeitig, so zumindest unsere Vermutung, ein genaues Korrelat sowohl der Möglichkeit wie auch des Bedarfes an mehr oder minder nuancierten Veränderungen der Zustände der Patientenkörper.[24] Nicht zuletzt können sich am Kriterium der Zustandsveränderung jene Anforderungen an Anamnese, Diagnose und Therapie orientieren, die sich andernfalls im unendlichen Innenraum der kommunikativ nicht erreichbaren Körper und Psychen der Patienten verlieren würden. Die Produktion und Beobachtung der Zustandsveränderung von Körpern in der Krankenhausorganisation gibt einer Medizin ihren Halt, die unter dieser Bedingung an ihrem Nichtwissen nicht nur nicht scheitert, sondern es zum Anlass einer weiteren Ausdifferenzierung, ja Professionalisierung machen kann (Abbott 1988, insbes.: 280ff).

## IV.

Diese Form der Komplexitätsbewältigung im Rahmen der Produktion und Beobachtung körperlicher Zustandsveränderungen hat zwei Konsequenzen, denen wir zum Abschluss unserer Überlegungen nachgehen wollen. Zum einen wird die Krankenbehandlung zu einem *Netzwerkphänomen*, das Leistungen der Interaktion, der Organisation und des Funktionssystems gleichermaßen in Anspruch nimmt. Und zum anderen transformiert sie die Form des Körpers des Patienten in ein *Medium* der Krankenbehandlung, das den Körper des Menschen in ein *Medium der Gesellschaft* verwandelt.[25] Wir greifen beide Konsequenzen zusammen auf, weil in beiden tangiert wird, was unter einem guten Krankenhaus verstanden wird.[26]

Die Vorstellung des guten Krankenhauses definiert, welche körperlichen Zustandsänderungen das Netzwerk der Krankenbehandlung zu reproduzieren erlauben und welche nicht. In der Terminologie von Harrison C. White ist das Krankenhaus sowohl *interface* als auch *arena* und *council* (White 1992: 30): Es stellt mit Blick auf die Identität aller Beteilig-

---

24   Nicht zuletzt deswegen sind jene Zonen der Krankenhäuser, in denen es zu keinen Zustandsveränderungen (mehr) kommt, Krisenzonen sowohl der Medizin als auch der Kommunikation zwischen Ärzten, Patienten und Angehörigen. Im Zustand des Komas oder des Gehirntodes mutiert die Krankenbehandlung in eine Art Opfer, in dem der Körper des Patienten zugleich Adressat dieses Opfers als auch Gegenstand des Opfers zu sein scheint und es vor allem darum geht, ihn sterben lassen zu können, ohne an ihm schuldig zu werden (Agamben 2002). – Weniger dramatisch geht es in anderen Zonen zu, in denen es systematisch nicht zu Zustandsänderungen kommt, in den Ruhezonen der Gänge, Aufenthaltsräumen der Patienten und des Pflegepersonals oder in den Shopping- und Wellness-Bereichen eines Krankenhauses. Dementsprechend kann hier erzählt, kommentiert, ironisiert und bezweifelt werden, was auf der anderen Seite der Unterscheidung, in den Zonen der Veränderung, passiert.

25   Das hat dramatische Folgen für das humanistische Selbstverständnis des Menschen, wenn dieser nicht sich (das heißt seine Bildung und Persönlichkeit), sondern seinen Körper (und dessen Prothesen) zum Medium einer nicht zuletzt technologischen Neuorientierung der Gesellschaft werden sieht (Fuchs/Göbel 1994; Hayles 1999).

26   Siehe auch die Vorstellung einer die Ungewissheit der Krankenbehandlung adressierenden und bewältigenden »Liturgie« der Klinik bei Renée C. Fox (1989) und Paul Atkinson (1995).

ten fest, welche *Qualität* eine Entscheidung haben soll (*interface*), welche Abweichungen (*purity*) man sich von dieser Qualität leisten kann und welche nicht (*arena*) und welche Allianzen wie geschmiedet und aufrechterhalten werden müssen, um für das nötige *Prestige* aller Beteiligten zu sorgen (*council*). Auch hier hätte man es mit einer überfordernden Komplexität zu tun, könnte man nicht an körperlichen Zustandsveränderungen festmachen, worum es jeweils geht und worum nicht.

Das gute Krankenhaus hat sich historisch an drei jeweils hinreichend klar zu kommunizierenden Problemstellungen orientiert und daraus drei Vorstellungen menschlicher Körperlichkeit gewonnen, die es jeweils, wenn auch mit vielfachen Überlagerungen, erlauben, eine Kernkompetenz zu definieren und mit verschiedenen Erweiterungen zu experimentieren (Jetter 1973).

Der historisch erste dieser drei Fälle ist das *Armenhaus* in Institutionenunion mit der Quarantänestation. Hier gewann das Netzwerk der Krankenbehandlung, das heißt gewannen die Interaktion mit den Patienten, die Organisation ihrer Versorgung und der gesellschaftliche Diskurs der Notwendigkeit dieser Versorgung ihre Identität und die daraus abzuleitenden Kriterien der Qualität, der Reinheit und des Prestiges aus einer *polizeilichen* Funktion, die zum einen auf den Schutz der Gesunden vor den Kranken und zum anderen auf den Schutz der Kranken vor den Gesunden hinauslief. Der daraus abgeleitete Körper war der *legitime* oder »anständige« Körper, für den jeweils bestimmt war, wo er sich aufhalten darf und wo nicht, und dessen Medialität sich darauf beschränkte, dass er eingesperrt, ausgesperrt und deportiert werden konnte.

Der historisch zweite Fall ist das *Akutkrankenhaus*, das auf die Behandlung von Infektionskrankheiten spezialisiert ist und dessen Identität, Qualität und Prestige sich aus der Antwort auf die Frage ergibt, ob es gelingt, die Erreger einer Infektion zu identifizieren und ihre Verbreitung zu kontrollieren oder nicht. Erst hier erhält das Krankenhaus eine im heutigen Sinne des Wortes *medizinische* Funktion, die darauf abstellt, den Infekt im Körper zu diagnostizieren und zu behandeln. Der daraus abgeleitete Körper ist der *rationale* oder »vernünftige« Körper, dem es gelingt, mit sich so umzugehen, dass er allen Gefährdungen entweder aus dem Weg geht oder sie durch angemessene Gegenmaßnahmen übersteht.[27]

Und der dritte Fall ist das Krankenhaus beziehungsweise die Klinik als *Gesundheitszentrum im Gesundheitsnetzwerk*, das die akute Krankheit zum einen im klassischen Sinne medizinisch, zum anderen jedoch unter dem Gesichtspunkt der Prävention, das heißt der Verhinderung von Verschlimmerung, behandelt und daraus eine Funktion gewinnt, die über die medizinische hinaus *therapeutisch* ist. Jetzt geht es darum, nicht nur die bisherige Geschichte der körperlichen Zustände des Patienten, sondern auch die absehbare zukünftige Geschichte in den Blick zu nehmen und durch geeignete Maßnahmen zu beeinflussen. Der Körper, der hier behandelt beziehungsweise begleitet wird, ist der *kommunikative* oder »fitte« Körper, der auf seine Fähigkeit hin beurteilt wird, an allen gesellschaftlichen Angeboten teilzunehmen, die als wünschenswert gelten (im Sinne wiederum der Gesundheitsdefinition der Weltgesundheitsorganisation von 1948). Identität, Qualität und Prestige gewinnt die Krankenbehandlung jetzt vor allem daraus, dass sie nicht mehr nur Behandlung des kranken, sondern auch des gesunden Körpers ist, der dazu jedoch in ein Kataster von Alter und Fitness, Schlaf und Wachen, Sexualität und Erotik, Gedächtnisfähigkeit und Orientierung gefasst werden muss, das über medizinische Kategorien hinausführt.

---

27  Siehe dazu den Rationalitätsbegriff bei Luhmann (1997: 171ff).

Es ist auffällig, dass diese drei historischen Falltypen des Krankenhauses sowohl mit bestimmten Medienkulturen als auch mit bestimmten Organisationsmedien der Gesellschaft korrelieren, das Armenkrankenhaus mit der Schrift- und Hochkultur sowie der Institutionalisierung der Organisation, das Akutkrankenhaus mit der Buchdruck- und modernen Kultur und der Formalisierung der Organisation sowie das Gesundheitszentrum mit der Computer- und gegenwärtigen Kultur sowie der Globalisierung der Organisation. Die *Institutionalisierung* der Organisation bedeutete, dass es für das Krankenhaus zunächst einmal darum ging, als selbstverständliche und damit konsensfähige Einrichtung der Gesellschaft zu gelten (Schelsky 1970). Die *Formalisierung* der Organisation bedeutet, dass das Krankenhaus beginnt, sich nicht nur extern, sondern auch intern auszudifferenzieren, ein Prozess, der historisch schon sehr früh begann (Elgood 1951: 169ff) und sich in der modernen Gesellschaft uneingeschränkt entfaltete. Voraussetzung hierfür waren der Gewinn und Einbau von Abstraktionsfähigkeit, Regelhaftigkeit und Standardisierbarkeit in jeden einzelnen Schritt der Krankenbehandlung und den Bezug der Schritte aufeinander (Stinchcombe 2001). Die *Globalisierung* der Organisation schließlich, mit einem hierfür etwas ungewöhnlichen Wort, bedeutet, dass das Krankenhaus sich zunehmend darauf einstellen muss, dass der Relevanz- und Vergleichshorizont des eigenen Therapieangebots wie der zunehmend informierten Suche des Patienten nach Alternativen der Horizont der Weltgesellschaft insgesamt ist (Luhmann 1971).

Die Unterscheidung von drei historischen Fällen in der geschichtlichen Entwicklung des Krankenhauses und ihre Korrelation mit drei Medienkulturen und Organisationsmedien, die sich an der Einführung jeweils eines neuen dominanten Verbreitungsmediums (Schrift, Buchdruck, Computer) in die Gesellschaft orientieren, mag hier etwas schematisch klingen (Baecker 2004: 125 ), ist jedoch geeignet, unsere Überlegungen einen Schritt weiterzubringen, weil sie es erlaubt, das Kriterium des *guten* Krankenhauses zu bestimmen. Dieses Kriterium bezieht sich auf eine Identität, eine Qualität und ein Prestige des Krankenhauses und seines Personals (übrigens auch: seiner Patienten!), die *am Körper* der Patienten (und eingeschränkt: auch am Körper der Ärzte und Pfleger) ein *gesellschaftliches* Problem lösen, nämlich das Problem des sinnhaften Umgangs mit den Gefahren und Möglichkeiten von Leben und Tod. Nur in dieser Form, so unsere These, vermag das Krankenhaus die andernfalls unüberschaubare Komplexität der Krankheiten und eines möglichen Umgangs mit ihnen zu ordnen.

In der *Schriftkultur* (der verschiedenen babylonischen, chinesischen, afrikanischen, griechisch-römischen und aztekischen Hochkulturen der Gesellschaft) kommt es nur darauf an, für den Körper einen angemessenen (gemessen am *telos*, das ihm zugeschrieben wird) Ort zu finden, seien es die Orte innerhalb von Stamm und Stadt, seien es die Orte der Aussetzung von Alten und Kranken, seien es die Orte der Quarantäne für Übergangsstadien (Rückkehr von der Jagd und von Reisen, Armut). Der Körper ist hier das Medium der Bewältigung sozialer Konflikte, an dessen Lokalisierung abgelesen wird, wie es um den Konflikt steht.

In der *Buchdruckkultur* (der modernen oder neuzeitlichen Gesellschaft) kommt es darüber hinaus darauf an, sachlich zu bestimmen, wie es diesem Körper geht, woran es ihm fehlt und wie ihm geholfen werden beziehungsweise wie er sich selber helfen kann. Der Körper wird hier zur Ressource der Bewältigung seiner eigenen Probleme – solange die Frist seines Lebens bemessen ist.

Und in der *Computerkultur* (unserer gegenwärtigen, der, wenn man so will, »nächsten« Gesellschaft)[28] wird der Körper zum Medium der Wahrnehmung sozialer Möglichkeiten, und dies ebenso reell und virtuell. Fitness und Wellness ordnen ihn nicht mehr nur lokal im Hinblick auf die Orte der Gesellschaft und auch nicht mehr nur faktoriell im Hinblick auf die Sachzusammenhänge der Reproduktion von Gesellschaft, sondern zusätzlich temporal im Rahmen der Frage, an welchen Optionen der Gesellschaft er schon und noch mit welchen Voraussetzungen teilnehmen kann und an welchen nicht.

War das *Reisebündel*, das anzeigt, dass er, wenn es gut geht, nur vorübergehend hier ist, das Kennzeichen des Kranken in der Schriftkultur, und das *Bett*, das anzeigt, dass alles Erforderliche getan wird, sein Kennzeichen in der Buchdruckkultur, so ist dieses Kennzeichen in der Computerkultur der *Internetzugang* zur Information über Krankheit, Diagnose und Therapie inklusive, in Kürze, einer Software zum Monitoring des eigenen Gesundheitszustands (The Economist 2005).

Spätestens hier wird auch deutlich, worin die praktischen Konsequenzen unserer Überlegungen bestehen. Im guten Krankenhaus war immer schon Vielerlei wichtig und unverzichtbar, steht jedoch, so vermuten wir, immer etwas Bestimmtes im Zentrum der Imagination und Kommunikation, so dass es sich als einfacher herausstellen könnte, als man gemeinhin denkt, auch über angemessene Formen des *Managements* eines Krankenhauses nachzudenken. Das gute Management eines guten Krankenhauses erschöpft sich nicht in der Anwendung betriebswirtschaftlicher Steuerungskriterien auf die Krankenhäuser, so als seien diese nichts anderes als Unternehmen und daher durch nichts anderes als eine konsequente Kosten/Nutzen- und Verlust/Gewinn-Rechnung zu lenken. Es bezieht sich vielmehr auf die Realisierung und Kultivierung eines Krankenhauses im Rahmen seines sozialen Netzwerks, orientiert an professionellen Kriterien seiner Identität und Qualität. In der Schriftkultur bestand das Management eines Krankenhauses darin, die *Verweildauer* des Patienten sowie Aufnahme- und Entlassungsbedingungen zu regeln, und in der Buchdruckkultur darin, die *Erbringung der differenzierten Leistungen* des Krankenhauses am Bett des Patienten inklusive des Transports dieses Bettes dorthin, wo die Leistungen erbracht werden können, zu kontrollieren.

In der Computerkultur könnte es darin bestehen, den Widerstand der Ärzte gegen die Einführung des Computers aufzugreifen und in eine *kontrollierte Einführung des Computers* zu übersetzen. Welche Form diese Einführung annehmen wird, ob sie eher dem bisher verfolgten Muster der Einführung von decision-support-systems folgen wird (Berg 1999) oder sich an den innovativen Ideen des Web 2.0 orientiert (*information retrieval* im Rahmen von *search protocols*, *wikis*, *blogs* und *social software*) (O'Reilly 2005), bleibt abzuwarten. So oder so kann man jedoch aus den hier berichteten Ergebnissen der soziologischen Forschung die Einsicht ableiten, dass die Komplexität der Problemstellung im Umgang mit den Krankheiten und Gesundheiten der Patienten nur dann bewältigt werden kann, wenn man sich anschaut, an welchen »boundary objects« (Star 1989) sich Interaktion, Organisation und Diskurs orientieren.[29] Reisebündel und Bett sind es nicht mehr, der Computer ist es noch nicht.

---

28 Von der »next society« spricht Peter Drucker (2001) und trifft damit den wichtigen Punkt, dass die Sozialordnung der Gesellschaft sich umzustellen beginnt von der »modernen« Orientierung an den Modalitäten der Sache auf eine je aktuelle Orientierung an temporalen Fragen der Sicherung von Anschlussfähigkeit (»Nachhaltigkeit«).

29 Das müsste sich als ein reiches Feld für die ethnologische, ethnomethodologische und kulturanthropologische Forschung erweisen, wenn diese sich angewöhnen könnte, nicht nur Narrationen zu untersuchen, so als

## V.

Gegenwärtig ist absehbar, dass eine der wichtigsten Konsequenzen der Einführung des Computers gesellschaftsweit darin bestehen wird, dass sich die bisher vornehmlich institutionell und formal differenzierte Sozialordnung dieser Gesellschaft auf eine netzwerkförmige, heterarchische Sozialordnung umstellt (Castells 2005). Wir ahnen kaum, worauf die Umstellung der Gesellschaft auf den Buchdruck als dominantes Verbreitungsmedium der Kommunikation hinauslief, da müssen wir uns, zusätzlich zum Verständnis von Film und Fernsehen, um eine Beobachtung der Umstellung der Gesellschaft auf die Kommunikation im Medium des Computers und des Internets einstellen (Giesecke 1991; Luhmann 1997; Baecker 2004: 125ff).

Insbesondere für die Welt der mehr oder minder formalisiert-hierarchisch, bürokratisch und technokratisch definierten Welt der Organisationen scheinen die Folgen dieser Umstellung weitreichend zu sein. Ging es bisher und in den Medien der Hierarchie, der Profession und der Formalität vor allem darum, die Abstraktionen der Organisation vom Lebensvollzug der Gesellschaft zu kontrollieren (Foucault 1961 und 1963; Stinchcombe 2001), so geht es jetzt und in den Medien der Heterarchie, der Projektorganisation und der Kompetenz zunehmend darum, Verknüpfungen zwischen verschiedenen Leistungsträgern zu ermöglichen, die laufend sowohl in kompetitiven als auch in komplementären Beziehungen zueinander stehen und daher, leichter gesagt als getan, sowohl zum Konflikt als auch zum Ausgleich miteinander befähigt sein müssen (Stark 1999).

Noch ist offen, was dies bedeutet. Doch zwei Folgen sind bereits jetzt absehbar. Auf sie und auf ihren Zusammenhang mit der Einführung und Durchsetzung des Computers könnte sich die medizinsoziologische Forschung in der näheren Zukunft konzentrieren. Die erste Folge liegt auf der Hand. Ein Krankenhaus, das als Klinik im Netzwerk vielfältiger und unterschiedlicher weiterer Leistungsträger bestehen muss, kann nicht mehr und gleichsam nebenbei von Ärzten gemäß deren professionellem Selbstverständnis (»Krankheit« → »Diagnose« → »Therapie«) auch verwaltet werden. Es ist historisch noch nicht lange her, dass es den Medizinern gelungen ist, sich in der Konkurrenz mit ausgedienten Beamten der städtischen und staatlichen Verwaltung und mit verdienten Offizieren der Armee an der Spitze der Krankenhausverwaltung durchzusetzen.[30] Jetzt jedoch tritt eine Verwaltungselite an ihre Stelle, die ihre eigene Ausbildung (vermutlich vor allem im Bereich der »Gesundheitsökonomie«) und ihre eigenen Karrierepfade hat.

Nur auf den ersten Blick werden die Ärzte dadurch entmachtet. Auf den zweiten Blick wird man sehen (lernen), dass Ärzte im Netzwerk über Funktionen und Kompetenzen der Diagnose, Therapie und Abrechnung verfügen, denen sich die Verwaltung ihrerseits anpassen muss. Das jüngst in Deutschland eingeführte System der Diagnoses-Related-Groups (DRGs) (Labisch/Spree 2001) ist nicht zwangsläufig ein Instrument zur Durchsetzung einer administrativen Kontrolle der medizinischen Leistungserbringung, sondern kann ebenso sehr auch als Medium der Profilierung ärztlicher Unersetzbarkeiten und damit des fallweise immer erst auszutragenden Konflikts zwischen Krankenhausleitung und Ärzteschaft fungie-

---

sei damit, dass man belegt, wie wir unsere Praxis mit Geschichten begleiten, bereits eine Erkenntnis gewonnen, sondern auch zu fragen, um welche Objekte diese Narrationen typischerweise kreisen. Siehe zur Kulturanthropologie das Lehrbuch von Carol Delaney (2004).

30  Auf Beamte und Mediziner hatte man nicht nur deswegen gerne zurückgegriffen, weil man ihnen Erfahrung mit Verwaltung, Disziplin und Kontrolle zurechnete, sondern auch, weil man mit ihrer Hilfe Ärzte unter Kontrolle halten konnte, die man für Leute mit zu viel Einfluss hielt (Granshaw 1989: 10).

ren. Man kennt entsprechende Medien der Konfliktstimulierung und Konfliktbewältigung aus Unternehmen und hat dort, etwa im dauernden Streit zwischen Holding und Profitzentren um produktiv investiertes versus spekulativ investiertes Kapital, positive Erfahrungen mit ihnen sammeln können (Eccles/White 1986).

Im Krankenhaus läuft die entsprechende Diskussion unter dem Titel eines »komplexen Fallmanagements«, das es erlaubt, den Definitions*bedarf* eines jeden Falles in medizinischer und administrativer Hinsicht zu definieren, ohne vorwegzunehmen, *wie* diese Definitionen jeweils ausfallen. Nicht unerwünscht ist dabei die Nebenfolge, dass an der Komplexität des »Falls« die Einfachheit der Unterscheidung administrativer und medizinischer Relevanzen zerbricht und situations- und problemadäquaten Zurechnungen Platz macht. Damit schneiden wir jedoch bereits einen Aspekt an, der für den zweiten Aspekt der Emergenz von Netzwerkorganisationen in der Reaktion auf die Einführung des Computers von Bedeutung ist.

Die zweite Folge der gesellschaftlichen Umstellung auf die Einführung des Computers ist subtiler und betrifft das Ärzte-, Pflege- und Verwaltungspersonal eines Krankenhauses ebenso wie den Patienten. Die heterarchische, also zirkulär vernetzte Form der sozialen Organisation erlaubt eine nicht unerhebliche Zunahme der Komplexität dieser Organisation, deren Bewältigung nicht auf dem klassischen Weg ihrer entweder kausalen oder statistischen Beschreibung, sondern nur auf dem postklassischen, die *Interaktion mit der Selbstorganisation des Phänomens* suchendem Weg möglich ist (McCulloch 1989; Weaver 1948; Smith/Plotnitsky 1995). Im besten Einklang mit Überlegungen einer quantenmechanischen Physik läuft diese Komplexitätsbewältigung auf einer Ebene, die die Anerkennung von Unbestimmtheit und Unentscheidbarkeit mit der Konzeption von Stellen, an denen fallweise beobachtet und entschieden wird, wie man jeweils mit dieser Komplexität umgeht, vereinbart (Kauffman 1978).

Diese Unbestimmtheitsstellen als *Stellen der durch keinen Plan vorwegzunehmenden Intervention,* das heißt *Entscheidung von Beobachtern,* sind mindestens für den Patienten, den Arzt und den Verwalter vorzusehen.[31] Nur wenn durch ein entsprechendes Design an mindestens diesen drei Stellen hinreichende Freiheitsgrade der Entscheidung eingeräumt werden, vermag sich das System der Krankenbehandlung auf ein neues Muster der Selbstorganisation einzupendeln, das möglicherweise in einigen Hinsichten dem alten Krankenhaus im Netzwerk von Arztpraxen, Krankenkassen und Krankenhausträgern ähnelt, in vielen anderen Hinsichten jedoch dramatisch anders aussehen wird (Scott u.a. 2000). Nach wie vor wird es technisch und administrativ bedingte Zentren der Krankenbehandlung geben, doch zwischen diesen Zentren, deren Größe von ihrer Fähigkeit zur Entscheidungsfindung abhängt, wird es hochgradig flexible, auf dem Prinzip der losen Kopplung beruhende und sich fallweise neu organisierende Vernetzungen geben, die jeder klassischen Idee der Planung, Kontrolle und Rationalität spotten. Die Organisationstheorie kennt das sich hier einspielende Modell unter dem Stichwort der »garbage can« (Cohen/March/Olsen 1972; Heimer/Stinchcombe 1999), doch für Krankenhäuser, in denen es wie verzögert auch immer um Leben und Tod geht, ist dieses Modell sicherlich auf der Ebene des Alltagshandelns erprobt, doch auf der Ebene bewussten Organisationsdesigns weitgehend unbekannt.[32]

---

31  Mit Werner Vogd (2004a: 411f) ist zu vermuten, dass dieses Netzwerk sich selbst bestimmender Entscheidungen von einer Form der personalisierten und hierarchisierten Unsicherheitsabsorption abhängig ist, die er auf den Begriff des »Chefarzts als Joker« bringt.

32  Dieses Schicksal teilen die Krankenhäuser mit fast allen Organisationen der Gegenwart. Siehe zur gegenwärtig typischen Kluft zwischen der lose gekoppelten Netzwerkpraxis der Organisationen auf der einen Seite und ihrer institutionellen Einheitsbeschreibung auf der anderen Seite auch Hindle (2006).

Man wird erwarten dürfen, dass bisherige Möglichkeiten des Treffens von »tragic choices« (Calabresi/Bobbit 1978) in der Organisation des Krankenhauses zunächst verloren gehen und wieder gefunden werden müssen, wenn sich diese Organisation auf Netzwerke umstellt. Man wird darüber hinaus erwarten dürfen, dass der Widerstand gegen die Umstellung auf Netzwerke so lange nicht gebrochen werden kann, wie diese Bedingung nicht erfüllt ist. Und man darf dementsprechend hinzufügen, dass die Umstellung auf Netzwerke weniger ein Akt administrativer und betriebswirtschaftlicher Entscheidung, sondern vielmehr eine Frage der sozialen Evolution ist (Campbell 1969; Weick 1979), in der die Retention selegierter Variationen nicht zuletzt davon abhängig ist, ob Intransparenzchancen für latent zu haltende Bedingungen der Krankenbehandlung gefunden werden können oder nicht.

Unsere hier vorgestellten Überlegungen zu den Variablen des Körperzustands, der Körperveränderung, der Interaktion, der Organisation und der Gesellschaft haben nicht zuletzt den Zweck, ein genaueres Beobachten der Art und Weise zu ermöglichen, wie auf dem Feld der Suche nach dem guten Krankenhaus die Karten neu gemischt werden. In dieser Hinsicht mag es verblüffen und beruhigen, dass der oft allzu verkürzt unter den Stichworten des *benchmarking* und der *evaluation* laufende Prozess einer *globalen* Ausweitung der Beobachtungshorizonte der Krankenbehandlung im Endeffekt eher auf Formen der Komplexitätsreduktion hinausläuft, die sich lokal durchsetzen lassen, wenn und weil sie sich global bewährt haben. Das *benchmarking* stellt den immer mitlaufenden Vergleich mit anderen administrativen und medizinischen Lösungen ähnlicher Problemstellungen sicher, wobei bereits in der Arbeit an der Problemstellung ein die Rationalität des Verfahrens sicherstellender Aufwand an Intelligenz stecken kann. Und die Bemühungen um *Evaluation* stellen sicher, dass einzelne administrative und medizinische Einheiten jene Befähigung zur Selbststeuerung erhalten können, die mit Netzwerkformen der Fremdsteuerung kompatibel sind (Power 1997; Grossmann/Scala 2002), wobei auch hier gilt, dass die Arbeit an den Kriterien, an denen man sich messen lassen will und muss, bereits jenen Schritt zur Systemrationalität enthält, der es erlaubt, die Selbstkontrolle als ökologische Kontrolle im Netzwerk der unterschiedlichen Umwelten der einzelnen organisatorischen Einheiten zu entfalten.

Im vielfach dezentrierten Zentrum des Geschehens steht jedoch nach wie vor das von Talcott Parsons beschriebene Arzt/Patient-Kollektiv (Parsons 1964). Unabhängig davon, wie sich die Netzwerke der Krankenbehandlung entfalten werden, wird es interaktiv, organisational und gesellschaftlich immer darauf ankommen, die Art und Weise zu moderieren, wie sich der Körper des Arztes dem Körper des Patienten nähert, dessen Zustände beschreibt und verändert und sich wieder von ihm löst. Technik und Bürokratie sind die Schnittstellen dieser ebenso körperlichen wie kommunikativen Begegnung, nicht die Bedingung ihrer Unmöglichkeit.

## Literatur

Abbott, Andrew 1988: The System of the Professions. An Essay on the Division of Expert Labor, Chicago.
Agamben, Giorgio 2002: Homo Sacer. Die souveräne Macht und das nackte Leben, Frankfurt/M.
Armstrong, David 1998: Decline of the Hospital. Reconstructing Institutional Dangers, in: Sociology of Health and Illness 20, S. 445-457.
Arnold, Michael 1993: Die Rolle des Akutkrankenhauses im Versorgungssystem der Zukunft, in: Bernhard Badura, Günter Feuerstein und Thomas Schrott (Hg.): System Krankenhaus Arbeit, Technik und Patientenorientierung, Weinheim, S. 15-27.

Ashby, W. Ross 1958: Requisite Variety and Its Implications for the Control of Complex Systems, in: Cybernetica 1, S. 83-99.
Atkinson, Paul 1995: Medical Talk and Medical Work. The Liturgy of the Clinic, London.
Attali, Jacques 1981: Die kannibalische Ordnung, Von der Magie zur Computermedizin, Frankfurt/M. (Orig. 1979).
Badura, Bernhard 1993: Systemgestaltung im Gesundheitswesen. Das Beispiel Krankenhaus, in: Bernhard Badura, Günter Feuerstein und Thomas Schrott (Hg.): System Krankenhaus. Arbeit, Technik und Patientenorientierung, Weinheim, S. 28-40.
Badura, Bernhard (Hg.) 2005: Gesundheitsmanagement in Krankenhäusern und Pflegeeinrichtungen, Berlin.
Baecker, Dirk 2002: Wozu Systeme?, Berlin.
Baecker, Dirk 2004: Wozu Soziologie?, Berlin.
Baecker, Dirk 2005: Form und Formen der Kommunikation, Frankfurt/M.
Barnard, Chester I. 1938: The Functions of the Executive, Cambridge, Mass. (Orig. 1968).
Bateson, Gregory 1979: Mind and Nature. A Necessary Unity, New York.
Bauch, Jost 1996: Gesundheit als sozialer Code. Von der Vergesellschaftung des Gesundheitswesens zur Medikalisierung der Gesellschaft, Weinheim.
Berg, Marc 1996: Practices of Reading and Writing. The Constitutive Role of the Patient Record in Medical Work, in: Sociology of Health and Illness 18, S. 499-524.
Berg, Marc 1997: Rationalizing Medical Work. Decision-Support Techniques and Medical Practices, Cambridge, Mass.
Berg, Marc/Geoffrey Bowker 1997: The Multiple Bodies of the Medical Record: Toward a Sociology of an Artifact, in: The Sociological Quarterly 38, S. 513-537.
Burke, Kenneth 1945: A Grammar of Motives, Berkeley (Orig. 1969).
Burke, Kenneth 1952/1953: A Dramatistic View of the Origins of Language, in: The Quarterly Journal of Speech 38, S. 251-264 und 39, S. 446-460.
Calabresi, Guido/Philip Bobbitt 1978: Tragic Choices, New York.
Campbell, Donald T. 1969: Variation and Selective Retention in Socio-Cultural Evolution, in: General Systems 14, S. 69-85.
Castells, Manuel 2005: Die Internet-Galaxie. Internet, Wirtschaft und Gesellschaft. Aus dem Englischen von Reinhart Kößler, Wiesbaden.
Cohen, Michael D./James G. March/Johan P. Olsen 1972: A Garbage Can Model of Organizational Choice, in: Administrative Science Quarterly 17, S. 1-25.
Delaney, Carol 2004: Investigating Culture. An Experiential Introduction to Anthropology, Malden, Mass.
Drucker, Peter F. 2001: The next society, in: The Economist, 3. November 2001.
Eccles, Robert G./Harrison C. White 1986: Firm and Market Interfaces of Profit Center Control, in: Siegwart Lindenberg, James S. Coleman und Stefan Nowak (Hg.): Approaches to Social Theory, New York, S. 203-220.
The Economist 2005: The Computer Will See You Now, 8. Dezember 2005.
Elgood, Cyril 1951: A Medical History of Persia and the Eastern Caliphate from the Earliest Times until the Year A.D. 1932, Cambridge.
Foucault, Michel 1969: Wahnsinn und Gesellschaft. Eine Geschichte des Wahns im Zeitalter der Vernunft, Frankfurt/M. (Orig. 1961).
Foucault, Michel 1988: Die Geburt der Klinik. Eine Archäologie des ärztlichen Blicks, Frankfurt/M. (Orig. 1963).
Fox, Renée C. 1989: The Sociology of Medicine, Englewood Cliffs, NJ.
Fuchs, Peter/Andreas Göbel (Hg.) 1994: Der Mensch – das Medium der Gesellschaft?, Frankfurt/M.
Gehlen, Arnold 1957: Die Seele im technischen Zeitalter. Sozialpsychologische Probleme in der industriellen Gesellschaft, Hamburg.
Giesecke, Michael 1991: Der Buchdruck in der frühen Neuzeit. Eine historische Fallstudie über die Durchsetzung neuer Informations- und Kommunikationstechnologien, Frankfurt/M.

Glanville, Ranulph 1987: The Question of Cybernetics, in: Cybernetics and Systems 18, S. 99-112.
Goffman, Erving 1969: Wir alle spielen Theater. Die Selbstdarstellung im Alltag. Aus dem Amerikanischen von Peter Weber-Schäfer, München (Orig 1959).
Goffman, Erving 1977: Asyle. Über die soziale Situation psychiatrischer Patienten und anderer Insassen, Frankfurt/M. (Orig 1962).
Granshaw, Lindsay 1989: Introduction, in: Lindsay Granshaw und Roy Porter (Hg.): The Hospital in History, London, S. 1-17.
Gross, Mary E. W. 1963: Patterns of Bureaucracy among Hospital Staff Physicians, in: Eliot Freidson (Hg.): The Hospital in Modern Society, London, S. 170-194.
Grossmann, Ralph/Klaus Scala 2002: Krankenhäuser als Organisationen steuern und entwickeln, in: dies. (Hg.): Intelligentes Krankenhaus. Innovative Beispiele der Organisationsentwicklung in Krankenhäusern und Pflegeheimen, Wien, S. 12-31.
Havelock, Eric A. 1963: Preface to Plato, Oxford.
Hayles, N. Katherine 1999: How We Became Posthuman. Virtual Bodies in Cybernetics, Literature, and Informatics, Chicago.
Heimer, Carol A./Arthur L. Stinchcombe 1999: Remodelling the Garbage Can. Implications of the Origin of Items in Decision Streams, in: Morten Egeberg und Per Lægreid (Hg.): Organizing Political Institutions. Essays for Johan P. Olsen, Oslo, S. 25-75.
Hindle, Tim 2006: The New Organisation. A Survey of the Company, in: The Economist, 21. Januar 2006.
Illich, Ivan 1995: Die Nemesis der Medizin. Die Kritik der Medikalisierung des Lebens. 4., überarb. u. erg. Aufl., München (Orig 1975).
Jetter, Dieter 1973: Grundzüge der Hospitalgeschichte, Darmstadt.
Kauffman, Louis H. 1978: Network Synthesis and Varela's Calculus, in: International Journal of General Systems 4, S. 179-187.
Labisch, Alfons/Reinhard Spree 2001: Krankenhausträger, Krankenhausfinanzierung, Krankenhauspatienten. Zur Einführung in den ›Krankenhaus-Report 19. Jahrhundert‹, in: dies. (Hg.): Krankenhaus-Report 19. Jahrhundert. Krankenhausträger, Krankenhausfinanzierung, Krankenhauspatienten, Frankfurt/M., S. 13-37.
Luhmann, Niklas 1968: Zweckbegriff und Systemrationalität. Über die Funktion von Zwecken in sozialen Systemen, Frankfurt/M., 1977.
Luhmann, Niklas 1971: Die Weltgesellschaft, in: Archiv für Rechts- und Sozialphilosophie 57, S. 1-35 (Wiederabdruck in: ders. 1982: Soziologische Aufklärung 2. Aufsätze zur Theorie der Gesellschaft. 2. Aufl., Opladen, S. 51-71).
Luhmann, Niklas 1984: Soziale Systeme. Grundriß einer allgemeinen Theorie, Frankfurt/M.
Luhmann, Niklas 1990: Der medizinische Code, in: ders.: Soziologische Aufklärung 5. Konstruktivistische Perspektiven, Opladen, S. 183-195.
Luhmann, Niklas 1997: Die Gesellschaft der Gesellschaft, Frankfurt/M.
Martin, J. P./Debbie Evans 1984: Hospitals in Trouble, Oxford.
McCulloch, Warren S. 1989: A Heterarchy of Values Determined by the Topology of Nervous Nets, in: ders.: Embodiments of Mind. 2. Aufl., Cambridge, Mass., S. 40-45.
Morin, Edgar 1974: Complexity, in: International Social Science Journal 26, S. 555-582.
Neugebauer, Edmund A. M. u.a. 2003: Akutschmerztherapie. Ein Curriculum für Chirurgen, Bremen.
O'Reilly, Tim 2005: What Is Web 2.0? Design Patterns and Business Models for the Next Generation of Software, http://www.oreillynet.com/pub/a/oreilly/tim/news/2005/09/30/what-is-web-20.html
Parsons, Talcott 1951: The Social System, New York.
Parsons, Talcott 1964: Some Theoretical Considerations Bearing on the Field of Medical Sociology, in: ders.: Social Structure and Personality, New York, S. 325-358.
Pelikan, Jürgen M./Ernst Halbmayer 1999: Gesundheitswissenschaftliche Grundlagen zur Strategie des Gesundheitsfördernden Krankenhauses, in: Jürgen M. Pelikan und Stephan Wolff (Hg.): Das gesundheitsfördernde Krankenhaus. Konzepte und Beispiele einer lernenden Organisation, München, S. 13-36.

Perrow, Charles 1978: Demystifying Organizations, in: Rosemary C. Saari und Yeheskel Hasenfeld (Hg.): The Management of Human Services, New York, S. 105-120.
Power, Michael 1997: The Audit Society. Rituals of Verification, Oxford.
Raspe, Hans-Heinrich 1976: Institutionalisierte Zumutungen an Krankenhauspatienten, in: Herbert Begemann (Hg.): Patient und Krankenhaus, München, S. 1-23.
Ridder, Paul 1980: Patient im Krankenhaus. Personenbezogener Dienst auf der Station. Bd. I: Die Trauer des Leibes, Bd. II: Die Teilung der Arbeit, Stuttgart.
Rohde, Johann J. 1974: Soziologie des Krankenhauses. Zur Einführung in die Soziologie der Medizin. 2., überarb. Aufl., Stuttgart (Orig 1962).
Rosen, George 1963: The Hospital: Historical Sociology of a Community Institution, in: Eliot Freidson (Hg.): The Hospital in Modern Society, London, S. 1-36.
Rosen, Robert 1985: Anticipatory Systems. Philosophical, Mathematical and Methodological Foundations, Oxford.
Rosenberg, Charles 1987: The Care of Strangers. The Rise of America's Hospital System, New York.
Saake, Irmhild 2003: Die Performanz des Medizinischen. Zur Asymmetrie in der Arzt-Patienten-Interaktion, in: Soziale Welt 54, S. 429-460.
Schelsky, Helmut (Hg.) 1970: Zur Theorie der Institution, Düsseldorf.
Schrappe, Matthias 2005: Patientensicherheit und Risikomanagement, in: Medizinische Klinik 100, S. 478-485.
Scott, W. Richard u.a. 2000: Institutional Change and Healthcare Organizations. From Professional Dominance to Managed Care, Chicago.
Shannon, Claude E. 1948: A Mathematical Theory of Communication, in: Bell System Technical Journal 27 (July und October 1948), S. 379-423 und S. 623-656.
Siegrist, Johannes 1976: Der Doppelaspekt der Patientenrolle im Krankenhaus. Empirische Befunde und theoretische Überlegungen, in: Herbert Begemann (Hg.): Patient und Krankenhaus, München, S. 25-48.
Siegrist, Johannes 1978: Arbeit und Interaktion im Krankenhaus. Vergleichende medizinsoziologische Untersuchungen in Akutkrankenhäusern, Stuttgart.
Simon, Herbert A. 1997: Administrative Behavior. A Study of Decision-Making Processes in Administrative Organization, 4., kommentierte Aufl., New York.
Smith, Barbara H./Arkady Plotnitsky 1995: Networks and Symmetries, Decidable and Undecidable, in: South Atlantic Quarterly 94, S. 371-388.
Spencer-Brown, George 1997: Die Gesetze der Form. Aus dem Englischen von Thomas Wolf, Lübeck (Orig 1969).
Star, Susan Leigh 1989: The Structure of Ill-Structured Solutions. Boundary Objects and Heterogenous Distributed Problem Solving, in: Les Gasser und Michael N. Huhns (Hg.): Distributed Artificial Intelligence, Bd. 2. London, S. 37-54.
Stark, David 1999: Heterarchy. Distributing Authority and Organizing Diversity, in: John Henry Clippinger III (Hg.): The Biology of Business. Decoding the Natural Laws of Enterprise, San Francisco, S. 153-179.
Steinkamp, Norbert/Bert Gordijn 2005: Ethik in Klinik und Pflegeeinrichtung. Ein Arbeitsbuch, 2., überarb. Aufl., Newied.
Stinchcombe, Arthur L. 2001: When Formality Works. Authority and Abstraction in Law and Organizations, Chicago.
Stollberg, Gunnar/Ingo Tamm 2001: Die Binnendifferenzierung in deutschen Krankenhäusern bis zum Ersten Weltkrieg, Stuttgart.
Strauss, Anselm L. u.a. 1963: The Hospital and Its Negotiated Order, in: Eliot Freidson (Hg.): The Hospital in Modern Society, London, S. 147-169.
Strauss, Anselm L. u.a. 1985: Social Organization of Medical Work, Chicago.
Valéry, Paul 1957: Reflexions simples sur le corps, in: ders.: Œuvres. Edition établie et annotée par Jean Hytier, Bd. 1., Paris, S. 923-931.

Vogd, Werner 2002: Professionalisierungsschub oder Auflösung ärztlicher Autonomie. Die Bedeutung von Evidence Based Medicine und der neuen funktionalen Eliten in der Medizin aus system- und interaktionstheoretischer Perspektive, in: Zeitschrift für Soziologie 31, S. 294-315.

Vogd, Werner 2004b: Ärztliche Entscheidungsfindung im Krankenhaus bei komplexer Fallproblematik im Spannungsfeld von Patienteninteressen und administrativ-organisatorischen Bedingungen, in: Zeitschrift für Soziologie 33, S. 26-47.

Vogd, Werner 2004b: Ärztliche Entscheidungsprozesse des Krankenhauses im Spannungsfeld von System- und Zweckrationalität. Eine qualitativ-rekonstruktive Studie unter dem besonderen Blickwinkel von Rahmen (»frames«) und Rahmungsprozessen, Berlin.

Vogd, Werner 2005a: Systemtheorie und rekonstruktive Sozialforschung. Eine empirische Versöhnung unterschiedlicher theoretischer Perspektiven. Opladen.

Vogd, Werner 2005b: Medizin und Gesundheitswissenschaften. Rekonstruktion einer schwierigen Beziehung, in: Soziale Systeme 11, S. 236-270.

von Foerster, Heinz 1993: Wissen und Gewissen. Versuch einer Brücke, hg. v. Siegfried J. Schmidt, Frankfurt/M.

von Troschke, Jürgen 1974: Das Kind als Patient im Krankenhaus. Eine Auswertung der Literatur zum psychischen Hospitalismus, München.

Watzlawick, Paul 1976: Wie wirklich ist die Wirklichkeit? Wahn, Täuschung und Verstehen, München.

Weaver, Warren 1948: Science and Complexity, in: American Scientist 36, S. 536-544.

Weick, Karl E. 1985: Der Prozeß des Organisierens. Aus dem Amerikanischen von Gerhard Hauck, Frankfurt/M. (Orig 1979).

White, Harrison C. 1992: Identity and Control. A Structural Theory of Action, Princeton, NJ.

Wiener, Norbert 1961: Cybernetics, or Control and Communication in the Animal and the Machine, 2. Aufl., Cambridge, Mass. (Orig 1948).

Wiesing, Urban (Hg.) 2004: Ethik in der Medizin. Ein Arbeitsbuch. 2., überarb. und erw. Aufl., Dietzingen.

Wolff, Stephan 1999: Organisationswissenschaftliche Grundlagen. Das Krankenhaus als Organisation, in: Jürgen M. Pelikan und Stephan Wolff (Hg.): Das gesundheitsfördernde Krankenhaus. Konzepte und Beispiele einer lernenden Organisation, München, S. 37-50.

# Praktiken des Lesens und Schreibens
## Die konstitutive Rolle der Patientenakte in der medizinischen Arbeit

*Marc Berg*

*Re, the Egyptian sun god, speaks of Thoth, the god of writing who is also the patron of physicians:*
I will save him from his enemies, and Thoth shall be his guide,
he who lets writing speak and has composed the books;
he gives to the skilfull, to the physicians who accompany him, skill to cure
(Zitiert in Goody 1977: 144)

Auf den ersten Blick scheint die Patientenakte kein interessantes Thema für Medizinsoziologen zu sein. Sie wird gemeinhin wahrgenommen, als wenn sie lediglich repräsentierte, ›was stattgefunden hat‹: In ihr beschreibt das medizinische Personal die gegenwärtige Verfassung des Patienten, seine oder ihre medizinische Geschichte, die Diagnose sowie die durchgeführten therapeutischen Handlungen. Wie Raffel es ausdrückt, ist die Akte letztlich nichts anderes als die *Kopie* eines Ereignisses: sie »wiederholt das Ereignis, aber man kann nicht behaupten, dass sie selbst ein bedeutendes Ereignis ist« (1979: 18). Die Aufzeichnungen in einer Patientenakte sind demzufolge *Post hoc*-Repräsentationen von vergangenen Entscheidungen und Untersuchungen – als ein »repository of information« (Dick/Steen 1991) bewahrt die Akte diese lediglich für eine mögliche Bezugnahme in der Zukunft auf.

Diese Betrachtungsweise lässt die Akte zu einem uninteressanten Forschungsgegenstand werden – sieht man von solchen Fragen wie etwa der, ob die Information in der Akte eine *gute* Repräsentation darstellt, ab. Da Repräsentation hier als Spiegel dessen gesehen wird, was repräsentiert wird, *folgt* erstere notwendig letzterer in der Zeit. Soziologisch gesprochen kann die Repräsentation daher niemals von direkter Relevanz für das sein, was repräsentiert wird. Sie ist vollkommen passiv: sie mag ein Ereignis mehr oder weniger adäquat *repräsentieren*, sie *wirkt* sich jedoch nicht auf das Ereignis aus.

Nicht nur in ethnomethodologischen und naturwissenschaftlichen Studien erfuhr das Konzept der ›Repräsentation‹ in den letzten Jahren aber nun eine Neubewertung. Da man die Debatten zur Repräsentation nicht länger auf ihre Treue der ›Kopie‹ gegenüber dem ›Original‹ beschränken wollte, richtete man die Aufmerksamkeit auf Aktivitäten und Verwendungsformen, die mit dem Repräsentieren verbunden sind. Unter diesem Gesichtspunkt betrachtet, erscheinen ›Repräsentationen‹ in einem ganz anderen Licht. Wenn die Aktivität des Repräsentierens eigens thematisch gemacht wird, erweist sich die Beziehung zwischen der Repräsentation und dem Repräsentierten als viel komplexer. Da die Herstellung der Repräsentation die aktive Arbeit des Ordnens beinhaltet, argumentieren diese Autoren, dass sie in der Tat in das besagte Ereignis, das sie repräsentiert, involviert sei. Es gebe keine klare zeitliche Abfolge der beiden: eher werden Repräsentation und Repräsentiertes simultan durchgeführt. Nicht länger als passiver Spiegel wahrgenommen, wird nun die produktive Rolle von Repräsentationen selbst zum zentralen Punkt der Analyse (Latour 1987; Haraway 1991; Lynch 1993).

Diese Kritik des repräsentativen Realismus sollte nicht als eine Form von soziologischem Determinismus missverstanden werden. ›Repräsentation‹ ist nicht die ›soziale‹ Hinzufügung von ›Bedeutung‹, durch die die (natürliche) Welt ihre Existenz erlangt. Einerseits würde dies lediglich die Richtung der Beziehung zwischen dem Ereignis und seiner Repräsentation umkehren. Statt zu zeigen, wie sie *zusammen* auftreten, würde Letztere Ersteres nur konstituieren und nicht umgekehrt. Andererseits aber führt der Glaube, dass »die *soziale* Dimension letztlich das Entscheidende ist«, wie Law herausstellt, »zu einer verarmten Auffassung des Sozialen: warme Körper, Iche, ihre Worte, ihre Gesten; und ggf. ihre Texte« (1994: 129). ›Das Soziale‹ ist als reine Kategorie eine Chimäre: Praktiken beinhalten immer Artefakte, Architekturen, Papier, Maschinen. Ein Verständnis der modernen professionellen und wissenschaftlichen Praktiken erfordert die Aufmerksamkeit auf die fundamental *heterogene* Natur dieser Praktiken zu lenken. »Dieses heterogene und nahtlose Netzwerk zu marginalisieren«, so konstatiert Law, »macht einfach nicht viel Sinn« (Law 1994).

Dieser Aufsatz stützt sich auf diese Einsichten und versucht, die soziologische Bedeutung der Patientenakte noch einmal zu überdenken.[1] Er versucht zu zeigen, dass die Patientenakte eine aktive, konstitutive Rolle in der gegenwärtigen medizinischen Arbeit spielt; und er versucht das Ausmaß, in dem sie in die medizinische Praxis verwickelt ist, zur Darstellung zu bringen. So spielt sie z.B. in den Prozessen der Konturierung und Konservierung einer Patientenlaufbahn eine bedeutende Rolle (Strauss u.a. 1985; Timmermanns 1995). Doch das ist nur eines der Problemfelder, das sich hier eröffnet. Die Patientenakte ist vielmehr darüber hinaus gleichzeitig ebenso fester Bestandteil in der Hervorbringung von hierarchischen Beziehungen wie in der Ausgestaltung der Arzt-Patienten-Begegnung oder der Prozesse, welche für die Sozialisation von Assistenzärzten konstitutiv sind und so fort.

Wenn man die Scylla des repräsentativen Realismus und die Charybdis des sozialen Konstruktivismus vermeidet, dann stellt diese Studie die Patientenakte als eine selbstständige Kraft dar, welche jene Beziehungszusammenhänge *stiftet*, die sich allein durch sie hindurch vollziehen und ihre Funktionsweisen entfalten (Latour 1994). Von der ›sozialen Interaktion‹ allein kann nicht behauptet werden, dass sie die Bedeutung der Patientenakte konstituiert, da die Akte ein notwendiger Bestandteil dieser Interaktion ist; die ›soziale Interaktion‹ wird *durch sie transformiert*. Doch dies heißt nicht, dass die Patientenakte die Arbeitsprozesse bestimmt: die formalen Anforderungen von Patientenakten sind zum Beispiel kontinuierlich den kontingenten Erfordernissen der aktuellen Aufgaben untergeordnet.

Die Patientenakte erlangt diese Rolle durch *Praktiken des Lesens und Schreibens* (Law/Lynch 1990). Diese Praktiken, in denen man sich der Akte zuwendet, sie durchblättert, liest, für kurze Notizen gebraucht, durch sie kommuniziert, sie verschickt, bilden die ausschlaggebende Seite in der soziotechnischen Organisation von medizinischer Arbeit.[2] Ohne diese Praktiken wäre die Akte tot, zusammenhanglos und ohne jede Relevanz. Diese Aktivitäten sind es, welche ihr Leben einhauchen – und die ihr erlauben, ihre vermittelnde Rolle in der Organisation von medizinischer Arbeit einzunehmen. Mit anderen Worten:

---

1 Aufschlussreiche Studien über die »Konstruktion dokumentarischer Wirklichkeit« haben Zimmermann (1969) und Smith (1990) vorgelegt. Die Patientenakte wurde z.B. untersucht von Ress (1981), Macintyre (1978), Heath (1982), Pettinari (1988) und Hak 1992 – fast ausschließlich aus einer ethnomethodologischen Perspektive. Patientenakten sind auch ein Thema in Hunters (1991) Untersuchung des narrativen Charakters der medizinischen Arbeit.

2 »Soziotechnisch« ist ein Begriff, der geprägt wurde, um die fundamentalen Wechselwirkungen zwischen dem »Sozialen« und dem »Technischen« herauszustellen. (Vgl. Latour 1994)

ohne die wechselseitige Beziehung von Menschen und Schriftwerk könnten Ärzte nicht Ärzte und Krankenschwestern nicht Krankenschwestern sein.

Das Ziel, die mannigfaltigen Wege zu erfassen, in denen diese spezifische Repräsentation in die Produktion von zeitgenössischer medizinischer Arbeit involviert ist, mag für einen einzigen Aufsatz als zu hochgesteckt erachtet werden. Doch das Ausmaß der Verstrickung der Akte in diesen Schaffungsprozess ist genau das, was dieser Artikel ans Licht zu bringen versucht. Als ein Weg aus diesem Dilemma diskutiere ich drei Fallskizzen, die ich ausgewählt habe, um die Reichweite der Rolle der Akte zu demonstrieren. Die Erörterungen beanspruchen nicht, die ›definitive Interpretation‹ des präsentierten Materials zu sein; eher versuchen sie, einen bestimmten Typus von Analyse nahe zu legen und zu illustrieren. Die Fallskizzen sind Arbeitsnotizen entnommen, die während einer zweimonatigen teilnehmenden Beobachtung in der Onkologie und Poliklinik in einem Universitätskrankenhaus in den Niederlanden entstanden. Die relevanten Patientenakten wurden ebenfalls studiert und Tonaufnahmen standen für die erste und die letzte Fallskizze zur Verfügung.[3]

In den ersten zwei Abschnitten werde ich die These ausarbeiten, dass die Akte ein aktives, konstitutives Element der gegenwärtigen medizinischen Arbeit ist. Zunächst zeige ich die Art und Weise auf, in der die Akte sowohl in den Prozess des ›medizinischen Entscheidung-Treffens‹ während der Arzt-Patienten-Interaktion als auch in diese Interaktion selbst eingeht. Anschließend werde ich einige Aspekte diskutieren, inwiefern die medizinische Arbeit, so wie sie sich auf den Stationen, Korridoren und Labors eines Krankenhauses vollzieht, durch die Akte vermittelt wird. Zuletzt wird eine dritte Fallskizze herangezogen, um zu illustrieren, wie die Praktiken des Lesens und Schreibens dazu tendieren, spezielle Interpretationen von Krankengeschichten zu produzieren, und um begreiflich zu machen, wie medizinische Arbeit strukturiert ist und welche Rolle die Akte selbst hierbei spielt.

**Die Arzt-Patient-Interaktion herstellen**

Es ist Donnerstagmorgen. Dr. Bear, Onkologe, streicht den Namen des vorhergehenden Patienten aus seinem Zeitplan für diesen Nachmittag in der Poliklinik. In der nächsten Zeile steht »Frau Roth 10/02/1928 NP«. »NP« steht für »Neuer Patient«, was bedeutet, dass das bewilligte Zeitfenster großzügig ist: 45 Minuten. Er hebt die neue Akte auf, zusammengestellt von der Kliniksekretärin. Sie enthält den Überweisungsschein, einen leeren Vordruck »finanzielle Administration« und einen leeren Vordruck für die Fallgeschichte (bestehend aus vier vorformatierten Seiten, auf denen die gegenwärtige Situation auszuführen ist, gefolgt von leeren, unformatierten Seiten, auf denen kürzere Einträge von kommenden Patientenbesuchen einzutragen sind). In einem späteren Stadium werden diese Seiten von chronologisch geordneten Laborergebnissen gefolgt sein und von Briefen an und von Kollegen. Die Sekretärin hat bereits Kopien von zwei zehn Jahre alten Briefen angefertigt, die von einem Allgemeinmediziner für innere Medizin verfasst wurden und sich auf Frau Roths Diabetes beziehen.

Bears überfliegt den Überweisungsschein des Hausarztes:

---

3  Namen und Daten sind erfunden; in Bezug auf die Anrede (Vor- bzw. Nachnamen) lehne ich mich an die Praxis des untersuchten Settings an.

Re: Frau Roth 10/02/1928

Nachdem ich mit Ihnen bereits telefoniert habe, beziehe ich mich auf den oben
genannten Patienten betreffend einer carcinomatous pleuritis.
Eine Woche lang war der Patientin übel und sie hat sich übergeben.
Untersuchungsbefund: gravierender Gewichtsverlust
               Abdomen: gut abgrenzbare Tumore
               Pulmo: verringertes Atemgeräusch rechts
Vorgeschichte: 1977 Brustamputation wegen Adenoca.
Thorax Röntgen: massiver Pleuraerguß im rechten Hemithorax.
Lab: In Kopie beiliegend

Therapie erwünscht.

Ein separater Absatz enthält die Laborergebnisse, die der Allgemeinmediziner angefordert hatte und die eine erhöhte Blutsenkung von 59 anzeigen (ein unspezifisches Zeichen für eine Entzündung).

    Bear überfliegt kurz die Briefe und steht auf, um Frau Roth aus dem Wartezimmer hereinzubitten. Eine ältere, dünne und zerbrechlich wirkende Frau tritt ein und setzt sich. Bear lächelt aufmunternd, nimmt einen Stift und wirft erneut einen Blick auf den Überweisungsschein. Er öffnet die Patientenakte auf der ersten Seite der Fallgeschichte. Unter die Eintragung mit der Überschrift *Überweisungsgrund* schreibt er *metastasierendes Mamma Ca*, während er fragt: »Was hat Ihnen Ihr Arzt gesagt?« Er sieht Frau Roth an, die sagt: »Ja... Ich konnte die letzten paar Tage nicht gut essen, aber es geht mir jetzt besser. Es bleibt drinnen.« Bear nickt, sieht wieder auf die Papiere und fragt: »Aber er hat ein paar Bilder gemacht oder? Röntgenaufnahmen der Lungen? Und er hat Blut abgenommen?« »Ja... Ich weiß nicht... sie haben mir einen Brief für Sie gegeben.« Bear: »Also Sie haben Ihren Arzt nicht mehr gesehen? Er hat angerufen und gesagt... gut... bitte seien Sie nächsten Donnerstag im Krankenhaus?« »Ja.« Er beginnt, in die nächste Spalte *(Vorherige Krankheiten und chirurgische Behandlung)* zu notieren: *1977. Brustamputation.* »Die Brustoperation war 1977, nicht wahr?« »77, ja.« »Und gab es sonst jemals etwas anderes, das bei Ihnen nicht ganz in Ordnung war?« »Nein, Gott sei Dank.« Bear: »Nur etwas Diabetes, richtig?« (schreibt das auf). »Nur Diabetes, ja...« »Und die Brustoperation, auf welcher Seite wurde die vorgenommen, links oder rechts?« »Rechts.« Bear notiert *R* nach *Brustamputation* und fährt fort: »Wurde nach der Operation bestrahlt?« »Damals ja, doch das habe ich schon Jahre lang nicht mehr gehabt.« »Und keine Medikamente für diese Operation?« »Nein.« »Nein«, murmelt Bear, während er *nachfolgende Bestrahlung* nach dem ersten Eintrag aufschreibt. »Keine anderen Krankenhausaufenthalte?« »Doch... ich hatte... einmal... eine Entzündung... in meinem Mund... doch sonst...«

    Bear ignoriert das, lässt die Spalte *Hauptbeschwerde(n)* aus und schreibt fix eine eingekreiste 1 unter den nächsten Abschnitt Anamnese. »Und warum sind Sie dieses Mal zum Arzt gegangen?« Frau Roth antwortet: »Ich konnte nichts mehr essen, ich hatte mindestens vier Tage nichts gegessen, und Getränke kamen mir auch wieder hoch.« Bear schreibt *Appetit* ↓. »Und haben Sie abgenommen?« »Ja...« *Gewichtsverlust* +. »Wieviel?« »Naja, das weiß ich nicht, ich habe kaum gewagt, mich zu wiegen.« *Wieviel?* »Haben Sie irgendwelche anderen Beschwerden?« »Ja, ich habe Geschwüre hier.« Sie zeigt auf ihren Bauch...

»Und wie lange haben Sie die schon?« »Das muss schon ein paar Monate so sein... sie werden immer größer und größer... Und da ist noch eines hier.« Sie zeigt auf einen Knoten. Bear ignoriert das und schreibt 2. *Hat Tumore in ihrem Abdomen, bereits seit einigen Monaten.* »Und haben Sie irgendwelche weiteren Beschwerden?« »Ich weiß nicht...« »Sie sind etwas kurzatmig, nicht wahr?« ».... ja, mein rechter... mein linker Fuß ist etwas geschwollen.« »Hmm... und Atembeschwerden?« »Ja... ich werde schnell müde... bin oft müde... schwach...« *3. Atembeschwerden. Schwach.* »Und haben Sie Fieber?« »Das weiß ich nicht.« Bear sieht auf seine Papiere. Frau Roth steht auf und hebt ihr Hemd: »Hier sehen Sie die Geschwüre.« »Ja, wir werden sie uns gleich ansehen.« Er lächelt sie an und sie setzt sich wieder.

Er schreibt *Fieber –*.

Bear beginnt, in eine neue Zeile (der gleichen Spalte) zu schreiben, und fängt mit der System-Anamnese[4] an. »Hatten Sie jemals ein schweres Gefühl auf Ihrer Brust oder Schmerzen?« »Nein, Gottseidank nicht.« *AP –*. »Und Herzklopfen?« »Nein.« *Palp –*. Nach ein paar Fragen (auch der, ob sie Kinder habe), die alle negativ beantwortet werden, fragt Bear: »Gibt es jemanden in Ihrer Familie, der Brustkrebs hatte?« »Nicht dass ich wüsste.« Bear geht wieder zurück zu der früheren Sektion *Frühere Erkrankungen* und notiert dazu *Familiengeschichte negativ* unter *1977 Brustamputation*.

Er lässt die Abschnitte *Allergien* und *Familie* aus, geht weiter zu *Sozialer Anamnese* und fragt, ob ihr Mann »gesund sei«. »Jaaa... er hatte mehrmals einen kleineren Schlaganfall....« Bear nickt und schreibt *Mann gesund, keine Kinder*. »Jetzt würde ich Sie mir gerne mal ansehen.« Während sie sich auszieht, geht Bear die Notizen durch, die er sich gemacht hat. Er untersucht sie und ruft in der Pathologie an, um nach jemandem zu fragen, der eine Gewebeprobe von einem der Geschwüre nehmen kann, solange sie hier ist. Dann setzt er sich wieder hinter seinen Schreibtisch und füllt die Abschnitte, die die körperliche Untersuchung betreffen, aus.

Als Frau Roth wieder angezogen ist, sagt er ihr, dass er denkt, »der Krebs sei zurückgekehrt und habe gestreut«. Sie reagiert ruhig und er schlägt ihr vor, sie mit Hormonen zu behandeln, »um die Geschwüre zu verringern« (eine derartige Behandlung könnte die Symptome in einigen Fällen von Brustkrebs erleichtern). Er schließt die Konsultation ab, indem er niederschreibt: *Concl.: metastasierendes Mamma Ca*, gefolgt von *R/Nolvadex 2x20 mg*.

Dieses fast konventionelle Porträt der ›Arbeit eines Arztes‹, – ein einzelner Arzt ist mit einem neuen Patienten konfrontiert –, stellt einen ausgezeichneten Ausgangspunkt für die Untersuchung der Rolle der Patientenakte dar. Erstens sind die Praktiken des Lesens und Schreibens ausschlaggebend dafür, die *Möglichkeit* des ›Arzt-Seins‹ überhaupt hervorzubringen. Um die Kompetenz von Ärzten zu begründen, tendieren wir dazu, ihre intellektuellen Fähigkeiten zu betonen: die Notwendigkeit, ein langes und anstrengendes Studium auf sich zu nehmen. In der Tat wird das ›medizinische Entscheidung-Treffen‹ gemeinhin wahrgenommen als wäre es ein mentaler Prozess, der in dem Gehirn des individuellen Arztes lokalisiert ist – und ein ›guter‹ Arzt ist jemand, der (unter anderen Dingen) genug kognitive Kräfte hat, um all die Information, die ihn kontinuierlich überflutet, rational zu durchdringen (Atkinson 1995; Berg 1995). Neueste soziologische Studien des ›Denkens in Aktion‹ haben jedoch gezeigt, dass dieses Bild die Zentralität des mentalen Bereichs weit

---

4  Eine Liste von Fragen, die sich auf die verschiedenen Körperfunktionen beziehen (Atmungssystem, Verdauungssystem).

überschätzt.⁵ Was wir oft für ›intellektuelle Aufgaben‹ halten, erscheint in der Tat oft als höchst körperliche Aktivitäten, in denen die ständigen Wechselwirkungen mit der unmittelbaren Umgebung eine Schlüsselrolle spielen. »Denken«, wie Latour es ausdrückt, wird oft durch unsere »Augen und Hände« gewonnen (1986).

Ein Weg, um zu verstehen, wie ›Kognition‹ in der Praxis ermöglicht wird, ist dabei zuzuschauen, wie die Patientenakte zu einem zentralen Element jenes Prozesses wird, in dessen Verlauf ein Problem eines Patienten zu einem bearbeitbaren Problem wird. In Dr. Bears Konsultation mit Frau Roth besticht sein kontinuierliches Sich-seinen-Papieren-Zuwenden. Er konstruiert sich ein Bild davon, ›was er jetzt mit diesem Patient tun soll‹, indem er den Überweisungsschein und die Laborergebnisse liest und wiederliest, und indem er seine *eigenen* Notizen liest, wiederliest und schreibt. Mit Hilfe dieser Aktivitäten des Lesens und Schreibens ›kanalisiert‹ Bear den Fall: Er schränkt die Mannigfaltigkeit von potentiellen Aufgaben und divergenten Daten auf eine klare Vorstellung davon ein, was ›als nächstes zu tun ist.‹ Sein erster Eintrag, »metastasierendes Mamma Ca« als »Überweisungsgrund« schließt bereits eine ganze Reihe von alternativen Möglichkeiten fortzufahren aus. Indem er Frau Roths Problem als »metastasierendes Mamma Ca« deklariert, schlägt er die Möglichkeit aus, dass ein anderer Krebstyp für ihre gegenwärtige Lage verantwortlich sein könnte (diese Option einzubeziehen würde ein ganzes Spektrum von zusätzlichen diagnostischen Tests implizieren). Diese ›Zusammenfassung‹ *transformiert* unverkennbar die Information, die Bear zur Verfügung steht, durch die spezifische Art ihrer Zusammenstellung, denn der Notizverweis behauptet nicht, dass es der Brustkrebs von 1977 ist, der jetzt das neue Problem verursacht.

Indem er diesen Satz aufschreibt, verengt Bear seinen Fokus für die gegenwärtige Situation. Indem er den ›Überweisungsgrund‹ auf diese Art ›zusammenfasst‹, ist er in die *Produktion* eines Problems involviert, das im Arbeitsalltag eines Krankenhauses (wie auch in seinem eigenen) handhabbar wird. Das Aufschreiben der kurzen Sätze, die aus den mannigfaltigen Quellen, die er zur Hand hat (die verschiedenen Briefe, die Fragen, die Bear Frau Roth gestellt hat, ihr körperlicher Zustand, die Untersuchung), extrahiert wurden, hilft, ein zusammengesetztes Bild dessen, ›was jetzt zu tun ist‹, zu konstruieren. Aus der verwirrenden Masse von Informationen, für verschiedene Zwecke erhoben, aus der emotional beladenen Geschichte, die Frau Roth geliefert hat und aus den (ebenso emotional aufgeladenen) Fingerzeigen, die ihr körperlicher Zustand und die non-verbalen Reaktionen vermitteln, konstruiert Bear einen ›klaren Fall‹ in und durch das Ausfüllen der leeren Seiten vor ihm. Er erschafft einen Überblick, indem er Informationen von den verschiedenen Zeiten und Orten, von verschiedener Relevanz und verschiedenen Quellen innerhalb eines einzigen begrifflichen Schemas so heraussiebt und rekonstruiert, dass die Bruchstücke von Information, die er notiert, gegenseitig einander ergänzen und einen klaren Fall von »Rückfall von Brustkrebs, der palliativ behandelt werden soll,« ergeben (Whalen 1993). Jeder Eintrag zieht die aktive Produktion eines historischen Stückes von Information nach sich: das Herauslocken, das Interpretieren und die folgende Transformation der Worte von Frau Roth in ein ›Symptom‹ oder eine ›Beschwerde‹, die in die medizinische Kategorie von »metastasierendes Mamma Ca« passt. Jeder Eintrag ist eine Umwandlung von ganz verschiedenen

---

5 Vgl. z.B. Lave 1988, Amann/Knorr-Cetina 1989, Cicourel 1990 und Hutchins 1995. Hier geht es mir im wesentlichen darum, wie das Denken mit den Artefakten und der Arzt-Patientenbeziehung verwoben ist. In der hier geforderten Kürze kann die »distributed cognition«, die sich zwischen unterschiedlichen Teammitgliedern abspielt, nicht diskutiert werden.

Hinweisen in einen Einzigen, der auf einen klar einzuschlagenden Handlungsweg verweist. Im nächsten Abschnitt der Akte »Vormalige Krankheiten und chirurgische Behandlung« schreibt Bear unmittelbar jene Informationsstücke auf, die er (dementsprechend) für die gegenwärtige Situation als relevant erachtet (»1977. Brustamputation«). Zwar zählt er »diabetes mellitus« zwei Zeilen darunter dazu, indem er auf »ein wenig Diabetes« verweist – aber nur um diesen Punkt in Zukunft zu ignorieren. Er fährt mit seinen Fragen bezüglich der Behandlungen, denen sie sich wegen ihres Brustkrebses zu unterziehen hatte, fort und ignoriert ihre letzte Bemerkung über ihre Probleme in der Mundhöhle (man kann sich auch anschauen, wie er herauslockt, dass der Patient »etwas kurzatmig ist« und dass sie nicht an Fieber leidet, und wie er vieles, was sie vorbringt, unterschlägt).

Bears Schreibarbeit stellt einen ausschlaggebenden Faktor in diesem Transformationsprozess dar, nämlich insofern sie den Weg für solch einen schrittweisen Kanalisierungsprozess ebnet: Sie ebnet für ihn den Weg zur Schaffung einer Re-Präsentation ›des Patienten‹, vermittels derer er sich ein eindeutiges Bild machen, Überlegungen anstellen und weiter forschen kann.[6] Ihr Wert liegt genau darin, dass es sich hier um eine höchst *selektive*, distanzierte und abstrakte ›Repräsentation‹ handelt. *In* dieser Transformation von multiplen Informationsquellen in einige zusammenfassende Sätze gewinnt der Arzt die Möglichkeit, den Patienten aus dem Strom von tagtäglichen Ereignissen ›heraus-‹ und in die temporäre und anatomische Ordnung – sagen wir, dessen, was man die Lebenszeit einer Krankheit nennen könnte – ›hineinzuziehen‹. Bear überfliegt und ordnet zum Beispiel die heterogenen Quellen, die er zur Hand hat, um die zeitliche Progression von dem ersten Auftreten des Brustkrebses bis zu seinem späteren Rückfall zu konstruieren. Genauso versucht er, ein geordnetes, anatomisches Bild davon zu kreieren, welche Organe gerade betroffen sind. Bears Schreiben ist hier nicht die *Wiedergabe* seiner Gedankenprozesse: seine Notizen sind nicht lediglich eine *post hoc* abgekürzte Rekapitulation seines Räsonierens. Sein Lesen und Schreiben kann vielmehr nicht von seinem ›Denken‹ getrennt werden: ohne die Präsenz der Akte würde Bears ›mentaler Prozess‹ nicht sehr weit kommen. Der visuelle Überblick, der auf dem Formular geschaffen wird, die Nebeneinanderstellung von Termini, die rekontextualisierte Untersuchung, die diese Eintragungen vermitteln, die Faktizität, die durch das einfache, doch signifikante Phänomen erreicht wird, dass Bears *eigene* Eintragungen Teil der Informationsquellen werden, die ihm zur Verfügung stehen – alles das ist ein untrennbarer Teil von diesen »Gedankenprozessen« *selbst* (Goody 1977; Latour 1986).

Als fester Bestandteil des Prozesses des medizinischen Entscheidens beeinflusst die Akte darüber hinaus auch seinen *Inhalt*. Sie strukturiert die getroffenen Selektionen: Durch ihre Aufmachung, beispielsweise durch ihre vorgedruckten Formulare und Kategorien, greift sie unterstützend in den Prozess ein, eine Problemdefinition, die ›medizinisch relevant‹ ist, zu kreieren. Der Vordruck listet die Fragen auf, die zu stellen sind, und differenziert zwischen relevanten und irrelevanten Informationen (zum Beispiel, indem er ein Thema nicht nennt oder nur wenig Platz für ›Soziale Anamnese‹ einräumt). Der Vordruck, den Bear auszufüllen hat, organisiert die Konsultation: Er folgt dem Layout des Formulars in der Organisation seiner Befragung und der folgenden Untersuchung, indem er sich ›anstacheln‹ lässt von jeder der aufeinander folgenden Überschriften. Bears eigene Tätigkeit des Repräsentierens gestaltet eben die Ereignisse, die er repräsentiert: er wendet sich der Reihe

---

6   Zur Transformation des Problems eines Patienten in der Interaktion von Art und Patient vgl. z.B. Davis 1986 und Silverman 1987. Die Rolle der Akte wird in diesen Untersuchungen nicht eigens fokussiert.

nach den verschiedenen Abschnitten zu, folgt der Logik der Akte, die so zum *Ko-Produzenten* der endgültigen Definition der Situation avanciert.[7]

Zur gleichen Zeit determiniert die Akte jedoch nicht Bears Verhalten. Sie ist eine wichtige Quelle, auf die er zurückgreift, um seine Aufgabe zu erfüllen. Zusätzlich zu seinen Papieren gestalten die Fragen, die er Frau Roth stellt, ihr körperlicher Zustand und ihre Reaktionen auf seine Worte – alles zusammen – den Verlauf der Konsultation. Es gibt keine fixe Ordnung, in der er auf diese Quellen zurückgreift. Er pendelt hin und her zwischen ihnen,, reagiert auf Fingerzeige, auf die er in einer *Ad hoc*-Anlayse stößt. Das Gespräch strukturiert sich ›spontan‹ in der kontinuierlichen Interaktion mit den kontingenten Faktoren einer Situation, welche durch eine Frage, eine Handlung oder eine neue, zu überdenkende diagnostische Option hervorgerufen werden (vgl. Lynch 1985: 247; Luff u.a. 1992). Bear reagiert auf die verschiedenen Überschriften seines Vordrucks, doch als Reaktion auf die Antworten seiner Patientin springt er in dem Formular vor und zurück und stellt zusätzliche Fragen, auch im Hinblick auf den Notizverweis. Zu Beginn der Konsultation versucht Bear beispielsweise (neben anderen Dingen) zu bestimmen, was Frau Roth über ihren Zustand weiß. Er fragt: »[Ihr Arzt] hat ein paar Bilder gemacht, nicht wahr?«, als er erneut auf den Notizverweis blickt, diesmal herausgefordert durch den Hinweis auf die Röntgenuntersuchung, denn diese impliziert, dass der Hausarzt Frau Roth *irgendetwas* als Begründung dafür gesagt haben muss, warum sie diese brauche.

Die Rolle der Akte in der Hervorbringung eines ›handhabbaren Problems‹ hört hier jedoch nicht auf. Wie ich an anderer Stelle dargelegt habe, ist medizinische Arbeit nicht adäquat dadurch zu beschreiben, dass man auf die Art und Weise verweist, in welcher Ärzte (kognitiv) medizinische Daten kombinieren, um Entscheidungen zu treffen (Berg 1992). Medizinische Arbeit ist eher die aktive Artikulation eines weiten Bogens von Elementen (wie Zeit, Labordaten, die Unterstützung von Kollegen, historische Informationen). All diese Elemente gestalten die laufende und sich wiederholende Transformation der Patientenprobleme in handhabbare Probleme – und all diese Elemente werden (re)konstruiert in diesen Prozessen.

Die Vielfalt von parallel erscheinenden Aufgaben ist ein hervorstechender Faktor in Bears Konsultation mit Frau Roth. Er versucht gleichzeitig herauszufinden, was sie über ihre Krankheit weiß, wie genau ihr Zustand aussieht, was für eine Art von Behandlung in Betracht kommt und welche Informationen des Hausarztes noch einmal überprüft werden müssen. »Hat Ihr Arzt eine Röntgenuntersuchung vorgenommen?« ist nicht eine Frage, *ob* er oder sie das getan hat (der Hausarzt hat dies bereits notiert), obwohl es Bear hilft, sich ein Bild davon zu machen, was genau stattgefunden hat. Zunächst zielt diese Frage darauf ab, herauszufinden, ob Frau Roth sich ihrer schlimmen Prognose bewusst ist. Auf dieselben Hinweise stützt er sich, um sich ein Bild von Frau Roths Tumor zu machen, um den richtigen Ton für die Konsultation zu bestimmen, um zu bestimmen, was ihr gesagt werden muss, und um zu überprüfen, welche therapeutischen Optionen (wenn überhaupt) sie bereits überdacht hat. Genauso vergewissert sich Bear dadurch, dass er in der Pathologie anruft wegen der Resultate einer Biopsie, während er sie untersucht, einer schnellen Bestimmung

---

7 Ärzte nehmen manchmal Daten auf oder führen körperliche Untersuchungen durch, ohne während dieser Aktivitäten zu schreiben. Damit ist die hier vertretene These aber nicht widerlegt. Wie Goody (1977) herausgestellt hat, ist es allein das Aufkommen des Schreibens sowie die Entwicklung von Instrumenten zum Organisieren und Katalogisieren von Information, welche etwa solch komplex abfolgenden und verzweigten Aktivitäten wie die Erstellung eines standardisierten Fragebogens ermöglichen. Die wiederholte Durchführung solcher Prozeduren kann zu einer schrittweisen Internalisierung solcher Abfolgen oder Listen führen.

des Tumortyps. Gleichzeitig vermeidet er hierdurch Verzögerungen in seiner eigenen Poliklinik und beugt einem längeren und schmerzhaften Krankenhausaufenthalt für Frau Roth vor (indem er auf weitere diagnostische Arbeit verzichtet).

Die Patientenakte ebnet den Weg, solch eine Fülle von divergenten Aufgaben auf dieselbe Art und Weise wie oben beschrieben zu handhaben. Einzeilige Zusammenfassungen zu Papier zu bringen – welche dann als das ›gegenwärtige Problem‹ erscheinen –, reduziert die Komplexität der Aufgaben, die zu bewältigen sind. Frau Roths Bemerkung über ihren Mann (»er hatte ein paar Mal einen kleinen Schlaganfall«) in »Mann gesund« zu transformieren, erlaubt Bear, die Einbeziehung ihrer häuslichen Situation effizient auf später zu verschieben. Ein »gesunder Mann« gibt noch keinen Anlass sich darüber Sorgen zu machen, ob sie mit ihrem sich verschlechternden Zustand ohne zusätzliche professionelle Hilfe umgehen kann. Indem Bear jegliche Bemerkung darüber, ob sie einige Details ihres Zustands wissen will (oder nicht), weglässt und »metastasierendes Mamma Ca« als Überweisungsgrund aufschreibt, kann er aufhören, sich zu fragen, was genau Frau Roth wissen (oder nicht wissen) will. Für den Rest der Konsultation behandelt er sie in seiner routinierten Art und Weise: ohne Umschweife, aber behutsam.

Nicht zuletzt führt Bears Lesen und Schreiben auch dadurch zur Hervorbringung eines handhabbaren Problems, weil hierdurch direkt die Arzt-Patienten-Interaktion gesteuert wird (Health 1982). Bear bricht oft eine Ausführung oder eine Antwort von Frau Roth ab, indem er auf seine Papiere blickt, oder – was sogar noch effektiver ist – indem er zu schreiben beginnt. Sein Schreiben und Lesen fungieren *als solche* als Instrumente, um zu gestalten, wie hier die Gewichte verteilt werden. Dies heißt, ›relevante‹ Fragen auf eine solche Weise zu verfolgen, dass sie von ›irrelevanten‹ Aspekten abgegrenzt werden, Gesprächszeit von Gesprächspausen zu unterscheiden und die Wechsel zwischen unterschiedlichen Phasen in der Konsultation (wie zwischen ›Fragen‹ und ›Untersuchung‹) zu markieren. Indem Bear eine Linie unter die Notizen, die er oben niedergeschrieben hat, zieht, trennt er diesen Eintrag nicht nur auf physische Art von dem Rest: es ist auch eine klare Nachricht, dass die Konsultation nun vorbei ist (insbesondere, wenn der Arzt nun auch die Patientenakte schließt). Insgesamt trägt das Faktum, dass Bear schreibt und liest, während Frau Roth eben dies nicht tut, zur Produktion und gegenseitigen Anerkennung der Situation ›Experte wird von einem Klienten aufgesucht‹ bei, und leistet einen Beitrag zu der Verteilung von Pflichten und Rechten, die damit einhergehen (Zimmerman 1969; Silverman 1987).

## Die Klinik organisieren

Im vorhergehenden Abschnitt sind das Repräsentierte und die Repräsentation zusammen aus der dyadischen Arzt-Patienten-Interaktion hervorgegangen. Ein gefügiger, rekontextualisierter und retemporalisierter Körper ist als Produkt eines Prozesses entstanden, für den die Berichterstattungsaktivität des Arztes die zentrale Rolle spielt. Das klassische, individuelle Arzt-Patienten-Setting hat jedoch seine Grenzen. Kann das Auftreten derselben Koproduktion von Repräsentiertem und Repräsentation beobachtet werden, wenn der Anwendungsbereich des untersuchten Settings ausgeweitet wird? Kann die These, dass die Akte in die Produktion medizinischer Arbeit selbst involviert ist, ausgedehnt werden auf die Myriaden von Interaktionen, Arbeitswegen, Ressourcenströmen und Gruppen, welche die alltäglichen Angelegenheiten von krankenhausbasierter medizinischer Arbeit charakterisieren?

Es ist Freitag, ungefähr Mittag. Matthew, der leitende Krankenpfleger der Onkologie, stößt mit Fred, dem Oberarzt zusammen. Matthew wurde gerade mitgeteilt, dass eine »akute Leukämie« vom regionalen Krankenhaus hergeschickt wurde. Edward, der Assistenzarzt in Facharztausbildung, tritt hinzu; er hat bereits mit Richards gesprochen, einem onkologischen Oberarzt, der in die Überweisung des Falls involviert war. Edward hat sich Notizen von diesem Gespräch gemacht und beginnt mit einer Zusammenfassung dessen, was bereits passiert ist. »Weiblich, 1969, Pearson, akute Leukämie, wahrscheinlich lymphoblastisch. Abstriche, gefärbt und ungefärbt.« Fred unterbricht: »Sind das Knochenmarkproben? Oder Blutabstriche?« Edward, der es nicht weiß, listet weiter auf: »... Montag morgen: Chromosomentest, Knochenmarkbiopsie ... Vitamin B12 und Folsäure...« Fred unterstreicht diese letzten Wörter: »Wir müssen das jetzt tun.« »... Hickmann-Katheter [ein Katheter, der in die Subclavia-Arterie eingeführt wird, durch den die Chemotherapie und die Blutzellen verabreicht werden können]... Peters [ein Chirurg] am besten Montag morgen«. Fred nickt. Hinter ihnen sitzt eine junge Frau auf einer Bank und weint. Matthew sieht sie an. »Sie ist hier...«

In dem Büro des Oberarztes sehen sie die Schachteln, welche Frau Pearsons Abstriche enthalten. »Dies ist Knochenmark, siehst du?« sagt Fred. »Es gibt kleine Bröckelchen darin. Und sie sind auch farbig. Gut, dann können wir die Diagnose heute Nachmittag bestätigen.« Er nimmt ein weißes Blatt Papier, setzt sich hin und greift nach Edwards Notizen. »Montag werden wir die genetischen Untersuchungen machen. Können wir täglich das ganze Zeug zum Genlabor schicken?« Matthew nickt. »Gut. Ich werde alle Bluttests noch einmal durchführen – wir müssen sie so oder so mappen.« Er ruft Peters und sagt ihm, dass sie sich über Frau Pearsons Blutgerinnungsfunktion noch nicht im Klaren sind und dass Montag früh genug ist, da »wir sowieso zuerst eine Diagnose brauchen«. Doch Peters zieht es vor, den Hickmann-Katheter bereits diesen Nachmittag anzubringen: das passt ihm besser in den Plan. Während Fred weiter seine Telefonate führt, um all das zu arrangieren, teilen Edward und er sich die Aufgaben. »Du sorgst dafür, dass diese Bluttests gemacht werden. Alle dringend, und die Blutgerinnungszeit ist erst recht dringend. Und hol dir jetzt eine Thorax-Röntgenaufnahme – wir wollen nicht, dass der Chirurg in die Tumormasse schneidet.«

In der Zwischenzeit bereitet Helen, die Stationssekretärin, Frau Pearsons Krankenhausakte[8] sowie einen separaten Schwesternbericht vor, der die allgemeine Checkliste enthält (Ist der Patient informiert? Ist der Raum desinfiziert?), Listen für Flüssigkeitsverlust und Nahrungsaufnahme und so weiter. Sie druckt auch Frau Pearsons Krankenhaus-ID-Card auf ein neues Formular: eine unstrukturierte Seite, auf der chronologisch die Maßnahmen aufgelistet werden, die von Ärzten angeordnet wurden und von den Krankenschwestern ausgeführt werden müssen (verordnete Tests, Medikamente, die verabreicht werden sollen).

Es ist zwei Uhr nachmittags. Das Hämatologie-Labor ruft an und gibt Frau Pearsons Blutgerinnungszeit durch: 14 Minuten. Fred: »Wenn es 14 sind, Edward, musst du extra Thrombos beordern« [zu wenige Thrombocyten – ein Symptom von Leukämie – verursachen eine reduzierte Blutgerinnungsfunktion]. Fred steht auf und geht rüber zu Helen, um das selbst anzuordnen. »Gib ihr sofort acht Einheiten, und miss die Blutungsgerinnungszeit danach noch einmal.« Dann geht er in das Labor, wo Richards sich die Abstriche ansieht, und fragt, ob sie bereits »eine Diagnose« haben. »Naja«, sagt Richards, »es ist alles nicht

---

8   Diese Akte ist von der ambulanten Akte zu unterscheiden. Die Krankenhausakte kann z.B. Briefe eines ambulanten Arztes enthalten, aber nicht die Aufzeichnungen des Arztes selbst. Umgekehrt stellen die Entlassungsbriefe die einzige Information aus den Krankenhausakten über die Zeit des Krankenhausaufenthalts dar.

besonders klar. Du kannst anfangen, sie zu wässern, doch ich möchte die Biopsie noch einmal durchführen. Ich traue denen nicht, wenn es nicht unsere sind.«

Im Schwesternzimmer füllt Irene in der Zwischenzeit die »Kurven« aus: ein vorformatiertes Formular, das als erste, aufgeklappte Seite in jeder Stationsakte enthalten ist und auf dem die Schwestern täglich den Puls, die Temperatur, den Blutdruck, das Gewicht, die verabreichten Medikamente usw. eintragen. Helen kommt herein und sagt, dass die Thrombos für Frau Pearson angefordert wurden – »super dringlich«, fügt sie gequält hinzu. Irene geht, um John zu suchen, der für diese Patientin heute zuständig ist. Als sie wiederkommt, füllt sie einige Vordrucke zur Dokumentation der Flüssigkeitsbilanz aus – eine »lästige Pflicht«, wie sie sagt. Erforderlich ist hierzu die Kontrolle dessen, was der Patient getrunken hat, der Menge von Flüssigkeit, die durch die Infusionen ›eingegangen ist‹, und der Menge von Flüssigkeit, die durch Urin und Drainagen ›abgegangen ist‹. Sie rechnet aus, wie viel von der Infusion bis Mitternacht einfließen wird, und antizipiert das Verbleibende für das Formular des nächsten Tages. »Das Formular hat keinen Platz für Stuhlgang und Transpiration. Das gibt es hier wohl nicht«, bemerkt sie ironisch.

Eine Stunde später verlässt John Frau Pearsons Zimmer. Er geht herrüber zu Helen und fragt, ob noch etwas zu tun sei. Sie zuckt mit den Schultern: sie hat nichts gehört, seit Fred das letzte Mal zu ihr gekommen ist. John seufzt. »Edward ist neu hier. Das ist immer das Gleiche.« Er geht hinaus und findet Edward im Ärztezimmer neben Fred, der die Liste mit Anforderungen, die er zuvor gemacht hat (und die Helen benutzt hat), in ein Anforderungsformular überträgt. »Du musst mir sagen, was los ist, Edward. Wir können nicht deine Gedanken lesen...« Edward, der die Mischung aus Irritation und spielerischer Ironie aus Johns Stimme heraushört, blickt auf und lächelt etwas entschuldigend. »Naja, wir werden einfach warten müssen und sehen, was mit der Blutgerinnung nach der Thrombozytenabgabe passiert. Und dann können wir Peters rufen.« John geht und Fred zeigt auf das Anforderungsformular. »Das ist wichtig. Das ist dein Gedächtnis. Vergiss das nie, oder sie werden dir sagen, dass du es nie angeordnet hast.« Er sucht die Akte von einem anderen Patienten mit Leukämie, um die richtige Medikamentendosis zu finden. Er seufzt. Es wird wieder ein langer Freitag.

Edwards Notiz beinhaltet einen Mischmasch von kurzen Sätzen: die wahrscheinliche Diagnose, diagnostische und praktische Informationen des Krankenhauses, aus dem Frau Pearson überwiesen wurde, und allgemeine, in Kurzschrift verfasste Sätze, welche die einzuschlagenden Handlungswege aufzeigen. In ihrer Zusammenarbeit versuchen Fred und Edward den Sinn der aufgezeichneten Punkte in der Liste (»Sind die Aufnahmen Knochenmarkabstriche?«; »Bekommt sie Antibiotika?«) herauszuarbeiten und die Kurzschriftsätze in konkrete Handlungen umzuwandeln (»Wir müssen den Chirurgen wegen des Hickmann rufen«; »Folsäure unterstreichen«, um die Aufmerksamkeit darauf zu lenken, dass das Labor diesen Test durchführen muss). Sie erstellen eine Liste von Handlungen, die durchgeführt werden müssen, und diese Liste setzt wiederum alle im Krankenhaus in Bewegung: Chirurgen, die die Erfordernisse für die Anlage des Hickmann-Katheters arrangieren; Laborarbeiter, die Bluttests durchführen; Krankenschwestern, die Formulare ausfüllen; Infusionsständer, die in Frau Pearsons Zimmer gerollt werden.

Auf diese Weise kommt nun ein zusätzlicher Aspekt der Funktion der Akte an den Tag. Über die Erfassung dessen, ›was vorgeht‹, hinaus, kann das Erstellen einer Liste dem Zweck dienen, eine Reihe von organisatorischen Routinearbeiten zu initiieren. Die Liste leitet nicht nur die Handlungen der einzelnen Mitglieder des Teams ein. Sie erleichtert auch ihre gegenseitige Koordination. Hier wird wiederum deutlich, dass die Rolle der Akte keine reine Hilfestellung ist. Die Akte repräsentiert nicht nur besagte Koordination von Arbeit. Sie schreibt sie vor und vermittelt sie (vgl. Simone/Schmidt 1993). Sie ist eine materielle Form von halböffentlichem Gedächtnis: Sie befreit das medizinische Personal von der Bürde, die Arbeit, die getan werden muss, und ihre Resultate zu organisieren und im Kopf zu behalten. Die Patientenakte ist eine strukturierte *verteilende und koordinierende Apparatur*, in der alle Aufgaben, welche den Werdegang eines Patienten betreffen, beginnen und enden müssen. Das einfache Ankreuzen eines Kästchens oder das Notieren von einigen Wörtern setzt organisatorische Routinen in Bewegung. »CBI« (komplettes Labor) hinzukritzeln wird darin resultieren, dass die Sekretärin eine Reihe von Formularen ausfüllt und den Blutentnahmedienst anruft. Sie nehmen Blut in speziell dafür angefertigten Röhrchen ab und geben diese in den passenden Labors ab. Diese Labors verarbeiten die Proben und senden die Ergebnisse zurück zu dem Arzt, der die Tests angeordnet hat – Ergebnisse, die in die Akte übertragen werden.

Diese zirkuläre Bewegung von Eintragungen, sich ergebenden Aufgaben, erneuten Eintragungen sowie die zentrale Rolle der Akte in diesen Schleifen ermöglichen *Handlung auf Distanz* (Latour 1987). Anordnungen in die Akte zu schreiben dirigiert eine ganze Reihe von Krankenhausressourcen um und durch Frau Pearsons Körper, die ihn daraufhin in einen Körper verwandeln, der für die Krankenhausroutine handhabbar wird. Ihre Venen werden kompatibel mit den Plastikschläuchen der Infusionen. Ihr Blut wird in periodischen Abständen abgenommen und in Zahlenreihen transformiert. Ihre Getränke, Urin und Infusionen werden als »ein-« und »ausgehende« Flüssigkeiten aufgewogen. Medikamente werden ihr verabreicht, um die Bakterien, die in ihren Eingeweiden leben, davon abzuhalten, sie zu infizieren, wenn die Chemotherapie beginnt, ihr Immunsystem anzugreifen. Die Verwandlung des Körpers, die anfangs mit der Schaffung eines ›handhabbaren Problems‹ (einen klagenden Patienten eingeschlossen) begann, erlangt hier neue Dimensionen. Der Körper des Patienten wird transparent gemacht durch das weitere kontrollierte, grundlegende Umschreiben und indem vergleichbare und kombinierbare Einträge erstellt werden, die auf wenigen Seiten Papier aufgelistet werden können. Die Verfügbarkeit eines solch übersichtlichen, dauerhaften und beweglichen Sets von Einträgen eröffnet den Ärzten die Möglichkeit, ihren Blick über Zeit und Raum auszuweiten. Mit anderen Worten, die Akte ermöglicht, vergangene und ferne Arbeit – und Räume und Zeitskalen, die sonst unvorstellbar wären – in die Gegenwart einzubringen (vgl. Frankenberg 1992; Wood 1992: 1).

Hier sind Repräsentiertes und Repräsentation vollkommen unabhängig. Ersteres geht Letzterem nicht voraus: eher existiert Ersteres nur durch Letzteres und umgekehrt. Für Organisationszwecke wird der Realitätsstatus des Patientenkörpers eingestuft *und* durch Stapel von Schriftwerk transformiert. Die Akte organisiert die Anlegung von verschiedenen Schläuchen und Messgeräten, die, indem sie ihre Zahlen in den Bericht ergießen, die dokumentarische Realität der »Flüssigkeitsbilanz« konstruieren. Nur durch das Lesen der Reihen von ein- und ausgehenden Flüssigkeiten kann Frau Pearsons Zustand eingeschätzt werden; nur durch das Berechnen und Niederschreiben der neuen Infusionslevels kann eine beobachtete Störung des Gleichgewichts rückgängig gemacht werden. Die Praktiken des Lesens und Schreibens der Akte *sind* nun auch die Praktiken des Lesens und Schreibens des Patientenkörpers. Die Praktiken der Repräsentation sind ununterscheidbar von den Handlungen, die sie angeblich repräsentieren. Die Verstrickung dieser verteilenden und zusammentragenden Apparatur mit der Routineorganisation des Krankenhauses ermöglicht es den

Ärzten, von ihrem Schreibtisch aus durch den Patientenkörper zu reisen, zeitliche, körperliche und professionelle Grenzen zu überschreiten, an Frau Pearsons Verdauungssystem und der Zusammensetzung ihres Blutes herumzubasteln und es zu überprüfen.

Ebenso wie im vorhergehenden Abschnitt beeinflusst die für die Organisation von medizinischer Arbeit konstitutive Rolle der Akte auch hier den Inhalt dieser Arbeit. Die Akte regelt, *welche* und *wie* Arbeitsaufgaben verteilt und koordiniert werden. Die einzige Information, welche die Krankenschwestern in die Patientenakteakte eintragen, ist das, was in die Temperaturspalte gehört. Dieses Formular strukturiert vor, welche Daten gesammelt werden müssen, wie und wie oft. Blutdruck muss täglich eingetragen werden, während die Temperatur- und Pulsgrafik den ›Tag‹ in vier achtstündige Zeiträume aufteilt. Im gleichen Sinne benötigt das Tabellenformat eine höchst standardisierte Art des Eintrags: Der Effekt der ›Übersicht auf einen Blick‹, den diese Formatierungsweise vermittelt, ist nur dadurch zu erreichen, dass die Krankenschwestern die Flüssigkeitsverluste in Millilitern und die Medikamentendosen auf einem Vordruck »Häufigkeit Zeiten Dosierung« getreu wiedergeben.

Auch unstrukturierte Formulare können die Verteilung und die Koordination von Arbeitsaufgaben lenken. Das Anforderungsformular ermöglicht beispielsweise die unbeschränkten Anordnungen von umfassenden Testreihen: »CBI« zu notieren, ordnet eine Serie von Bluttests an ohne irgendeine Art von Rechtfertigung oder die Initiative eines Vorgesetzten zu benötigen. Genauso überlassen es die unstrukturierten Fallgeschichte-Blätter den Ärzten, kontinuierlich Anordnungen zu treffen und die Problematik neu zu fokussieren. Aus der Fülle von anderen Einträgen in der Akte und den Informationen, welche in den Treffen mit Patienten und den Visiten ausgetauscht werden, werden tägliche ›Zusammenfassungen‹ und auf den neuesten Stand gebrachte ›Problemlisten‹ erstellt, welche die Aufmerksamkeit (wieder) darauf richten und (wieder) definieren, wie sich der Verlauf ›wirklich‹ darstellt (siehe auch unten).

Hier sehen wir also, wie die Akte in die Organisation des Krankenhauses einfließt. Der Fallgeschichte-Vordruck ohne Strukturierungsanweisungen schafft die Verantwortlichkeiten für Ärzte *und* bestätigt ihre Position als ›zentraler Akteur‹ für die Strukturierung der Patientenlaufbahn. Es geschieht auf diesen Seiten, die sie lesen und schreiben, dass der wesentliche Verlauf dieser Krankengeschichte etabliert wird. Für Ärzte ist dies der wichtigste Ort in der Akte. Dies ist es, wo *ihre* Arbeitsaufgaben (u.a. sich einen Überblick über die momentane Lage zu verschaffen) beginnen und enden. Die Akte vermittelt des Weiteren auch die Erzeugung und Bewahrung von *Hierarchien* zwischen und in den professionellen Gruppen: Die unstrukturierten zentralen Fallgeschichtsseiten unterstreichen die zentrale Position des Arztes. Das unstrukturierte Anforderungsformular unterstreicht die nur wenig reglementierte hierarchische Beziehung des Arztes zur Krankenschwester. Das höchst strukturierte »Kurvenblatt« unterstreicht die reglementierte Arbeit, die Schwestern auszuüben haben, um den Ärzten Übersicht und Zugriffsmöglichkeiten zu verschaffen. Die Patientenakte ist eine der Arten und Weisen, in denen Machtunterschiede sich grundlegend konstituieren. Sie reguliert den Typ von Zugang, den verschiedene Mitarbeiter des Teams haben, indem sie differenziert, wer hier wo etwas eintragen kann oder muss, und wer was lesen kann. Schwestern sind zum Beispiel verantwortlich für die ›niedrig-gestellteren‹ administrativen Formulare, und der einzige Ort, wo sie Informationen in die Patientenakte selbst eintragen können, ist in der Temperaturspalte. Die Akte bestimmt, wessen Informationen relevanter sind als die von anderen und wessen Arbeit wichtiger ist: Die leidigen Pflichten der Schwestern hinterlassen in der Akte kaum eine Spur (die Flüssigkeitsbilanz herstellen, die Bluttests durchführen) –

nur die Zahlen, die als das Endresultat dieser Arbeit erstellt werden (Star 1991; Bowker/Star 1994). Auf all diese Arten und Weisen schaltet sich die Akte in die (Re)Produktion von hierarchischen Beziehungen ein, über die sie gleichzeitig die Schaffung eines handhabbaren Patientenkörpers ermöglicht.

Die Gliederung der Akte in eine Aufeinanderfolge von Einzelschritten beeinflusst ferner auch die *zeitliche* Organisation der Krankenhausarbeit (vgl. Zerubavel 1979; Atkinson 1981). Die Acht-Stunden-Linien in der Fieberkurve korrespondieren mit den Schichtwechseln der Pflegekräfte; die graphische und tabellarische Struktur erfordert eine fixe, zyklische Ausführung von umschriebenen Aufgaben, damit alles funktioniert. Und wieder wäre das feinmaschige Netz dieser zeitlichen Organisation (die überaus detaillierte Strukturiertheit der komplexen Chemotherapie-Schemata beispielsweise) unmöglich *ohne* die zentrale Rolle der Akte als Verteiler und Koordinator von Arbeitsaufgaben. Die Komplexität der zeitlichen Struktur des Krankenhauses kann nur durch die materielle Infrastruktur von Listen, Plantabellen, Stundenplänen und Ähnlichem aufrechterhalten werden. Darüber hinaus ist diese zeitliche Organisation verbunden mit dem hierarchischen Aufbau der Organisation: indem z.B. den Schwestern disziplinierte und zeitintensive Aufgaben abverlangt werden, wird die unterschiedliche Bewertung von Zeit zwischen den professionellen Gruppen in die Struktur der Akte eingebaut (Egger/Wagner 1993).

Wie oben dargelegt, sollte die Akte jedoch nicht so gesehen werden, als bestimme sie die Verlaufsweise der Handlungen, die sie vermittelt. Sie oktroyiert ihre Struktur nicht denen auf, die mit ihr arbeiten müssen. Sie ist kein einfacher Mittelsmann zwischen den ›Intentionen‹ derer, die Aufgaben anordnen, und den Handlungen jener, die sie ausführen. So geht aus ihr keineswegs eindeutig hervor, wie genau die gemachten Einträge oder die benutzten Vordrucke in die Praxis umzusetzen sind. Erstens sind die meisten Einträge sehr knapp und kurz. Als Fred Frau Pearson zum Beispiel untersuchte, waren seine einzigen Notizen in der Fallgeschichte:

PE: Lymphknoten –
     Milz –

Für einen (bereits bewanderten) Außenseiter ist die einzige Information, die von diesem Eintrag abgeleitet werden kann, dass in der körperlichen Untersuchung weder ein vergrößerter Lymphknoten noch eine vergrößerte Milz gefühlt wurde. Ein Insider jedoch, der die Arbeitsroutinen der Station kennt und Fred als einen gründlichen und erfahrenen Oberarzt einschätzen kann, und sieht, dass das sein erster Eintrag in den Bericht ist, *weiß*, indem er das liest, dass Fred eine kurze, doch gründliche körperliche Untersuchung vorgenommen hat und dass er nur diese Funde notiert hat, die momentan besonders relevant für die Situation des Patienten sind (eine vergrößerter Milz und vergrößerte Lymphknoten sind wichtige Zeichen für das Stadium einer Leukämie). In Anlehnung an Garfinkel könnte man so sagen, dass schon die *Möglichkeit* des Verstehens von Akteneintragungen auf einem geteilten, praktischen und einschlägigen Verständnis von gemeinsamen Aufgaben, Erfahrungen und Erwartungen basiert (1967: 200f; Rees 1981). Die Kürze der Einträge und die (scheinbare) Unvollständigkeit ›funktioniert‹, da der Leser die Spezifika der Situation des Schreibers kennt, weiß, womit er oder sie befasst war oder was er oder sie benötigt. Abgesehen davon, zu ermöglichen, dass die Akte so funktioniert, wie sie es tut, ist das Sich-Kurzfassen darüber hinaus eine Frage der Arbeitsökonomie. Für praktische Zwecke vollständiger zu sein als nötig verschwendet sowohl die Zeit des Schreibers als auch die Zeit von demjenigen, der schnell die relevanten Informationen in der Akte finden muss (Heath 1982).

Doch dieser Charakter der Akte bereitet zugleich auch Umstände: Die Kürze und Knappheit, die für die Akte *erforderlich ist*, lässt zur selben Zeit auch kontinuierliche ›Reparaturleistungen‹ nötig werden. Die Fallvignette veranschaulicht das fortlaufende Ausfeilen dessen, was gerade geschah oder aufzuschreiben war und was des Weiteren zu tun ist: Welche Typen von Aufnahmen wurden mitgeschickt? Wie sollte ›am besten‹ die kurze Notiz »Peters am besten Montag« interpretiert werden?

Allgemeiner gesprochen gibt es ein kontinuierliches Hin und Her zwischen Schwestern, Ärzten und Oberärzten bezüglich genau der Eintragungen, die ihre Kommunikation aufbauen sollen (vgl. Atkinson 1995). Und was für ihre Eintragungen gilt, dies gilt auch für die Struktur ihrer Vordrucke: die Abschnitte schreiben nicht vor, wie sie zu handhaben sind. Ihre Relevanz muss oft für die gegenwärtige Situation (neu) eingeschätzt werden. Die organisatorischen Anweisungen, die in den Vordrucken verankert sind, werden ständig reinterpretiert oder außer Kraft gesetzt (Lynch 1985; Berg 1997). Die typische Temperaturspalte auf dieser Station ist beispielsweise reichlich mit Auslassungen und *Ad hoc*-Modifizierungen versehen. Die graphische Darstellung der »Atmungsfrequenz« ist nicht ausgefüllt. Die Flüssigkeitsbilanz-Reihen beinhalten viele Auslassungen. Kommentare sind an Orte geschrieben, wo andere Informationen eingetragen werden sollten und so fort.

Der fortlaufende Prozess des Überarbeitens der im Vordruck verankerten Prozeduren ist nicht ein Anzeichen für unkorrekte Handhabung. Genau das Gegenteil ist der Fall: die Flexibilität, die diese Prozeduren in den Prozessen des Lesens und Schreibens erlangen, sind essentiell, um in komplexen und fließenden Praktiken wie der medizinischen Arbeit funktionieren zu können. Medizinisches Personal bastelt beständig an formalen Prozeduren herum und adjustiert diese neu, um die Arbeit getan zu kriegen: Immer wenn Schwestern keine Anordnung bekommen, die sie erwarten, rufen sie die involvierten Ärzte und fragen nach. In Frau Pearsons Fall gingen die Schwestern zum Beispiel zu Edward, und drängten ihn dazu, die Handlungen anzuweisen, von denen sie wussten, dass sie zu verrichten waren.

Das aktive Umgestalten von formalen Prozeduren geht noch weiter als das. Ein überall vorkommender Grundzug der Arbeit sind die unzähligen Telefonanrufe und Interaktionen, um Tests zu durchzuführen, den Hickmann-Katheder zu bekommen und so weiter. Wegen der Dringlichkeit der Situation werden diese Angelegenheiten erst informell arrangiert, während die formalen Therapieanordnungen erst hinterher aufgeschrieben werden. Diese formalen Therapieanordnungen sind wichtig: Sie dienen als administrative Unterlagen für die Finanzverwaltung des Krankenhauses *und* dazu, ›evident zu machen‹, dass der Patient in einer optimalen und rationalen Art (siehe unten) behandelt wurde. Sie funktionierten jedoch *nicht* als die ›Handlungsanforderung‹, die sie formal darstellen, denn die Ereignisse, die sie angeblich anstoßen sollten, waren bereits in Bewegung gesetzt. Ebenso wurde, obwohl der Bluttestvordruck nur als »dringend« oder »nicht dringend« etikettiert werden konnte, eine informelle Arbeitsroutine etabliert, die sich auf ihn als »super dringende« Anforderung bezieht. Solche Anordnungen haben absolute Priorität für die Schwestern. Mehr noch, Helen würde die Piepser-Nummer des Arztes auf das Formular aufschreiben (auf dem dafür gar kein Platz zur Verfügung gestellt wurde) und sie würde gegebenenfalls wiederholt das Hämatologische Labor anrufen, um den Prozess zu beschleunigen.

Formale Prozeduren werden, mit anderen Worten, ständig ›umgearbeitet‹, um mit Situationsanforderungen umgehen zu können (Gasser 1986): Wenn Irene an dem Flüssigkeitsspiegelvordruck herumbastelt, um der Tatsache Rechnung zu tragen, dass er keine Spalte für Stuhlgang und Transpiration vorsieht, dann hebt sie damit die Struktur dieses Formulars auf, um sicherzustellen, dass der Flüssigkeitsverlust des Patienten nicht vergessen wird. Nicht zuletzt haben Mitarbeiter des Teams oft formale Prozeduren *geschickt genutzt*, um Ziele zu erreichen, für welche diese Prozeduren eigentlich gar nicht gedacht waren. So haben Ärzte die Anforderungsliste oft als Weg benutzt, um sicherzustellen, dass Krankenschwestern *sie* daran erinnern, dass gewisse Handlungen durchgeführt werden mussten. Ebenso haben Krankenschwestern oft Medikamentenanforderungen ausgefüllt (eine Handlung, die offiziell den Ärzten vorbehalten ist) und dann einen Arzt unterschreiben lassen. Auf diese Art stellten sie sicher, dass Medikament- oder Dosierungsänderungen, die sie für notwendig erachteten, erteilt wurden. Gleichzeitig reduzierte diese informelle Routine ihre Abhängigkeit von der Initiative der Ärzte. Letztere wussten diese Routinen zu schätzen, da es sie von einigen der lästigen Pflichten entlastete, die mit dem Anforderungen-Schreiben einhergehen (vgl. Hughes 1988).

Die verteilende und koordinierende Rolle der Akte sollte also weder als mechanischer Prozess betrachtet werden, noch sollten die Arbeitsflüsse und Hierarchien, die sie mitproduziert, als strikt vorgeschrieben und streng abgegrenzt angesehen werden. Das ständige Hin und Her über das, was nachgefragt ist, und die informellen Prozesse, durch die zum Beispiel Schwestern die Handlungen des Arztes kontrollieren, lassen ein viel komplexeres Bild entstehen. Die formalen Arbeitsabläufe, die der Akte einverleibt sind, werden ständig von Situationserfordernissen abgelöst, die mittels informeller und *Ad hoc*-Maßnahmen bewältigt werden. Doch es wäre ein Fehler, aus dieser Beobachtung, wie es manchmal getan wurde, den Schluss zu ziehen, dass es genau diese laufenden informellen Prozesse sind, worauf es in erster Linie ankommt, dass ›informelle Kommunikation‹ eher als ›formale Aufzeichnungen‹ komplexe Praktiken zusammenbinden und dass formale Prozeduren somit ›machtlos‹ der kontingenten und in Interaktion erzielten Natur des Sozialen gegenüber stehen, dass sie den reichen, glatten Ablauf von jenen Interaktionen, die Arbeitsplätze auszeichnen, nur behindern. Der meistversprechende Weg, medizinische Praktiken (oder andere Arbeit) zu verstehen, liegt nicht darin, dem ›Formalen‹ das ›Informelle‹ oder die Komplexität der medizinischen Arbeit der dürftigen Repräsentation von ihr in der Akte gegenüberzustellen, *sondern darin zu sehen, wie beide ineinander und miteinander verzahnt sind* (Suchman 1993; Berg 1997). Das ständige Umarbeiten und Reinterpretieren der Inhalte der Akte *erlaubt* es der Akte zu funktionieren – zu verteilen und zu koordinieren und genau hierdurch die Arbeit der Aktoren zu transformieren, die diese Akte hervorbringt.

## Die Reifizierung der Verlaufsgeschichte

Herr Wood wurde in die Onkologiestation mit der Diagnose »Rückfall der Hodgkin-Krankheit« eingeliefert: einer Krebserkrankung der Lymphgewebe. Er wurde als geeignet für eine Knochenmarktransplantion befunden, in der Knochenmark von dem Beckenknochen des Patienten entnommen und tiefgefroren wird und der Patient mit massiven Dosen von Chemotherapie behandelt wird (Knochenmarkzellen sind die Vorgänger von Blutzellen und würden durch die Chemotherapie abgetötet werden). Als ich ihn traf, hatte er diese Behandlung schon durchlaufen und sein Knochenmark war ihm gerade wieder eingeführt worden. Das ist die ausschlaggebende Behandlungsphase, da die Effekte der Chemotherapie auf das Knochenmark sich jetzt zu zeigen beginnen und das »wieder installierte« Knochenmark gerade erst beginnt, sich wieder auszubreiten. Blutzellen werden täglich gezählt und es wird überwacht, ob der Patient Anzeichen von Infektionen oder Blutungen aufweist.

Es ist Montag. Dr. Howard, der Chefarzt, trifft John, den Oberarzt, der die alltäglichen Angelegenheiten der Station regelt. »[Seine Temperatur] ist auf über 38,5 dieses Wochenende gestiegen«, sagt Howard. »Ich habe gesagt, dass sie es zwei Stunden später noch einmal checken sollen; und wenn es wieder über 38,5 ist, könnten wir mit einer antibiotischen Behandlung beginnen. Doch es war nicht so. ... Er besitzt im Moment null Granulozyten [Typ von weißen Blutkörperchen] und das heißt, er ist auf dem besten Wege, eine Sepsis [eine Blutvergiftung] zu bekommen, und dann sind sie tot, bevor man sich versieht.«

Während des Tages bleibt die Temperatur von Herrn Wood unter 38,5 Grad. John untersucht ihn, doch er kann keinen Grund für das Fieber finden. Diese Nacht steigt seine Temperatur wieder: um 10 Uhr abends ist sie bei 38,8 und um Mitternacht liegt sie bei 38,6. Dr. Howard ordnet an, dass das AB [eine Kombination von zwei Antibiotika] gestartet werden soll. Am nächsten Morgen untersucht John Herrn Wood und findet eine kleine Analfissur nahe eines Hämorriden. Er notiert diesen Fund in der Fallgeschichte und setzt ein Ausrufezeichen daneben: das könnte der Grund für den Ärger mit der Infektion sein!

Mittwoch, John diskutiert Herrn Woods Fall mit Dr. Liston, der überwachenden Onkologin. »Er hat seit ein paar Tagen Fieber«, sagt John. »In letzter Zeit hat er sich über 38,5 Grad stabilisiert, also haben wir mit AB begonnen. Die Blutkultur von Sonntag sagt, dass in einer der vier Blutröhrchen ein CNS [ein Bakterientyp] gefunden wurde, gegen das AB wirksam ist. Also sind wir auf der richtigen Spur.« »Doch die Temperatur steigt weiter,« antwortet Dr. Liston, während sie auf die Temperaturkurve zeigt, »also werden wir zu CD [eine andere Kombination von Antibiotika] übergehen.« John schweigt, während sie diese Änderung in Herrn Woods Anordnungsformular schreibt. »CD trifft dieses Bakterium noch härter,« fügt sie hinzu.

Zwei Tage später, während der »Kurvenvisiten«, erzählt John diese Geschichte Dr. Bear, der die Supervision übernommen hat. Diese Nacht war die Temperatur wieder gestiegen, doch es war ein einzelner Schub. »Er hat Fieber bekommen, seit, eigentlich, diesem Wochenende. Wir haben mit AB begonnen und sind am Mittwoch zu CD übergegangen.« Bear hat eine Weile nichts von diesem Patienten gehört und beginnt eine kurze Zusammenfassung in die Fallgeschichte zu schreiben: *Rückfall Hodgkin → BMT [Knochenmarktherapie]. Fieber.* Er macht sich Gedanken über die schnelle Therapieänderung. Er fragt den Bakteriologen, der häufig in diesen Runden anwesend ist, ob er eine positive Blutkultur gesehen habe. »Nein.« Bear sieht dann, dass John aufgeschrieben hat, dass »eines von vier Röhrchen positiv war«. Der Bakteriologe schüttelt mit dem Kopf. »Einer von vier heißt gar nichts. Ich würde das als Verunreinigung definieren, als ein Hautbakterium, das versehentlich in die Nadel gekommen ist, als das Blut abgenommen wurde. Das ist eine negative Blutkultur.« John schaltet sich ein, um den Antibiotikawechsel zu verteidigen, der jetzt ein wenig dubios wirkt: »Da die Temperatur hoch war und sie nicht auf AB reagiert hat, sind wir zu CD gewechselt.« Der Bakteriologe schüttelt den Kopf: es gab keinen triftigen Grund für diesen Wechsel. Bear kommt nun John und Liston zu Hilfe: »Naja, wir wissen das, aber wir mussten die antibiotische Behandlung sowieso wechseln, denn die Temperatur hat nicht adäquat reagiert.« Er schreibt: *Blutkultur: ¼ CNS. R/CD nach fehlender Reaktion auf AB.* John fügt hinzu: »Sein Hämorride stellt ein ähnliches Problem dar. Müssen Sie Ihre Antibiotika darauf einstellen, oder gegen das positive Röhrchen?« Der Bakteriologe ist zuversichtlich: »In einer Situation wie dieser sollte die klinische Situation das entscheidende sein.« Er erklärt, dass DE eine bessere Wahl gewesen wäre: diese Kombination wäre direkter gegen die Bakterien gerichtet gewesen, die in der Hämorride sitzen könnten. Bear kommt dazu: »[Also] wir wechseln von CD zu DE oder fügen etwas zu CD hinzu?« Letzteres ist nicht gerade die eleganteste Lösung: die drei Mittel überlappen sich in ihren Wirkungen in signifikanter Weise. »In der Tat,« bemerkt der Bakteriologe, »haben Sie bereits die Entscheidung getroffen. Ich denke, es wäre das Beste, jetzt E hinzuzufügen.« Bear schreibt in die Fallgeschichte: *auch Hämorriden-Problem → E hinzufügen*.

Einen Monat später fasst der Entlassungsbrief diese Episode wie folgt zusammen:

*[Acht Tage nach der Knochenmarktransplantation] tritt Fieber auf. Der Herd scheint ein ...Hämorride zu sein. Empirisch [basierend auf dem klinischen Bild] wird mit AB begonnen. Blutkulturen zeigen ein CNS, ein Grund, den Patienten weiter mit CD zu behandeln. Da die Temperatur nur ungenügend reagiert, wird E hinzugefügt. Die Temperatur normalisiert sich im Folgenden nur langsam. Die Analfissur ist schließlich abgeheilt. ... Der Patient wurde in guter allgemeiner Verfassung entlassen...*

Auf den ersten Blick scheint die Patientenakte eine reine Nachbildung von Zeitabläufen zu sein: Tabellen, die vergangene Messungen auflisten; seitenweise Notizen über Treffen und Untersuchungen. Die Geschichte der Patientenlaufbahn ist, wie es scheint, auf diesen Seiten einfach reflektiert. Und doch ist es ein Fehler, wie ich behauptet habe, die Akte als eine mehr oder weniger adäquate Repräsentation der Ereignisse aufzufassen. Indem sie Teil der Aktivität der Transformation eines Patientenproblems in ein handhabbares Problem ist, indem sie als ein strukturierter Verteiler und Koordinator von Arbeitsaktivitäten fungiert, ist die Akte aktiv in die Gestaltung eben der Ereignisse involviert, die sie ›repräsentiert‹.

Aber es gibt noch einen anderen Grund dafür, dass es verfehlt wäre, die Akte nur als eine ›Kopie‹ zu betrachten. In diesem Abschnitt konzentriere ich mich auf die Art und Weise, in der die Akte in die Reifizierung der Verlaufsgeschichte involviert ist (Latour/Woolgar 1986: 174ff.). Die Akte ermöglicht, dass der interaktive *Ad hoc*-Charakter der medizinischen Arbeit – eingeschlossen die Art und Weise, in der sie selbst diese Arbeit lenkt – aus dem Blickfeld verschwindet. Statt die komplexen und heterogenen Prozesse, die die Krankengeschichte des Patienten formen, zu ›spiegeln‹, produzieren die Praktiken des Lesens und Schreibens ein bereinigtes, dekontextualisiertes, ›lehrbuchartiges‹ Bild dessen, ›was stattgefunden hat‹. Zwei sich gegenseitig bedingende Problematiken spielen hier eine Rolle.

*Erstens* ist die Patientenakte stets eine Quelle für kontinuierliche und retrospektive Inspektion der Adäquatheit der Handlungen des Teams (Whalen 1993). Sie macht das, ›was wirklich passiert ist‹, öffentlich zugänglich – für Supervisoren, Kollegen und vielleicht Anwälte und Regierungsbeamte (Garfinkel 1967: 197ff.; Hunter 1991). In diesem Sinn konstituiert sogar ein einzelnes Schreiben in der Akte ein soziales Ereignis, denn jeder Eintrag wird mit dem Bewusstsein gemacht, dass dieser später benutzt werden könnte, um die Adäquatheit von ›archivierten‹ Handlungen zu evaluieren. Dieser Sachverhalt wirkt sich unvermeidlich wieder auf die Praktiken des Lesens und Schreibens selbst aus: Einträge in die Akte werden oft mit dem expliziten Vorsatz gemacht, um ein *Post hoc*-Dokument der Vollständigkeit und Rationalität der unternommenen Handlungen zu schaffen. Ärzte wurden von Vorgesetzten dazu angehalten, ›jeden Tag etwas in den Bericht zu schreiben‹

(›keine Probleme‹ genügte oft), denn das schuf ein Bild von täglicher Observation und Aufmerksamkeit. Genauso verlegten sich junge Ärzte, die mit einer Situation konfrontiert waren, der sie sich nicht gewachsen fühlten, oft darauf, umfangreiche Beschreibungen zu verfassen, um ihre Unsicherheit zu verdecken und um der Möglichkeit einer auf Fehlschlüssen beruhenden falschen Behandlung vorzubeugen.

Dieser Grundzug der Patientenakte regt die Produktion von Einträgen an, die zusammen eine ›rationale‹, ›typische‹ Erzählung erzeugen, in der auf systematische Weise Behandlungen ›entschieden‹ und Diagnosen erstellt werden (Smith 1990). Im Fall von Herrn Wood kann beispielsweise keine Spur von der Tatsache gefunden werden, dass John nicht mit Dr. Liston in Bezug auf die Änderung der Antibiotika übereinstimmte: »Sie wurden geändert, bevor sie irgendeinen Effekt zeigen konnten«, hat er später zu mir gemurmelt. Genauso schlägt sich hier in keinster Weise die Erkenntnis nieder, dass CDE eine *ad hoc* entstandene und sozusagen überflüssige Kombination von Antibiotika darstellt. Die Kombination wurde ohne Kommentar aufgeschrieben und der Entlassungsbrief gibt diese Wechsel in der antibiotischen Behandlung als eine logische Folge von rationalen Entscheidungen wieder.

Die Art, in der die Vordrucke der Akte strukturiert sind, verstärkt diesen Grundzug. Wie Barrett (1988) bezüglich der psychiatrischen Einlieferungsformulare, die er studiert hat, bemerkt, »impliziert die Struktur der Akte, dass die Schlussfolgerungen des Autors (Diagnose und Befund) als eine logische (wenn auch vorläufige) Abfolge von Daten gelesen werden – als wären sie durch Induktion gewonnen worden«. Die Akten, die hier studiert wurden, haben zwar nicht nach einem »Befund« gefragt, sondern nach einer »Problemliste« oder einer »Konklusion« – doch die logische Struktur des wissenschaftlichen Prozesses der Datenbeschaffung und Generierung von Hypothesen hat sich hier genauso niedergeschlagen.

*Zweitens* habe ich die Aufmerksamkeit bereits auf die allgegenwärtigen Phänomene des *Zusammenfassens* gelenkt: durchgehend werden Informationen von verschiedenen Quellen in kurze Statements dessen, ›was Sache ist‹, gepresst. In den Fallgeschichte-Blättern kondensieren Ärzte die Informationen, die sie aus den Tests, von den Schwestern, dem Patienten und den vorherigen Einträgen erlangen, und schaffen ein bündiges Statement des ›gegenwärtigen Problems‹ und seiner relevanten Geschichte. Wenn die Situation eines Patienten reevaluiert wird, werden die vorher gemachten Einträge als ›Ausgangspunkt‹ genommen, von dem aus die nächste Evaluation fortfährt – von ihren situativen Unsicherheiten und dem spezifischen Kontext, in dem sie entstanden sind, entkleidet (Macintyre 1978; Rees 1981). Diese Zusammenfassungen werden im Licht des aktuellen Problems geschaffen: Jedes Mal wird die ›medizinische Geschichte‹ des Patienten selektiv neu geschrieben, um den aktuellen Stand der Dinge anzuführen und zu unterstreichen. Detaillierte Beschreibungen sinken zurück auf Seiten, die nicht länger ›aktuell‹ sind, und werden in einem Satz zusammengefasst und später in einem einzigen Wort – und diese fortlaufenden Zusammenfassungen konstruieren ›Geschichten‹ und ›Zukünfte‹, die zur Gegenwart passen.[9]

Das fortlaufende (Wieder-)Zusammenfassen trägt also zur Konstruktion von Geschichten bei, in denen die Zweideutigkeiten, der *Ad hoc*- und Flusscharakter der medizinischen Arbeit verloren gehen. Während jeder neuen Patientenvistite wird die bisherige Fallgeschichte

---

9  Auf die Lawine von Information, die sich auf den ersten Seiten anhäuft, kann kontinuierlich zugegriffen werden. Das Ausmaß und der Umfang erlauben endlose Remodifikationen der Geschichten, die scheinbar abgeschlossen sind. Anomalien sind leicht aufzufinden, die Vergangenheit ist leicht im Lichte der ausgebreiteten Gegenwart umzuschreiben – und umgekehrt.

kurz zusammengefasst und die Geschichte von Herrn Wood weiter stilisiert. Die beiden Temperaturschübe von über 38,5 Grad werden zunächst zu einer »Temperaturstabilisierung über 38,5«, die Dr. Bear später als »Fieber« zusammenfasst – und im Entlassungsbrief »entwickelte« sich dieses Fieber einfach »an Tag acht«. Diese Rekonstruktionen sollten nicht als eine Verfälschung der Geschichte angesehen werden: Sie werden »gebraucht, um einen Bericht zu schaffen, der geordnet genug ist, um Handlung zu ermöglichen oder mitzuteilen, was passiert« (Gooding 1992: 76). Letztlich schaffen sie den Typ von Bericht, der in paradigmatischer Form in dem Fragment des Entlassungsbriefes realisiert ist, in dem *fast jeder Satz* eine Geschichte von wiederholter rekonstruktiver Arbeit wiederspiegelt. Wie aus der Fallstudie hervorgeht, war nie wirklich klar, dass die Hämorride der auslösende Faktor für die Entwicklung des Fiebers war. Genauso wurde die Analfissur nie als »besorgniserregend« beschrieben. Es war einfach der einzige Hinweis, den die Ärzte hatten.

Die Patientenakte ist also fester Bestandteil der fortlaufenden *(Re)Konstruktion* der Gegenwart, der gewissenhaften ›adäquaten‹ Wiedergabe des Jetzt und seiner Geschichte. Dieser iterative Prozess des Zusammenfassens unterstützt die Entstehung einer Geschichte, die in ihrer Rationalität lückenlos zurückreicht und die augenblickliche ›Gegenwart‹ untermauert. So entsteht eine Geschichte, in der medizinische Daten ›selbstverständlich‹ zu bestimmten diagnostischen Schlussfolgerungen führen, die dann zu einer rationalen, therapeutischen Intervention führen. Die interaktiven Prozesse, die Herrn Woods Verlaufsgeschichte formen, werden ersetzt durch eine eindeutige, zeitliche Abfolge von Einzelschritten (Beobachtung → Diagnose → Intervention), unterstützt durch eine eindeutige Kausalität, die dieser Abfolge unterliegt, und durch ein eingegrenztes und passendes Set von ›Anzeichen und Symptomen‹. Diese Vielzahl von getroffenen *Ad hoc*-Artikulationen, der große Bereich von eingeschlossenen Elementen, die Art, in der diese Elemente (re)konstruiert wurden: All das wird aus dieser *Post hoc*-Reifizierung einer Verlaufsgeschichte ausradiert. Schließlich löscht in diesem letztem Akt die Akte letztlich sich selbst aus: Sie radiert all die Spuren ihrer *eigenen* konstitutiven Rolle in der Produktion von medizinischer Arbeit aus. Sie ist dann nicht mehr als ein einfacher ›Träger‹ von Informationen, eine reine Wiedergabe von Ereignissen – ein bescheidenes Objekt, das sicherlich nicht die Aufmerksamkeit eines Soziologen verdient.

**Abschließende Bemerkungen**

In den Praktiken des Lesens und Schreibens fungiert die Patientenakte als ein konstitutives Element der medizinischen Arbeit. Sie beeinflusst die ›Denk‹- Prozesse des medizinischen Personals und ihre Beziehungen zu Patienten und untereinander. Sie formiert die Verlaufsgeschichte des Patienten, und sie ist aktiv involviert in die Transformation des Patientenkörpers in ein ›Teilstück‹ der Krankenhausroutine.

Als ein Verteiler und Koordinator von Arbeitsaufgaben erlaubt die Akte eine hochkomplexe Arbeitsorganisation – doch ihre eigene Funktionsweise wird ständig von denselben Teammitarbeitern, deren Arbeitspraktiken sie verändert, erweitert und verbessert und für eigene Zwecke genutzt. Weder wird die ›formale‹ Rolle der Akte ›getragen‹ von informellen Arbeitspraktiken, noch ist die ›soziale Praxis‹ determiniert durch die ›technologischen Artefakte‹, die in ihr wirken. Die heterogenen Praktiken des Lesens und Schreibens, die gegenseitige Beziehung von ›formalen‹ Vordrucken und schnellen Telefongesprächen oder Randnotizen sind *ein Ganzes*, das soziologisch als eine Einheit anzusehen ist.

Es lohnt, den Blick darauf zu richten, wie *verschiedene* Akten-Typen in verschiedener Weise medizinische Arbeit vermitteln. Insbesondere durch das Aufkommen von Computerbasierten Patientenakten werden neue Möglichkeiten der Aktenführung und deren Weiterentwicklung nahe gelegt. Wenn man hinter die Unterscheidung von ›formal‹ und ›informell‹ oder von ›Repräsentant‹ und ›Repräsentiertes‹ zurückgeht, sind wir in der Lage zu untersuchen, welche höchst unterschiedlichen Auswirkungen verschiedenartige Praktiken des Lesens und Schreibens haben und wie viel weiter diese Auswirkungen reichen, als man erwarten könnte, wenn man die Akte lediglich für ein ›repository of information‹ hält. Abschließend möchte ich diese Auswirkungen systematisch beschreiben.

Erstens kann die Akte als eine Form von »organisiertem Gedächtnis« betrachtet werden (Bowker 1994). Enthusiastische Unterstützer der computer-basierten Akte sagen eine Zukunft voraus, in der dieses gegenwärtig noch »lückenhafte« und »ungeordnete« Gedächtnis »lückenlos« und »unbegrenzt« sein wird (Dick/Stehen 1991). Kein Gedächtnis jedoch kann existieren ohne das Vergessen: Die Selektion dessen, was in der Akte stehen bleibt (und wie), ist eine grundlegende Voraussetzung für das Funktionieren der Akte. Das ›Vergessen‹ der Akte behindert nicht die medizinische Arbeit – es ist vielmehr das, was sie erst möglich macht. Wenn dem aber so ist, ist es sinnvoll zu untersuchen, welchen *Typus* von Gedächtnis eine Akte verkörpert, welche Verknüpfungen zwischen Daten als wichtiger angesehen werden als andere und welche Art von Handlung oder Eingriff gebraucht wird und welche nicht. Mit anderen Worten, es ist sinnvoll, die *Logik* einer Akte zu erforschen: die spezifische Weise, in der sie die Arbeit vermittelt, die von ihr abhängt.

Einige Typen von Akten könnten beispielsweise die Eintragung von unstrukturierter Information begrenzen, was wiederum Typus und Umfang dessen, was als »soziale Anamnese« gilt, Grenzen setzen könnte. Oder ein System könnte es erschweren, die Quelle von Einträgen zu ermitteln, wodurch es die ständigen informellen Einschätzungen dieser Quellen unmöglich machen würde (vgl. Cicourel 1990). Gleichzeitig prägen diese Logiken die Art und Weise, in der die Akte in die Arzt-Patienten-Beziehung einfließt, und sie formen die Hierarchien in und zwischen professionellen Gruppen. Verschiedene Systeme werden zum Beispiel verschiedene Zugangsmöglichkeiten bieten, und sie könnten die Grenzen zwischen Pflegepersonal und Ärzten verfestigen oder eher öffnen (man denke an ein System, dass das Schreiben von Medikamentenforderungen auf Ärzte beschränken würde, oder im Gegenteil, an ein System, das nicht zwischen Pflegepersonal und Ärzten differenzieren würde und so gleichberechtigte Zugangsmöglichkeiten eröffnen würde – was wir gegenwärtig wohl nirgendwo finden).

Das sind lediglich Hinweise auf Themen für weitere Forschung: In diesem Aufsatz geht es um grundlegende Vorarbeit für so ein Forschungsvorhaben. Die systematische Untersuchung der Logik von unterschiedlichen Patientenakten und vor allem der Konsequenzen, die aus diesen Unterschieden resultieren können, ist eine wichtige Herausforderung.

## Danksagungen

Ich danke Geoff Bowker, Monica Casper, Emilie Gomart, Annemarie Mol, den anonymen Teilnehmern dieser Studie und der Forschungsgruppe Care, Technology and Culture (University of Limburg) für ihre hilfreichen Bemerkungen und die Kritik an früheren Versionen dieses Aufsatzes.

## Literatur

Amann, K./K. Knorr-Cetina 1989: Thinking through Talk. An Ethnographic Study of a Molecular Biology Laboratory, in: Knowledge and Society 8, S. 3-26.
Atkinson P. 1981: The Clinical Experience. The Construction of Medical Reality, Farnborough.
Atkinson, P. 1995: Medical Talk and Medical Work, London.
Barett, R. J. 1988: Clinical Writing and the Documentary Construction of Schizophrenia. Culture, Medicine and Psychiatry 12, S. 265-299.
Berg, M. 1992: The Construction of Medical Disposals. Medical Sociology and Medical Problem Solving in Clinical Practice, in: Sociology of Health and Illness 14, S. 151-180.
Berg, M. 1995: Turning a Practice into a Science. Reconceptualizing Postwar Medical Practice, in: Social Studies of Science 25, S. 437-476.
Berg, M. 1997: Rationalizing Medical Work. Decision Support Techniques and Medical Practices, Cambridge.
Bowker, G. 1994: Dismembering and Remembering. Classification and Organizational Memory, Locating Design, Development and Use, Oksnoen Symposium, May 13-18.
Bowker, G./S.L. Star 1994: Knowledge and Infrastructure in International Information Management. Problems of Classification and Coding, in: L. Bud (Hg.): Information Acumen. The Understanding and Use of Knowledge in Modern Business, London, S. 187-213.
Cicourel, A. 1990: The Integration of Distributed Knowledge in Collaborative Medical Diagnosis, in: J. Galegher, R.E. Kraut und C. Egido (Hg.): Intellectual Teamwork. Social and Intellectual Foundations of Cooperative Work, Hillsdale, NJ, S. 221-242.
Davis, K. 1986: The Process of Problems (Re)Formulation in Psychotherapy, in: Sociology of Health and Illness 8, S. 44-74.
Dick, R.S./E.D. Steen (Hg.) 1991: The Computer-Based Patient Record. An Essential Technology for Health Care, Washington, D. C.
Egger, E./I. Wagner 1993: Negotiating Temporal Orders. The Case of Collaborative Time Management in a Surgery Clinic, in: Computer Supported Cooperative Work 1, S. 255-275.
Frankenberg, R. 1992: »Your Time or mine«. Temporal Contradictions of Biomedical Practice, in: ders. (Hg.): Time, Health and Medicine, London.
Garfinkel, H. 1967: Studies of Ethnomethodology, Englewood-Cliffs.
Gasser, L. 1986: The Integration of Computing and Routine Work, in: ACM Transactions on Office Information Systems 4, S. 205-225.
Gooding, D. 1992: Putting Agency back into Experiment, in: A. Pickering (Hg.): Science as Practice and Culture, Chicago.
Goody, J. 1977: The Domestication of Savage Mind, New York.
Hak, T. 1992: Psychiatric Records as Transformations of other Texts, in: G. Watson und R.M. Seiler (Hg.): Text in Context. Contributions to Ethnomethodology, London.
Haraway, D.J. 1991: Simians, Cyborgs and Women. The Reinvention of Nature, New York.
Heath, C. 1982: Preserving the Consultation. Medical Report Cards and Professional Conduct, in: Sociology of Health and Illness 4, S. 5-74.
Hughes, D. 1988: When Nurse Knows Best. Some Aspects of Nurse/Doctor Interaction in a Casualty Department, in: Sociology of Health and Illness 10, S. 1-22.
Hunter, K.M. 1991: Doctor's Stories. The Narrative Structure of Medical Knowledge, Princeton.
Hutchins, E. 1995: Cognition in the Wild, Cambridge.
Latour; B. 1986: Visualisation and Cognition. Thinking with Eyes and Hands, in: Knowledge and Society 6, S. 1-40.

Latour, B. 1987: Science in Action, Milton Keynes.
Latour, B. 1994: Pramatogonies. A Mythical Account of Humans and Nonhumans Swap Properties, in: American Behavioral Scientist 37, S. 791-808.
Lave, J. 1988: Cognition in Practice, Cambridge.
Law, J./M. Lynch 1990: Lists, Field guides, and the Descriptive Organization of Seeing. Birdwatching as an Exemplary Observational Activity, in: M. Lynch and S. Woolgar (Hg.): Representation in Scientific Practice, Cambridge, S. 267-299.
Law, J. 1994: Organising Modernity, Oxford.
Luff, P./C. Heath/D. Greatbatch 1992: Task-in-interaction. Paper and Screen-based Documentation in Collaborative Activity, in: J. Turner und R. Kraut (Hg.): Proceedings of the Conference on Computer Supported Cooperative Work, New York, S. 163-170.
Lynch, M. 1985: Art and Artifact in Laboratory Science. A Study of Shop Work and Shop Talk in a Research Laboratory, London.
Lynch, M. 1993: Scientific Practice and Ordinary Action. Ethnomethodology and Social Studies of Science, New York.
Macintyre, S. 1978: Some Notes on Record Taking and Making in an Antenatal Clinic, in: Sociological Review 26, S. 595-611.
Pettinari, C.J. 1988: Task, Talk and Text in Operating Room. A Study in Medical Discourse, Norwood, NJ.
Raffel, S. 1979: Matters of Fact. A Sociological Inquiry, London.
Rees, C. 1981: Records and Hospital Routine, in: P. Atkinson und C. Heath (Hg.): Medical Work. Realities and Routines, Farnborough.
Silvermann, D. 1987: Communication in Medical Practice, London.
Simone, C./K. Schmidt 1993: Computational Mechanisms of Interaction for CSCW. ESPRIT Report, COMIC Deliverable 3.1.
Smith, D. 1990: Texts, Facts, and Femininity. Exploring the Relations of Ruling, London.
Star, S.L. 1991: The Sociology of the Invisible. The Primacy of Work in Writings of Anselm Strauss, in: D.R. Maines (Hg.): Social Organization and Social Process. Essays in Honor of Anselm Strauss, Hawthorne, S. 265-283.
Strauss, A.L. u.a. 1985: Social Organization of Medical Work, Chicago.
Suchman, L. 1993: Technologies of Accountability. Of Lizards and Aeroplanes, in: G. Button (Hg.): Technology in Working Order. Studies of Work, Interaction, and Technology, London, S. 113-126.
Timmermans, S. 1995: Saving Lives. A Historical and Ethnographic Study of Resuscitation Techniques, PhD Thesis, University of Illinois, Champaign, IL.
Whalen, J. 1993: Accounting for »Standard« Task Performance in the Execution of 9-1-1 Operations, Annual Meetings of the American Sociological Association, Miami, August.
Wood, D. 1992: The Power of Maps, New York.
Zerubavel; E. 1979: Patterns of Time in Hospital Life, Chicago.
Zimmermann, D.H. 1969: Record-keeping and the Intake Process in a Public Welfare Agency, in: S. Wheeler (Hg.): On Record. Files and Dossiers in American Life, New York.

*Übersetzt von Stascha Rohmer*

# Beratung im Krankenhaus – Macht meint Strukturen in Organisationen

*Hermann Iding*

Berater sind nicht mehr die strahlenden Ikonen einer McKinsey-Gesellschaft (Kurbjuweit 1996), die systemischen Organisationsentwickler selbst zweifeln an ihrer Methode (Wimmer 2004; Trebesch 2004) und Macht scheint in Organisationen dazuzugehören wie »die Luft zum Leben« (Kühl/Schnelle 2001). Die Forschung hat aufgeholt: eine *Soziologie der Beratung* ist breiter geworden (von Alemann 2003; Elbe/Saam 2006; Kühl/Moldaschl 2006; Muhr 2004) und mit dem Fokus ›Macht‹ reüssiert die *Soziologie in der Beratung* sogar als Beratungskonzept (Kühl/Schnelle/Schnelle 2004).

Was bleibt, sind Organisationen. Sie zu analysieren, empirisch zu sezieren und theoretisch zu verstehen, ist immer noch eine vornehme Aufgabe der Organisationssoziologie. Das gilt auch für die Beratung von Organisationen: denn nur wenn man die Organisation versteht, kann man auch beraten. Die Soziologie als Wissenschaft hat dabei immer interessiert, wie überindividuelle Zusammenhänge zu verstehen sind: Mitarbeiter gehen und kommen, was bleibt, sind die Organisationen. Und was macht nun die Organisation aus und was und wie unterscheidet man die eine Organisation von der anderen? Welchen Einfluss hat das auf die Beratung. Und wie zeigt sich Macht in diesem Prozess? Dies ist kein angenehmes Thema, schon gar nicht für Berater, weswegen sie es wie der Teufel das Weihwasser meiden. Warum? Macht macht Angst. Alle Beteiligten haben mehr oder weniger Macht, und wissen, dass es in der Beratung um Umverteilungen und neue Regeln gehen wird, und so wissen sie auch, dass die Berater zwar nicht direkt in der Organisation Entscheidungen treffen können, aber dass sie durch die Beratung maßgeblich den Korridor zukünftiger Entscheidungsprozesse mitgestalten. Macht – das ist das heilige Unsagbare in der Organisation(sberatung). Wissenschaft hingegen muss keine Rücksichten nehmen und will verstehen. Die Soziologie ist die Paradedisziplin der Analyse von Macht und Herrschaft in der Gesellschaft und im 21. Jahrhundert heißt dies vor allem: Macht und Herrschaft in *Organisationen*.

Veranschaulicht werden diese Überlegungen durch qualitative Fallstudien von Beratungsprozessen im Krankenhaus (Iding 2000)[1]. Zunächst erläutere ich das Verständnis von Macht als ›Dualität von Struktur‹, so wie es Ortmann angelehnt an Giddens weiterentwickelt hat, sowie die hieraus abgeleitete Beschreibung von Veränderungen in Organisationen als ›Innovationsspiele‹. Im zweiten Abschnitt konzentriere ich mich auf die folgenden vier Thesen, die durch mein empirisches Material zu Organisationsentwicklungsprojekten (OE-Projekten) in Krankenhäusern gestützt werden.

1. Beratungsprozesse stellen nicht etwas Eigenes im Sinne eines Berater-Klienten-Systems dar, sondern sind als der Eintritt eines Beraters in ein laufendes Innovations-

---

1 Danken für die Unterstützung möchte ich Nicole J. Saam und Stefan Kühl.

spiel zu fassen. Mit Muhr (2004) könnte man hier gut von einer »Banalisierung von Beratung« sprechen.[2] Gezeigt wird dies am Beispiel eines westdeutschen Krankenhauses.
2. Der Widerstand gegen Wandlungs- und Reformprozesse ist keine (systemische) *black box*, sondern ein durchaus rational verständliches Vorgehen innerhalb von Innovationsspielen. Typische Regeln und Ressourcenverteilungen können dabei helfen, Organisationen zu unterscheiden und zu typisieren.
3. Die Organisation Krankenhaus lässt sich in ihrer Struktur und in ihren Abläufen durch den Typus ›Patientenorientierung‹ charakterisieren.
4. Die ›klassische Methode‹ der Organisationsentwicklung passt nicht zum Organisationstypus Krankenhaus.

Zum Schluss werde ich mich der soziologischen Aufgabe stellen, die einzelnen Konzepte Organisation, Person, Macht und Struktur in einer umfassenderen Weise zusammen zu denken. Damit breche ich die Lanze für eine mikropolitische Organisationsanalyse, die weit mehr ist als das macchiavellistische Streben Einzelner – leider wird Mikropolitik allzu gerne immer wieder fälschlicherweise darauf reduziert.

# 1 Macht als Dualität von Struktur

Der Grundgedanke einer mikropolitischen Perspektive auf Organisationen ist den Überlegungen von Crozier und Friedberg (1993) geschuldet, die Macht im Vermögen verankert sehen, relevante Ungewissheitszonen zu kontrollieren. Diese Zonen ergeben sich daraus, dass sie für andere Akteure der Organisation nicht handhabbar sind, dass sie eine Ungewissheit darstellen und dass sie damit zur Abhängigkeit gegenüber denjenigen führen, die diese Ungewissheitszonen beherrschen. Crozier und Friedberg (ebd.: 51ff) nennen vier potentielle Machtquellen: 1. das Expertenwissen, 2. die Umweltbeziehungen, 3. die Kontrolle von Informations- und Kommunikationskanälen und 4. die Nutzung organisationaler Regeln. Letztere haben einen Doppelcharakter: Regeln schränken die Autonomie der Untergebenen ein und schützen diese gleichzeitig gegen die Willkür ihrer Vorgesetzten. Die Organisation gibt Strukturen vor, die die vorhandenen Ungewissheitszonen erschaffen und die hiermit zugleich definieren, wer sie kontrollieren kann. Inwieweit die beteiligten Akteure diese Macht auch ausspielen, hängt neben individueller Motivation auch von den gültigen Organisationsstrukturen ab. Diese schränken zwar Handlungsspielräume ein, aber determinieren diese nicht vollständig. Die Kombination aus der formalen Machtstruktur und den daneben geltenden Spielregeln bilden das eigentliche Organigramm der Organisation. Die Organisationsmitglieder müssen ihre Strategien entsprechend hieran ausrichten.

An diesem Verständnis von Macht kritisiert Ortmann, dass es zu sehr auf »Wissen« und »Information« beschränkt bleibt und materialere Aspekte von Macht nicht ausreichend berücksichtigt. Hierzu zählt er vor allem den Kern des »arbeitspolitischen Transformationsproblems«, nämlich die Macht der Beschäftigten, die Arbeit aufrechtzuerhalten und ihren Ablauf sicherzustellen. Ebenso stehen Rechtsordnung, Ökonomie, Technik, Autoritäts- und Administrationsstruktur mehr am Horizont dieses Konzeptes (Becker u.a. 1990: 29).

---

2 Dass Organisationen Zwang auf Individuen ausüben, der jenseits der jeweiligen Person zu verorten ist, zeigt sich am Beispiel des *pivot players*, einer Rolle, die oft von Projektleitern und Beratern eingenommen wird und sie zu schillernden Akteuren macht.

Eine Möglichkeit, das Grundkonzept von Crozier und Friedberg aufrecht zu halten und es um diese materialeren Aspekte von Macht zu erweitern, sieht Ortmann im Konzept der »Dualität von Struktur«, wie es von Giddens entwickelt wurde. Struktur meint hier Regeln und Ressourcenverteilungen. Unterschieden wird zwischen Regeln der Sinnkonstruktion und solchen der Sanktionierung sozialen Handelns. Die Ressourcen teilen sich auf in Produktionsmittel (allokative Ressourcen) und solche zur Kontrolle von Raum und Zeit (autoritative Ressourcen), etwa die Art und Weise der Arbeitsorganisation. Die Dualität der Struktur liegt in der Tatsache begründet, dass sich die Akteure in der Organisation nach Regeln richten, die von ihnen selbst im Gebrauch aber auch verändert werden. Hierin liegt die Nähe zu den Gedanken von Crozier und Friedberg, die ja auch in den Regeln ein ermöglichendes wie ein restringierendes Moment festmachen. Die Akteure beziehen sich in ihrem Handeln also auf Regeln der Sinngebung sowie der Sanktionierung und setzen dazu ihre allokativen und autoritativen Ressourcen ein. Macht richtet sich demzufolge nach den geltenden Ordnungen und resultiert aus der Verfügungsgewalt über Ressourcen. In diesem Sinne kann man nicht nicht-machtvoll handeln,[3] was jedoch keineswegs bedeutet, dass Macht in Organisationen gleich verteilt ist.

Becker und Ortmann differenzieren die Handlungsebenen der Macht analytisch zwischen *Signifikation, Herrschaft* und *Legitimation* (Becker/Ortmann 1994). Als Beispiel für den Machtaspekt der *Signifikation* nennt Ortmann ein bestimmtes Organisationsvokabular, das immer wieder von den Mitgliedern gebraucht wird. Es kann als ein Set von Deutungsmustern verstanden werden. Im Sprechen wird so die kognitive Ordnung der Organisation reproduziert. Die Legitimationsordnung besteht beispielsweise aus formalen Regeln, Führungsstilen oder auch informellen Standards guter Arbeit. All diese Regeln werden befolgt oder unterlaufen, in jedem Fall aber als geltende Legitimationsordnung reproduziert. Die Arbeitsorganisation, der Verwaltungsapparat mit seinen Planungsinstrumenten organisiert die autoritativen Ressourcen und vermittelt dadurch Herrschaft – genauso wie die Verfügungsgewalt über Budgets, Rohstoffe oder Technik (allokative Ressourcen) Herrschaft ermöglicht. Handeln in Organisationen richtet sich immer nach den geltenden Deutungsmustern *(Signifikation)* und Normen *(Legitimation)* sowie nach den Zugriffsmöglichkeiten auf Ressourcen *(Herrschaft)*. Handeln in Organisationen wird also durch Regeln und Ressourcen rekursiv reproduziert und kann entsprechend auf diese Art und Weise verändert werden.

*Regeln, Ressourcen und Organisationswandel*

Mit diesem Verständnis von Regeln und Ressourcen steht ein Instrument für die Analyse mikropolitischer Prozesse in Organisationen zur Verfügung. Die Handlungslogiken von kollektiven Akteuren in Organisationen lassen sich analysieren, indem man deren spezifischen Rückgriff auf Regeln (der Konstitution von Sinn und der Sanktionierung von Handeln) und Ressourcen (autoritativ und allokativ) rekonstruiert. Organisationales Handeln begründet sich nun nicht länger im ›machiavellistischen Machtstreben‹ einzelner Personen, sondern in je organisationsspezifischen Strukturen. Eben diese in den Organisationsstrukturen verankerten Handlungslogiken ergeben eine neue Qualität analytischer Erklärungskraft: Bislang als ›irrational‹ oder ›widerspenstig‹ angesehenes Handeln wird durch die mikropo-

---

3   Giddens formuliert: »Nach dieser Auffassung charakterisiert der Gebrauch von Macht nicht spezifische Verhaltensweisen, sondern ist vielmehr für jegliches Handeln typisch«. (Giddens 2004: 67).

litische Analyse nachvollziehbar. Organisationaler Wandel richtet sich nach den in einer Organisation gültigen Regeln der Sinnkonstitution und der Legitimation. Häufig ist in Prozessen organisationalen Wandels zu beobachten, dass zwischen den offiziellen Vorgaben und der Befolgung dieser Vorgaben eine Kluft besteht. Hier hilft Giddens' Regelbegriff weiter, nach dem die Regeln eigentlich nur im Handeln der Akteure stecken (»verallgemeinerbare Verfahren ..., die in der Ausführung/Reproduktion sozialer Praktiken angewendet werden«, Giddens 2004: 73). Organisationaler Wandel richtet sich sehr stark nach diesen ungeschriebenen Gesetzen. Nicht die offiziell ausformulierten Organisationsanweisungen sind bei Giddens mit Regeln gemeint. Sie sind *kodifizierte Interpretationen von Regeln* und stehen nicht selten in Kontrast zu den *angewendeten Regeln*. Aus der Spannung zwischen angewendeten Regeln und kodifizierten Interpretationen lässt sich viel analytisches Erklärungspotential für den Widerstand gegen Wandel schöpfen. Für Prozesse organisationalen Wandels ist es also wichtig, die für die Organisation geltenden Regeln zu eruieren. Sie bestimmen maßgeblich Art und Weise des Beratungsverlaufes. Erst auf Basis der nicht kodifizierten Regeln lässt sich die informelle Organisation rekonstruieren. Auf dem Hintergrund dieses Verständnisses von Regeln und Ressourcen lässt sich der Prozess der Organisationsentwicklung als Reorganisationsmaßnahme folgendermaßen definieren:

> »Reorganisation ist die bewußte, reflexive Re-Strukturation des Handlungsfeldes ›Organisation‹, die auf Veränderung ihrer Regeln und Ressourcen zielt und sich in allen Dimensionen des Sozialen abspielt: als Versuch, etablierte Signifikations-, Legitimations- und Herrschaftsstrukturen zu verändern. Das unterliegt wie alles organisationale Handeln der Rekursivität von Struktur. Reorganisation – wie auch resistance to change – muß sich daher eben jener Machtmittel bedienen, die die (noch) gegebene Organisationsstruktur zur Verfügung stellt« (Ortmann/Sydow/Windeler 1997: 333).

Eine solche Betrachtungsweise lässt einerseits deutlich werden, wie heftig die Auseinandersetzungen im Zuge solcher Reorganisationsmaßnahmen sein können. Andererseits wird verständlich, dass Widerstand gegen Wandel berechtigt und durchaus als aktive Leistung des Handlungssystems gesehen werden kann. Während sich viele der so genannten systemischen Ansätze allein auf die ›richtige‹ Intervention konzentrieren und damit das Verharren des Systems im alten Zustand als nicht wünschenswert und nicht weiter beachtenswert betrachten, lässt sich mit einem mikropolitischen Verständnis des Reorganisationsprozesses Licht in das Dunkel der systemischen *black box* bringen. Der Widerstand wird nun nachvollziehbar, und zwar als durchaus rationale Strategie einer Akteursgruppe innerhalb eines Innovationsspieles.

*Routine- und Innovationsspiele*

*Organisationaler Wandel* basiert auf einer Neuverteilung von Regeln und Ressourcen. Die *Bewahrung des Bestehenden* meint demgegenüber ein Set von bewährten Regeln und Ressourcenverteilungen, das die Aufrechterhaltung des Organisationszweckes sicherstellt und den beteiligten ›Spielern‹ formal vorgesehene und informelle Gewinne zusichert. Dies wird als *Routinespiel* bezeichnet. Damit ergeben sich unterschiedliche Arten von Routinespielen. Eine Möglichkeit, diese Spiele zu differenzieren, besteht in der Zuordnung von formalen Aufgaben zu Abteilungen oder anderen Organisationseinheiten. Ortmann nennt hier als

Beispiele die ›solide Entgeltabrechnung‹ für die Gehaltsabteilung oder das ›Produktionsplanungsspiel‹ der Abteilungen Produktionssteuerung, Materialwirtschaft und Vertrieb (Ortmann u.a. 1990: 464ff). Kooperation ist das tragende Moment – sowohl innerhalb der Spiele als auch für die Aneinanderreihung der Spiele der unterschiedlichen Abteilungen miteinander. Hier bedarf es von den verschiedenen Teilnehmern beständig ausbalancierter Verständigungs- und Verhandlungsmuster. Während die Routinespiele typische Spiele innerhalb und zwischen den Abteilungen sind, zeichnet sich das Management durch eine andere Art von Spielen aus: Neben die Funktion der Steuerung tritt zunehmend die der Innovation. Innovationsspiele sind Spiele auf der Metaebene, die die Regeln und Ressourcen der Routinespiele neu ordnen wollen. Die Entscheidung für den Widerstand gegen oder die Förderung eines Innovationsspiels hängt stark vom Gewinn und Verlust an Ressourcen ab. Für das Verstehen von Innovationsspielen ist also die Kenntnis der bisherigen Machtverteilung notwendig. Ebenso wichtig sind Informationen über den Verlauf der letzten Innovationsspiele und darüber, welchen Einfluss sie auf die Regeln der Organisation hatten.

Der Wandel von Organisationen vollzieht sich selten überall und auf einmal. Die Innovationsspiele werden oft zunächst in Projektteams ausprobiert, wo die Verzahnung von Neu und Alt geprobt wird. Die mikropolitische Organisationsstruktur bildet sich dann im Projekt ›en miniature‹ ab. Die ›Dualität von Struktur‹ bildet den Hintergrund, vor dem sich das Projekt zusammensetzt. Geltende Regeln und bestehende Ressourcenverteilungen gehen in die Zusammensetzung des Projektteams ein und reproduzieren so die Organisationsstruktur. Hier wird mikropolitisch ausgehandelt, was in größere und mächtigere zukünftige Arrangements eingehen kann.

Die vorgestellten Gedanken werden nun übertragen auf prozessorientierte Beratungsverläufe. Das Beratungshandeln wird dabei im Mittelpunkt stehen.

## 2  Macht am Beispiel der Organisationsberatung im Krankenhaus

Geht man nicht nur vom Ergebnis der Beratung aus oder der Bewertung dieses Ergebnisses, sondern nimmt den Beratungs*verlauf* in den Blick, dann führt dies zu Fragen nach den beteiligten Akteuren, deren Strategien und den Änderungen dieser Strategien im Prozess, nach dem Verhalten der Berater und dessen Veränderung über die Zeit, nach den Teilerfolgen, den Sackgassen und wie man dort wieder herausgekommen ist etc. Der Beratungsprozess folgt dabei keiner zweckrationalen Logik, kann nicht wie ein naturwissenschaftliches Experiment entsprechend dem ›Lehrbuch der Beratung‹ durchgeführt werden, sondern stellt sich als *sozialer Prozess* dar. An diesem Prozess sind verschiedene kollektive Akteure beteiligt, die ihre Ziele verfolgen und sich dabei an den geltenden Regeln und der Ressourcenverteilung der Organisation orientieren. Keiner dieser Akteure ist gänzlich machtlos, aber dennoch ist die Macht ungleich verteilt. Empirisch untersucht habe ich die Frage nach der Macht in der Organisationsberatung an zwei Beratungsfällen im Krankenhaus (ausführlich vgl. Iding 2000). Gestützt auf dieses Material möchte ich vier Thesen formulieren, die aus soziologischer Sicht die Frage beantworten, wie sich Macht im Beratungsprozess zeigt.

*These 1: Der Beginn der Organisationsberatung ist der Eintritt des Beraters in ein im Gange befindliches Innovationsspiel. Die Organisation hat dabei in der Vergangenheit*

*Regeln für den Umgang mit Beratern ausgebildet, nach denen nun auch das Spiel mit dem neuen Berater gespielt wird.*

Innovationsspiele in Organisationen zu spielen, ist inzwischen Routine. Die Organisation besitzt also nicht nur Regeln für die internen Abläufe, sondern auch für den Umgang mit Externen, wie z.B. Beratern. In länger existierenden Organisationen sind mit großer Wahrscheinlichkeit schon früher Berater im Hause gewesen. Die Erfahrungen mit ihnen schlagen sich nieder in Regeln. Wenn man das Organisationsspiel mit einem Schachspiel vergleichen würde, könnte man sagen: Wir brauchen keine Informationen über die Vergangenheit, weil wir alle Informationen über die Aufstellung der Organisation haben. Das stimmt zu einem kleineren Teil (es interessiert beispielsweise, wer früher in der Organisation gearbeitet hat und inzwischen nicht mehr auf dem ›Brett‹ steht), das verstellt aber den Blick für die Tatsache, dass zum einen die Spielzüge nur aufgrund von Regeln gemacht werden und zum anderen alle bisherigen Züge zur momentanen Organisationsstellung geführt haben – sprich: Geschichte haben[4]. Der Eintritt des Beraters in die Organisation richtet sich nach den Regeln der Organisation – oder er tritt eben erst gar nicht ein. Es wäre naiv zu glauben, dass jeder Beraterruf auch vom ernsten Willen nach Veränderung getragen ist. Ebenso wäre es naiv zu glauben, dass ein Berater einen lukrativen Auftrag ablehnt, auch wenn für ihn von Anfang an kaum Aussicht auf Veränderungen besteht. Schauen wir in die Praxis.

### Fallstudie A: Mikropolitische Analyse des Beratungsauftrages für ein ostdeutsches Krankenhaus

In den 1990er Jahren nimmt die Beratung in den Krankenhäusern zu, vermutlich weil der steigende ökonomische Druck mit Hilfe von externen Beratern aufgefangen werden soll. Unterstützt wird dies durch die Weltgesundheitsorganisation WHO, die ein Programm zur Gesundheitsförderung auflegt (Health Promoting Hospitals 1993), das in den beteiligten Krankenhäusern mit Hilfe externer Beratung in einem fünfjährigen Prozess umgesetzt werden soll.

Die Projektstruktur sieht so aus, dass sich ein übergeordnetes Steuerungsgremium bildet (Projektkomitee oder auch Projektleitung genannt). In diesem sind Mitarbeiter des Krankenhauses und die Berater vertreten. Das Projektkomitee ernennt einen Projektkoordinator (=KrankenhausmitarbeiterIn), die/der gegenüber dem Projektkomitee verantwortlich ist. Insgesamt werden vom Projektkomitee mindestens fünf Gesundheitsförderungs-Projekte gestartet, so genannte »Sub-Projekte«. Der Gesamtprozess soll extern evaluiert werden.

---

4 Hört sich einerseits trivial an, wird andererseits aber so eben auch gerne von der systemischen Beratung behauptet (s.a. ausführlich meine Kritik an der »halbierten Übertragung der Familientherapie in die systemische Beratung« in Iding 2000: 184f). Die Personen sind weniger interessant, weil es eher die Regeln sind, die überdauern, aber um die muss sich der Berater kümmern und die dürfen ihm auch nicht egal sein. M. E. ist die systemische Beratung da auch nicht richtig stimmig: auf der einen Seite erklärt sie die momentane Situation als vollständige Information, auf der anderen Seite hat sie sehr wertvolle Fragen zur Informationsklärung in der Auftragsklärung ersonnen (Meyer 2005).

Im Fall A handelt es sich um ein ostdeutsches Krankenhaus[5]. Mit der Wende 1989 kommen auf die ostdeutschen Krankenhäuser große Anforderungen zu, um in das bundesdeutsche Gesundheitswesen eingegliedert zu werden. Dazu zählen die Anpassung der Medizintechnik an die Medizinische Geräte-Verordnung (MedGV), die Einführung der Pflegedokumentation, allgemeiner Betten- und Personalabbau, Gebäudesanierung und -modernisierung sowie die Veränderung von Funktionsabläufen und die Neuordnung von Ablauforganisationen. Das hier vorgestellte Gesamtklinikum ist in mehrere Teilkliniken aufgeteilt, die über die Stadt verstreut sind. Es ist ein Krankenhaus der Schwerpunktversorgung, hat ca. 2000 Betten und beschäftigt über 3000 Mitarbeiter.

*Der ›offizielle‹ Verlauf des Gesamtprojektes*

Das Projekt wird auf Initiative des Verwaltungsdirektors und der örtlichen Krankenkasse Ende 1992 gestartet. Ein starker Anfangsimpuls geht von der Magdeburger WHO-Tagung »Gesundheitsförderung durch Organisationsentwicklung in Betrieben, Krankenhäusern und Schulen« aus, an der der Referent der Geschäftsführung der Krankenkasse teilnimmt. Im Februar 1993 konstituiert sich bereits ein Projektkomitee, das aus der Klinikleitung (Verwaltungsdirektor, Ärztlicher Direktor, Pflegedienstleitung), dem stellvertretenden Verwaltungsdirektor, einer Assistentin der Geschäftsführung, einem Vertreter der Krankenkasse und einem externen Grafiker besteht. Die beiden Berater nehmen ihre Tätigkeit erst ein Jahr später auf. Sowohl 1994 als auch 1995 finden Projektpräsentationen statt, in denen sich das Krankenhaus mit den einzelnen Sub-Projektgruppen der Öffentlichkeit vorstellt. Im letzten Jahr des gesamten Projektverlaufs liegt ein Abschlussbericht von einer der fünf Sub-Projektgruppen vor. Eine Abschlusspräsentation ist für 1997 geplant, kommt aber nicht zustande.

Von Anfang an gibt es unerklärliche Probleme im Projekt, die sich durch den gesamten Verlauf ziehen:

- Warum finden sich kaum MitarbeiterInnen, die sich am Projekt beteiligen (weniger als 10%)?
- Warum werden die Berater so spät hinzugezogen?
- Warum ist das Projekt innerhalb und außerhalb des Krankenhauses wenig bekannt?
- Warum sind es vor allem Pflegekräfte, die sich am Projekt beteiligen? Warum bleiben die Verwaltung und die Ärzte so gut wie außen vor?
- Warum finden strukturelle Veränderungen nicht statt, wie dies das Programm der Organisationsentwicklung vorsieht?

Die Organisationsentwicklung sieht für das Klinikum einen umfassenden Veränderungsprozess vor. Die Passivität und die Unbekanntheit des Gesamtprojekts bleiben deshalb unverständlich.

---

5 Die Angaben zum Krankenhaus sowie zu den Personen wurden aus Gründen der Anonymisierung geändert. Lediglich die Tatsache, dass es sich um ein ostdeutsches Krankenhaus handelt, ist richtig, da dies für die Erklärung des Beratungsverlaufes von konstitutiver Bedeutung ist.

*Der Beratungsauftrag*

Der Beratungsauftrag kommt erst nach einem Jahr Projektlaufzeit zustande. Dies geschieht auf Drängen der WHO, die für die Mitgliedskrankenhäuser eine externe Beratung von Anfang an vorschreibt. Warum setzt die Beratung erst so spät ein? In den Interviews wird klar, dass es kurz vor Projektbeginn einen Beraterskandal gab: Der Verwaltungsdirektor hatte nach der Wende eine Vielzahl von Beratern in das Krankenhaus geholt. Einer dieser Berater aber ließ sich sein Honorar auf ein schwarzes Konto überweisen, indem er es an der Beratungsgesellschaft, für die er arbeitete, vorbeischleuste. Mitarbeiter des Krankenhauses, die dem Verwaltungsdirektor nicht wohl gesonnen waren, gingen mit diesen Informationen an die Presse, woraufhin der Verwaltungsdirektor entlassen wurde. Fast allen Beratern kündigte man in diesem Zusammenhang den Beratungsauftrag.

Die Auswahl der westdeutschen Beratungsgesellschaft für das WHO-Projekt erfolgt aus der Tatsache, dass man mit diesem Institut auch vor dem Skandal intensiv zusammengearbeitet und dabei gute Erfahrungen gemacht hatte. Zuerst wird ein Auftrag zur Evaluation und Moderation erteilt. Nach sechs Monaten wird dieser Vertrag dann geändert und die Moderationsaufgabe auf eine ›Anfangsmoderation‹ zurückgestuft, wobei die ausufernden Kosten als Grund genannt werden. Mit der Rückstufung der Prozessbegleitung verbleibt der Schwerpunkt des Beratungsauftrages bei der Evaluation. Als dritter Auftragsgegenstand kommt später die Vertretung des Krankenhauses bei *business meetings* im internationalen Rahmen hinzu.

*Hinter den Kulissen: Neue Regeln der Signifikation*

Dass die Berater so spät hinzugezogen werden, ist ebenso auffällig wie die Betonung verschiedener Interviewpartner, dass es aus ihrer Sicht gar keiner externen Beratung bedurft hätte. Das Interpretationsschema der Organisationsmitglieder für externe Beratung hatte sich verändert: Eine Vielzahl von Beratern kam mit der Wende ins Krankenhaus, um bei den enormen Anpassungsleistungen an das westdeutsche Gesundheitssystem zu beraten: Berater für das Rechnungswesen, für die Einführung von Controlling-Systemen; Berater für die Medizintechnik und die Einführung neuer Informations- und Kommunikationstechnologien – letztlich Beratung in allen zentralen Management-Aufgaben. Was für eine Stimmung hat sich damals breit gemacht? Man hatte *»von sozialistischer Planwirtschaft die Nase voll«* (V012), und gleichzeitig war alles falsch bzw. nicht mehr richtig, was man bislang gemacht hatte. Die westdeutschen Berater sagen, wo es langgeht. Und einer bereichert sich auch noch unrechtmäßig daran, was zu einer sehr schlechten Presse und zur Entlassung des Verwaltungsdirektors führt. Es handelt sich zwar nur um *ein* schwarzes Schaf, aber bei den gravierenden Auswirkungen für das Krankenhaus nimmt die Bewertung externer Berater insgesamt schweren Schaden. ›*Nur ein toter Berater ist ein guter Berater. Kein Berater ist besser als ein Berater*‹. Dies sind die neuen Regeln, die das Verhältnis von Krankenhaus-Management und Beratung bestimmen. Erst auf Druck der WHO werden die Berater nach einem Jahr Projektlaufzeit engagiert. Das Krankenhaus-Management muss nun sicherstellen, dass die Berater in ihren Handlungsmöglichkeiten weitgehend eingeschränkt bleiben. Deshalb geht der Auftrag an ein Institut des Vertrauens, mit dem man auch vor dem Skandal gute Erfahrungen gemacht hatte. Hier sind keine Überraschungen zu erwarten.

Hat die Führungstroika Macht? Sind die Berater machtlos? Wäre alles anders gelaufen, wenn andere Personen die Rolle des Verwaltungsdirektors, der Pflegedirektorin oder des Beraters übernommen hätten? In einer mikropolitischen Beratungsanalyse interessieren weniger Personen als die Regeln. Diese soziologische Abstraktion von den Personen kann schnell einer narzisstischen Kränkung gleichkommen, die von Betroffenen zunächst abgelehnt wird, denn welcher Manager oder Berater hört schon gerne, dass die (durch ihn) in Kraft gesetzten Regeln mehr interessieren und bedeutsamer sind als seine Person. Machtvoll sind all diejenigen, die Regeländerungen in Innovationsspielen durchsetzen.

Die Frage nach der Macht begegnet dem Berater schon beim Eintritt in die Beratung, denn die zu beratende Organisation wendet gültige Regeln für den Einsatz von Beratern an. Veränderungen werden häufig zunächst in Pilotprojekten erprobt. Hier kann anders gehandelt werden, weil die Regeln und/oder Ressourcenverteilungen probeweise andere sind. Spannend wird es, wenn aus dem Innovationsspiel, das sich bewährt hat, ein Routinespiel werden soll: jetzt müssen die Änderungen festgeschrieben werden und da es hier um Gewinnen und Verlieren geht, sind das immer harte Auseinandersetzungen. Welche Rolle spielen dabei Projektleiter und Berater? Wo trifft es Personen, obwohl aber letztlich Prozesse jenseits der Person, nämlich Prozesse der Organisation ursächlich sind?

**Fallstudie B: Mikropolitische Analyse der Beratung der Projektleitung in einem westdeutschen Krankenhaus**

Das untersuchte westdeutsche Krankenhaus ist ein Akutkrankenhaus und hat 1992 zu Projektbeginn insgesamt 230 Betten und ca. 400 Mitarbeiter. Das Krankenhaus ist in konfessioneller Trägerschaft und gehört zu einem Anstaltsverbund, dem auch eine Krankenpflegeschule, ein Tagespflegehaus und weitere soziale und karitative Einrichtungen angehören. Das Krankenhaus hat gute Gründe für die Teilnahme am WHO-Projekt: Schwesternmangel, hohe Fluktuationsraten, abnehmende Bewerberzahlen für die Ausbildungsplätze, ein veraltetes Leitbild in der Krankenpflege und der wachsende Konkurrenzdruck durch andere Krankenhäuser auf dem Markt.

Die externe Beratungsgesellschaft besteht aus dem Hauptberater, der Mehrheitsgesellschafter und Geschäftsführer des Unternehmens ist, sowie aus sechs weiteren Beratern. Der Hauptberater hat viele Erfahrungen in WHO-Projekten gesammelt und verfügt über die entsprechenden Kontakte zur WHO, um Konzeption und Antragstellung des Organisationsentwicklungsprojektes für das untersuchte Krankenhaus durchzuführen.

*Der offizielle Verlauf des Gesamtprojektes*

Das WHO-Projekt wird 1992 auf Initiative des Verwaltungsdirektors und des externen Beraters gestartet. Der Berater führt explorative Gespräche im Krankenhaus und stellt die Ergebnisse der Krankenhausleitung und der Mitarbeitervertretung vor. Sein Konzeptvorschlag wird von beiden Parteien befürwortet. Ebenso stimmt eine Mitarbeiterversammlung im April 1992 zu. Die Projektleitung wird daraufhin im Juli 1992 eingesetzt. Die ersten drei Sub-Projektgruppen werden von November 1992 bis Juni 1993 durchgeführt. Drei weitere Sub-Projektgruppen folgen bis Ende 1995. In der ersten Hälfte des Jahres 1996 tritt ein

Moratorium ein. Erst im Herbst 1996 kommt es noch zu zwei weiteren Sub-Projektgruppen, die sich aber von den vorangegangenen Projektgruppen unterscheiden (siehe unten). Mitarbeiterbefragungen finden 1993 und 1996 in Kooperation mit einer örtlichen Hochschule statt. Ebenso werden 1994 und 1996 Patientenbefragungen durchgeführt. Über den gesamten Zeitraum gibt es mehrere interne wie öffentliche Präsentationen. Eine interne Abschlusspräsentation findet im Juni 1997 statt.

In vielerlei Hinsicht ist das Gesamtprojekt vorbildhaft verlaufen: Es werden nicht nur die von der WHO vorgeschriebenen fünf, sondern acht Sub-Projektgruppen durchgeführt. Die Beratung erfolgt über die gesamte Projektlaufzeit extern. Ebenso wird das Projekt von zwei Hochschulen wissenschaftlich begleitet. Dennoch scheinen viele von den interviewten Beteiligten gegen Ende des Projektes frustriert und enttäuscht zu sein. Die Ärzte waren mitten im Projekt ausgestiegen. Im letzten Jahr lässt sich der Hauptberater nach heftigen Auseinandersetzungen in der Projektleitung auswechseln und einer seiner Mitarbeiter führt die Beratung zu Ende.

*Die Beratung der Projektleitung*

Kurz nach der Befürwortung des Gesamtprojektes durch die Krankenhausleitung, die Mitarbeitervertretung und die Mitarbeiterversammlung wird die WHO-Projektleitung[6] eingesetzt. Sie besteht aus vier Personen und wird durch den Hauptberater moderiert. Damit die Projektleitung immer entscheidungsbereit ist, wird für jedes Mitglied noch eine Vertretung benannt. Damit sind in der Projektleitung:

- der Verwaltungsdirektor, der gleichzeitig Mitglied der Krankenhaus- und Anstaltsleitung ist; er wird durch den Rektor der Anstalt vertreten, der ebenfalls Mitglied der Krankenhausleitung und der Anstaltsleitung ist;
- der Ärztliche Direktor (Chefarzt der inneren Medizin) ist ebenfalls Mitglied der Krankenhausleitung; er wird durch den stellvertretenden Ärztlichen Direktor vertreten;
- ein Arzt, der Mitglied der Mitarbeitervertretung ist und als Oberarzt in der Chirurgie arbeitet; die Vorsitzende der Mitarbeitervertretung ist seine Vertretung;
- eine Schwester, die im gesamten Krankenhaus sehr bekannt und anerkannt ist; die Pflegedienstleiterin ist ihre Vertreterin.

Die Oberin der Anstalt und der Krankenhaus-Seelsorger können als Gäste an den Sitzungen der Projektleitung teilnehmen. Der Hauptberater der Beratungsgesellschaft moderiert die Projektleitung. Der Berater schlägt vor und setzt durch, dass die Anzahl der Personen klein gehalten wird, die die Projektleitung bilden. Die Vertretungsregel gewährleistet die Kontinuität der Zusammenarbeit für den Fall, dass jemand verhindert ist oder aus der Sitzung gerufen wird.

Die Projektleitung setzt die zu bearbeitenden Themen für die Sub-Projektgruppen fest, erstellt einen Aufgabenkatalog und ein Verfahren, nach dem die Gruppen gegründet werden. Nach Abschluss ihrer Arbeit werden die Ergebnisse der einzelnen Sub-Projektgruppen zu-

---

6  Im anderen von mir geschilderten Fallbeispiel wird das Steuerungsgremium oberhalb der einzelnen Sub-Projektgruppen als »Projektkomitee« bezeichnet. Beide Gremien sind funktional äquivalent und werden nur anders bezeichnet.

nächst der Projektleitung vorgestellt, später dann bei einer internen Präsentation dem ganzen Haus sowie anschließend der allgemeinen Öffentlichkeit. Die Projektleitung nimmt die Entscheidungsvorschläge der Gruppen entgegen, beurteilt sie und wählt aus. Die Umsetzung kann nicht von der Projektleitung entschieden werden, sondern wird als Empfehlung an die Krankenhausleitung weitergegeben. Der Verwaltungsdirektor erklärt, dass der Projektleitung ganz bewusst keine Kompetenzen zugesprochen wurden, um Nebenregierungen zu vermeiden. Außerdem fürchtet er, dass eine Ausstattung der Projektleitung mit Kompetenzen zu Unruhe im Haus führen würde. Entscheidungen über die Vorschläge der Sub-Projektgruppen werden also in der Krankenhausleitung oder der Anstaltsleitung getroffen. Der Ärztliche Direktor scheidet mit der Begründung Zeitnot zur Mitte der Projektlaufzeit aus der Projektleitung aus. Von Anfang bis Herbst 1996 ergibt sich eine Art Moratorium im Projektverlauf. Es werden keine neuen Projektgruppen gestartet. In der Projektleitung kommt es zu Auseinandersetzungen zwischen dem Verwaltungsdirektor und dem Hauptberater, der sich daraufhin auswechseln lässt. Er wird durch einen seiner Mitarbeiter ersetzt, der die Beratung der Projektleitung ab Juli 1996 übernimmt und der das Projekt zu Ende führt.

*Hinter den Kulissen der Beratung*

Auffällig eingeschränkt sind in diesem Fall die Möglichkeiten der Projektleitung, Entscheidungen zu fällen. Alles Handeln changiert hier zwischen Hierarchie und Partizipation. Der Hauptberater hält Geduld für eine sehr wichtige Beratertugend. Damit startet er das Organisationsentwicklungsprojekt, bei dem Partizipation der Leitgedanke für den Aufbau der Projektorganisation ist. In vorbildlicher Weise werden alle Leitungsgremien, die Mitarbeitervertretung und die Mitarbeitervollversammlung bei der Entscheidungsfindung über den Projektstart einbezogen. Geduld und Beharrlichkeit leiten auch das Handeln des Hauptberaters in der Projektleitung. Außer dem Berater haben alle Beteiligten gleiches Stimmrecht. Dass diese Gleichheit durch die Hierarchie unterminiert wurde, bringt der Verwaltungsdirektor selbst mit der Bemerkung zum Ausdruck, dass wenn er etwas vehement in den Sitzungen verfolgt habe, sich die anderen Projektleitungsmitglieder doch verhältnismäßig schnell seiner Meinung angeschlossen hätten.

Es ist also eine Illusion, von Partizipation und Gleichheit in diesem Prozess auszugehen. Zu schnell überschattet die etablierte Hierarchie die innerhalb der Projektleitung angestrebte Egalität. In ähnlicher Weise spiegelt sich dieses Verhältnis zur Macht in der Sichtweise des Verwaltungsdirektors auf die Organisationsentwicklung: Das sei ein Luxus, den man sich gegen Ende des Projektes nicht mehr leisten könne. Entsprechend kontrolliert er auch die Öffentlichkeitsarbeit: Die Ergebnisse der wissenschaftlichen Begleitforschung (Mitarbeiterbefragung und Evaluation) gehen vor der Veröffentlichung über seinen Tisch und werden dann ganz oder teilweise freigegeben. An ihm kommt also niemand vorbei und das weiß auch jeder im Krankenhaus. Selbst wenn das Stück ›Gleichheit in der Projektleitung‹ weiterhin gespielt wird, weiß doch jeder der Anwesenden, wer der eigentliche Regisseur ist.

Die Projektleitung kann keine Scharnierfunktion zwischen Alltagshandeln und Projektideen erfüllen: Sie hat zwar einen Machtpromotor mit im Boot, gleichzeitig ist aber ihre Arbeit auf ein reines Vorschlagswesen begrenzt. Wie diese Vorschläge von der Krankenhaus- und Anstaltsleitung wahrgenommen werden, hängt allein vom Verwaltungsdirektor ab. Dieser beschreibt sein unterschiedliches Agieren in den verschiedenen Gremien so:

»Auf der anderen Seite war ich in der Position des Verwaltungsdirektors als des höchsten Steuerungsgremiums dieses Hauses immer auch ein wenig gehandikapt, wenn es um Dinge ging, die die Krankenhausleitung kritischer sah als ich. Also ich war immer der Promotor, wenn Sie so wollen. Und so wurde ich auch in der Krankenhausleitung dann oftmals angesehen. Und das war eine schwierige Situation für mich. Auf der einen Seite der Projektkoordinator sein und gleichzeitig, wenn ich in der Krankenhausleitung war oder in der Anstaltsleitung, das ist also unser Vorstand, wenn Sie so wollen, gleichzeitig auch Entscheidungen treffen sollte. Das war für mich nicht ganz leicht« (HD0291-303).

Kritisch wird die Situation Anfang 1996: Alle sechs Sub-Projektgruppen haben ihre Arbeit abgeschlossen und ihre Vorschläge der Projektleitung eingereicht. Diese hat die Vorschläge bewertet und zum Beschluss einer Umsetzung an die Krankenhausleitung weitergereicht. Dort setzt jedoch ein Umsetzungsverzug ein. Taktik oder System? In der Person des Verwaltungsdirektors bricht sich die Betrachtungsweise in die Perspektive Akteur versus System: Nach all dem, was über den Verwaltungsdirektor berichtet wurde, scheint es leicht, das Misslingen zu personalisieren und ihm den ›Schwarzen Peter‹ zuzuschieben. Der Verwaltungsdirektor ist einerseits über die Projektleitung in ein Projektspiel involviert, in dem es darum geht, die Regeln des Routinespiels zu verändern. Das Routinespiel ist der operative, eingespielte Alltag. Das Projektspiel ist somit ein Metaspiel, weil es Einsätze, Regeln, Strukturen und mögliche Gewinn- und Verlustchancen neu reguliert. Der kritische Punkt ist die Übernahme des Innovationspotentials aus dem Projekt- in das Routinespiel. Hier befindet sich der Verwaltungsdirektor in einer Doppelfunktion: er kann als *pivot player*[7] verstanden werden, als jemand, der die Tür zwischen Projektleitung und Krankenhausleitung offen halten oder verschließen kann. Er gibt zu, bestimmte Ideen und Vorschläge in der Projektleitung anders zu bewerten als in der Krankenhaus- oder Anstaltsleitung. Ist der Umsetzungsverzug seinem Naturell oder der Kombination aus hierarchischer Position und möglichen Gewinn- und Verlustchancen zuzuschreiben? Im zweiten Fall würde ein Auswechseln der Person des Verwaltungsdirektors vermutlich zu keiner Änderung im Spielverlauf führen. Dennoch bleiben bei allen Zwängen des Systems und seiner Regeln immer mehrere Entscheidungsmöglichkeiten offen. Der Umgang mit der hier aufgeworfenen Kontingenz entspricht dann einem persönlichen Naturell und dieser personale Anteil soll nicht geleugnet werden. Was aber bleibt, sind die typischen Sandwich-Positionen von Entscheidern, die zwischen Routine und Innovation vermitteln müssen. Organisieren in Organisationen zeigt gerade bei diesen Entscheidern einen Januskopf: es ermöglicht und beschränkt gleichzeitig.

*These 2: Der Widerstand gegen Wandel lässt sich nicht als bürokratischer Immobilismus, als irrationales Verhalten eines operativ geschlossenen Systems deuten, sondern muss als rationales Agieren interessegeleiteter Akteure verstanden werden, die sich in einer Auseinandersetzung befinden und ihr Handeln an den geltenden Regeln und Ressourcenverteilungen der Organisation orientieren und wechselseitig aufeinander abstimmen.*

Dass angekündigte Veränderungen in Organisationen Widerstand hervorrufen, ist eine Binse. Diesen Widerstand theoretisch zu fassen, ist weniger trivial. Wenn die systemische

---

7 Pivot bedeutet Dreh-, Angelpunkt, Türangel. Eine Bezeichnung, die Ortmann u.a. 1990: 468, Fn 46, verwenden. Sie veranschaulichen damit den organisatorischen Double-Bind, der das mittlere Management zu Veränderung und Innovation auffordert und gleichzeitig die Bewahrung des Bestehenden verlangt. Oft sind es die Projektleiter, die diesem Double-Bind ausgesetzt sind.

Theorie der Beratung – wie allzu oft geschieht – hier auf die Geschlossenheit des Klientensystems verweist, ist das zu wenig.[8]

In den von mir untersuchten OE-Prozessen gab es häufig sehr einfache, rationale Gründe, warum Akteursgruppen Widerstand zeigten oder aus dem Prozess ausstiegen. Wenn z.B. der Verwaltungsdirektor den Ärzten während der Projektlaufzeit alle Überstunden streicht, kann er damit rechnen, dass die Ärzte sofort jede Beteiligung an den Projekten der Organisationsentwicklung einstellen. Fehlt einem außenstehenden Betrachter diese Information (VD streicht Überstunden), dann mag einem der Ausstieg der Ärzte sonderbar vorkommen. Sie als Selektivität und Geschlossenheit des Klientensystems abzutun, ist zu wenig. Die folgenden empirischen Beispiele sollen zeigen, wie auf der Basis einer mikropolitischen Organisationsanalyse der Widerstand gegen Wandel nachvollzogen und als durchaus rationale Strategie beteiligter Akteursgruppen verstanden werden kann.

**Fallstudie A: Mikropolitische Analyse des Widerstands gegen Wandel am Beispiel des ostdeutschen Krankenhauses**

Die Organisationsentwicklung findet in den so genannten Sub-Projektgruppen statt. Dies sind interprofessionell zusammengesetzte Mitarbeitergruppen, die ein Thema zur Gesundheitsförderung gemeinsam bearbeiten. Die WHO schreibt mindestens 5 solcher Gruppen für den Gesamtprozess vor. 1994 und 1995 finden im ostdeutschen Krankenhaus Projektpräsentationen statt. Im letzten Jahr des gesamten Projekts liegt nur ein Abschlussbericht von einer der fünf Sub-Projektgruppen vor. Eine Abschlusspräsentation des Gesamtprojekts ist für 1997 geplant, kommt aber nicht zustande.

Die Beratung der Sub-Projektgruppen besteht in der Vorbereitung auf die Präsentation des Gesamtprojektes. Hinzu kommt die Evaluation. Für das erste halbe Jahr übernehmen die Berater auch die Aufgabe der Moderation.

*Das Stationskollektiv*

Beim WHO-Projekt geht es allerdings nicht nur um eine generelle Beteiligung am Projekt: Die Zusammenarbeit in Sub-Projektgruppen soll die Kooperation zwischen den verschiedenen Berufsgruppen fördern. Der ärztliche Direktor beschreibt die Entwicklung des ostdeutschen Krankenhauses seit der Wende als einen Prozess, der sich durch eine stärkere Konturierung der drei Säulen auszeichnet: Vor der Wende wurde im Sinne der *»Staatsphilosophie« (Ä173)* im Stationskollektiv zusammengearbeitet. Es umfasste vom ärztlichen Personal über die Schwestern bis hin zum Reinigungspersonal alle. Dabei trug der *»Stationsarzt in erheblichem Maß für die Schwestern der Station Verantwortung«* (Ä198f). Mit

---

8   Thinnes (1998: 224) fragt zu Recht: »Wie viel Umsetzungsverantwortung und -kompetenz hat der systemische Berater, der zwar keine Inhalte und Lösungen vorgibt, aber immerhin diffizile kommunikative Prozesse begleiten soll? Wie kann ein Mensch überhaupt ein Gesamtsystem zu einer gewünschten Veränderung anregen und was soll Beratung, wenn diese Veränderung ohnehin der unwahrscheinlichste Fall bleibt? Erhält der Berater mit der Selbstbezüglichkeit des Klientensystems gar den systemischen Freibrief, seine Leistungen nicht legitimieren und überprüfen zu müssen bzw. unbefriedigende Beratungsereignisse letztlich immer nur der Selbstselektivität des Klientensystems zuzuschreiben? Wo sind Anleitungen für kritische Selbstreflexionen in allen Phasen des Beratungsprozesses?«

der Wende ist es »*sehr stark gefördert worden, dass man gesagt hat, also wir müssen die drei Säulen deutlich machen*« *(Ä177f)*. Das Problem sieht der ärztliche Direktor jetzt darin, »*dass man das Auseinanderdriften nicht zu weit treiben lässt*« *(Ä176f)*. Jetzt ist die Arbeit auf der Station für den Arzt sehr erschwert, weil jede Anordnung erst von der Stationsleitung unterschrieben werden muss. Anordnungen des Arztes gelangen nur noch vermittelt über die Oberschwester an die Schwester. Der ärztliche Direktor sieht die Lösung für das zunehmende Auseinanderdriften der Berufsgruppen auf der Station eher in einer Orientierung an der gemeinsam zu lösenden Aufgabe als in der Orientierung »*an der Zugehörigkeit zu einer bestimmten Säule*« *(Ä207)*.

*Mikropolitische Interpretation des Stationskollektivs*

Eine Idee der Organisationsentwicklung im Krankenhaus ist die Förderung der interprofessionellen Zusammenarbeit. Ziel ist das Überwinden der berufsständischen Säulen zwischen der Verwaltung, der Pflege und den Ärzten. Projektmanagement als Organisationsform der Organisationsentwicklung soll diese Zusammenarbeit fördern und in den Sub-Projektgruppen sollen alle Berufsgruppen gleichberechtigt zusammenarbeiten. Dies kollidiert mit der Neuverteilung von Ressourcen, die sich mit der Wende herausgebildet hat. Allgemein hatte sich im Krankenhaus mit der Wende die Regel herausgebildet: ›*Nur nicht mehr so wie früher*‹. Früher war es Standard, im Stationskollektiv zusammenzuarbeiten. Die Anweisungsmacht lag eindeutig beim Arzt. Mit der Wende werden die Säulen stärker konturiert, die Pflege und die Verwaltung gestärkt. Auch die Einrichtung der Position des Pflegedirektors spricht hierfür. Die Ärzte verlieren an Einfluss, das Handeln wird durch die Verwaltung bestimmt, die nun Budgets vorgibt. Die Verwaltung übernimmt in der Person des Verwaltungsdirektors die vorübergehende Geschäftsführung des gesamten Klinikums. Gleichzeitig wird mit dem GSG (Gesundheitsstrukturgesetz) und damit einhergehenden Budgetierungen der Verwaltung die Aufgabe zuteil, die Ärzte finanziell zu kontrollieren. Ein Zurück zu Formen der Zusammenarbeit, wie sie das Stationskollektiv verkörperte, ist unerwünscht und wird von den meisten Akteuren abgelehnt. Es zeigt sich, dass das Konzept der WHO, interprofessionelle Kooperationen zu fördern, auf eine Organisation trifft, die sich von dieser Idee gerade emanzipiert hat. Die Ideen der WHO zur Reorganisation orientieren sich an einem westlichen Modell des Krankenhauses und negieren die spezifischen (neuen) Regeln und Ressourcenverteilungen in einem ostdeutschen Krankenhaus nach der Wende. Beratung hat auf diese Neuverteilung von Ressourcen Rücksicht zu nehmen und kann sie nicht widerstandslos zur Disposition stellen. Entscheidend wäre es gewesen, den Unterschied zwischen den neuen intendierten interprofessionellen Kooperationen und dem alten Stationskollektiv deutlich zu machen. Das Gesamtprojekt war der Pflegedirektorin zugeschoben worden. So erklärt sich die überdurchschnittliche Beteiligung von Pflegekräften am insgesamt eher schlecht unterstützten Projekt.

Widerstand im ›Klientensystem‹ hat also gute Gründe. Wenn man diese in Erfahrung bringen kann und sie in Beziehung zu Veränderungen bei Regeln und Ressourcenverteilungen setzt – also in Beziehung zur Organisationsgeschichte –, dann werden die Spielzüge rational nachvollziehbar. In vielen Beratungsfällen von sehr großen Organisationen verfügen die Berater nur über unvollständige Informationen, so dass eine Rekonstruktion von Regeln, Ressourcenverteilungen und Akteuren nicht gelingen kann. Es spricht aber auch einiges dafür, dass die systemischen Berater selbst stark daran interessiert sind, den Mythos des unveränderbaren Klientensystems aufrecht zu erhalten.

*These 3: Organisationen lassen sich nach ihrem jeweiligen Set an Regeln und Ressourcenverteilungen typisieren: Die Eigenlogik des Krankenhauses möchte ich als »Patientenorientierung« bezeichnen. Patientenorientierung meint dabei, dass der Patient für alle Mitarbeiter eine permanente Ungewissheitszone darstellt.*

Organisationen lassen sich typisieren: Krankenhäuser, Schulen, Gefängnisse, Softwarehäuser – sie alle haben ihre Eigenlogik und ähneln sich entsprechend. Es ist jedoch auch wichtig, die typischen Regeln und Ressourcenverteilungen für die spezifische Organisationsform Krankenhaus zu bestimmen. Dabei trifft man auf die Patientenorientierung, die hier alles soziale Handeln überformt, weswegen sich auch die Beratung hieran orientieren muss. Will man überhaupt für eine Organisation bestimmen, was sie in ihrem Kern ausmacht, schaut man wohl am besten auf den Arbeitsgegenstand und die Selbstbeschreibung von »guter« Arbeit. Im Krankenhaus geht es vor allem um den Patienten. Die Arzt-Patienten-Beziehung typisiert die Organisation. Das Fallbeispiel des westdeutschen Krankenhauses soll das genauer beleuchten.

### Fallstudie B: Mikropolitische Analyse der Beratung von Sub-Projektgruppen im westdeutschen Krankenhaus

Es werden acht Sub-Projektgruppen gebildet und in der Zeit von November 1992 bis September 1997 durchgeführt. Die erste Projektgruppe wird noch vom Hauptberater moderiert, dann moderieren seine Mitarbeiter die Gruppen. Die ersten sechs Projektgruppen schließen bis Ende 1995 ihre Arbeit ab. Sie zeichnen sich durch einige Gemeinsamkeiten aus, die ich hier dokumentiere.

Die Projektleitung stellt zunächst den Auftrag für die Sub-Projektgruppe und gibt ein Finanz- und Zeitbudget vor. Für die Bearbeitung sind sechs bis zehn Monate Zeit vorgesehen. In dieser Zeit finden zehn bis zwölf zweistündige Sitzungen statt. Darüber hinaus werden der Gruppe maximal 50 zusätzliche Stunden gewährt, die frei verteilt und zumeist für die Abfassung des Abschlussberichtes verwendet werden. Die Gruppen setzen sich aus acht bis zehn Mitgliedern aus allen Bereichen zusammen. Die Personenauswahl wird durch die Projektleitung vorgenommen, die aus den freiwilligen Meldungen auswählt. Moderiert wird die Gruppe durch eine(n) externe(n) Berater(in). Die Arbeit in der Gruppe beginnt mit einer zweitägigen aushäusigen Startklausur. Hier geht es sowohl um die Konstituierung der Gruppe als auch um die Eingrenzung des Auftrages. Die Gruppe erarbeitet Vorschläge und fasst diese in einem Abschlussbericht zusammen. Die Ergebnisse werden in der Projektleitung vorgestellt, die dann aus den Umsetzungsvorschlägen auswählt und diese zur Entscheidung an die Krankenhausleitung weitergibt.

In der ersten Hälfte des Jahres 1996 finden keine weiteren Projektgruppen statt. Die Lage in der Projektleitung spitzt sich zu und der Hauptberater wird ausgewechselt. Zwei weitere, letzte Projekte werden beschlossen. Diese unterscheiden sich von den vorangegangenen Sub-Projektgruppen aber in entscheidenden Punkten, denn sie sind auf Umsetzung orientiert: Sie erarbeiten keine neuen Themenstellungen, sondern setzen bereits erarbeitete Vorschläge um. Der Auftrag ist dementsprechend eng gefasst. Das Zeitbudget wird nun verkürzt: die letzten beiden Projektgruppen erreichen ihr Ziel innerhalb von zwei statt wie bisher in sechs bis zehn Monaten. Auf eine Startklausur wird verzichtet. Die Rolle der externen Beratung in diesen Gruppen verändert sich von der Moderation zum fachlichen Input. Von der Aufgabenfestlegung bis hin zur Verfassung des Abschlussberichtes ist die Beratung aktiver ausgerichtet.

Insgesamt nehmen 76 Mitarbeiter des Krankenhauses an den acht Sub-Projektgruppen teil, dies sind ein Viertel aller Vollbeschäftigten.

*Mikropolitische Interpretation*

Der Schwerpunkt der Beratung liegt in der Moderation der Sub-Projektgruppe. Die Gruppen sind bewusst interprofessionell zusammengesetzt, denn Ziel ist es, das bereichsübergreifende Denken einzuüben. Diese Heterogenität der Gruppe stellt an die Berater hohe Ansprüche:

»Und meine Moderationsfunktion bestand ganz wesentlich darin, am Anfang überhaupt erst mal diese Gruppe zu bilden, dass die überhaupt erst mal sich aufeinander einlassen. Und dann, ja, wir werden jetzt hier was zusammen erarbeiten. Und dabei eben dann bei der praktischen Arbeit den Einzelnen Möglichkeiten zu geben, sich da so zu beteiligen, wie sie wollen und wie sie können. So, dass es für den Gruppenprozess fruchtbar ist und für den Einzelnen dann auch befriedigend ist. Und das klafft so weit auseinander von den Themenspektren, die die Einzelnen im Kopf haben, wie von dem Arbeitstempo, das sie gewohnt sind. Von dem Abstraktionsvermögen, von dem, was sie denken und wie sie fungieren. Das ist eine unglaubliche Spanne« (HN0178-0190).

Diese Spannung durch die Moderation abzubauen, gelingt kaum. In anderen Gruppen stellt sich die Aufgabe der Beratung als reines Konfliktmanagement dar. Schwierigkeiten wie diese werden in den Abschlußberichten der Projektgruppen nicht erwähnt. Es kommt zu offenen oder verdeckten Ausstiegen bei den Ärzten und zum Teil auch bei den Pflegekräften. Die ärztliche Logik bricht sich an der Prozesslogik der OE-Gruppen: Der Arzt, der täglich operiert, richtet sein Handeln am Patienten aus: Er muss schnell reagieren. Der zunehmende ökonomische Druck im Krankenhaus veranlasst ihn zudem immer mehr, sein Handeln auch zu bilanzieren. Wenn er so auf die Ergebnisse der Sub-Projektgruppen schaut, dann müssen ihm diese Ergebnisse im Verhältnis zum Aufwand als zu gering erscheinen. Die Reduktion auf den Ergebnisbezug lässt ihn nicht die sonstigen, weniger messbaren Ergebnisse der Gruppe sehen: z.B. die gestärkte Motivation des Mitarbeiters aus der Wäscherei, der zum ersten Mal in seinem Leben einen Vortrag vor hundert Leuten hält, in dem er die Ergebnisse der Sub-Projektgruppe präsentiert. Das Unverständnis der Ärzte verweist auch auf ihre Sozialisation durch Hierarchie, die es schwer macht, Kooperationsleistungen wertzuschätzen. Hinzu kommt der enorme Zeitaufwand für Präsentationen: diese Zeit fehlt für inhaltliche Arbeit.

Die Unterschiede im Arbeitstempo, im Abstraktions- und Umsetzungsvermögen bleiben dennoch bestehen. Während in der Startklausur diese Probleme noch kein so großes Gewicht besitzen, da man sich außerhalb des Krankenhauses befindet, führt die Projektgruppenarbeit im Alltag zu verdeckten Ausstiegen: Mitarbeiter verlassen die Gruppen und kommen nur sporadisch, so dass eine kontinuierliche Problembearbeitung mit einer Kerngruppe von Personen fast die Ausnahme wird. Das wirkt sich auch auf die Problemlösungen aus: Es werden kleine, randständige Probleme bearbeitet, die unter den gegebenen Bedingungen gelöst werden können. Hier schließt sich der Kreis: Bei den teilweise mageren Ergebnissen können die Kritiker wieder berechtigt den Zeigefinger heben. Und die Beteiligten werden das Gefühl nicht los, an den ›eigentlichen‹ Problemen vorbeigearbeitet zu haben. Die Organisationsform der Beratung, die Methode der Projektgruppenarbeit zeigt ihre Grenzen: Die Idee, interprofessionelle Kooperationen zu fördern, wird durch zweistündige Sitzungen im Alltagsbetrieb des Krankenhauses in ihr Gegenteil verkehrt.

Die Probleme mit der Heterogenität in den Sub-Projektgruppen verweist jenseits der beteiligten Personen auf eine Schwäche der Beratungsmethode: Die Gleichheit der Zugangschancen zur Entscheidungsfindung ist nicht gleichzusetzen mit der Gleichheit der persönlichen Qualifikationen. Der idealistische, *reedukative* Ansatz der Organisationsentwicklung verschärft damit genau die Problematik, um deren Lösung er sich bemüht: die Ungleichheit wird deutlicher, sichtbarer und damit größer.

Neben den Konfliktlinien, die sich innerhalb der Sub-Projektgruppen ergeben, kommt es zunehmend auch zu Schwierigkeiten zwischen den an einer Sub-Projektgruppe beteiligten und den nicht-beteiligten Mitgliedern. Eine Schwester berichtet von den Schwierigkeiten, die sie mit der Informationsübermittlung aus der Projektgruppe in den Alltag der Station hat: Die nicht Beteiligten sehen nur die Mehrarbeit, die sie leisten müssen, und parallel dazu nimmt die Bereitschaft ab, sich die Arbeitsgruppenergebnisse durch die Schwester berichten zu lassen. Hier wird deutlich, wie schwierig es ist, Projektarbeit als Innovationsspiel mit den Routinespielen des Alltags zu verzahnen.

Die Arbeit im technischen Dienst und im Verwaltungsdienst wird vor- oder nachgearbeitet. Im ärztlichen und im Pflegedienst übernehmen die Kollegen die Arbeit mit. Wenn es nicht anders geht, wird der Betroffene ›herausgepiept‹. Dem Krankenhaus entstehen nur die Kosten für die Moderation, die aber zum Teil durch verschiedene Krankenkassen übernommen wurden. Alternative aushäusige Tagungsmodi werden von der Krankenhausleitung nicht genehmigt. Zu Beginn des Projektes hatte die Krankenhausleitung die Bereitstellung von Vertretungspersonal und die Berücksichtigung des Projektes für die Stellenbedarfsplanung angekündigt. Vertretungspersonal gibt es nicht, entweder müssen die Kollegen die Mehrarbeit übernehmen oder die Projektgruppenbeteiligten haben vor- bzw. nachgearbeitet. Zwei halbe neue Stellen werden für das Projekt eingerichtet: Eine halbe Stelle für die innerbetriebliche Fortbildung, was allerdings gleichzeitig auch einer neuen gesetzlichen Regelung gleichkommt. Die andere halbe Stelle wird nach der Hälfte der Projektzeit für einen Projektkoordinator eingerichtet. Mit Ablauf des Gesamtprojektes wird diese halbe Stelle sofort wieder gestrichen. Bei so viel Vorleistung der Mitarbeiter baut sich natürlich eine Erwartungshaltung gegenüber der Krankenhausleitung auf. Die Einschätzung des Projektes orientiert sich auch daran, ob Versprechen gehalten oder gebrochen wurden. Vertretungsregel und Stellenplan sind zwei kritische Punkte, die viele Mitarbeiter skeptisch auf die Krankenhausleitung schauen lassen. Es wurde sehr viel Extra-Arbeit von den Mitarbeitern geleistet und Vorschläge wurden erarbeitet, die auf Realisierung warten. Der kritische Punkt ist erreicht, als alle Sub-Projektgruppen Ende 1995 ihre Arbeitsvorschläge erbracht haben und ein Umsetzungsstau eintritt. Neben der mangelnden Umsetzung der Vorschläge aus den Sub-Projektgruppen erhöht die fehlende Arbeit am Leitbild den Druck. Der Hauptberater lässt sich in der Projektleitung gegen einen seiner Mitarbeiter auswechseln. Das Gesamtprojekt droht nun zu scheitern. Der Verwaltungsdirektor muss das Projekt in der Krankenhausleitung gegen den Ärztlichen Direktor verteidigen. Dieser war schon frühzeitig aus der Projektleitung ausgestiegen, weil der Verwaltungsdirektor ihm und seiner Abteilung die Überstunden gestrichen hatte.

In dieser kritischen Phase haben die schwarzen und roten Zahlen wieder Konjunktur: Der nachrückende Hauptberater sieht in Rationalisierungspotentialen den möglichen Anreiz, um alle Beteiligten der Krankenhausleitung zu einer Zustimmung zu weiteren Sub-Projektgruppen zu bewegen und um das Gesamtprojekt noch zu einem Abschluss zu bringen. Es soll ein Projekt gefunden werden, dass zu echten Einsparungen führt. Der Berater hofft, dass sich mit dem so gesparten Geld neue Freiräume eröffnen lassen, um die latenten Probleme bearbeiten zu können. Die Ökonomisierung des Konfliktes in der Projektleitung und in der Krankenhausleitung hat mehrere Funktionen: Sie stellt vorübergehenden Konsens zwischen den Entscheidern her, sie ermöglicht, das Gesamtprojekt zu Ende zu führen und sie hilft, die Leitbildproblematik weiterhin erfolgreich zu verdecken. Der Nachfolger des Hauptberaters möchte ein Projekt finden, in dem alle Beteiligten ihre Interessen realisiert sehen. De facto läuft das Projekt allerdings wieder auf den kleinsten gemeinsamen Nenner hinaus: In der letzten Sub-Projektgruppe »Hol- und Bringdienste« wird die brisante Frage nach dem Transport der Patienten ausgeklammert. Man beschränkt sich auf den Transport von Akten, Leerbetten, Laborproben usw. Teilweise werden in dieser letzten Sub-Projektgruppe die Vorschläge der vorangegangenen Gruppen umgesetzt. Dies ist für viele Beteiligte zu wenig und kann über das Gefühl nicht hinwegtäuschen, benutzt worden zu sein.

In der Krise zeigen sich die Grenzen der Methode der Organisationsentwicklung und der Beratung: Die Spannung zwischen dem Ausschöpfen von Rationalisierungspotentialen und der Steigerung der Humanität wird zugunsten der Rationalisierung aufgelöst. Die mit den letzten Projekten zu öffnenden Freiräume werden nicht genutzt, sondern das Gesamtprojekt wird lediglich auf dem kleinsten gemeinsamen Nenner zu Ende geführt. Die Leitbildarbeit und die Personalentwicklung für die Führungskräfte finden nicht statt. Die letzten beiden Sub-Projektgruppen haben einen anderen Charakter als die vorausgehenden: Die Funktion des Beraters wandelt sich vom Moderator zum Experten. Gruppenfindungsprozesse sowie Egalität der Meinung werden zugunsten von Effektivität und Effizienz zurückgestellt. Der von vielen Beteiligten über die ganze Projektlaufzeit vermutete instrumentelle Charakter legt seine Maske ab und die Beratung, die nur auf Partizipation und Selbstorganisation setzt, kann dem nichts entgegenhalten. Mit einem blockierenden Ärztlichen Direktor in der Krankenhausleitung kann man nur zu einem Abschluss kommen, wenn man bei den letzten Sub-Projektgruppen Zugeständnisse an die ärztliche Logik der Problemlösung macht. In der anderen der beiden letzten Sub-Projektgruppen erarbeiten zwei Ärzte in vier Sitzungen eine Patientencharta. Der Hauptberater will durch die letzten beiden Sub-Projektgruppen wirtschaftliche Freiräume eröffnen, die die Leitbildarbeit und die Personalentwicklung für die Führungskräfte ermöglichen sollen. Dies zieht aber einen ökonomischen Rationalitätsschleier vor die Fassade der Auseinandersetzungen zwischen den Akteuren. Dass das Gesamt-Projekt zu Ende gebracht wird, dass es kein abgebrochenes Projekt bleibt, ist der Minimalkonsens, also das reduzierte Projektergebnis der Schlussphase.

Dieser Wandel in der Handlungsorientierung der Sub-Projektgruppen verweist deutlich auf die typischen Regeln und Ressourcenverteilungen im Krankenhaus. Drei Merkmale machen die ›Patientenorientierung‹ des Krankenhauses aus: Geht es dem Patienten schlecht, oder entsteht ein Notfall, dann muss *sofort gehandelt* werden. Eine akute Blutung, ein Herzinfarkt oder ein eingekoteter Patient können nicht unversorgt bleiben, sondern sind sofort zu behandeln und zu versorgen. Alles andere wird nun zweitrangig. Die Pieper sind ein Symbol dafür: Ertönen sie, ist meist die aktuelle Handlung sofort abzubrechen, um in einem Notfall zu helfen.

Hinzu kommt die Strukturierung des Handlungsfeldes: Dort, wo es unübersichtlich ist, müssen Eindeutigkeiten hergestellt werden. Für Komplexität bleibt keine Zeit. Handlungsroutinen nach dem Muster »Erstens – Zweitens – Drittens« dominieren. Wird damit das Ziel erreicht, der Notfall versorgt, reicht dies vollkommen aus. Die Sensibilität für Ambivalenzen, Zäsuren, Widersprüche geht durch *die permanente Herstellung von strukturierter Eindeutigkeit* mit der Zeit verloren.

In den verschiedenen Stadien des Krankheitsverlaufs ist die Ungewissheit über den Patienten größer oder geringer. Ebenso unterschiedlich fällt sie in Abhängigkeit von der Krankheitsart aus. In schwerwiegenden Fällen und am Anfang ist die Ungewissheit am größten, wie zum Beispiel in der Notfallaufnahme. Dieses Chaos wird durch *Hierarchie* bewältigt: Wenn sofort gehandelt werden muss, eine Operation ansteht, unklar ist, was alles während dieser Operation vom Patienten zu erwarten ist, dann übernimmt einer das Kommando und die Verantwortung. Hierarchie reduziert Komplexität.

Diese Dimensionen der Patientenorientierung, sofortiges Handeln, Eindeutigkeit und Hierarchie, überformen alle anderen sozialen Handlungsdimensionen, nicht nur bei den Ärzten und in der Pflege, sondern auch in der Verwaltung. Im Krankenhaus herrscht ein ausgeprägtes kurzfristiges, auf schnelle Lösungen ausgerichtetes Denken und Handeln vor, das stark durch Hierarchie geprägt wird. Dieses spezifische Problemlöseverhalten wird dann auf andere Bereiche angewendet, auch wenn dies nicht unmittelbar nötig erscheint. Die bekannten Strategien der Ungewissheitsbewältigung werden permanent angewendet, schließlich auch in den Zeiten, in denen es eigentlich gar nicht nötig wäre.

*These 4: Die Beratungsmethode und die Interventionsformen müssen sich dem Organisationstyp der Klientenorganisation anpassen. Die Organisation der Interventionen als Projektmanagement kollidiert in den untersuchten Fällen massiv mit der Eigenlogik des Krankenhauses (Patientenorientierung). Sowohl Organisationsentwicklung als auch Projektmanagement sind in dieser Form keine dem Problemlösungsverhalten des Krankenhauses angemessene Beratungsformen.*

Die Eigenlogik des Krankenhauses und dabei insbesondere die Patientenorientierung geben den strukturellen Rahmen vor, in dem sich Innovationsspiele spielen lassen. Hinzu kommt die Geschichte der jeweiligen Organisation: die gerade erfolgten Regeländerungen im ostdeutschen Krankenhaus führten zur Ablehnung bzw. zum Unterlaufen der interprofessionellen Zusammenarbeit in den Sub-Projektgruppen – alle waren froh, das sozialistische Stationskollektiv *ad acta* legen zu können.

Auf der anderen Seite liefern gerade die starke Hierarchie, die Notfall-Logik des Handelns und die immer zu knappe Zeit genug gute Gründe, es ›anders‹ zu versuchen und mit der Methode ›Organisationsentwicklung‹ Veränderungen anzustreben. Gerade deshalb hat die WHO und das Team um Jürgen Pelikan wohl die Organisationsentwicklung als ›die‹ Methode für Innovationen im Krankenhaus ausgewählt. Die OE soll versöhnen, ausgleichen und es möglich machen, dass das Doppelziel »Produktivität und Menschlichkeit« erreicht wird (Becker/Langosch 1995).

Organisationsentwicklung, die auf langfristige, mehrjährige Prozesse setzt, in denen in interprofessionellen Projektgruppen kooperatives Verhalten erprobt werden soll, kollidiert jedoch massiv mit der Patientenorientierung des Krankenhauses. Die Entwicklung des Prozesses im westdeutschen Krankenhaus zeichnete diesen Konflikt nach: Man startete mit hohen Erwartungen in Projektgruppen, die interprofessionell besetzt waren und die ein Jahr

Zeit für die Bearbeitung ihres Themas hatten, und landete nach vier Jahren bei Expertengruppen, die von Ärzten dominiert wurden und in denen Ergebnisse in zwei Monaten produziert wurden. Das Doppelziel der Organisationsentwicklung wird in Richtung Rationalisierung aufgelöst – das sind Innovationsspiele, die in echte Routine überführt werden können.

Für die Beratung kann die Konsequenz gezogen werden, dass die Methode der Organisationsentwicklung mit den ihr eigenen Idealen Egalität und Partizipation den Berater leicht in eine passive Situation bringt, die es ihm kaum mehr gestattet, Kontrolle über den Prozess zu erlangen. In diesem Sinne birgt die weiche Beratungsmethode der Organisationsentwicklung die Gefahr, im Rahmen von Rationalisierungsmaßnahmen instrumentalisiert zu werden. Die Beratungsarbeit in der Organisation wäre demgegenüber vielmehr als strategische Konfliktarbeit zu verstehen. Es geht in den Organisations- und Beratungsspielen um Macht. Das reedukative Selbstverständnis der Organisationsentwicklung, insbesondere in der weiterentwickelten Variante der systemischen Theorie, verharmlost und unterschätzt die Dynamik. Guter Wille und Geduld alleine reichen als Beratertugend nicht aus.

## 3 Organisation, Macht, Beratung

Kann man Beratungsprozesse theoretisch fassen, ohne ›Macht‹ zu thematisieren? Ist die systemische Organisationsentwicklung bzw. -beratung ein Geheimtipp, der besonders für schwerwiegende Fälle geeignet ist? Sind Berater neutral? Ist die Organisationsentwicklung durch Projektmanagement die Methode *sine qua non*, um Veränderungen in Krankenhäusern zu bewirken? Meint Mikropolitik macchiavellistisches, individuelles Machtstreben? Bestehen Organisationen aus Individuen oder gibt es überindividuelle Strukturen?

Die Soziologie ist eine Entmythologisierungswissenschaft, die eine fast illoyale Distanz zu ihren Untersuchungsgegenständen aufbaut (Kühl 2006). So würde ich vor der Frage nach der ›Soziologie in der Beratung‹ immer einer ›Soziologie der Beratung‹ Vorrang einräumen. Den Preis muss man als Soziologe bereit sein zu tragen; oftmals sind die Ergebnisse solcher Forschung eine Art Obduktionssoziologie: man kann sehr genau sagen, warum etwas nicht geklappt hat und der Patient nun leider tot ist. Der Praktiker hat dafür wenig Verständnis. Wissenschaft hat ein anderes Erkenntnisinteresse. Muhr (2004) plädiert vor diesem Hintergrund für eine »Banalisierung von Beratung«: im Vordergrund stehen Innovationsspiele in Organisationen, und die Hereinnahme von Beratern in diese Spiel ist ein weiterer Zug im Spielverlauf. Vor systemischen Überhöhungen *á la* ›Berater-Klienten-System‹ sei deshalb gewarnt. Die mikropolitische Organisationsanalyse macht allerdings einen Unterschied: sie behält die Funktion von Macht im Auge und kalkuliert geradezu den Widerstand, wird dadurch flexibel und kann damit umgehen. Die systemische Betrachtungsweise geht bankrott vor den geschlossenen Türen des Klientensystems und münzt dies in einen ubiquitären Pyrrhussieg um: Rudolf Wimmer sieht die Unternehmen und Organisationen einem »ungebremsten Wirbelsturm« ausgesetzt (Wimmer 2004: 36), der dazu führe, dass das Management »Organisationsentwicklung« als Daueraufgabe erkannt und verinnerlicht habe. Dass diese Aufgabe nur durch Kommunikation zu bewältigen sei, wäre inzwischen auch allen klar. Organisationsentwicklung wird damit laut Wimmer überflüssig, wenn sie auf die Schaffung von geschützten Kommunikationsgelegenheiten abziele. Wimmer zitiert Dirk Baecker, um zu dem Schluss zu kommen, dass die Organisationsentwicklung damit alles erreicht habe und »Opfer ihres eigenen Erfolgs« zu werden drohe (ebd.:

38). Die Bedeutung von Macht in organisatorischen Prozessen systematisch auszublenden, hat sein Gutes: man kann sich als Sieger verabschieden.

Rechnet man dagegen Handlungen auf Strukturen der Organisation (Regeln und Ressourcenverteilungen) zu, wird die überindividuelle Wirksamkeit von Macht deutlich. Die Verbindung zu Personen bleibt erhalten, weil z.B. an der Spitze von Organisationen diejenigen sitzen, die die bestehenden Regeln und Ressourcenverteilungen verändern können. Sie werden als Individuen dadurch nicht interessanter, bewahren aber mikropolitische Organisationsanalysen vor einem Strukturdeterminismus. Gerade diese Viabilität, nämlich Person, Organisation und Struktur zusammen denken zu können, macht ja den Reiz der Mikropolitik aus.

Strukturationstheorie und Systemtheorie treffen sich da, wo sie überindividuell erklären: hier Regel und Ressourcenverteilungen, dort Kommunikation. Die Systemtheorie und insbesondere die systemische Beratung bleiben aber genau dort vage, wo sich Person und Organisation treffen: an der Entscheiderspitze, dort, wo Regeln und Ressourcenverteilungen verändert werden können. Königswiesers Argumentation greift zu kurz: Macht wird nur macchiavellistisch verstanden und damit rein personenbezogen. Hier bietet das Giddenssche Konzept der »Dualität von Struktur« einfach mehr Erklärungskraft, weil es ermöglicht, Person und Organisation miteinander zu verzahnen (Ortmann 1995). Schade, dass Friedberg (2003) dies bewusst nicht zur Kenntnis nimmt und Mikropolitik immer nur mit dem – zugegebenermaßen – restringierten Verständnis von Bosetzky gleichsetzt. Aber die Ortmannsche Mikropolitik ist in der Soziologie inzwischen verbreitet und hat ihre Fruchtbarkeit für die Analyse empirischer Fälle bewiesen. Auch wenn für eine Organisationssoziologie die überindividuellen Zusammenhänge im Vordergrund stehen, müssen die Entscheider berücksichtigt werden. Und wenn dann Macchiavellismus, Defektion und Idiosynkrasien ins Spiel kommen, dann hat ein solches mikropolitisches Verständnis von Organisation einfach eine breitere Erklärungskraft als die Friedbergs, weil eben *auch* Personen und ihre Macken einen Platz in der Theorie haben.

## Literatur

Becker, Albrecht u.a. 1990: Computer und Macht in Organisationen. Mikropolitische Analysen, Opladen.
Becker, Horst/Ingo Langosch 1995: Produktivität und Menschlichkeit. Organisationsentwicklung und ihre Anwendung in der Praxis, Stuttgart.
Elbe, Martin/Nicole J. Saam 2006: Mönche aus Wien, bitte lüftets eure Geheimnisse. Über die Abweichungen der Beratungspraxis von den Idealtypen der Organisationsberatung, in: Stefan Kühl und Manfred Moldaschl (Hg.): Soziologische Beratung, München, Mering, im Druck.
Health Promoting Hospitals 1993: General Information on Aims and Concepts, Strategies and Possibilities for Participation in the Network, Wien.
Iding, Hermann 2000: Hinter den Kulissen der Organisationsberatung. Qualitative Fallstudien von Beratungsprozessen im Krankenhaus, Opladen, (Reihe: Focus soziale Arbeit; Materialien 9).
Königswieser, Roswita/Martin Hillebrand 2005: Einführung in die systemische Organisationsberatung, 2. überarbeitete Auflage, Heidelberg.
Kühl, Stefan 2006: Profi oder Scharlatan? Ein Gespräch mit dem Soziologen Stefan Kühl über Coaching, in: Die Zeit, Ausgabe Nr. 23 (2006-06-01), S. 86.
Kühl, Stefan/Manfred Moldaschl (Hg.) 2006: Soziologische Beratung, München/Mering.

Kühl, Stefan/Thomas Schnelle/Wolfgang Schnelle 2004: Führen ohne Führung, in: Harvard Business manager 1, S. 70-79.

Kühl, Stefan/Wolfgang Schnelle 2001: Macht gehört zur Organisation wie die Luft zum Leben. Macht und Machtspiele in Veränderungsprozessen, Quickborn/Chatou/Princeton N.J.

Kurbjuweit, Dirk 1996: Die Propheten der Effizienz, in: Die Zeit, Ausgabe 3 (1996-01-12), S. 9-11.

Muhr, Thomas 2006: Beratung und Macht. Mikropolitische Fallstudie einer Organisationsberatung, http://bieson.ub.uni-bielefeld.de/volltexte/2005/691/pdf/Dissertation_Thomas_Muhr.pdf.

Ortmann, Günther 1995: Organisation und Psyche, in: Birgit Volmerg u.a. (Hg.): Nach allen Regeln der Kunst. Macht und Geschlecht in Organisationen, Freiburg i. Br., S. 205-250.

Schneider, Wolf 2001: Die Sieger. Wodurch Genies, Phantasten und Verbrecher berühmt geworden sind, München/Zürich.

Thinnes, Petra 1998: Beratung mit Profil. Chancen und Herausforderungen soziologischer Professionalisierung in der Organisationsberatung, in: Jürgen Howaldt und Ralf Kopp (Hg.): Sozialwissenschaftliche Organisationsberatung. Auf der Suche nach einem spezifischen Beratungsverständnis, Berlin, S. 215-229.

Trebesch, Karsten 2004: Das Wurzelholz und die neuen Triebe. Ursprünge, Zielsetzungen und Methode der Organisationsentwicklung und kritische Analyse,in: OrganisationsEntwicklung Zeitschrift für Unternehmensentwicklung und Change Management 23, S. 72-79.

von Alemann, Annette 2003: Die Diskussion um die »Soziologische Beratung« im BDS oder: Die Institutionalisierung und Professionalisierung eines soziologischen Berufsfeldes, XII. Tagung für Angewandte Soziologie, Dortmund, 05.04.2003. – Aktualisierungsdatum: 2003-04-05.

Wimmer, Rudolf 2004: OE am Scheideweg. Hat die Organisationsentwicklung ihre Zukunft bereits hinter sich?, in: OrganisationsEntwicklung. Zeitschrift für Unternehmensentwicklung und Change Management 1, S. 26-39.

# Paradoxien einer chirurgischen Abteilung
## Wenn leitende Akteure zugleich entscheiden und funktionieren sollen

*Werner Vogd*

Die Organisation Krankenhaus ist im Wandel. »Rationierung statt Rationalierung« (Porzsolt 1996) heißt der gesundheitspolitische Slogan, unter dem Kostendämpfung bei gleichzeitig hoher Versorgungsqualität erreicht werden soll. Computergestütztes Controlling, gezielte ökonomische Anreize und die so genannte *evidence based medicine* sollen der Medizin zu einer höheren Rationalität und Effizienz verhelfen. Mit diesem Beitrag soll nicht der Sinn diesbezüglicher Reformbemühungen der gegenwärtigen und vergangenen Bundesregierung in Frage gestellt werden. Doch gegenüber der üblichen gesundheitspolitischen Geschäftigkeit und der ideologischen Aufladung, mit der diese Fragen üblicherweise diskutiert werden, möchte ich mir hier die soziologische Distanz zu einer langsamen Reflexion leisten. Zunächst wird es darum gehen, ein wenig Klarheit darüber zu gewinnen, wie medizinische Organisationen im Allgemeinen und das Krankenhaus im Speziellen operiert (Kapitel 1). Darüber hinaus sind die Besonderheiten des Medizinsystems noch einmal zu rekapitulieren (Kapitel 2). Dem Leser wird dabei zunächst eine Analyseperspektive vorgeschlagen, welche davon ausgeht, dass sich die Medizin als ein soziales System nur an sich selber, an den eigenen, von ihr selbst generierten Unterscheidungen und Markierungen orientieren kann. Wird diese theoretische Zumutung – die auch die üblichen Zweck-Mittel-Relationen verkehrt – angenommen, öffnet sich ein differenzierter Blick auf die Leistungen aber auch Eigenarten der organisierten Krankenbehandlung, der eine Reihe der viel diskutierten Probleme unserer Gesundheitsversorgung in einem anderen Licht erscheinen lässt.

Die theoretischen Überlegungen werden am Beispiel der Wandlungsprozesse einer chirurgischen Abteilung eines städtischen Krankenhauses illustriert (Kapitel 3), die vom Autor im Jahr 2000 und erneut im Jahr 2004 als teilnehmender Beobachter aufgesucht wurde. Während der beiden Untersuchungsphasen wurde mit den *Diagnose Related Groups* (DRG-System) ein Abrechnungssystem installiert, das auf Fallpauschalen basiert und nicht mehr, wie noch im Jahr 2000, einen Krankenhausaufenthalt auf Basis der Liegezeit abrechnet. Zudem hatte die Abteilung bei gleichem Patientenaufkommen im ärztlichen Bereich eine Personalkürzung von annähernd dreißig Prozent hinnehmen müssen.

Um ein Ergebnis der abschließenden Diskussion (Kapitel 4) vorwegzunehmen: Im Sinne einer organisationstheoretisch gewendeten »Dialektik der Aufklärung« könnte für eine Organisation eine zu hohe Rationalität, Effizienz und Evidenzbasierung zur Falle werden. Zu dulden, dass auf Basis der Organisation vermeintlich irrationale Spiele emergieren, etwa Eitelkeiten gepflegt und mikropolitische Spiele kultiviert werden, könnte durchaus eine wichtige latente Funktion innehaben – nämlich die ›entscheidenden‹ Mitglieder zu integrieren, welche qua Rolle gelernt haben, sich als ›Entscheider‹ und nicht als ›Funktionsträger‹ zu identifizieren.

## 1 Organisation

Auf den ersten Blick scheint es nicht besonders schwer, den Sinn und Zweck eines Krankenhauses zu bestimmen. Der Arzt sollte Krankheiten erkennen und diese heilen. Falls dies nicht möglich ist, hat er zumindest eine Linderung zu verschaffen. Die Organisation Krankenhauses erscheint dabei als »Zweckveranstaltung« der »Diagnose, Therapie, Pflege und Isolierung« (Rohde 1974: 181ff). Darüber hinaus mag man noch einige weitere, weniger bedeutsame Zwecke dieser Institution benennen (Forschung, Ausbildung, vielleicht noch präventive Aufgaben). In manchen Feldern lassen sich Zweck-Mittel-Konflikte identifizieren (beispielsweise ob eine Hochdosis-Chemotherapie mehr schadet, als sie nutzt) oder gar Wertkonflikte ausmachen (etwa das Spannungsfeld zwischen humaner Betreuung und effizienter Behandlung). Solche Beschreibungen des Krankenhauses folgen der zweckrationalen Architektur der *Common Sense*-Theorien. Aus dieser Perspektive wird dann ein Patient im Krankenhaus aufgenommen, *um* eine Krankheit zu behandeln. Im Krankenhaus werde dann unter Abwägung der Möglichkeiten und der zur Verfügung stehenden Ressourcen das Bestmögliche getan, um die Gesundheit des Patienten wieder herzustellen.

Die Theorien selbstreferentieller Systeme stellen die lineare Kausalität des *Rational choice* bekanntlich in Frage. So zeigen etwa Maturana und Varela aus einer neurophänomenologischen Perspektive auf, dass das Bewusstsein Gründe und Zwecke erst *post hoc* als Folge eines Geschehens (re-)konstruiert (Maturana/Varela 1987: 249f).[1]

In diesem Sinne und unter Umkehrung der vertrauten Kausalverhältnisse betrachtete Niklas Luhmann den Zweckbegriff schon früh unter einer funktionalen Perspektive und kam dann zu dem Schluss, dass weder die »*Wahrheit* der Zwecke noch die *Notwendigkeit* der Zwecke, wie die Schulphilosophie meinte, wohl aber die *Funktion* der Zwecksetzung als Reduktion der Unendlichkeit begriffen werden« könne (Luhmann 1991: 48). Das Zweckschema *diene* hier primär dazu, in Verhältnissen, die alles andere als eindeutig seien, Eindeutigkeit zu suggerieren – nicht mehr und nicht weniger. In Luhmanns Organisationstheorie später folgerichtig weiter gedacht, lassen sich dann Organisationen mit James March als »Zweck suchende Systeme« (Luhmann 2000b: 165) auffassen. Mit einer Entscheidungstheorie gekoppelt, die dann konsequent von einem umgekehrten Zeitverhältnis her konzipiert ist (das Entscheidungsschema behält die Vergangenheit als ein Spektrum alternativer Entscheidungsmöglichkeiten in Erinnerung und gibt vor, die offene Zukunft durch Entscheidung schließen zu können) gewinnt eine Organisation schließlich die Freiheitsgrade, die sie braucht, um sich als eigenständiges System ausbilden zu können, welches dann, wie alle autopoietischen Systeme, sich primär an sich selber orientiert.

Auch eine Organisation wie das Krankenhaus – man beachte dabei allerdings die hohe Abstraktionslage, auf der wir hier argumentieren – lässt sich nun als ein operational geschlossenes System begreifen, als ein Spiel von Entscheidungen, das sich auf vergangene Entscheidungen bezieht – und in dieser Organisation ist, wie Dirk Baecker (2000) feststellt, »Willkür drin«. Als System Organisation beschäftigt sich die Organisation vorrangig mit sich selbst. Als sekundäre Produkte ihrer Selbstreproduktion flaggt sie dann Machtstrukturen aus, die dem Beobachter als mikropolitische Spiele und strukturelle Besonderheiten auffallen, die ihm auch aus anderen Organisationen vertraut sind. Die Organisation koe-

---

[1] Im gleichen Sinne kommt dann Robert Brandom (2000) in seiner inferenziellen Interpretation der Sprechakttheorie zu dem Schluss, dass die »ursprüngliche Intentionalität« nicht mehr im Subjekt oder im Gehirn, sondern in sozialen Zurechnungsprozessen zu lokalisieren sei.

xistiert mit einer Welt, die eine Vielzahl anderer Systeme enthält, nämlich die gesellschaftlichen Funktionssysteme wie Medizin, Wirtschaft und Recht; darüber hinaus Interaktionssysteme; andere Organisationen und nicht zuletzt die ›Bewusstseinssysteme‹ ihrer Mitglieder, also der menschlichen Akteure, deren Gedanken und Erleben jeweils auch nur im operational geschlossenen Kreis des eigenen Erlebens Anschluss finden (niemand kann in das Erleben eines anderen schauen).

Der hier entfaltete Blick geht von polykontexturalen Verhältnissen aus, von einer Welt, in der viele Systeme miteinander koexistieren, sich überlagern, sich wechselseitig ermöglichen, jedoch nicht mehr wechselseitig kausal bedingen, da die jeweiligen System bestimmenden Ursachen und Wirkungen aufgrund der unterschiedlichen Eigengesetzlichkeiten eben diese Systeme selbst erzeugen. Es gibt nicht mehr den Ort der Orte, denn verschiedene Kausalitäten können im Sinne heterarchischer polyzentrischer Verhältnisse nebeneinander gleichzeitig bestehen.

(Soziale) Ordnungen werden hier nicht mehr im Sinne des Baukastenprinzips als eine aus Elementen (Rollen, Akteuren, Handlungen) aufgebaute Gestalt begriffen, sondern erscheinen als eine Koproduktion, in der Systeme andere Systeme zum Aufbau ihrer eigenen Strukturen nutzen.[2] Die hierdurch entstehende Ordnung darf nicht im Sinne der *Rational choice*-Theorie als ein Arrangement verstanden werden, in dem die einzelnen Agenten untereinander unter Abwägung der Machtchancen eine Zweckmittel Kalkulation durchführen, die dann zur bestmöglichen Kooperation führt. Vielmehr ergibt sich ein anderes Bild: Jedes der beteiligten Systeme operiert aufgrund seiner eigenen Logik und kann nicht aus sich heraustreten. Es bleibt (weitgehend) blind gegenüber den handlungsleitenden Werten und Unterscheidungen der Systeme, die es für seine eigene Reproduktion nutzt und hat – um in der biologischen Metaphorik zu bleiben – keinen Durchgriff auf die Ökologie des Gesamtarrangements. Dass ein Arrangement funktioniert, beruht nicht darauf, vorher Nutzen und Gewinne zu kalkulieren und in Beziehung zu setzen. Dass es funktioniert, bislang nicht auseinander gebrochen ist oder Teile seiner eigenen Reproduktion zerstört hat, bewährt sich erst im Vollzug eines Arrangements, welches dann die beteiligten Systeme selbst verändert. Oder anders herum, es funktioniert, wenn es funktioniert. Nur *post hoc* lassen sich dann Kooperationsgewinne rekonstruieren, die sich im Sinne der *Common sense*-Architektur der *Rational choice*-Theorie beschreiben lassen.

Wenn wir unter dem hier aufgeführten Blickwinkel die Behandlung eines Patienten im Krankenhaus anschauen, so erscheint es alles andere als selbstverständlich, dass Ärzte, Pflegekräfte, Patientenkörper, Patientenbewusstsein, Medizin, Wirtschaft und Organisationen, welche auf Krankenbehandlung spezialisiert sind, zu einem befriedigenden Arrangement finden. Der Medizin mag es nicht gelingen, genügend ökonomische Ressourcen für ihren Betrieb in Fluss zu bringen. Das Patientenbewusstsein mag den Sinn einer Behandlung nicht einsehen und dass die von der Medizin vorgeschlagenen Krankenbehandlungen den defekten Körper wieder gesund werden lassen, ist keineswegs trivial. Der hier vorgeschlagene Blickwinkel öffnet die Sicht für chronische Spannungslagen und deren Lösungen. Er zeichnet jedoch auch ein Bild, in dem beispielsweise Ökonomie und Medizin keinen Gegensatz darstellen, vielmehr Medizin und Ökonomie als unabhängige Achsen einen

---

2   Als strukturierendes Grundprinzip gilt hier der »Parasit« (Serres 1987). Da beim wechselseitigen Sich-aneinander-Laben mehrere profitieren können, erscheint dann für einen äußeren Beobachter eher das Bild der koproduzierenden Symbiose angemessen, wobei dann jedoch in Anlehnung an diese biologische Metapher wieder zu beachten ist, dass es sich hier eben *nicht* um *einen* Organismus, nicht um *ein* System handelt.

Raum aufspannen, der durch Organisation entfaltet wird. Organisationen können dann als »Treffraum für die unterschiedlichen Funktionssysteme« gesehen werden. »Jedes von ihnen arbeitet auf seine Weise«. Und die »Integrationsprobleme, alle wechselseitigen Einschränkungen der Freiheitsgrade, fallen« dann »nur in der Organisation an« und können dann nur hier durch Entscheidung gelöst werden (Luhmann 2000a: 398).

Ob ein gewisser Schlendrian geduldet wird und man die Konsequenzen im Krankenhaus geschickt verschleiert oder ob ein im militärischen Ton geführtes System unter Missachtung aller arbeitsrechtlichen Vorgaben den Ärzten das Äußerste abverlangt, ist durch kein äußeres Rational bestimmt.

Da nun Organisationen über ihre Mitglieder und die ihnen zugewiesenen Rollen selber entscheiden und umgekehrt die Mitglieder durch das, was in der Organisation als Entscheidungskommunikation betrachtet wird, (mit-)entscheiden, wie die Organisation entscheidet, entsteht hier – entsprechend dem Problem der doppelten Kontingenz – als wechselseitige Konditionierung zwischen einer Organisation und ihren Mitgliedern eine Selbstorganisation zweiter Ordnung. Die Eigenwerte dieser koproduzierenden Selbstselektionen ließen sich dann homolog zu Bourdieus kultursoziologischer Konzeption als ein »sozialer Raum« (Bourdieu 1985), als ein Wechselspiel von Habitus und Feld auffassen.[3]

Wie im ›Treffraum Organisation‹ die unterschiedlichen Funktionssysteme in Beziehung oder gar in strukturelle Kopplung gebracht werden,[4] ist eine empirische Frage, die nicht mehr *ex dei* aus übergreifenden Rationalitätserwägungen abgeleitet werden kann. Eine Organisationsforschung, die hier bereit ist zu lernen und sich vom Spektrum der Möglichkeiten überraschen möchte, hat innerhalb von Organisationen die konkreten Praxen zu rekonstruieren – auch hier können sich dann Luhmann und Bourdieu begegnen.[5]

## 2 Medizin

Wenn wir von der Medizin als einem gesellschaftlichen Funktionssystem sprechen, meinen wir eine spezifische, semantische, sich selbst reproduzierende Formation, welche sich dadurch generiert, dass spezifische Kommunikationen spezifische Kommunikationen auslö-

---

3 Siehe zu den Parallelen zwischen Bourdieu und Luhmann auch Saake (2004).
4 »Wie weit Organisationen an diesen strukturellen Kopplungen beteiligt sind, müsste von Fall zu Fall untersucht werden. [...] In einem allgemeinen Überblick kann man also nur sagen, dass sich in genauer Anpassung an Sonderbedingungen solcher struktureller Kopplungen eine Vielzahl von Formen, teils auf Interaktions- teils auf Organisationsebene, entwickelt hat, wie es ohne Rückgriff auf kommunikationsfähige Organisationen nicht möglich gewesen wäre« (Luhmann 2000a: 397f). Hierbei ist jedoch der autonome Charakter der Organisation als einem sich nach eigenen Gesetzlichkeiten reproduzierendem System zu beachten: »Strukturelle Kopplungen sind Konsequenzen der funktionalen Gesellschaftsdifferenzierung. [...] Sie sind auf der Ebene des Gesellschaftssystems angesiedelt und als solche nicht eine Funktion von Organisationen. Aber sie wären in der notwendigen Komplexität und Differenziertheit kaum möglich, wenn es nicht Organisationen gäbe, die Informationen raffen und Kommunikation bündeln können und so dafür sorgen können, dass die durch strukturelle Kopplungen erzeugte Dauerirritation der Funktionssysteme in anschlussfähige Kommunikation umgesetzt wird« (Luhmann 2000b: 400f).
5 Bei genauerem Hinsehen zeigt sich der in diesem Zusammenhang viel zitierte Bourdieusche Habitusbegriff ebenso vage hinsichtlich einer empirischen Konkretisierung wie die Luhmannschen Begrifflichkeiten. Dass dies nicht geschieht, hat gute Gründe: »Beide, Bourdieu und Luhmann, stoßen auf die empirischen Bedingungen theoretischer Rede, indem sie die theoretischen Grundlagen ihrer Argumentation soziologisieren: Sie stoßen auf Kontingenz, deren Auflösung sich nur als empirisches Problem beschreiben lässt. Oder mit anderen Worten: Es bewährt sich, was sich bewährt« (Saake 2004: 86).

sen. Diese Systeme operieren ausschließlich im Medium Sinn. In der autopoietischen Reproduktion eines in diesem Sinne verstandenen Medizinsystems kommt nichts Dingliches oder Stoffliches vor. In einem solchen System gibt es keine Ärzte, keine Patienten, keine Körper, keine Organe etc. – nur Kommunikationen *über* Ärzte, über Patienten, über Körper, über Organe, Befunde etc.

Eine solche Betrachtungsweise negiert nicht, dass solch ein semantisches System nur in Koproduktion mit Bewusstsein und einem Körper entstehen konnte, der ›sein‹ Bewusstsein wissen lässt, dass es um seinen Körper, seine Existenz und seine Schmerzen geht. Diese Betrachtungsweise nimmt jedoch ernst, dass sich die Medizin erst dann als eigenständiges System konstituieren konnte, als es ihr gelang, in Distanz zum Schmerz und zum Bewusstsein ihrer Patienten zu gehen, um dann ihre Kommunikationen als Kommunikation am Code *krank/gesund* eng zu führen. In ihrer eigenen Programmatik gilt es, Befunde zu produzieren, d.h. unter dem zentralen Schema Diagnose/Therapie eine Krankheit zu *benennen*, um dann (wenn möglich) eine Therapie anzusetzen. Aus semiotischer Perspektive sind medizinische Systeme *Zeichensysteme*.

Angefangen bei den in religiösen Mythologien fundierten Medizinpraktiken (beispielsweise dem ›Schamanismus‹ oder der ›tibetischen Medizin‹), über die Ära der in der Regel todbringenden Praktiken der heroischen Medizin (›Aderlaß‹ und ›Quecksilberdampftherapie‹) über die Homöopathie[6] (›Ähnliches heilt Ähnliches‹) bis zur modernen Schulmedizin erscheinen die Krankheitssymptome aus dieser Perspektive als Zeichen, die entsprechend den Regeln des jeweiligen medizinischen Systems in eine Diagnose überführt werden, um dann eine, entsprechend den Regeln des Systems, begründete Therapie anzuschließen. Ein in diesem Sinne als semantisches System verstandenes Medizinmodell braucht – im ›realen‹ Sinne – kranke Körper nicht wieder ›gesund‹ zu machen und könnte dies auch nicht. Bei vielen dieser Therapien lässt sich heute mit gutem Grund sagen, dass sie physiologisch mehr Schaden als Nutzen anrichten. Dies hindert(e) die Protagonisten der jeweiligen medizinischen Programmatiken nicht daran, ihre Medizin in den jeweils gewohnten Bahnen weiter zu betreiben, denn der Körper wie auch der Patient bleiben Umwelt der Medizin. Ihre medizinische Kommunikation hat (noch) keinen unmittelbaren Zugang zum Körper. Die Medizinsysteme (hier noch im Plural) beschäftigen sich vorrangig mit sich selbst, erscheinen – um mit Wittgenstein zu sprechen – als ein Sprachspiel, das durch die Pragmatik des Beherrschen des Zeichenvollzugs bestimmt ist, nicht mehr und nicht weniger.[7] In den Begriffen der modernen Systemtheorie gesprochen: Es geht um Gesellschaft, die den Körper thematisiert.[8] Körper und Krankheiten werden ›abgehört‹ und ›be-

---

6   Im Sinne einer vormodernen Medizinsemiotik folgt die Homöopathie wie auch die tibetische Medizin einer einfachen zweigliedrigen Relation, die den Zeichenprozess weitestgehend mit dem körperlichen Prozess gleichgesetzt. Die Manipulation am Zeichen (man denke etwa daran, das richtige homöopathische Medikament zu bestimmen und zu verabreichen), erscheint hier synonym mit der Heilung der Erkrankung. Die Transformationsregeln des jeweiligen Heilsystems werden in der Regel einem »wissenden« charismatischen (mythischen) Gründer zugerechnet und werden im Sinne eines Traditionspositivismus nicht mehr in Frage gestellt. Der Schüler lernt vom Älteren und damit sind – um es ein wenig zu überzeichnen – die Kontingenzen beseitigt. Siehe zur Medizinsemiotik der Homöopathie in ihrem geschichtlichen Kontext auch Volker Hess (1993: 1998).

7   In treffender Eleganz mit den Worten Ludwig Wittgensteins umschrieben: »Man möchte nach der Beschreibung so einer magischen Kur immer sagen: Wenn das die Krankheit nicht versteht, so weiß ich nicht, wie man es ihr sagen soll« (Wittgenstein 1989: 35).

8   Nicht weit von dieser Perspektive entfernt ist dann die Erkenntnis der Medizinethnologie, dass es in den von ihnen untersuchten Heilsystemen vorrangig um die Umwandlung von Krankheit in Kultur geht: »Heilen

sprochen‹ in eine semantische Welt überführt und an einigen Stellen wird dann eine (symbolische?) Handlung als Krankenbehandlung ausgeflaggt. Analog hierzu lässt sich dann später das moderne Medizinsystem auch als Lesen und Schreiben von Patientenkörpern verstehen (vgl. Marc Berg in diesem Band). Als soziales System ist die Medizin genau als der operationale Kommunikationszusammenhang zu verstehen, in dem Krankheiten gesucht und Befunde an Befunde anschließen. Der physische Vollzug einer Therapie berührt dann andere Systemreferenzen (etwa die Autopoiesis organischer Strukturen) und liegt nicht mehr in der Kontrolle der Medizin als sozialem System.

Diese ungewohnte, vielleicht sogar befremdliche Perspektive auf die Medizin beleuchtet einige ihrer klassischen Problemfelder unter einem klareren Licht. Das Problem der mangelnden Compliance, der ungenügenden Mitarbeit des Patienten am Behandlungsprozess, erscheint als unvermeidbare Konsequenz der Tatsache, dass das Kommunikationssystem der Medizin die Psyche des Behandelten nicht *erreichen* kann. Ob beispielsweise die verschriebenen Pillen eingenommen werden oder nicht, gehört nicht mehr zum Sozialsystem der Medizin, sondern hängt dann vielleicht davon ab, wie ein Patient begreifen, erinnern und verstehen kann. Die Medizin wird nun gerade deshalb *nur* im Lesen, Schreiben und Verschreiben ihre Anschlüsse finden und fortsetzen, *obwohl* und weil sie entsprechend ihrer immer mitlaufenden Selbstreflexion weiß, dass vieles von dem, was sie tut, als Behandlung wenig nutzt, da Patienten den Anweisungen *nicht* korrekt folgen.[9] Im gleichen Sinne wird die Medizin sich kaum von den *physischen* Erfolgen ihrer Therapien abhängig machen können, denn in einer Reihe ihrer Disziplinen – man denke etwa an die Psychiatrie, die Onkologie, das breite Feld der chronischen Krankheiten – ist mit hohen Misserfolgsraten zu rechnen. Gerade deshalb kann sie als semantisches System hier wiederum vielfältige Anschlüsse finden, indem sie ihre Routinen auf Kausalprogramme (*weil* Krankheit, deshalb Diagnose und Therapie) und nicht auf Zweckprogramme (*um* die Heilung zu erreichen) ausrichtet. In diesem Sinne unterscheidet sich die moderne Medizin nicht grundsätzlich von den traditionalen Heilsystemen.

In anderer Hinsicht unterscheidet sich die Schulmedizin jedoch grundlegend von den vormodernen Medizintraditionen. Sie wird ihre Diagnosen nun auf Basis einer ›dreigliedrigen Medizinsemiotik‹ ziehen müssen. Das Symptom erscheint nicht mehr selbst als Krankheit, die entsprechend mit einer homologen Therapie als ›Antwort‹ zu behandeln ist (die Homöopathie erscheint als klassisches Beispiel für dieses Modell)[10], sondern ist nur noch Verweis, stellt nur noch ein Surrogatparameter für etwas anderes dar, was nun nicht mehr offen zutage tritt. Das Symptom weist und verweist, aber es bleibt die offene Frage, worauf es verweist. In der schwierigen Kunst der Differenzialdiagnosen, muss nun ›verstanden‹ und kontextualisiert werden. Es sind nun sozusagen ›Information‹ und ›Mitteilung‹ zu unterscheiden. Der diagnostische Prozess wird in hohem Maße selbstreflexiv.

---

(stellt) die Ausgrenzung von Chaos dar, wird der ungeregelte, krankheitsbedingte ›Natur‹zustand in einen ›Kultur‹zustand überführt und damit handhabbar gemacht. Wenn eine Krankheit nicht (im biomedizinischen Sinne) therapiert werden kann, mag manchmal das, was heilsam wirkt, nur das Wissen darüber sein, wie ein Krankheitsgefühl klassifiziert und benannt, wie das Leiden auch emotional ausgedrückt, und wie ein bleibendes Leiden sinnvoll aufgrund kultureller Erfahrung gedeutet und integriert werden kann. Mag dies auch der einzige heilende Moment bleiben, entfaltet es dennoch eine große Kraft, indem das Leiden in eine sinnvolle Ordnung eingegliedert wird und somit den Betroffenen verfügbar gemacht wird« (Sich u.a. 1993: 108).

9   In dem hier gezeichneten Bild denke man etwa an die von Alkoholikern, Diabetikern und gerontologischen Patienten bevölkerten internistischen Stationen, die dann alle entsprechend dem *state of the art* behandelt werden, wenngleich die Ärzte davon ausgehen, dass ihren Ratschlägen nicht gefolgt wird.
10  Vgl. Hess (1998).

Als weiteres wesentliches Moment kommt nun die Rückkoppelung mit dem Experiment mit ins Spiel. Die Modelle der Medizin entstehen nun im Dialog mit dem Körper. Erst das klinische Experiment lässt den Körper nicht nur Lesen (und Deuten), sondern bringt ihn zugleich zum Sprechen. Zudem sozialisiert die »Öffnung des Körpers« (Foucault 1988) zugleich sein Inneres, lässt das Blut, die Zellen, die unterschiedlichen Organe die soziale Welt bevölkern und lässt all dies nun als *kommunizierter Körper* Teil des Medizinsystems werden.[11] Indem die klinische Chemie nun in den Zahlenkolonnen der Blutwerte erscheint und die Anatomie des Körpers nach Durchleuchtung mit Strahlen zum *beschriebenen* Bild, zum Befund transformiert wird, wird der Körper gesellschaftsfähig, im Medium der Sprache in Sinn verwandelt und kommunizierbar.

Die Interpretation der Vielschichtigkeiten seiner Bilder erzeugt im Befund dann Eindeutigkeiten,[12] welche der Medizin dann weitere Anschlüsse erlauben. ›Weiterführende‹ Diagnostik aber auch das Rezept, die *verschriebene* Therapie, lassen nun neue Dialoge mit dem Körper entstehen, lassen ihn in der nächsten Runde von Messungen und Untersuchungen erneut zum Sprechen bringen. Die Rückkoppelung mit dem Experiment lässt die moderne Medizin auch im Hinblick auf die Manipulation des Körpers erfolgreich werden. Die klinische Evidenz *zeigt*, dass chirurgische Eingriffe und medikamentöse Therapien *funktionieren* – auch wenn Körper und Patient ontisch weiterhin in der Umwelt der Medizin bleiben.

Ohne hier genauer auf die weitere Evolution der Medizin und ihre Ausdifferenzierung als klinische und wissenschaftliche Disziplin näher eingehen zu können,[13] ist hier jedoch dem Missverständnis vorzubeugen, dass moderne Medizin aufgrund ihrer klinisch experimentellen Basis über kurz oder lang von alleine in ein Stadium komme, optimale Körperbehandlungen und -therapien zu entwickeln und anbieten zu können. Spätestens mit Karl Popper wissen wir, dass die Korrespondenz von sichtbarer Evidenz und unterstellter Kausalitätsbeziehung genau diesen Zusammenhang nicht beweisen kann. Ein chirurgischer Eingriff mag zwar funktionieren, doch ob hierdurch dann die Lebensqualität und die Lebensdauer eines Patienten positiv beeinflusst wird, ob also ›wirklich‹ Heilung statt findet, bleibt eine andere Frage. Entsprechend beginnt dann, beginnend mit den achtziger Jahren eine neue Bewegung der Medizinmodernisierung unter dem Titel »*evidence based medicine*« zu postulieren, dass für die Mehrzahl der schulmedizinischen Praktiken bislang kein epidemiologischer Wirksamkeitsnachweis erbracht worden sei und dass die Zahl der Ärzte keineswegs mit dem Gesundheitszustand einer Population korreliere (Sackett u.a. 1999). Wenngleich hier die Wissenschaft eine neue Rationalität der Medizin einfordert, kommt die Medizin bei näherem Hinschauen weiterhin nicht an dem gesellschaftstheoretischen Befund vorbei, dass sie sich eben nur mit sich selbst befassen kann, dass sie also keinen direkten, sondern nur einen mittelbaren Zugriff auf ihre relevante Umwelt – die Körper der Patienten und die Wissenschaft – hat.[14]

---

11  Die soziale Welt ist mit der Entdeckung des Tuberkel-Bazillus eine andere geworden (vgl. Latour 2000; 2002).
12  Dass die Artefakte der bildgebenden Verfahren *verstanden* werden müssen und nicht selbstevident sind, zeigt Atkinson (1995) in seiner Untersuchung einer hämatologischen Abteilung auf.
13  Siehe hierzu Stichweh (1987), und zu der These des zunehmenden Bedeutungsverlusts der Professionen im Rahmen der Evolution moderner Organisationen auch Stichweh (1996) und Vogd (2005a).
14  Siehe zur evidence based medicine (EBM) aus gesellschaftstheoretischer Sicht Vogd (2002). Zu beachten ist hier der erkenntnistheoretische Befund, dass Wissenschaft – und damit auch die EBM es mit ihren eigenen Paradoxien zu tun bekommt, sich also im Sinne des Popperschen Falsifikationspostulats nur bedingt in gesichertes anwendungsbezogenes Wissen wenden lässt – auch Wissenschaft kann sich nur mit sich selbst beschäftigen.

## 3 Im Treffraum der Systeme

In den vorangehenden Ausführungen wurde ein theoretischer Rahmen skizziert, in dem Medizin als ein sich auf sich selbst beziehendes Kommunikationssystem charakterisiert wird und Organisationen als Zweck suchende, vorrangig mit sich selbst beschäftigte Systeme betrachtet werden.

In diesem Kapitel werfen wir einen Blick in die Abteilung eines Krankenhauses als »Treffraum« unterschiedlicher Systeme und schauen, wie in einer konkreten Institution über Medizin, Wirtschaft und Organisation verhandelt wird. Die folgenden Beispiele sind ausgewählt, um die vielfältigen Dynamiken und Konturen einer Abteilung illustrieren zu können. Es geht hier weder darum, eine Typologie zu erstellen, noch darum, generalisierbare Aussagen treffen zu können.

Die Falldarstellungen folgen dabei in Sequenzen, die entsprechend dem Zeitverlauf des Entscheidungsprozesses angeordnet sind. Der erste Absatz einer jeweiligen Sequenz beinhaltet eine inhaltliche Zusammenfassung dessen, worum es im Folgenden geht (*formulierende Interpretation*). Der zweite Absatz stellt einen Ausschnitt aus einem Beobachtungsprotokoll bzw. Interviewtranskript dar. Die Analyse der Sequenz (*reflektierende Interpretation*) wird im dritten Absatz geleistet. Auf das Beobachtungsprotokoll bzw. die Schilderung der Interpretation wird teilweise verzichtet, wenn die zusätzliche bzw. ausführliche Darstellung keine weitere Einsicht oder Erkenntnis zu versprechen scheint. Wenngleich versucht wurde, in den Beobachtungsprotokollen die dokumentierten Gespräche im Wortlaut, zumindest aber sinngemäß, mitzuschreiben, so ergeben sich naturgemäß dennoch Lücken, die im Text durch drei Punkte, »...«, angezeigt sind. Gekürzte, aber im ursprünglichen Beobachtungsprotokoll vorhandene Passagen werden durch eingeklammerte Punkte, »[...]«, angedeutet. Namen von Personen und Institutionen sowie das Datum und andere zur Identifizierung geeignete Details sind zum Schutz der beteiligten Akteure verfremdet worden (Vogd 2004b).

Da die Methode dieser Untersuchung an verschiedenster Stelle expliziert ist, verzichten wir – bis auf folgende kurze Bemerkung – an dieser Stelle hier auf weitere methodologische Ausführungen.[15]

Kommunikation lässt sich nur als Beobachtung zweiter Ordnung rekonstruieren. Sie ist nicht unmittelbar als einleuchtender thematischer Inhalt zu begreifen, sondern erscheint als Relation von Information, Mitteilung und Verstehen. Unter der Maxime, dass Kommunikation Kommunikation auslöst, zeigen sich semantische Gehalte erst in der inferenziellen Gliederung der Propositionen, die in einem Text entfaltet, spezifiziert und entwickelt werden. Je nachdem in welcher Beziehung kommunikative Anschlüsse zueinander stehen, werden bestimmte semantische Räum geöffnet und andere verschlossen. Aus der Art und Weise, wie Themen entfaltet werden, lässt sich auf die impliziten Werte und Orientierungen schließen, welche den jeweiligen Diskurs aufspannen und organisieren. Kommunikation ist hier polyvalent und zugleich auf verschiedene Konturen verweisend zu verstehen.[16]

---

15  Methodologisch lehnen wir uns hier an die dokumentarische Methode von Ralf Bohnsack (2003) an, die hier jedoch unter einem systemtheoretischen Blickwinkel gelesen wird. Siehe diesbezüglich insbesondere Vogd (2005b) bzw. zur Methode der Feldforschung Vogd (2005c).
16  »Wenn zum Beispiel eine Frau im Schlachterladen Wurst kauft, gehören Sinnelemente ihres Handelns in das soziale System der Familie, die sie versorgt, und in das soziale System im weiteren Rahmen des Wirtschaftssystems der Gesellschaft, die zum Beispiel institutionalisiert hat, daß man um Preise nicht feilscht. Der Stil ihres Auftretens, das Maß ihrer Kritik an der Ware, vielleicht die Wahl der Worte und Menge und

## 3.1 Eine Chirurgische Abteilung im Jahr 2000

Herr Schmidt-Bauer, ein 49-jähriger Mann, wird am Mittwoch über die Notaufnahme wegen Verdachts einer akuten Pankreatitis (einer Entzündung der Bauchspeicheldrüse) auf die Intensivstation einer chirurgischen Abteilung aufgenommen. Dr. Mehring, der dortige Oberarzt vermutet, dass die Einblutung in den Bauchbereich nicht allein von einer Pankreatitis herkommen kann, und entscheidet sich zu einer diagnostischen Punktion. Aufgrund der Fermente im Blut kommt der Arzt zu dem Schluss, dass es sich hier nicht um eine Pankreatitis, sondern um eine eingeblutete Pseudozyste handele.[17]

Am Freitag wird der Patient auf die Normalstation verlegt. Eine Pankreatitis ist nicht ungefährlich, denn nicht selten endet diese Krankheit tödlich. Den Ärzten ist mit Herrn Menzel, der seit sechs Wochen auf der Intensivstation mit dem Überleben ringt, das abschreckende Beispiel eines ungünstigen Verlaufs noch deutlich vor Augen. Thematisch erscheint dieser Behandlungsprozess nun als eine medizinische Problematik, welche besonderer Beachtung und Aufmerksamkeit bedarf. Die folgenden Tage wird Herr Schmidt-Bauer auf der Station beobachtet. Außer den regelmäßigen Blutkontrollen haben sich die Ärzte noch nicht für eine weitergehende Therapie oder Diagnostik entscheiden können. Auch auf der üblicherweise mittwochs stattfindenden Chefarztvisite wird diesbezüglich keine Entscheidung getroffen, da der Chef die Visite kurzerhand aufgrund mangelnder Arztpräsenz ausfallen lässt. Die folgenden Tage liegt Herr Schmidt-Bauer auf der Station und wird von den Ärzten beobachtet. Auch am kommenden Montag ist seitens der Ärzte noch nicht entschieden, wie denn nun im Falle Schmidt-Bauer weiter vorgegangen werden soll. Die Stationsärztin, Dr. Schmitt genannt, bemerkt dem Beobachter gegenüber, dass man eigentlich nicht recht wisse, was man mit ihm hier auf der chirurgischen Station anfangen solle:

> *Montag, 27.3., 14:10 (Stationszimmer)*
> Dr. Schneider (zum Beobachter): Klar, der trinkt ganz gerne ein bisschen, ... hat ein paar kleine Zysten in der Pankreas ... wir können ja eigentlich hier mit ihm nichts anfangen ... ihn aufbauen (über die Ernährung) und dann kontrollieren, was geschieht ...

> *14:40 (Stationszimmer)*
> Dr. Schneider (zum Stationsarzt Scholz): Herr Schmidt-Bauer ... was machen wir jetzt mit dem ... muss die Sabine [Vorname der Oberärztin] entscheiden ... oder bauen wir den auf, stellen die Ernährung um und gucken dann noch mal, wie es ihm geht ...

Elf Tage nach der Aufnahme des Patienten sehen sich die betreuenden Stationsärzte noch nicht in der Lage, eine Entscheidung hinsichtlich des weiteren Procedere zu treffen. Im

---

vor allem alles abweichende und störende Verhalten werden dagegen ihrer individuellen Persönlichkeit zugerechnet. Für alle Beteiligten an einer solchen Szene ist es wichtig, daß sie erlebten Sinn richtig auf Systeme zurechnen können, weil sie sonst zu falschen Erwartungen und unverständlichen Reaktionen kommen, etwa ein sozial festgelegtes Verhalten persönlich umzumotivieren suchen oder mit persönlichen Vorwürfen bedenken« (Luhmann 1969: 250). In diesem Sinne muss dann auch gelten: »Codes sind Sofern-Abstraktionen. Sie gelten nur, sofern die Kommunikation ihren Anwendungsbereich wählt (was sie nicht muß). Es kommt nicht in jeder Situation, nicht immer und überall, auf Wahrheit oder auf Recht oder auf Eigentum an« (Luhmann 1986: 79, zitiert nach Ortmann 2003: 241).

17  Das Fallbeispiel von Herrn Schmidt-Bauer ist an verschiedener Stelle unter jeweils anderen Gesichtspunkten interpretiert worden. Eine ausführlichere Falldarstellung findet sich in Vogd (2004c: 300ff).

Prinzip wäre jetzt zu entscheiden, wie weit man mit der Diagnostik geht und ob dann nicht im Falle von weiteren Pankreaszysten gar eine Indikation zu einem chirurgischen Eingriff bestände.

Werfen wir einen Blick auf einige systemische Kontexturen, an die sich hier kommunikative Anschlüsse finden:

*Pflege und Alkoholproblem:* Bei Herrn Schmidt-Bauer scheint es sich um einen Alkoholiker zu handeln, bzw. mindestens um jemanden, der ab und zu mal gerne trinkt. Je nach körperlicher Konstitution kann dies zu Pankreasproblemen führen. Im Prinzip müsste aus dieser Perspektive der Patient zunächst gepflegt werden, um dabei vorsichtig eine gesunde Ernährung aufzubauen. Anschließend wäre dann – um weitere Rückfälle zu vermeiden – die »Alkoholproblematik« therapeutisch anzugehen. Für die Chirurgie würden sich aus diesen beiden Pfaden keine weiteren Anschlüsse ergeben, denn für Beiderlei ist eine chirurgische Station nicht zuständig. Dies wäre eher eine Aufgabe der Pflege und dann vor allem der Sozialarbeit. Im Prinzip wäre der Patient aus dieser Perspektive zu entlassen und an eine andere Einrichtung zu verweisen.

*Organisation:* Wenngleich Dr. Schneider von ihrer Qualifikation her den Status einer chirurgischen Fachärztin besitzt, ›traut‹ sie sich weder den Patienten zu verlegen oder zu entlassen, noch den umgekehrten Weg zu gehen und eine weitergehende Diagnostik zu veranlassen. Entsprechend wird die Entscheidung an die Oberärztin delegiert, die jedoch aufgrund ihres vollen OP-Programms kaum auf der Station anzutreffen ist. Hier leuchten schon bestimmte mikropolitische Arrangements auf. Es scheint eine steile Hierarchie zu bestehen, die sich dadurch auszeichnet, dass viele Entscheidungen nur von oben getroffen werden können, die oberen Ebenen aber nur begrenzt als ›Entscheider‹ zur Verfügung stehen.

*Ökomomie:* Bei den Chirurgen bestand schon im Jahr 2000 eine ›Organisationskultur‹, bei der es entsprechend dazu gehörte, die Kosten von Prozeduren und potentielle Einnahmeverluste mitzubedenken. Da im Jahr 2000 die Behandlungskosten noch über die Liegezeit abgerechnet wurden, ergibt sich ein recht einfaches Kalkül. Wenn ein Patient auf Station liegen bleibt und der Aufenthalt gegenüber der Krankenkasse plausibilisiert werden kann, ist Gewinn zu erwarten. Aufwendige diagnostische oder therapeutische Eingriffe schlagen dagegen als Ausgaben zu Buche.[18]

*Medizin:* Da sich eine Pankreatitis zu einer lebensbedrohlichen Erkrankung entwickeln kann, gilt es hier das Rational, den weiteren Verlauf zu kontrollieren, was hier heißt, das Pankreas zu ›lesen‹, d.h. regelmäßig Laborwerte zu erheben und unter Umständen weitere Untersuchungen anzuschließen.

*Patient:* Wie (nicht nur) in einer chirurgischen Abteilung üblich, spielt das Patientenerleben, dessen Wünsche und Vorstellungen hinsichtlich des weiteren Procedere keine wesentliche Rolle. All dies wird kommunikativ im Behandlungsteam nicht thematisiert, bleibt also außerhalb der organisatorischen und medizinischen Kommunikation (als Ausnahme ist hier der Fall zu nennen, wenn der vermeintliche Patientenwille zu einem Problem wird, das die Abläufe des Krankenhauses zu stören droht).[19]

Zwei Tage später wird der Patient dem Chefarzt während der regulären Mittwochsvisite vorgestellt. Die im Fall Schmidt-Bauer am meisten involvierte Stationsärztin ist während

---

18  Entsprechend sollen auf Anordnung des Chefarztes überflüssige CT-Untersuchungen unterbleiben. Insbesondere die regelmäßige Röntgenbesprechung dient dabei als das Kontrollorgan, um diesbezügliche Vergehen sanktionieren zu können.

19  Vgl. hierzu das Kapitel »›schwierige‹ Patienten« in Vogd (2004c: 365ff).

der Visite im OP-Saal und kann deshalb nicht persönlich berichten. Die Oberärztin kündigt an, dass zur weiteren diagnostischen Abklärung noch eine Computertomografie (CT) durchgeführt werden sollte. Der Chefarzt benennt einige Differenzialdiagnosen und fragt die Ärzte nach dem Vorbefund und ob schon einmal eine ERC[20] durchgeführt worden sei. Die Oberärztin benennt den Vorbefund, die akute Pankreatitis, und gibt auf den ersten Teil der Frage keine Antwort. Der Chefarzt bestätigt, dass eine CT in diesem Falle eine sinnvolle diagnostische Maßnahme sei. Nach der Visite schauen sich die Oberärztin und der Stationsarzt gemeinsam die Akte von Herrn Schmidt-Bauer an. Frau Dr. Puls, die Oberärztin stellt fest, dass zunächst das Ergebnis der Computertomografie abgewartet werden solle, bevor die weitergehende Diagnostik durchgeführt werden könne.

Ein wenig später berichtet der Stationsarzt seiner aus dem Operationssaal zurückgekehrten Kollegin von der Panne während der Chefvisite: Weder er noch die Oberärztin hätten über die Vorgeschichte von Herrn Schmidt-Bauer Bescheid gewusst. Im Hinblick auf die Ergebnisse der Chefvisite bemerkt die Stationsärztin, dass sie die Durchführung einer diagnostischen ERC für nicht sinnvoll halte, zumal sich der Oberarzt der Intensivstation bezüglich der Diagnose recht sicher sei:

*Mittwoch, 29.3.*
*11:10 Stationszimmer (Der Stationsarzt tauscht sich mit Dr. Schneider, die gerade aus dem Operationssaal gekommen ist, über das aktuelle Geschehen auf der Station aus).*
*Stationsarzt:* Heute Morgen einen Anschiss gekriegt, weil wir nicht wussten, ob er ERCipiert worden ist ... wann sollte ich mich auch darum kümmern? [...]
*Stationsärztin:* Und der Chef ist mit der CT [Computertomografie] einverstanden?
*Stationsarzt:* Ja, aber der Chef meint auch noch eine ERC.
*Stationsärztin:* ERC bringt es nicht ... Dr. Mehring sagt, der hat freie Flüssigkeit in der Milz ...

Werfen wir wieder einen Blick auf einige systemische Kontexturen, für die sich hier kommunikative Anschlüsse andeuten:

*Alkoholproblem:* Da auf dem ersten Blatt der Patientenakte das Kürzel »$C_2$« für die Alkoholformel $C_2H_5OH$ eingetragen ist, mag zwar weiterhin nicht unübersehbar sein, dass auch Alkohol mit im Spiel ist. Doch wenngleich dies wohl auch sinnlich beim Anblick des Patienten evident ist, wird es kommunikativ nicht weiter verfolgt. Dieses Thema ist auf einer chirurgischen Abteilung nicht anschlussfähig, wird also weder aus medizinischer noch aus organisatorischer Sicht zu einem Thema, das Aufmerksamkeit bekommt.

*Medizin:* Die Pankreasproblematik demgegenüber bleibt anschlussfähig. Die Fallproblematik des Patienten wird reformuliert und *ad hoc* von der Oberärztin aus der Akte rekonstruiert. In Bezug auf das, was in diesem Behandlungsprozess bereits alles gelaufen ist, gehen hier eine Reihe von Informationen verloren, die in den tieferen Schichten der Akte dokumentiert sind. Der Befund des Oberarztes der Intensivstation, dass es sich nicht um eine Pankreatitis, sondern um eine eingeblutete Pseudozyste handele, wird nicht zum Thema, da kein Akteur vor Ort ist, der dies thematisieren könnte. Ebenso wissen die anwesenden Ärzte nicht, welche diagnostischen Prozeduren schon alle durchgeführt worden sind. Nichts desto trotz funktioniert Medizin gerade deshalb, weil sie auch an fragmentarische, lückenhafte Informationslagen ihre eigenen Operationen anschließen kann (zur Notwendigkeit vergessen zu müssen, um weiter arbeiten zu können, siehe den Beitrag von Marc Berg

---

20   ERC: Abk. für endoskopische retrograde Cholangiopankreatikographie, Methode zur Darstellung des Gallengangsystems durch retrograde Einführung eines Endoskops und anschließende Kontrastmittelinjektion.

in diesem Band). Die kommunizierten ›Lücken‹ in der Datenbasis – sie werden vom Chefarzt als Lücken behandelt – führen in Form einer Anordnung weiterer diagnostischer Prozeduren zu einer Fortführung des Behandlungsprozesses.

*Organisation:* Wenn wir eine Organisation als ein System der Reproduktion von Entscheidungskommunikation betrachten, lässt sich zum einen feststellen, dass Informationslücken und Pannen einer Organisation keineswegs schaden müssen, sondern ihre zentralen Funktionen im Gegenteil weiter reifizieren. Erst das Nichtwissen um die vorangegangenen diagnostischen Schritte weckt beim Chefarzt Entscheidungsbedarf, der nun erst hierdurch als ›Entscheider‹ ins Spiel kommt und weitere Schritte des ›Körperlesens‹ anordnen kann, deren Ergebnisse möglicherweise weiteren Entscheidungsbedarf wecken. Um hier hypothetisch an der Ausgangslage anzuschließen: Mit der Diagnosestellung durch den Oberarzt und dem Wissen, dass es sich hier um einen Alkoholiker handelt, hätte der Fall abgeschlossen sein können. Doch die Organisation wird als ›System‹ Organisation nicht behindert, wenn die Informationsflüsse gebrochen werden und manche der Akteure, die relevantes Wissen verkörpern, aus welchen Gründen auch immer, außerhalb des Stabs der Entscheidungskommunikation stehen. Vielmehr verlangt die (selbst erzeugte) Aufgabe, Pannen zu reparieren, geradezu nach Organisation, nach Entscheidungen und entsprechenden Autoritäten, welche qua Rolle diese Entscheidungen treffen können. Der Chefarzt wird auch deshalb bedeutsam, um die Unsicherheiten zu absorbieren, welche im Prozessieren seiner Organisation erst erzeugt werden.

*Ökonomie:* Der wirtschaftlicher Bezug bleibt weiterhin latent vorhanden. In der Frage »Ist der Chef mit der CT einverstanden?« schwingt auch die Frage mit, ob die medizinische Problematik die zusätzlichen Kosten dieser bildgebenden Untersuchung rechtfertigt. Medizinisch erscheint die Untersuchung weniger fraglich (und damit entscheidungswürdig), zumal mit der Anwendung dieses Verfahrens kein medizinisches Risiko verbunden ist.

*Patient:* Die Person des Patienten, dem eigene, spezifische Bedürfnisse attribuiert werden können, rückt in diesem Prozess weit in den Hintergrund, erscheint hier nicht einmal latent als Thema für potentielle Anschlüsse.

*Summa summarum:* In den ärztlichen Gesprächen wird all jenes, was in der Organisationseinheit ›chirurgische Abteilung‹ nicht prozessiert werden kann, ausgeklammert. Kommunikativ anschlussfähig bleibt der diagnostizierte und diagnostizierbare Patientenkörper und die Prozesse der Organisation selber sowie (weiterhin im Latenzbereich) die wirtschaftlichen Aspekte des Geschehens.

Am Mittwochnachmittag werden auf der Röntgenbesprechung bereits die CT-Bilder diskutiert. Die Röntgenärztin schildert, dass sich die Zysten nicht verändert hätten, sich allerdings der Flüssigkeitsraum in der Milz vergrößert habe. Die Stationsärztin fragt, ob die Zyste mit dem Pankreas verbunden sei. Die Aufnahmen scheinen hierfür jedoch keinen Hinweis zu geben. Die Oberärztin schaut sich im Anschluss an die Besprechung mit der Stationsärztin die Röntgenbilder nochmals an und bittet die Röntgenärztin, die Bilder am nächsten Tag erneut aufzulegen, damit der Chefarzt sie sehen könne. Der Versuch, diesen am Donnerstag durch die erneute Präsentation in den Entscheidungsprozess zu involvieren, missglückt aufgrund erneuter Abwesenheit des Vorgesetzten. Am Freitag ist das weitere Procedere von Herrn Schmidt-Bauer immer noch ungeklärt. Der Stationsarzt schlägt vor, eine Entscheidung von dem Chefarzt einzufordern, möchte diesen allerdings nicht persönlich mit den aktuellen Ergebnissen konfrontieren, und bemerkt, dass dies eigentlich die Aufgabe der Oberärztin sei. Dr. Schneider verweist nochmals auf das Votum der letzten

Chefvisite und fügt hinzu, dass die dort in Betracht gezogene diagnostische ERC in seinem Falle ein nicht unerhebliches Risiko berge. Die Stationsärztin ›entscheidet‹ sich, erst einmal abzuwarten.

Innerhalb der chirurgischen Hierarchie, wie sich diese im Jahr 2000 dem Beobachter dargestellt hatte, kann der ›einfache‹ Stationsarzt nicht ohne Weiteres den Chefarzt aufsuchen und von diesem eine Entscheidung einfordern, denn dieser entscheidet selbst darüber, wann er entscheidet.[21] Stattdessen entfaltet sich ein subtiles Spiel, den Chefarzt auf indirektem Wege zu einer Entscheidung herauszufordern, etwa indem die Bilder des Patienten ein weiteres Mal während der routinemäßigen Röntgenbesprechung präsentiert werden – in der Hoffnung, dass der Chef auf die Information anspringt. Indem nun die Frage des Entscheidens selbst eine Frage wird, über die zu entscheiden ist, beschäftigt sich die Abteilung als Organisation auf einer weiteren Stufe mit sich selbst. Sie erzeugt hier kommunikativ die Unsicherheiten, welche das Entscheiden prekär und damit selbst wieder zur Entscheidung werden lassen. Auf der Oberfläche erscheinen diese Prozesse dann als Machtverhältnisse, die sich hier als steile Hierarchien zeigen.

Erst am kommenden Montag hat der Chefarzt die Bilder gesehen und ordnet eine diagnostische ERC an. Die Prozedur wird ohne Komplikationen am folgenden Dienstag durchgeführt. Mittwochmorgen werden die Ergebnisse auf der Röntgenbesprechung vorgestellt. Es zeigt sich eine Pseudozyste. Die vor fast drei Wochen vom Oberarzt der Intensivstation gestellte Diagnose wird erneut bestätigt. Der nun erhärtete Befund stellt für die Chirurgen eine Operationsindikation dar. Der Patient erklärt jedoch, dass er einen chirurgischen Eingriff ablehne. Mit Blick auf die Gefahr schwerer Komplikationen erklärt der leitende Oberarzt, dass es durchaus in Ordnung sei, wenn der Patient sich nicht operieren lassen wolle – zumal er es ja durch die Vermeidung weiterer Exzesse selber in der Hand habe, weiteres Übel zu vermeiden:

*Freitag, 7.4.*
*8:15 (auf dem Weg zwischen Station und Röntgenbesprechung)*
*(Herr Schmidt-Bauer begegnet der Ärztegruppe. Patient und Ärzte grüßen sich wechselseitig.)*
*Oberärztin:* Das gibt gleich was auf der Visite, der will sich nicht operieren lassen ...
*Leitender Oberarzt*: Ist ja auch verständlich ... kann die Milz mit rausfliegen ... wenn nicht ... oder gibt eine heftige Pankreatitis ...

*8:35 (Stationszimmer)*
*Leitender Oberarzt (zur Oberärztin):* ... Schmidt-Bauer ... habe ich gesagt, ob wir den nicht punktieren sollen ... da hat der aber auch nicht begeistert geguckt ... wenn dann eine Infektion kommt, dann sind wir noch schuld ... das war ja auch nach einem Exzess entstanden ... wenn der jetzt sein Leben in Ordnung bringt ... ist das auch okay.

Der Chefarzt bekundet auf der abschließenden Visite, dass es unter der Voraussetzung regelmäßiger diagnostischer Kontrollen durchaus in Ordnung sei, wenn der Patient sich jetzt nicht operieren lassen wolle. Der Eingriff könne ja auch noch später durchgeführt werden. Die Stationsärztin informiert den Hausarzt von Herrn Schmidt-Bauer über die Diagnose und dass der Patienten die Operation abgelehnt habe. Sie verweist auf die Not-

---

21  Eine ausführliche Rekonstruktion der Rolle des Chefarztes als »Meta-Entscheider« findet sich in Vogd (2004c: 230f).

wendigkeit regelmäßiger diagnostischer Kontrollen. In diesem Zusammenhang solle der Patient sich dann in drei Monaten erneut bei den Chirurgen vorstellen.

Betrachten wir wieder abschließend nochmals die systemischen Kontexturen, an die sich hier kommunikative Anschlüsse andeuten:

*Medizin:* Aus dem CT-Befund folgt der invasive diagnostische Eingriff der ERC. An den ERC-Befund schließt die Operationsindikation an. Die Entscheidung des Patienten, sich nicht operieren zu lassen, führt zur Forderung regelmäßiger Kontrollen. Über die Schranken einer einzelnen Organisation hinaus findet und konstruiert das Medizinsystem medizinische Anschlüsse. Im Sinne einer sauberen Verteilung der Verantwortlichkeiten kommt der Fall von Herrn Schmidt-Bauer in der chirurgischen Abteilung erst dann zum Abschluss, wenn die weitere Versorgung des Patienten im medizinischen System gebahnt ist. Dies geschieht, indem die Aufgabe an den Hausarzt weitergereicht und dieser sorgfältig instruiert wird, welche weiteren Maßnahmen zu geschehen haben und dass es an der Fehleinschätzung des Patienten liege, dass das medizinisch Indizierte noch nicht geschehen sei. Für die Abteilung ist das medizinische Rational zunächst abgeschlossen, um dann an anderer Stelle oder zur anderen Zeit weitergesponnen werden zu können.

*Organisation:* Kommunikation lässt sich nicht als Übertragung von Information verstehen, sondern reproduziert sich als ein sich ständig wiederholender Prozess einer Sinngenerierung, in dem – folgt man den Ethnomethodologen – als essentieller Bestandteil das ›Reparieren indexikalischer Ausdrücke‹ erscheint.[22] Das dies geschieht ist nicht Fehler, sondern Leistung der Kommunikation. Die spezifische Leistung einer Organisation besteht gerade darin, dass auch unter der Voraussetzung, dass beständig Informationen verloren gehen, sie über eine ›Entscheidung‹ auf andere Weise die entstehenden Kontingenzen wieder schließen kann – etwa indem neue diagnostische Prozeduren angeschlossen werden. In diesem Sinne erscheint es nicht verwunderlich, dass der letzte, nach drei Wochen erstellte Befund dem ersten, vergessenen, bereits auf der Intensivstation gestellten Befund entspricht.

*Ökonomie:* Retrospektiv bekommt der lange Aufenthalt auf der chirurgischen Station einen ökonomisch und administrativ nachvollziehbaren Sinn unterlegt. In dem abschließenden Arztbrief wird dann ein Rational erscheinen, welches das Geschehen, beginnend bei der Pankreatitis über die diagnostischen Prozeduren bis zur OP-Indikation und der Weigerung des Patienten in eine kausal schlüssige Form bringen wird. Die ›verloren gegangene‹ Diagnose, welche auf der Intensivstation gestellt wurde, wird dann getilgt worden sein, denn diese Information würde dem schlüssigen Bild eines widerspruchsfreien Rationals zuwiderlaufen (siehe hierzu auch den Beitrag von Marc Berg in diesem Band). Dass die ökonomische Kontextur in dieser Form mitbeachtet wird, bleibt auch hier in der Regel im Latenzbereich, wird also unter Bedingungen routinierten Prozessierens nicht expliziert.[23] Sichtbar würde diese Kontextur beispielsweise dann, wenn ein junger Kollege in dem Arztbrief einen Behandlungsverlauf dokumentieren würde, der den Krankenkassen hinsichtlich

---

22 Vgl. Garfinkel und Sacks (2004).
23 Die Behauptung, dass es sich hier um einen Latenzbereich handele, setzt natürlich voraus, dass in der Organisation Erwartungsstrukturen und potentielle Anschlüsse der besagten Kontexturen in einer stillschweigenden Weise mit antizipiert werden. Still schweigend meint hier, dass im Vollzug eingewoben die Passung schon längst institutionalisiert ist. Ob dies dann wirklich der Fall ist, oder der Latenzbereich nur eine Erfindung eines externen Beobachters darstellt, ist eine Frage, die nur durch entsprechende empirische Fallkontraste zu erhellen ist. Es ist jedoch mit Luhmann zu erwarten, dass die Eigenlogiken von Recht und Wirtschaft in Organisationen immer eine Rolle spielen (und sei es auch nur in der Form, Unrecht oder Unwirtschaftlichkeit *nicht* explizit werden zu lassen).

seiner medizinischen und ökonomischen Rationalität fragwürdig erscheinen könnte und somit Anlass zu Zahlungsminderungen geben könnte. In einem solchen Fall wäre zu erwarten, dass der Oberarzt den Vorgang thematisieren und den Brief entsprechend korrigieren würde, um die Passung zur ökonomischen Kontextur zu aktualisieren.[24]

*Patient:* Innerhalb der medizinischen und organisatorischen Kommunikation kommt hier zum ersten Mal die Person des Patienten thematisch mit ins Spiel und zwar genau an der Stelle, an der der Entscheidungsprozess seine Wende und seinen Abschluss findet.[25] Indem der Patient die Entscheidung zur Nichtbehandlung trifft, kann ihm die Abteilung ›autonomisierend‹ die Entscheidungsverantwortung übertragen. Es ist nun Sache des Patienten, die geforderten Kontrollen durchführen zu lassen, weitere Alkoholexzesse zu vermeiden und in nicht allzu ferner Zukunft die aus medizinischen Gründen für notwendig erachtete Operation durchführen zu lassen. Die Organisation ist nicht mehr zuständig. Die Medizin findet im Patientenwillen eine Grenze, die sie nicht überschreiten kann. Der Körper befindet sich in ihrem Zugriffsbereich, kann gelesen und geschrieben werden – nicht jedoch das Bewusstsein des Patienten. In diesem Zusammenhang kommt nun auch das Alkoholproblem wieder ins Spiel, jedoch keineswegs als Thema, dessen Bearbeitung der Organisation bzw. der Medizin zugemutet wird, sondern als eine Verhaltensweise, die unter Kontrolle und Verantwortung des Patienten stehe.[26] Die bislang aus der Behandlung ausgeklammerten Aspekte, das Subjekt und die Alkoholproblematik, kommen genau an dem Punkt ins Spiel, wo die Organisation keine eigenen Anschlüsse mehr finden kann. Ihre medizinischen (und organisatorischen) Gründe treten nun in den Hintergrund. Stattdessen wird nun auf die *Common sense*-Argumentation zurückgegriffen, dass der Patient doch seine Exzesse vermeiden solle, um weiteren Komplikationen vorzubeugen.

*Diskussion:* Eine theoretische Perspektive, welche den Patienten als Umwelt der Medizin und der sie behandelnden Organisationen annimmt, birgt ein erhebliches Erklärungspotential, um einige der Merkwürdigkeiten der organisierten Krankenbehandlung zu beleuchten. Das seitens der Protagonisten einer psychosozialen Medizin beklagte Skandalon, dass in der Regel das subjektive Patientenerleben und ebenso sein psychosoziales Umfeld in der Krankenbehandlung praktisch kaum vorkommen, erscheint nun weniger als Versagen der betreuenden Ärzte, sondern wird nun systemische verständlich als Resultat einer Medizin, die nicht anders kann als an den von ihr selbst produzierten Artefakten anzuschließen. Eine Medizin, die als System der Kommunikation nicht anders operieren kann, als an ihren eigenen, selbst produzierten Befunde anzuschließen, kann nur Sicherheit gewinnen, indem sie die von ihr selbst produzierten Texte zum Anlass nimmt, um ihre weiteren Operationen anzuschließen.

Jenseits der politisch korrekten Forderung, den Patienten in seinen lebensweltlichen Verhältnissen mehr ernst zu nehmen, erscheinen all diese Aspekte eben nicht als relevant für die Medizin, denn sie kann hieraus nicht die für ihr eigenes Prozessieren notwendige Eindeutigkeit gewinnen. Einen Alkoholiker zu fragen, was er den möchte, ob er die weitere diagnostische Abklärung anstrebe, ob er bereit sei, mit dem Arzt die Alkoholproblematik anzugehen, würde in der Krankenbehandlung schnell eine solche überfordernde Komplexi-

---

24 Als Beispiel für einen Fall, in dem dieses explizit geschieht, siehe Vogd (2004a).
25 Der Wille erscheint hier als der Ausschlussbereich, für den die Medizin dann durch ihre eigene Leitunterscheidung bedingt nicht mehr zuständig sein kann.
26 Man mache sich hier deutlich, wie weit gerade diese subjektivistische Zurechnung des Alkoholproblems von der Konzeption des Alkoholismus als einer Krankheit bzw. einer Epistemologie des Alkoholismus als einem Problem des Willens entfernt ist (vgl. Bateson 1992: 400ff).

tät aufwerfen, die die Routinen der zwei bis vier Minuten dauernden Visiten und Teambesprechungen überfordern würde.[27] Medizin funktioniert, weil es ihr gelingt, den Patienten auf kurze Befunde zu reduzieren, welche den Pfad für weitere medizinische Schritte anbahnen. Ob dann auf diese Weise eine erfolgreiche Krankenbehandlung geschieht oder, wie in diesem Fall, trotz längerer und aufwändigerer medizinischer Prozessierung keine erfolgreiche Therapie stattfindet, liegt nicht mehr in der Kontrolle der Medizin.

Im gleichen Sinne erscheinen nun die medizinischen Organisationen auf der einen Seite als Einheiten, die mit sich selbst beschäftig sind und entsprechende mikropolitische Verhältnisse kultivieren. Auf der anderen Seite verhelfen sie als Treffraum der unterschiedlichen Funktionssysteme den medizinischen Semantiken zum Ausdruck. Sie erschaffen Konstellationen, in denen medizinische Fragen entschieden werden können, bilden ein Arrangement, in dem medizinische Arbeit finanziell ausreichend honoriert wird. Mit Blick auf das vorgestellte Fallbeispiel mag man sich zwar über ihre Pannen und fehlerhaften Informationsflüsse mokieren, doch unter einer funktionalen Perspektive erscheint ihre Stärke gerade darin, selbst Fehler und Nichtwissen in Medizin transformieren zu können. Durch ihre Entscheidungsstrukturen sind sie in der Lage, hochselektive und knappe Informationslagen in ein Rational zu transformieren, welches rechtlich Bestand hat, innerhalb der wirtschaftlichen Kontextur abzurechnen ist und nicht zuletzt auch gegenüber dem Patienten und seinen Angehörigen als ein medizinisch plausibles Geschehen vertreten werden kann.

### 3.2 Eine Chirurgische Abteilung im Jahr 2004

Werfen wir nun kurz den Blick auf zwei Behandlungsprozesse in der gleichen Abteilung, vier Jahre später im Jahr 2004 beobachtet. Mittlerweile ist nicht mehr die öffentliche Hand, sondern ein ›privater‹ Klinikkonzern der Träger des Krankenhauses. Zudem wurde 2003 das Leistungsabrechnungssystem auf Fallpauschalen umgestellt. Kürzere Liegezeiten werden nun finanziell belohnt und inzwischen zeigt ein computergestütztes Controlling den Ärzten, bei welchen Fällen sie monetär in den Minusbereich rutschen. Auch strukturell hat sich in der chirurgischen Abteilung einiges geändert. Die Ärzte haben bei gleich gebliebener Bettenzahl eine Personalkürzung von etwa 30% hinnehmen müssen. Mittlerweile ist jeder Arzt mit einem Funktelefon ausgestattet, mit dem er jederzeit erreichbar ist. Die Leitung der Abteilung unterliegt jedoch weiterhin dem alten Chefarzt.

Beginnen wir mit Herrn Pfahl, einem siebzigjährigem Mann, dem chirurgisch ein Krebsgeschwür des Dickdarms entfernt wurde. Nach der Operation bekam er zunächst einen künstlichen Darmausgang, der dann nach einigen Wochen zurückverlegt wurde.

Während einer Frühvisite klagt der Patient gegenüber der Stationsärztin, dass es mit seinem Durchfall immer schlimmer werde. Die Ärztin antwortet, dass sie den Chefarzt fragen wolle. Vielleicht würde ihm noch etwas einfallen:

---

27 Es gibt zwar Disziplinen der Medizin, die sich sehr wohl mit der Psyche befassen. Zu nennen sind hier etwa die Psychosomatik und die Psychiatrie. Bei der Untersuchung des operativen Vollzugs dieser Disziplinen zeigt sich beim genaueren Hinschauen jedoch eine homologe Selektivität in Bezug auf das Schema »Diagnose – Therapie« und bei der Orientierung an den Befunden, welche dann den Ausgangspunkt für weitere Operationen des Systems bieten. Dass die Psyche des Patienten hier Beachtung findet, gehört dann zwar zur nützlichen Fiktion dieser medizinischen Spezialeinrichtungen, charakterisiert aber nicht den operativen Vollzug der medizinischen Arbeit dieser medizinischen Disziplinen, denn diese sind dann – entgegen ihrer vielfach gepflegten Selbstbeschreibungen – nicht auf Verstehen ausgerichtet (Vogd 2004a).

*8:40 (im Patientenzimmer)*
*Dr. Parsons:* ... morgen ist Chefvisite, vielleicht fällt dem noch was ein ...
*Patient:* ... wird immer schlimmer, ich falle bald vom Fleisch ...
*Dr. Parsons:* ... ich frage den Chef heute noch, aber erst heute Nachmittag ... ist jetzt noch im OP

Auf den ersten Blick erscheinen die hier beschriebenen Vorgänge wenig erklärungsbedürftig. Ein Patient leidet unter einem Problem, für das man bislang noch keine Lösung gefunden hat, und nun möchte die Stationsärztin ihren Vorgesetzten fragen, ob dieser noch eine Idee habe. Doch der Vergleich mit dem ersten Beobachtungszeitraum zeigt, dass sich hier eine Veränderung in den mikropolitischen Arrangements andeutet. Im Jahr 2000 war der Chefarzt vom gewöhnlichen Assistenten in der Regel nicht ansprechbar; er erschien in der Inszenierung eines »Metaentscheiders«, der selbst darüber entscheidet, wann er angesprochen werden kann (Vogd 2004c: 225ff). Gegebenenfalls musste dann bei dringlichem Entscheidungsbedarf die Kommunikation über die Hierarchieleiter laufen.[28]

Am folgenden Tag erzählt die Stationsärztin zunächst ihrem Oberarzt und dann auch während der Chefvisite, dass der Patient weiterhin sehr unter seinem dünnen Stuhlgang leide. Der Chefarzt erklärt, dass man jetzt einen Weg finden müsse, und gibt Anweisungen zu weiteren Untersuchungen und bemerkt darüber hinaus, dass man gegebenenfalls chirurgisch eingreifen müsse.

Der Fall von Herrn Pfahl wird nun als ›komplexe Fallproblematik‹ gerahmt. Anders als bei den Routinefällen werden nun die leitenden Ärzte involviert, unterschiedliche diagnostische Prozeduren angefahren und weitere Handlungsoptionen ausgelotet. Der Patient rückt nun in den Aufmerksamkeitsfokus des ganzen ärztlichen Teams und ärztlicherseits zeigt man nun die Bereitschaft, einen unter Umständen erheblichen Aufwand zu betreiben. Aktuelle Befunde lassen weitere Untersuchungen anschließen, welche andere Befunde produzieren, die dann neue Implikationen mit sich bringen. In den komplizierten Fällen kommt die Medizin sozusagen zu sich selbst. Sie findet im Fallgeschehen beständig neue diagnostische und therapeutische Anschlussmöglichkeiten. Auch die Organisation der chirurgischen Abteilung reproduziert sich hier in ihrer hierarchischen Struktur, denn in solchen Prozessen werden ständig neue Fragen aufgeworfen, die nach einer autorisierten Entscheidung verlangen. Der Patient bleibt in diesen Prozessen im Hinblick auf sein Erleben und seine Bedürfnisse weitgehend außerhalb des kommunikativen Geschehens der Organisation. Medizinisch ist dies nur insofern von Relevanz, als dass der Mann von Symptomen berichten kann, an die diagnostisch und therapeutisch angeschlossen werden kann. Dass darüber hinaus zwischen einzelnen Akteuren auch Sympathien, Antipathien, Verstehen und anderes entstehen kann – wie immer wenn Interaktionen stattfinden – ändert nichts daran, dass all dies in den medizinischen Entscheidungen üblicherweise keine Rolle spielt, sich in keinem Befund widerspiegelt und dies in der Regel auch nicht in die Ausformung des Behandlungsprozesses einfließt.[29]

---

28  Ein chirurgischer Assistenzarzt drückt im Interview die Situation für das Jahr 2000 aus seiner Sicht folgendermaßen aus: »Dafür gibt's ne Hierarchie, dass nicht sozusagen der kleine Dödel zum Chef rennt [...], und deshalb denke ich, dass der Weg sein soll, dass man die Entscheidung zum Oberarzt trägt, der Oberarzt [dann] eins nach oben geht« (Vogd 2004c: 229).

29  Die Ausnahme von dieser Regel ist in Vogd (2004c) in einem zusätzlichen Kapitel mit dem Titel »Schwierige Patienten« dokumentiert. Hier wird deutlich, dass das Einbringen von Patientensubjektivität in den medizinischen Prozess als Irritation, Störung oder gar Unterbrechung erlebt wird, die dann wiederum Routinen

Kurz nach der Visite bekommt der Patient einen Kontrastmitteleinlauf für die anstehende Röntgenuntersuchung. Nachmittags erkundigt sich die Stationsärztin nach dem Ergebnis der Untersuchung und sucht anschließend den Chefarzt, um ihm das Problem zu schildern. Dieser bemerkt, dass man nun die Darmspiegelung durchführen solle. Die Ärztin erwidert, dass sie die Untersuchung schon angemeldet habe:

*14:10 (auf dem Gang)*
*Dr. Parsons (telefoniert):* Herr Pfahl hat vor kurzem eine KE und jetzt möchte ich brennend wissen, was dabei raus gekommen ist ... er scheißt sich buchstäblich zu Tode ... ... also dann ist die Coloskopie angesagt ...
*Dr. Parsons (greift zum Telefon, wählt eine Nummer):* ist der Chef schon da ... aha *(zum Beobachter)* gut, dass es die Telefone gibt, da spart man sich viele Wege ...

*14:20 (beim Chefarzt)*
*Dr. Parsons:* ... eben mit Dr. Müller geredet ... Herr Pfahl ... sieht er nichts .... geht glatt durch ... keine Fistel, keinen Abzess ... denke ich jetzt immer an Herrn Breitner ...
*Chefarzt:* ... also die Coloskopie und dann die Gastroenterologen hinzuziehen ...
*Dr. Parsons:* habe ich schon mal angemeldet ...

(ein wenig später)
*Dr. Parsons (zu den Pflegern):* Herr Pfahl ... morgen ... Coloskopie ... der erste ...

Anders als noch vor vier Jahren erscheint die Chefsekretärin nicht mehr als zusätzliche Kommunikationsbarriere, welche die Assistenten vom Chefarzt abschirmt. Vielmehr erscheint sie nun als Informantin, über die man in Erfahrung bringen kann, ob der Vorgesetze physisch anwesend ist und ›spontan‹ aufgesucht werden kann. Gegenüber früher scheint sich hier ein Wechsel in der Führungskultur anzubahnen. Das verkleinerte Team und das (ökonomische) Primat kurzer Liegezeiten münden hier in dynamischere Kommunikationsstrukturen und etwas flachere Hierarchien.

Im Kontrast zu den (alten) informellen Strukturen, in denen die Ärzte beispielsweise die Röntgenbesprechung abwarteten, um zu hoffen, dass der Chefarzt von sich heraus ein Entscheidungsproblem anspricht, kann der Chefarzt nun zwischenzeitlich auch von einem Assistenzarzt in seinem Büro aufgesucht werden. Ebenso können nun die untergeordneten Ärzte nun jederzeit Oberärzte (bei Bedarf auch Chefärzte) der anderen medizinischen Abteilungen qua Telefon erreichen. Eine typische Klasse mikropolitischer Spiele der ärztlichen Leitungsebene, welche darin bestand, den anderen warten zu lassen, um hierdurch Freiräume des Nicht-angesprochen-werden-Könnens zu gewinnen, sind mit dem neuen ökonomischen Primat der kurzen Liegezeiten verschwunden.[30] Die Kommunikationsflüsse erscheinen nun fluider, an die neuen Geschwindigkeiten angepasst.

Stellen wir noch ein zweites Fallbeispiel vor, an dem ein weiterer Aspekt der Anpassung an die neuen ökonomischen Rahmenbedingungen deutlich wird.

Am Montagabend wird Frau Firnament mit unklaren Beschwerden bei starken Schmerzen im Unterbauch aufgenommen. Die diensthabende Oberärztin hatte sie abends

---

in Gang setzt, um diese Schwierigkeiten organisiert bearbeiten zu können (entweder im Sinne der Psychiatrisierung der schwierigen Patienten oder über die oftmals entlastende Attribution auf den Patientenwillen.
30 Im Jahr 2000 zeigte es sich auch noch bei Chefvisiten als gängige Praxis, die Ärzte auf den Beginn der Visite warten zu lassen. Diese, unter den Stationsärzten unbeliebte Praxis war während des zweiten Beobachtungszeitraums ebenfalls nicht mehr zu beobachten (siehe zur Illustration Vogd 2004c: 234ff).

noch sonografisch untersucht und anschließend eine Darmspiegelung angeordnet. Um viertel nach sieben am folgenden Morgen sind Oberarzt Hertel und zwei Assistenzärzte bei ihr. Um viertel nach acht, kurz nach der Röntgenbesprechung, schiebt der Oberarzt ein Ultraschallgerät durch den Gang. Frau Firnament wird auch von ihm sonografisch untersucht. Gegen neun Uhr fragt Dr. Parsons (die Stationsärztin) noch den leitenden Oberarzt, ob dieser die Patientin auch noch sonografieren könne und meldet zudem noch eine Notfall-Computertomografie an.

Während seiner Untersuchung bemerkt der leitende Oberarzt, dass es sich um einen Abszess handeln könne, welchen man dann gegebenenfalls während der CT-Untersuchung punktieren würde. Auf dem Gang erklärt die Ärztin, dass sie jetzt froh sei, dass jetzt noch eine Computertomografie durchgeführt werde, denn mit der am Vorabend seitens der Oberärztin angeordneten Coloskopie sei sie nicht sehr glücklich gewesen:

*Dienstag, 30.11., 9:13 (auf dem Gang)*
*Dr. Parsons:* Jetzt hat Frau Kindl und Herr Hertel sie gesehen, jetzt will Herr Dr. Hundt, der dritte Oberarzt, sie auch noch sehen.
*(als sie im Sonoraum sind, ruft Dr. Parsons kurz an, erklärt »sind schon fertig« und trägt dann das Sonografie-Gel auf. Ein wenig später betritt Dr. Hundt den Raum).*
*Dr. Hundt, der leitende Oberarzt (untersucht):* ... wie ist das Labor ... wie ist die Gerinnung ... ?
[...]
*Dr. Parsons:* ... habe für Frau Firnament ein Notfall-CT angemeldet ... hat eine tastbare Reszenz ...
*Dr. Hundt:* jetzt im CT ... kann sein, dass es ein Abszess ... könnte sein, dass wir Sie dann direkt entlasten können ... wenn wir dann punktieren ...
*Dr. Parsons (telefoniert):* ... wenn jetzt im CT von Frau Firnament ein Abszess ... dass dann gleich punktieren [...]
*Dr. Parsens:* das Sono-Gel ist alle
*Dr. Hundt:* ... im Zweifelsfall in die Röntgenabteilung und dann sagen »wir haben keins mehr« ... haben wir jetzt vor vier Wochen bestellt ... geht jetzt alles über die Zentrale ... keine DVD's ... keine CD's ... nichts bekommen ...
*(draußen auf dem Gang)*
*Frau Parsons:* Ich bin froh, dass jetzt ein CT ... mit der Coloskopie ... war jetzt keine gute Entscheidung ... die hat ja jetzt wirklich Schmerzen ... habe da jetzt reingeschrieben »Oberarztentscheidung«.

Beachtenswert erscheint hier zunächst, dass drei Oberärzte nacheinander den Bauch einer Patientin schallen. Die Beschwerden der Patientin werden ernst genommen und man vermutet, dass es sich auch um etwas Schlimmeres handeln könnte. Wahrscheinlich wäre ein solcher Fall im Jahr 2000 noch in *linearer* Weise prozessiert worden. Die Patientin wäre von einer Oberärztin geschallt worden, man wäre zunächst ihrer Anordnung, eine Coloskopie durchzuführen, gefolgt und hätte, falls dann kein Ergebnis vorgelegen hätte, weitere Untersuchungen angeschlossen. Demgegenüber wird im Jahr 2004 vermehrt *parallel* prozessiert. Unterschiedliche Auffassungen im Team über die dem Geschehen angemessene diagnostische Prozedur werden hier zwar festgestellt, dies führt nun jedoch eher dazu, den verschiedenen Pfaden *gleichzeitig* nachzugehen. Während im Jahr 2000 eine Computertomografie noch als kostenträchtiges Verfahren galt und der Chefarzt darüber wachte, dass keine Untersuchung zu viel durchgeführt wurde,[31] werden entsprechende bildgebende Verfahren im Jahr 2004 relativ schnell eingesetzt.

---

31   Vgl. Vogd (2004c: 232f).

Noch am gleichen Tag werden die Computertomografie sowie die Coloskopie durchgeführt. Am nächsten Morgen bespricht die Stationsärztin mit ihren Oberärzten das Ergebnis: Man habe nicht punktieren können und auch die Coloskopie habe zu keinem Ergebnis geführt. Der leitende Oberarzt bemerkt, dass man nun laparoskopisch[32] in den Bauch hinein schauen solle. Der Oberarzt der Station erwähnt, dass jetzt auch das subjektive Empfinden der Patientin zu beachten sei. Die Ärztin ergänzt, dass es der Patientin etwas besser gehe und sie ja auch einen Harnwegsinfekt gehabt habe:

> *Mittwoch, 1.12.; 7:30 Stationszimmer*
> *Dr. Parsons:* ... Frau Firnament ... nach dem CT konnten sie sie nicht punktieren ... da warten wir jetzt auch auf die Bilder ... mit der Coloskopie kamen wir jetzt auch nicht ran ...
> *Oberarzt Dr. Hertel:* ... gut, dann schauen wir rein ...
> *Dr. Parsons:* Frau Firnament schauen wir an ...
> *Leitender Oberarzt:* ... laparoskopisch schauen wir rein ...
> *Oberarzt Dr. Hertel:* ... ist jetzt auch so das subjektive Empfinden ...
> *Dr. Parsons:* ... es geht ihr jetzt schon besser ... hatte dann auch einen Harnwegsinfekt
> *Oberarzt Dr. Hertel:* ... (einige Antibiotika werden genannt, die gegeben werden sollen) dann IV [intravenös] geben ...
> [weiteres Gespräch]

Sechsunddreißig Stunden nach der Aufnahme sind nun bereits eine Reihe von Untersuchungen gelaufen. Ärztlicherseits ist immer noch keine Einigkeit darüber geschaffen, ob ein internistisches Problem (»Harnwegsinfekt«), möglicherweise eine psychosomatische Problematik (»das subjektive Empfinden«) oder eben ernstere Gründe die Beschwerden verursachen. Dem chirurgisch pragmatischen Rational folgend, gilt es nun, in den Bauch hinein zu schauen. All diese Verhandlungen geschehen am frühen Morgen, eine halbe Stunde vor Beginn des offiziellen Arbeitsbeginns. Während im Jahr 2000 beispielsweise noch die Oberarztvisiten als Foren dienten, um das weitere Procedere abzustimmen, erscheinen diese informellen Zeiten nun als neuer Raum, um angesichts von Zeitdruck und beschleunigten Prozessen relevante Kollegen persönlich erreichen zu können, um das weitere Vorgehen abzutasten.

Um acht Uhr werden auf der Röntgenbesprechung die Bilder der Computertomografie vorgestellt. Die Röntgenärztin erklärt, dass man nur sehen könne, dass das Fett entzündlich infiltriert sei. Der Chefarzt schlägt vor, eine Darmspiegelung durchzuführen. Der leitende Oberarzt bemerkt, dass man nun laparoskopisch hineinschauen wolle. Ein wenig später findet die Chefvisite statt, in der die Ärzte der Patientin das geplante Vorgehen erklären. Man wolle jetzt am Montag in den Bauch hinein schauen, um dann gegebenenfalls bei einem Abszess oder gar einem Tumor vor Ort eingreifen zu können. Zuvor wolle man allerdings noch die Antibiotikatherapie weiterführen.

Brechen wir an dieser Stelle die Falldarstellung ab[33] und lenken wieder den Blick auf die unterschiedlichen Kontexturen, an welche hier (implizit) angeschlossen wird.

In der chirurgischen Abteilung geht die deutliche Verknappung im ärztlichen Personal – wie sich in den Fallrekonstruktionen zeigt – bei komplizierten Fällen nicht zu Lasten der medizinischen Auseinandersetzung mit diesen ›komplizierten‹ Fällen. Das Primat der kur-

---

32  In der Laparoskopie, einer Technik der sogenannten Minimal-invasiven-Chirurgie (MIC), muss nicht der ganze Bauch aufgeschnitten werden, sondern die OP-Bestecke sowie eine Videokamera werden durch drei kleine Löcher in den Bauchraum eingeführt.
33  Siehe eine ausführliche weitergehende Darstellung und Analyse in Vogd (2006).

zen Liegezeiten führt jedoch dazu, dass nun schneller prozessiert wird und *parallel* verschiedene diagnostische Verfahren gleichzeitig angefahren werden. Darüber hinaus zeigt sich eine veränderte Struktur der Arbeitsorganisation. Die komplexen Fallproblematiken erscheinen nun mehr als *Teampatienten*, für die im Zweifelsfall alle Ärzte der Abteilung verantwortlich sind. Die nun durch häufigere Personalwechsel entstehenden Diskontinuitäten in der stationsärztlichen Betreuung der Patienten werden ausgeglichen durch schnellere Kommunikationszyklen im ärztlichen Team. Vermittelt wie ermöglicht wird diese Dynamisierung auch durch das technische Hilfsmittel ›Funktelefon‹, mit dem die Ärzte nun ausgestattet sind.

Insgesamt scheinen die Chirurgen zu einem neuen Arrangement gefunden zu haben, das eine beschleunigte Bearbeitung komplizierter Fallproblematiken ermöglicht und dabei gleichzeitig eine hohe Dichte in der hierzu notwendigen Inter- und Intra-Abteilungskommunikation gestattet. Ein äußerer Beobachter mag hier vielleicht feststellen, dass viele der nun schneller anlaufenden Untersuchungen sich im Nachhinein als überflüssig erweisen. Doch unter einer organisationssoziologischen Perspektive greift diese Kritik zu kurz, denn im ›Treffraum‹ Organisation hat sich die Medizin in ein Passungsverhältnis zu den anderen, in diesem Falle den ökonomischen Kontexturen zu setzen. Das neue Primat der kurzen Liegezeiten bedeutet deshalb nicht, dass im Krankenhaus nun weniger oder effizientere Medizin geschehe, sondern zunächst einmal nur, dass sich Medizin in einer anderen Form zu organisieren hat, um ihren eigenen Kriterien entsprechend weiteroperieren zu können. Erfolgreiche medizinische Organisationen erfinden sozusagen ihre eigenen Wege, um Medizin, Ökonomie, Recht etc. in einer Praxis zur Einheit zu bringen.[34]

Die Verbindung und Vermittlung der jeweils unterschiedlichen Rationalitäten geschieht *durch* die Ärzte. Sie sind es, denen die Rolle des ›entscheidenden‹ Akteurs zugerechnet wird, so dass der Prozess des Organisierens eine Form erhält. Sie verkörpern das implizite Wissen, die Semantiken, die kommunikativen Praktiken, durch die die unterschiedlichen Kontexturen in der Organisation mehr oder weniger geschickt in Beziehung gesetzt werden können.

Im Sinne des zu Beginn aufgespannten theoretischen Bezugsrahmens ist jedoch die medizinische und organisationale Kommunikation der Ärzte, *durch* welche die beschleunigten Prozesse ins Laufen gebracht werden, *nicht* identisch mit dem individuellen Erleben der beteiligten Ärzte. Die Prozesse, die sie ermöglichen, geschehen zwar in (kommunikativen) Vollzügen einer habitualisierten Praxis. Die Reflexion, das Empfinden und das Bewusstsein dieser Prozesse brauchen jedoch nicht in Einklang mit der in der täglichen Arbeit vollzogenen Praxis zu stehen.[35]

Die konstitutionelle Differenz zwischen Psyche und Kommunikation, individueller Identität und sozialem Vollzug produziert jedoch eine zusätzliche Dynamik, die nicht qua Entscheidung zu kontrollieren ist, denn die Organisationskommunikation reproduziert sich zwar in Koproduktion mit den Einzelpsychen ihrer Mitglieder, hat jedoch keinen Zugriff auf diese.

---

34  Auch der Blick auf die amerikanischen Verhältnisse lässt mittlerweile deutlich werden, dass die Liegezeitverkürzungen und die engeren ökonomischen Vorgaben eines DRG-Systems keineswegs zu preiswerterer und effizienterer Medizin führen, sondern insbesondere im Krankenhaus eher auf noch mehr Medizin (etwa im Sinne zusätzlicher High-Tech-Diagnostik) zurückgegriffen werden muss, um die durch ihr eigenes Procedere geschaffenen Unsicherheiten wieder zu beseitigen (vgl. Bodenheimer 2005a; 2005b; Himmelstein u.a. 1996; vgl. Hundhausen 2003; Woolhandler u.a. 2003).

35  Diese Figur der »Missverhältnisse« und des »Missklangs« zeigt sich dann auch bei Bourdieu (2001: 208).

*3.3 Habituelle Inkongruenzen zwischen persönlicher und gelebter Identität*

Mögliche Spannungslagen, die sich hieraus ergebenden können, werden im Folgenden am Beispiel von Passagen eines Gesprächs mit dem leitenden Oberarzt der Abteilung aufgezeigt, welches gegen Ende des zweiten Feldforschungsaufenthaltes geführt wurde.[36]

Ich beginne mit einer Passage, die dadurch eingeleitet wird, dass der Interviewer mit Blick auf das vorangegangene Gespräch resümiert, dass viele Arbeitsprozesse und Entscheidungsflüsse besser laufen würden, als noch vor vier Jahren geschehen:

> *Interviewer:* Na klar, also für einen Beobachter würde ich jetzt sagen, dass vieles besser läuft. Was gibt's denn jetzt noch, was schlechter ist als früher? Also ich meine jetzt, wenn ich hier hinkomme, würde ich ja sagen, vieles
> *Dr. Hundt:* Sie vergessen eins dabei, es ist natürlich, die Arbeitsprozesse sind besser, ja, aber für die Arbeitsprozesse brauchen Sie Menschen und diese Menschen unterwerfen sich ja den Vorgaben und früher war eine höhere Flexibilität da, das heißt, das Individuum konnte sich seine Arbeit unter weniger Zwängen einteilen, und wir haben jetzt ganz viele Zwänge, die um einen herum sind, und das führt zu dieser Arbeitsverdichtung und das führt zu dieser Kommunikationsverdichtung, und Sie merken ja auch, dass die Leute eigentlich kaum Zeit haben, mal zur Ruhe zu kommen, eine vorgeschriebene Pause, wie auch immer geartet, zu nehmen, sondern die Kollegen, gerade während wir jetzt sprechen, sitzen vorne, trinken 'nen Kaffee, machen aber eine Stationsübergabe, also es findet letztlich nie eine reguläre Pause statt, sondern die Pause, wenn sie denn als Pause interpretiert wird, ist 'ne Stationsübergabe, die überall als Arbeitszeit gilt, oder es werden immer alles mit medizinischen Dingen belegt, und das ist halt 'ne irre Arbeitsverdichtung, die halt natürlich bei den Kollegen auch zu einer hohen Arbeitsbelastung führt und entsprechenden Ergebnissen dann auch, die machen ja, sind ja im Moment alle unglaublich motiviert und ziehen da mit, aber der Druck wird immer größer.

Mit Blick auf die Arbeitsprozesse stimmt der Oberarzt der Einschätzung des Interviewers zu (»es ist natürlich, die Arbeitsprozesse sind besser«), differenziert die Aussage jedoch durch Eröffnung des Gegenhorizontes »Mensch«. Während Medizinisches und Ökonomisches innerhalb der durch die ärztlichen Akteure vollzogenen (kommunikativen) Praxis nicht gegensätzlich zueinander stehen, sondern insbesondere in der tendenziell eher technokratischen Medizinkultur der Chirurgen im Sinne eines ›sowohl als auch‹ in einer Praxis miteinander verbunden werden können, stehen die technische Seite des Gut-Funktionierens und die menschlichen Bedürfnisse der ärztlichen Akteure hier unvereinbar gegenüber. Der Mensch erscheint nun als Teil eines Netzwerks »menschlicher« und »nicht-menschlicher« technischer »Aktanten« (Latour 2000), als Teil eines *überpersonalen* Handlungssystem, dessen Eigengesetzlichkeiten nicht mehr in Deckung mit den ›subjektiven‹ Orientierungen der ärztlichen Handlungsakteure zu bringen sind. Um hier habitustheoretisch mit Bourdieu zu argumentieren: Wir finden hier einen ›zerrissenen Habitus‹, in dem die persönliche Identität und die vollzogene soziale Wirklichkeit nicht mehr übereinstimmen.[37] Die Zwänge der Praxis erscheinen zunehmend äußerlich.

Mit der Formulierung »größer werdender Druck« deutet sich hier, analog dem Bild des überhitzten Kessels, eine Explosionsmetapher an, die dann in der folgenden Sequenz mit der Metapher der Verhältnisse des Krankenhauses als »Zeitbombe« in expliziterer Form

---

36  Zur ausführlicheren Darstellung und Interpretation des Interviews siehe Vogd (2006).
37  Vgl. Bourdieu (2001: 205ff).

entfaltet wird. Zunächst schildert der Arzt hier das Problem der mangelnden personellen Ressourcen, um Operationssäle angemessen besetzen zu können. Hierdurch würden zusätzliche Belastungen für die Chirurgen entstehen und er schließt an, dass einige Kollegen schon die Konsequenz gezogen hätten, sich einen anderen Beruf zu suchen:

*Dr. Hundt:* Und wenn Sie um den ärztlichen Bereich herum gucken, dann hat man manchmal den Eindruck, dass halt im OP das klassische Beispiel ist, wir dürfen als Chirurgen nicht mehr weiter operieren, weil die OP-Schwestern um 15 Uhr 30 nach Hause gehen müssen, dann werden uns die OPs gesperrt, das heißt, wir können unsere Patienten nicht mehr versorgen, kriegen dann vielleicht nur einen Saal, oder kriegen 'nen Saal erst wieder ab 19 Uhr und dann müssen die Dienstthabenden eventuell operieren bis spät nachts, oder die Kollegen müssen unbezahlte Überstunden leisten, um die Patientenversorgung zu gewährleisten, es sind Dinge, die daraus resultieren und da kann man, und das ist 'ne Zeitbombe, wenn die Abteilungen um sie herum oder auch die Anästhesie, die sagen, wir haben keinen Anästhesisten mehr, der musste nach Hause gehen, und dann stehen die Chirurgen wieder da und sagen, und wir, wegen uns fällt nie 'ne OP aus, die fällt immer wegen Schwesternmangel, Anästhesiemangel oder OP- Kapazitätsmangel aus, das ist so 'ne gewisse Problematik, wo auf Dauer logisch denkende Menschen irgendwann sagt, ich muss hier bleiben, die anderen gehen alle nach Hause, das passt irgendwie nicht. Ne, und das führt natürlich doch schon zu so einer, ich will es nicht als Flucht beschreiben, es kommt aber doch schon so zum kritischen Überdenken der Situation und ich kenne etliche, ältere Chirurgen, die vielleicht fünfzehn Jahre im Geschäft waren, und die sagen, das mache ich nicht mehr mit. Und gehen zum MDK. Da kann ich ihnen eine ganze Kaskade zeigen. Und das ist sicherlich eine Problematik, die aus dieser Arbeitsverdichtung resultiert.

Mit dem Verweis, dass etliche Kollegen den Beruf des Chirurgen aufgegeben hätten, leuchtet nun ein berufsbiografischer Gegenhorizont auf. Zudem wird deutlich, dass unter den Ärzten längst schon über *Exit*-Strategien nachgedacht wird. Selbst der Medizinische Dienst der Krankenkassen (MDK), als Bürojob vom chirurgischen Berufsbild weit entfernt und innerhalb des medizinischen Feldes als Gegner der klinischen Ärzte agierend,[38] erscheint nun als legitimer Fluchtpunkt, um den Konsequenzen einer unheilsamen Kette von Ursache und Wirkung (»Kaskade«) zu entkommen, die dann letztlich keinen anderen Ausweg erscheinen lässt.

Zuvor deutet sich hier ein strukturelles Problem des Krankenhauses an. Zwischen den Zeilen klingt der Vorwurf durch, dass die Chirurgen jederzeit zu unbezahlter Arbeit bereit seien, während etwa die OP-Schwestern dann entsprechend dem Dienst nach Vorschrift nach Hause gelassen werden. Die Diskrepanzen in den Werthaltungen der sich als Leistungseliten verstehenden chirurgischen Akteure und den geregelteren Arbeitsverhältnissen der Pflegekräfte und Anästhesisten scheinen hier unvermittelbar, zumal sie nicht einmal mehr monetär ausgeglichen werden.[39]

In der folgenden Sequenz verweist der Interviewer auf die fehlenden Aufstiegperspektiven der Chirurgen, welchen es nicht mehr gelingt, auf eine Oberarztstelle zu kommen. Dr. Hundt bestätigt den Befund,[40] ergänzt jedoch darüber hinaus, dass auch für Oberärzte und

---

38  Siehe zur strukturellen »Feindschaft« der klinischen Ärzte und der Kassenärzte Vogd (2004c: 179ff).
39  Die diesbezügliche Rechnung, die in diesem Zusammenhang von den Ärzten genannt wird, lautet etwa so: Bei unbezahlten Überstunden entspricht die 70-80 Stundenwoche auf einer BAT 2a-Stelle nicht einmal mehr dem Stundenlohn einer Pflegekraft, die seit 20 Jahren für das Haus arbeitet.
40  Hierzu detaillierter an einer anderen Stelle des Interviews: *Dr. Hundt:* Und ich glaub, eben dass man auf Dauer diese Chirurgen, die es früher gab, die fingen im Haus an und sind da auch alt geworden, das gab ja auch den Begriff des Altassistenten, der dann halt zwanzig Jahre eben auf seiner Stationsarztstelle saß, das

selbst für Chefärzte mittlerweile die Grenze des Zumutbaren erreicht sei. Der leitende Oberarzt schildert ein Beispiel aus seiner persönlichen Erfahrung. Die Klinikleitung habe ihm keine Erlaubnis gegeben, einen fachlichen Vortrag auf einem medizinischen Kongress zu halten:

> *Interviewer:* Das ist für uns als Soziologen relativ klar, das kannst du fünf sechs Jahre machen, wenn du Aufstiegsperspektiven hast
> *Dr. Hundt:* genau
> *Interviewer:* und wenn du nach sechs, sieben oder Zehn Jahren kein Oberarzt bist dann, eh, hast du die Schnauze voll.
> *Dr. Hundt:* Ja, aber es ist ja genauso, die Kaskade geht ja weiter, das ist ja, wenn sie dann Oberarzt sind, dann haben Sie, das ist ja nur eine Zeitverzögerung, da haben Sie einen steady state, und dann merken Sie, es wird immer mehr, der Chef eh beschimpft Sie, weil was weiß ich, die Arztbriefe nicht zeitnah da sind, und die Assistenten ackern schon immer weit über die Arbeitszeit hinaus, damit sie das hinkriegen, und irgendwann sagen sie über das Ganze, »bin ich denn blöd? Muss ich mir das antun?« Ist ja dann immer eine Frage der Zeit. Das gleich gilt für die Chefärzte. Ich kenne auch Chefärzte, die sind zum MDK gegangen, weil sie gesagt haben, ja, was soll ich denn noch machen. Also wir, zum Beispiel meine persönliche Erfahrung war, ich bin jetzt der leitende Oberarzt, und ich habe zwei Vorträge gehalten, einmal bei der Deutschen Gesellschaft für mikroinvasive Chirurgie, in Anführungszeichen, den Einführungsvortrag über mikroinvasive Chirurgie. Da habe ich primär keine Genehmigung von der Verwaltung bekommen, weil die Frage kam: »Ja, was soll das denn? Wieso wollen Sie denn da hinfahren?« Ich wollte eh, ein Tag war Kongresstag, ein Tag war Wochenende. Mir ist es auch ganz egal, ich will nur von ihnen die Absicherung, dass ich eine Versicherung habe, wenn mir auf dem Weg dahin mir was widerfährt. Ich will ja nicht frei machen, sondern ich halte einen Vortrag. »Ja dann müssen wir erst mal gucken, was bringt das denn? Was bringt uns das, wenn Sie da hin fahren?« Das Gleiche die Woche drauf. Und das sind einfach Dinge, wo man sich doch schon mal fragen muss: muss ich denn das haben? Muss ich denn (kurze Pause) und denn, diese Anträge waren vom Leiter der Abteilung [dem Chefarzt] unterschrieben, und es ruft irgendeine Sekretärin an, die von Medizin überhaupt keine Ahnung hat, und fragt uns, ah, was wir dort wollen? Der kann ich, die kann ich beballern mit medizinischen Ausdrücken, die versteht überhaupt nicht, was dort los ist, und dann genehmigt die mir das nicht und ich bin ohne Genehmigung auf beide Kongresse gefahren. Und ich denke, solche, das sind diese kleinen Probleme, wo man sich fragen muss, was soll das eigentlich?
> *Interviewer:* Das ist auch eine Demütigung, wenn der leitende Oberarzt sozusagen jahrelang unentgeltlich Überstunden macht und dann wegen so was dann quasi von der Verwaltung, eh, eh, fürs Krankenhaus und
> *Dr. Hundt:* für einen Tag für den man auch noch einen Vortrag hält, bei dem das [Name des Klinikkonzerns]-Emblem vor vierhundert Leuten gelesen wird, dann noch gefragt wird was soll das? Da muss man ja schon den Eindruck gewinnen das überhaupt nicht verstanden wird, was wir hier an Arbeit leisten. Und mir macht's jetzt noch nichts aus, ich kann nicht sagen, ich ärgere mich drüber, ich denke halt einfach, da mahlen die Mühlen noch nicht richtig, aber das sind alles so Kleinigkeiten, die einem die Arbeit nicht unbedingt erleichtern, wenn man weiß das ein Vortrag, ein hochwertiger Vortrag der auch eine gewisse Arbeitszeit in Anspruch nimmt, die ja zusätzlich zu dem, was man ja sonst noch macht, und dafür gefragt wird was soll das eigentlich,

---

wird's so unter diesen Arbeitsbedingungen sicherlich nicht mehr geben, ja man versucht natürlich zumindest ne Oberarztposition zu erheischen, weil von der aus kann man sich dann zum Beispiel niederlassen oder kann ambulant operieren und da hat man eben n bisschen mehr Perspektiven oder man schafft sich Perspektiven, und die Perspektiven können einem einige Kliniken nicht mehr bieten, oder man braucht Zusatzausbildungen, die kriegen sie halt nicht mehr so.

dann glaub ich, kann man schon nachvollziehen, dass das sich durch alle Reihen dann langsam zieht, eh dass man sich dann die Frage stellt, für was soll ich denn hier noch diese Arbeitsleistung bringen.

Mit Blick auf die Diskursorganisation bestätigt der Oberarzt zunächst die Proposition des Interviewers hinsichtlich der fehlenden Aufstiegschancen untergeordneter Ärzte, differenziert jedoch die Aussage auch mit Blick auf die Situation der leitenden Ärzte, stellt also einen Bezug zu seiner eigenen Position her. Die vertraute, hierarchische Ordnung, in der die in die höheren Etagen aufgestiegenen Akteure die ihnen rechtmäßig als zustehend empfindenden Privilegien empfangen konnten, wird hier nicht mehr als »richtig« funktionierend erlebt. Das Machtgefüge scheint hier durcheinander, denn selbst die oben Stehenden haben unangemessene Degradierungen hinzunehmen. Der Verweis, dass nun selbst manche Chefärzte in die ruhigen Verwaltungsposten der Krankenkassen wechseln, spitzt die hier aufgeworfene Dynamik innerhalb der Führungseliten nochmals zu.

Besonders aufschlussreich erscheint in unserem Zusammenhang die Schilderung über die persönliche Erfahrung, welche der Arzt im Umfeld seiner Kongressreise machen musste. Die Ablehnung der Dienstreise pointet das Dilemma einer Leistungselite, die von sich aus, intrinsisch motiviert, bereit ist, Immenses zu leisten, sich nun aber im medizinischen Feld in einer strukturellen Position befindet, in der nicht mehr gewürdigt scheint, was sie tut und leistet. Die eigentliche Gratifikationskrise zeigt sich dabei weniger in den unbezahlten Überstunden – dies ist hier kein Thema –, sondern darin, dass die medizinisch wissenschaftliche Identität der chirurgischen »Exzellenzen« nicht einmal mehr symbolisch anerkennenswürdig erscheint. Deutlich wird dies hier am Akt der Genehmigung einer Vortragsreise, die nur im Sinne einer formalen Anbindung des Vortrags an den Arbeitgeber beantragt wurde (»Ich will ja nicht frei machen«). Selbst die Chefärzte erscheinen in ihrem Votum machtlos angesichts einer als dumm und unwissend erlebten Verwaltungsmacht (»Da muss man ja schon den Eindruck gewinnen, dass überhaupt nicht verstanden wird, was wir hier an Arbeit leisten«). Während der leitende Oberarzt zunächst noch symbolisch seine Identifikation mit seinem Arbeitgeber ausdrückt und vor dem Kongresspublikum seine Folien mit dem Emblem des Klinikkonzerns zeigt, scheint zugleich seine innerliche Bindung an das eigene Haus langsam zu brechen (»was soll ich denn hier noch diese Arbeitsleistung vollbringen«). Mit Verweis auf das Beispiel anderer Kollegen erscheint nun der zuvor schon aufgespannte Gegenhorizont immer deutlicher. Das Boot zu verlassen, anstelle weiterhin die Zumutungen auszuhalten, wird nun immer mehr zu einer legitimen und attraktiven Option und mündet hier tendenziell schon in berufsbiografische Überlegungen.[41] Wenngleich der Arzt artikuliert, dass ihm dies »jetzt noch nichts ausmache«, deutet sich mit dem Wort »jetzt« eine Zeitperspektive an, die darauf hinweist, dass in Zukunft eine andere Bilanz gezogen werden könnte.

In den geschilderten Interviewsequenzen wird deutlich, dass der leitende Oberarzt im Interaktionskontext des Gesprächs in Opposition zu den Semantiken der Organisation treten kann, die ansonsten *durch* die Praxis dieses ›gut‹ funktionierenden Akteurs im Berufsalltag reproduziert werden. Dass dies hier im Kontext eines Forschungsinterviews im Krankenhaus geschieht, spricht dafür, dass auch auf der Ebene der persönlichen Identität, dem Verhältnis zwischen Bewusstsein und sozialer, rollenförmig vollzogener Praxis eine erhebliche Dissonanz besteht. Diese habituelle Inkongruenz kann – überschreitet sie die Schwelle zur

---

[41] Im persönlichen Gespräch erklärt Dr. Hundt dem Beobachter, dass auch er plant wegzugehen.

Organisationskommunikation – auf diese selbst zurückwirken. Die Eigendynamik, welche durch diese Rekursivität entstehen kann, ist unberechenbar. Die Kommunikation des ›Exit‹, des Verlassens der Mitgliedschaftsrolle, durch die Akteure, welchen die höchste Entscheidungsautorität zugerechnet wird, muss für die Organisation als verstörende Irritation erscheinen.

## 4 Abschließende Bemerkungen

Zu Beginn dieses Beitrags wurde eine Analyseperspektive entfaltet, die Menschen, Körper und psychisches Erleben aus guten Gründen in die Umwelt der Organisation und des Medizinsystems verlegt. Hierdurch wird der Blick möglich auf die Eigenarten von Systemen der Krankenbehandlung, die nicht anders können, als sich mit sich selbst zu beschäftigen. Das, was üblicherweise als Entfremdung vom Patienten, *non-compliance*, ungenügende Verzahnung verschiedener Prozesse, unnötige Untersuchungen etc. beklagt wird, erscheint weniger als Dysfunktionalität, sondern eher als Konsequenz der Eigengesetzlichkeiten gerade der Systeme, welche diese Leistungen erbringen und eben diese Leistungen nicht anders erbringen können, als sich an sich selbst zu orientieren.

In unserem Beispiel begegnen wir dem Dilemma einer perfekt organisierten Organisation, die jede Arbeitsminute ihrer Mitglieder effizient ausnutzen kann, ›überflüssige‹ Rückzugsmöglichkeiten und Abgrenzung ihrer Akteure zum Verschwinden bringt, damit auch die typischen Merkmale sozialer Hierarchien nivelliert werden, da nun sowohl ›oben‹ als auch ›unten‹ im gleichen Maße dem Primat des effizienten Funktionierens unterworfen sind. Paradoxerweise scheint gerade hier wieder der Mensch ins Spiel zu kommen. Insbesondere bei den Führungspersönlichkeiten stimmen persönliche und soziale Identität mit ihrer gelebten Praxis in einer Weise nicht mehr überein, dass ihre Bindung an ihre Organisation gefährdet wird – sie drohen im wahrsten Sinne aus der Rolle zu steigen.

Gerade die Chirurgen, die ansonsten Meister im Objektivieren wie auch Meister im Nivellieren psychischer Befindlichkeiten sind – der pure, auf die körperliche und technische Funktionalität gerichtete medizinische Blick ist hier handlungsleitend –, bringen nun eine subjektive Befindlichkeit ins Spiel, die, sobald durch die *leitenden* Entscheider als Entscheidung kommuniziert, »nicht mehr mit zu machen«, die Organisation in Turbulenzen bringen kann.

Entsprechend einer systemtheoretisch gewendeten ›Dialektik der Aufklärung‹ könnte nun für eine Organisation gerade eine zu hohe Rationalität, Effizienz, Evidenzbasierung zur Falle werden. Zu dulden, dass auf ihrer Basis Machtspiele emergieren und Eitelkeiten gepflegt werden können, könnte in diesem Sinne durchaus eine latente Funktion innehaben, nämlich die ›entscheidenden‹ Mitglieder zu integrieren, welche sich qua Rolle als ›Entscheider‹ und nicht als ›Funktionsträger‹ zu identifizieren gelernt haben.

## Literatur

Atkinson, Paul 1995: Medical Talk and Medical Work. The Liturgy of the Clinic, London.
Baecker, Dirk 2000: Organisation als Begriff. Niklas Luhmann über die Grenzen des Entscheidens, in: Lettre International 49, S. 97-101.
Bateson, Gregory 1992: Ökologie des Geistes. Anthropologische, psychologische, biologische und epistemologische Perspektiven, Frankfurt/M.
Bodenheimer, Thomas 2005a: High Rising Health Care Costs. Part 1: Seeking an Explanation, in: Annals of Internal Medicine 142, S. 847-854.
Bodenheimer, Thomas 2005b: High Rising Health Care Costs. Part 2: Technology Innovation, in: Annals of Internal Medicine 142, S. 932-937.
Bohnsack, Ralf 2003: Rekonstruktive Sozialforschung. Einführung in qualitative Methoden, Opladen.
Bourdieu, Pierre 1985: Sozialer Raum und »Klassen«. Leçon sur la leçon. Zwei Vorlesungen, Frankfurt/M.
Bourdieu, Pierre 2001: Meditationen. Zur Kritik der scholastischen Vernunft, Frankfurt/M.
Brandom, Robert B. 2000: Expressive Vernunft, Frankfurt/M.
Foucault, Michel 1988: Die Geburt der Klinik. Eine Archäologie des ärztlichen Blicks, München.
Garfinkel, Harold/Harvey Sacks 2004: Über formale Strukturen praktischer Handlungen, in: Jörg Strübing und Bernt Schnettler (Hg.): Methodologie interpretativer Sozialforschung. Klassische Grundlagentexte, Konstanz, S. 389-426.
Hess, Volker 1993: Zur Geschichte der Homöopathie und alternativer Heilweisen. Samuel Hahnemann und die Semiotik, in: MedGG 12, S. 177-204.
Hess, Volker 1998: Medical Semiotics in the 18th Century. A Theory of Practise? in: Theoretical Medicine and Bioethics 19, S. 203-213.
Himmelstein, David U./James P. Lewontin/Steffie Woolhandler 1996: Who Administers? Who Cares? Medical Administrative and Clinical Employment in the United States and Canada, in: American Journal of Public Health 86, S. 172-178.
Hundhausen, Eckhard 2003: Gesundheitswesen in den USA. Brisantes Kostenfeuerwerk, in: MTD 10, S. 86-89.
Latour, Bruno 2000: Die Hoffnung der Pandora, Frankfurt/M.
Latour, Bruno 2002: Wir sind nie modern gewesen. Versuch einer symmetrischen Anthropologie, Frankfurt/M.
Luhmann, Niklas 1969: Legitimation durch Verfahren, Neuwied.
Luhmann, Niklas 1991: Zweckbegriff und Systemrationalität, Frankfurt/M.
Luhmann, Niklas 2000a: Die Politik der Gesellschaft, Frankfurt/Main.
Luhmann, Niklas 2000b: Organisation und Entscheidung, Opladen.
Maturana, Humberto R./Francisco J. Varela 1987: Der Baum der Erkenntnis. Die biologischen Wurzeln des menschlichen Erkennens, Bern/München.
Ortmann, Günther 2003: Organisation und Welterschließung. Dekonstruktionen, Wiesbaden.
Porzsolt, Franz 1996: Rationalisierung und Rationierung im Gesundheitssystem, in: Münchner Medizinische Wochenschrift 138, S. 608-611.
Rohde, Johann Jürgen 1974: Soziologie des Krankenhauses. Zur Einführung in die Soziologie der Medizin, Stuttgart.
Saake, Irmhild 2004: Theorien der Empirie. Zur Spiegelbildlichkeit der Bourdieuschen Theorie der Praxis und der Luhmannschen Systemtheorie, in: Gerd Nollmann und Armin Nassehi (Hg.): Bourdieu und Luhmann, Frankfurt/M., S. 85-117.
Sackett, David L. u.a. 1999: Evidenzbasierte Medizin. EBM-Umsetzung und Vermittlung, München/Bern/Wien.
Serres, Michel 1987: Der Parasit, Frankfurt/M.

Sich, Dorothea u.a. (Hg.) 1993: Medizin und Kultur. Eine Propädeutik für Studierende der Medizin und der Ethnologie mit 4 Seminaren in kulturvergleichender medizinischer Anthropologie. Frankfurt/M.

Stichweh, Rudolf 1987: Professionen und Disziplinen – Formen der Differenzierung zweier Systeme beruflichen Handelns in modernen Gesellschaften, in: Klaus Harney (Hg.): Professionalisierung der Erwachsenenbildung. Fallstudien, Materialien, Forschungsstrategien, Frankfurt/M., S. 210-275.

Stichweh, Rudolf 1996: Professionen in einer funktional differenzierten Gesellschaft, in: Arno Combe und Werner Helsper (Hg.): Pädagogische Professionalität. Untersuchungen zum Typus pädagogischen Handelns, Frankfurt/M., S. 49-69.

Vogd, Werner 2002: Professionalisierungsschub oder Auflösung ärztlicher Autonomie. Die Bedeutung von Evidence Based Medicine und der neuen funktionalen Eliten in der Medizin aus system- und interaktionstheoretischer Perspektive, in: Zeitschrift für Soziologie 31, S. 294-315.

Vogd, Werner 2004a: Entscheidung und Karriere. Organisationssoziologische Betrachtungen zu den Geschehnissen einer psychosomatischen Abteilung, in: Soziale Welt 55, S. 283-300.

Vogd, Werner 2004b: Ärztliche Entscheidungsfindung im Krankenhaus bei komplexer Fallproblematik im Spannungsfeld von Patienteninteressen und administrativ-organisatorischen Bedingungen, in: Zeitschrift für Soziologie 33, S. 26-47.

Vogd, Werner 2004c: Ärztliche Entscheidungsprozesse des Krankenhauses im Spannungsfeld von System- und Zweckrationalität: Eine qualitativ rekonstruktive Studie, Berlin.

Vogd, Werner 2005a: Führt die Evolution moderner Organisationen zu einem Bedeutungsverlust der Professionen? Untersuchungen zum medizinischen Feld, in: Heinrich Bollinger, Anke Gerlach und Michaela Pfadenhauer (Hg.): Gesundheitsberufe im Wandel. Soziologische Beobachtungen und Interpretationen, Frankfurt/M., S. 189-206.

Vogd, Werner 2005b: Systemtheorie und rekonstruktive Sozialforschung. Versuch einer Brücke, Leverkusen.

Vogd, Werner 2005c: Teilnehmende Beobachtung, in: Sven-Uwe Schmitz und Klaus Schubert (Hg.): Einführung in die Politische Theorie und Methodenlehre, Opladen, S. 89-109.

Vogd, Werner 2006: Die Organisation Krankenhaus im Wandel. Eine dokumentarische Evaluation aus Perspektive der ärztlichen Akteure, Bern.

Wittgenstein, Ludwig 1989: Vortrag über Ethik. Frankfurt/M.

Woolhandler, Steffie/Terry Campbell/David U. Himmelstein 2003: Costs of Health Care Administration in the United States and Canada, in: The New England Journal of Medicine 349, S. 768-775.

## II. Technik – Mythen der Rationalität?

# (Un-)Sicherheiten der organisierten Apparatemedizin
## Vergleichende Beobachtungen der Anästhesie als sozio-technischer Praxis

*Cornelius Schubert*

»Praktische Tätigkeit hat etwas mit individuellen und einzigartigen Situationen zu tun, die niemals exakt wiederholbar sind und hinsichtlich deren dementsprechend keine vollständige Sicherheit möglich ist.«
(Dewey 1998 [1929]: 10)

### Krankenhausbehandlung im Spannungsfeld von Technologie, Organisation und Profession

Moderne Krankenhäuser verfügen über eine beachtliche sozio-technische Infrastruktur, in deren Rahmen die Diagnose und Behandlung kranker Menschen erfolgt. Der folgende Beitrag nimmt die dort vorfindlichen Arrangements aus Menschen, Medien und Gerätschaften in den Blick und untersucht die komplexen Interrelationen dieser Instanzen als konstituierende Elemente der praktizierten Medizin. Eine differenzierte soziologische Betrachtung der so genannten Apparatemedizin darf dabei weder in romantisierende Technikkritik noch in technokratische Überlegenheitsrhetorik abdriften, sondern muss die Praxis der Medizin, wie sie in modernen Krankenhäusern ausgeübt wird, in ihren Entstehungsbedingungen und Konsequenzen nachzeichnen.

Als Beispiel für ein solches Vorhaben soll die Anästhesie dienen, die in ihrer modernen Ausformung aus einem komplexen Arrangement von Ärztinnen, Pflegekräften, Medien, Medikamenten, Instrumenten und Vorschriften besteht. Speziell wird der Fokus auf die Narkose gelegt, also auf die kontrollierte Betäubung von Bewusstsein, Bewegungsfähigkeit und Schmerzempfinden während chirurgischer Operationen. Es wird zu schauen sein, welche wechselseitigen Wirkverhältnisse zwischen den menschlichen und technischen Bestandteilen der modernen Anästhesie existieren und welche Bedeutung sie für die Sicherheit der Patienten haben.

Sicherheit wird demnach nicht als strukturelles Merkmal organisierter Arbeitsabläufe aufgefasst, sondern als situationales Produkt kontingenter Interdependenzen, d.h. Sicherheit ist nicht *per se* durch Organisationsform, Medizintechnologie und professionelle Praktiken gegeben, sondern beruht gerade auch auf der gezielten Abweichung von bestehenden, aber nicht zielführenden Vorgaben sowie der situationsbezogenen Rekombination von organisationalen, technischen und professionellen Ressourcen oder Zuständigkeiten. Ein solcher Zugriff erfordert auf der konzeptionellen Seite ein Verständnis von sozialen und technischen Zusammenhängen, das über gängige technik- oder sozialdeterministische Vorstellungen hinausgeht und den Blick auf die beobachtbaren Praktiken der Medizin legt und diese in einen theoretischen Rahmen einbettet.

Zu diesem Zweck wird im ersten Teil eine konzeptionelle Bestimmung des Verhältnisses von Technologie, Organisation und Profession vorgenommen, in der das spannungsgeladene Verhältnis von Vorstellungen – bzw. Fiktionen und Mythen – über Technologie, Organisation und Profession als unsicherheitsreduzierenden Instanzen und der konkreten Praxis der organisierten Apparatemedizin, in der eben diese Instanzen neue Unsicherheiten schaffen, aufgenommen wird. Obwohl der Beitrag auf ethnografisch erhobener Empirie aufbaut, soll die konzeptionelle Beschreibung der lokalen Praktiken über eine singuläre Fallstudie hinausgehen. Zu diesem Zweck wird im zweiten Teil durch den Vergleich verschiedener Praktiken ein über die beobachteten Situationen hinausgehendes Bild organisierter medizinischer Arbeit gezeichnet.

Die Unsicherheiten der organisierten Apparatemedizin (als eine von einer Profession betriebene technikorientierte Arbeit in organisationalen Kontexten) zu untersuchen, verlangt zuerst eine Aufschlüsselung der möglichen Unsicherheiten. Behandlungsrisiken im Sinne epidemiologisch berechenbarer Mortalitätswahrscheinlichkeiten sind in der Medizin bekannt und lassen sich relativ einfach anhand einiger Kenngrößen berechnen.[1] Unsicherheiten sind im Gegensatz dazu nicht berechenbar, allerdings muss mit ihnen gerechnet werden, wie ich im Folgenden zeigen werde. Ohne große Schwierigkeiten lässt sich diesbezüglich eine Trias von Mythen über Technologien, Organisationen und Professionen als unsicherheitsreduzierende Instanzen aufstellen, wobei jede Instanz auch selbst wieder Unsicherheiten produziert.

So gelten medizinische Diagnosetechnologien gemeinhin als geeignetes Mittel, um Unsicherheiten zu reduzieren, da sie ›exakte‹ und objektive Daten über den körperlichen Zustand von Patienten liefern. Trotzdem kann es jedoch vorkommen, dass die apparative Diagnostik zu Unsicherheiten führt, wenn sich etwa die genaue Krankheitsbestimmung in einer Vielzahl von (widersprüchlichen) Befunden verliert und eindeutige Ursache-Wirkungs-Ketten nicht aufzufinden sind. Ebenso gelten Krankenhäuser im Sinne bürokratisch verfasster Organisationen gemeinhin als anerkannte Form formaler Arbeitsorganisation zur Reduktion von Unsicherheiten, indem sie durch Regelbindung und Kompetenzzuweisung eine verlässliche Versorgung von Patienten sicherstellen. Allerdings können sie selbst aber auch zu Unsicherheiten führen, wenn zum Beispiel eine organisationale Lösung nicht mehr auf eine neu entstandene Problemlage passt. Letztlich gelten Professionen wie die Ärzteschaft gemeinhin als legitimes Modell, um Unsicherheiten durch Wissenschaftsbezug und Autonomie zu reduzieren. Wenig verwunderlich ist, dass auch in diesem Bereich Unsicherheiten auftreten, wenn sich beispielsweise professionelle Autonomie einer Kontrolle durch Dritte entzieht.

So gesehen absorbieren Technologien, Organisationen und Professionen Unsicherheiten, andererseits werden auch neue Unsicherheiten geschaffen. Untersucht man diese scheinbaren Widersprüchlichkeiten in ihren wechselseitigen Zusammenhängen, so stellt sich die Frage, wie sich technologische (Un-)Sicherheiten auf organisationale und professionelle (Un-)Sicherheiten und umgekehrt auswirken. Dass man dabei zwischen formalen Strukturen (Mythen) und tatsächlichen Abläufen (Praxis) unterscheiden muss, haben schon Meyer und Rowan (1977) eindrücklich gezeigt, indem sie auf die Entkopplung der eigentli-

---

1   So kann man beispielsweise im Internet unter http://www.euroscore.org/calc.html das individuelle Mortalitätsrisiko einer Herzoperation anhand von präoperativen Risikofaktoren berechnen.

chen Aktivitäten von den formalen Strukturen hinwiesen.[2] Im Folgenden soll die von Meyer und Rowan postulierte ›lose Kopplung‹ zwischen den zeremoniell verfassten Mythen und der alltäglichen Arbeit genauer in den Blick genommen und als Spannungsfeld thematisiert werden. Dabei wird zu schauen sein, wie die jeweiligen Referenzrahmen und Imperative von Technologien, Organisationen und Professionen in der Behandlung von Patienten Unsicherheiten sowohl reduzieren als auch produzieren.

*Technologie: paradoxe Effekte*

Die Apparatemedizin verspricht Übermenschliches in dem Sinne, dass die Wahrnehmung und Handlungsfähigkeit des Menschen weit über seine körperlichen Möglichkeiten ausgedehnt wird. Stethoskop oder auch Röntgengerät und ihre modernen Abkömmlinge wie Sonografie oder funktionale Magnetresonanztomografie erlauben es dem ärztlichen Blick (Foucault 1996 [1963]), in den lebendigen menschlichen Körper einzudringen und dem bloßen Auge sonst verborgene Dinge wahrzunehmen. Auch versprechen sie objektive Befunde, die unabhängig von der Beziehung zwischen Arzt und Patient den pathologischen Tatbestand im Körper feststellen können. Beschäftigt man sich näher mit den dazu eingesetzten Technologien, so zeigt sich, dass man beispielsweise bei modernen bildgebenden Verfahren allerdings nicht von einem positivistischen Abbilden einer biologischen Realität ausgehen kann, sondern dass Technologien tief in die organisationalen und professionellen Strukturen der modernen Medizin eingebettet sind (Burri 2001).

Diese Bezüge sollen am Anfang dieses Abschnittes an zwei historischen Beispielen verdeutlicht werden. In seiner Studie über die Herausbildung des ärztlichen Blicks hat Foucault auf die organisationalen Rahmenbedingungen der klinischen Anatomie hingewiesen: »Die klinische Anatomie setzt zwei organisierte und miteinander verbundene Bereiche voraus: den Bereich des Spitals und den Bereich der Ausbildung« (Foucault 1996 [1963]: 123). Das Spital als Ort organisierter Krankenbehandlung eröffnet den Zugang zu einer großen Anzahl von Patienten, die sich vergleichend untersuchen lassen, und hält ein ausreichendes Reservoir an obduzierbaren Leichen vor. Die damit verbundene Wiederholbarkeit von medizinischen Prozeduren erlaubt im Gegenzug die organisierte Ausbildung von jungen Ärzten. Foucault sieht in der Organisationsform des Spitals den »unermesslichen Reichtum« (ebd.: 125) der Klinik, da an diesem Ort Wissenschaft und Ausbildung zusammenfallen. In den Zeitraum der Entstehung der Klinik fällt auch die von Lachmund (1997) untersuchte Entwicklung der stethoskopischen Untersuchung. In diesem Fall ist es ebenso die in Form des Krankenhauses organisierte ärztliche Arbeit, die die Voraussetzungen für die erfolgreiche Etablierung des Stethoskops als diagnostisches Instrument der ärztlichen Profession darstellt. Im Zuge der von Foucault beschriebenen erstarkenden klinischen Anatomie kann durch das Stethoskop die »Innenwelt des Körpers, die zunächst nur an *einem* Ort, dem Sektionssaal existierte, an einem anderen Ort, der Klinik, verfügbar gemacht wer-

---

2 »Institutionalized products, services, techniques, policies, and programs function as powerful myths, and many organizations adopt them ceremonially. But conformity to institutionalized rules often conflicts sharply with efficiency criteria and, conversely, to coordinate and control activity in order to promote efficiency undermines an organization's ceremonial conformity and sacrifices its support and legitimacy. To maintain ceremonial conformity, organizations that reflect institutional rules tend to buffer their formal structures from the uncertainties of technical activities by becoming loosely coupled, building gaps between their formal structures and actual work activities« (Meyer/Rowan 1977: 340f).

den« (Lachmund 1997: 95), wodurch die stethoskopische Untersuchung zu einer professionellen Krankenhauspraxis werden kann, die als lokale Verdichtung von Wissenschaft und Ausbildung zu einer »esoterischen Praxis- und Diskursgemeinschaft« (ebd. 98) führt. Dabei war diese neue Krankenhausmedizin keineswegs unumstritten und viele Ärzte der Zeit wandten sich gegen eine standardisierende und auf Häufigkeiten beruhende Medizin, die die Besonderheiten eines jeweiligen Falles außer Acht lasse. Die allgemeine Auffassung, dass sich mit einem technischen Instrument, hier dem Stethoskop, nun ›bessere‹ Diagnosen als mit einem ausführlichen Krankenexamen erstellen lassen, konnte sich erst nach einer langen, interessengeleiteten und hitzig geführten Kontroverse durchsetzen.

Ein kurzer Blick auf diese Kontroverse erhellt den Zusammenhang von medizinischer Technologie und Sicherheit. Das Spezifische an einer medial vermittelten Wahrnehmung des Körpers ist die Zuordnung von Zeichen zu Symptomen. Im Falle des Stethoskops müssen Geräusche möglichst eindeutig diagnostischen Kategorien zugeordnet werden. Gerade diese Eindeutigkeit ist in der Praxis nicht immer problemlos herzustellen. Es bedarf eines hohen Maßes an Erfahrung, um die Geräusche ›richtig‹ interpretieren zu können und beispielsweise die verschiedenen Formen von Rasseln, Giemen und Pfeifen differenzieren zu können. Lachmund (1997: 101ff) weist in diesem Zusammenhang auf ein Paradoxon hin, wie es auch schon in der Wissenschaftsforschung (Collins 1985) untersucht wurde: Ohne schon bestehende Kategorien zur Klassifikation zu haben, lassen sich keine neuen Klassifikationen bilden. Vermittelte Zeichen sprechen also nicht für sich selbst, sondern müssen immer erst interpretiert werden. Die Legitimität der Interpretation wird nicht durch kausale Experimente, sondern durch professionellen Konsens festgestellt.

Diese Beobachtung führt uns schon sehr nahe an den Mythos der Technologie heran: ihre Eindeutigkeit. Wie auch andere Studien aus der Wissenschafts- und Technikforschung (Latour 1987; Knorr-Cetina 1991 [1981]) zeigen, wird Technologie erst dann eindeutig (und damit sicher), wenn ein passender Interpretationsrahmen geschaffen wurde und die Technologie, ihrer inhärenten Mehrdeutigkeiten beraubt, zu einer *black box* wird. Unsicherheiten und Mehrdeutigkeiten entstehen jedoch nicht allein bei der Entwicklung einer neuen Technologie, sondern auch bei ihrer Nutzung (vgl. Heath u.a. 2003; Timmermans/Berg 2003). Eine weitere Quelle von Unsicherheit in der medizinischen Praxis resultiert aus der Verknüpfung von standardisiert erhobenen Daten (Temperatur, Blutdruck, Pulsfrequenz etc.) mit einem individuellen Körper. Diese Verknüpfung mag im Falle eines sauberen Beinbruchs noch einfach erscheinen, wird aber mit zunehmender Komplexität der Krankheitsbilder in steigendem Maße von Mehrdeutigkeiten durchzogen (vgl. Collins/Pinch 2005: 61ff.). Mehr Technisierung bedeutet deshalb nicht unmittelbar weniger Mehrdeutigkeiten und mehr Sicherheit und damit eine bessere Behandlung (Strauss u.a. 1982; von Grote-Janz/Weingarten 1983; Badura/Feuerstein 1994). Vielmehr können aus dem Zusammenwirken von Medien, Medikamenten und funktionaler Arbeitsteilung neue, mit Wagner (1995) gesprochen »reflexive Unsicherheiten« erwachsen.

Wenn nun wie in diesem Beitrag die (Un-)Sicherheiten organisierter Apparatemedizin die Analyseeinheit bilden, stellt sich die Frage, welche Unsicherheiten durch medizinische Technologie reduziert werden und wie sowohl Profession als auch Organisation die Unsicherheiten der Technologien bewältigen. Mikrostudien zum Gebrauch von Technologien (vgl. Knoblauch/Heath 1999) weisen in diesem Zusammenhang auf die Unzulänglichkeit tayloristisch geplanter Herangehensweisen hin (Suchman 1987) und betonen im Gegensatz dazu eine ethnografische Erhebung situationaler Nutzungspraktiken (Chaiklin/Lave 1996;

Engeström/Middleton 1996; Heath/Luff 2000). Ob nun Technologien zur Überwachung von U-Bahnen, Flugzeugbewegungen oder menschlicher Lebensfunktionen eingesetzt werden, sie sind niemals ›an sich‹ geeignet, diese Leistung zu vollbringen, sondern nur in Zusammenhang mit den menschlichen Akteuren, die eingebettet in professionelle und organisationale Kontexte handeln. Wenn man die Mythen der Technologie dekonstruiert, so erweist sie Technologie als ein kontingenter Gegenstand, der durch lokale Herstellungs- und Nutzungspraktiken hervorgebracht wird, ohne jedoch beliebig formbar zu sein (vgl. Rammert 2003).

Die paradoxen Effekte moderner Medizintechnologie scheinen demnach auf zwei Ebenen auf. Zum einen muss die Eindeutigkeit diagnostischer und therapeutischer Technologien immer von kompetenten Akteuren hergestellt werden, was bedeutet, dass die Zunahme von Apparaten und Gerätschaften mit einer Zunahme der Interpretationsleistung über die von ihnen erzeugten Daten einhergeht. Der Mythos der positivistischen Eindeutigkeit trifft also auf die Praxis der kontingenten Erzeugung von Eindeutigkeit. Zum anderen sind auch die aus den Daten abgeleiteten Entscheidungsorientierungen aufgrund der zunehmend komplexer werdenden Wirkrelationen nicht mehr als simples Behandlungsschema im Sinne einfacher Kausalzusammenhänge verstehbar, sondern müssen als kontingente Entscheidungsheuristiken aufgefasst werden, bei denen ein gewisses Maß an situationaler Unsicherheit notwendigerweise bestehen bleibt. Medizinische Technologie ermöglicht auf diese Art eine bestimmte Form der ärztlichen Behandlung, indem sie neue Einblicke in den menschlichen Körper gewährt; gleichzeitig schafft sie damit auch eine der apparativen Diagnose und Therapie inhärente Komplexität, die in der Praxis der Behandlung bewältigt werden muss.

*Organisation: antagonistische Strömungen*

Medizinische Profession und apparative Medizin sind an keinem Ort so verdichtet beobachtbar wie im Krankenhaus, was die Fülle früher soziologischen Untersuchungen in diesem Feld erklären mag (vgl. Perrow 1965). Den frühen amerikanischen Studien (Freidson 1963) stehen deutsche Abhandlungen (Rohde 1974 [1962]) zur Seite und obwohl das allgemeine Interesse an einer Soziologie der organisierten Medizin mit der Zeit abnam (Ausnahmen sind etwa Freidson 1975; Strauss u.a. 1985; Badura u.a. 1993; Vogd 2004), stellt sich gerade in Zeiten knapper Kassen die Frage nach der Organisation der Patientenversorgung erneut. In diesem Abschnitt wird es darum gehen, die aktuelle Ausgestaltung organisierter ärztlicher Arbeit im Krankenhaus zu beleuchten. Besonders werden dabei die arbeitsteiligen und funktionalen Zweckerfordernisse organisierter Versorgung und deren Kopplungen untereinander betrachtet.

Das Krankenhaus als bürokratische verfasste Organisation schließt durch die ›Aktenmäßigkeit‹ (Weber 1976 [1921]: 126) der internen und externen Kommunikation auf den ersten Blick sehr gut an die Protokollfähigkeit der Apparatemedizin an (vgl. Berg in diesem Band). Es wäre jedoch verfrüht und im Licht der vorangestellten Bemerkungen auch nicht einleuchtend, hier einen besonderen Quell der Sicherheit durch die Organisation des Krankenhauses zu sehen. Perrow (1987 [1984]) sah gerade in der ›engen Kopplung‹ von Systemkomponenten, d.h. in der Unveränderlichkeit von Abläufen, geringen Spielräumen und geplanten Redundanzen die Ursache für ›normale Katastrophen‹.[3]

---

3  Da sich die Verwaltung von Patienten notwendigerweise von der Behandlung von Patienten unterscheidet, soll hier kurz auf die Besonderheiten der zwei Zurichtungsformen eingegangen werden. Weber begreift die

Dies gilt besonders dann, wenn eine (zu) enge Kopplung im Umfeld komplexer Interaktion vorgenommen wird. Perrows Ansatz verfolgt dabei die nicht abwegige Vermutung, dass bei steigender Komplexität der Organisation auch die Anzahl der unvorhergesehenen und unvorhersehbaren Störungen ansteigt, wodurch das Instrument einer planenden Steuerung an Wirkung verliert. Moderne medizinische Versorgung in Krankenhäusern ist zweifelsohne eine hoch komplexe Angelegenheit und Perrow hält unter der Bedingung komplexer Interaktionen eine ›lose Kopplung‹ der Abläufe für vorteilhaft, da Verzögerungen des Betriebsablaufs möglich, Abläufe veränderbar und alternative Methoden möglich sind. Zusätzlich sind mehr oder weniger große Spielräume verfügbar und Puffer und Redundanzen sind durch zufällige Umstände verfügbar, auch ist die Substitution von Prozessen je nach Bedarf möglich (ebd.: 136). Unterscheidet man zwischen loser und enger Kopplung als Merkmale organisierter Arbeitskoordination, so muss man die Kopplungsbegriffe von Meyer und Rowan (1977) und Perrow (1987 [1984]) auseinander halten. Meyer und Rowan erläutern die notwendige Entkopplung der tatsächlichen Arbeit von den Mythen einer bürokratischen Organisation. Perrow sucht nach unterschiedlichen Kopplungsformen für lineare und komplexe Interaktionen in Organisationen. Wendet man diese Terminologie auf das Krankenhaus an, ist eine doppelt lose Kopplung für die erfolgreiche Behandlung von Patienten von Nöten. Zuerst muss die praktische Behandlung von der bürokratischen Verwaltung bis zu einem gewissen Grade entkoppelt werden, zusätzlich sollten die komplexen Interaktionsmöglichkeiten bei der Behandlung ausreichend lose gekoppelt werden, um den Erfordernissen organisierter medizinischer Krankenversorgung zu entsprechen.[4] Der Mythos der Organisation als bürokratische Form steht demnach im Widerspruch zu den oben genannten Erfordernissen der Praxis. In den folgenden Absätzen soll dieses antagonistische Verhältnis noch etwas eingehender beleuchtet werden.

Auf den flexiblen und reflexiven Charakter organisierter Arbeit hat unter anderen Weick (1995; 2001) hingewiesen. Sein Konzept des »sensemaking« verweist auf die Mehrdeutigkeiten und Unsicherheiten (1995: 91ff.) in organisationalen Abläufen und auf die Notwendigkeit, solche Situationen für die Beteiligten sinnvoll erfahrbar zu machen. Organisationale Strukturen sind in diesem Fall nicht externe Funktionsvorgaben, vielmehr sind sie im Giddensschen Sinne Medium und Resultat der täglichen Arbeit (Giddens 1984: 25) und es obliegt den Akteuren immer wieder aufs Neue, Sinn in ihre Handlungen in den Rahmen der Organisation interpretativ einzubetten. Eine solche Prozessperspektive lässt jedoch etwaige Spannungen zwischen Technologie, Profession und Organisation nicht verschwinden, vielmehr legt sie das Augenmerk auf Verwerfungen im organisationalen Gefüge, die daraus resultierenden Spannungen[5] und die situational gefundenen Lösungswege. Während sich isolierte Ethnografien von spezifischen Krankenhausbereichen in der Komplexität und Eigendynamik von Interaktivitäten auf der Mikroebene oft zu verlieren scheinen, muss an diesem Punkt eine dezidiert organisationale Perspektive eingenommen

---

Bürokratie als Form legaler Herrschaft im Sinne von Zuweisung und Regelung von Kompetenzen. Aus dieser Perspektive ist das Krankenhaus eher als ein Aspekt der Ordnung des Gesundheitswesens zu denken. Der Begriff der Kopplung weist dagegen eher auf die Probleme der notwendigen, kontinuierlichen Aufrechterhaltung der Behandlung hin (vgl. Meyer/Rowan 1977; Weick/Roberts 1993), wobei diese den Handlungstheoretiker Weber ebenso interessiert hätten.

4   Wirklich lose Kopplung würde zumindest das Aufbrechen der formalen Zuständigkeiten zwischen Schwestern und Ärztinnen bedeuten (vgl. Weick/Sutcliffe 2001: 76).
5   Wie etwa die nicht-intendierten Konsequenzen absichtsvollen Handelns (Merton 1936).

werden, um nicht die Differenzen, sondern die Gemeinsamkeit moderner Krankenhausversorgung ins Zentrum der Betrachtung zu rücken.

Aus dieser Perspektive konfiguriert das Krankenhaus als Schlüsselorganisation der modernen Medizin die in ihm befindlichen Elemente in einer besonderen Weise. Rohde (1974 [1962]) hat in einer strukturfunktionalen Herangehensweise detailliert darauf hingewiesen, dass die drei Funktionsbereiche der Verwaltung, Pflege und Medizin im Krankenhaus nicht gleichgestellt ko-existieren, sondern dass die Medizin (aus verständlichen Gründen) einen funktionalen Primat einnimmt und auf dieser Basis Autorität aufbauen kann. »Ärztliche Hegemonieaspiranz« (ebd.: 221) sei zumindest teilweise in der Logik der Institution Krankenhausbehandlung angelegt, jedoch sei die konkrete Stellung der Leitung der Funktionskreise zueinander eine noch offene Frage.[6] Auch in dieser Beschreibung scheint die Differenz zwischen formaler und praktischer Arbeitsorganisation auf, da auf der einen Seite die »Autoritätsverteilung unter den Positionen und Positionsgruppen im Hinblick auf Funktionsnotwendigkeiten und -erfordernisse der Organisation der Aufgaben und der Zweckerfüllung« (ebd:. 223), also die vertikal/administrative Struktur, berücksichtigt werden muss. Auf der anderen Seite sei im Krankenhaus aber auch ein »Klassenkampf« (ebd.: 228) zwischen den Funktionsbereichen Medizin, Pflege und Verwaltung zu beobachten. So bestehen nicht allein inhärente Widersprüche zwischen bürokratischer Verwaltung und medizinischer Behandlung, zusätzlich entstehen die krankenhausinternen Spannungen zwischen den Funktionsbereichen, so Rohde: »Der Interessengegensatz, um den es hier im Prinzip geht und der natürlich niemals total ist ..., spielt sich im Prinzip zwischen den Trägern der »durch Planungs-, Anordnungs- und Aufsichtsfunktionen definierten sozialen Rollen« und den übrigen Rollenträgern ab, die strukturell von diesen Funktionen ausgeschlossen sind. Es handelt sich also um Unterschiede in der Machtverteilung.« (ebd.: 228.). In der Frage der Macht nähern sich die Betrachtungen von Krankenhäusern denen von Betrieben an (vgl. Crozier/Friedberg 1979 [1977]) und das Krankenhaus erscheint nicht als monolithische »totale Institution« (Goffman 1973 [1961]), die dem Patienten geschlossen gegenübertritt, sondern als eine heterogen verfasste Organisation, die mit allerhand ›hausgemachten‹ Problemen zu kämpfen hat.

Es wird deutlich, dass sich für die organisierte Medizin nicht allein im Bereich der Organisation einer Krankheitsbehandlung Konfliktpotenziale zeigen, zusätzlich ist die Organisation der Krankenhausversorgung selbst kein als selbstverständlich hinzunehmender Aspekt. Das Krankenhaus als Organisation kann nicht unmittelbar das Versprechen einlösen, durch die verwaltungsmäßig organisierte Zuweisung von Kompetenzen und Zuständigkeiten die bestmögliche Diagnose und Therapie anbieten zu können, vielmehr treffen dadurch divergierende Interessen im Krankenhausbetrieb aufeinander und bereiten den Boden für dauerhafte Konfliktsituationen. Ähnlich wie bei der Apparatemedizin finden sich auch auf der Ebene der organisierten Medizin inhärente Spannungen, die im Falle der Versorgung im Krankenhaus aus den gegensätzlichen Logiken der bürokratischen Verwaltung und der medizinischen Behandlung herrühren. Speziell mit Blick auf die Krankenhausbehandlung stellt sich dieses als ein Antagonismus dar, auf der einen Seite eine verlässliche Abfolge von koordinierten Arbeitsschritten bereitzustellen und diese auf der anderen Seite für jeden Patienten individuell abzustimmen. Zusätzlich wird die Behandlung der Patienten von den

---

6   In der Rivalität um den Führungsanspruch als ›captain of the ship‹ haben die Verwaltungsleiter der Krankenhäuser in den letzten Jahren deutlich Boden gut machen können, was sicherlich auch ein Resultat der zunehmenden Privatisierung der Krankenhauslandschaft ist.

latenten statusbezogenen Spannungen innerhalb des Krankenhauses beeinflusst. Dies kann sowohl professionsintern geschehen, wenn beispielsweise Anästhesisten Deutungshoheit über den Patientenkörper während der Operation beanspruchen (Fox 1994), oder auch zwischen den Berufsgruppen (für eine umfangreiche Auflistung möglicher Innenspannungen, vgl. Rohde 1974 [1962]: 317ff.). Es finden sich den obigen Ausführungen folgend im Krankenhaus eine Reihe praktischer und notwendiger Entkoppelungen vom Organisationsmythos als bürokratischer Verwaltung und es zeigt sich, dass die in der Praxis vorhandenen Relationen zwischen den im Krankenhaus Beschäftigten durchaus Konfliktpotenzial aufweisen.

*Profession: ambivalente Logiken*

Die Paradoxien der technisierten Medizin und die Widersprüchlichkeiten der organisierten Medizin lassen eine erfolgreiche Behandlung von Patienten im Krankenhaus zunächst zumindest etwas unwahrscheinlich erscheinen. Es bleibt die Frage, wie sich die professionalisierte Medizin dazu verhält. Der Ärztestand gilt schlichtweg als Inbegriff professioneller Berufe (Freidson 1970) und die professionssoziologische Auseinandersetzung mit der Medizin hat seit Parsons (1951: 428ff.) einen festen Stellenwert in der Theorie der Professionen.[7] Im Kern der ärztlichen Profession steht dabei ein Dilemma, das sich aus der Geschichte und Funktion des Ärztestandes ergibt: Obwohl die ärztliche Profession das Resultat moderner Rationalisierungsprozesse ist und auf diese Weise eng mit den rationalen Kontrollmechanismen moderner Gesellschaften zusammenhängt, enthält sie als besonderes Merkmal die professionelle Autonomie in Bezug auf die jeweilige Behandlung, die sich im Zweifel einer sozialen Kontrolle entziehen kann. Da an dieser Stelle keine auch nur ansatzweise ausreichende Diskussion der Medizin als Profession möglich ist, werden im Folgenden zwei für die Frage nach Sicherheit und Unsicherheit relevanten Aspekte aufgegriffen. Der erste betrifft die Rolle der systematischen und kodifizierten Wissensbestände der Profession und die Regelung des Zugangs dazu, der zweite betrifft die daraus abgeleitete professionelle Autonomie.[8] So scheint die universitäre medizinische Ausbildung einem ähnlichen Mythos zu folgen wie Technologie und Organisation: systematisch und objektiv die bestmögliche Behandlung bereitzustellen. Der Arzt als professioneller Akteur ist verpflichtet, seinen Wissensbestand immer auf dem aktuellen wissenschaftlichen Niveau zu halten. Andererseits ist die ärztliche Arbeit unweigerlich mit einer Anzahl von Unsicherheiten behaftet (vgl. Fox 1957). Wie verhält es sich aber nun mit der professionellen Autonomie in der durch technologische, organisationale und professionell erzeugte Unsicherheiten gekennzeichneten Behandlung im Krankenhaus?

Bereits für Schelsky spielt die »Entwicklung der technisch-medizinischen Apparaturen und Verfahren in der Funktionsausgestaltung des Krankenhauses heute eine große Rolle« im Hinblick auf »das Heilverhalten von Ärzten« (1958: 175). Versteht man diese Aussage nicht im Sinne eines technologischen Imperativs und versucht man, sie mit der These der profes-

---

7   Ohne an dieser Stelle auf die Streitigkeiten von Freidson und Parsons zum Professionsbegriff eingehen zu wollen (vgl. dazu Ehrenreich/Ehrenreich 1974 ).
8   Der aus der professionellen Autonomie resultierende Kontrollverlust lässt sich auf zwei Ebenen festmachen: bei der Unzulänglichkeit bürokratischer Überwachung und der Qualitätseinschätzung durch die Kunden (vgl. Rueschemeyer 1972).

sionellen Autonomie in Einklang zu bringen, stellt sich die Frage, welche Abstufungen und Ausprägungen fachlicher Kontrollkompetenz in diesem Spannungsfeld auftreten. Abbott (1992) beispielsweise vergleicht das professionelle Denken mit einer Partie Schach: Während am Anfang (Diagnose) und zum Ende (Behandlung) des ärztlichen Tuns noch relativ klare, formelartige Arbeitsschritte vorherrschen, sind in der Mitte des ›Spiels‹ professionelles Wissen, Patientenbesonderheiten und Zufälle undurchsichtig miteinander verwischt. Unter den Bedingungen von unzureichender Information und Zeitknappheit die ›richtigen‹ Rückschlüsse zu ziehen, ist eines der zentralen Elemente professionellen ärztlichen Handelns, welches den Spielraum innerhalb formalisierter Arbeitsabfolgen beschreibt.[9]

Professionelle Arbeitsorganisation bzw. Entscheidungsfindung entwickelt sich so zu einer Art Gegenmodell zu technologischen und organisatorischen Formalisierungsbemühungen. Dabei sollte jedoch auf keinen Fall vergessen werden, dass auch innerhalb der Professionen standardisierte Praktiken einen hohen Stellenwert genießen. Jedoch sind diese Standards im Rahmen von Institutionalisierungsprozessen über Jahre gewachsen und beziehen sich nicht allein auf fachliche Kompetenz, sondern bestehen aus einer »ausgedehnten Fettschicht ungeprüfter Praktiken ..., die unkritischerweise wegen ihrer Verbindung mit den zentralen Fähigkeiten anerkannt werden« (Freidson 1975 [1970]: 128).[10]

Neben der Autonomie gewinnt für die ärztliche Profession aus dieser Perspektive gerade der Aspekt der Form professioneller Wissensbestände an Bedeutung (vgl. Freidson 1986). Die innerprofessionelle Übermittlung und Kontrolle der Wissensbestände als Schablonen legitimer Handlungsoptionen in Form von Geschichten, Anekdoten und informellen Gesprächen, d.h. außerhalb formal-universitärer Lernformen, ist in einigen Studien anschaulich illustriert worden (Pettinari 1988; Hunter 1991; Atkinson 1995). Demnach ist das situierte Problemlösen im kollegialen Kreis der Ort, an dem aus Novizen Experten gemacht werden (Fox 1957; Cicourel 1990; Boreham 1995; Cicourel 1995); eine eher geringe Rolle spielen dagegen die standardisierten vermittelten Wissensblöcke universitärer Vorlesungen oder Lehrbücher.

Die Funktion der Profession als unsicherheitsabsorbierender Instanz scheint, wie in den letzten beiden Abschnitten dargestellt, aus zwei Gründen eher einen Mythos darzustellen: Erstens, wenn die professionelle Autonomie durch technologische oder organisationale Rationalitäten eingeschränkt wird, und zweitens, wenn die unhinterfragten Praktiken der medizinalen Sozialisation in Bezug auf Wissenserwerb zur Disposition gestellt werden. Man würde jedoch den Ärztinnen unrecht tun, würde man ihre Rolle bei der Diagnose und Behandlung von Krankheit als zunehmend fremdgesteuert und wenig nachvollziehbar karikieren. Auch würde dadurch den machtvollen Eigendynamiken innerhalb des Ärztestandes nicht genügend Rechnung getragen werden. Aus diesem Grund bedürfen die nicht formalisierten professionellen Standards einer näheren Betrachtung, da hier die oben von Freidson angesprochene Differenz von anerkanntem Fachwissen und ungeprüften Praktiken in eklatanter Weise aufscheint.

Zu diesem Zwecke lohnt sich ein Blick auf den Bereich der ärztlichen Profession, in dem die Vermittlung von praxisorientierten Routinen, professionellen Standards und formalisierten Vorschriften eine zentrale Rolle spielt: die Ausbildung. Obwohl auch in der Medi-

---

9 Auf die Bedeutung von Spielräumen auch in stark formalisierten Arbeitszusammenhängen weist die industriesoziologische Forschung eingehend hin (vgl. Popitz u.a. 1957; Crozier/Friedberg 1979 [1977]; Böhle 2002).
10 Genau diese ungeprüften Praktiken sollen durch Ansätze wie etwa dem der Evidence Based Medicine (EBM) zukünftig aus der Behandlung ausgeschlossen werden (vgl. Vogd 2002).

zin heutzutage vom lebenslangen Lernen gesprochen wird und eine Vielzahl an Fortbildungen für das ärztliche Personal vorgeschrieben ist, so bleiben doch die ersten Jahre praktischer Tätigkeit von großer Bedeutung, da sich die Spannungen zwischen formaler Zuständigkeit bzw. standardisiertem Lehrbuchwissen und professioneller Autonomie bzw. erfahrungsgeleiteter Expertise in diesem Abschnitt der professionellen Sozialisation stark verdichten. In zwei klassischen Studien zur medizinischen Ausbildung, ›the studentphysician‹ (Merton u.a. 1957) und ›boys in white‹ (Becker u.a. 1961), werden diese Spannungen zwischen universitärer und praktischer Ausbildung als strukturelles Dilemma beschrieben, dem junge Ärztinnen in ihrer Laufbahn begegnen.[11]

Es wäre naiv, diese Differenz als selbstverständlich zu übergehen, da wir uns hier am Herzen dessen befinden, was die Medizin als Profession ausmacht. Die Dynamik informeller professioneller Standards liegt just an diesem Punkt, an dem die jungen Ärztinnen im Kontext der Praxis von ihren Ausbildern lernen, vom Lehrbuchwissen abzuweichen und genau dadurch professionelle Autonomie zu erreichen. Die Reproduktion professioneller Praxis auf der Ebene der Ausbildung dient dabei sowohl der Erweiterung der Fachkompetenz um Inhalte, die nicht Bestandteil des Lehrkanons sind, wie auch der machtvollen Abgrenzung der medizinischen Disziplin gegen beispielsweise administrative Eingriffe. So kann sich die Medizin als Profession erhalten, indem sie die Deutungshoheit über Phänomene der Gesundheit und Krankheit verteidigt. In letzter Zeit stellen die Tendenzen zur Verwirtschaftlichung (Diagnose Related Groups) und zur Verwissenschaftlichung (Evidence Based Medicine) der Krankenhausmedizin jedoch eine Gefahr für die oft lokal geprägten professionellen Standards dar (Timmermans/Berg 2002; Vogd 2002).

Das Dilemma professionellen ärztlichen Handelns speist sich folglich aus zwei Quellen. Zuerst garantieren die systematischen und kodifizierten Wissensbestände der universitären Ausbildung, ebenso wie die universellen Diagnose- und Behandlungsstandards, eine dem Stand der Forschung angebrachte, hochwertige Versorgung. Zusätzlich existieren aber auch die in der Praxis erworbenen und weitergegebenen Behandlungsweisen, die ein hochwertiges Reservoir an fachlichen Wissensbeständen bilden und als routinierte Praktiken einen dauerhaften Charakter haben. Eine Diskrepanz zwischen universellen und praxisbasierten Handlungsorientierungen kann jedoch nicht ausgeschlossen werden, was *de facto* zu einem Konflikt bei der Wahl der ›richtigen‹ Behandlungsform führen kann. Zweitens besteht die Besonderheit der professionellen ärztlichen Autonomie gerade darin, auch von Standards, seien sie nun universell oder praxisbasiert, abweichen zu können. Es muss demnach nicht allein zwischen eventuell widersprüchlichen Standards ausprobiert werden, in manchen Fällen müssen in der Situation auch experimentelle Behandlungsformen gewählt werden. In diesem Wechselspiel von Autonomie und Standardisierung tritt das professionelle Dilemma des ärztlichen Handelns deutlich zu Tage und erhält auch Wirkmächtigkeit für die Behandlung der Patienten.

---

11  So stellen Merton u.a. fest: »It is now widely recognized that students learn more than medical facts, techniques, and concepts: they come to have particular ways of thinking about themselves, their patients and their profession« (1957: 177). Becker u.a. formulieren den angesprochenen Unterschied zwischen universitärer Ausbildung und ärztlicher Praxis genauer: »They now become, in essence, apprentices who learn not by studying material from books and lectures but by doing under the supervision of those who are already doctors the things they will later do as doctors« (1961: 222). Über die systematischen und kodifizierten Wissensbestände der universitären Lehre hinaus lernen die jungen Ärzte in der Praxis demnach eine spezifische Denkweise über sich, die Patienten und ihre Profession, die eher in der Form einer Lehrlingsausbildung als einer wissenschaftlichen Unterweisung vermittelt wird.

Das Dilemma zwischen Individual- und Normwerten spiegelt sich in vielen Aussagen von erfahrenen Klinikern wider, die, wahrscheinlich nicht ganz ohne machtvolle eigene Interessen, die Standardgläubigkeit der jungen Kollegen beklagen und ihre Position durch jahrelange berufspraktische Erfahrung legitimieren. Ebenso gibt es Ärzte, die auf die Problematik der »Erfahrungsresistenz« (Wagner 1995: 268) hinweisen, d.h. auf die Tendenz zur Beibehaltung einmal gefasster Situationsdefinition aufgrund der Überschätzung der eigenen Expertise. Sicherheit darf, wie auch in den vorherigen Abschnitten, nicht dichotom entweder subjektiv eigenem Ermessen oder universalen Standards zugerechnet werden, sondern muss als Produkt der Wechselwirkung von technisch-organisational-professionellen Vorgaben und professioneller Autonomie angesehen werden. Ein solch relationaler Blick bleibt offen für die Fragen nach Standardisierung, Sicherheit, Wissen und Macht, die in der Praxis professioneller Krankenversorgung aufeinander treffen. Eine Antwort auf diese Fragen kann demnach auch nicht *ex ante* gegeben werden, sondern muss durch vergleichende empirische Studien die wechselseitigen Beeinflussungen dieser Aspekte berücksichtigen und in ihrer Aufeinanderbezogenheit beschreiben.

**Praxis der Anästhesie: Organisierte (Un-)Sicherheit?**

Der praxisorientierte Blick auf die (Un-)Sicherheiten der organisierten Apparatemedizin soll im nun folgenden empirischen Teil die vorher konzeptionell beschriebenen Paradoxien, Antagonismen und Dilemmata im ärztlichen Alltag aufzeigen. Dazu werden ethnografisch erhobene Szenen und Interviewfragmente zur Illustration genutzt. Der Blick auf die Praxis versucht dabei, die blinden Flecken einer praxisfernen Strukturbeschreibung wie auch einer strukturausblendenden Mikroperspektive zu vermeiden. Eine komparative Methodik, wie sie beispielsweise von Hughes (1971: 316) als systematisches Herausarbeiten von Unterschieden und Ähnlichkeiten zwischen Psychiatern und Prostituierten vorgeschlagen wurde, um generelle Aspekte menschlicher Arbeit zu erfassen, kann durch die vergleichende Untersuchung von Technologie und Profession in der Praxis Aussagen über organisationale Kontexte machen (vgl. Schwartzman 1993), denn wie uns der soziologische Neo-Institutionalismus lehrt, muss neben den Mythen immer auch die Praxis in Organisationen untersucht werden (vgl. Bensman/Gerver 1963).

*Technologische Kopplungen*

In der folgenden Interviewsequenz berichtet ein erfahrener Facharzt für Anästhesie über die unerwünschte Wechselwirkung von Medikamenten, Patientenkörpern, Spritzenpumpen und Überwachungsgeräten:

> *Dr. Carstens:* Diese Katecholamine, also hoch kreislaufwirksame Medikamente, die müssen eben fein dosiert von so einer Pumpe gegeben werden. Da sieht man ja teilweise schon bei bestimmten Pumpen, wenn die sagen wir mal zu hochkonzentriert teilweise aufgezogen sind oder dieser Schneckentrieb dieser Pumpe ist jetzt nicht gleichmäßig genug, sondern es kommt so schwallartig, dann merkt man richtig, wie der Blutdruck schwankt, beim Patienten.
> *Interviewer:* Das kann man dann sehen?

> *Dr. Carstens:* Dass sieht man dann teilweise richtig. Dann geht plötzlich der Blutdruck hoch und wieder runter und dann geht er wieder hoch und eh man drauf kommt, dass das an der Pumpe liegt, dass man praktisch das in einer anderen Pumpe aufzieht, die nicht so inkonstant läuft, muss man das Problem erst mal kennen.
> *Interviewer:* Und das ist auch so ein Problem, das erst in der Praxis auftritt?
> *Dr. Carstens:* Das tritt dann oft erst in der Praxis auf. Und dann muss man dann eben teilweise auch eine andere Konzentration aufziehen, dass praktisch das etwas nivelliert wird, diese Blutdruckschwankungen, wenn man keine anderen Pumpen hat. Da muss man dann häufiger die Spritze wechseln, was natürlich auch im Verlaufe des Spritzenwechsels eben auch manchmal zu Problemen führen kann.

Substanzen wie Katecholamine, wie z.B. Adrenalin, wirken im menschlichen Körper sehr schnell und moderne Überwachungsgeräte (Monitoring) können dadurch hervorgerufene Veränderungen in den Vitaldaten der Patienten, wie z.B. Blutdruck, sehr präzise erheben und dokumentieren. Die zeitnahe biologische Wirkung des Medikaments auf den Blutdruck wird durch den Einsatz von mechanischen Komponenten wie einer Spritzenpumpe in einen bio-mechanischen Zusammenhang gebracht, dessen Ergebnis mittels des konstanten Patientenmonitoring beobachtbar wird und dessen Ursache zuerst einmal verborgen bleibt. Was sich dem Arzt bietet, ist allein das klinische Bild eines schwankenden Blutdrucks auf einem Monitor.

Ein solches Problem ist kein Einzelfall und es zeigt sich hier die unausweichliche Unvorhersehbarkeit von unerwünschten Wechselwirkungen, die durch die Verkettung von technischen Komponenten geschaffen wird. Obwohl die einzelnen Komponenten oft sehr präzise funktionieren, können sie in ihrer Gesamtheit ein irreführendes klinisches Bild ergeben. So wären beispielsweise ohne ein genaues Monitoring die Schwankungen vielleicht gar nicht aufgefallen. Diese in zunehmendem Maße durch die medikamentös/apparative Behandlung hervorgerufenen ›reflexiven Unsicherheiten‹ können nur durch erfahrene Ärzte bewältigt werden, die aufgrund ihrer Erfahrung die oft mehrdeutigen klinischen Bilder kausal richtig interpretieren können. Ein hohes Lied auf die Erfahrung zu singen, ohne etwaige negative Aspekte zu berücksichtigen, wäre jedoch zu voreilig. Erfahrung kann ebenso in dem Sinne problematisch werden, als dass sie zu ›Erfahrungsresistenz‹ (im Sinne von Wagner 1995) führen kann. In diesem Fall kommt es zu einer Überbewertung der eigenen Erfahrungswerte und eventuell relevante Informationen werden nicht ausreichend beachtet, was wiederum zu Fehlbehandlungen führen kann. Auf dieses Dilemma angesprochen antwortete der oben zitierte Anästhesist im Interview:

> *Dr. Carstens:* Man sollte sich auch der Technik bedienen, das ist wichtig; und wenn aber die Technik ausfällt, dann sollte man eben auch den Handbetrieb können. ... Und wenn dort (in der Technik) ein Fehler ist, dass ich nicht blind den Monitor behandle, sondern den Patienten. Wenn im EKG angezeigt wird, da ist 'ne 180 Frequenz, dass ich dann nicht einfach ein Medikament gebe, was dann die Frequenz halbiert, sondern dass ich eben gucke, Mensch, der zählt einfach doppelt. ... Also dass man zumindest auch sehen kann, stimmt das, was mir die Technik mitteilt, auch mit der Realität überein? Aber auch umgekehrt. Also der sieht ja eigentlich so aus, aber die Technik sagt mir das – und dass ich sage, das gefällt mir nicht und ich glaube jetzt der Technik und nicht dem, was ich sehe.

Für die Analyse der Wechselwirkung von medizinischer Technologie und Profession in Bezug auf Sicherheit lässt sich daraus Folgendes ableiten: Weder Technologie noch Profession alleine gewährleisten eine sichere Behandlung, vielmehr ist sie das Resultat der Wechselwirkung zwischen beiden. In der Anästhesie lassen sich derartige Verflechtungen eindringlich beobachten, da die ›übliche‹ Informationsquelle, der wache und auskunftsfähige Patient, im OP wie auch auf Intensivstationen oft nicht mehr zur Verfügung steht. Professionelle Autonomie bedeutet im Zusammenhang mit medizinischer Technologie, Entscheidungen unter der Bedingung situationaler Unsicherheit und losgelöst von *ex ante* planbaren Behandlungsabläufen zu treffen. Die Verschiebung der Informationsquelle weg vom selbstständig auskunftsfähigen Patienten hin zum technologisch befragten Köper bedeutet demnach in der Praxis auch keine Bedrohung für die professionelle Autonomie, sondern stellt vor dem Hintergrund der ›reflexiven Unsicherheiten‹ gerade die Notwendigkeit einer solchen losen Koppelung von Patienteninformation und Behandlungsverlauf heraus.

*Organisierte Behandlung*

Technologie und Organisation verlangen in gewisser Weise eine bestimmte ›Zurichtung‹ von Patientinnen, um sie in einem modernen Krankenhaus behandelbar zu machen (vgl. Heath 1992; Lock u.a. 2000). Dies geschieht jedoch nicht zwangsläufig auf immer dieselbe Art und Weise. Krankenhäuser können sich je nach Größe und fachlicher Ausrichtung unterscheiden, wobei auch die eingesetzte Technologie variiert. Aber auch innerhalb von ähnlichen Einrichtungen, wie universitären Lehrkrankenhäusern, kann es aufgrund von unterschiedlichen Rahmenbedingungen zu Variationen kommen. Ebenso wie Patienten ›zugerichtet‹ werden, so sind auch Ärztinnen an die formalen Vorgaben der Organisation in gewisser Weise gebunden und auch diese Vorgaben können mit Einschränkungen in der Praxis variieren. Somit ist zuerst festzuhalten, dass kaum universelle Standards in der Medizin existieren und selbst wenn beispielsweise mit großem Aufwand Notfallalgorithmen für kritische Situationen erarbeitet werden, bedeutet dies noch nicht zwingend, dass sich die Ärzte in der Praxis (auch zum Wohle der Patienten) daran halten werden.

Für die Anästhesie als organisierter Apparatemedizin kulminiert das Wechselverhältnis von Technologie und Organisation in einem zentralen Artefakt, nämlich der Patientenakte (vgl. Berg in diesem Band). Diese Ansammlung von diagnostischen Befunden, Arztbriefen und Behandlungskurven dient dem behandelnden Arzt oft als Grundlage für das weitere Vorgehen und aus diesem Grund sollten die in der Patientenakte festgehaltenen Informationen möglichst genau mit dem Zustand des Patientenkörpers übereinstimmen. Dies gilt insbesondere dann, wenn in einem arbeitsteiligen Behandlungsprozess über die Patientenakte als Dokumentationsartefakt die Verknüpfung der einzelnen Behandlungsschritte organisiert wird und wenn, wie es in einem großen Haus durchaus auch vorkommen kann, die Ärztinnen nach ›Aktenlage‹ entscheiden müssen. Kommt es aus welchen Gründen auch immer – und je komplexer die Organisation, desto wahrscheinlicher auch das Auftreten nicht-intendierter Wechselwirkungen – zu einer Differenz von Krankenakte und dem Zustand des Patienten, so kann dies wiederum zu Komplikationen führen, wie der folgende Auszug aus einem Beobachtungsprotokoll zeigt. Darin wird eine Sequenz kurz vor der Einleitung der Narkose geschildert:

> 7.35h: Der Patient liegt im OP und ist noch bei Bewusstsein. Der Anästhesiepfleger hatte im Gespräch mit dem Patienten erfahren, dass dieser an einer Sojaallergie leidet. Dies kann zu Komplikationen führen, da gewisse Narkosemedikamente in Sojaöl gelöst sind. Als wir (der

> Anästhesist und ich) in den OP kommen, berichtet der Anästhesiepfleger dem Anästhesisten davon. Die Information über die Allergie wurde vom prämedizierenden Anästhesisten zwar im Patientenaufklärungsblatt erhoben, aber nicht in die Krankenakte eingetragen. Daraufhin ruft der Anästhesist im OP seinen Kollegen an und fragt, ob er ihn ›ins offene Messer‹ laufen lassen wollte. Der Anästhesist ist nicht sehr erfreut, aber auch nicht wirklich zornig, er verhält sich am Telefon ruhig und bietet seinem Kollegen an, dass die Sache zwischen den beiden bleibt. Der Anästhesiepfleger und der Anästhesist beraten dann, welche sojafreien Medikamente sie dem Patienten nun geben können und in welcher Dosierung.

Es wäre falsch, hier allein auf ein individuelles Versagen des Kollegen abzustellen und an dieser Stelle sollen auch keine Schuldzuweisungen gemacht werden. Vielmehr geht es darum zu zeigen, wie die ›normalen‹ Zwischenfälle bei hochgradig arbeitsteiligen Prozessen zustande kommen. Technische und organisatorische Standards funktionieren nämlich nur dann, wenn alle Rahmenbedingungen eingehalten werden und man könnte etwas bösartig formulieren, dass die Behandlung im Krankenhaus nicht wegen vielfältiger technischer und organisatorischer Vorgaben erbracht werden kann, sondern trotzdem. Es zeigt sich, dass die Versprechungen einer funktional ausgerichteten organisierten Medizin kein unbedingter Imperativ sind, sondern vielmehr ein brüchiges Set aus Vorschriften, die von den Ärztinnen in der alltäglichen Praxis zum Funktionieren gebracht werden müssen, was am folgenden Auszug aus einem Beobachtungsprotokoll noch deutlicher zu sehen ist:

> 10.30h: vor der Operation des Patienten wollen die Chirurgen die aktuellen CT-Bilder des Lungenkarzinoms sehen, diese sind aber nicht aufzufinden. Es sind Bilder, die heute morgen gemacht wurden und den aktuellsten Stand haben. Außerdem wurde bei der CT ein Draht durch die Haut in den Tumor gesteckt, um ihn zu markieren. Die Chirurgen brauchen nun die Bilder, um zu wissen, wo genau der Draht im Tumor sitzt. Es wird hektisch telefoniert, um die Bilder beizubringen. 10.40h: Die Bilder sind noch immer nicht da, es wird noch einmal mit der Station telefoniert und betont, dass man ohne diese Bilder nicht operieren könne.

Abstimmungsprobleme zwischen OP und Bettenstationen sind keine Seltenheit und das Fehlen von Befunden in der obigen Szene zeigt die möglichen Probleme, die auftreten können, wenn der ideale Behandlungsverlauf unterbrochen wird. Wie schon gesagt, sind derlei Unwägbarkeiten ein fast zwangsläufiger Bestandteil der organisierten Apparatemedizin und der Blick auf die Praxis zeigt, dass man nicht davon sprechen sollte, dass sichere Medizin organisiert ist, sondern organisiert wird (vgl. Hughes 1951). Durchaus ernsthaft – aber auch mit einem Augenzwinkern – betonte ein Anästhesist nach zahlreichen Telefonaten, dass die wichtigsten Artefakte im Operationssaal aktuelle Telefonlisten seien. Der prozessuale Blick auf das Organisieren der Patientensicherheit enthüllt dabei das Wechselspiel von Organisation und Technologie und weist über den begrenzten Raum des Operationssaals hinaus auf die Bedeutung von Technologie und Organisation im Kontext des Krankenhauses hin. Beide tragen zur Sicherheit von Patienten bei, aber nicht *ipso facto*, sondern in der jeweiligen situationalen Konstellation (vgl. Goodwin/Goodwin 1996: 71).

*Professionalität und Erfahrung*

Der vorherige Abschnitt weist schon auf die in diesem Abschnitt zu untersuchenden Phänomene hin: die Verquickung von organisationalen Strukturen und professionellen Praktiken. Genauso wie sich Technologie und Organisation auf den ersten Blick zu entsprechen scheinen, so widerspricht die professionelle Autonomie zunächst einmal der Vorstellung organisationaler Vorgaben. Zusätzlich ergibt sich das Problem, dass professionelle Grenzen in der Praxis aufgelöst werden können, denn wenn Erfahrung ein Merkmal professioneller Praxis ist, so können beispielsweise erfahrene Schwestern fachlich durchaus unerfahrenen Ärzten überlegen sein, obwohl sie keine gehobene hierarchische Position bekleiden. Ich will speziell auf dieses Phänomen näher eingehen. Interessanterweise lassen sich organisatorisch/professionelle Problembereiche dieser Art sehr schön in Interaktionssequenzen zwischen Ärzten und Schwestern, also auf der Mikroebene, beobachten (vgl. dazu Hindmarsh/Pilnick 2002).

Im folgenden Beispiel sind drei Segmente aus einer Videoaufnahme zu sehen, die die Kooperation von einem noch unerfahrenen Arzt und einer erfahrenen Schwester bei der Intubation zeigt. Die Intubation ist Bestandteil jeder größeren Operation. Bei dieser Prozedur wird ein Plastikschlauch (Endotrachealtubus) vom Anästhesisten in die Luftröhre des Patienten eingeführt. Über diesen Schlauch wird der Patient künstlich beatmet. Als Hilfsinstrument wird das so genannte Laryngoskop benutzt, das zur Betrachtung des Kehlkopfes dient.[12] Das Ziel der Intubation ist in diesem Fall die seitengetrennte Beatmung der Lungenflügel. Bei der seitengetrennten Beatmung wird ein Doppellumentubus verwendet. Dieser Tubus gabelt sich am unteren Ende, so können beide Lungenflügel getrennt beatmet werden. Diese Art der Intubation braucht Übung, da der Tubus sehr genau in der Luftröhre platziert werden muss.

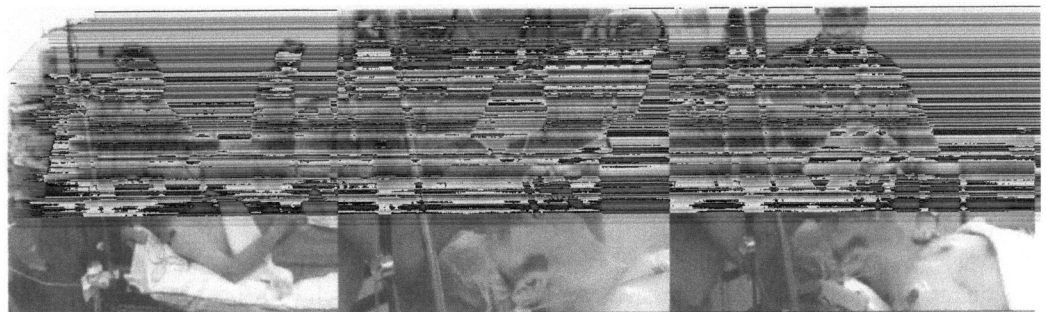

Videosegment 1     Videosegment 2     Videosegment 3

Es die Aufgabe der Schwester, dem Anästhesisten die Instrumente anzureichen. In diesem Fall ist die Schwester dem Anästhesisten zeitlich voraus. Sie hält das Laryngoskop in Position, damit es der Anästhesist problemlos mit der linken Hand greifen kann. Da der Arzt aber noch nicht soweit ist, wartet sie in dieser Haltung, bis er nach dem Laryngoskop greift. In den Sekunden, die sie auf den Anästhesisten wartet, wendet sie ihren Kopf weg vom Patienten und schaut auf den Tisch, wo der Tubus liegt, den sie als nächstes anreichen wird. In Videosegment 1 ist das Arbeitstempo der Schwester höher als das des Anästhesisten, jedoch unternimmt sie keinen Versuch zu drängeln und wartet die jeweiligen Aktionen des Arztes ab.

---

12   Das Laryngoskop besteht aus einem Handgriff und einem Spatel. Mit dem Spatel wird der Mund offen gehalten und die Zunge beiseite gedrückt. Im Spatel sitzt eine Lichtquelle, die den Kehlkopf erhellt.

Die Kooperationsabfolge lässt sich zum einen durch die asymmetrische Beziehung zwischen Arzt und Schwester erklären. Der höhere Status des Arztes erlaubt es ihm, die zeitliche Organisation der Schwester zu verändern, umgekehrt ist das nicht der Fall. Diesem Umstand wird von der Schwester formell Rechnung getragen. Nicht formal vorgegebene Unterschiede, wie z.B. der Grad der Erfahrung, spielen jedoch auch eine Rolle. Der nicht ganz so erfahrene Anästhesist darf in seinem Arbeitstempo vorgehen, da er noch lernt. Die Schwester bemüht sich, ihm die Arbeit zu erleichtern, indem sie immer einen Schritt voraus ist, seine Aktivitäten antizipiert und ihre eigene Zeitstruktur nach der seinigen ausrichtet. Die einzelnen Kooperationsschritte werden sequenziell und in gemäßigtem Tempo abgearbeitet.

Um den Tubus einführen zu können, muss dieser in einer gewissen Weise gebogen sein, nur so kann man ihn richtig positionieren. Ein Führungsdraht macht den Plasiktubus sowohl formbar als auch stabil. In Segment 2 hält die Schwester den Tubus in Position für den Anästhesisten. Als dieser nach dem Tubus greift, lässt die Schwester jedoch nicht los, sondern hält weiter das obere Ende des Tubus fest, während der Arzt am unteren Ende zieht. Er zögert etwas und schaut zur Schwester, diese nickt ihm zu, und er zieht wieder am Tubus. Erst dann lässt die Schwester los und der Arzt kann mit der Intubation beginnen. Die Übergabe des Tubus ist in diesem Fall mehr als nur ein einfaches Anreichen von Instrumenten von Schwester zu Arzt. Es ist eine sehr subtile Form der Hilfestellung, wobei die ungleiche Verteilung von Status und Erfahrung (höherer Status, weniger Erfahrung beim Arzt und niedriger Status, mehr Erfahrung bei der Schwester) diese besondere Form der Kooperation bedingt. Die erfahrene Schwester gibt ihr Wissen an den Arzt weiter, ohne ihn direkt zu belehren. Sie führt ihn in gewisser Weise durch die Intubation, ohne dass dies auf den ersten Blick deutlich würde, und der formale Statusunterschied wird trotz des Ungleichgewichtes in der Erfahrung aufrechterhalten.

Wie sehr sich Kompetenzen in solchen Fällen praktisch verschieben können, wird in Segment 3 deutlich. Zur Erleichterung der Intubation kann der Kehlkopf von außen mit der Hand fixiert werden, was üblicherweise von den Schwestern gemacht wird. In der obigen Sequenz fixiert die Schwester mit der linken Hand den Kehlkopf, gleich nachdem sie den Tubus angereicht hat. Wieder ist sie dem Arzt einen Schritt voraus, denn sie antizipiert mögliche Schwierigkeiten bei der Intubation und ergreift vorsorgliche Maßnahmen, ohne beispielsweise auf ein Zeichen des Arztes zu warten, d.h. die Schwester bereitet die Intubation für den nicht ganz so erfahrenen Arzt so auf, dass dieser sich vollends auf seine Aktivitäten konzentrieren kann.

Die Rolle erfahrener Schwestern bei der ärztlichen Ausbildung ist noch nicht eingehend untersucht worden, jedoch zeigt dieses Beispiel, wie sich organisationale Arbeitsteilung und professionelle Autonomie in der Praxis zugunsten der Patienten auflösen können und junge Ärzte sind gut beraten, die subtilen Hilfestellungen der Schwestern anzunehmen.[13] So führt auch in diesem Fall das Krankenhaus mit der traditionell hierarchischen Arbeitsteilung und damit festgelegten Zuständigkeiten an sich nicht zu mehr Patientensicherheit, vielmehr ist es genau die Unterwanderung dieser formalen Strukturen, die in ihrer Konsequenz zu einer verbesserten Behandlung führen.

---

13 In zahlreichen Gesprächen, die ich mit Ärzten geführt habe, wiesen fast alle auf die besondere Rolle von erfahrenen Schwestern während ihrer frühen klinischen Jahre hin und im Rahmen der von mir durchgeführten teilnehmenden Beobachtungen im Operationssaal haben teilweise auch Oberärzte Rat bei erfahrenen Schwestern gesucht.

## Ausblick

Die obigen Ausführungen haben die Vielschichtigkeit der Thematik von Sicherheit und Unsicherheit in der organisierten Apparatemedizin aufgezeigt. Die Medizin als Prototyp einer Disziplin, die in der Vielfalt ihrer Methoden sowohl ein großes Potenzial als auch eine mögliche Gefahr vorrätig hält, kann nicht auf eine einfache Beantwortung der Frage nach dem Zusammenhang von Sicherheit und Unsicherheit hoffen, zumal die moderne organisierte Apparatemedizin immer auch ein Quell neuer Unsicherheiten ist. Die vorliegende empirische Studie zur Anästhesie als einem eng mit den benutzten Apparaten verbundenes Fachgebiet sollte dies illustrieren.

Eine soziologische Auseinandersetzung mit Standards, Flexibilität und situationalen Anpassungen kann aus diesen Gründen keine Vorabaussagen über die Sicherheit von Behandlungsverläufen machen. Ebenso kann sie keinen *one best way* zur Lösung der vorgestellten Paradoxien, Antagonismen und Dilemmata bieten, da derartige ingenieurstechnische Optimierungsfiktionen in der Praxis schon immer nur eine geringe Durchschlagskraft hatten. Der soziologische Mehrwert kann sich jedoch nicht in der Aufdeckung von Scheingewissheiten der organisierten Medizin erschöpfen, sondern sollte auch danach fragen, wie in der praktizierten Medizin trotzdem verlässliche Formen der Behandlung gefunden werden.

So ist gerade die Frage nach den Handlungsspielräumen in der ärztlichen Behandlung von zentraler Bedeutung. Es kann dabei im besten Sinne von Improvisation gesprochen werden, d.h. von einer situationalen Anpassungsleistung aufgrund vorhandener Kompetenzen. Im Bereich der Musik hat Becker (2000) auf das hohe Maß an Können hingewiesen, das zu einer gelungenen Improvisation unter Jazz-Musikern in einer *Jam Session* benötigt wird. Aber nicht nur im Bereich der Kunst, auch in der Industrie ist schon seit längerem auf die Bedeutung der Improvisation hingewiesen worden. Selbst in Industrieanlagen, in denen die funktionalen Notwendigkeiten der Maschinen den Arbeitstakt vorgeben, lassen sich für diese Arbeit wichtige Spielräume finden, was Popitz u.a. als »Improvisationschance« bezeichnen (1957: 66). Da diese Art der Improvisation zum ärztlichen Alltag gehört, scheint in Abgrenzung von spontanen Improvisationen, wie etwa beim Improvisationstheater, ein Begriffpaar wie beispielsweise das der *routinierten Improvisation* hilfreich (s. Schubert 2006), welches die Spannung zwischen Standardisierung und Flexibilität hervorhebt. Die routinierte Improvisation als *Modus operandi* der organisierten Apparatemedizin ist somit als eine Art Metaarbeit zu denken, die den kontinuierlichen Behandlungsverlauf sichert. Ähnliche Konzepte wie etwa »error work« (Hughes 1951) und »articulation work« (Strauss u.a. 1997 [1985]) betonen die Bedeutung dieser zusätzlichen Arbeit, die geleistet werden muss, um die verteilten Behandlungsprozesse im Krankenhaus zu integrieren.[14] Obwohl sie hohe Kompetenz erfordert, bleibt sie in den Routinen des Alltags oft unsichtbar (vgl. Nardi/Engeström 1998), und da die Notwendigkeit dieser Arbeit für die Erhaltung eines kontinuierlichen Behandlungsverlaufs mit der Komplexität der Arbeitssituation zunimmt, nimmt diese Art der Arbeit gerade in der modernen Krankenhausbehandlung stetig zu.

Die Zunahme der Komplexität der Arbeitssituation geht sowohl auf die anwachsende Arbeitsteilung innerhalb der Organisation als auch auf die Aufteilung von Aktivitäten zwi-

---

14  »Again, in hospitals there is the need to mesh, say, careful machine work with clinical safety work: often this involves relationships with one ore more hospital departments like Radiology, often with companies outside the hospital; and of course there are many carefully worked routines and various arrived at arrangements and relationships within the ward itself.« (Strauss 1985: 9)

schen Mensch und Technik zurück. Ebenso bilden sich innerhalb der ärztlichen Profession immer enger spezialisierte Fachgebiete heraus, was wiederum zu einer Multiplikation fachlicher Zuständigkeiten führt. Dieser hohe Grad an Differenzierung und Spezialisierung im Krankenhaus verlangt eine Herangehensweise, die weg vom einzelnen Akteur hin zu einer Betrachtung der relevanten Konstellationen in der Patientenversorgung führt. Dabei sollten die oben beschriebenen Spannungen in ihren Wechselwirkungen erfasst werden. Insbesondere die Paradoxien der Apparatemedizin manifestieren sich durch den Anstieg der diagnostischen und therapeutischen Geräte als praktische Unsicherheiten und Mehrdeutigkeiten. Der organisationale Wandel der Universitätskrankenhäuser in Richtung Zentrenbildung (vgl. Deutsches Ärzteblatt 7/2006), der eher aus ökonomischen denn aus fachlichen Überlegungen heraus betrieben wird, birgt neben den versprochenen Einsparungen auch neue Probleme in der Kommunikationsstruktur der Häuser. Und auch die medizinische Profession wird – selbst vorangetrieben durch Verwissenschaftlichung und unterstützt durch verstärkte ökonomische und juristische Kontrolle mittels der Dignose Related Groups (DRGs) – in Zukunft in Bezug auf die unhinterfragte professionelle Entscheidungsfreiheit an Boden einbüßen. Die wechselseitige Verschränkung der eben genannten Entwicklungen in ihrer gegenseitigen Verstärkung wie auch die möglichen Destabilisierungstendenzen in den jeweiligen Konstellationen von Technik, Organisation und Profession im Kontext von Politik und Ökonomie zu untersuchen, scheint dabei ein lohnenswertes Unterfangen. Denn gerade in den letzten Jahren hat ein weiterer Mythos, der des Marktes (vgl. Callon 1998), Einzug in die gesundheitspolitische Debatte um das Krankenhauswesen gehalten und die praktischen Auswirkungen auf die Versorgung von Patienten sind bislang wenig untersucht.

Wirklich neu sind die beschriebenen Spannungen in den modernen Kliniken jedoch nicht. So hat beispielsweise schon Schelsky (1958) auf derart problematische Situationen hingewiesen und es wäre nun zu fragen, warum für die Ärztinnen und Ärzte erst in den letzten Jahren der wahrgenommene Druck so groß geworden ist, dass sie auf die Straße gehen.

## Literatur

Abbott, Andrew 1992: Professional Work, in: Yeheskel Hasenfeld (Hg.): Human Services as Complex Organizations, Newbury Park, S. 145-162.
Atkinson, Paul 1995: Medical Talk and Medical Work. The Liturgy of the Clinic, London 1995.
Badura, Bernhard/Günter Feuerstein/Thomas Schott (Hg.) 1993: System Krankenhaus, Weinheim.
Badura, Bernhard/Günter Feuerstein 1994: Systemgestaltung im Gesundheitswesen. Zur Versorgungskrise der hochtechnisierten Medizin und den Möglichkeiten ihrer Bewältigung, Weinheim.
Becker, Howard S. u.a. (Hg.) 1961: Boys in White. Student Culture in Medical School, Chicago.
Becker, Howard S. 2000: The Etiquette of Improvisation, in: Mind, Culture, and Activity 7, S. 171-176.
Bensman, Joseph/Israel Gerver 1963: Crime and Punishment in the Factory. The Function of Deviancy in Maintaining the Social System, in: American Sociological Review 28, S. 588-598.
Böhle, Fritz 2002: Vom Objekt zum gespaltenen Subjekt – zur Systematik unterschiedlicher Formen der Rationalisierung von Arbeit, in: Manfred Moldaschl und Günter G. Voß (Hg.): Subjektivierung der Arbeit, München, S. 101-133.
Boreham, Nicholas 1995: Error Analysis and Expert-Novice Differences in Medical Diagnosis, in: Jean-Michel Hoc u.a. (Hg.): Expertise and Technology. Cognition & Human-Computer Cooperation, Hillsdale/NJ, S. 93-105.
Burri, Regula 2001: Doing Images. Zur soziotechnischen Fabrikation visueller Erkenntnis in der Medizin, in: Bettina Heintz und Jörg Huber (Hg.): Mit dem Auge denken. Strategien der Sichtbarmachung in wissenschaftlichen und virtuellen Welten, Berlin, S. 277-303.

Callon, Michel (Hg.) 1998: The Laws of the Market, Oxford.
Chaiklin, Seth/Jean Lave (Hg.) 1996: Understanding Practice. Perspectives on Activity and Context, Cambridge.
Cicourel, Aaron V. 1990: The Integration of Distributed Knowledge in Collaborative Medical Diagnosis, in: Jolene Galegher, Robert E. Kraut und Carmen Egido (Hg.): Intellectual Teamwork. Social and Technological Foundations of Cooperative Work, Hillsdale, S. 221-242.
Cicourel, Aaron V. 1995: Medical Speech Events as Resources for Inferring Differences in Expert-Novice Diagnostic Reasoning, in: Uta M. Quasthoff (Hg.): Aspects of Oral Communication, Berlin, S. 364-390.
Collins, Harry M. 1985: Changing Order. Replication and Induction in Scientific Practice, London.
Collins, Harry M./Trevor J. Pinch/Dr. Golem 2005: How to Think about Medicine, Chicago.
Crozier, Michel/Erhard Friedberg 1979: Macht und Organisation. Die Zwänge kollektiven Handelns, Königstein (Orig. 1977).
Dewey, John 1998: Die Suche nach Gewißheit, Frankfurt/M. (Orig. 1929).
Ehrenreich, Barbara/John Ehrenreich 1974: Health Care and Social Control, in: Social Policy 5, S. 26-40.
Engeström, Yrjö/David Middleton (Hg.) 1996: Cognition and Communication at Work, Cambridge.
Foucault, Michel 1996: Die Geburt der Klinik. Eine Archäologie des ärztlichen Blicks, Frankfurt/M. (Orig.1963).
Fox, Nicolas J. 1994: Anaesthetists, the Discourse on Patient Fitness and the Organisation of Surgery, in: Sociology of Health and Illness 16, S. 1-18.
Fox, Renée C. 1957: Training for Uncertainty, in: Robert K. Merton, George Reader und Patricia L. Kendall (Hg.): The Student-Physician. Introductory Studies in the Sociology of Medical Education, Cambridge, S. 207-241.
Freidson, Eliot (Hg.) 1963: The Hospital in Modern Society, New York.
Freidson, Eliot 1970: Profession of Medicine. A Study of the Sociology of Applied Knowledge, New York.
Freidson, Eliot 1975: Dominanz der Experten. Zur sozialen Struktur medizinischer Versorgung, München (Orig. 1970).
Freidson, Eliot 1975: Doctoring Together. A Study of Professional Social Control, New York.
Freidson, Eliot 1986: Professional Powers. A Study of the Institutionalization of Formal Knowledge, Chicago.
Giddens, Anthony 1984: The Constitution of Society. Outline of the Theory of Structuration, Berkeley.
Goffman, Erving 1973: Asyle. Über die soziale Situation psychiatrischer Patienten und anderer Insassen, Frankfurt/M. (Orig. 1961).
Goodwin, Charles/Majorie H. Goodwin 1996: Seeing as Situated Activity, in: Yrjö Engeström und David Middleton (Hg.): Cognition and Communication at Work, Cambridge, S. 61-95.
Heath, Christian 1992: The Delivery and Reception of Diagnosis in the General-Practice Consultation, in: Paul Drew und John Heritage (Hg.): Talk at Work, Cambridge, S. 235-267.
Heath, Christian/Paul Luff (Hg.) 2000: Technology in Action, Cambridge.
Heath, Christian/Paul Luff/Marcus Sanchez Svensson 2003: Technology and Medical Practice, in: Sociology of Health and Illness 25, S. 75-96.
Hindmarsh, Jon/Alison Pilnick 2002: The Tacit Order of Teamwork. Collaboration and Embodied Conduct in Anesthesia, in: The Sociological Quarterly 43, S. 139-164.
Hughes, Everett C. 1951: Mistakes at Work, in: Canadian Journal of Economics and Political Science 17, S. 320-27.
Hughes, Everett C.1971: The Sociological Eye. Selected Papers, Chicago.
Hunter, Kathryn Montgomery 1991: Doctors' Stories. The Narrative Structure of Medical Knowledge, Princeton.
Knoblauch, Hubert/Christian Heath 1999: Technologie, Interaktion und Organisation. Die Workplace Studies, in: Schweizerische Zeitung für Soziologie 25, S. 163-181.
Knorr-Cetina, Karin 1991: Die Fabrikation von Erkenntnis. Zur Anthropologie der Naturwissenschaft, Frankfurt/M. (Orig. 1981).

Lachmund, Jens 1997: Der abgehorchte Körper. Zur historischen Soziologie der medizinischen Untersuchung, Opladen.
Latour, Bruno 1987: Science in Action. How to Follow Scientists and Engineers through Society, Cambridge.
Lock, Margaret/Allan Young/Alberto Cambrosio (Hg.) 2000: Living and Working with the New Medical Technologies. Intersections of Inquiry, Cambridge.
Merton, Robert K. 1936: The Unanticipated Consequences of Purposive Social Action, in: American Sociological Review 1, S. 894-904.
Merton, Robert K./George G. Reader/Patricia L. Kendall (Hg.) 1957: The Student-Physician. Introductory Studies in the Sociology of Medical Education, Cambridge.
Meyer, John W./Brian Rowan 1977: Institutionalized Organizations. Formal Structure as Myth and Ceremony, in: American Journal of Sociology 83, S. 340-363.
Nardi, Bonnie A./Yrjö Engeström 1998: A Web on the Wind. The Structure of Invisible Work, in: Computer-Supported Cooperative Work. The Journal of Collaborative Computing 8, S. 1-8.
Parsons, Talcott 1951: The Social System, New York.
Perrow, Charles 1965: Hospitals. Technology, Structure, and Goals, in: James G. March (Hg.): Handbook of Organizations, Chicago, S. 910-971.
Perrow, Charles 1987: Normale Katastrophen. Die unvermeidbaren Risiken der Großtechnik, Frankfurt/M. (Orig. 1984).
Pettinari, Catherine J. 1988: Task, Talk, and Text in the Operating Room. A Study in Medical Discourse, Norwood.
Popitz, Heinrich u.a. 1957: Technik und Industriearbeit. Soziologische Untersuchungen in der Hüttenindustrie, Tübingen.
Rammert, Werner 2003: Technik in Aktion. Verteiltes Handeln in soziotechnischen Konstellationen, in: Thomas Christaller und Josef Wehner (Hg.): Autonome Maschinen, Wiesbaden, S. 289-315.
Rohde, Johann J. 1974: Soziologie des Krankenhauses. Zur Einführung in die Soziologie der Medizin, Stuttgart; (Orig. 1962).
Rueschemeyer, Dietrich 1972: Doctors and Lawyers. A Comment on the Theory of Professions, in: Eliot Freidson und Judith Lorber (Hg.): Medical Men and their Work. A Sociological Reader, Chicago, S. 5-19.
Schelsky, Helmut 1958: Die Soziologie des Krankenhauses im Rahmen einer Soziologie der Medizin, in: Der Krankenhausarzt 31, S. 169-176.
Schubert, Cornelius 2006: Die Praxis der Apparatemedizin. Ärzte und Technik im Operationssaal, Frankfurt/M.
Schwartzman, Helen B. 1993: Ethnography in Organizations, Newbury Park.
Strauss, Anselm L. u.a. 1982: Sentimental Work in the Technologized Hospital, in: Sociology of Health and Illness 4, S. 254-278.
Strauss, Anselm L. 1985: Work and the Division of Labor, in: The Sociological Quarterly 26, S. 1-19.
Strauss, Anselm L. u.a. 1985: Social Organization of Medical Work, Chicago.
Strauss, Anselm L. u.a. 1997: Social Organization of Medical Work, New Brunswick (Orig. 1985).
Suchman, Lucy A. 1987: Plans and Situated Actions. The Problem of Human-Machine Communication, Cambridge.
Timmermans, Stefan/Marc Berg 2002: The Gold Standard. The Challenge of Evidence-Based Medicine and Standardization in Health Care, Philadelphia.
Timmermans, Stefan/Marc Berg, Marc 2003: The Practice of Medical Technology, in: Sociology of Health and Illness 25, S. 97-114.
Vogd, Werner 2002: Professionalisierungsschub oder Auflösung ärztlicher Autonomie. Die Bedeutung von Evidence Based Medicine und der neuen funktionalen Eliten in der Medizin aus system- und interaktionstheoretischer Perspektive, in: Zeitschrift für Soziologie 31, S. 294-315.
Vogd, Werner 2004: Ärztliche Entscheidungsprozesse des Krankenhauses im Spannungsfeld von System- und Zweckrationalität. Eine qualitativ rekonstruktive Studie unter dem besonderen Blickwinkel von Rahmen (»frames«) und Rahmungsprozessen (»framing«), Berlin.

von Grote-Janz, Claudia/Elmar Weingarten 1983: Technikgebundene Handlungsabläufe auf der Intensivstation. Zum Zusammenhang von medizinischer Technologie und therapeutischer Beziehung, in: Zeitschrift für Soziologie 12, S. 328-340.
Wagner, Gerald 1995: Die Modernisierung der modernen Medizin. Die »epistemologische Krise« der Intensivmedizin als ein Beispiel reflexiver Verwissenschaftlichung, in: Soziale Welt 46, S. 266-281.
Weber, Max 1976: Wirtschaft und Gesellschaft. Grundriß der verstehenden Soziologie, Tübingen (Orig. 1921).
Weick, Karl E./Karlene H. Roberts 1993: Collective Mind in Organizations. Heedful Interrelating on Flight Decks, in: Administrative Science Quarterly 38, S. 357-381.
Weick, Karl E. 1995: Sensemaking in Organizations, Thousand Oaks.
Weick, Karl E. 2001: Making Sense of the Organization, Cambridge.
Weick, Karl E./Kathleen M. Sutcliffe 2001: Managing the Unexpected. Assuring High Perfomance in an Age of Complexity, San Francisco.

# Die Technisierung der Medizin

## Anmerkungen zum Preis des Fortschritts

*Günter Feuerstein*

**1 Einleitung**

Die Geschichte der modernen Medizin kann in wesentlichen Zügen als Geschichte medizintechnischer Innovationen rekonstruiert werden. Neue medizinische Techniken wurden zum Synonym für die wachsende Leistungsfähigkeit und den zunehmenden Erfolg des medizinischen Systems im Kampf gegen Krankheit und Tod. Die Implementation einst spektakulärer Techniken wie der der Intensivstation oder der Organtransplantation spielten dabei eine Schlüsselrolle. Beide galten als Durchbruch technischer Lösungsmuster bei der Substitution vitaler Körperfunktionen und symbolisieren den Sieg der modernen Medizin über den Tod. Derart wegweisende Innovationen haben allerdings dazu geführt, dass an neue medizinische Techniken oft unrealistisch überhöhte Erwartungen geknüpft werden. Der ritualisierte Optimismus des medizinischen Systems trifft auf die erhöhte Glaubensbereitschaft einer Medienkultur, der es an Meldungen, die nicht nur spektakulär sind, sondern auch mit Hoffnungen besetzt werden können, ansonsten notorisch mangelt. So konnte selbst eine völlig missglückte Kunstherztransplantation als außergewöhnlicher Erfolg, als »fulfillment of an American Dream« (USA Today, March 8, 1985: 11) gefeiert werden. Die enge Koppelung mit Heilungsversprechen verleiht der Technisierung medizinischen Handelns generell einen hohen Grad an gesellschaftlicher Wünschbarkeit und sozialer Akzeptanz.

Begleitet wurde dieser Prozess von einer sukzessiven Veränderung der medizinischen Selbstwahrnehmung und Handlungsorganisation. An die Stelle der »ärztlichen Kunst« trat die Vernaturwissenschaftlichung des Krankheitsverständnisses. Eng damit verbunden war eine fortschreitende Verengung des medizinischen Blicks. Das Interesse der Medizin begann sich auf abweichende Organzustände und Körperfunktionen zu konzentrieren – und zunehmend auf Spezifika der genetischen Konstitution. Der Patient wurde immer weniger als Individuum mit einem jeweils besonderen lebensgeschichtlichen Hintergrund, mit spezifischen Bedingungen der Krankheitsentstehung und persönlichen Potentialen der Krankheitsbewältigung wahrgenommen. Diese Abstraktion, Konzentration und Normalisierung des medizinischen Blicks korrespondiert mit einer Entpersönlichung von Behandlungskonzepten, die in den so genannten DRGs (Diagnosis Related Groups) nicht nur eine formale Zuspitzung erfahren, sondern auch zur Grundlage des Vergütungssystems von Gesundheitsleistungen geworden sind und auf diese Weise den medizinischen Blick mit der ökonomischen Orientierung von Versicherungsträgern und Leistungsanbietern synthetisieren.

Die traditionelle Privilegierung technischer Leistungsangebote setzte sich auch unter den veränderten Entgeltsystemen fort. Ungeachtet erkennbarer Effizienzgrenzen des medizinischen Technikeinsatzes scheint sich, wie Halfar (1987: 169) einst konstatiert hat, nicht nur im professionellen Handeln, sondern auch im Laienbewusstsein eine »gedankliche Kongruenz von apparativem Maximum und medizinischem Optimum« etabliert zu haben.

Ein Charakteristikum der Technisierung medizinischen Handelns war die rasche Verbreitung und nahezu ungehemmte Expansionsdynamik neuer Medizintechniken. Denn bis in die jüngste Vergangenheit konnte sich die Diffusion medizintechnischer Leistungsangebote ohne harte Marktrestriktionen und vor allem ohne jeden Selektionsdruck vollziehen. Eine systematische Evaluation der Effektivität und Effizienz medizinischer Techniken fand lange Zeit nicht statt. Inzwischen hat sich zwar das Health Technology Assessment international organisiert und etabliert. Die Ergebnisse der zahlreich vorliegenden Evaluationsstudien haben allerdings für die Diffusion und den Einsatz medizinischer Techniken kaum einen Effekt. Vor diesem Hintergrund wird verständlich, dass sich ein Großteil der aktuell verfügbaren medizinischen Techniken ohne den wissenschaftlich gesicherten Nachweis einer positiven Nutzenbilanz im medizinischen System etablieren konnte.

Die Technisierung der Medizin hat für die Patientenversorgung also nicht nur Lösungen gebracht, sondern entwickelte sich auch zu einem Teil des Problems. Das gilt für die Intensivmedizin, deren Fähigkeit zur apparativen Verlängerung des Lebens offene Fragen des legitimen Behandlungsabbruchs aufgeworfen hat, für die Organtransplantation, die durch eine notorische Knappheit an Organspenden zu einer ethisch problematischen Selektion der potentiellen Rezipienten gezwungen ist, und für eine expansive Diagnostik, die zwar immer differenzierter minimale Normabweichungen festzustellen vermag, damit aber nicht zwangsläufig ihre therapeutische Relevanz erhöht. Die wachsende Leistungsfähigkeit medizinischer Techniken erfolgt nicht aus einer Gesamtlogik heraus, sondern vollzieht sich in partikularen Funktionsbereichen. Durch das Fehlen einer hinreichenden Rückkoppelung mit dem Systemzweck kann ein Mehr an technischer Perfektion im Detail durchaus zu einem Verlust an Effizienz im Ganzen führen.

Im Folgenden wird der Versuch unternommen, unterschiedlich gelagerte Erklärungsmuster für die Steigerungslogik und Expansionsdynamik medizinischer Techniken zusammen zu tragen und an einigen Beispielen zu erläutern. Im Anschluss daran wird an der Genetisierung der Medizin verdeutlicht, welche tiefgreifenden Veränderungen von einer Technik ausgehen können, die zwar viel Potenzial verspricht, bei der aber Vision und Wirklichkeit noch weit auseinander klaffen.

## 2 Die Expansionsdynamik medizinischer Techniken

Medizinische Technik scheint nur eine Entwicklungsrichtung zu kennen: die Expansion des Technikensembles: sei es durch die erhöhte Verfügbarkeit bereits etablierter oder durch die Implementation und Diffusion neuartiger Techniken. Parallel dazu kann in aller Regel eine Intensivierung des Einsatzes der jeweils verfügbaren Techniken am Patienten beobachtet werden. Die systemtheoretische Interpretation legt nahe, dass das medizinische System in seiner extremen funktionalen Ausdifferenzierung von Diagnostik und Therapie eine Vielzahl partikularer Rationalitäten herausgebildet hat, die sich gegenüber den anderen Teilsystemen und Systemkomponenten verselbstständigt haben. »Wenn einmal ein Teilsystem der Gesellschaft im Hinblick auf eine spezifische Funktion ausdifferenziert ist, findet sich in diesem System kein Anhaltspunkt mehr für Argumente gegen die bestmögliche Erfüllung dieser Funktion« (Luhmann 1983: 29f). Dies könnte durchaus eine zusammenfassende

Erklärung für die Hilflosigkeit gegenüber dem Wachstum an therapeutisch irrelevanter Diagnostik sein, aber auch eine Erklärung für den bestehenden Innovationsdruck und die allgemeine Wachstumstendenz des medizinischen Technikeinsatzes. So scheint insbesondere die funktional verselbstständigte Systemkomponente Diagnostik nur noch ihrem eigenen Zielsystem zu folgen: der ständigen Erweiterung und Verfeinerung des Wissens um Zustände und Normabweichungen des Patientenkörpers.

Das medizinische System ist hoch arbeitsteilig organisiert und in seinen konkreten Entscheidungsprozessen oft wenig transparent. In einer etwas konkreteren Perspektive wird die Expansionsdynamik des medizinischen Technikeinsatzes als komplexes Zusammenspiel einer Vielzahl von Akteuren und einer Vielfalt von Motiven und Orientierungen sichtbar. Die Steigerungslogik medizinischer Technik wird von zahlreichen Faktoren getragen, die sich in diversen Erklärungsmustern zur medizinischen Technikdiffusion spiegeln. Sie alle haben ihren Relevanzbereich, ohne allerdings den Gesamtprozess grundsätzlich und umfassend zu erklären.

## 2.1 Das Zusammenspiel der Akteure und Orientierungen

Die wichtigsten Erklärungsversuche der medizinischen Technikspirale sind auf einer medizintheoretischen, legitimationsbezogenen, professionsanalytischen, psychologischen, ökonomischen oder politischen Ebene angesiedelt.

*Die medizintheoretische Interpretation* betont eine Affinität von naturwissenschaftlich geprägtem Krankheitsverständnis und der Eigenschaft moderner Techniken, »objektive«, dokumentierbare Befunde zu produzieren (vgl. Arnold 1988: 26f). Beide Faktoren seien nicht nur als Gradmesser schulmedizinischer Konformität geeignet, faktisches Handeln zu legitimieren, sondern auch um die Nähe des Arztes zum neuesten wissenschaftlichen Standard seines Faches erkennbar zu machen. Neue medizinische Techniken sind gewissermaßen die materialisierte Form des Fortschritts im Zugriff auf den Körper. Dies beinhaltet nicht nur den Fortschritt in der Sichtbarmachung und Feinauflösung körperlicher Gegebenheiten, Zustände und Funktionen, sondern vor allem auch die Koppelung dieser medizintechnisch generierten Wahrnehmungen mit spezifischen Krankheitskonzepten und Deutungsmustern. Die Genetik scheint aus Sicht ihrer Proponenten in besonderer Weise geeignet zu sein, die bereits fortgeschrittene Vernaturwissenschaftlichung der Medizin zu vollenden. Denn was zumindest in einigen Krankheitsfeldern leicht fällt, nämlich molekulare Faktoren als *ursächliche* Erklärung für die Entstehung und Ausprägung von Krankheiten zu konzeptualisieren, wird oft umstandslos zur generellen Blaupause des medizinischen Krankheitsverständnisses erklärt. Die Genetisierung der Medizin drückt sich sowohl im Selbstverständnis der Genetik als Querschnittswissenschaft der Medizin aus, als auch im vielfach geäußerten Anspruch, die Krankheitsklassifikation zu genetisieren, um dadurch die Unschärfe und relative Beliebigkeit des Phänotypischen zu überwinden (vgl. Bell 1998).

Die legitimationsbezogene Interpretation betont insbesondere die Wirksamkeit und den Einfluss nicht-professioneller bzw. professionsexterner Sanktionssysteme auf das medizinische Handeln. In dem Umfang, wie sich Fragen der »Arzthaftung«, der »juristischen Legitimation des Handelns« oder der »Rationalität der Praxis und des Krankenhauses« in den Vordergrund schieben (Kirchberger 1986: 17), wird die Verfügbarkeit und Anwendung medizinischer Technik zu einem zentralen Beweismittel des Arztes, eine *state of the art-*

Medizin zu praktizieren. Zahlreiche Indikationen, speziell auch im Bereich der Diagnostik, dienen allein der rechtlichen Absicherung des Arztes bzw. der Klinik gegenüber potentiellen Regressansprüchen von Patienten, die durch eine versäumte Anwendung modernster medizinischer Techniken und Verfahren einen gesundheitlichen Nachteil und wirtschaftlichen Schaden glaubhaft machen können. Ergebnis externer Einflüsse auf medizinisches Entscheidungshandeln ist die so genannte »defensive Medizin«, eine Medizin, die durch übergeordnete Normbildungsprozesse die fachbezogene Entscheidungsautonomie des behandelnden Arztes einschränkt und insofern Gefahr läuft, ihr Leistungsangebot und Indikationsverhalten an expansiven Ansprüchen systemexterner Akteure auszurichten. Dazu gehört streng genommen auch der Patient, der Klient, oder der »Kunde« der Medizin (vgl. dazu Sureau 1995). Beides, der Einfluss rechtlicher Normbildungsprozesse und die Anspruchshaltung der »Endverbraucher« medizinischer Leistungen, begünstigen den »defensiven« Charakter der Medizin gerade auch im Bereich der genetischen Diagnostik und Reproduktionsmedizin. Exemplarisch dafür ist die erst jüngst wieder von deutschen und französischen Gerichten bestätigte Praxis, die vermeidbare Geburt behinderten Lebens im Falle von unzureichender Aufklärung und versäumten Tests als Schadensfall zu klassifizieren.

Die professionsbezogene Interpretation führt die Wachstumsdynamik des medizinischen Geräteeinsatzes vor allem auf Konkurrenz- und Kooperationsbeziehungen der beteiligten Akteure und Institutionen zurück. Daly (1989: 105f) zufolge reguliert der Einsatz modernster Techniken soziale Beziehungen insofern, als er die eigene Definitionsmacht gegenüber abweichenden Kollegen-Urteilen erhöht. Zudem vermittelt der Einsatz modernster Biotechnologien im Alltag medizinischen Handelns einen – realen oder auch nur symbolischen – Kontakt zur Forschung, enthält also neben Prestigeeffekten (Rutten/Bonsel 1992: 567; Abel-Smith 1988: 10) die Faszination der Verwissenschaftlichung ärztlichen Handelns. Dieser Anreiz wird zunehmend dadurch eine Rolle spielen, dass die Weiterentwicklung genetischer und pharmakogenomischer Erkenntnisse einer sehr umfangreichen Datensammlung über das Zusammenwirken genotypischer und phänotypischer Faktoren bedarf. Die breite Einbeziehung von Ärzten in genetische Forschungskontexte, speziell in die Generierung der dafür notwendigen Patientendaten, erscheint nicht nur durch die verstärkte Nachfrage nach diesen Daten realistisch, sondern auch vor dem Hintergrund, dass sich die entsprechenden Professionen und Teilprofessionen einen wissenschaftlich und finanziell attraktiven Zugang zu Forschungsressourcen erschließen können.

Die psychologische Interpretation verortet die Gründe des expansiven Technikeinsatzes in einer Art Koproduktion von Arzt und Patient. In diesen Kontext gehört zuvorderst die These vom Nachfragesog des Patienten. Sie reflektiert nicht nur die Durchsetzungskraft, mit der das naturwissenschaftliche Paradigma als »gedankliche Kongruenz von apparativem Maximum und medizinischem Optimum« selbst ins »Laienbewusstsein« vorgedrungen ist (Halfar 1987: 169), sondern auch den Rechtfertigungsdruck, dem der Arzt bei nicht voller Ausschöpfung des medizintechnisch Möglichen oft ausgesetzt ist (Silomon 1983: 31). Andere Ansätze akzentuieren die emotionale Entlastungswirkung des technikvermittelten Umgangs mit Krankheit. Arzt und Patient hätten ein gemeinsames Bedürfnis, durch die Ausblendung psychosomatischer Krankheitshintergründe ihre institutionell zugewiesene Rolle zu bewahren und die Aktualisierung innerer Konflikte zu vermeiden (Jordan/Grause-Girth 1986). Dies gilt natürlich speziell mit Blick auf multifaktoriell bedingte Erkrankungen. Ein weiteres psychologisches Erklärungsmuster rückt eine sehr subtile Form des angebotsinduzierten Inanspruchnahmeverhaltens von Patienten in den Vordergrund. Unter dem

Begriff »anticipated decision regret« beschreibt Tymstra (1989) die Neigung des Patienten, dem Einsatz einer Technik nur deshalb zuzustimmen, um später keine Reue über eine möglicherweise verpasste Chance empfinden zu müssen.

Die ökonomische Interpretation des expansiven Technikeinsatzes stellt vor allem einen Zusammenhang zwischen mangelnder politischer Steuerung sowie fehlgeleiteten Anreizsystemen einerseits und den Einkommensmotiven der Ärzteschaft sowie den Wachstums-, Ausstattungs- und Prestigemotiven von Kliniken andererseits her. So führte das Kostendeckungsprinzip zu keinerlei Marktwiderstand gegen kostentreibende Produktinnovationen – wie nützlich sie auch immer sein mochten (Zweifel 1984: 90; Knappe 1988: 41ff.). Dass die Gebührenordnung, rein betriebswirtschaftlich gesehen, den Einsatz von Medizintechnik gegenüber anderen, nicht-technischen Leistungsmerkmalen (Münnich 1984: 28; Alber 1992: 106) bevorzugt, setzt sich in den neuen Kostenerstattungssysteme bruchlos fort. So beispielsweise auch in der genetischen Diagnostik, bei der eine qualitativ hochwertige genetische Beratung kommerziell weit weniger attraktiv ist als die Abrechnung entsprechender Laborleistungen. Dieser Faktor ist umso bedeutsamer, als gute genetische Beratung den Klienten die oft engen Grenzen des Aussagewerts genetischer Tests und die oft mangelnde klinische Relevanz genetischen Wissens offen legt (vgl. Cho/Arruda/Holtzman 1997). In verschiedenen empirischen Studien konnte beobachtet werden, dass die beratungsbedingte Desillusionierung zu einem deutlichen Rückgang der Nachfrage nach genetischen Tests geführt hat. So zeigte Nippert am Beispiel des genetischen Tests auf Zystische Fibrose (CF-Test) den Einfluss des Angebotssettings auf das Nachfrageverhalten, das sich umgekehrt proportional zum Aufklärungsniveau verhielt: »Geringe Aufklärung verbunden mit sofortigem Testangebot ließen (in den USA – G.F.) die Aufnahme auf über 80% steigen, umfassende Aufklärung (genetische Beratung) verbunden mit Bedenkzeiten ließen die Inanspruchnahmeraten auf unter 10% sinken. ... In Deutschland variierten Inanspruchänahmeraten in unterschiedlichen Einrichtungen und Angebotsformen zwischen 99,8%(!) und 15,5%.« (2000: 140). Es ist zu vermuten, dass die ökonomische Unterprivilegierung der genetischen Beratung letztlich zu einer quantitativen Begrenzung des Beratungsangebotes und zu einer Verringerung der Beratungsqualität beiträgt. Illusorische Erwartungen an genetische Tests werden dadurch nicht hinreichend korrigiert, wodurch ein angebotsinduzierter Nachfragesog begünstigt wird.

Die politische Interpretation ist vorwiegend fallspezifisch ausgelegt. Betrachtungen auf regionaler Ebene rücken vor allem den Wettbewerb zwischen Landkreisen, Städten und Gemeinden und ihren jeweiligen Repräsentanten in den Blick. So wurde beispielsweise über lange Jahre die Einrichtung von Herzzentren oder die Ausstattung von Krankenhäusern mit diagnostischen Großgeräten zum Symbol einer guten medizinischen Versorgung und einer besonders bevölkerungsnahen und bürgerfreundlichen Kommunalpolitik stilisiert. Für die Gentechnik ging der forschungspolitische Schub allerdings von der Bundespolitik aus. Die Förderung der Biotechnologie wurde zum Symbol gesellschaftlicher Modernität, Fortschrittsfreundlichkeit und vorausschauender Industriepolitik. Es liegt nahe, die enorme Mobilisierung staatlicher Subventionen für die Biotechnologie auch vor dem Hintergrund der einst verpassten Chancen auf dem Gebiet der Informations- und Kommunikationstechnologien zu suchen. Neben der politisch vermittelbaren Wunschvorstellung von einer im weitesten Sinne besseren Medizin dominieren daher vor allem volkswirtschaftliche Motive die milliardenschwere Förderung der Biotechnologie: die Sicherung biotechnischer Produktionsstandorte, die optimistisch prognostizierte Schaffung von Arbeitsplätzen, und die erwartete Verbilligung medizinischer Behandlungsverfahren. Die weitere Entwicklung wird nicht nur davon bestimmt sein, inwieweit sich die Heilsversprechen neuer biomedizinischer Technologien tatsächlich realisieren, sondern auch von der Desillusionierung, die in einer globalisierten Wirtschaft hinsichtlich des volkswirtschaftlichen Potentials nationaler Biotechnologieprogramme zwangsläufig einmal eintreten wird.

Die Expansionsdynamik des medizinischen Technikeinsatzes ist multifaktoriell gelagert. Jeder der genannten Faktoren hat seinen speziellen Relevanzbereich und sicher ergänzen sie sich in ihrer Wirkung. Verallgemeinert ausgedrückt, könnte man die Technisierung der Medizin auf Synergieeffekte zwischen unterschiedlichen Handlungsfeldern des medizinischen Systems und den Motivlagen wichtiger Akteure und Umwelt-Kontexte (Patienten, ärztliche Leistungsanbieter, Geräteindustrie, Gesundheitspolitik) zurückführen. Damit wäre man allerdings auf ein Erklärungsmuster fixiert, das in hohem Maße akteurbezogen und auf vordergründige Interessen verengt ist.

### 2.2 Funktionale Integrationen: Kaskaden des Technikeinsatzes

Eine wichtige Ergänzung zu den genannten Interpretationsmustern bietet die Analyse von System-Koppelungen. Solche Koppelungen finden sich auch in der Medizintechnik selbst, und zwar in Form *der funktionalen Integration technischer Verfahren*. Auf eine These gebracht, kann man den Effekt dieser funktionalen Verschränkung zugespitzt als ein System der wechselseitigen »Selbst«-Reproduktion des medizinischen Technikeinsatzes charakterisieren (vgl. Feuerstein 1994). Wenn also gesundheitliche Probleme erst einmal durch den Einsatz medizinischer Technik bearbeitet werden, führt dies im weiteren Behandlungsverlauf mit hoher Wahrscheinlichkeit zum Einsatz weiterer Techniken. Denn die gibt es im medizinischen System in enorm großer Funktionsvielfalt und nur die wenigsten davon stehen in einer direkten Substitutionskonkurrenz. Das medizinische System hat in vielen Fällen ein Setting von Add-on-Indikationen hervorgebracht, ein System also, das den additiven Einsatz und das Zusammenspiel der verfügbaren Techniken garantiert und organisiert.

Die Angebots-Nachfrage-Spirale beruht also auch auf einfachen Lawineneffekten, oder, wie Deyo (2002) konstatiert hat, auf den leicht aktivierbaren Auslösemechanismen medizintechnischer Nachfragekaskaden: »With regard to medical technology, the term refers to a chain of events initiated by an unnecessary test, an unexpected result, or patient or physician anxiety, which results in ill-advised tests or treatments that may cause avoidable adverse effects and/or morbidity« (ebd.: 23). Die Serie von Anschlusshandlungen, die einem Auslösefaktor folgen, erscheinen dabei als direktes Resultat der jeweils vorausgegangenen Maßnahme (vgl. Mold/Stein 1986). Dies sei im folgenden an einigen Wechselbeziehungen und funktionalen Koppelungen des medizinischen Technikeinsatzes, wie sie sich in etablierten Feldern der Medizin bereits vollzogen haben und wie sie sich in der Gentechnik seit einigen Jahren zu vollziehen beginnen, verdeutlicht.

*Präsymptomatische Diagnostik provoziert einen zusätzlichen Bedarf an diagnostischem Technikeinsatz.* Klinische Anfangsbefunde bedürfen der Bestätigung und Präzisierung, um therapeutische Interventionen zu rechtfertigen. Da aber verschiedene diagnostische Verfahren nicht nur unterschiedlich sensibel sind und unterschiedliche Wahrnehmungsfenster (Selektivität) eröffnen, sondern auch Fehlerquellen enthalten (Labor- bzw. Geräteartefakte, Interpretationsartefakte), verlangt die zuverlässige Abklärung eines Befundes oft den additiven Einsatz weiterer Diagnostik in technisch aufsteigender Reihenfolge (vgl. Silomon 1983: 25; Abholz 1986: 42f; Kirchberger 1986: 23f; Stehr 1990: 706; Schnabel/Wolters 1992: 427). Auch prädiktive Gentests erzeugen, wenn sie positiv ausfallen, einen weiteren Bedarf an Diagnostik, sei es zur Bestätigung der Ergebnisse, zur differenzierteren Abklärung des Befundes, vor allem aber durch die Zuführung des Klienten in ein engmaschiges System der Früherkennung. Nippert verdeutlichte den gendiagnostischen Kaskadeneffekt der fortbestehenden Unsicherheit am Beispiel des Triple-Tests im Rahmen der Pränatalen Diagnostik: »Mangelhafte Handhabung des Tests und Ignoranz der Anbieter im Umgang mit Risikoziffern erzeugten eine Fülle von falsch-positiven Testergebnissen. Diese Testergebnisse beunruhigten wiederum die Schwangeren derartig, dass eine Kaskade von anderen Untersuchungen (Spezialultraschall), Wiederholungsuntersuchungen, insbesondere aber die invasive PD zur endgültigen Abklärung des Befundes ausgelöst wurde« (Nippert 2000: 138). Weitere diagnostische Kaskadeneffekte entstehen aber auch mit der Bestätigung positiver Befunde der prädiktiven Gendiagnostik. Denn sie sind ein Auslöser für engmaschige Früherkennungsprogramme und damit für die regelmäßige Aktivierung des diagnostischen Technikeinsatzes an sogenannten genetischen Risikofällen.

*Leistungsfähige Diagnostik führt zu einem Mehr an therapeutischer Intervention.* Die immer weiter ins Vorfeld der Krankheitsentstehung verlagerte Sichtbarmachung normabweichender Zustände macht eine zusätzliche Patientenpopulation behandlungsbedürftig. Zwischen dem Ausmaß an Diagnostik und der Zahl therapeutischer Interventionen besteht ein direkter Zusammenhang (vgl. Verilli/Welch 1996), der sich aus der Überschätzung der Krankheitsprävalenz und des therapeutischen Nutzens ergibt (Black/Welch 1993). In diesem Sinne zählte bereits Mannebach (1988: 97) die Herzkatheterisierung zu den »bedarfssteigernden Umständen für Herzoperationen mit Herz-Lungen-Maschine«. Fortgeschrittene Diagnostik enthält also nicht nur das Potential zu frühzeitigen Entdeckung von entstehenden Krankheiten, sondern immer auch das Risiko der Konstruktion und Feststellung von »Pseudoerkrankungen«, die sich ohne den Test nie zu einem ernsthaften Gesundheitsproblem des Patienten entwickelt hätten (vgl. Fisher/Welch 1999). So erweist sich auch die prädiktiv probabilistische Gendiagnostik des erblich bedingten Brust- und Eierstockkrebses als ein bedarfserzeugender Umstand für medizinische Interventionen: in diesem Fall für die prophylaktische Chirurgie und Chemoprävention. In gewisser Weise handelt es sich dabei um eine Vorverlegung und Ausweitung von therapiebezogenen Nachfrageeffekte, wie sie bereits im Gefolge des in seiner Effektivität höchst umstrittenen Mammographie-Screenings festgestellt wurden (vgl. Gøtzsche/Olsen 2000; Olsen/Gøtzsche 2001). Während es sich im Falle des Mammographie-Screenings um die Auslösung von Nachfrageeffekten bei *Kranken* handelt oder solchen, die irrtümlich durch falsch-positive Befunde dafür gehalten werden, erzeugt der genetische Test auf erblichen Brustkrebs (BRCA-Diagnostik) eine therapeutische Nachfrage bei *Gesunden*. Denn behandelt wird nicht die Krankheit, sondern lediglich das Risiko, sie vielleicht zu bekommen. Anders ausgedrückt: das Risiko selbst erhält einen behandlungsbedürftigen Krankheitsstatus.

*Therapeutische Intervention initiiert einen zusätzlichen Bedarf an technischer Diagnostik.* Komplizierte therapeutische Interventionen wie z.B. kardiochirurgische Eingriffe verstärken die Nachfrage nach apparativer Diagnostik in mehrerer Hinsicht: zur differentiellen Abklärung der therapeutischen Indikation, zur notwendigen anatomischen Orientierung im Vorfeld invasiver Eingriffe und zur Überwachung des Therapieerfolges (vgl. Feuerstein 1994: 171ff). Zumindest Letzteres dürfte auch im Bereich prophylaktischer

Interventionen im Gefolge prädiktiver Gentests der Fall sein. Denn eine prophylaktische Mastektomie, wie sie nach positiven BRCA-Tests als mögliche Option angeboten wird, ist keine Intervention, die das Risiko der Krankheitsentwicklung vollständig beseitigt, da sie nicht ursächlich, d.h. nicht an den Entstehungskontexten der Erkrankung ansetzt. Was nach einer Mastektomie zumindest bleibt, ist das Risiko der Bildung von Mikrometastasen im Restgewebe. Insofern macht die prophylaktische Intervention eine Überwachung des Therapieerfolges notwendig. Dies gilt umso mehr für die Chemoprävention, die, wie im Fall von Tamoxifen, nicht nur einen sehr begrenzten Effekt, sondern auch ein breites Spektrum schwerwiegender Nebenwirkungen mit sich bringt (vgl. Hill u.a. 1997; Holtzman 1996: 60f; van Leeuwen u.a. 1994; Gottlieb 2002). Der Bedarf an Früherkennung dehnt sich in diesem Fall sogar auf weitere Krankheitsfelder aus.

*Therapeutische Intervention produziert einen Bedarf an weiterer therapeutischer Intervention.* Die Reproduktion der medizintechnischen Nachfrage erfolgt vielfach aufgrund des symptomatischen Charakters der Therapie und des schleichenden Zerfalls des therapeutischen Effekts. Die Notwendigkeit zu Wiederholungseingriffen entsteht jedoch nicht nur durch die Neubildung der behandelten Funktionsstörungen, sondern bei implantierten Therapiegeräten (z.B. Herzschrittmacher) auch durch technischen Verschleiß. Im Fall der *prophylaktischen Mastektomie* entsteht ein *Bedarf an rekonstruktiver Chirurgie*, eventuell aber auch an *Wiederholungseingriffen* aufgrund unerwünschter (medizinischer oder kosmetischer) Nebeneffekte. Im Falle einer Chemoprävention mit Tamoxifen kann ein völlig neuer Behandlungsbedarf entstehen, und zwar durch die Entwicklung von Erkrankungen, die iatrogen, d.h. als unerwünschte Nebenwirkung der Prävention auftreten.

*Therapeutische Produktdifferenzierung erhöht die Zahl der Interventionen.* Während die Ballondilatation verkalkter Aortenklappenstenosen (PTAV) zunächst in Substitutionskonkurrenz zur Bypass-Operation gesehen wurde und Gegenstand professioneller Auseinandersetzungen (competitive struggle) zwischen interventiver Kardiologie und Kardiochirurgie war (Helmers 1991, 1992), hat sich daraus inzwischen ein additives Therapieangebot entwickelt. Nach Ausreizung der wiederholt eingesetzten Dilatationstechnik erfolgt in der Regel der Umstieg auf die Bypass-Chirurgie. Auf diese Weise erhöhte sich trotz enormem Mengenwachstum der Dilatation auch weiterhin der Bedarf an entsprechenden Operationen (Reifart 1992: 48). Ein solches Setting ist prinzipiell auch mit Blick auf unterschiedliche Optionen der medizinischen Prävention genetischer Risiken denkbar. Im Extrem könnte man sich auch im Gefolge der prädiktiven Gendiagnostik einen prophylaktischen »Overkill« vorstellen, der beispielsweise aus dem additiven Einsatz der verfügbaren Optionen besteht; im Fall von erblich assoziiertem Brustkrebs also eine Kombination von präventiver Mastektomie und Chemoprävention.

*Technischer Fortschritt erlaubt eine erweiterte Indikationsstellung und erschließt dadurch neue Klientenkreise.* Exemplarisch dafür ist die bidirektionale Verschiebung der Altersgrenzen in der Kardiotherapie. So ermöglichte die Entwicklung miniaturisierter Herzschrittmacher auch die Behandlung von Säuglingen, und technische Fortschritte im Bereich der Anästhesiologie und der Herz-Lungen-Maschine führten zu einer Zunahme des Lebensalters der »operierfähigen« Patienten, so dass am Deutschen Herzzentrum Berlin »keine numerische Altersgrenze« für Koronar-, Herzklappen- und Aortenoperationen mehr besteht (Hetzer 1991). Bezogen auf die genetische Diagnostik könnte sich diese Expansion der nachfragegenerierenden Merkmalsgruppe in Form einer definitorischen Ausweitung der Kriterien für genetische Risikogruppen realisieren. Tatsächlich sind im ersten Stadium der

Anwendung prädiktiver Gentests die Risikogruppen relativ eng definiert worden. Ein Grund dafür waren die Forschungskontexte, innerhalb derer die Tests zunächst experimentell eingesetzt wurden. Um zu eindeutigen Ergebnissen zu gelangen, wurden optimale Voraussetzungen angestrebt. Insofern bestand eine Tendenz zur Konzentration auf Hochrisikogruppen. Hinzu kommt das relativ hohe Preisniveau neu entwickelter Techniken. Die Veralltäglichung der Testpraxis und die enorme Kostendegression lässt jedoch eine schrittweise Lockerung der Indikationskriterien erwarten. Der immer deutlicher werdende Drang nach Etablierung genetischer Screenings, vor allem aber der Versuch einer Verschränkung von Genetik und Public Health zur so genannten »Public Health Genetics«, ist hierfür ein wichtiger Vorbote[1].

## 2.3 Das Zusammenspiel technischer und nicht-technischer Integrationen

Die geschilderte Expansionsdynamik profitiert zwar von den vielfältigen Möglichkeiten zur funktionalen Verschränkung medizinischer Techniken, ihre Schwungkraft gewinnt sie jedoch aus der spezifischen Einbettung des Technischen in die Funktionsweise des medizinischen Systems und seiner Umweltkontexte. Deutlich wird dieser Zusammenhang an der überdurchschnittlichen Wachstumsdynamik, die der medizinische Technikeinsatz in sogenannten Spezialkliniken erfahren hat. Hierbei handelt es sich um medizintechnisch hochverdichtete Handlungsräume, in denen der Möglichkeitsspielraum zur funktionalen Verschränkung des Technikeinsatzes besonders ausgedehnt ist und zugleich auf eine Vielzahl professioneller Nutzungsmotive und institutioneller Anreizstrukturen trifft. Neugegründete Herzzentren, von Kritikern teils vorschnell als Investitionsruinen eingestuft, erreichten oft schon nach wenigen Jahren ein Maximum an Kapazitätsauslastung. Die sozialräumliche Enge des Zusammentreffens von Möglichkeiten, Motiven und Anreizen hat nicht nur zur sprunghaften Erhöhung der medizintechnischen Nutzungsdaten und Fallzahlen innerhalb dieser technikintensiven Spezialkliniken geführt, sie hat die Technisierung der Medizin insgesamt befördert. Ausdruck dieser Entwicklung ist neben der zeitweise starken Zunahme dieses Kliniktyps (vgl. Feuerstein 1994: 177ff) vor allem eine allgemeine Anhebung des Technisierungsgrades medizinischen Handelns. Eine ähnliche Entwicklung lässt beispielsweise der von Verbänden und Medizinern bereits geforderte Aufbau eines Netzes von Brustkrebszentren erwarten (vgl. Flöhl 2002).

Durch die fortschreitende *Genetisierung der Medizin* ist eine weitere Anhebung des bereits erreichten Technisierungsgrades zu erwarten. Die wachsende Anwendung genetischer Techniken, die Durchdringung medizinischen Denkens mit genetischen Erklärungsmodellen der Krankheitsentstehung und die Entwicklung darauf aufbauender Handlungsstrategien führt dazu, dass der Einsatz genetischer Techniken sowohl im medizinischen System als auch bei den Patienten an Normalität gewinnt. Dies gilt insbesondere für prädiktive genetische Tests, die nicht nur in einem zunehmend breiteren Spektrum angeboten werden, sondern immer auch mit Blick auf die sukzessive Senkung der teils noch bestehenden Indikationsbarrieren.

---

1 Im Umfeld des Sammelbandes von Khoury/Burke/Thomson 2000, mit dem das Thema in die internationale Diskussion gebracht wurde, gab es eine Vielzahl von Versuchen, das Potential des Zusammenspiels von Public Health, Genetik und Prävention zu begründen (vgl. dazu Coughlin 1999; Brand u.a. 2004; Daele 2006; Holtzman 2006) und auch einige kritische Einschätzungen (vgl. Stone/Stewart 1996; Feuerstein 2002).

Die Formierung einer dichten Angebots-Nachfrage-Spirale vollzieht sich jedoch nicht voraussetzungslos. Neben einem Kostenerstattungssystem, das solche Entwicklungen begünstigt oder zumindest nicht hemmt, sind vor allem professionsinterne, aber auch systemexterne Normbildungsprozesse von entscheidender Bedeutung. Denn die Medikalisierung genetischer Risiken ist nicht ohne weiteres mit gesellschaftlichen Wertvorstellungen und auch nicht mit traditionellen medizinethischen Orientierungsmustern kompatibel. Das gilt im Bereich der pränatalen Gendiagnostik für die gewöhnungsbedürftige Vorstellung, den Schwangerschaftsabbruch als erfolgreiche Therapie zu sehen.[2] Und es gilt im Bereich der prädiktiven Gendiagnostik für folgenschwere medizinische Interventionen an Klienten, die zwar ein erhöhtes genetisches Erkrankungsrisiko aufweisen, bei denen es sich aber unzweifelhaft um Gesunde handelt, und zwar zu einem Teil auch um solche, die die entsprechende Krankheit nie entwickeln werden.

In all diesen Kontexten vollzieht sich gegenwärtig ein Umdenkungsprozess, der vor allem auch mit einer *semantischen Neucodierung von Begriffen und Vorstellungswelten* verbunden ist. Dazu gehört beispielsweise der Wandel des Verständnisses, was unter *medizinischem Nutzen* zu verstehen ist, die Ablösung des Nutzenkalküls vom individuellen Patienten, seine Auflösung in statistischen Modellen und gesellschaftlichen Zuschreibungen.

Die gentechnische Forschung ist dabei nicht auf das Labor beschränkt. Die Einführung neuer Tests erfolgt meist in experimentellen Settings. Dabei handelt es sich um Experimente mit Menschen, aber auch um Experimente mit der Gesellschaft. Denn Gegenstand dieser Forschung ist nicht nur die Gewinnung wissenschaftlich-technischer Erkenntnisse, sondern immer auch die Konstruktion des Nutzens der jeweils eingesetzten Technik, die Erkundung von Arrangements, unter denen sie bei den Probanden auf Akzeptanz stößt, die Verankerung im professionellen System durch Entwicklung neuer Standards (vgl. Lippman 1999) und die Herstellung von Kompatibilität mit gesellschaftlichen Normen und Wertorientierungen. Und hier kann durchaus eine hohe gedankliche Kongruenz zwischen einer Medikalisierung genetischer Risiken und einem generellen gesellschaftlichen und gesundheitspolitischen Trend zur Individualisierung, zur Verstärkung der Eigenverantwortlichkeit und den sich daraus ableitenden Zwängen zur Prävention und Instrumentalisierung des Körpers gesehen werden (vgl. dazu Feuerstein/Kollek 2001; Lemke 2000).

## 3 Die Genetisierung der Medizin

Gendiagnostische Leistungsangebote konnten im vergangenen Jahrzehnt eine enorme Innovations- und Expansionsdynamik entfalten. Dies geschah zum einen durch die *Intensivierung der bisherigen Testpraxis*, speziell im Bereich der pränatalen Diagnostik. Hier werden für bestimmte Tests allerdings schon Sättigungsgrenzen sichtbar. Anzeichen einer mögli-

---

2   Diese Unsicherheit drückt sich auch in konzeptuellen Überlegungen der Gesundheitsökonomie aus. So werden bei einer Screening-Maßnahme zur Zystischen Fibrose als Nutzen oft die gesamten fiktiven Behandlungskosten angesetzt, die durch die Abtreibung positiv getesteter Feten eingespart werden. Andere Konzepte geben zu bedenken, dass unter der Annahme, dass das Leben bereits mit der Befruchtung der Eizelle beginnt, Lebenserwartung und Lebensqualität (wenn auch durch die zu erwartende Erkrankung auf eingeschränktem Niveau) verloren gehen, die Konsequenzen der Abtreibung also auf der Kostenseite zu verbuchen wären (vgl. Schöffski 2000: 240ff).

chen Expansion deuten sich jedoch im Bereich des Neugeborenen-Screenings an.[3] Die entscheidende Expansionsdynamik liegt daher in einer *krankheitsbezogenen Ausdifferenzierung des genetischen Testangebots* (vgl. dazu ausführlicher Feuerstein/Kollek/Uhlemann 2002). Die anfänglich noch vorherrschende Begrenzung auf die pränatale Diagnostik und die Anlageträgerschaft von besonders schwerwiegenden chromosomalen oder monogenetisch bedingten Erkrankungen (wie z.B. Down Syndrom, Chorea Huntington, Duchenne Muskeldystrophie, Zystische Fibrose etc.) wird zunehmend aufgelöst. Hierbei handelt es sich vorwiegend um unbehandelbare Erkrankungen oder solche, deren »Therapie« allein in der Abtreibung des vorgeburtlich getesteten Fetus[4] bestand (Marteau/Lerman 2001: 1056). Das genetische Testangebot erweitert sich nun zunehmend auf die Diagnostik *polygener* und *multifaktoriell* bedingter Erkrankungen, wobei sich das Interesse der Testanbieter sehr eindeutig auf das weite Feld der sogenannten Volks- und Zivilisationskrankheiten (also auf verbreitete Tumor- und Herz-Kreislauf-Erkrankungen, Diabetes, Schlaganfall, Asthma, Fettsucht, Psychosen sowie neurodegenerative Erkrankungen wie z.B. Alzheimer) zu konzentrieren beginnt.[5] Die generelle Zielvorgabe lautet nun: »hunting the genes for common disorders« (Mathew 2001). Hier liegt der entscheidende Zukunftsmarkt für industrielle Test- und Präventionsanbieter – und zugleich der Ausgangspunkt für medizinische Behandlungskaskaden.

Genetische Tests auf polygene oder multifaktorielle Erkrankungen haben vor allem eines gemeinsam: sie sind nicht deterministisch, sondern *prädiktiv probabilistisch*, das heißt, sie bewegen sich in der Prognose des individuellen Schicksals auf relativ ungesichertem Terrain. Was sie treffen, ist eine statistische Wahrscheinlichkeitsaussage über die genetisch assoziierte Krankheitsanfälligkeit einer Person. Ob sich diese Krankheit im jeweiligen Fall tatsächlich entwickeln wird, wann dies geschieht, welchen Schweregrad sie annimmt und welche Verlaufsform sie haben wird, bleibt nach positivem Gentest ebenso ungeklärt wie der relative Einfluss und das komplexe Zusammenspiel von genetischen und nichtgenetischen Einflussfaktoren auf die Krankheitsentstehung. Ungeachtet der Unbestimmtheit, die prädiktiv probabilistischen Tests hinsichtlich der individuellen Prognose anhaftet, wird eine gelungene Diffusion dieser Techniken tiefe Spuren im medizinischen System und letztlich auch in der Gesellschaft hinterlassen.

Zwar dringt auch die herkömmliche medizinische Diagnostik mittels moderner Techniken weit in präsymptomatische Bereiche der Krankheitserkennung vor und provoziert damit eine Vielzahl medizinischer Anschlusshandlungen. Dennoch ist die prädiktiv probabilistische *Gen*diagnostik von ungleich größerer Reichweite und anderer Qualität. Denn mit ihr *wird erstmals in systematischer Form der unzweifelhaft Gesunde zum Objekt medizinischer Intervention* und zum Absatzmarkt medizinischer Präventionsleistungen. Denn diagnostiziert, behandelt und überwacht werden hier weder bereits aufgetretene Symptome, noch Zeichen der frühen Krankheitsentwicklung, sondern bloße Risiken, die sich im indivi-

---

3   Hier wird insbesondere die geplante Ausweitung des herkömmlichen Neugeborenen-Screenings auf die Tandemmassenspektrometrie diskutiert, wodurch vollautomatisiert 34 verschiedene Stoffwechselstörungen festgestellt werden können. Die damit erfassten Konditionen sind nicht mehr streng auf behandelbare Krankheiten beschränkt. Im genetischen Kontext relevant wird dieses Screening durch die Archivierung sämtlicher Restblutproben und den dadurch ermöglichten Aufbau einer Gendatei (vgl. dazu Liebl/von Kries/Nennstiel-Ratzel u.a. 2001 und Schimmelpfeng-Schütte 2003).
4   Der Begriff »therapeutic abortion« hat sich zumindest im medizinischen System etabliert. Man spricht hier auch von einer »search and destroy mission« (vgl. Michael/Buckle 1990).
5   Vgl. dazu Guttmacher/Collins 2002, Pang/Weatherall 2002, Tournier-Lasserve 2002, Hall 2004.

duellen Fall während der gesamten Lebensspanne überhaupt nicht als Krankheit manifestieren müssen. Das genetische Erkrankungsrisiko ist in diesem Fall ein rein statistisches Konstrukt. Wenn ein prädiktiv probabilistischer Test zu weitergehendem medizinischem Handeln führt, erfolgt dies gewissermaßen nur unter »als-ob«-Bedingungen. Diese Art der Medikalisierung hat, zu Ende gedacht, insofern monströse Züge, als sie geeignet und geneigt ist, in großem Stil Gesunde teils schon von Geburt an zu Dauerpatienten zu machen.

Die fortschreitende Medikalisierung kann als Charakteristikum des medizinischen Systems gesehen werden. Im Kern geht es dabei um die Erringung und Ausdehnung von professioneller Deutungsmacht und Handlungskompetenz im Umgang mit Problemen, die man als vor-medizinisch (wie z.B. rein statistische Gesundheitsrisiken), als quasi-medizinisch (Alkoholismus, sexuelle Deviationen) oder sogar als nicht-medizinisch (wie z.B. persönliche Konfliktlagen und unerwünschte soziale Verhaltensweisen) klassifizieren kann. Heim (1992: 5) sprach in diesem Zusammenhang von einer »Kolonisierung weiter Lebensbereiche«, also dem Vordringen einer bestimmten Form der sozialen Kontrolle in die Alltagswelt. Für Willke (2003: 87) dagegen ist die Medikalisierung ganz allgemein Ausdruck eines »Steigerungsimperativs«, der in jedes spezialisierte Funktionssystem moderner Gesellschaften eingebaut sei. Komplementär zu seiner eigentlichen, exklusiven Zuständigkeit tendiere ein Funktionssystem der Gesellschaft zur »Inklusion aller gesellschaftlichen Ereignisse in seinen Aufmerksamkeitsbereich«. Jedes Funktionssystem »und auch jedes spezialisierte Ressort einer Organisation« sei im Prinzip darauf angelegt, »zyklopische Visionen zu entwickeln und rücksichtslos myopisch zu werden.«

Die Steigerungslogik, die durch die moderne Genetik angestoßen wurde, äußert sich vor allem im Anspruch auf einen Wandel des Krankheitsverständnisses und der klinischer Behandlungskonzepte. »Genomics, which has quickly emerged as the central basic science of biomedical research, is poised to take center stage in clinical medicine as well« (Guttmacher/Collins 2002: 1520). Ähnlich äußerte sich Jahre zuvor schon Bell: »Genetic information is likely to transform the practice of clinical medicine. Genetics will provide a taxonomy of disease that is based on biological mechanisms rather than phenotype. ... Genetic variation will be another form of »risk factor« and will permit early treatment and directed screening« (Bell 1998: 618).

Dieser Wandlungsprozess hat sich zwar noch nicht vollzogen, dennoch zeichnet sich folgendes Szenario ab: Mit der Zunahme genetischen Wissens erweitert sich die Anzahl der multifaktoriellen Erkrankungen, denen eine genetische Komponente zugeschrieben wird. Mit der Ausdehnung und Intensivierung genetischer Tests erweitert sich auch der Kreis genetisch riskierter Personen, die sich im Status des Noch-nicht-Kranken befinden und damit als Gesunde bereits zu Patienten werden. Durch die Erweiterung des genetischen Wissens auf multifaktorielle Erkrankungen wächst zwar der Präventionsimperativ, zugleich nimmt jedoch der Aussagewert und die klinische Relevanz des genetischen Wissens deutlich ab. Dennoch werden genetische Risiken ein breites Einfallstor bilden für medizinische Prävention und Intervention. Vor dem Hintergrund der international forcierten Biopolitik scheint darüber hinaus sicher, dass genetische Erkenntnisse massiv in den medizinischen Alltag vordringen werden. Offen ist allerdings die Frage, ob die medizinische Genetik das zu leisten vermag, was die Biopolitik von ihr erwartet und was sie selbst nicht müde wird zu versprechen.

## 3.1 Auf dem Markt der Illusionen

In Nachfolge zur Physik, Psychoanalyse und Kybernetik hat sich die Genetik in den letzten Jahrzehnten zu einer Art Leitwissenschaft entwickelt. Sie prägt nicht nur in zunehmendem Umfang das Menschenbild, sondern liefert auch zahlreiche Versprechungen, menschliches Schicksal positiv beeinflussen zu können. Bei all dem eilt die Vision der Realität weit voraus. Um dies deutlich zu machen, stelle man sich einmal vor, Soziologen hätten vor einigen Jahren angekündigt, das Buch des gesellschaftlichen Lebens zu entschlüsseln. Und dabei hätten sie für sich in Anspruch genommen, genau angeben zu können, was jeweils der Fall ist und vor allem, wodurch und in welcher Weise die Dinge sich entwickeln werden. Man stelle sich weiter vor, die westlichen Industriegesellschaften wären von diesem Vorhaben begeistert gewesen und hätten der dazu notwendigen Forschung Milliarden von Dollar und Euro zur Verfügung gestellt. Und schließlich stelle man sich vor, die Soziologen hätten schon wenige Jahre später unter weltweiter Aufmerksamkeit verkündet, nun sei es vollbracht und man wäre stolz darauf, viel früher als erwartet, das entschlüsselte Buch des gesellschaftlichen Lebens präsentieren zu können.

Dazu hätten sie Folgendes erklärt: Das Buch sei überraschender Weise viel kürzer als man erwartet habe und es stimme mit Büchern, die aus ganz anderen Kontexten kommen, fast vollständig überein. Im Großen und Ganzen bestehe das Buch aus einem geheimnisvollen Buchstabensalat, dessen Sinn, Reihenfolge und Zusammenhang man leider nur in ganz wenigen Teilen und auch das oft nur ansatzweise erkennen könne. Hinzu komme, dass das Buch, weil es so kurz ist, all das, was man an klaren Aussagen von ihm erwartet habe, gar nicht enthalten könne. Und außerdem wäre man sich noch nicht darüber einig, ob das Werk nun, wie die einen sagen, 26.000 bis 29.000 Wörter enthält, oder ob es, wie andere sagen, vielleicht doch 30.000 bis 40.000 sind, oder, wie noch andere sagen, eventuell sogar 65.000 bis 75.000.[6] Spätestens hier wäre man als Soziologe wohl ziemlich unter Druck geraten – und das nicht nur seitens der Mittelgeber.

Nicht so die strategischen Akteure der modernen Biotechnologie. Im Gegenteil. Sie verstanden die missliche Situation sogar für sich zu nutzen. Ihr verzögertes Eingeständnis, mit immensem Aufwand das Ziel zwar formal erreicht zu haben, leider aber mit fast leeren Händen dazustehen, beflügelte ihre Protagonisten nicht nur zu rhetorischen Innovationen, sondern auch zu neuen Versprechungen, immer verbunden mit zusätzlichen Forderungen nach noch mehr Fördermitteln. Schon kurz nach der feierlich inszenierten Verkündung des entzifferten Genoms hieß es nicht mehr: »Es ist geschafft!« Schnell wurden neue Begriffe kreiert und neue Projekte in den Vordergrund gerückt: Dazu gehörte zuvorderst die gigantische Aufgabe der Entschlüsselung des ungleich vielfältigeren menschlichen Proteoms[7], aber auch die Förderung der Bioinformatik, der Nutrigenomik und der Systembiologie[8]. Die

---

6   Die Schätzwerte zur Zahl der menschlichen Gene kamen der genannten Reihenfolge nach: erstens von Craig Venter, dem Eigner der Firma Celera Genomics, die den Sieg bei der »vollständigen Entschlüsselung« des menschlichen Genoms für sich in Anspruch nahm, zweitens von Francis Collins, dem Leiter des Human Genome Project (HGP), und drittens von einer Forschungsgruppe der Ohio State University, die computergestützte Analysen diverser Gendatenbanken durchführte (vgl. http://www.spiegel.de/wissenschaft/ 0,1518,144175,00.htm).

7   Vgl. dazu Fields 2001.

8   Zur Systembiologie vgl. beispielsweise die Pressemitteilung 237/2002 des BMBF. Hier wird auf förderpolitische Aktivitäten verwiesen, die Deutschland auf dem Gebiet der Systembiologie in eine »Vorreiterrolle« bringen sollen. Die Systembiologie stellt den Versuch dar, Erkenntnisse aus der Biologie, Mathematik, Systemwissenschaft und Informatik zu hybridisieren. Insofern handelt es sich um eine virtuelle Biologie, ge-

forschungsstrategische Botschaft lautete von nun an: Alles wird noch komplizierter als zunächst gedacht, der wissenschaftlich-technische Aufwand wird daher noch größer sein, unsere Erkenntnisse werden zwar an prognostischer Eindeutigkeit verlieren, aber wir sind hoffnungsfroh und wähnen uns auf bestem Weg (vgl. dazu exemplarisch Banks u.a. 2000).

Tatsächlich vollzieht sich, wie Thomas Lemke (2002: 407ff) konstatiert hat, eine »Metamorphose des Gendiskurses«, eine »semantische Verschiebung hin zu Netzwerkkonzepten«, in denen die Vorstellung komplexer Interaktionen zwischen Genen, Genprodukten und Umweltfaktoren an die Stelle starrer Regulationsmodelle und deterministischer Aussagen tritt. Man könnte also sagen, die moderne Genetik reflektiert damit eine Kritik an ihrem Determinismus, die von anderen bereits seit zwei Jahrzehnten geübt wird – beispielsweise von Molekularbiologen wie Rainer Hohlfeld (1985). Man könnte aber auch sagen, die moderne Genetik reagiert einfach nur auf das Scheitern eines Konzepts, das in seiner Schlichtheit einst so überzeugend war, und sie reagiert auf die enttäuschten Erwartungen, die sie vielleicht selbst damit verbunden hat und die sie auch in der Politik und Öffentlichkeit wecken konnte.

Nur wenige Hoffnungen der modernen Genetik haben sich bisher erfüllt: Bei allen Fortschritten in der Technik und im Erkenntnisstand haben *genetische Tests* auf erblich bedingte Krankheitsdispositionen gerade im Bereich der weit verbreiteten Erkrankungen keinen hohen prädiktiven Wert und mangels therapeutischer Option oft auch keine klinische Relevanz. Selbst im Bereich monogenetisch bedingter Erkrankungen zeigt sich eine beträchtliche klinische Variabilität und eine große phänotypische Vielfalt (vgl. Weatherall 2000). Auch die *Gentherapie* brachte bislang mehr Probleme als Lösungen. Nach wie vor kann für gentherapeutische Interventionen kein dauerhafter klinischer Erfolg nachgewiesen werden, der nicht durch schwerwiegende Komplikationen bis hin zu therapiebedingten Leukämieerkrankungen oder iatrogen bedingten Todesfällen wieder in Frage gestellt worden wäre (vgl. Simon 2004). Und auch die *pharmazeutische Industrie* hat bis heute noch kaum einen Wirkstoff auf den Markt bringen können, der originär auf einer genetischen Hypothese beruht. All diese Probleme spiegeln sich natürlich auch auf der Ebene der Ökonomie. Zahlreiche hoch subventionierte Biotechnologie-Firmen sind bereits wieder von der Bildfläche verschwunden und mit ihnen auch das akkumulierte Know-how. Risiko-Kapitalgeber und vor allem die privaten Anleger haben sich aus der Biotechnologie weitgehend zurückgezogen.

Entsprechend groß dürften daher auch die Enttäuschungen der staatlichen Biopolitik ausgefallen sein. Denn die Legitimation der Milliarden schweren Förderungsprogramme hat sich deutlich sichtbar von jeder realistischen Grundlage entfernt. Das gilt für die Erwartung an eine dauerhafte Sicherung des Biotechnologie-Standorts Deutschland ebenso wie für die Hoffnung auf Entstehung eines expandierenden Segments an biotechnischen Arbeitsplätzen (vgl. dazu BMBF 2000) oder die ohnehin allzu optimistische Prognose, durch heimische Patente zur Verbilligung von Medikamenten beizutragen.

Dies allerdings bedeutet nicht, dass den modernen genetischen Techniken das Potenzial fehlen würde, zunehmend in den medizinischen Alltag einzusickern und dort zahlreiche Effekte zu entfalten: positive wie negative. Vielmehr kann man davon ausgehen, dass das Vordringen genetischer Techniken zu weitreichenden Veränderungsprozessen im medizinischen System führen wird. Auf einige dieser Effekte der Durchsetzung und Anwendung

---

nauer, um eine Biologie virtueller Zellen, deren Strukturen, Verhalten und Interaktion modelltheoretisch erfasst und computertechnisch simuliert werden.

genetischer Techniken soll im Folgenden am Beispiel der prädiktiven genetischen Diagnostik und der Pharmakogenetik näher eingegangen werden.

### 3.2 Prädiktive Gentests und die Risiken der Prävention

Die Genetisierung der Medizin wird sich, wie Harold Varmus (2002) im New England Journal of Medicine schrieb, nicht als abrupte und radikale Transformation vollziehen. Was vielmehr zu beobachten sein wird, sei eine schrittweise Ausdehnung genetischer Tests auf neue Anwendungsfelder. Dazu gehören zuvorderst Tests auf polygenetisch oder multifaktoriell bedingte Erkrankungen, und insofern auf weit verbreitete Gesundheitsrisiken, die nicht allein in der genetischen Konstitution angelegt sind, sondern auch in Interaktion mit Verhaltenskomponenten (wie z.B. Bewegung, Ernährung etc.) und mit Umwelteinflüssen stehen (vgl. Mathew 2001). Hierzu zählen neben verschiedenen Tumorerkrankungen auch Diabetes, Asthma, Bluthochdruck, Alzheimer und Schlaganfälle (Guttmacher/Collins 2002; Tournier-Lasserve 2002). Auf diesem weiten Feld liegen nicht nur die größten Expansionschancen für die genetische Diagnostik. Hier zeigt sich auch das differentialdiagnostische Potenzial genetischer Tests, das zu einer generellen Veränderung medizinischer Wahrnehmungsmuster und Handlungsorientierungen beitragen kann, sei es, indem genetische Faktoren als Königsweg erscheinen, um Gesundheit und Krankheit, Normalität und Abweichung zu erklären (vgl. Lippman 1994: 144; Levitt 1999: 159), oder weil sie darüber hinaus auch die Krankheitsklassifikation verändern werden (vgl. Bell 1998).

Prädiktive genetische Diagnostik trifft keine Aussagen über das Vorhandensein einer Krankheit. Sie ist vielmehr darauf ausgelegt, weit im Vorfeld der Krankheitsentstehung persönliche Risiken zu identifizieren und statistische Wahrscheinlichkeitsaussagen zu treffen. Mit anderen Worten: prädiktive genetische Tests diagnostizieren Gesunde und transformieren sie zu Mitgliedern von Personengruppen, die einen unterschiedlichen Grad an gesundheitlicher Riskiertheit aufweisen, ohne jedoch etwas dazu aussagen zu können, ob sich diese Riskiertheit im individuellen Fall als Erkrankung manifestieren wird, wann dies geschieht und mit welcher Verlaufsform dabei zu rechnen ist. Die besondere Problematik dieser Tests liegt darin, dass sie die Illusion der Gewissheit und Steuerbarkeit vermitteln, ohne diese Gewissheit wirklich zu geben und oft auch ohne die Chance zur Beeinflussung des individuellen Schicksals tatsächlich zu eröffnen (vgl. dazu Feuerstein/Kollek 2000 und 2001; Lemke 2000). Genetische Tests erzeugen aber auch einen Präventionsbedarf, für den es allerdings in vielen Fällen keine wirksamen Optionen gibt, der aber dazu führt, dass eine Kaskade medizinischer Ersatzhandlungen einsetzt, die bis hin zu tiefgreifenden Interventionen reicht, deren Nutzen-Risiko-Bilanz oft nicht hinreichend geklärt ist und deren tatsächlicher Bedarf im Einzelfall gar nicht festgestellt werden kann.

### 3.3 Risiken der Prädiktion am Beispiel von BRCA-Tests

Die einfache Gleichung, dass Wissen gleich Nutzen sei, geht bei vielen Gentests nicht auf. Dort, wo keine wirklich erfolgreiche medizinische Prävention oder Intervention zur Verfügung steht, können genetische Tests durchaus neue Risiken hervorbringen, ohne die alten zu beseitigen. Besonders die prädiktive genetische Diagnostik verfehlt aufgrund ihres probabilistischen Charakters häufig ihr Ziel, für zukünftiges Handeln eindeutige Entscheidungsgrundlagen zu liefern. Wahrscheinlichkeitsaussagen über ein Gruppenrisiko lassen sich leider nicht in Prognosen über das persönliche Schicksal verwandeln. Hier kann der Einzelne auch bei einem positiven Test keine Strategie entwickeln, die ihm in seinem individuellen Fall den wirklich richtigen Weg weist. Denn, falls er die Krankheit tatsächlich entwickeln würde, wäre es fatal, auf eine wirksame Prävention verzichtet zu haben. Und falls er die Krankheit nicht entwickelt hätte, wäre es fatal, sich einer eventuell sehr belastenden und nebenwirkungsreichen Prävention unterworfen zu haben, die völlig überflüssig war. Noch schwieriger und damit noch weniger instruktiv ist die Entscheidungssituation nach einem positiven Gentest immer dann, wenn nicht nur der prädiktive Wert des Tests gering ist, sondern auch die Optionen zur Prävention drastisch ausfallen, aber in ihrer Wirksamkeit und damit in ihrem medizinischen Nutzen äußerst fraglich sind.

Genau diese Situation findet man beispielsweise bei den prädiktiv genetischen Tests auf erblich assoziierten Brustkrebs. Seit der Entdeckung der so genannten *Breast Cancer Gene* (BRCA1 und BRCA2) Mitte der 1990er Jahre[9] wurden zahlreiche Studien zum Aussagewert und medizinischen Nutzen von BRCA-Tests durchgeführt. Diese besondere Aufmerksamkeit hatte seinen Grund. Denn BRCA-Tests waren für die Diffusion der genetischen Diagnostik in zweierlei Hinsicht von Bedeutung. Einmal handelt es sich um ein höchst relevantes Gesundheitsproblem: Die Zahl der jährlichen Neuerkrankungen an Brustkrebs wird in Deutschland auf ca. 45.000 geschätzt, wobei etwa 19.000 Frauen daran sterben (Ahrens 2002: 109). Und zum andern wurde dieser Test lange Zeit als ein Vorläufer für die Durchsetzung weiterer prädiktiver genetischer Tests und Screenings gesehen. Ein Blick auf die internationale Fachliteratur zeigt jedoch, dass sowohl der Aussagewert des Tests als auch die Bedeutung, die sein Ergebnis für die Getesteten hat, äußerst strittig sind (vgl. dazu Feuerstein/Kollek 2000).

BRCA-Tests liefern keine belastbaren individuellen Prognosen über das Auftreten oder gar den Zeitpunkt und die Verlaufsform der Krankheit. Dies zeigt sich an einigen zentralen Bewertungskriterien zur Effizienz und klinischen Relevanz eines Testverfahrens. BRCA-Tests haben eine:

- *geringe Sensitivität:* nur etwa 5-10 Prozent des Brustkrebses sind mit genetischen Mutationen assoziiert;
- *geringe Spezifität:* trotz negativem BRCA-Test besteht ein bevölkerungsdurchschnittliches Risiko von etwa 11 Prozent; und sie haben einen
- *geringen prädiktiven Wert:* trotz positivem BRCA-Test beträgt das in unterschiedlichen Studien angegebene Lebenszeit-Risiko für Brustkrebs nur zwischen 36 und 85 Prozent (Evans/Skrzynia/Burke 2001: 1054).[10]

---

9  Vgl. dazu Miki u.a. 1994 und Wooster u.a. 1995. In beiden Fällen handelt es sich um Tumor-Suppressorgene. Die Entdeckung der BRCA-Gene wurde vorschnell mit der Entdeckung des Verursachungszusammenhanges von Brustkrebs allgemein gleichgesetzt (vgl. Wolf u.a. 1995). Abgesehen davon, dass die beiden Gene nur mit einem geringen Teil der auftretenden Brustkrebserkrankungen assoziiert sind, ist bis heute völlig offen, ob nicht noch weitere Gene in den Entstehungskontext des erblichen Brustkrebses involviert sind und welche der über 200 Mutationen in den bisher identifizierten BRCA-Genen dabei welche Rolle spielen (vgl. Collins 1996).

10 Die enormen Unterschiede in den Angaben zur Penetranz der Risikogene ergaben sich zum Teil aus methodischen Problemen (z.B. geringe Grundgesamtheit der Untersuchungsgruppen, zu geringer Beobachtungszeitraum, der durch retrospektive Analysen und Modellrechnungen überbrückt wird), zum Teil aber auch aus Selektionseffekten. Die sehr hohe Penetranzrate (Lebenszeit-Risiko) von 85 Prozent ergab sich in Studien, die mit Höchstrisikogruppen (bei Ashkenazy-Jüdinnen) durchgeführt wurden (vgl. Collins 1996). Ob-

Ein positiver Test kann zu einer Überschätzung des individuellen Risikos und auch zu Panikreaktionen führen. Und umgekehrt kann ein negativer Test die falsche Gewissheit erzeugen, kein Erkrankungsrisiko zu besitzen. Eindeutige Handlungsanweisungen oder Verhaltensmaximen lassen sich aus einer solchen Situation nicht ableiten (vgl. Evans u.a. 2001: 1054). Prädiktiv probabilistische Tests führen daher zu keiner erhöhten Kontrolle über die Zukunft. Sie schaffen neue Ungewissheiten, nicht nur in medizinischer Hinsicht, sondern auch durch die psychischen und sozialen Risiken, mit denen der Test verbunden sein kann.

Nach amerikanischen Studien liegen die *psychischen Risiken präventiver BRCA-Tests* vor allem in der Auslösung oder Verstärkung von Angstsymptomatiken, in Depressionen und Schlafstörungen. Anhaltende Belastungen dieser Art äußern sich sogar bei 50 Prozent jener Frauen, deren Testergebnis negativ war (Lerman/Croyle 1994: 616; Lerman u.a. 1994: 848). Hinzu kommen Beeinträchtigungen des Körperselbstbildes (Schrag u.a. 1997: 1465). Das erhöhte statistische Risiko einer Erkrankung liegt wie eine Hypothek auf dem Leben des Gesunden. Henn (1998: 283) spricht hier von einem iatrogen (also durch medizinisches Handeln) induzierten Verlust von Hoffnung und Lebensqualität.

Hinzu kommen die *sozialen Risiken prädiktiv probabilistischer Tests*. In Abhängigkeit von präventiven Optionen und dem gesellschaftlichen Umfeld können dabei folgende Effekte auftreten:

- Restriktionen im Lebensstil und in der Lebensplanung, sei es behandlungsbedingt oder durch Versagensängste;
- Einfluss auf Reproduktionsentscheidungen;
- Partnerschaftskonflikte (gibt es eine Offenbarungspflicht genetischer Risiken vor der Eheschließung?);
- Stigmatisierung von »Krebsfamilien« oder ethnischen Gruppen mit einem erhöhten genetischen Risiko;
- Herausbildung eines Zwangs zum risikoadäquaten Verhalten (Konstrukt der »genetische Verantwortung«);
- Risiko einer subtilen sozialen Pflicht zur Offenbarung genetischer Daten oder zur Teilnahme an Bevölkerungsstudien;
- Risiken der Diskriminierung[11] durch private Kranken- und Lebensversicherungen oder Arbeitgeber.

Wie bereits erwähnt, hängt das Ausmaß der psychischen und sozialen Risiken vor allem von der Verfügbarkeit wirksamer Prävention und Therapie ab. Medizinische Optionen können allerdings auch selbst zum Risikofaktor werden. Denn präventive oder therapeutische Hilflosigkeit führen nicht zwangsläufig zum Verzicht auf Prävention und Therapie, sondern oftmals zur Entwicklung neuer medizinischer Leistungskaskaden.

Auch im Gefolge prädiktiv genetischer Tests zeichnet sich bereits eine funktionale Verschränkung von Leistungsangeboten ab. Im Kontext von BRCA-Tests sind folgende medizinische Reaktionsmuster erkennbar, von denen diagnostische und therapeutische Leistungskaskaden ausgehen können (vgl. Burke/Daly/Garber u.a. 1997):

---

wohl sich dieser Wert durch zahlreiche Nachfolgestudien mit anderen Risikogruppen deutlich relativiert hat, argumentieren Humangenetiker auch gegenwärtig noch bevorzugt mit dem Höchstwert.

11  Zur Kontroverse um das Konzept der genetischen Diskriminierung vgl. Lemke 2005.

- Der Aufbau eines engmaschigen Systems der Früherkennung, durch die sich ein zusätzlicher Bedarf an Diagnostik und ein Motiv zur medizinischen Prävention ergibt.
- Die medizinische Prävention durch prophylaktische Mastektomie (beidseitige Brustamputation), die einen Bedarf an Therapiekontrolle und an der Behandlung unerwünschter Effekte (z.B. plastische Chirurgie) erzeugt.
- Die Chemoprävention, wie sie zunächst mit dem – wegen seiner drastischen Nebenwirkungen inzwischen gescheiterten – Hoffungsträger Tamoxifen[12] durchgeführt wurde, erzeugt neben einem hohen Bedarf an Therapiekontrolle vor allem auch iatrogene Effekte (vgl. dazu Evans/Skrzynia/Burke 2001: 1054).

Prädiktive genetische Diagnostik führt daher zu einer Ausweitung medizinischen Handelns auf Personen, die nach herkömmlichem Verständnis keine Patienten sind und dies trotz ihres erhöhten genetischen Risikos teils auch nicht geworden wären. Und sie führt in vielen Fällen zu einem symbolischen Tausch: Genetische Erkrankungsrisiken wandeln sich in Risiken der Prävention und werden mit Einschnitten in die private Lebensgestaltung bezahlt. Gewonnen wird dadurch in vielen Fällen lediglich die Illusion der Steuerung und Beherrschbarkeit des eigenen Schicksals.

*3.4 Die Medikalisierung bloßer Risiken oder: Der Gesunde als lebenslanger Patient*

Prädiktive Gentests werden zwar oft als präsymptomatische Tests charakterisiert, weisen in ihren Erkenntniseigenschaften aber auch darüber hinaus. Denn präsymptomatische Tests erfassen frühe Zeichen der Krankheitsentstehung, während prädiktive Gentests bereits im Vorfeld der Entstehung erster klinischer Zeichen einer Krankheit schicksalhafte Vorhersagen treffen. Es ist also nicht die Entstehung einer Krankheit selbst, sondern die bloße Riskiertheit, die den Gesunden oft schon in frühen Jahren lebenslang zum Patienten macht, ihn mit Präventionsaufforderungen und medizinischen Leistungsangeboten konfrontiert, ohne dass sich das genetische Risiko im Einzelfall tatsächlich als Krankheit manifestieren muss.

Vor diesem Hintergrund muss nicht nur die Frage der Wirksamkeit, sondern auch die Angemessenheit medizinischer Prävention in besonders kritikfester Weise beantwortet sein. Es scheint fraglich, ob dies beispielsweise auf die präventiven Leistungskaskaden im Gefolge positiver BRCA-Tests zutrifft. Ungeachtet erster positiver Studienergebnisse wird ein wissenschaftlich gesicherter Nachweis der präventiven Wirksamkeit der prophylaktischen Mastektomie noch auf sich warten lassen. Um hier zu belastbaren Aussagen zu kommen, bedarf es prospektiver Langzeitstudien. Darüber hinaus muss man fragen, ob es überhaupt angemessen ist, dass die prophylaktische Intervention aggressiver »operiert« als, im eingetretenen Krankheitsfall, die eigentliche Therapie. Verschärft wird diese Problematik schließlich noch durch den Umstand, dass ein erheblicher Prozentsatz der Adressaten einer medizinischen Prävention, nämlich nach unterschiedlichen wissenschaftlichen Erkenntnissen zwischen 15 und 64 Prozent der positiv BRCA-Getesteten, die Krankheit während ihres

---

12 Die amerikanische Zulassungsbehörde US Food and Drug Administration (FDA) gab im Jahr 2002 eine Warnung vor dem präventiven Einsatz von Tamoxifen heraus, nachdem der Wirkstoff als mögliche Ursache für die Entwicklung eines aggressiven Uterus-Tumors identifiziert wurde. Die Warnung richtete sich explizit an Frauen, die lediglich ein erhöhtes Brustkrebsrisiko besitzen, die Krankheit aber noch nicht entwickelt haben (vgl. Gottlieb 2002).

gesamten Lebens überhaupt nicht entwickeln würden. Für diesen Teil der Betroffenen ist jede Prävention nicht nur völlig überflüssig, sondern schlicht gesundheitsschädlich.

Die absehbare Ausweitung der prädiktiven genetischen Diagnostik auf weit verbreitete, multifaktoriell bedingte Erkrankungen (Herz-Kreislauf, Diabetes etc.) verschärft die Problematik der Prävention auf Verdacht. Konsequenz dieser Entwicklung ist die Transformation der Gesellschaft in eine Gesellschaft von Quasi-Kranken. Damit verbunden ist eine Medikalisierung des Alltags, die sich als wachsender Markt für medizinisches Risikomanagement und als eine Ausweitung des ärztlich verordneten Medikamentenkonsums auf Gesunde manifestieren wird: »Inflated perceptions of the value of specific genetic tests could drive a wave of inappropriate medicalisation« (Zimmern 2002: 863).

Die Ausdifferenzierung genetischer Risiken und die testbedingte Vervielfachung genetischer Risikopersonen wirft allerdings auch Fragen nach der gesellschaftlichen Normierung risikoadäquaten Verhaltens auf – und damit Fragen der Kostenübernahme und der Verteilung von Verantwortungslasten. Im Zusammenspiel von notorischer Mittelknappheit im Gesundheitswesen und neoliberalen Konzepten liegt es nahe, dass das Wissen um ein persönliches genetisches Risiko zur Verstärkung der im Sozialgesetzbuch bereits verankerten »Mitwirkungspflicht« des Versicherten führt. Die vielfach geäußerte Befürchtung, dass der Zwang zum risikoadäquaten Verhalten letztlich in einen »Terror der Prävention« mündet, reflektiert allerdings eher das wachsende Angebot an medizinischer Prävention als die Chancen einer gesellschaftsweiten Durchsetzung gesundheitsbewusster Lebensformen. Erstens sind die Maßnahmen der medizinischen Prävention in ihrer Effektivität oft nicht hinreichend evaluiert und enthalten ihrerseits medizinische Risiken. Für riskante medizinische Interventionen (wie z.B. die prophylaktische Mastektomie) lassen sich Präventionszwänge nur bedingt etablieren. Zweitens wächst mit der Ausdifferenzierung prädiktiver genetischer Testverfahren die Wahrscheinlichkeit, dass ein Individuum zugleich mehrere genetische Risiken in sich vereint, die auf bloßen Verdacht mit teils riskanten medizinischen Präventionsmaßnahmen oder mit Einschränkungen in der Lebensführung beantwortet werden müssten. Dies stößt an Grenzen sowohl der Machbarkeit als auch der Zumutbarkeit. Und drittens wird der Umstand verkannt, dass gerade bei den weit verbreiteten Zivilisationskrankheiten die genetische Komponente nur einen – eventuell sogar geringen – Teil der multifaktoriell gelagerten Risikokonstellation abbildet. Hier erhebt sich die Frage, warum genetisches Wissen zur Veränderung des Risikoverhaltens beitragen soll, während das Wissen um die übrigen gesundheitlichen Risikofaktoren (wie z.B. Rauchen, der Bewegungsmangel, falsche Ernährung) häufig erst zur Veränderung des Lebensstils führt, wenn die Krankheit mit ihren negativen Begleiterscheinungen bereits aufgetreten ist.

Auch Marteau/Lerman (2001: 1056) zweifeln daran, dass genetische Risikoinformationen die Motivation für eine Verhaltensänderung begünstigen und geben aus psychologischer Perspektive zu bedenken, dass in manchen Fällen genau das Gegenteil eintreten kann. Tatsächlich birgt die Verschiebung eines Krankheitsverständnisses, das sich von einem sozialen Verursachungszusammenhang (Verhaltensweisen und sozialräumliche Kontexte) auf genetische Konditionen verlagert, die Gefahr des Fatalismus (vgl. Hall 2005). Wahrscheinlicher als die Auslösung eines nachhaltigen individuellen Risikoverhaltens ist es daher, dass genetisch assoziierte Risiken verstärkt mit einer medizinischen Prävention beantwortet werden, die nur wenig in die Lebensführung der Klienten eingreift und bereits jetzt schon das Präventionsverhalten im Bereich multifaktorieller Erkrankungen beherrscht: gemeint ist das medikamentöse Management messbarer medizinischer Risikoindikatoren.

## 4 Pharmakogenetik – Science und Fiction

Besonders im therapeutischen Bereich wurden von der medizinischen Genetik viele Erwartungen geweckt – und inzwischen herb enttäuscht. Die Höhe dieser Erwartungen ergab sich nicht zuletzt auch aus der Überzeugungskraft des gentherapeutischen Konzepts. So versprach die somatische Gentherapie eine kausale Behandlung von schwerwiegenden Erkrankungen und damit letztlich den Sieg über Krankheiten, die zuvor nur symptomatisch therapierbar oder sogar unbehandelbar waren. Die dafür vorgesehene Methode, kranke Erbsubstanz *in vivo* durch gesunde Erbsubstanz zu ersetzen, verdankte ihre Plausibilität der scheinbaren Einfachheit des Verfahrens. Inzwischen haben sich die Fehlversuche gehäuft und die Verhältnisse so verkompliziert, dass zu einer begründeten Hoffnung auf den Erfolg dieser Methode nur noch wenig Anlass besteht (vgl. Simon 2004).

Im Unterschied dazu konnte sich die Pharmakogenetik bis heute als Hoffnungsträger der molekularen Medizin etablieren. Dies hat mehrere Gründe: Zum einen kann sie auf erste – wenn auch nur sehr wenige – praktische Erfolge ihres Konzepts verweisen (vgl. Kollek u.a. 2004). Zum anderen verspricht sie nicht nur medizinischen und gesundheitsökonomischen Nutzen, sondern auch, dass in ihrem Anwendungskontext die psychisch und sozial problematischen Seiten der prädiktiven genetischen Diagnostik nicht wirksam werden – also eine genetische Diagnostik ohne das Potential der Diskriminierung und Stigmatisierung. Drittens verspricht die Pharmakogenetik die folgenlose Beseitigung der teils gravierenden Mängel und Begleiterscheinungen traditioneller Arzneimitteltherapien. Und viertens wurde die Pharmakogenetik an ein Leitbild gekoppelt, das in einer von Technik und Standardisierungsprozessen überformten Medizin die Erwartung aufkommen ließ, dass der Einzelne wieder in den Mittelpunkt der ärztlichen Aufmerksamkeit und des therapeutischen Regimes rückt.»The promise of personalized medicine«, wie Mancinelli, Cronin und Sadée (2000) dies nannten, korrespondiert mit dem Bedürfnis von Patienten, in ihren individuellen Eigenschaften und in der Besonderheit ihrer Situation und Krankheitskonstellation wahrgenommen zu werden. Und es korrespondiert mit einer Vielzahl anderer wissenschaftlich-technologischer Entwicklungen, die mehr oder weniger explizit das Leitbild der Individualisierung der Medizin für sich in Anspruch nehmen.[13]

### 4.1 Visionen der Pharmakogenetik

Ziel der Pharmakogenetik ist es, Erkenntnisse über genetisch bedingte Unterschiede in der Wirksamkeit von Medikamenten zu gewinnen und für den Patienten nutzbar zu machen. Pharmakogenetisch interessant sind dabei all jene Polymorphismen, die an der Verstoffwechselung von Medikamenten und anderen Xenobiotika beteiligt sind und in hohem Maße individuell variieren. Genetisch bedingte, aber auch durch andere Einflussfaktoren verursachte Unterschiede in der Wirksamkeit und Verträglichkeit von Medikamenten können auf verschiedene Weise auftreten: durch Variationen in der Wirkstoffresorption, durch Wechselwirkungen mit Xenobiotika, durch schwankende Expressionsraten bzw. Enzymaktivitäten oder durch Abbauprodukte der eigenen biologischen Aktivität (vgl. van Aken u.a. 2003: 378f). Durch die Pharmakogenetik soll allein der genetische Einfluss bestimmt werden und so die

---

13 Dazu gehört beispielsweise die Nutzung autologen Ersatzgewebes; die Entwicklung patientenspezifischer Impfstoffe, Implantate und Prothesen (vgl. Hüsing 2006).

individuelle Reaktion eines Patienten auf bestimmte Wirkstoffe vorhersagbar sein. In Abhängigkeit von seiner jeweils spezifischen pharmakogenetischen Konstellation würde der *Patient das richtige Medikament in der richtigen Dosis* erhalten, wodurch die Wirkung optimiert und unerwünschte Arzneimittelnebenwirkungen (UAW) minimiert werden.[14] Die Auswahl und Anpassung der Medikamente könnte demnach ohne verlustreiche *Trial and error*-Erfahrungen vorgenommen werden und insofern zur Vermeidung von Fehlverschreibungen beitragen. Der Vorteil für den Patienten läge in einer erhöhten Effektivität der Behandlung sowie einer deutlich verringerten Belastung. Für die Kostenträger der medizinischen Versorgung werden darüber hinaus entsprechende Einsparungspotenziale in Aussicht gestellt.

Eine andere, bereits in die Pharmako*genomik* hineinragende Vision der Pharmako*genetik*[15] besteht darin, durch gezielte Studien neue pharmakologische »Targets« identifizieren zu können, die als molekulare Angriffspunkte für die Entwicklung neuer Arzneimittel dienen. Oft besteht aber auch nur das Motiv, bereits entwickelte Medikamente und Wirkstoffe, die wegen ihrer hohen Nebenwirkungen an der klinischen Prüfung gescheitert sind, durch eine pharmakogenetisch optimierte Probandenselektion zumindest für eine eingegrenzte Patientenpopulation klinisch rehabilitieren zu können.

*4.2 Die Illusion der Individualisierung*

Das in der öffentlichen Diskussion zentrale Leitbild der Pharmakogenetik ist die *»Individualisierung der Therapie«*. Teils wird in der Pharmakogenetik sogar eine Schlüsseldisziplin dafür gesehen, den individuellen Patienten wieder verstärkt in den medizinischen Blick zu rücken und damit die Arzt-Patient-Beziehung wieder enger zu gestalten, als dies gegenwärtig der Fall ist. Tatsächlich weckt das Leitbild der Individualisierung falsche Assoziationen. Es suggeriert, als würde der Patient, seine Krankheit und seine Krankheitsbewältigungspotenziale als komplexes Zusammenspiel zahlreicher individueller Gegebenheiten und Eigenschaften wahrgenommen: und zwar auf biologischer, psychischer und sozialer Ebene. Gerade das ist bei der Pharmakogenetik nicht der Fall. Denn mit ihr können lediglich einige genetisch klar umrissene Gruppen unterschieden werden, bei denen dann die Auswahl und Dosierung des zu verabreichenden Medikaments bestimmt wird.

Im einfachsten Fall folgt dieses Profil den Mendelschen Gesetzen und ergibt beispielsweise im Hinblick auf ein bestimmtes Stoffwechselenzym drei Merkmalskombinationen: Patienten, die das jeweilige Enzym homozygot in seiner aktiven Form besitzen, solche mit zwei mutierten Genen und die intermediären Metabolisierer, die über ein normales und ein mutiertes Allel verfügen. Diese Situation ist beim Paradebeispiel der Pharmakogenetik, der Thiopurinmethyltransferase (kurz: TPMT), gegeben. Individuen mit keiner oder einer verrin-

---

14 Die Bedeutung der UAWs wurde insbesondere durch die Studie von Lazarou/Pomeranz/Corey (1998) deutlich. Demnach traten in den USA zwischen 1966 und 1999 bei 6,7 Prozent aller Krankenhauspatienten schwere Arzneimittelnebenwirkungen auf. Bei 0,32 Prozent dieser Patienten verliefen sie tödlich. Hochgerechnet bedeutet dies im Jahr 1994 für die USA bei über 2,2 Millionen Krankenhauspatienten schwere Nebenwirkungen, die in 106.000 Fällen tödlich verliefen.

15 Die Begriffe Pharmako*genetik* und Pharmako*genomik* werden in der Literatur oft nicht trennscharf unterschieden. Pharmako*genetik* wird hier verstanden als Konzept, das sich individuellen genetischen Unterschieden in der Reaktion auf Medikamente mit Blick auf den Patienten und die klinische Praxis widmet. Pharmako*genomik* wird dagegen als Forschungsansatz verstanden, der genetische und genomische Informationen zur Entwicklung neuer Wirkstoffe einsetzt.

gerten TPMT-Aktivität tragen das Risiko, bei einer Behandlung mit Standarddosierungen an Thiopurin mit schwerwiegenden bis tödlichen Nebenwirkungen zu reagieren. Personen mit defekten TMPT-Allelen können vor der Behandlung identifiziert werden. Bei TMPT können genau drei Genotypen unterschieden werden: homozygot effiziente, heterozygote und homozygot TMPT-defiziente Patienten. In der Praxis bedeutet dies, dass der Patient ohne Pharmakogenetik das gleiche Medikament verabreicht bekommt wie potenziell 80 Millionen andere Patienten in Deutschland. Mit Pharmakogenetik bekommt er, weil ca. 10 bis 11 Prozent der Bevölkerung heterozygot und nur 0,3 bis 0,5 Prozent homozygot defizient für TMPT sind, das gleiche Medikament und die gleiche Dosis wie potenziell 71 Millionen andere. Die Individualisierung der Therapie erschöpft sich also in der Stratifizierung der Patientenpopulation in wenige wirkstoffspezifische Subgruppen und eine Klassifizierung dieser Subgruppen in unterschiedliche Reaktionstypen entsprechend der genetischen Ausstattung.

Die individuelle Anpassung vieler Medikamente gehört auch ohne die Pharmakogenetik zum klinischen Alltag: Alter, Gewicht, Ernährung, Geschlecht, gleichzeitige Einnahme anderer Medikamente, Nieren- und Leberfunktion und der allgemeine Gesundheitszustand spielen oft eine zentrale Rolle für die Dosierung von Medikamenten. Diese Faktoren sind und bleiben auch mit der Anwendung von Pharmakogenetik unverzichtbar, zumal die Pharmakogenetik bei der geringen Zahl von Wirkstoffen, für die überhaupt eine Genotyp-Phänotyp-Korrelation wissenschaftlich nachweisbar ist, oft nur einen sehr geringen Teil, im Fall von TMPT nur etwa 22 Prozent, der unerwünschten Arzneimittelwirkungen erklären kann. Insofern ist es für die Medizin prinzipiell nichts Neues, die Verabreichung von Medikamenten individuell an den Patienten anzupassen. Mit der Pharmakogenetik verstärken sich lediglich die rein naturwissenschaftlich-technischen Komponenten des medizinischen Blicks. Sie allein bilden die Folie, mit der Patienten klassifiziert und in pharmakogenetisch standardisierte Behandlungsschemata eingefügt werden. Die pharmakogenetische Individualisierung vollzieht sich also unter Ausblendung und in Abwendung von all dem, was die Personalität eines Menschen begründet.

## 4.3 Irreführende Leitbilder: Science and Fiction

Leitbilder können irreführend sein – besonders wenn sie der Imageförderung, dem Marketing oder dem Legitimationsbedarf geschuldet sind.[16] Eines dieser irreführenden Leitbilder, das im semantischen Umfeld der pharmakogenetischen Individualisierung der Therapie gewachsen ist, kulminiert im Schlagwort von der »persönlichen Pille« oder auch dem »maßgeschneiderten Medikament«. Die damit verbundene Vorstellung, dass moderne pharmazeutische Produktionsformen zu einer nahezu uneingeschränkten Produktvariation fähig sein könnten, verkennt nicht nur die prozesstechnischen Grenzen biochemischer Herstellungsverfahren, sondern ignoriert auch die elementaren Anforderungen einer wirksamen Kontrolle der Produktqualität und Anwendungssicherheit von Medikamenten. Pharmakologische Unikate wären nicht nur unbezahlbar, sondern auch gleichbedeutend mit einer Veralltäglichung des Humanexperiments. Insofern ist die Vision von der »persönlichen Pille« oder dem »maßgeschneiderten Medikament« in mehrfacher Hinsicht unrealistisch. Es ist eine vor allem in den Medien geborene Überdehnung des Leitbildes der »individualisierten Therapie« – eine Überdehnung, die allerdings von den Protagonisten der Pharmakogenetik

---

16 Vgl. dazu ausführlicher Feuerstein u.a. 2003.

nicht zurückgewiesen wurde, weshalb man vielleicht von einem willkommenen Missverständnis sprechen kann. Tatsächlich beinhaltet die individualisierte Therapie im pharmakogenetischen Kontext keine Ausdifferenzierung des Medikamentenspektrums, sondern lediglich die Ausdifferenzierung der Indikation und Dosierung von Arzneimitteln.

Innovationsleitbilder spiegeln nicht unbedingt die wirkliche Motivlage der strategischen Akteure. Insofern erhebt sich hier zunächst die Frage, ob die pharmakogenetische Ausdifferenzierung im Einsatz von Medikamenten wirklich eine langfristige Entwicklungsstrategie der pharmazeutischen Industrie widerspiegelt oder vielleicht nur ein Übergangsphänomen darstellt. Letzteres könnte auch dadurch eintreten, dass sich die Erfolge pharmakogenetischer Ansätze nicht im erwarteten Umfang realisieren lassen. Denn trotz umfangreicher Studien sind die Erkenntnisse über pharmakogenetisch bedingte Medikamentenwirkungen bisher nur bei zwei Wirkstoffen so eindrucksvoll belegt, dass sie in die klinische Praxis umgesetzt wurden: bei Herceptin und bei Thiopurinen. Und die Erwartungen sind inzwischen auch unter führenden Experten eingetrübt. Dickins und Tucker von der »Pharmakogenetics Working Party« der britischen »Society of Pharmaceutical Medicine« äußerten sich dazu wie folgt: »The current evidence for clinical importance is not impressive.« »... for the vast majority of drugs in current clinical use there is insufficient evidence of the value of routine genotyping« (Dickins/Tucker 2001: 71f).

Ein weiterer und weitaus wichtigerer Grund für die gespaltene Interessenslage der pharmazeutischen Industrie liegt darin, dass die klinische Anwendung der Pharmakogenetik *de facto* zu einer Fragmentierung des Medikamentenmarktes und damit zur Verringerung des Absatzvolumens führt. Wenn pharmakogenetische Komponenten bei der Indikation von Arzneimitteln oder im Zulassungsverfahren für neue Medikamente wirksam werden, schränkt dies die Verordnungsmöglichkeiten ein. Unter ökonomischen Aspekten kann man davon ausgehen, dass die pharmazeutische Industrie kein Interesse an fragmentierten Märkten für ihre Medikamente hat – und schon gar nicht für neu entwickelte Wirkstoffe. Woran sie allerdings ein gesteigertes Interesse hat, ist ein möglichst großer Bestand an zusammengeführten genetischen und klinischen Daten für die Pharmako*genomik*, also für die Suche nach neuen Targets und Wirkstoffen. Das Leitbild der Individualisierung ist dafür insofern funktional, als es verbraucherbezogene Nutzenerwartungen bedient und auf diese Weise eine Schlüsselrolle im Zugang zu solchen Patientendaten spielen kann.

Und auch für die Pharmakogenomik ist die Individualisierung der medikamentösen Therapie kein vorrangiges Entwicklungsziel. Denn schon jetzt ist absehbar, dass die Suche nach neuen Wirkstoffen nicht so sehr an Produkten interessiert ist, deren Wirkung von pharmakogenetisch relevanten Polymorphismen abhängig ist, sondern auf allelresistente Medikamente, also auf die unproblematischeren und kommerziell weitaus interessanteren Blockbuster, die nicht nur ein Segment, sondern den gesamten Markt abdecken.

## 4.4 Neue Risiken

Der Diskurs um die Pharmakogenetik hat die Vorstellung transportiert, dass es sich hier um eine Technik handelt, deren Nutzen nicht durch neue Risiken erkauft sei. Dies ist in mehrerer Hinsicht zumindest fraglich. Die Pharmakogenetik zielt zwar auf eine Reduzierung von Fehlverordnungen und Verschreibungsirrtümern. Andererseits erhöht sich dadurch die Komplexität in der Auswahl und Dosierung von Medikamenten, was vor dem Hintergrund bisheriger Erfahrungen als ein zusätzliches Risiko gilt. Offene Fragen gibt es auch hinsichtlich des Anspruchs pharmakogenetischer Tests, kein soziales Diskriminierungspotential zu besitzen. Denn immerhin ist denkbar, dass es Patienten geben wird, die über ein ungünstiges pharmakogenetisches Profil verfügen. Gemeint sind »pharmacogenetic losers«, Patienten also, die aufgrund ihres pharmakogenetischen Profils als notorische Therapieversager wahrgenommen und eingestuft werden. Denn diese Information ist für die Versicherungswirtschaft mindestens ebenso interessant wie ein genetisch assoziiertes Erkrankungsrisiko, das über einen prädiktiven genetischen Test festgestellt wird. Ähnlich wie im Fall der sozialen Diskriminierung bei krankheitsrelevanten Risikogenen könnte sich auch die Pathologisierung pharmakogenetisch relevanter Polymorphismen in medizinischen und sozialen Diskriminierungsmechanismen manifestieren.

## 5  Schlussbemerkung: Im Labyrinth der technisierten Medizin

Mit der Genetisierung der Medizin wird ein erneuter Technisierungsschub eingeleitet. Denn hierdurch verstärkt sich nicht nur die naturwissenschaftliche Orientierung des Krankheitsverständnisses, die Engführung medizinischer Wahrnehmungsmuster und die statistische Ausrichtung der Behandlungskonzepte, sondern auch die Tendenz zur Privilegierung so genannter »harter« Patientendaten, von Daten also, die relativ frei sind von subjektiven Einflüssen des diagnostizierenden Arztes und daher als »objektiv« gelten. Genetische Daten haben darüber hinaus noch den »Vorteil«, unverrückbare Merkmale der Konstitution einer Person zu erfassen und einer automatisierten Auswertung leicht zugänglich zu sein. Der rasante Aufbau von Gen- und Biodatenbanken zu Forschungszwecken korrespondiert auf der Ebene klinischer Praxis mit der Tendenz zur elektronischen Vernetzung des medizinischen Systems. Auf der einen Seite liefern statistische Korrelationen von geno- und phänotypischen Merkmalen ein neues Bild von erkrankungsrelevanten Abweichungen und Risiken, und auf der anderen Seite gewinnen – ebenfalls – statistisch gewonnene Erkenntnisse zunehmend Einfluss auf Indikationsstellung, Behandlungsregime und Behandlungsökonomie. Medizinische Leitlinien, Standards und Zwänge zur ökonomisch folgenreichen Klassifizierung des Krankheitsbildes beschränken zum einen die ärztliche Autonomie und erhöhen zum anderen den Objektcharakter des Patienten: Die Rolle des Arztes nähert sich der eines Gesundheitsingenieurs, die des Patienten der eines Merkmalsträgers. Während allerdings der ärztliche Autonomieverlust auch den Verlust oder, je nach Sichtweise, die Entlastung von Verantwortung mit sich bringt, verschiebt sich die Verantwortungslast auf die Seite des Patienten. In einer medizinischen Welt, die selbst Experten nur noch schwer durchschauen, wird er zum Kunden eines schillernden Angebots an technischen Lösungsmustern, die er in der Regel weder versteht, noch angemessen beurteilen kann. Und er ist frei, in oftmals wenig instruktiven Entscheidungssituationen als autonomer Gesundheitsbürger seines Glückes Schmied zu sein – bestenfalls angeleitet von einer unüberschaubaren Zahl teils widersprüchlicher statistischer Wahrscheinlichkeitsaussagen über Risiken und Nutzen medizinischer Handlungsoptionen.

## Literatur

Abholz, Heinz-Harald 1986: Das Dilemma medizin-technischer Entwicklungen, in: Argument-Sonderband AS 141, S. 29-48.

Abel-Smith, Brian 1988: The Marketplace for Medical Technology, in: Frans F.H. Rutten und Stanley J. Reiser (Hg.): The Economics of Medical Technology. Proceedings of an International Conference on Economics of Medical Technology, Berlin u.a., S. 10-15.

Ahrens, Dieter 2002: Technologiebewertung und Public Health, Bern/Göttingen/Toronto/Seattle.

Aken, Jan van u.a. 2003: Klinische Relevanz pharmakogenetischer Testverfahren, in: Medgen 15, S. 377-384.

Alber, Jens 1992: Das Gesundheitswesen der Bundesrepublik Deutschland, Frankfurt/M./New York.

Arnold, Michael 1988: Humanität contra Kostendämpfung im Krankenhaus? in: Krankenhausökonomie in Wissenschaft und Praxis, Festschrift für Prof. Siegfried Eichhorn zum 65. Geburtstag, Kulmbach, S. 22-29.

Banks, Rosamonde E./Michael J. Dunn/Denis F. Hochstrasser u.a. 2000: Proteomics. New Perspectives, New Biomedical Opportunities, in: The Lancet 356, S. 1749-1756.

Bell, John 1998: The New Genetics in Clinical Practice, in: British Medical Journal 316, S. 618-620.

Black, William C./Gilbert H. Welch 1993: Advances in Diagnostic Imaging and Overestimations of Disease Prevalence and the Benefits of Therapy, in: New England Journal of Medicine 328, S. 1237-1243.

BMBF (Hg.) 2000: Bericht des Fachdialogs »Beschäftigungspotentiale im Bereich der Bio- und Gentechnologie« im Rahmen des Bündnisses für Arbeit, Ausbildung und Wettbewerbsfähigkeit, Bonn.

BMBF 2002: Deutschland nimmt Vorreiterrolle in Systembiologie-Förderung ein, BMBF Pressemitteilung Nr. 237/2002 vom 30.12.2002.

Brand, Angela u.a. 2004: Gesundheitssicherung im Zeitalter der Genomforschung. Diskussion, Aktivitäten und Institutionalisierung von Public Health Genetics in Deutschland, Gutachten im Auftrag der Friedrich-Ebert-Stiftung, Berlin.

Burke, Wylie/Mary Daly/Judy Garber u.a. 1997: Recommendations for Follow-up Care of Individuals with Inherited Predisposition to Cancer. BRCA1 and BRCA2, in: JAMA 277, S. 997-1003.

Cho, Mildred K./Monica Arruda/Neil A. Holtzman 1997: Educational Material about Genetic Tests. Does it Provide Key Informations for Patients and Practioneers?, in: American Journal of Medical Genetics 73, S. 314-320.

Collins, Francis F. 1996: BRCA1 – Lots of Mutations, Lots of Dilemmas, in: The New England Journal of Medicine 334, S. 186-188.

Coughlin, Steven S. 1999: The Intersection of Genetics, Public Health, and Preventive Medicine, in: American Journal of Preventive Medicine 16, S. 89-90.

Daele, Wolfang van den 2006: The Spectre of Coercion. Is Public Health Genetics the Route to Policies of Enforced Disease Prevention?, in: Community Genetics 9, S. 40-49.

Daly, Jeanne 1989: Innocent Murmurs. Echocardiography and the Diagnosis of Cardiac Normality, in: Sociology of Health and Illness 2, S. 99-116.

Deyo, Richard A. 2002: Cascade Effects of Medical Technology, in: Annual Review of Public Health 23, S. 23-44.

Dickins, Maurice/Geoff Tucker 2001: Drug Disposition: To Phenotype or Genotype, in: Int J Pharm Med 15, S. 70-73.

Evans, James P./Cécile Skrzynia/Wylie Burke 2001: The Complexities of Predictive Genetic Testing, in: British Medical Journal 322, S. 1052-1056.

Feuerstein, Günter 1994: Ausdifferenzierung der kardiologischen Versorgungsstruktur und Kliniklandschaft, in: Bernhard Badura und Günter Feuerstein (Hg.): Systemgestaltung im Gesundheitswesen. Zur Versorgungskrise der hochtechnisierten Medizin und den Möglichkeiten ihrer Bewältigung, Weinheim/München, S. 155-209.

Feuerstein, Günter 2002: Genetik und Public Health. Über konstruierte Affinitäten, ignorierte Spannungsverhältnisse und die innovationsstrategische Bedeutung ungelöster Wertkonflikte, in: Alf Trojan und Hanneli Döhner (Hg.): Gesellschaft, Gesundheit, Medizin, Frankfurt/M., S. 205-216.

Feuerstein, Günter/Regine Kollek 2000: Risikofaktor Prädiktion. Unsicherheitsdimensionen diagnostischer Humanexperimente am Beispiel prädiktiver Brustkrebstests, in: Jahrbuch für Wissenschaft und Ethik, Band 5, Berlin/New York, S. 91-115.

Feuerstein, Günter/Regine Kollek 2001: Vom genetischen Wissen zum sozialen Risiko. Gendiagnostik als Instrument der Biopolitik, Das Parlament vom 29. Juni 2001, Beilage 27, S. 26-33.

Feuerstein, Günter u.a. 2003: Irreführende Leitbilder. Zum Mythos der Individualisierung durch pharmakogenetische Behandlungskonzepte, in: Eth Med 15, S. 77-86.

Feuerstein, Günter/Regine Kollek/Thomas Uhlemann 2002: Gentechnik und Krankenversicherung. Neue Leistungsangebote im Gesundheitssystem, Baden-Baden.

Fields, Stanley 2001: Proteomics in Genomland, in: Science 5507, S. 1221-1224.

Fisher, Elliot S./Gilbert H. Welch 1999: Avoiding the Unintended Consequences of Growth in Medical Care. How Might More be Worse?, in: JAMA 281, S. 446-453.

Flöhl, Rainer 2002: Brustzentren – mehr als eine Vision? FAZ vom 20.03.2002, S. N1 f.

Gäfgen, Gérard/Peter Oberender (Hg.) 1988: Technologischer Wandel im Gesundheitswesen, Baden-Baden.

Gøtzsche, Peter C./Ole Olsen 2000: Is Screening for Breast Cancer Justifiable?, in: The Lancet 355, S. 129-134.

Gottlieb, Scott 2002: Tamoxifen May Increase Risk of Uterine Sarcoma, in: British Medical Journal 325, S. 7.

Guttmacher, Alan, E./Francis S. Collins (2002): Genomic Medicine – A Primer, in: New England Journal of Medicine 347, S. 1512-1520.

Halfar, Bernd 1987: Nicht-intendierte Handlungsfolgen. Zweckwidrige Effekte zielgerichteter Handlungen als Steuerungsproblem der Sozialplanung, Stuttgart.

Hall, Edward 2004: The ›Genticisation‹ of Heart Disease: A Network Analysis of the Production of New Genetic Knowledge, in: Social Science & Medicine 60, S. 2673-2683.

Heim, Nikolaus 1992: Medikalisierung sozialer Probleme, in: MMG 17, S. 5-13.

Helmers, Sabine 1991: Perspectives on Links between Professional Culture and Technological Development: Evidence from a Case Study in the Field of Medical Technology, FS II 91-107, Wissenschaftszentrum Berlin für Sozialforschung (WZB), Berlin.

Helmers, Sabine 1992: Die Kultur der Professionen. Medizin: kontroverse neue Behandlungstechnik, WZB-Mitteilungen 55, S. 16-19.

Henn, Wolfram 1998: Predictive Diagnosis and Genetic Screening. Manipulation of Fate?, in: Perspectives in Biology and Medicine 41, S. 282-289.

Hetzer, Roland 1991: Klinik für Herz-, Thorax- und Gefäßchirurgie, in: DHZB (Hg.): Deutsches Herzzentrum Berlin, Tätigkeitsbericht 1986-1991, Berlin, S. 28-38.

Hohlfeld, Rainer 1985: Die Molekularbiologie des »Selbst«. Perspektiven neurobiologischer Forschung, in: Friedrich Hansen und Regine Kollek (Hg.): Gen-Technologie. Die neue soziale Waffe, Hamburg, S. 180-201.

Hill, A.D.K. u.a. 1997: Hereditary Breast Cancer, in: British Journal of Surgery 84, 1334-1339.

Holtzman, Neil A. 1996: Are we Ready to Screen for Inherited Susceptibility to Cancer?, in: Oncology 10, S. 57-64.

Holtzman, Neil, A. 2006: What Role for Public Health in Genetics and Vice Versa?, in: Community Genetics 9, S. 8-20.

Hüsing, Bärbel 2006: Vom individuellen Risikoprofil zur maßgeschneiderten Therapie?, in: TAB Brief Nr. 29, S. 41-42.

Jordan, Jochen/Cornelia Krause-Girth 1986: Technologische Entwicklung der Medizin aus psychosomatischer Sicht, in: Argument-Sonderband AS 141, S. 69-85.

Khoury, Muin J./Wylie Burke/Elizabeth J. Thomson 2000: Genetics and Public Health in the 21th Century, Oxford.

Kirchberger, Stefan 1986: Technischer Fortschritt in der Medizin. Strukturen der Leistungsentwicklung und der Leistungserbringung, in: Argument-Sonderband AS 141, S. 7-28.

Knappe, Eckhard 1988: Innovations- und Diffusionsprozesse technischer Entwicklungen im ambulanten und stationären Sektor, in: Gérard Gäfgen und Peter Oberender (Hg.): Technologischer Wandel im Gesundheitswesen, Baden-Baden, S. 35-56.

Kollek, Regine u.a. 2004: Pharmakogenetik. Implikationen für Patienten und Gesundheitswesen, Baden-Baden.

Lazarou, Jason/Bruce H. Pomeranz/Paul N. Corey 1998: Incidence of Adverse Drug Reactions in Hospitalized Patients, in: JAMA 279, S. 1200-1205.

Leeuwen, F.E. van u.a. 1994: Risk of Endometrial Cancer after Tamoxifen Treatment of Breast Cancer, in: The Lancet 343, S. 448-452.

Lemke, Thomas 2000: Die Regierung der Risiken. Von der Eugenik zur genetischen Gouvernementalität, in: Ulrich Bröckling, Susanne Krasmann und Thomas Lemke (Hg.): Gouvernementalität der Gegenwart. Studien zur Ökonomisierung des Sozialen, Frankfurt/M., S. 227-264

Lemke, Thomas 2002: Mutationen des Gendiskurses. Der genetische Determinismus nach dem Humangenomprojekt, in: Leviathan 30, S. 400-425.

Lemke, Thomas 2005: »Die Polizei der Gene« – Genetische Diskriminierung und die Fallstricke der Kritik, in: Soziale Welt 56, S. 59-78.

Lerman, Caryn/Robert Croyle 1994: Psychological Issues in Genetic Testing for Breast Cancer Susceptibility, in: Archive of Internal Medicine 154, S. 609-616.

Lerman, Caryn u.a. 1994: Attitudes about Genetic Testing for Breast-Ovarian Cancer Susceptibility, in: Journal of Clinical Oncology 12, S. 843-850.

Levitt, Mairi 1999: A Sociological Perspective on Genetic Screening, in: Ruth Chadwick u.a. (Hg.): The Ethics of Genetic Screening, Dortrecht/Boston/London, S. 157-166.

Liebl, Bernhard 2001: Ethisch-rechtliche Aspekte des Neugeborenenscreenings, in: Monatsschrift Kinderheilkunde 149, S. 1326-1335.

Lippman, Abby 1994: Prenatal Genetic Testing and Screening. Constructing Needs and Reinforcing Inequalities, in: Angus Clarke (Hg.): Genetic Counselling. Practice and Principles, London, S. 142-186.

Lippman, Abby 1999: Prenatal Genetic Testing and Screening. Constructing Needs and Reinforcing Inequities, in: Dan E. Beauchamp und Bonnie Steinbock (Hg.): New Ethics for the Public's Health, New York/Oxford, S. 353-365.

Luhmann, Niklas 1983: Anspruchsinflation im Krankheitssystem. Eine Stellungnahme aus gesellschaftstheoretischer Perspektive, in: Philipp Herder-Dorneich und Alexander Schuller (Hg.): Die Anspruchsspirale. Schicksal oder Systemdefekt?, Stuttgart u.a., S. 28-49.

Mancinelli, Laviero/Maureen Cronin/Wolfgang Sadée 2000: Pharmakogenomics. The Promise of Personalized Medicine, in: AAPS PharmSci 2, Article 4 (http://www.aapspharmsci.org/).

Mannebach, Hermann 1988: Hundert Jahre Herzgeschichte. Entwicklung der Kardiologie 1887-1987, Berlin u.a.

Marteau, Theresa M./Caryn Lerman 2001: Genetic Risk and Behavioural Change, in: British Medical Journal 322, S. 1056-1059.

Mathew, Christopher 2001: Postgenomic Technologies. Hunting the Genes for Common Disorders, in: British Medical Journal 322, S. 1031-1034.

Mold, James W./Howard F. Stein 1986: The Cascade Effect in the Clinical Care of Patients, in: New England Journal of Medicine 314, S. 512-514.

Michael, Michaelis/Stefan Buckle 1990: Screening for Genetic Disorders. Therapeutic Abortion and IVF, in: Journal of Medical Ethics 16, S. 43-47.

Miki, Y. u.a. 1994: A Strong Candidate for the Breast and Ovarian Cancer Susceptibility Gene BRCA1, in: Science 266, S. 66-71.

Münnich, Frank E. 1984: Kosten- und Allokationswirkungen des technischen Fortschritts im Gesundheitswesen, in: Frank E. Münnich und Karl Oettle (Hg.): Ökonomie des technischen Fortschritts in der Medizin. Beiträge zur Gesundheitsökonomie, Band 6, Gerlingen, S. 14-45.

Nippert, Irmgard 2000: Vorhandenes Bedürfnis oder induzierter Bedarf an genetischen Testangeboten?, in: Jörg Schmidtke (Hg.): Guter Rat ist teuer. Was kostet die Humangenetik, was nutzt sie?, München/Jena, S. 126-149.

Olsen, Ole/Peter C. Gøtzsche 2001: Cochrane Review on Screening for Breast Cancer with Mammography, in: The Lancet 358, S. 1340-1342.

Pang, Tikki/David Weatherall 2002: Genomics and Global Health, in: British Medical Journal 324, S. 1051-1052.

Reifart, Nikolaus 1992: Koronarangioplastie oder Bypassoperation. Welches Verfahren für welchen Patienten?, in: Herz/Kreislauf 2, S. 48-51.

Rutten, Frans F.H./Gouke J. Bonsel 1992: High Cost Technology in Health Care. A Benefit or a Burden?, in: Soc.Sci.Med. 35, S. 567-577.

Schimmelpfeng-Schütte, Ruth 2003: Das Neugeborenen-Screening. Kein Recht auf Nichtwissen? Material für eine deutsche Gendatei?, in: Medizinrecht 4, S. 214-218.

Schnabel, Peter-Ernst/Paul Wolters 1992: Einfluss der Medizintechnik auf das Verhältnis von Patient, Arzt und Pflegepersonal, in: Ralph Brennecke (Hg.): Sozialmedizinische Ansätze der Evaluation im Gesundheitswesen, Bd. 1, Berlin u.a., S. 420-430.

Schöffski, Oliver 2000: Gendiagnostik: Versicherung und Gesundheitswesen. Eine Analyse aus ökonomischer Sicht, Karlsruhe.

Schrag, Deborah u.a. 1997: Decision Analysis. Effects of Prophylactic Mastectomy and Oophorectomy on Life Expectancy among Women with BRCA1 or BRCA2 Mutations, in: New England Journal of Medicine 336, S. 1465-1471.

Silomon, Hero 1983: Technologie in der Medizin. Folgen und Probleme, Stuttgart.

Simon, Perikles 2004: Entwicklung, Risiken und therapeutischer Nutzen der Gentherapie. Analysen der Friedrich-Ebert-Stiftung zur Zukunft der Biotechnologie, Nr. 2/2004, Berlin.

Stehr, Hermann 1990: Medizintechnik und Ethik. Eine Betrachtung aus Industriesicht, in: Österreichische Krankenhaus-Zeitung 31, S. 706-708.

Stone, David H./Susie Stewart 1996: Screening and the New Genetics. A Public Health Perspective on the Ethical Debate, in: Journal of Public Health Medicine 1, S. 3-5.

Sureau, Claude 1995: Medical Deresponsibilization, in: Journal of Assisted Reproduction and Genetics 12, S. 552-558.

Tournier-Lasserve, Elisabeth 2002: New Players in the Genetics of Stroke, in: New England Journal of Medicine 347, S. 1711 f.

Tymstra, Tjeerd 1989: The Imperative Character of Medical Technology and the Meaning of »Anticipated Decision Regret«, in: International Journal of Technology Assessment in Health Care 5, S. 207-213.

Weatherall, David J. 2000: Single Gene Disorders or Complex Traits. Lessons from the Thalassaemias and other Monogenetic Disorders, in: British Medical Journal 321, S. 1117-1120.

Willke, Helmut 2003: Heterotopia. Studien zur Krisis der Ordnung moderner Gesellschaften, Frankfurt/M.

Varmus, Harold 2002: Getting Ready for Gene-Based Medicine, in: New England Journal of Medicine 347, S. 1526-1527.

Verilli, Dians/Gilbert H. Welch 1996: The Impact of Diagnostic Testing on Therapeutic Interventions, in: JAMA 275, S. 1189-1191.

Wolf, Gerhard u.a. 1995: Stellungnahme zur Entdeckung des Brustkrebsgens BRCA1, in: Medizinische Genetik 1, S. 8-10.

Wooster, R. u.a. 1995: Localization of a Breast Cancer Susceptibility Gene, BRCA2, to Chromosome 13q12-13, in: Science 265, S. 2088-2090.

Zimmern, Ron 2002: Genetics and Medicalisation, in: British Medical Journal 324, S. 863-863.

Zweifel, Peter 1984: Medizinisch-technischer Wandel und sein Einfluss auf den privaten Arzt. Ein theoretische und empirische Untersuchung, in: Frank E. Münnich und Karl Oettle (Hg.): Ökonomie des technischen Fortschritts in der Medizin. Beiträge zur Gesundheitsökonomie, Band 6, Gerlingen, S. 57-95.

# III. Der soziale Tod – Die gesellschaftliche Form des Sterbens

# Legitime und illegitime Schmerzen
## Ärztliche und pflegerische Strategien im Umgang mit invasiven Maßnahmen bei Sterbenden

*Ursula Streckeisen*

›Sterben im Krankenhaus – das Schlimmste, was uns passieren kann‹: Diese weit verbreitete, auch in den Sozialwissenschaften kursierende Einschätzung ist Teil jener »Greuelmärchen« (Seale), die eine moralisch konnotierte Kritik geltend machen, so als könnte das Krankenhaus, so als könnten Ärzte und Pflegende ein ›gutes Sterben‹ garantieren, wenn sie denn nur wollten. Im Folgenden sei gegen diesen Mythos angeschrieben, indem – erstens – noch einmal die These verfochten wird, dass aufgrund strukturell-organisatorischer Gegebenheiten mehr als ein *Arrangement* mit dem Sterben im Kontext des Krankenhauses nicht möglich ist. Zweitens soll aufgezeigt werden, welche Gestalt solche Arrangements empirisch-konkret annehmen können. In den Mittelpunkt des Interesses rückt dabei der ärztliche und pflegerische Umgang mit dem Schmerz, den eine medizinische Behandlung den Sterbenden unweigerlich zufügt. In beiden Fällen wird ausgiebig Literatur referiert, die kritische Auseinandersetzung damit geführt, und es gelangen eigene Ergebnisse zur Darstellung.

## 1 Das Krankenhaus als Organisation und seine Kernakteure

Das Krankenhaus ist eine personenbezogene Dienstleistungsorganisation, die sich in der Umbruchsphase der Industrialisierung aus dem Hospital heraus entwickelt hat, welches um Arme, Kranke und Verwundete besorgt gewesen war. Betrachten wir das Krankenhaus als *Organisation*, so ist in erster Linie festzuhalten, dass es sich von Bürokratien Weberschen Typs unterscheidet. Das Krankenhaus – jedenfalls das herkömmliche – findet sich in eine Reihe von Untereinheiten aufgelöst, die bei der Erfüllung ihrer Aufgaben eine erhebliche Autonomie genießen. Diese Untereinheiten – Fachabteilungen wie Chirurgie oder Innere Medizin – teilen sich gegebenenfalls noch einmal auf. Die kleinste Einheit bildet die Station, jene Kernzelle, in der sich der Patienten-, Pflege- und Behandlungsalltag abspielt. Im Krankenhaus gibt es drei Autoritätspyramiden, die relativ eigenständig sind, aber in einem hierarchischen Verhältnis zueinander stehen: die ärztliche Autoritätspyramide (hierarchisch zuoberst), die ihr nahestehende pflegerische Pyramide und die Verwaltungspyramide (zuunterst). Der Verwaltungsteil des Krankenhauses hat in erster Linie die Aufgabe, die Funktionsfähigkeit des Betriebs zu sichern. (Vgl. Rohde 1962: 220; Rohde 1973)

Im Krankenhaus werden naturwissenschaftsbasiertes medizinisches Wissen und technische Mittel zur Bekämpfung von Leiden und Krankheit eingesetzt. Das Hauptziel besteht darin, dem Patienten eine angemessene medizinische Versorgung anzubieten. Abgesehen von Ausbildung und Forschung verfolgt das Krankenhaus im Rahmen der Patientenversorgung folgende Leistungsziele (vgl. Rohde 1962: 178ff.; Rohde 1967):

- Diagnose: Mit der Diagnosestellung übt die Medizin auf der mikrosozialen Ebene ihre Definitionsmacht aus. Die Diagnose bildet die Voraussetzung für medizinisches Handeln, sie bringt das Suchen nach den Möglichkeiten in Gang, die das Leiden des Patienten mindern und dessen Handlungsfähigkeit wiederherstellen.
- Therapie (Behandlung): Im Rahmen der Therapie realisiert sich die Handlungsmacht der Medizin. Die Therapie schreibt die Maßnahmen für die Heilung von Krankheiten vor. Im Falle von chronischer Krankheit oder Invalidität besteht das Ziel der Therapie in der Konsolidierung der Beschwerden.
- Isolierung des Kranken: Der Patient wird von seiner alltäglichen Umgebung getrennt. Die Isolierung ermöglicht zum einen effiziente Arbeit im Zusammenhang mit Diagnose und Therapie, zum andern entlastet sie den Patienten vom Alltag und den zugehörigen Pflichten. Sie stellt aber gleichzeitig eine Belastung dar, die den Genesungsprozess erschweren kann, da der Patient auch eine Entmündigung erfährt (vgl. Goffman 1961).
- Pflege: Die Pflege beinhaltet die Sorge für die menschlichen Grundbedürfnisse, von der die Patienten unter den Bedingungen der Isolierung befreit sind. Die Pflege wird durch die technologischen Erfordernisse von Diagnose und Therapie zur Notwendigkeit.

Neben dem Bereich der Leistungsziele gibt es den administrativ-betrieblichen Zielbereich des Krankenhauses: die Selbsterhaltung und Weiterentwicklung der Institution in ökonomischer, technischer und personeller Hinsicht. Hier steht nicht die medizinische Versorgung im Vordergrund, sondern der Nutzen, den die Organisation und ihre Mitglieder anstreben. Bürokratische, technische und ökonomische Maximen leiten dann das Handeln an. Die Verbetrieblichungstendenzen, die in den letzten Jahrzehnten auch im Gesundheitswesen Fuß gefasst haben, verstärken die Bedeutung der Nutzenmaximierung.

Die genannten Leistungsziele des Krankenhauses werden unter Bedingungen verfolgt, die eine weitreichende Arbeitsteilung voraussetzen. Die Verpflichtungen, die dem klassischen Arzt[1] übertragen waren, finden sich gleichsam auf das Krankenhaus als Ganzes und auf dessen vielfältige Akteure und Akteurinnen verteilt. Als empirische Erscheinung ist der klassische, allgemeinpraktizierende Arzt im Verlauf des zwanzigsten Jahrhunderts zwar zu

---

1 Zum Problem des »sexistischen Sprachgebrauchs«: Die kulturelle Figur des Arztes ist männlich. Frauen blieben auch *realiter* lange Zeit aus dieser Profession ausgeschlossen. Implizit wird dies bereits in der klassischen soziologischen Literatur über Medizin sichtbar. So etwa bezeichnen Bucher/Strauss die ärztliche Kollegenschaft als »Bruderschaft« (Bucher/Strauss 1961: 189). Hier kann mit dem Mann (Bruder) nicht der Mensch (Geschwister) gemeint und die Frau (Schwester) übergangen worden sein; es geht tatsächlich nur um Männer (Brüder). Doch erst die neuere Geschlechterforschung macht das Verhältnis von ärztlicher Profession und Geschlecht zum Thema. Vor allem die historischen Arbeiten sind erhellend. Sie wenden machttheoretische Ansätze der Professionssoziologie auf das Geschlechterverhältnis in den klassischen Professionen an (Witz 1992; Frevert 1982 u.a; z. T. auch Wetterer 1992 und 1995). – Vor diesem Hintergrund wäre es falsch, um der Gleichberechtigung willen einfach immer auch die Ärztinnen zu nennen, wenn von Ärzten die Rede ist. Andererseits nimmt der Anteil der Ärztinnen zu. Davon lässt sich rein statistisch nicht mehr absehen. Man kann also auch nicht einfach von Ärzten reden. Ähnliches gilt – mit umgekehrten Vorzeichen – für den Beruf der Krankenschwester. Was tun? Eine Revision der Medizinsoziologie und ihrer Konzepte, die diese Veränderungen aufgearbeitet und sozusagen ›anwendungsbereit‹ für geschlechts-unspezifisch angelegte Fragestellungen präsentiert hätte, liegt nicht vor. Daher ist nur ein unsystematischer, pragmatischer Gebrauch der männlichen, weiblichen und geschlechtsneutralen Formen möglich. Ich habe mich dafür entschieden, im Fall von Arztpersonen von ›Ärzten‹ zu reden, es sei denn, ein inhaltliches Argument spreche dagegen. Bei Pflegepersonen spreche ich von ›Schwestern‹, es sei denn, es gehe *in concreto* zum Beispiel um einen Pfleger.

einem unter zahlreichen anderen ›Spezialisten‹ mit eigener Praxis geworden, doch als theoretisches Modell behält er seine Sonderbedeutung bei. Dieses Modell lässt sich nicht zuletzt für die Analyse des Krankenhauses und seiner Rollenträger fruchtbar machen, die hier interessieren. Drum sei nun kurz auf die klassische Arztrolle eingegangen (vgl. v.a. Parsons 1951, 1964 und 1978a).

Nach Parsons orientiert sich der Arzt an einer bestimmten, funktionalen Kombination von Verhaltensmaßstäben. Implizit hat Parsons den allgemein praktizierenden Arzt und den Internisten in freier Praxis vor Augen; schon Bucher und Strauss (1961) halten dies fest. Die «pattern variables», jene Verhaltensalternativen, von denen jeder Handelnde bewusst oder unbewusst eine zu wählen hat, bevor eine Situation für ihn eindeutig definiert ist, kommen auch im Falle des Arztes zur Anwendung. In Anlehnung an das psychoanalytische Therapiemodell[2] charakterisiert Parsons die Rolle des Arztes durch 1. Universalismus, 2. funktionale Spezifizität, 3. affektive Neutralität, 4. Kollektivitätsorientierung und 5. Leistungsorientierung (mit der Basis des instrumentellen Akltivismus). Zwar vermischt Parsons in seinen Texten die Ebene des Verhaltens mit jener der sozialen Erwartungen; in den konkreten Formulierungen suggeriert er sogar oft, er spreche über Verhalten. Doch gehe ich mit Freidson (1970) und Fox (1988) davon aus, dass es sich um Erwartungen und Werte, nicht um erbrachte Leistungen handelt. Die Erwartungen und Werte sind aber in dem Sinne durchaus verhaltensrelevant, als der Akteur sich ihnen verpflichtet fühlt und sein Handeln nach ihnen ausrichtet.

Die funktionale Kombination der Orientierungen erlaubt es dem Arzt, zwecks Erfüllung seiner Aufgabe die Widerstände des Patienten zu überwinden und in dessen private Sphäre einzudringen. Vor der Gefahr, dem Patienten in allzu hohem Ausmaß nahe zu treten, schützt sich der Arzt durch die Orientierungen 1, 2, 3 und 5. Die Grenzüberschreitungen, die er im Rahmen der »Sonderkultur« der Medizin (Schoene 1958) begeht, finden sowohl in physischer wie in psychischer Hinsicht statt. Zu all jenen ›Orten‹ des Körpers und der Persönlichkeit, die der Patient dem Wissen und den Blicken anderer Personen aus Schamgründen entzieht, hat der Arzt direkten Zugang, sonst kann er seine Aufgabe nicht erfüllen (vgl. Lockot/ Rosemeier 1983a; Lockot/Rosemeier 1983b). Intime Informationen über Lebensgewohnheiten muss der Arzt schon allein dafür erhalten, dass er die Diagnose erstellen kann. Chirurgische Eingriffe, welche die Persönlichkeit qua Anästhesie gänzlich ausschalten und die buchstäblich ›tief‹ gehen, sind vielfach unabdingbarer Bestandteil der erfolgreichen Therapie. Besonders ausgeprägt ist die Nichtberücksichtigung von Intimitätsgrenzen in der Intensivstation. Hier abstrahieren Ärzte und Pflegende von beinahe allem, was die Persönlichkeit des Patienten ausmacht; allein das organische Überleben steht zur Diskussion (vgl. Lockot 1983: 16). Um sich von seinem Leiden zu befreien, muss also der Patient sein Ideal der Unverletzlichkeit aufgeben, Schamgefühle überwinden und Schmerzen ertragen. Der therapeutische Prozess lässt sich als »Heilung durch Verwundung« (Oevermann 1996: 119) charakterisieren. Er hat etwas Paradoxes an sich: er hilft, indem er verletzt.

In Anlehnung an Oevermanns professionalisierungstheoretische Arbeiten lässt sich das Gesagte noch genauer fassen (vgl. Oevermann 1995 und 1996; Oevermann u.a. 1980 u.a.; auch Hildenbrand 1991). Unter Bezugnahme auf Parsons und Freud fasst Oevermann das ›funktionale‹ (Parsons) bzw. das problemadäquate, ideale ärztliche Handeln als eine »pro-

---

[2] Parsons schreibt, dass »ein sehr wesentlicher Teil der nicht- und vor-psychotherapeutischen ärztlichen Tätigkeit tatsächlich ›unbewusste Psychotherapie‹ ist« (Parsons 1951: 39). Vgl. zu dieser Problematik den Artikel von Gerhard 1987.

fessionalisierte« Beziehungspraxis auf, in welcher der Arzt zugleich eine ›gesellschaftlich‹ geprägte und eine ›gemeinschaftlich‹ geprägte Beziehung zum Klienten eingeht. Über Parsons hinausgehend, nimmt er insbesondere an, dass diese Beziehungspraxis eine »widersprüchliche Einheit« bildet, in der sich »spezifisches Rollenhandeln« mit einer »diffusen Sozialbeziehung« verbindet.³ Dabei stellt die an einem spezifischen, unpersönlichen Rollenverständnis orientierte Beziehung den Rahmen dar, innerhalb dessen sich die diffuse, partikularistische Sozialbeziehung bewegt und entfaltet (vgl. Oevermann u.a. 1980). Entsprechend sind in der Beziehung zwischen Arzt und Patient zwei Handlungslogiken am Werk: die Handlungslogik der Wissenschaft, welche auf Allgemeingültigkeit und Begründbarkeit basiert, und das individuelle Fallverstehen, das den Patienten als ›ganzen‹ Menschen mit seiner je eigenen Geschichte betrachtet.

Sucht ein Patient den Arzt auf, so weil sein eigenes Wissen zur Situationsbewältigung nicht mehr ausreicht und Expertenwissen vonnöten scheint. Doch gerade dieses Expertenwissen ist in entscheidender Weise insuffizient. Das universelle Wissen, das der Arzt im Idealfall mit einer diffusen Sozialbeziehung zu einer widersprüchlichen Einheit verbindet, ist lückenhaft. Allem wissenschaftlichen Universalismus und aller funktionalen Spezifizität zum Trotz können Diagnosen, Prognosen, Behandlungsprogramme und Behandlungsdurchführung von Unsicherheit geprägt sein (»uncertainty« in der Medizinsoziologie; vgl. insbesondere Parsons 1951; Fox 1957, 1988 und 1989). Offensichtlich gibt es im Falle der modernen Medizin eine Überkomplexität der Aufgabe im Verhältnis zu den verfügbaren wissenschaftlichen Lösungsmöglichkeiten. Das Handeln des Arztes lässt sich nicht als problemlose Anwendung vorhandenen Wissens verstehen, auf die ein erwartbarer und leicht evaluierbarer Ausgang folgen würde. Ärztliches Handeln ist riskant. Umso größer wird die Bedeutung der diffusen Komponenten ärztlicher Orientierungen: Erfahrung und Intuition, aber auch Risikofreude und Mut können den Mangel an Wissen teilweise kompensieren (vgl. Stichweh 1987: 296f). Dank außerwissenschaftlichen Fähigkeiten und Eigenschaften kann der Arzt Unzulänglichkeiten des wissenschaftlichen Wissens partiell ausgleichen und gegebenenfalls negative Folgen eindämmen.

Das Krankenhaus – als Trägerin einer spezifischen Wertstruktur betrachtet – gründet sich auf Orientierungsmodi, die im Kern jenen des Arztberufs entsprechen (vgl. Rohde 1967: 350). Die Orientierungen des klassischen Arztes lassen sich gewissermaßen auf diesen Kollektivakteur übertragen (vgl. Parsons 1964: 425). Soll das Hauptziel des Krankenhauses, die Gewährleistung einer angemessenen medizinischen Versorgung der Patienten, erreicht werden, müssen sich technisch-instrumentelle und wissenschaftliche Leistungen (spezifische Seite) mit der Befriedigung materieller Grundbedürfnisse und mit sozial-kommunikativer Zuwendung zum Patienten (diffuse Seite) verbinden. Als Kollektivakteur sollte das Krankenhaus der Anforderung genügen, bei der Patientenversorgung eine Balance zwischen dem Rückgriff auf eine universelle Wissensbasis und dem individuellem Fallverstehen zu finden. Freilich sind nur konkrete Individuen in der Lage, eine spezifisch-diffuse, widersprüchliche Einheit von Rollenhandeln und Sozialbeziehung zu entwickeln und durchzuhalten: es geht um einen Habitus, der beim Umsorgen und Behandeln von Patienten in der mikrosozialen Interaktion zum Tragen kommen kann. Im Krankenhaus sind es insbesondere die Kernakteure des Arztes und der Schwester, die idealerweise eine solche habituelle Prägung aufweisen.

---

3   Im Unterschied zu Parsons fasst Oevermann (1996) diffuse Sozialbeziehungen nicht als Rollenbeziehungen auf, sondern als »nicht-rollenformige Sozialbeziehungen zwischen ganzen Personen« (110). Nur »spezifische« Sozialbeziehungen sind rollenförmig.

Dem Arzt kommen in dieser Institution eine Reihe von Aufgaben zu, die sich aus der Totalität der Patientenversorgung ausdifferenziert und zu einer neuen wissenschaftsnahen, klinisch-medizinischen Rolle entwickelt haben. Diese Rolle vereinigt die medizinische Deutungs- und Handlungsmacht in sich und umfasst Verpflichtungen, die relativ alltagsfernen Charakter haben. Die übrigbleibenden Probleme, hauptsächlich vor- und nachgelagerte Aufgaben, sind der Krankenpflege überlassen. Diese beschäftigt sich herkömmlicherweise mit Dingen, welche die klinische Medizin in ihrer Selektivität *nicht* bearbeitet. Abgesehen von der Unterstützung des Arztes im Zusammenhang mit der Therapie gehören dazu auch Aufgaben, die im Falle des klassischen Arztes von der Familie des Patienten im privaten Zuhause übernommen worden sind, nun aber im Krankenhaus anfallen. Durch die Isolierung wird der Kranke wie gesagt aus dem familialen Bezugsfeld herausgenommen, sodass das Krankenhaus in hohem Ausmaß materielle und psychosoziale Umsorgung mit Primärcharakter anbieten muss. In der Pflege steht denn auch die Befriedigung alltäglich wiederkehrender, materieller und seelisch-emotionaler Bedürfnisse des Patienten im Vordergrund (vgl. Ostner/Beck-Gernsheim 1979).

Man kann annehmen, dass mit der Arbeitsteilung zwischen Arzt und Schwester eine ›Orientierungsteilung‹ einhergeht, die zur Folge hat, dass die ideale widersprüchliche Einheit sich bei keinem dieser beiden Akteure findet, sondern in dem Sinne auseinandergerissen ist, dass bestimmte Orientierungen beim Arzt und andere bei der Schwester dominieren. Die Aufgabe des Arztes gegenüber dem Patienten konzentriert sich auf die Diagnose und – in Zusammenarbeit mit den Pflegenden – auf alltagsferne Elemente der Therapie. Dabei dominieren die gesellschaftlich-spezifischen Aspekte[4]. Die soziale Beziehung zum Patienten ist weitgehend an die Schwester abgegeben. Vor allem wegen dieser durch den Betrieb vorgegebenen Arbeitsteilung läuft der Arzt im Krankenhaus Gefahr, die Balance der widersprüchlichen Einheit zwischen diffuser Sozialbeziehung und spezifischem Rollenhandeln zu verlieren. Hilfe zur Selbsthilfe, autonomieunterstützende ärztliche Tätigkeit wird dadurch erschwert. Die Krankenschwester ihrerseits ist Orientierungen verpflichtet, die der diffusen im Vergleich zur spezifischen Seite viel mehr Gewicht verleihen. Eine eigenständige, von den Ärzten unabhängige spezifische Seite, die sich mit der Kollektivitätsorientierung zu einer Balance verbinden könnte, existiert nicht. Solche Einseitigkeit löst die Gefahr der Verstrickung ins Leiden der Patienten aus.[5] Gleichzeitig entsteht das Risiko, dass sie bloße Hilfe gewährt, welche die Autonomie des Patienten nicht anerkennt. Eine solche Hilfe wiederum hat eine de-autonomisierende Struktur (vgl. Hildenbrand 1991: 173).

Doch der betriebliche Kontext des Krankenhauses lässt der Entstehung einer diffusen Sozialbeziehung nur teilweise Raum. Die standardisierten Verfahrensprozeduren und die – immer mehr ins Gewicht fallenden – betriebsökonomischen Anforderungen folgen Regeln, welche gezielten, nicht-individualisierten Leistungen den Vorrang geben und beim Patienten Infantilisierung und Regression fördern (vgl. Rohde 1962: 396ff; Schmidbauer 1991;

---

4 Rohde handelt wiederholt ab, dass der Arzt im Krankenhaus vor allem dem Universalismus, der funktionalen Spezifizität und der Leistung verpflichtet ist (Rohde 1962: 254ff und 265ff). Doch er führt es ausschließlich auf den betrieblichen Kontext, nie aber auf die – damit verbundene – Arbeitsteilung zwischen Arzt und Pflege zurück.

5 Gegen eine Krankenpflege, die eine im Kern fremdbestimmte Verberuflichung erlebt hat, wenden sich im Gesundheitswesen seit längerer Zeit intensive »Professionalisierungs«-Initiativen; sie haben sich vor allem in der Versozialwissenschaftlichung der Weiterbildung für Pflegekader und Pflegedozierende niedergeschlagen. Auf diese Entwicklungen kann hier nicht näher eingegangen werden (Axmacher 1991; Mischo-Kelling 1991; Rabe-Kleberg u.a.. 1991; Schäffer u.a. 1994; Sprondel 1972).

Siegrist 1978; Goffmann 1961c). Man kann diese Entmündigung als ›Preis‹ dafür betrachten, dass dank der *Organisation* Krankenhaus medizinintechnisch anspruchsvolle Heilverfahren zur Anwendung gelangen können. Gleich wie im Falle des klassischen Arztes hat im Krankenhaus das Prinzip der Heilung durch Verwundung Gültigkeit; das Krankenhaus gehört zu jenen gesellschaftlichen Enklaven in der modernen Gesellschaft, im Rahmen derer Grenzüberschreitungen (›Verwundungen‹) erlaubt sind. Medizinisches Handeln, aber auch: entindividualisierende betriebliche Rahmenbedingungen und entwürdigende Verhaltensregeln finden sich durch das Ziel der Heilung und Gesundung legitimiert.

## 2  Sterben im Krankenhaus: das Problem

Tatsache ist, dass im Krankenhaus immer schon auch Patienten gestorben sind. Vor dem Hintergrund der bisherigen Ausführungen sei nun dargelegt, mit welchen Problemen sich das Krankenhaus konfrontiert sieht, wenn das Sterben von Patienten ansteht. Dabei wird von Palliativstationen abstrahiert. Es geht um vier Dinge:

- Insuffizienz des medizinischen Wissens

Das erste Problem rührt vom Charakter des medizinischen Wissens her, das im Krankenhaus zur Anwendung gelangt. Um die Monopolstellung zu bekommen, die dieses Wissen auch heute noch weitgehend hat, schloss sich die Medizin im 19. Jahrhundert an die Naturwissenschaften als Bezugsdisziplinen an. Sie bekämpfte andere Sichtweisen oder Umgangsformen; so etwa wurden die Naturheilkunde und die Volksmedizin höchstens als Randbezirke geduldet. Die Naturwissenschaften, an denen sich die moderne Medizin orientiert, drängen die Frage der sinnhaften Orientierung von Leib und Leben zurück und begnügen sich damit, Erklärungen zu liefern. Als Folge davon distanziert sich die Medizin von religiösen, magischen und vergleichbaren nicht-modernen Ausrichtungen. Sie beansprucht also nicht, auf existentielle Fragen Antworten zu geben und Lösungen bereit zu halten, sondern konzentriert sich auf Dinge, die aus wissenschaftlicher Sicht behandelbar sind (vgl. Parsons u.a. 1972, 279). Das heißt aber keineswegs, dass die Medizin nicht immer wieder mit existentiellen Problemen konfrontiert ist; nur findet sie sich dadurch grundsätzlich überfordert. Labisch spricht gar von einer Aporie: »Die grundlegende Aporie der Medizin der Moderne liegt darin, dass ihr die Aufgabe, die leibliche Seite menschlicher Existenz sinnhaft – und damit immer auch werthaft – zu bestimmen, in eben dem historischen Moment überantwortet wurde, in dem sie sich den Naturwissenschaften als ausschließlicher Bezugsdisziplin verschrieb.« Die Naturwissenschaften aber, so Labisch, sind »grundsätzlich außerstande, Werte zu setzen, Leben zu orientieren, dem Handeln in der Welt letzten Sinn zu geben« (Labisch 1992: 319).

Die Aporie der Medizin gilt erst recht im Falle des Sterbens, dieser »Grenzsituation par excellence« (Berger/Luckmann 1969, in Anlehnung an Heidegger). Krankheit kann man bis zu einem gewissen Grade »behandeln«, Sterben nicht, denn Sterben ist keine Krankheit. Behandeln lassen sich allenfalls Schmerzen, die in diesem Zusammenhang auftreten. Sterbende sind also höchstens dann auf Hilfe vom ›verletzenden‹ Typ der Krankenbehandlung angewiesen, wenn dies die Schmerzbekämpfung erfordert. Für die beiden Kernakteure im Krankenhaus – Arzt und Schwester – hat dies Folgen. Wenn es außer der eventuellen Schmerzbekämpfung nichts Spezifisch-Medizinisches mehr zu tun gibt, wird der spezialisierte Krankenhausarzt weitgehend überflüssig. Dass er sich, wie vielfach berichtet, aus einem Feld zurückzieht, in dem keine Aufgabe für ihn mehr ansteht, ist eigentlich zu erwarten. Mount schreibt denn auch zurecht: »(In terminal care) the caregiver is left with a sense of impotence since from the traditional perspective of diagnosis and fighting disease, there is indeed nothing more to be done« (Mount 1986: 1128, zit. n. McQuade 1992: 60). Demgegenüber werden die Kompetenzen des Pflegepersonals, insbesondere die Grundpflegekompetenzen, in Sterbeprozessen sehr wohl gebraucht, wenngleich sie für viele Aufgaben, die im Zusammenhang des Sterbens anfallen, nicht ausreichen.

- Betriebliche und berufliche Ziele ohne Bezug zum Sterben

Das zweite Problem hat mit dem Betriebscharakter des Krankenhauses zu tun. Organisatorisch-strukturell, aber auch betriebskulturell ist das Krankenhaus als Institution auf Krankenbehandlung ausgerichtet. Das Krankenhaus enthält weder von seinen Zielen noch – folglich – von seiner strukturell-organisatorischen Ausgestaltung her einen Bezug zum Sterben (ähnlich Druet 1981; von Ferber 1970; Kastenbaum 1977; Nassehi/Weber 1989; Ochsmann 1991a; Schmeling u.a. 1982; Weber 1994; Weingarten 1984). Das hat nicht verhindert, dass in den vergangenen Jahren immer mehr Krankenhäuser die Absicht, ›gutes Sterben‹ zu ermöglichen, in ihr Leitbild aufgenommen haben.[6]

Seit den 1960er Jahren ist das Sterben im Krankenhaus in zahlreichen thanatologischen Studien empirisch untersucht worden. Diese stammen aus unterschiedlichen Jahrzehnten, sodass die Probleme, die sie aufzeigen, für manche heutige Krankenhäuser bedeutungslos sein mögen; für andere aber sind sie überaus aktuell. Diese Studien machen klar,

---

6   Nebenbei gesagt, lässt sich das Sterben auch *außerhalb* des Krankenhauses nicht in dem Sinne als ›Ziel‹ konzipieren, wie es für die Gesundheit getan wird. Ziel kann es höchstens sein, auf die *Art und Weise* des Sterbens Einfluss zu nehmen, zum Beispiel ein schmerzfrei verlaufendes Sterben zu ermöglichen. Nicht die ›Totheit‹ wird – anstelle der Gesundheit – von der Hospizbewegung als Ziel ins Auge gefasst; vielmehr soll der dorthin führende *Weg* bestimmten Kriterien genügen. Im »good death« ist es vor allem das ›good‹, das heißt das Wie, das zählt. (Eine Kontrolle des Sterbens, die weiter geht als die Gestaltung des Weges bis zum Ende, könnte allein darin bestehen, den Tod aktiv zuzufügen: der Sterbende müsste sich töten lassen oder selber töten. Diese Anliegen vertritt die Euthanasiebewegung. Die Tatsache, *dass* überhaupt der Tod eintreten wird, kann auch auf diesem Weg nicht verhindert werden, doch der Sterbende bestimmt den Zeitpunkt seines Todes, das Wann.) Professionstheoretisch reformuliert, meint das Gesagte Folgendes: Im Rahmen des Arbeitsbündnisses engagieren sich der gesundende Kranke und seine heilenden Partner aktiv und erfolgsorientiert im Hinblick auf das gemeinsame Ziel der Gesundheit (bei Parsons (1975) enthält die »Krankenrolle« entsprechend die Verpflichtung, sich um die eigene Gesundheit zu bemühen). Wenn aber das Sterben ansteht, können die innere Motiviertheit und das Erfolgsengagement des Patienten und seiner Betreuer nicht dieselbe Vorwärtsgerichtetheit enthalten, denn der Gesamtprozess, in dem sich die Beteiligten befinden, ist ein unerwünschter, unabwendbarer Trennungsprozess. Am Ende der Passage, die der Patient durchschreitet, wartet der Tod, nicht die Gesundheit. Field macht auf diesen ebenso einfachen wie fundamentalen Unterschied durch seinen Hinweis aufmerksam, dass der Tod selbst als »happy death« keinen hochbewerteten Status habe (Field 1996: 261). Er nimmt damit – ungewollt – einen Gedanken wieder auf, den bereits Glaser und Strauss formulierten. In einer kaum je zitierten Passage schreiben diese Autoren: »…. the transitional statuses of dying ... are usually defined as undesirable« (Glaser/Strauss 1968: 247). Sterben, so Glaser und Strauss, ist gesellschaftlich etwas Unerwünschtes. Zu einem Ziel, das man wie die Gesundheit anstrebt, können Sterben und Tod daher nicht werden. In Klammern fügen die Autoren an, dass dasselbe vom *Tod* nicht notwendigerweise gesagt werden könne, gehen aber leider nicht weiter darauf ein. Die Leserin kann vermuten, dass die Autoren an einen Tod denken, der als Befreiung von starken, nie mehr enden wollenden Schmerzen oder anderen problematischen Begleitumständen des Sterbens erlebt wird. Doch auch der Tod, der von Schmerzen erlöst, ist m.E. nicht dem Ziel vergleichbar, das die Gesundheit für einen Kranken darstellt.

dass die Situation um Sterben und Tod oftmals ein Feld prekären sozialen Handelns darstellt. Die Unsicherheit geht weit über jene Unsicherheiten hinaus, die sich bei Diagnose und Therapie von nicht-sterbenden Patienten immer wieder einstellen (vgl. Glaser/Strauss 1965/1966; Hotze 1991; Lau 1975). Lofland macht geltend, dass Berufsakteure im Zusammenhang mit der Betreuung von Sterbenden zu erfinderischem Handeln, zur Improvisation gezwungen sind, weil das Sterben im Krankenhaus strukturell und organisatorisch nicht vorgesehen ist (vgl. Lofland 1978).

Auch die Ausbildung und die Motivationsstruktur der Angestellten des Krankenhauses stehen der Betreuung von Sterbenden entgegen. Wenn Berufsakteure im traditionellen Krankenhaus sterbende Patienten betreuen, verlässt sie ihre stärkste Arbeitsmotivation, die Motivation nämlich, zur Gesundung anderer Menschen beizutragen und Krankheit zu bekämpfen. Der Tod von Patienten wird als Misserfolg und als berufliches Versagen erlebt; Sterbendenbetreuung bringt denn auch kaum Anerkennung im Kollegen- und Kolleginnenteam (vgl. George u.a. 1989). Berufliches Versagen erleben in besonders starkem Ausmaß die Ärzte (vgl. Backer u.a. 1982; Glaser/Strauss 1965; Ochsmann 1991b; Student 1991; Thomas 1975). Dies wird auch in neueren Arbeiten betont (vgl. Merrill u.a. 1998; Zielinski 1993). Wie Campbell u.a. in einer Studie zeigen, identifizieren sich Mediziner im Krankenhaus mit ihrer Position als Entscheidungs- und Verantwortungsträger weit mehr als mit Aufgaben der Fürsorglichkeit (vgl. Campbell u.a. 1983/84, zit. n. Ochsmann 1991b). Auch wissenschaftliche Methoden spielen für sie eine größere Rolle. Demgegenüber stellen Schwestern ihre fürsorgliche Rolle heraus und geben der Verantwortung weniger Gewicht. Beim Arzt, der sich verantwortlich fühlt, löst der Tod eines Patienten bis zu einem gewissen Grad Selbstvorwürfe und Schuldgefühle aus, die das Geschehen als Niederlage erfahren lassen. Auch Omnipotenzphantasien werden erschüttert (vgl. McQuade 1992). Schwestern, welche die Fürsorge in den Vordergrund stellen, fühlen sich durch das Sterben eines Patienten in ihrer beruflichen Kompetenz weniger in Frage gestellt (vgl. Campbell u.a. 1983/84, zit. n. Ochsmann 1991b: 129; ferner Field 1989; George u.a. 1989 sowie Samarel 1991). Von daher ist es denkbar, dass sie ihre Fürsorglichkeit bis zum Ende des Sterbeprozesses besonders aufmerksam fortsetzen und berufliche Bestätigung erhalten. In Parsons schen Termini ausgedrückt: die kollektivitätsorientierte Schwester lässt sich vom Sterben eines Patienten in ihrer Spezifizität weniger bedrohen als der Arzt, weil das spezifische Rollenhandeln in ihrer Arbeit geringere Bedeutung hat. Im Gegensatz dazu erlebt der auf Wissenschaft, Fachkompetenz und Leistung bezogene Arzt den Tod eines Patienten als Ergebnis seines beruflichen Unvermögens und fühlt sich tendenziell disqualifiziert. Die Kehrseite dieser Gegebenheit besteht aber darin, dass die Schwester, die in kollektivitätsorientierter Ganzheit am Krankenbett des Sterbenden weiter wirken kann, der Gefahr ausgesetzt ist, sich in das Leiden des Patienten zu verstricken. Das macht Sterbende für sie auch zu bedrohlichen Patienten. Der Arzt, dessen Kollektivitätsorientierung weniger Gewicht hat, ist dieser Gefahr tendenziell enthoben. Falls er einen Sterbenden begleitet, findet er sich dank seiner spezifischen Rollenanteile vor einem Distanzverlust besser geschützt als die Schwester.

Weiter ist es vor allem auch die Angst, die beim Personal im Krankenhaus Unsicherheit bewirkt: Sterbende Patienten lösen bei Ärzten und Schwestern über den Mechanismus der Gegenübertragung Angst vor dem eigenen Tod aus. Diese Angst beeinflusst das Verhalten und verbirgt sich hinter vielen Aktivitäten, die alltäglich geworden sind. Zum Beispiel lassen sich Diskrepanzen zwischen einer altruistischen Arbeitsmotivation und dem faktischen Verhalten durch diese Angst erklären. (Vgl. Eissler 1955; Ochsmann 1998; Thomas 1975; Neimeyer 1993; Neimeyer/van Brunt 1995; Borroso 1992). Merrill u.a. (1998) haben unter Anwendung einer Thanatophobie-Skala festgestellt, dass das Unbehagen und die Hilflosigkeit bei Ärzten und Medizinstudierenden stärker ausgeprägt ist als bei in Ausbildung stehenden Schwestern. Einmal mehr zeigt sich, dass Pflegende weniger bedroht sind als Mediziner.

Seale zufolge sind die klassischen mikrosoziologischen Studien über das Sterben im Krankenhaus (vgl. Glaser/Strauss und Sudnow) zur fruchtbaren Quelle für »atrocity stories« geworden, die den damals wiedererwachenden Diskurs über den Tod im anglophonen Raum nährten (Seale 1998: 102ff). Im deutschsprachigen Raum scheint sich im vergangenen Jahrzehnt Ähnliches zuzutragen. In der kulturhistorisch angelegten Arbeit von Mischke sind Literaturzusammenfassungen zu finden, die beim Leser und der Leserin vor allem Empörung auslösen dürften: »Oft gibt es im Krankenhaus überhaupt keinen Platz für sterbende Patienten. Er wird dann heimlich hinter Paravents, in provisorisch abgeschirmte dunkle Flure, Winkel, Abstellkammern oder sterile Badezimmer und Waschräume abgeschoben, und nur hin und wieder wird nachgeschaut, ob er wirklich gestorben ist« (Mischke 1996: 226). Bei Sudnow steht zum Problem ›Abschieben von Sterbenden‹ etwas viel Komplexeres: »Im untersuchten Unterschichtskrankenhaus wird für Sterbende vom Stationspersonal ohne Rücksicht auf deren Wünsche ein Einzelzimmer angeordnet, damit die Arbeit problemloser verrichtet werden kann. Falls kein Einzelzimmer frei ist, werden stattdessen die Bettvorhänge (Paravents) gezogen. Im untersuchten Mittelschichtskrankenhaus dagegen werden moribunde Patienten, die allein sein möchten, aus Diskretionsgründen in ein Einzelzimmer verlegt.« (Sudnow 1967: 61).

- Die Notstandskultur des Krankenhauses erschwert Sterbendenbetreuung

Durch die Funktionsmechanismen der Organisation Krankenhaus ist immer schon eine gewisse Abwendung von den Sterbenden vorgegeben oder doch nahegelegt. Es handelt sich dabei um Mechanismen, die nicht allein im Falle von Sterbenden, sondern – allgemeiner – im Falle von solchen Patienten zum Tragen kommen können, deren Betreuung sich insbesondere für die Schwester mit einem Unbehagen verbindet:

Auf der Station, die ich untersucht habe (vgl. Streckeisen 2001), werden Schwestern immer wieder vom Patienten weggerufen, mit dem sie sich gerade beschäftigen, weil sie anderswo dringend gebraucht werden. Es gibt zum Beispiel das »Stürmen«, das eine Schwester wegbeordern kann. Wenn nämlich eine (andere) Schwester in einem Patientenzimmer kurzfristig Unterstützung braucht, etwa weil ein Patient aus dem Bett gefallen ist und man ihn nur zu zweit wieder aufheben kann, betätigt sie eine besondere Klingel, die in allen übrigen Räumen zu hören ist: sie »stürmt«. Jede Schwester, die dazu in der Lage ist, muss in einem solchen Fall die eigene Arbeit unterbrechen und zu Hilfe eilen. Eine Schwester, die gerade mit dem Umlagern eines schwer kranken Patienten beginnen will oder dabei ist, bei einem Sterbenden welke Blumen zu entfernen, hat den Betreuten sofort zu verlassen und ihrer Kollegin zu helfen. Auch der Eintritt eines Notfallpatienten auf der Station kann innerhalb kürzester Zeit die Dringlichkeitshierarchie einer Schwester verändern; dasselbe gilt für den Fall, dass bei einem ›Normalpatienten‹ eine akute Krise ausbricht. Rasches Umstellen auf unerwartet eingetretene Ereignisse gehört zum Alltag des

Krankenhauses. Das kann die Schwestern dazu zwingen, den Sterbenden plötzlich zu verlassen, weil anderswo eine dringende Aufgabe auf sie wartet.

Rohde (1962: 340ff und 345ff) bezeichnet dieses Charakteristikum des Krankenhauses als Mechanismus, der zu einer »Notstandshaltung« der Berufspersonen führt. Das Krankenhaus unterscheidet sich vom Verwaltungs- und Industriebetrieb durch die relative Diffusität seines Hauptziels, der medizinischen Versorgung. Das hängt unmittelbar mit der medizinischen Unsicherheit zusammen. Angesichts der immer wieder anders verlaufenden Krankheitsprozesse, der geringen Erwartungs- und Erfolgssicherheit und den Grenzen des Wissens, aber auch angesichts der großen Vielfalt der konkreten Krankheiten und der konkreten Patienten bleiben Zieldefinitionen vergleichsweise offen. Auch muss immer wieder mit nicht-kalkulierbaren Folgen der ergriffenen Maßnahmen gerechnet werden. Um seinen Aufgaben trotz dieser Ungewissheiten gerecht werden zu können, ist das Krankenhaus auf ständig unerwartete Notstandssituationen ausgerichtet. Sofortmaßnahmen gehören nicht allein auf der »Notfallstation« zur Arbeit. Notstandsverhalten im Sinne von sofortigem Reagieren auf Unvorhergesehenes und raschem Verrichten der wichtigsten Arbeiten wird auf sämtlichen Stationen erwartet, wenn auch in unterschiedlichem Ausmaß (vgl. dazu auch Schmeling u.a. 1982). Die Welt des Krankenhauses zeichnet sich geradezu dadurch aus, dass das Außeralltäglich-Einmalige zum Alltag gehört und das Notstandsverhalten beim Personal zur Routine geworden ist. Die Kontinuitätsnorm, wonach eine Schwester ihre Patienten über möglichst lange Zeit hinweg pflegen sollte, damit eine gewisse Beziehung heranwachse, der Patient Vertrauen fasse und die Schwester dessen Beschwerden gut kenne, wird dadurch in Frage gestellt. Im Falle von sterbenden Patienten, die kaum mehr behandelt, sondern vor allem betreut werden sollten, ist dies besonders problematisch.[7]

- Illegitime Schmerzzufügungen

Es wurde deutlich gemacht, dass die Medizin, die auf die Heilung von Krankheit ausgerichtet ist, nach dem Prinzip der Heilung durch Verwundung funktioniert, das heißt, dass dem Patienten Unannehmlichkeiten entstehen, die aber mit Blick auf das Gesundwerden in Kauf genommen werden und als legitim gelten. Im Kontext des Sterbens indes verliert das Prinzip ›Heilung durch Verwundung‹ seine Handlungsrelevanz, da keine Heilprozesse mehr in Frage stehen. ›Harte‹ Methoden wie etwa die Radiotherapie gelten zunächst als illegitim. Von daher lässt sich auch erklären, warum die Hospizbewegung lange Zeit nur ›weiche‹ Arten der Schmerzbehandlung zuließ und sich von anderen, ursprünglich kurativmedizinisch orientierten, ›harten‹ Methoden wie etwa der Bestrahlung distanzierte. Von der Schmerzbehandlung einmal abgesehen, haben im Kontext der Sterbendenbetreuung grundpflegerische und psychosoziale Unterstützung mehr Gewicht, Leistungen also, die immer schon auch jenseits von medizinischen Heilungsprozessen Relevanz besitzen (Umsorgung

---

7 Für Krankenhauspersonal, das sich am Sterbebett überfordert fühlt, kann diese Notstandskultur die latente Funktion der Entlastung haben: Das Nichteinhalten der Kontinuitätsnorm schafft Distanz. In meiner Studie ist das bei Schwestern eindeutig der Fall. Wie Menzies festhält, wird das Nichteinhalten der Kontinuitätsnorm von Pflegeverwaltern sogar dadurch *legitimiert*, dass dies Distanzbewahrung erleichtere (Menzies 1975, zit. n. Holman 1990: 17). Auch die zeitliche Arbeitsorganisation im Krankenhaus durchkreuzt die Einhaltung der Kontinuitätsnorm. Der Schichtbetrieb, die Wochenendarbeit und die Unregelmäßigkeit der freien Tage haben zur Folge, dass die Patienten viel Wechsel in Kauf nehmen müssen. Für Schwestern, die sich überfordert fühlen, bringt gemäß meinen Resultaten auch dies eine entlastende Distanz.

von Kindern, alten Menschen u.a.m.). Statt »cure« ist »care« angesagt, würde die Hospizbewegung formulieren.

Ein zweiter Aspekt der Illegitimität betrifft die Isolierung des Patienten aus seiner alltäglichen Umgebung und die Aufnahme in eine Einrichtung, die Patienten infantilisiert. Diese Vorkehrung fügt dem Patienten einen seelischen ›Schmerz‹ zu, eine ›Verwundung‹ gewissermaßen. Die Herausnahme des Patienten aus seiner alltäglichen Umgebung erleichtert im Falle der Krankheit medizintechnisch komplexe Behandlungen bzw. macht diese überhaupt erst möglich. Daher wird sie als legitim erachtet. Im Falle des Sterbens jedoch kann die Isolierung nicht als Erfordernis betrachtet werden.[8] Dem Kranken erlaubt es die Isolierung im Krankenhaus, sich dank moderner Techniken und Apparaturen, die allein im Rahmen einer Organisation zum Einsatz kommen können, effizient behandeln zu lassen. Der Preis dieser Effizienz ist eine gewisse Entmündigung des Patienten. Der Sterbende dagegen befindet sich – idealtypisch betrachtet – nicht im Krankenhaus, um sich nach modernen Methoden effizient behandeln zu lassen, sondern weil ihm kein anderer Ort mehr offensteht oder weil er schon vorher – als zu behandelnder Kranker – in dieser Institution untergebracht gewesen ist. Die Entmündigung als Folge der Isolierung entbehrt gewissermaßen der Legitimität.

Vielfach wird in der Literatur implizit davon ausgegangen, dass die Probleme, welche im Falle von Kranken vorhanden sind, sich bei sterbenden Menschen verstärken und potenzieren (Unterordnung unter betriebliche Regeln, Einschränkung der Intimsphäre etc.; sehr deutlich z.B. bei Hotze 1991). Idealtypisch betrachtet, muss aber vor allem auch der qualitative, der mehr als graduelle Unterschied betont werden. Die Problematik der Isolierung illustriert dies sehr gut: Während die Trennung der Kranken von ihrer alltäglichen Umgebung behandlungstechnisch notwendig ist, gibt es im Falle des Sterbens keine solche Notwendigkeit.

Die erläuterten Problemaspekte machen deutlich, dass der Umgang mit Sterbenden die Institution Krankenhaus und ihre Akteure vor Aufgaben stellt, die sie notwendigerweise, d.h. aus strukturellen Gründen überfordern. Rohdes professionstheoretisch inspirierte Maxime für den Umgang mit ›gewöhnlichen‹ Patienten – »mitleiden, ohne selber zu leiden« – würde, auf das Sterben übertragen, lauten: mitsterben, ohne selber zu sterben. Der Autor schreibt, es gehe darum, »dem Nächsten in seinem Zugrundegehen bei(zu)stehen, ohne selbst zugrunde zu gehen« (Rohde 1962: 299). Doch eben dies ist im Krankenhaus mit Schwierigkeiten behaftet. Erstens wird auch noch so elaboriertes medizinisches Wissen (etwa im Palliativmedizinbereich) immer insuffizient sein. Zweitens steht das Betriebsziel der Gesundheit der Sterbendenbetreuung entgegen. Drittens erschwert die Notstandskultur das Betreuen sterbender Patienten. Viertens verlieren Schmerzzufügungen, die im Kontext der Krankenbehandlung hoch legitim und für die Patientenbehandlung im Krankenhaus konstitutiv sind (kurative Methoden, aber auch die Isolierung des Patienten) im Falle des Sterbens ihre Legitimität. Zwar muss die Versorgung von Sterbenden nicht gänzlich unerledigt bleiben, doch kann sie – dies die These – höchstens als Nicht-Aufgabe angegangen werden, als Aufgabe nämlich, die an die Hand genommen wird, ohne dass man sich ihr wirklich zuwendet. Möglich ist, dass sich das Krankenhaus mit der – institutionell nicht vorgesehenen – Tatsache des Sterbens *arrangiert*, mehr nicht.

---

8 Dass Familien durch sterbende Angehörige zunehmend überfordert sind, ist eine andere Frage.

## 3 Schmerzzufügungen und das Sterben

Auf die Problematik der gesellschaftlich legitimen und illegitimen Schmerzzufügung sei in der Folge vertieft eingegangen. Dabei werden Ergebnisse aus meiner ethnographischen Studie vorgestellt (vgl. Streckeisen 2001[9]). Es stellt sich die Frage, inwieweit im Umgang mit Sterbenden die Aktivität, die Zielgerichtetheit, die Instrumentalität und die Erfolgsorientierung – zentrale Merkmale des herkömmlichen Krankenhauses – noch als handlungsleitende Prinzipien figurieren und die entsprechenden ›harten‹, schmerzzufügenden Methoden zur Anwendung gelangen.

### *Blind handeln, um besser zu sehen*

Die Problematisierung des Verhältnisses von Kurativ- und Palliativbehandlung, von ›harten‹ und ›weichen‹, d.h. lindernden Methoden erfolgt bei den Ärzten vielfach vor dem Hintergrund einer Perspektive der medizinischen Unsicherheit. Die Absicht, die mit einer Therapie verfolgt wird – so der Chefarzt – kann sich als unrealistisch herausstellen: »Man weiß nie sicher, wie eine Therapie herauskommt. Kurativ gemeinte Therapien können sich als palliative erweisen«. Was das *in concreto* heißen kann, geht aus einer Schilderung des Oberarztes hervor: Er berichtet von einer Maximaltherapie, die im Einverständnis mit einem Patienten in die Wege geleitet wurde, aber zu keinem Erfolg führte. Die Äußerungen, die der Patient dann von sich gab, interpretierten die Ärzte als Aufforderung, die Therapie aufzugeben, und sie nahmen alles ein wenig zurück; der Patient verstarb. Bilanzierend gibt der Oberarzt im Rückblick zu verstehen, dass der Anlass, von einer radikalen Therapie abzusehen, oft darin bestehe, dass sie nichts fruchte. Im Falle von Krebspatienten werden kurativ gemeinte Therapien auf der untersuchten Station (bzw. der entsprechenden Klinik als Ganzer) nämlich gerade auch dann eingeschlagen, wenn Zweifel darüber bestehen, ob die Heilungsabsicht realistisch ist. Der Arzt, der über den zu erwartenden Krankheitsverlauf unsicher ist, verordnet eine Maximaltherapie, um in Fragen der Behandlung von der Unsicherheit zur Sicherheit zu gelangen. Er handelt vorerst einmal ›blind‹, um danach besser zu sehen und angemessen zu handeln, betreibt also gewissermaßen Forschung am Patienten. Mit einer Faustregel formuliert es der Chefarzt sehr radikal: »Wenn es ein Prozent Chance gibt, dass Heilung möglich ist, kann man mit kurativer Absicht handeln«. Der verfolgten Strategie liegt praktisch-faktisch die Annahme zugrunde, dass Heilung (oder doch Konsolidierung) niemals ausgeschlossen werden kann und Verbesserung immer möglich ist. In diesen Handlungsmaximen schlägt sich der instrumentelle Aktivismus (Parsons) nieder, der für Krankenbehandlung in der modernen Medizin konstitutiv ist. Parsons charakterisiert diese Haltung folgendermaßen: »Wenn ich schließlich von Instrumentalismus spreche, dann bezieht sich dies vor allem auf die Tatsache, dass es für die Gesellschaft als System keine Idealisierung eines endgültigen ›vollendeten‹ Zustands gibt und keinen definitiven gesellschaftlichen Endzustand, der entweder erreicht oder nicht erreicht wird, wie etwa im ›Kommunismus‹. Vielmehr gibt es eine unbegrenzte Perspektive möglicher Besserung, die des ›Fortschritts‹, der das Ideal verwirklicht, indem er sich Schritt für Schritt in der wünschenswerten *Richtung* bewegt« (Parsons 1958: 349f). Die unbegrenzte Perspektive, von

---

9   Die Datensammlung erfolgte in der ersten Hälfte der 1990er Jahre auf der Station einer Klinik für Innere Medizin, die der Universitätsklinik in einer deutschschweizer Stadt angehört.

der Parsons spricht, ist ein Kernbestandteil des beruflichen Selbstverständnisses der ärztlichen Kader.

Der verbreitete Vorwurf, Ärzte würden bei Sterbenden »noch alles versuchen«, beschreibt mithin exakt die Strategie, welche in der von mir untersuchten Klinik als die richtige gilt. ›Um herauszufinden, wieviel Widerstand gegen den Tod noch möglich ist, muss man zuerst einmal Widerstand leisten, statt sich bereits zu ergeben‹, würde der Chefarzt sagen. Erst wenn der Erfolg ausbleibt, geben die Ärzte auf. Dass dies Krankenhausärzten vergleichsweise leicht fällt, erklärt sich durch die Dominanz des Spezifischen in ihrer Grundorientierung.

Mit der Maxime, dass im Zweifelsfalle kurativ vorgegangen wird, steht die von mir untersuchte Klinik nicht allein. Auch Harvey hat in ihrer Studie festgestellt, dass Ärzte über die Auswirkungen ihres Handelns unsicher sind und Behandlungen als *Forschung* betrachten (vgl. Harvey 1996: 84). Schou berichtet, dass im von ihr untersuchten Krankenhaus die Regel gilt, wenn möglich eine »radikale, kurativ ausgerichtete« Behandlung ins Auge zu fassen. Oft laufe diese aber auf eine palliative hinaus (vgl. Schou 1993: 245). Schou hat allerdings keine Ärzte befragt, sondern ihre Erkenntnisse aus einer Beobachtungsstudie gewonnen, in der sie mit Karzinompatienten über Diagnose- und Behandlungserfahrungen im Krankenhaus als solchem sprach. Die Autorin schreibt auch, im von ihr untersuchten englischen Krankenhaus für tumorkranke Menschen würden vielfach radikale Therapien für notwendig erachtet werden, um eine Verschlechterung der Lage zu verhindern; dabei werde oft mit dem Tod als Folge der Krankheit gerechnet. Sie spricht von »radical treatment with palliative expectation« (Schou 1993: 246).[10]

*Korrektiver Austausch am Sterbebett*

Schwestern stehen den oben beschriebenen Maximen des quasi-kurativen Handelns eher skeptisch gegenüber, wie meine Studie gezeigt hat. Auch eine Untersuchung von Field hat ergeben, dass zwischen Ärzten und Schwestern in der Frage aktiver Behandlungsmethoden Meinungsverschiedenheiten existieren (vgl. Field 1989). Oft möchten Schwestern die aktiven Maßnahmen früher als die Ärzte aufgeben; mit jungen, unerfahrenen Ärzten ist der Konflikt am größten. Vidal-Trécan u.a. haben Ähnliches festgestellt: die von ihnen befragten Ärzte waren der Meinung, Schwestern würden zu schnell befürchten, dass radikale Behandlungen dem Patienten Schaden zufügen (vgl. Vidal-Trécan u.a. 1997).[11] Hält man sich vor Augen, dass die berufliche Orientierung von Schwestern stark durch Diffusität geprägt ist, kann dies nicht weiter erstaunen.

Die skeptische Haltung zeigt sich – gemäß meiner eigenen Studie – auch bei kleinsten Schmerzzufügungen im Pflegealltag. Viele Schwestern fühlen sich weder berechtigt noch wohl dabei, einen moribunden Patienten jene Unannehmlichkeiten erleben zu lassen, die sie

---

10 Vgl. zu dieser Problematik den Beitrag von Löwy 1995. Die Autorin untersucht die Geschichte der Behandlung von malignen Tumoren unter besonderer Berücksichtigung der experimentellen Therapie. Dabei diskutiert sie die Verbreitung der experimentellen Therapie im Zusammenhang mit dem Grad der Autonomie der Ärzte und vergleicht in dieser Hinsicht die USA mit Großbritannien.
11 In einer Studie von George u.a. (1989) schließlich wird deutlich, dass es in Krankenhäusern eine selbstkritische Haltung gibt: In einer Befragung bei Krankenhausmitarbeitern in siebzig verschiedenen deutschen Krankenhäusern gaben 62% zu verstehen, dass bei »hoffnungslosen Fällen« zu häufig auf lebensverlängernde Maßnahmen zurückgegriffen werde.

bei anderen Patienten als legitime Erschwernisse betrachten, d.h. als Preis, den es für die Erreichung des Ziels der Gesundung zu bezahlen gilt. Manche Schwester hält z.B. den sterbenden Patienten kurz vor dem Tod davon ab, noch viel zu stuhlen: sie macht ihm keinen ›Einlauf‹ mehr. Lieber verzichtet sie auf diesen ›Eingriff‹, weil sie den Patienten »nicht noch plagen« möchte. Auch das Umlagern wird unregelmäßiger durchgeführt, wenn es der Patient als unangenehm empfindet. Ich spreche in diesem Fall von einer Strategie des Verzichts.

Doch nicht in allen Fällen kann von schmerzenden Handlungen abgesehen werden. Das Absaugen von Schleim auf den Bronchien etwa gilt ganz einfach als unverzichtbar, sonst komme der Patient in Not. Schwestern müssen sich zu dieser Handlung überwinden, indem sie sich deren palliativen Sinn in Erinnerung rufen: »Ich habe mir dann einfach vor Augen halten müssen, dass es (das Absaugen, U.S.) eine Erleichterung ist, obwohl es für den Moment eine Qual bedeutet«. Die Schwester muss also Schmerzen zufügen, um Schmerzen zu verringern. Das Prinzip ›Heilung durch Verwundung‹ ist durch das Prinzip ›Linderung durch Verwundung‹ ersetzt.

Die Schmerzzufügungen, die zwecks Bekämpfung anderer Schmerzen vorgenommen werden, führen Schwestern aber nicht einfach gehorsam aus. Solchen Verrichtungen lassen sie typischerweise Worte und Handlungen vorausgehen oder folgen, die das Getane ›wiedergutmachen‹ sollen. Sie ›rahmen‹ die Verletzung in einer Art und Weise, die zeigt, dass sie nicht erwünscht, aber einfach unumgänglich ist. Ein Pfleger sagt zum Patienten, der nach zwei Stunden schon wieder subkutan gestochen wird, er müsse »leider schon wieder« spritzen. Eine Schwester versichert dem schwerkranken Patienten nach einer schmerzhaften Umlagerung mit besonderer Nachdrücklichkeit: »So, jetzt lassen wir Sie wieder in Ruhe«. Neben die Strategie des Verzichts tritt also die Strategie des Verletzens und Wiedergutmachens.

Auch das aktive Bevorzugen von sterbenden Patienten durch Privilegien, die ihnen gewährt werden, lässt sich als Wiedergutmachen betrachten; etwa das Selber-auswählen-Dürfen von Essen und Trinken (»Wunschkost«) oder die Möglichkeit, jederzeit Besuch empfangen zu dürfen. Mit der »Wunschkost« oder den offenen Besuchsmöglichkeiten für Angehörige machen die Schwestern bzw. macht der Krankenhausbetrieb als Ganzes die Tatsache ›wieder gut‹, dass der Sterbende in einer ›entmündigend-verletzenden‹, weil für die Behandlung von *Kranken* gedachten Organisation untergebracht ist, obwohl er nicht ›krank‹, sondern sterbend ist.

Das Unbehagen der Schwestern, sterbenden Patienten Verletzungen zuzufügen, wird auch in der Literatur beschrieben. So halten die Schwestern, die Glaser und Strauss beobachteten, den Schmerz des Patienten nur dann für legitim, wenn er der Gesundung dient. Sie erbringen für die Sterbenden immer wieder Extraleistungen, von den Autoren als »comfort care« bezeichnet (besseres Essen offerieren, Frisieren u.a.) (Glaser/Strauss 1965: 179). In der Studie von Göckenjan/Dreßke ist das Personal, das Sterbende betreut, darum bemüht, sich »nichts vorwerfen zu lassen« (2002). Wie Simpson berichtet, bemängeln Schwestern auf einer Intensivstation, dass die Stühle, auf denen Verwandte neben dem Bett des Sterbenden sitzen, zu niedrig seien. Es gibt in ihren Augen auch ganz einfach zu wenige Sitzgelegenheiten, ferner bewirken die Maschinen und Schläuche eine Trennung zwischen Patient und Besuchern, die dem Patienten unangenehm sei. Auch der Schmerz, unter dem der Patient leidet, trenne ihn von lieben anderen Menschen: die Würdelosigkeit schaffe Barrieren und erschwere die gegenseitige Zuwendung. Dies alles wird Simpson zufolge von den Schwestern solange akzeptiert, wie der Patient in Behandlung steht und alles ›normal‹ verläuft. Ist er aber hoffnungslos krank, gilt es als inakzeptabel. (Vgl. Simpson 1997)

Man kann Goffmans Überlegungen über das »gute Benehmen« heranziehen, um das bisher Gesagte konzeptuell zu fassen (vgl. Goffman 1967: 75ff und 101ff). Goffman geht davon aus, dass Sozialakteure durch das »gute Benehmen« zum Ausdruck bringen, wer sie selber sind und was sie vom Gegenüber halten. Zeremonielle Regeln schreiben vor, dass dem je anderen eine symbolische Wertschätzung entgegenzubringen ist und das eigene Benehmen respektvoll zu sein hat: Sozialakteure stehen in einem »rituellen« Verhältnis zueinander und tauschen »kleine Pietäten« aus.[12] Goffman zufolge gibt es in der modernen Gesellschaft soziale Orte, an denen es den Berufsakteuren erschwert wird, das »gute Benehmen« in ihr Verhalten einfließen zu lassen. In der totalen Institution des Krankenhauses zum Beispiel benehmen sich der Arzt und die Schwester ungebührlich, denn sie fügen dem Patienten ständig Verletzungen zu. Der Patient muss seinen Anspruch auf einen eigenen Bereich von Dingen, auf ein »Territorium des Selbst« aufgeben, denn ein persönlicher Raum, zu dem nicht zuletzt der eigene Körper gehört, wird in dieser Organisation nicht gewährt. Indes: die ständigen »Entweihungen« und Verletzungen sind im Kontext des Krankenhauses hoch legitim, da sie die Erfüllung einer zweckgerichteten, nicht-rituellen Aufgabe ermöglichen, nämlich die zur Gesundheit führende Behandlung. Im Rahmen der Sonderkultur der Medizin haben entsprechende Handlungen einen festen Platz (vgl. dazu auch Parsons 1958: 30f; Schneider 1979: 134; Schoene 1958 u.a.).

Fehlt jedoch den verletzenden Handlungen die ursprüngliche Zweckgerichtetheit – das Anstreben der Gesundheit –, verlieren sie ihre Legitimität. Wenn es seines instrumentellen Charakters entbehrt, verletzt das Verletzen nur noch. Als Folge davon – so lässt sich in Anlehnung an Goffman weiterdenken – versuchen die Pflegenden, auf die Zufügung von Schmerz zu verzichten. Sie befreien sich damit von einem Legitimationsanspruch, den sie nie erfüllen könnten. Fragen wie »Warum jetzt noch weh tun?«, welche Schwestern am Sterbebett äußern, aber auch das reale Unterlassen von ›plagenden‹ Maßnahmen entspringen dem Bedürfnis, keine ungerechtfertigten Verletzungen vorzunehmen in einer Situation, in der das Prinzip ›Heilung durch Verwundung‹ seinen Sinn verloren hat. Muss die verletzende Handlung aber dennoch vorgenommen werden, weil ohne Verwundung keine Linderung möglich scheint, erfolgt ein »korrektiver Austausch« (Goffman 1971: 138ff): »Jetzt lassen wir Sie wieder in Ruhe«, »Es geht rasch vorbei«. Durch ihr ›Korrigieren‹ zeigen die Schwestern einerseits an, dass sie wider die zeremoniellen Regeln gehandelt haben, welche die Interaktion mit dem Partner bestimmen sollten. Andererseits versuchen sie dadurch, die Maßnahme, die sie als offensiv betrachten und von der sie annehmen, dass sie dem Patienten missfällt, in etwas Akzeptierbares zu verwandeln.

*Schmerzfreies Sterben?*

Unter den Schwestern gibt es solche. die dem herkömmlichen Umgang mit Sterbenden auffallend kritisch gegenüber stehen und sich für Alternativen interessieren. Dies gilt vor allem für erfahrene diplomierte Schwestern, nicht zuletzt für die Aushilfsschwestern unter ihnen. Besonders deutlich zeigt sich die Kritik in ihrer Einschätzung der Frage, ob dem ›terminalen‹ Patienten auf künstliche, invasive Weise, d.h. mithilfe einer Infusion, jeweils noch Flüssigkeit zugeführt werden soll oder nicht. In der Alltagspraxis der untersuchten Klinik ist die infusionsgesteuerte Flüssigkeitszufuhr etwas Übliches: Falls Arzt- und Pfle-

---

12 Zur Frage, worin solch respektvolles Benehmen besteht, vgl. Goffman 1967: 54ff.

gepersonen einen Patienten als terminal beurteilen, versuchen sie vorherzusagen, wie lange er voraussichtlich noch leben wird. Rechnen sie nur noch mit einigen wenigen Stunden, lassen sie von der Infusion ab. Andernfalls wird dem Patienten via Infusion Flüssigkeit zugeführt. Begründet wird die Flüssigkeitsbehandlung mit der medizinwissenschaftlichen Annahme, der Patient weise nach zwei, drei Tagen ein Flüssigkeitsdefizit auf, das ein Unbehagen hervorruft. Ausschlaggebend für die praktizierte Regel ist aber vor allem eine bestimmte Haltung zur Frage der Sterbehilfe, die in der Klinik allem ärztlichen und pflegerischen Handeln zugrunde gelegt wird. Diesen Aspekt der ›Betriebskultur‹ bringt der Oberarzt folgendermaßen zum Ausdruck: »Das ist ja fast aktive Euthanasie, wenn Sie jemandem über drei, vier Tage kein Wasser anbieten. Weil: ohne Wasser lebt der Mensch nicht. Das ist, glaube ich, das Problem .... Ich glaube, da sind wir konservativ, da haben wir einfach Bedenken, aktiv zu werden.« Der Oberarzt erblickt im Verzicht auf die lebenserhaltende Maßnahme der Flüssigkeitszufuhr »fast aktive Euthanasie«. Müsste er für eine solche Strategie einstehen, fühlte er sich wie ein Arzt, der ethischen Regeln zuwiderhandelt. Die Oberschwestern argumentieren ähnlich, zahlreiche weitere Schwestern ebenfalls.

Eine Diskussion rund um die Flüssigkeitszufuhr kann nur deswegen entstehen, weil es anerkannte Alternativen zur üblichen Praxis gibt. Neben der traditionellen Magensonde, dem wiederholten Spritzen ins Gewebe unter die Haut (»subkutan«) und dem rektalen oder epiduralen Verabreichen der Flüssigkeit steht vor allem das orale Zuführen in Form von Tropfen- und Tablettengeben zur Diskussion, die »sukzessive Dehydratation«. Diese Variante ist nicht in den medizinischen Zentren, sondern in der Palliativmedizin in- und außerhalb der Hospizbewegung entwickelt worden. Das Konzept der sukzessiven Dehydratation sieht vor, auf ›künstliche‹ Zufuhr zu verzichten und die Flüssigkeitsabgabe nach und nach zu verringern. Seine Verteidiger vertreten die Ansicht, diese Vorgehensweise sei bei alten, langsam sterbenden Menschen vielfach angemessen. Die »sukzessive Dehydratation«, führt – den Befürwortern zufolge – zu einem sanften, natürlichen Tod des Patienten.

Die Frage der künstlichen Flüssigkeitszufuhr war von Anfang an ein Diskussionspunkt in der neueren Debatte über die Betreuung von Sterbenden. Zahlreiche medizinische – vor allem in England durchgeführte – Studien kommen zum Schluss, dass künstliche Zufuhr von Flüssigkeit terminal Kranken nicht in jedem Falle hilft, sondern von einem bestimmten Zeitpunkt im Sterbensverlauf an sogar zu Beschwerden führt. Gleichzeitig bringe das Einstellen der künstlichen Zufuhr oftmals Erleichterung, sie verringere bei Karzinompatienten zum Beispiel die Übelkeit und führe zu seltenerem Erbrechen. Nicht allein Forscher, auch Karzinompatienten selber scheinen dieser Meinung zu sein (vgl. Seale 1998: 161ff). Die infusionsgesteuerte Flüssigkeitsabgabe an sterbende Menschen hat demnach eine unüberhörbare medizinwissenschaftliche Delegitimierung erfahren.

Im Folgenden sei die Frage verfolgt, wie jene Schwestern, welche der infusionsgesteuerten Flüssigkeitszufuhr kritisch gegenüberstehen, diese Frage problematisieren. In einem Gespräch zwischen zwei Aushilfsschwestern, einer anderen diplomierten Schwester (Schwester A) und der anwesenden Forscherin wird auf den Tod einer Patientin zurückgeblickt und noch einmal über deren Behandlung gesprochen. Die Schwestern stellen Vieles infrage, berichten von ihrer Fachlektüre, von besuchten Kursen und von Überzeugungen, die sie gewonnen haben.

> Schwester A: ... ein Teil der Leute sind der Ansicht, dass man eine Infusion geben sollte, weil sie den Flüssigkeitsbedarf deckt, also quasi damit sie nicht verdursten, nicht wahr ... ... aber das ist eigentlich umstritten. Also da gibt es jetzt ganz andere Erkenntnisse, dass es wie ein- quasi

wie ein natürlicher Vorgang ist, wenn er nachher nicht mehr trinkt, und dass er dann durch Flüssigkeitsentzug halt so langsam in eine- wie in eine Amnesie fällt ... oder einfach in einen Schlafzustand.

Schwester A stellt zunächst die vorherrschende Sicht dar, wonach sterbende Patienten eine Infusion brauchen würden, »quasi damit sie nicht verdursten«. Dann wechselt sie das Schema. Die Alternative, die sie entgegenstellt, ist ein »natürlicher Vorgang«, bei welchem der Patient ruhig einschläft. Damit erscheint die herkömmliche Verfahrensweise, welche die Infusion einsetzt, implizit als ›unnatürlich‹. Während in der traditionellen Deutung die Grausamkeit der Menschlichkeit, das Verdurstenlassen dem Zu-trinken-Geben, gegenübergestellt wird, enthält die neue Deutung eine Gegenüberstellung von Natürlichkeit und Unnatürlichkeit, von Einschlafenlassen und Stören.

Der Perspektivenwechsel von einer Menschlichkeit-Grausamkeits-Perspektive zu einer Natürlichkeit-Unnatürlichkeits-Perspektive enthält aber auch eine Neubewertung. Die Äußerungen von Schwester A machen deutlich, was für ein wertmäßiger Bruch zwischen dem alten und dem neuen Deutungsmuster besteht. Was lange Zeit »verdursten lassen« hieß, wird plötzlich zu etwas Wünschenswertem. Was ehedem als verurteilenswürdiger Effekt von Fehlverhalten betrachtet wurde, gilt nun als erstrebenswerter Prozess. Ein und dieselbe ›wasserreduzierende‹ Maßnahme hat zwei völlig entgegengesetzte Bedeutungen. In der alten Deutung bringt sie den Patienten in Gefahr, ja tötet sie ihn; in der neuen Deutung hilft sie ihm dabei, einen guten, d.h. natürlich-allmählichen Tod zu erleben. Wer den Schritt von der einen zur andern Deutung machen will, muss eine denkerische Kehrtwende vollziehen, die basale Überzeugungen über Bord wirft.

In einer späteren Sequenz des Gesprächs fordert die Interviewerin die anwesenden Schwestern heraus:

Interviewerin: Aber ist es nicht doch so, dass das Leben verkürzt wird? Weil: wenn Du kein Wasser hast, geht es zu Ende, nicht ...

Schwester A: Aber ich meine, wenn jemand ... also wenn jemand im Sterben liegt, dann ist ja, dann ist ja, ehm, also dann steht ja im- ist ja das Ziel eigentlich eigentlich, dass er möglichst ruhig und möglichst schmerzfrei und möglichst komfortabel sterben kann, und ohne Schmerzen. Und wenn das ohne Infusion für ihn halt ein einfacheres Einschlafen ist, und vielleicht ... geht es drei Tage schneller, aber, aber ... ich meine: Was ... aber der hat vielleicht einen schöneren Tod, so, als wenn er noch, als wenn er es noch drei Tage weiterzieht.

Auf die Frage, ob die sukzessive Dehydratation nicht zur Verkürzung des Lebens beitrage, antwortet Schwester A weder mit einem Ja noch mit einem Nein, sondern mit einem Aber. Statt dass sie sich auf die Logik der aufgeworfenen Frage einlässt, stellt sie eine andere Perspektive entgegen. Wenn jemand im Sterben liegt – dies ihr implizites Argument –, ist die Frage der Lebensverkürzung falsch gestellt. Bevor die Sprechende den Weg findet, die schwierige Kehrtwende von der falschen Frage zur richtigen Antwort zu vollziehen, sucht sie nach Wörtern, stockt ein wenig und setzt mehrmals an: »... wenn jemand, also wenn jemand ..., dann ist ja, dann ist ja ...« etc. Darauf aber erklärt sie in fließender Rede, es gehe um das Ziel des möglichst ruhigen, möglichst schmerzfreien und möglichst komfortablen Sterbens. Wenn der Verzicht auf eine Infusion das Einschlafen für den Patienten einfacher mache, dann solle davon abgesehen werden, gibt die Schwester – legitimierend – zu verstehen. Die latente Frage, auf welche sie mit dieser Aussage eine Antwort gibt, bezieht sich auf die Art und Weise, wie das Ziel des ruhigen Sterbens am besten zu erreichen sei. In dieser scheinbar stimmigen Antwort scheinen aber zwei Unstimmigkeiten auf. Die sprechende Schwester beruft sich auf das alleinige Empfinden des Patienten, auf ein ›Patientenwohl‹, das der Patient ganz alleine inhaltlich bestimmt, indem sie sagt, es gehe um ein Einschlafen, das »für ihn« einfacher sei. Ob die Schwester selber und ihr Berufsstand damit einverstanden sind oder nicht, bleibt offen. Die Kollektivitätsorientierung der Schwester scheint brüchig zu werden. Dass sie sich außerdem darauf beruft, es sei für ihn auf diese Weise »halt« einfacher, weist auf eine Distanzierung hin: Die Schwester, die im Namen des Patientenwohls von einer Infusion absieht, erfüllt nur die Wünsche des Patienten. Sie kann nichts dafür, dass dieser sich so etwas Ungehöriges wünscht, gibt sie leise zu verstehen; daran lasse sich nichts ändern. So einfach, wie es zunächst scheint, dürfte für Schwester A das Sorgen für ein einfaches Einschlafen also nicht sein, falls sie es einmal tun sollte. Schon rein gedanklich – im Interview – ergibt sich ein gewisses Unbehagen.

Beim Weiterreden gerät sie in noch deutlichere Schwierigkeiten. Den Ausschlag dafür gibt, dass sie sich nun trotzdem auf die Frage der Forscherin betreffend Lebensverkürzung einlässt. Wiederum gibt es Unterbrechungen in ihrem Redefluss: »... und vielleicht ... geht es drei Tage schneller ...,« gibt sie nun zu. Mit diesem halbherzigen Ja auf die Frage nach der Lebensverkürzung ›gesteht‹ sie gewissermaßen, dass der Verzicht auf die Infusion die Zahl der verbleibende Tage des Patienten verringern kann. Wie vorher schon, legitimiert sie dieses Negativum damit, dass das Sterben dadurch angenehmer werde: »... aber er hat vielleicht einen schöneren Tod«. Nicht nur wird auf die Infusion, die Verletzung, verzichtet, zu Gunsten des ›guten Sterbens‹ wird außerdem die Verkürzung des Lebens in Kauf genommen.

Zum Schluss vergleicht Schwester A das verkürzte Leben des imaginierten Patienten mit der Möglichkeit, dass »er es noch drei Tage weiterzieht«. Hier wird eine Tendenz manifest, die sich bereits vorher anbahnte, als die Schwester davon sprach, dass das Einschlafen »für ihn« ohne Infusion einfacher sei. Es geht um die Tendenz, dem Sterbenden das Subjektsein zu übergeben und als Schwester jeden Einfluss zurückzunehmen. Die Schwester gibt die Verantwortung lieber ab und schiebt sich selber eine passive, dem Patienten ›blind‹ gehorchende Rolle zu. Falls ein Arbeitsbündnis bestünde, würde es dadurch aufgegeben. Es wäre zu prüfen, ob in diesem ›Alleinlassen‹ des Patienten die Angst der Schwester vor Schuldgefühlen am Werk ist, d.h. eine Angst davor, am Tod des Patienten Schuld zu tragen, wenn die Flüssigkeitszufuhr sukzessive zurückgenommen wird.

Schwester A erweist sich somit als engagierte Befürworterin der Suche nach Formen ›besseren‹ Sterbens, sie vollzieht in ihrem Denken relativ problemlos kognitive Kehrtwenden vom alten zum neuen Deutungsmuster. Doch holt sie die Tradition auch wieder ein: Sie verzichtet – in ihrer Vorstellung – zwar problemlos, ja gewollt auf die Infusion, auf diese Verletzung. Doch im Zusammenhang mit der Zustimmung zur Lebensverkürzung scheint sie die Gefahr zu erblicken, eine noch viel größere Unannehmlichkeit zuzufügen: den Todesstoß nämlich. Hierfür gibt sie die Verantwortung lieber an den Patienten ab.

## 5 Schlussbemerkungen

Die Ausführungen haben deutlich werden lassen, dass im Krankenhaus das Wissen fehlt, insbesondere auch das sinnstiftende Wissen, das beim Umgang mit Sterbenden erforderlich ist. Ferner erschwert es das Betriebsziel des Krankenhauses (Gesundheit) und die Betriebskultur (Notstand), dass dem Sterben angemessen begegnet werden kann. Schließlich arbeitet das Krankenhaus mit Methoden (Schmerzzufügungen, Patientenisolierung), die im Falle der Krankenbehandlung zwar als gerechtfertigt erscheinen, im Zusammenhang mit dem Sterben aber ihre Legitimität verlieren.

Das Arrangement, welches das Krankenhaus mit Bezug auf das Handeln an Sterbenden entwickelt hat, besteht – aufs Ganze gesehen – darin, dass auf Ressourcen zurück gegriffen wird, die im Rahmen des kurativmedizinischen Paradigmas zu verorten sind, auf jene Ressourcen also, die auch wirklich zur Verfügung stehen. Vor allem für Ärzte bleibt das Prinzip ›Heilung durch Verwundung‹ weitestgehend Referenz auch in einem Rahmen, in dem Heilung kein Ziel mehr ist. Ist der ärztliche ›Kampf gegen den Tod‹ beendet, kann im Kontext des Kampfes gegen Schmerzen das Prinzip ›Linderung durch Verwundung‹ greifen. Interessanterweise wird dem sterbenden Patienten aber durch ein bestimmtes Pflegeverhalten gewissermaßen zu verstehen gegeben, dass man weiß, dass mit ›unangemessenen‹ Methoden gearbeitet wird. In der Strategie des korrektiven Austauschs, die letztlich einer Ent-Schuldigung gleichkommt, manifestiert sich ein Deutungsmuster, in dessen Rahmen verletzende Methoden im Kontext des Sterbens als illegitim gelten.

Die Ausführungen zur Auseinandersetzung der Pflegenden mit der sukzessiven Dehydratation haben exemplarisch gezeigt, dass Entwicklungen in Richtung Alternativen im Umgang mit Sterbenden am ehesten in Deutungen von Akteurinnen Eingang finden, die über viel berufliche Erfahrung verfügen, ohne aber eine Verantwortungsposition zu bekleiden, ja sogar marginale Positionen innehaben (Aushilfsschwester). Die sukzessive Dehydratation lässt sich als Verfahrensweise zur Betreuung Sterbender betrachten, die gänzlich von ›Verwundungen‹ des Patienten absieht, welche diesen am Leben erhalten könnten. Eine solche ›Verwundung‹ wäre zum Beispiel die infusionsgebundene Flüssigkeits- und Medikamentenzufuhr, macht sie doch störendes ›Stecken‹ erforderlich und kann den schläfrig gewordenen Patienten wieder wecken. Das Konzept der sukzessiven Dehydratation impliziert, dass sich die Beteiligten dem Sterben explizit zuwenden und kein Widerstand gegen das nahende Ende erhalten bleibt. Es kann nicht erstaunen, dass dieses Konzept in einer Universitätsklinik, die ihre Arbeit auf dem Prinzip des Heilens durch Verwunden aufbaut, vor allem von den Rändern her ihre Wirkung entfaltet.

## Literatur

Axmacher, D. 1991: Pflegewissenschaft – Heimatverlust der Pflege?, in: U. Rabe-Kleberg u.a. (Hg.): Pro Person. Dienstleistungsberufe in Krankenpflege, Altenpflege und Kindererziehung, Bielefeld, S. 120-138.

Backer, B. A. u.a. 1982: Death and Dying, New York u.a.

Berger, P.L./T. Luckmann 1980: Die gesellschaftliche Konstruktion der Wirklichkeit. Eine Theorie der Wissenssoziologie, Frankfurt/M. (Orig. 1969).

Barroso, P. u.a. 1992: Doctor's Death Experience and Attitudes towards Death, Euthanasia and Informing Terminal Patients, in: Medicine and Law. World Association for Medical Law 11, S. 527-533.

Bowling, A./A. Cartwright 1982: Life after a Death. A Study of the Elderly Widowed, London/New York.

Bucher, R./A. Strauss 1972: Wandlungsprozesse in Professionen, in: T. Luckmann und W.M. Sprondel (Hg.): Berufssoziologie, Köln, S. 182-197 (Orig. 1961).

Campbell, T. W. u.a. 1983/84: Do Death Attitudes of Nurses and Physicians Differ?, in: Omega 14, S. 43-49 (zit. n. Ochsmann 1991b: S. 129).

Druet, P.-P. 1981: Pour vivre sa mort, Paris.
Eissler, K.R. 1978: Der sterbende Patient. Zur Psychologie des Todes, Stuttgart/Bad Cannstatt (Orig. 1955).
Ferber, C. von 1970: Der Tod. Ein unbewältigtes Problem für Mediziner und Soziologen, in: Kölner Zeitschrift für Soziologie und Sozialpsychologie 2, S. 237-250.
Field, D. 1989: Nursing the Dying, London.
Field, D. 1996: Awareness and Modern Dying, in: Mortality 1, S. 255-265.
Fox, R.C. 1978: Training for Uncertainty, in: H. Schwartz u.a. (Hg.): Dominant Issues in Medical Sociology, New York, S. 189-202 (Orig. 1957).
Fox, R.C. 1988: La condition humaine des professionnels da le santé, in: ders.: L'incertitude médicale, Paris, S. 61-78.
Fox, R.C. 1989: The Sociology of Medicine. A Participant Observer's View, Englewood Cliffs, N.J.
Freidson, E. 1979: Der Ärztestand. Berufs- und wissenschaftssoziologische Durchleuchtung einer Profession, Stuttgart (Orig. 1970).
Frevert, U. 1982: Frauen und Ärzte im späten 18. und frühen 19. Jahrhundert. Zur Sozialgeschichte eines Gewaltverhältnisses, in: A. Kuhn und J. Rüsen (Hg.): Frauen in der Geschichte, Bd. 2, Fachwissenschaftliche und fachdidaktische Beiträge zur Sozialgeschichte der Frauen, Düsseldorf, S. 177-297.
George, W. u.a. 1989: Aktuelle empirische Daten zu Sterbebedingungen im Krankenhaus, in: Psychotherapie, Psychosomatik, medizinische Psychologie 39, S. 306-309.
Gerhardt, U. 1991: Rollentheorie und gesundheitsbezogene Interaktion in der Medizinsoziologie, in: dies., Gesellschaft und Gesundheit. Begründung der Medizinsoziologie, Frankfurt/M., S. 162-202 (Orig. 1987).
Glaser, B.G./A.L. Strauss 1995: Betreuung von Sterbenden. Eine Orientierung für Ärzte, Pflegepersonal, Seelsorger und Angehörige, Göttingen/Zürich (Orig. 1965).
Glaser, B.G./A.L. Strauss 1965/1966: Temporal Aspects of Dying as a non Schedulded Status Passage, in: American Journal of Sociology 71, S. 48-59.
Glaser, B.G./A.L. Strauss 1968: Time for Dying, Chicago.
Goffman, E. 1973: Über die Merkmale totaler Institutionen, in: ders. (Hg.): Asyle. Über die soziale Situation psychiatrischer Patienten und anderer Insassen, Frankfurt/M., S. 13-124 (Orig. 1961).
Goffman, E. 1986: Interaktionsrituale. Über Verhalten in direkter Kommunikation, Frankfurt/M. (Orig. 1967).
Goffman, E. 1982: Das Individuum im öffentlichen Austausch. Mikrostudien zur öffentlichen Ordnung, Frankfurt/M. (Orig. 1971).
Göckenjan, G./S. Dreßke 2002: Wandlungen des Sterbens im Krankenhaus und die Konflikte zwischen Krankenrolle und Sterberolle, in: Österreichische Zeitschrift für Soziologie 27, S. 80-96.
Harvey, J. 1996: Achieving the Indeterminate. Accomplishing Degrees of Certainty in Life and Death Situations, in: Sociological Review 44, S. 78-98.
Harvey, J. 1997: The Technological Regulation of Death. With References to the Technological Regulation of Birth, in: Sociology 31, S. 719-735.
Hildenbrand, B. 1991: Alltag als Therapie. Ablöseprozesse Schizophrener in der psychiatrischen Übergangseinrichtung, Bern/Stuttgart/Toronto.
Holman, A. 1990: Death and the Health Professional. Organization and Defense in Health Care, in: Death Studies, 14, S. 13-24.
Hotze, E. 1991: Sterben kommt vor dem Tod. Sterbebegleitung durch professionelle Helferinnen und Helfer im Krankenhaus, in: Forum Gesellschaftswissenschaften 2, Suppl. 1, S. 9-51.
Kastenbaum, R.J. 1977: Death, Society, and Human Experience, St. Louis, Miss.
Labisch, A. 1992: Homo Hygienicus, Frankfurt/M.
Lasagna, L. 1970: The Prognosis of Death, in: O. Brim u.a. (Hg.): The Dying Patient, New York, S. 67-82.
Lau, E.E. 1975: Tod im Krankenhaus. Soziologische Aspekte des Sterbens in Institutionen, Soziologische Studien Bd. 5, Soz. Institut München, Köln.

Lockot, R. 1983: Zur Medizinpsychologie der Intimität, in: R. Lockot und H.P. Rosemeier (Hg.): Ärztliches Handeln und Intimität, S. 1-17.
Lockot, R./H.P. Rosemeier 1983a: Theoretische Grundlagen der Intimität, in: dies. (Hg.): Ärztliches Handeln und Intimität, Stuttgart, S. 18-38.
Lockot, R./H.P. Rosemeier 1983b: Die »berührte« Intimität, in: dies. (Hg.): Ärztliches Handeln und Intimität, Stuttgart, S. 77-98.
Lofland, L.H. 1978: The Craft of Dying, Beverly Hills/Cal./London.
Löwy, I. 1995: »Nothing More to Be Done«. Palliative Care Versus Experimental Therapy in Advanced Cancer, in: Science in Context 8, S. 209-229.
McQuade, B. 1992: Physicians and Death, in: Loss, Grief and Care 6, S. 39-75.
Menzies, I.E.P. 1990: A Case Study in the Functioning of Social Systems as a Defense against Anxiety, in: A.D. Colman und W.H. Bexton (Hg.): Group Relations Reader, Sausalito (zit. n. Holman 1990) (Orig. 1975).
Merrill, J.M. u.a. 1998: Caring for Terminally Ill Persons. Comparative Analysis of Attitudes (Thanatophobia) of Practicing Physicians, Student Nurses and Medical Students, in: Psychological Reports 83, S. 123-128.
Mischke, M. 1996: Der Umgang mit dem Tod. Vom Wandel der abendländischen Geschichte, Berlin.
Mischo-Kelling, M. 1991: »Die Pflege aus ihrer Sprachlosigkeit herausführen...«. Pflegewissenschaft als Grundlage professioneller personenbezogener Dienstleistungen, in: U. Rabe-Kleberg u.a. (Hg.): Pro Person. Dienstleistungsberufe in Krankenpflege, Altenpflege und Kindererziehung, Bielefeld, S. 139-155.
Mount, B.M. 1992: Dealing with our Losses, in: Journal of Clinical Oncology 4, S. 1127-1134 (zit. n. McQuade 1992).
Nassehi, Armin/G. Weber 1989: Tod, Modernität und Gesellschaft. Zu einer Theorie der Todesverdrängung, Opladen.
Neimeyer, R.A. 1993: Death Anxiety Handbook. Research and Application, New York u.a.
Neimeyer, R.A./D. Van Brunt 1995: Death Anxiety, in: H. Wass und R.A. Neimeyer (Hg.): Dying. Facing the Facts, Washington/Bristol/London, S. 49-88.
Ochsmann, R. (Hg.) 1991a: Lebens-Ende. Über Tod und Sterben in Kultur und Gesellschaft, Heidelberg.
Ochsmann, R. 1991b: Todesfurcht und ihre Auswirkungen. Wenn die eigene Sterblichkeit bewusst wird, in: ders. (Hg.): Lebens-Ende. Über Tod und Sterben in Kultur und Gesellschaft, Heidelberg, S. 119-136.
Ochsmann, R. 1998: Angst vor Sterben und Tod, in: U. Becker u.a. (Hg.): Sterben und Tod in Europa Neukirchen-Vluyn, S. 85-93.
Oevermann, U. 1995: Theoretische Skizze einer revidierten Theorie professionalisierten Handelns, Manuskript.
Oevermann, U. 1996: Theoretische Skizze einer revidierten Theorie professionalisierten Handelns, in: A. Combe und W. Helsper (Hg.): Pädagogische Professionalität. Untersuchungen zum Typus pädagogischen Handelns, Frankfurt/M., S. 70-182.
Oevermann, U. u.a. 1980: Struktureigenschaften sozialisatorischer und therapeutischer Interaktion, Manuskript.
Ostner, I./E. Beck-Gernsheim 1979: Mitmenschlichkeit als Beruf. Eine Analyse des Alltags in der Krankenpflege, Frankfurt/M.
Parsons, T. 1958: Struktur und Funktion der modernen Medizin. Eine soziologische Analyse, in: Kölner Zeitschrift für Soziologie und Sozialpsychologie 3, Sonderheft 3, S. 10-57 (Orig. 1951).
Parsons, T. 1968: Definitionen von Gesundheit und Krankheit im Lichte der amerikanischen Werte und der Sozialstruktur Amerikas, in: ders. (Hg.): Sozialstruktur und Persönlichkeit, Frankfurt/M, S. 323-366 (Orig. 1958).
Parsons, T. 1968: Einige theoretische Betrachtungen zum Bereich Medizinsoziologie, in: ders. (Hg.): Sozialstruktur und Persönlichkeit, Frankfurt/M., S. 408-449 (Orig. 1964).

Parsons, T. 1978: The Sick Role and the Role of the Physician Reconsidered, in: ders. (Hg.): Action Theory and the Human Condition, New York/London, S. 17-34 (Orig. 1975).
Parsons, T. 1978: Health and Desease. A Sociological and Action Perspective, in: ders. (Hg.): Action Theory and The Human Condition, New York/London, S. 66-81.
Parsons, T./R.C. Fox/V. Lidz 1978: The »Gift of Life« and its Reciprocation, in: T. Parsons (Hg.): Action Theory and The Human Condition, New York/London, S. 264-399 (Orig. 1972)
Rabe-Kleberg, U. u.a. (Hg.) 1991: Pro Person. Diensleistungsberufe in Krankenpflege, Altenpflege und Kindererziehung, Bielefeld.
Rohde, J.J. 1962: Soziologie des Krankenhauses, Stuttgart.
Rohde, J.J. 1967: Probleme des Arztberufs im Krankenhaus, in: A. Mitscherlich u.a. (Hg.): Der Kranke in der modernen Gesellschaft, Köln/Berlin, S. 349-364.
Rohde, J.J.: Strukturelle Momente der Inhumanität einer humanen Institution, in: O. Döhner (Hg.): Arzt und Patient in der Industriegesellschaft, Frankfurt/M., S. 13-35.
Samarel, N. 1991: Caring for Life and Death, New York u.a.
Schaeffer, D. u.a. 1994: Public Health und Pflege. Zwei neue gesundheitswissenschaftliche Disziplinen, Berlin.
Schmidbauer, W. 1983: Helfen als Beruf. Die Ware Nächstenliebe, Überarbeitete und erweiterte Neuausgabe. Reinbek b. Hamburg.
Schneider, G. 1979: Pass auf, dass dir die Phantasien nicht durcheinandergeraten. Über die Kosten eines Traumberufs, in: Kursbuch 58, S. 129-140.
Schoene, W. 1958: Einige kulturanthropologische Betrachtungen über die Medizin, in: R. König und M. Tönnesmann (Hg.): Probleme der Medizinsoziologie, Kölner Zeitschrift für Soziologie und Sozialpsychologie, Sonderheft 3, S. 80-113.
Schou, K.C. 1993: Awareness Contexts and the Construction of Dying in the Cancer Treatment. »Micro« and »Macro« Levels in Narrative Analysis, in: D. Clark (Hg.): The Sociology of Death, Oxford/Cambridge, S. 238-263.
Siegrist, J. 1978: Arbeit und Interaktion im Krankenhaus, Stuttgart.
Simpson, S.H. 1997: Reconnecting: The Experiences of Nurses Caring for Hopelessly Ill Patients in Intensive Care, in: Intensive and Critical Care Nursing 13, S. 189-197.
Sprondel, W. 1972: »Emanzipation« und »Professionalisierung« des Pflegeberufs. Soziologische Analyse einer beruflichen Selbstdeutung, in: M. Pinding (Hg.): Krankenpflege in unserer Gesellschaft. Aspekte aus Praxis und Forschung, S. 17-26.
Stichweh, R. 1994: Professionen und Disziplinen. Formen der Differenzierung zweier Systeme beruflichen Handelns in modernen Gesellschaften, in: ders. (Hg.): Wissenschaft, Universität, Professionen, Frankfurt/M., S. 278-336 (Orig. 1987).
Streckeisen, U. 1994: Doing Death. Expertenpraktik in den Kontexten von Lebenserhaltung, Verlust und Wissenschaft, in: R. Hitzler, A. Honer und C. Mäder (Hg.): Expertenwissen. Die institutionalisierte Kompetenz zur Konstruktion von Wirklichkeit, Opladen, S. 232-246.
Streckeisen, U. 2001: Die Medizin und der Tod. Über berufliche Strategien zwischen Klinik und Pathologie, Opladen.
Streckeisen, U. 2004: Das Lebensende in der in der Universitätsklinik. Sterbendenbetreuung in der Inneren Medizin zwischen Tradition und Aufbruch, in: H. Knoblauch und A. Zingele (Hg.): Thanatosoziologie. Tod, Hospiz und die Institutionalisierung des Sterbens, Berlin, S. 125-146.
Student, J.-C. 1991: Lebenshilfe bis zum Ende: Die Hospizbewegung, in: H. Wagner (Hg.): Grenzen des Lebens. Wider die Verwilderung von Sterben, Tod und Trauer, Frankfurt/M., S. 147-187.
Sudnow, D. 1973: Organisiertes Sterben. Eine soziologische Untersuchung, Frankfurt/M. (Orig. 1967).
Thomas, L.-V. 1975: Anthropologie de la mort, Paris.
Vidal-Trécan, G. u.a. 1997: The Management of Terminal Illness. Opinions of the Medical and Nursing Staff in a Paris University Hospital, in: Journal of Palliative Care 13, S. 40-47.
Weber, H.-J. 1994: Der soziale Tod. Zur Soziogenese von Todesbildern, Frankfurt u.a.
Weingarten, E. 1984: Bemerkungen zur sozialen Organisation des Sterbens im Krankenhaus, in: R. Winau und H.P. Rosemeier (Hg.): Tod und Sterben, Berlin/New York, S. 349-357

Wetterer, A. 1992: Profession und Geschlecht. Über die Marginalität von Frauen in hochqualifizierten Berufen, Frankfurt/M.
Wetterer, A. 1995: Die soziale Konstruktion von Geschlecht in Professionalisierungsprozessen, Frankfurt/M.
Witz, A. 1992: Professions and Patriarchy, London.
Zielinski, H.R. 1993: Palliative Therapie und Hospizbewegung in der Bundesrepublik Deutschland, Saarbrücken.

# Die Herstellung des »guten Sterbens«
## Arbeit an der Identitätssicherung im Hospiz

*Stefan Dreßke*

Im Diskurs um das »gute Sterben« stehen die hohen normativen Ansprüche im Vordergrund, die Sterben immer zu einem Gegenstand moralischer Deutung machen, wenn etwa Würde und Menschlichkeit angesprochen sind. In Hospizen arbeitet das Personal sehr engagiert und mit großem Einsatz daran, eine hohe Lebensqualität für seine Patienten auch am Lebensende zu erreichen. Weniger im Blick sind jedoch die organisatorisch-technischen Abläufe, die mit Sterbeprozessen einhergehen. Das Hospiz reagiert auf die Idealisierung des Sterbens, gleichzeitig ist es der Ort der Sterbepraktiken, die als Organisationshandeln zu verstehen sind. Als formale Organisation wird es von den entsprechenden zweckrationalen Kalkülen geleitet, in denen sich moralische Ansprüche erst einbringen müssen. In diesem Beitrag wird auf der Grundlage von Interview- und Beobachtungsstudien in Hospizen überlegt, wie sich Sterbeideale auf der einen und organisiertes Handeln auf der anderen Seite gegenseitig bedingen und unter Umständen in Konflikt stehen (vgl. Dreßke 2005).

## 1   Die Ausklammerung des Sterbens

Ausgehend von Giddens' Überlegungen zu »Modernity and Self-Identity« (1991) lässt sich Folgendes konstatieren: Sterben und Tod sind ohne Zweifel immer Teil der öffentlichen Diskussion, und zwar in vielfältiger Weise: Man denke etwa an medizinische Skandale und dramatische Unfälle, den Tod von Oberhäuptern und Berühmtheiten, Kriege und gewaltsame Konflikte, Naturkatastrophen und Terroranschläge. Sterben ist in der Öffentlichkeit also durchaus präsent. Auch wird nicht mit emotionalen Inszenierungen gespart, die es uns ermöglichen, zu den Ereignissen Stellung zu beziehen und uns mit Hinterbliebenen oder Opfern zu solidarisieren. Das emotionale Potential schwindet aber auch schnell hinter einer Debatte um ethische Prinzipien, Gesundheitsreformen, mehr Sicherheit oder Umweltschutz. Die öffentliche Diskussion verlagert sich auf den Steuerungsprozess in abstrakten Systemen und spricht kaum mehr die konkreten Erfahrungswelten einzelner an. Sterben ist dann etwas, was entfernt von uns stattfindet, und vor allem etwas, das es zu regulieren gilt. Es wird eben nicht als existenzielles Ereignis, als das Ende der eigenen Biographie diskutiert. Schließlich, so scheint es, sterben nur die anderen, und diese sind uns meist fremd.

Selbst dort, wo Sterben als eine konkret erlebte Erfahrung angesprochen ist, etwa beim Tod naher Familienangehöriger, ist die Identifikation mit dem Verstorbenen erwünscht, sie muss sich aber nach angemessener Trauerzeit wieder normalisieren. Rituale geben hier Handlungssicherheit. Wenn die Regeln aber nicht von allen gleichermaßen geteilt werden, können peinliche Situationen entstehen: Wie sollte man Beileid bekunden? Darf man erleichtert sein, wenn ein schmerzgeplagtes Leben ein Ende fand? Kommunikation über das Sterben ist auch dann erschwert, wenn betagte Eltern ihre Kinder mit dem zu erwartenden Tod konfrontieren wollen. Diese wollen es oft gar nicht wissen und wehren ab. Immer gilt: Fassung darf nicht verloren gehen, die konkrete Betroffenheit wird abgewiesen, und das Thema verlagert sich schnell auf allgemeine Aspekte: Das Leben muss schließlich weitergehen.

Der Tod hinterlässt eine Lücke im sozialen Beziehungsgeflecht. Diese Lücke muss sowohl in den lebensweltlichen Nahbereichen als auch in den abstrakten Systemen geschlossen werden. Letztere haben nun weit reichende Verfahren der Ausgliederung entwickelt, die als hochspezialisierte Problemlösungen auch für die Familien Entlastung bieten. Mit der Orientierung auf Verfahren, standardisierte Abläufe und partikularistische Ziele werden aber auch Etikette und Systematiken angewandt, die in Konflikt zu lebensweltlichen, diffus-affektiven Denkweisen stehen. Organisationen entwickeln sozialisatorische Wirkungen, die auf ihr reibungsloses Funktionieren hin gerichtet sind, aber für den Einzelnen einen Schematismus darstellen, in dem er sich zu fügen hat. Biographische Kalküle oder die auf Verwandtschaft beruhenden Sicherungsprinzipien werden regelmäßig durch abstrakte Systeme unterlaufen.

Ganz typisch zeigt sich das in der Medizin: Hier dominiert die Ansicht, dass wir an Krankheiten sterben. Andere Deutungen stehen praktisch nicht zur Verfügung. Die weit reichenden Fortschritte der Medizin führen dazu, dass für das Lebensende eine Vielfalt therapeutischer Interventionen zur Verfügung steht und dass Behandlungsregimes engmaschig das Lebensende regulieren. Das allerdings hat zu einer Dauerkritik an der Medizin geführt, denn werden die therapeutischen Möglichkeiten völlig ausgeschöpft, können sie zu unakzeptablen Härten für den Patienten führen.

Die Medizin klammert mit den ihr übertragenen Aufgaben und Gegenständen ganze Problembereiche ein, was dann auch bedeutet, dass diese der Zuständigkeit der kleinen Netze entzogen sind. Der informierte Bürger weiß zwar ganz allgemein über Zwecke und Funktionsweisen des medizinischen Systems Bescheid (schon allein, um sich in diesen Institutionen zurechtzufinden), aber er kennt nicht konkrete Verfahren und Abläufe. Die Professionellen handeln so im Auftrag und im Namen der Allgemeinheit, es gibt aber kaum Transparenz. Das gilt in besonderer Weise für das Krankenhaus: Die Komplexität seiner Abläufe ist inzwischen so groß, dass selbst die Eingeweihten nur über ihre Spezialbereiche Auskunft geben können. Für die Nichteingeweihten ist das Krankenhaus dann eine *black box*. Damit ist das Problem der funktionalen Asymmetrie zwischen Professionellen und Patienten mit ihren Angehörigen angerissen, bei denen es um die Legitimität der unterschiedlichen Kenntnisbestände – Spezialwissen auf der einen und Laienwissen auf der anderen Seite – geht. Auch die Deutungsbereiche sind unterschiedlich: Für die einen ist die Arbeit mit Sterbenden Routine und alltägliche Aufgabe (wenngleich auch mit Belastungen verbunden). Für die anderen bedeutet Sterben eine schwer zu ertragende Krise.

Neben dieser Rahmung gibt es weitere Kritik am Sterben im Krankenhaus. Das Ziel der Heilung verhindert den Blick auf das Sterben, das dann als Niederlage oder Unfall gesehen wird. Und selbst wenn Sterben nicht mehr aufzuhalten ist, stellt das Krankenhaus zwar Schmerzmittel, aber wenig Trost zur Verfügung – zumindest nicht als systematische Leistung. (Auch genügend Schmerzmittel werden häufig verweigert, auf Grundlage, dass noch Heilung angestrebt wird.) Der Charakter der *black box* verhindert, dass Organisationsroutinen in existentielle Fragen rückübersetzt und für die Laien, jenseits dieser Routinen, deutbar gemacht werden. Für die Medizin stirbt ein Patienten-Körper, für die Hinterbliebenen ein Mensch mit emotionalen Bindungen und vielfältigen Rollenzuweisungen. Wenngleich hier die Mängel der Medizin benannt werden, so bietet sie den Betroffenen doch eine grundlegende Sicherheit. Patienten und deren Angehörige vertrauen weiterhin der Institution in der Hoffnung auf Heilung, in der Hoffnung eines guten Todes oder weil sich schlichtweg keine Alternative als legitime Lösung für eine existentielle Krise anbietet.

## 2 Das Hospiz als formale Organisation und die Anforderungen an das »gute Sterben«

Das Hospiz sucht hier einen Ausweg, wenn es gilt, das Krisenhafte in routinierte Abläufe einzubinden. Es repräsentiert eine Institution, die Erfahrungshorizonte des Sterbens organisieren hilft und dabei die Fachlichkeit bei der Vorsorgung Sterbender zur Verfügung stellt. Es ist eben beides gefragt: Trost *und* Schmerzmittel. Auf der Agenda der Hospizbewegung steht, Sterben und Tod als öffentliche Probleme zu thematisieren und die Versorgung von Sterbenden als einen Auftrag zu formulieren, der positiv gedeutet wird und erfolgreich sein kann. Damit sind allerdings sehr hohe Anforderungen gestellt: Der Sterbende soll seinen Tod in Würde aufnehmen können. Das heißt dann, er bekommt Zuwendung, muss keine Schmerzen ertragen und keine Ängste ausstehen, letzte Wünsche werden erfüllt. Er kann noch einmal seine Biographie bündeln, letzte Dinge regeln und seinen Tod schließlich akzeptieren.

Solche Erwartungen an das Sterben, meist an das langsame Sterben an chronischen Krankheiten im höheren Alter, müssen organisiert werden. Ein Sterbender ist auf Hilfe angewiesen, und das heißt dann zumeist auf professionelle Hilfsangebote. Diese müssen immer zugleich als Steuerungsleistungen gedacht werden. Gesteuert wird die Passage des Sterbens durch therapeutische und pflegerische Maßnahmen. Die dabei zu treffenden Entscheidungen und Vereinbarungen sind nicht widerspruchsfrei, verlaufen gelegentlich höchst konflikthaft und sind mit vielen Skrupeln behaftet. Das ist kein Wunder, schließlich stellen Leben, Gesundheit und Leistungsorientierung Zentralwerte unserer Gesellschaft dar. Der Tod ist weiterhin unerwünscht und höchstens hinzunehmen. Tatsächlich ist Sterben daher eine komplexe Passage, an der vom Patienten, von seinen Angehörigen und vom professionellen Personal hart gearbeitet wird und vielfältige Leistungen zu koordinieren sind.

Die Perspektive, das Hospiz als formale Organisation aufzufassen, muss von der Konstitutionsbedingung unserer Gesellschaft ausgehen, die soziale Problemstellungen durch zunehmende Arbeitsteilung, Spezialisierung und abstrakten Systemen löst. Sterben verlangt komplexe Verfahren, die vom Personal mit besonderen Kenntnisbeständen und Fähigkeiten ausgeführt werden. Die Arbeit mit und an Sterbenden ist also nicht durch lebensweltliches Wissen geleitet. Krebswunden sind zu versorgen, Ernährung und Ausscheidung sind zu kontrollieren, das Behandlungsregime gegen den Schmerz ist einzuhalten. Die Sterbeideale des 19. Jahrhunderts, von denen Ariès (1976) Auskunft gibt – das friedliche und vergleichsweise schnelle Dahinscheiden im Kreise der Familie –, entsprechen nicht den Gegebenheiten des langsamen Sterbens an chronischen Krankheiten. Sterben ist somit auch im Hospiz ein medizinisch kontrollierter Vorgang und unumgänglich auf den Körper gerichtet.

Hält man sich jedoch die Programmatik des Hospizes vor Augen, so bekommt man den Eindruck, dass Sterben entdifferenziert wird. Die Laienperspektive wird stärker eingebunden: Ein Schwerpunkt liegt auf ehrenamtlicher Begleitung, die Selbstbestimmung des Sterbenden wird nachgefragt und Angehörige in das Sterbegeschehen involviert. Allerdings lassen sich bei genauerer Betrachtung aus dem Blickwinkel institutioneller Funktionserfüllung durchaus die Merkmale der »totalen Institution« heranziehen, wie sie von Goffman (1973) entwickelt wurden. In einem abgegrenzten Bereich, der nicht ohne weiteres verlassen oder betreten werden kann, verbringen die Patienten ihre Zeit und stehen dabei unter Obhut des Personals. Damit sind vor allem Momente der Disziplinierung angesprochen: strukturierte Tagesabläufe, Überwachung der Patienten, Sanktionshoheit auf Seiten des Personals sowie Routinen der pflegerischen und medizinischen Versorgung. Der institutionelle Charakter des Hospizes lässt sich nicht wegreden, auch hier müssen die Patienten Verpflichtungen eingehen und sich an Routinen halten. »Organisation« bedeutet immer Härten für den Patienten, selbst wenn mit ihr Hilfen gegeben und Leiden gelindert werden.

Es ist interessant festzuhalten, dass zwar für das Krankenhaus die (mitunter fehlgeleiteten) Routinen Gegenstand sozialwissenschaftlichen Diskurses sind, dagegen das Hospiz eher in Richtung seiner humanisierenden Effekte untersucht wird. Kategorien wie »Organisation« und »Bürokratie« und die damit verbundenen Sozialisationsleistungen werden kaum thematisiert. Stattdessen liegen die Schwerpunkte auf dem Herstellen von Intimität und Nähe sowie die Beachtung der Selbstbestimmung. Ersteres ist sicher erklärungsbedürftig. So macht die Analyse von Pfeffer (2005: 181) deutlich, dass »Nähe« zum Patienten als »struktureller Zwang« in die Organisationsroutinen eingewoben ist. Das Aufgeben professioneller Distanz bedeutet jedoch nicht einen Zuwachs an »Selbstbestimmung« für den Patienten. Die Intimisierung der Pflegebeziehung wird sogar in hohem Maße disziplinierende Wirkungen entfalten. Der Begriff der Selbstbestimmung mag zudem aus empirischen Gründen nahezu bedeutungslos sein: Was gibt es noch selbst zu bestimmen, wenn man schwer krank und hoch pflegebedürftig ist? Selbstbestimmung, welche nicht aus Organisationshandeln abgeleitet ist, wird dann zu einem ideologischen Konstrukt, man möchte fast sagen zu einer Chimäre. Dies scheint einem Idealisierungsbedürfnis des »guten Sterbens« zu entsprechen, bei dem sich die Aufmerksamkeit weg von den institutionalisierten Verfahren auf das »Individuelle« richtet. Auch im Hospiz müssen Patienten Erwartungshaltungen entsprechen, besitzen Rechte und Pflichten und werden auch daraufhin diszipliniert. Statt Selbstbestimmung sollte deshalb von der Sicherung von Identität gesprochen werden, wobei unter Identität im Sinn des Interaktionismus immer auch Zuweisungen zu verstehen sind (vgl. Strauss 1974).

Hat man jedoch das Hospiz als eine formale Institution vor Augen und bedenkt man gleichzeitig, dass das Sterben »unbürokratisch« vonstatten gehen soll, so wird ganz deutlich, warum das Hospiz einen Überschuss an ideologischen Inszenierungen benötigt. Unser Sterbeideal verträgt sich eben nicht mit kühl kalkulierten Zweck-Mittel-Bilanzen. Es wird erwartet, dass die organisatorischen und professionellen Rationale zurückgestellt werden, weil der Lebensqualität ein zentraler Wert beigemessen wird. Andererseits werden die Professionellen zur Verantwortung gezogen, wenn Schwierigkeiten auftreten. Sie werden also auf ihre Direktionshoheit nicht verzichten können, selbst wenn sie es wollten. Eine Organisationsleistung des Hospizes besteht darin, professionelle und alltagsweltliche Ansprüche an das Sterben miteinander auszusöhnen.

## 3    Patientensouveränität am Lebensende und Deutungen des »guten Sterbens«

Die formalen Merkmale des Hospizes allein werden seinen eigenen Zielvorstellungen und Handlungstypiken nicht gerecht, denn damit sind die Dimensionen des Trostes und die existentielle Bedeutung des Sterbens noch nicht hinreichend diskutiert. Sterben ist hier eben nicht in einer *black box* organisiert. Das zentrale ethische Motiv ist das der Würde der schwerkranken Patienten, das unter Umständen auch gegen die Prinzipien formaler Organisation durchgesetzt wird. Für das würdige Sterben hält das Hospiz klare Vorstellungen bereit, die sich an den Patientenbedürfnissen orientieren: Das Leid des Sterbenden ist durch eine angemessene pflegerische Basisversorgung und kollektive Anbindungen zu verringern. Der Sterbende soll keine Schmerzen, Zumutungen, Ängste oder Todesqualen erdulden, aber vor allem soll er nicht einsam sterben. Neben diesen ganz pragmatischen Anforderungen repräsentiert das Hospiz spirituell-existentielle Dimensionen, in denen es darum geht, dem Sterben selbst Bedeutung und Sinn zu verleihen. Dies können theologische Deutungen sein, etwa »der Tod als Erlösung«, oder Deutungen, die das Sterben zu einem biographisch sinnvollen Akt kondensieren: »Das Recht auf den eigenen Tod« und »Jeder stirbt so, wie er gelebt hat«. Hier handelt es sich durchaus um den ideologischen Überschuss, mit dem vielleicht Sterben erst erträglich und auf eine positive Weise bearbeitbar gemacht werden kann. Zur Illustration sei hier eine Episode aus meiner Hospizstudie angeführt:

Eine Patientin schleppt sich nachts aus ihrem Bett und verblutet unbemerkt auf dem Flur. Das ist eigentlich ein Skandal für ein Hospiz. Hier wird ganz eklatant Menschenwürde verletzt, für das Personal ein sichtlich schockierendes Ereignis: Niemand kommt zu Hilfe, alle sozialen Verbindlichkeiten werden in Frage gestellt – ein nichtakzeptierbares Sterben. Auf der anderen Seite: Ein Pfleger weiß zu berichten, dass die Patientin am Tag vor ihrem Tod am Grab ihres verstorbenen Mannes war und gesagt hat: »Da gehe ich auch hin!« Er vermutet, dass der letzte Gang der Patientin als Ausdruck ihres Geltungswillens zu deuten ist. Diesem Sterben wird so ein letzter Sinn und Trost verliehen, Würde ist damit wieder hergestellt – zumindest dann, wenn man darin den Gestaltungswillen der Patientin sehen kann, nicht ganz unähnlich den Patienten, die gerade dann sterben, wenn niemand im Zimmer ist.

An diesem Beispiel zeigt sich: Auch im Hospiz lässt sich schlechtes Sterben nicht immer vermeiden, aber hier versucht das Personal, dem Patienten Würde zuzuweisen, wenn auch erst im Nachhinein als kommunikatives Ereignis. Notwendig ist dafür das Motiv der »Selbstbestimmung«, mit dem erst das Sterben positiv gedeutet werden kann. Was allerdings an disziplinierenden und identitätssichernden Leistungen vorausgegangen ist, wird in der Erzählung des Pflegers als ganz selbstverständlich vorausgesetzt.

Das führt dann zur Frage, wie Würde und Trost in den konkreten Sterbeabläufen »organisiert« werden. Dazu braucht das Hospiz eine Handlungsethik, die das »Existentielle« des Sterbens in seine formale Organisation einwebt und das »Formale« gleichsam versteckt. Das Motiv der Würde wird durch die Semantik der Vergänglichkeit symbolisiert. Sie findet man in jedem Hospiz in dieser oder jener Form: eine brennende Altarkerze im Eingangsbereich, eine Sanduhr auf dem Flur, ein Gästebuch gegenüber dem Schwesternzimmer, in denen Hinterbliebene ihren Dank ausdrücken, Erbauungsliteratur, die im Wohnzimmer ausliegt, sowie – manchmal offensichtlich, manchmal diskret – religiöse Zeichen: das Kreuz, die Bibel, der Koran. Auch mit dem »Raum der Stille«, ein Rückzugsort für Personal, Patienten und Angehörige, wird zu Einkehr und Kontemplation aufgefordert. Diese Inszenierungen des Transzendenten weisen auf den Zweck der Einrichtung hin, allerdings bleiben sie immer unbestimmt und allgemein und sind dann auch nicht immer konkrete Hilfe bei der Arbeit mit den einzelnen Patienten.

Als organisatorische Vorkehrung ist die Patientenorientierung als zentrales Motiv zu sehen, wie sie in Stellenschlüsseln und Dienstplänen umgesetzt ist. Ein multiprofessionelles

Team von Ärzten, Pflegekräften, Therapeuten und Seelsorgern, ergänzt durch ehrenamtliche Helfer, garantiert eine hohe Betreuungsdichte. Es existieren Freiräume des Personals auch für Tätigkeiten, die nicht in funktionale Abläufe passen und die den kommunikativen Bedürfnissen der Patienten entgegenkommen: Zeithaben, Sitzwachen, Alltagsgespräche, Zuhören. Die Fachlichkeit der Versorgung wird ganz deutlich demonstriert, allerdings immer in der Verbindung mit dem einzelnen Patienten, und es darf nicht der Anschein geweckt werden, dass hier organisatorische Routinen um ihrer selbst willen exekutiert werden. Deshalb werden Ausnahmen von Tagesabläufen, Verstöße gegen Hygiene- und Sicherheitsvorschriften oder das Mitleiden mit Patientenschicksalen betont. Dies sind die Voraussetzungen, die die notwendige Zweckrationalität mit der charismatischen Dimension des Trostes vereinbaren: Der gute Betreuungsschlüssel richtet sich nach dem hohen Pflegeaufwand der Patienten (die funktionale Argumentation gegenüber den Krankenkassen), ethisch begründet er sich auch mit kommunikativen und extrafunktionalen Aufgaben. Die institutionell vorgegebene und ohne Zweifel vorhandene »Fremdbestimmung« des Patienten wird aus dem Blickfeld ausgeklammert, stattdessen wird seine »Selbstbestimmung« betont. Gefährdet ist das gute Sterben durch die Zumutungen, die das enge Korsett einer formalen Organisation an den Patienten stellt. Das Zulassende und die Bereitschaft zu Ausnahmen von den Regeln sind Spielarten davon, wie dem Patienten auch am Lebensende eine Identitätsausrüstung gegeben werden kann.

## 4 Arbeit am Körper und Identitätssicherung: Distanzieren und Zulassen

Zum Erfüllen der Sterbeideale sind programmatisch »ganzheitliche« Verfahren vorgesehen, die alle Aspekte des Patienten beachten: Der Anspruch der professionellen Versorgung besteht in der »total patient care«, wie Cicely Saunders die Verfahrensweise der Sterbendenbetreuung bezeichnet: Auf alle Dimensionen des Menschen ist einzugehen. Schließlich drückt sich in seinem körperlichen Zustand, seinem psychischem Befinden, seiner sozialen Eingebundenheit und seiner spirituellen Haltung zusammengenommen der »totale Schmerz« des Sterbenden aus. Diese allumfassende Betreuung reagiert auf die existentiellen Nöte, die mit dem Sterben verbunden sind. Die idealen Bedingungen im Hospiz konstituieren jedenfalls ein Laboratorium des »guten Sterbens«. »Gutes Sterben« ist selbstverständlich auch an anderen Orten möglich, aber im Hospiz werden ganz systematisch Vorkehrungen dafür getroffen, und es bestehen keine damit widersprechenden Organisationsziele. Das Hospiz ist einzig eine Organisation der Ausgliederung.

Es ist allerdings zu fragen, wie denn das »gute Sterben« im Hospiz hergestellt wird, wenn immer nur von den guten Bedingungen gesprochen wird. Anhand von Fallbeispielen sollen die Konstruktionsprozesse des Sterbens nachvollzogen werden. Im Hospiz sind verschiedenartige Ambivalenzen und Spannungen zu vereinbaren, die aus den vielfältigen Forderungen des »guten Sterbens« resultieren. Erstens geht es um die Handlungslogiken. Im Hospiz finden wir eine Doppelstruktur von funktions- und zuwendungsorientierten Einstellungen und Praktiken. Während die funktionale Orientierung aus dem Krankenhaus als »Mutterinstitution« abgeleitet ist, werden mit der Kommunikations- und Zuwendungsorientierung Ideale des »guten Sterbens« aufgenommen. Am Beispiel der Körperpraktiken kann gezeigt werden, wie die funktionellen Strategien des »Verhüllens und Distanzierens« mit den Zuwendungsstrategien des »Aushaltens und Zulassens« verknüpft werden. Zweitens sind strukturelle Dimensionen des modernisierten Sterbens angesprochen. Das Hospiz bewirkt eine Standardisierung von Sterbeverläufen bei einer gleichzeitigen Individualisierung des sterbenden Patienten. Der Sterbeprozess wird in einen Deutungskorridor des friedlichen Sterbens normiert, in dem wiederum die Persönlichkeit des Sterbenden nachgefragt ist. So verläuft das Sterben nicht nur friedlich (das Sterben des Körpers), sondern ist verbunden mit persönlicher Reifung und Akzeptanz (das Sterben des Selbst). Während das Sterben des Körpers weitgehend medizinisch dirigiert ist und es deshalb kein prinzipielles Problem darstellt, wenn der Patient erst einmal als unheilbar krank etikettiert worden ist, so besteht auf Seiten der Identitätssicherung ein anderes Problem. Es wird nämlich gefordert, einerseits die bürgerliche Identität der sterbenden Patienten zu aktualisieren, während andererseits eine sukzessive Sozialisierung in eine Sterberolle (Akzeptanz des Sterbens) ablaufen muss. Dabei wird argumentiert, dass gerade die körperliche Verschlechterung und deren Behandlung durch medizinische und pflegerische Maßnahmen diese Ambivalenz lösen.

*Der Körper als Generator von Deutungen*

Bedenkt man, dass die »Mutterinstitution« das Krankenhaus ist, so ist es erklärungsbedürftig, warum gerade im Hospiz, ebenfalls eine geschlossene Institution mit demselben Personal, ein besseres Sterben organisiert werden kann. Wie also schlägt sich der ideologische Überschuss in der Arbeitsweise und den Einstellungen nieder? Was der Beobachter zuerst erblickt, sind genau die selben funktionalen Erfordernisse, die zum Betrieb einer formalen Organisation notwendig sind, wie auch im Krankenhaus. Es gibt Schichtpläne, Arbeitsteilungen und Hierarchien. Man findet also auch im Hospiz typische funktionale Einstellungen des Personals im Umgang mit den Patienten.

Wenn vom Hospiz gesprochen wird, dann vornehmlich im Hinblick auf seine Zuwendungsorientierung. Es ist jedoch zu klären, wie denn das »Zulassende« in Verfahren und Praktiken der Hospizpflege eingewoben ist, soll es nicht eine ideologische Rhetorik sein, aber vorher auch, was denn das Zulassende überhaupt ausmacht. Ausgangspunkt der Überlegungen muss die Art der Tätigkeiten sein, die im Hospiz verrichtet werden. Arbeit mit und an Sterbenden ist auch im Hospiz ganz dominierend Pflegearbeit, d.h. Arbeit am Körper des Patienten. Neben der Sicherung der körperlichen Integrität stellt sich das Hospiz jedoch auch zum Ziel, die Identität ihrer Patienten zu sichern und zu aktualisieren. In der Regel wird dies mit den kommunikativen Anteilen der Hospizarbeit gleichgesetzt. Die Patienten sollen Wünsche äußern, Konflikte lösen, über das Sterben sprechen können und sich den Tod bewusst machen. Tatsächlich sind Pflegekräfte nicht notwendigerweise Kommunikationsexperten und viele Patienten wollen oder können schon gar nicht reden. Das Zulassende der Hospizarbeit ist nicht im »Sprechen« mit dem Patienten zu suchen. (Gemeint ist der rein kognitiv orientierte Akt verbaler Kommunikation.) Hier sind die Pflegekräfte unter Umständen genauso peinlich berührt, wenn der Patient sein Sterben anspricht, wie auch im Krankenhaus. Vielmehr wird in der Arbeit am Körper des Patienten Identitätssicherung betrieben und Identitätszuweisung vorgenommen. Eine Fallgeschichte soll dies verdeutlichen:

Frau Gerber, eine 72jährige, korpulente und bettlägerige Patientin aus dem Gertraudenhospiz, wird vom Personal aufwendig gepflegt. Die morgendliche Grundversorgung dauert etwa eine Stunde und schließt Waschen, Massieren, Einreiben und Lagern ein. Auch während des Tages geht eine Schwester zum Lagern und Wechseln der Windelhosen zu ihr. Über die Körperpflege baut sich insbesondere zu Schwester Edeltraut eine enge Beziehung auf, die auf jeden Fall die Pflege von Frau Gerber übernimmt, wenn sie im Dienst ist. Schwester Edeltraut hat sich ihrer so angenommen, dass sie zu ihrer »Lieblingspatientin« avanciert. Sie pflegt Frau Gerber fast mit Hingabe, bis an die Grenze der professionellen Distanz, die ja keine Ausschließlichkeitsbeziehung zulässt. Die morgendliche Pflege wird zu einem Ritual, dem große Aufmerksamkeit gewidmet wird, nicht nur durch ihren zeitlichen Umfang.

Im Hospiz wird mit der Einstellung gearbeitet, dass sich eine gute Körperpflege am Morgen positiv auf die Stimmung der Patienten auswirkt. Waschen, Eincremen und Massieren werden demnach nicht nur unter dem Aspekt der Hygiene und der Hautpflege gesehen, sondern sind Bestandteil einer allgemeinen Wohlbefindensarbeit, die der Patient genießen soll. Die Pflegekräfte kommentieren diese Einstellung, dem Patienten »etwas Gutes zu tun«. Eben nicht nur eine instrumentelle Verrichtung auszuüben, ist die Grundlage dafür, dass sich zwischen Frau Gerber, Schwester Edeltraut und auch anderen Pflegekräften eine gute Beziehung entwickelt. Die körperliche Zuwendung ist das zentrale Regulativ mit dem das Befinden des Patienten gedeutet wird. In dieser Beziehung spielt das Gefühl, eine gute Arbeit, nämlich Arbeit am Wohlbefinden, zu leisten, eine wichtige Rolle. Diese Auffassung von der Arbeit wendet sich gegen die krankenhaustypische Pflege, wenn Patienten eben »nicht wie eine Bank gewaschen werden«, wie Pfleger Helmut das morgendliche Waschen bei einer Patientin kommentiert. Auch Pfleger Emil formuliert seine Einwände gegen die funktionsgerichteten Arbeitsabläufe folgendermaßen:

> »Das finde ich schwer, wenn die Leute so völlig hospitalisiert sind [...], wenn sie körperlich so distanzlos sind, wenn sie sich hinlegen und so bereitwillig die Beine auseinander klappen. [...] Die Waschgeschichten, die Strategien, wie man das machen soll, sind ja immer gleich. Das bekommt man in der Schule beigebracht. Deshalb heben die Leute nach vier bis fünf Wochen ganz automatisch in der richtigen Reihenfolge den Arm. [...] Es respektiert nicht den ganzen Menschen.«

Bei solchen »hospitalisierten« Patienten geht mit der Pflegearbeit kein Zugewinn an Wohlbefinden einher, das über instrumentelle Auffassungen, etwa von Sauberkeit, hinausgeht. Der Pflegekraft bleibt nur, die Tätigkeit schnell und präzise zu verrichten und sich dann anderen Arbeiten zuzuwenden. Ein Kommunikationskanal, der nicht nur die physiologische Dimension des Körpers thematisiert, wird nicht eröffnet, denn über was soll man sprechen, wenn alles Notwendige schon getan ist?

Die zufrieden stellende Beziehung zwischen Patient und Personal ist eben nicht durch verbale Kommunikation gekennzeichnet, sondern durch Pflegeerfolge, die auf Wohlbefinden abzielen. Auf dieser Basis wird schließlich auch auf einer verbalen Ebene kommuniziert. Dies wird wieder bei Frau Gerber deutlich: Frau Gerber berichtet Schwester Edeltraut über ihr Leben. Ihre Stimmungen werden vom Personal aufgenommen, etwa wenn sie »traurig« und »depressiv« oder »zufrieden« und »amüsiert« ist. Auch Stimmungsschwankungen werden genau verfolgt. So wird es als Erfolg der umfassenden Morgenwäsche festgehalten, wenn Frau Gerber nach einer durchwachten Nacht bis zum Mittag »langsam auftaut«.

Mit der Arbeit am Körper wird schließlich ein Kanal eröffnet, in dem Identität thematisiert werden kann. Intimität, Vertrauen und Beziehung beruhen auf der Möglichkeit, über die Pflegearbeit persönliche Dimensionen einzubeziehen. Nicht immer ist dies allerdings möglich, darauf weist schon das Zitat von Pfleger Emil hin. Es sind allerdings nicht ausschließlich die »hospitalisierten« Patienten, die nicht angesprochen werden können, sondern auch Patienten, deren körperlicher Zustand relativ gut ist. Hierzu ein kontrastierendes Fallbeispiel:

Frau Jakobiak ist eine noch rüstige 90jährige Patientin im Gertraudenhospiz. Sie findet sich täglich zu den Mahlzeiten im »Wohnzimmer« des Hospizes ein und sie freut sich über einen Spaziergang im Garten, zu dem sie aber begleitet werden muss. Ansonsten hält sie sich in ihrem Zimmer auf. Bei ihr braucht das Personal kaum Pflegetätigkeiten vorzunehmen. Eine Schwester macht ihr das Bett und gibt ihr lediglich kleinere Hilfestellungen, wenn sich Frau Jakobiak selbstständig wäscht. Weil eben kaum Pflege notwendig ist, hat das Personal das Gefühl, sie zu vernachlässigen. So wird aber auch gesagt: »Sie ist zurückgezogen und braucht noch etwas Zeit zum Einleben.« In der Folge schickt das Personal ab und zu einen Praktikanten oder eine ehrenamtliche Mitarbeiterin auf ihr Zimmer mit der Hoffnung, dass sich Frau Jakobiak besser im Hospiz integriert fühlt. Frau Jakobiak nimmt die Gesprächsangebote an, aber fordert sie auch nicht ein. Die besuchenden Personen bestätigen, dass sich die Patientin durchaus wohl fühlt. Die ehrenamtliche Mitarbeiterin berichtet dem Pflegepersonal: »Sie ist still, braucht Ruhe und fühlt sich wohl in ihrem Zimmer«. Dabei begründet sie ihre Darstellung biographisch: »Frau Jakobiak lebt seit Jahren allein«. Frau Jakobiak hadert nicht mit ihrem Leben und beklagt sich nicht. Sie scheint alles schweigend hinzunehmen. Deshalb wird sie weiterhin unter der Rubrik »bescheiden«, »zurückgezogen«, sogar »verschlossen« geführt, und das Personal ist mit dem Gefühl der Unzufriedenheit ihr gegenüber geplagt, obwohl nichts verkehrt zu sein scheint.

Gerade das Schweigen der Patientin scheint aber nicht hingenommen werden zu können. Vielleicht wäre es für das Personal hilfreich, irgendeinen Konflikt in ihrem Leben auszumachen: Probleme mit den Kindern oder den Schwestern. Frau Jakobiak jedoch bringt keine Probleme zur Sprache, die sie eigentlich haben müsste: Ihre Tochter lebt im Ausland, und ihr Sohn besucht sie sehr selten. Die kommunikative Kompetenz der Pflegekräfte wird nicht eingefordert. Ihr Schweigen scheint die Ordnung eines kommunikationsfreudigen Milieus zu missachten, und die Ratlosigkeit des Personals erwächst aus der Unfähigkeit, sie zum Reden zu bringen.

Bei Frau Jakobiak eröffnet sich kein zufrieden stellender Kommunikationskanal über die Arbeit am Körper. Das Beispiel von Frau Gerber zeigt, dass die Pflegekräfte gerade für bettlägerige Patienten ein faszinierendes Repertoire an Deutungen anwenden, das nur die Anstrengung verlangt, zuzuhören und auf den Patienten einzugehen. Genau diese Mischung von Körperarbeit und verbalisierbarer Zuwendung scheint jedoch das Problem bei Frau Jakobiak zu sein. Sie ist nämlich keine »Pflegepatientin«, wodurch sich zum einen der Kontakt zum Pflegepersonal beschränkt, zum anderen eben die körperbezogene Vermittlung nicht zur Verfügung steht. Ihr Gesundheitszustand ist noch so gut, dass nur der Kanal der verbalisierten Sprache genutzt werden kann. Aber was soll man machen, wenn der Patient nicht sprechen möchte? Ihn einfach sich selbst überlassen? Frau Jakobiak scheint sich zu verweigern. Und genau diese Haltung macht dem Personal Probleme. Für das kommunikative Versagen werden dann Rationalisierungen gefunden, derart, dass Patienten wie Frau Jakobiak »selbstbestimmt« sind und »wissen, was sie wollen«.

Da das Hospiz eine Pflegeeinrichtung ist, richten sich auch hier die typischen Verfahren der Sozialisierung an den Körper. Mit den Pflegepraktiken, die sich an die körperlichen Defizite wenden, werden immer auch die Identitätsbezüge des Patienten thematisiert. Gesundheitliche Verschlechterungen geben Anlass für ein Gespräch über Biographie und Sterben, oder Verspannungen werden als behandlungsbedürftige Ängste gedeutet. Bei Frau Gerber wird dies sehr deutlich: Sie trauert ganz offensichtlich über den Verlust ihrer Selbstständigkeit, sicher auch über ihr nun bald zu Ende gehendes Leben. Sie erzählt, »was sie loslassen musste«, aber, so wird im Pflegeteam auch festgehalten, »sie ist nicht böse« oder verbittert. Frau Gerber kann trotz ihrer Einschränkungen die Angebote der Institution genießen und legt damit eine aktive Haltung dem Tod gegenüber an den Tag. Sie schafft es, die Aspekte der Lebensqualität und der Sterbebewusstheit zu vereinigen – die Verknüpfung von »Wohlfühlen« und »Loslassen können«. Genau mit dieser Haltung wird Frau Gerber zu einer »Vorzeigepatientin«, wie eine Schwester auf einer Pflegeübergabe kommentiert. Das Sozialisationsprogramm Körperpflege erreicht dagegen bei Frau Jakobiak nicht sein Ziel. Das Pflegepersonal kann weder an Persönlichkeit, Biographie noch an das Sterben anknüpfen. Dies läuft dem Selbstverständnis des Personals als Unterstützer der Würde des Patienten zuwider. Die Haltung des Personals muss fast notwendigerweise eine distanzierende bleiben: Frau Jakobiak wird versorgt, auf ihre Wünsche wird eingegangen, aber es entwickelt sich keine besondere Beziehung. Für sie ist das Hospiz ein Krankenhaus, aber eines mit Elitepersonal.

*Herausforderungen der Pflege: Der entgrenzte Körper und das Gefühl des Ekels*

Das Verhältnis von Distanz und Zulassen lässt sich auch bei anderen Problembereichen beobachten. Als weiteres Beispiel soll der Umgang mit Patienten angeführt werden, bei denen Wunden zu versorgen sind, die mit deutlichen Geruchs- und Sichtbelästigungen verbunden sind. Offene Geschwüre, Blut, Erbrochens, Stuhl und Urin und die damit verbundenen üblen Gerüche sind Zeichen eines Körpers, der sich über seine sozial anerkannten Grenzen hinaus ausdehnt und zivilisatorische Erwartungen an die Körperdisziplin verletzt. Dieser »entgrenzte Körper« (Lawton 2000) übertritt unstatthaft übliche Persönlichkeitsgrenzen, die »Territorien des Selbst« (Goffman 1971). Auf diese aufgezwungene Intimität reagiert das Gegenüber spontan mit dem Impuls des Abwendens, das ein zentrales Element des Ekels ausmacht (Liessmann 1997). Beim Versorgen und Behandeln von Wunden ist Ekel also eine selbstverständlich erscheinende Gefühlsdisposition. Ekel verletzt allerdings die Ethik der Helferbeziehung, denn von einem leidenden Menschen darf sich der Helfer nicht abwenden. Der Impuls des Wegsehens muss unterdrückt werden und die Fassung, die Handlungsfähigkeit garantiert, muss weiterhin gewahrt bleiben. Zur Beherrschung des Ekels hält das Krankenhaus vielfältige distanzierende Strategien und Maßnahmen vor: das habituelle Gefühlstraining, nämlich das Lernen, kein Ekelgefühl zu empfinden, sowie alle Hygienevorkehrungen, um die unstatthaften Körperäußerungen zu disziplinieren oder eine symbolische bzw. tatsächliche Trennung zu ihnen herzustellen.

Der sich unangemessen ausdehnende Körper bedroht nicht nur Identität und Handlungsfähigkeit des Pflegepersonals, sondern stellt ebenso eine Verletzung der Selbstauffassung des Patienten dar. Die zivilisatorischen Normen sind auch bei ihm internalisiert, der Patient leidet also an seinem Wissen um seinen Körper, den er anderen unangemessen aufdrängt. Es ist von einer beschädigten Identität zu sprechen, wenn den Idealen eines integren und funktionierenden Körpers nicht entsprochen wird (Goffman 1975). Im Sinne von Mary Douglas (1988) wird Identität durch die Verunreinigung der Körperoberfläche (Haut) mit dem Körperinneren (Sekrete) beschädigt, wenn körperliche Entgrenzungen die Trennung des Reinen vom Unreinen aufheben. Die Verschmutzung der Körperoberfläche, vor allem das Gesicht, als Präsentationsfläche des Selbst, beeinträchtigt auch die Selbstauffassung des Patienten.

Aus diesem Grund wirken alle Distanzierungsmaßnahmen grundsätzlich daraufhin, soziale Ordnung herzustellen und Intimität und Persönlichkeit des Patienten zu schützen. Sie können also immer als Reparaturleistungen an der Identität des Patienten gelten. Der entgrenzte Körper ist demnach eine Krankheitsfolge, und der Patient wird entlastet, denn entsprechend seiner Krankenrolle ist er nicht für seine Verschmutzungen verantwortlich. Das Stigmamanagement beinhaltet, den entgrenzte Körper zu objektivieren. Jeder tut so, als ob der Ekel nicht existieren würde, und arbeitet mit am Vermeidungsmanagement.

Distanzierung und Dethematisierung des Ekels sind als Basisstrategien auch im Hospiz vorzufinden. In Befragungen der Pflegekräfte wird Ekel zwar nicht verleugnet, allerdings muss der Interviewer dieses Thema offensiv ansprechen, wenn er von seinem eigenen Ekel berichtet. Erst einmal wird der Ekel abgestritten, etwa bei Schwester Birgit: »Da bin ich die Falsche. Ich konnte damit immer schon umgehen.« Oder Pfleger Emil: »Im Laufe der Jahre habe ich gelernt, sämtliche meiner Ekelgefühle zurückzustellen.« Erst bei weiterer Insistierung werden dann Ekelepisoden erinnert.

Sich schützend blickt das Personal durch die medizinisch-physiologische Brille der sich auflösenden Organstrukturen: »Wie sich eben ein Organismus verändert«, kommentiert Pfleger Robert. Schließlich ist die körperliche Fehlfunktion ein Krankheitssymptom. Die Zuschreibung des Ekligen als moralisch beschmutzend wird umgewandelt zu einer Krankheitsdeutung, die von der Person des Patienten abstrahiert. Der Ekel wird der Krankheit zugerechnet und nicht der Person. Pfleger Helmut: »Schleim, Spucken. Das passiert hier alles nicht absichtlich. Da habe ich keine Probleme mit.« Schwester Dörte führt die Physiologie der körperlichen Entgrenzungen auf »sichtbare Ursachen« zurück. Der Ekel ist erklärbar und lokalisiert, damit »war das etwas anderes«, wie sie weiter ausführt, also nichts, was den Patienten moralisch diskreditieren würde.

Vielfältige organisatorische Strategien untermauern diese Trennung von Person und Krankheit und sichern gleichzeitig das Vermeidungsmanagement des Ekels. Dazu gehören die krankenhaustypischen Vorkehrungen, die Reines und Verschmutztes trennen, wie Schutzhandschuhe, Arbeitsbekleidung und Desinfektion, sowie die therapeutischen Maßnahmen des Sichtschutzes durch Verbände und der chemischen Geruchsbindung. Um sich zu entlasten, lösen sich Pflegekräfte bei besonders schwierigen Patienten ab. Der Zugang von Patienten mit kaum zu verbergenden Wunden (vor allem wenn es im Gesichts- und Halsbereich zu Sekretabsonderungen kommt) zu den öffentlichen Bereichen im Hospiz bedarf besonderer Vorsichtsmaßnahmen. Salben werden aufgetragen, Verbände werden gesichert, bei einem Spaziergang auf dem Flur wird ihnen die Begleitung einer Pflegekraft angetragen. (Ehrenamtlichen Mitarbeiterinnen oder Praktikanten wird dies nicht zugemutet). Solche Spaziergänge, die u. U. dann auch zu Nachtzeiten stattfinden, führen kaum in das Wohnzimmer, und Küche oder Speiseraum sind tabuisiert. (Um zu verschnaufen, setzt sich ein Patient mit einem Kehlkopfkarzinom, dessen Metastasen sich durch den Verband nur schwer bedecken lassen, auf einen Stuhl am Randbereich des Wohnzimmers, den Blick weg vom dort sitzenden Publikum.) Kontakte werden kontrolliert, unauffällige Warnungen ausgesprochen. Eher selten sind solche Patienten dann außerhalb ihres Zimmers zu sehen und auch nur, wenn von ihnen keine unzumutbaren olfaktorischen Belastungen ausgehen.

Auch die Pflegeinteraktion ist durch die Notwendigkeit gekennzeichnet, den Ekel zu unterdrücken. Die Verrichtungen werden funktional, schnell und präzise vorgenommen. Kommunikation beschränkt sich auf Notwendiges, Alltagsgespräche unterbleiben, vor allem, wenn an den gefährlichen Körperbereichen gearbeitet wird. Über eine Patientin mit einem Vaginalkarzinom sagt Pfleger Herbert:

>»Sie verfault bei lebendigem Leibe. Das ist so ein Bild, das möchte keiner gern haben. Das hat auch etwas mit unangenehmen Gerüchen zu tun, verfaultes Fleisch. Der Patient hat das 24 Stunden am Tag. [...] Ich versuche das neutral zu betrachten. Ich ertappe mich dabei, dass ich die Arbeit rein funktional erledige.«

Und er erklärt auch, wie die Patientin darauf reagiert:

>»Wenn sie dann eine Zigarette verlangt, um sich abzulenken, selbst während des Verbandwechsels, finde ich das in Ordnung. Sie weiß, ich muss da jetzt technisch etwas machen, ich komme nicht drum herum und sie versucht, sich abzulenken.«

Die rauchende Patientin arbeitet mit am Vermeidungsmanagement und eröffnet die Möglichkeit, sich von den Unannehmlichkeiten zu distanzieren. Die gefährdeten Körperpartien werden in einer gemeinsamen Anstrengung während der Pflegesituation als Repräsentationsträger des Selbst ausgeklammert. Die Pflegekraft streift sich Handschuhe über und arbeitet konzentriert auf die Technik ihrer Bewegungen achtend. Dabei gibt sie der Patientin kurze und von ihr schon erwartete Anweisungen, z.B. beim Wechseln der Windelhosen, die Hüfte zu heben, die sie umstandslos befolgt. Wie in einer einstudierten Aufführung gehen die Handgriffe der Pflegekraft nahezu automatisch in die Bewegungen der Patientin über. Es sind genau die Abläufe, von denen Pfleger Emil sagt, sie respektierten nicht den ganzen Menschen. Bei den meisten Patienten sind diese Situationen zeitlich begrenzt. Die Erstarrung der überkorrekten Distanziertheit löst sich auf, wenn sich die Pflegekraft die Handschuhe wieder abstreift und sich ungefährlicheren Körperregionen zuwendet.

Es kann jedoch passieren, dass das Ekelerregende weder zeitlich noch räumlich begrenzbar ist, so dass es kaum mehr gelingt, die Fiktion von Normalität aufrecht zu erhalten. Dem Patienten droht, nur noch in seinen Verschmutzungen wahrgenommen zu werden. Die Gesten der Peinlichkeit versagen, wenn das Ekelerregende ganz offensichtlich ist und mit keinen Mitteln mehr symbolisch und praktisch zu beseitigen oder zu verbergen ist. Das Ekelerregende dominiert nicht nur die Interaktion, sondern ergreift auch von der Person des Patienten vollständig Besitz, wobei es zum Verlust oder zur Auflösung persönlicher Identität kommen kann. Die Beobachtungen zeigen, dass der Patient in der Atmosphäre der Erstarrung verharrt, sich von seinem Körper und sich selbst entfremdend (ähnliche Beobachtungen macht auch Lawton 2000). In solchen Situationen bedroht jede weitere Distanzierung der Pflegekraft die persönliche Integrität des Patienten, der sich seiner körperlichen Auflösung wehrlos ausgeliefert sieht. Fassungslos müssen die Pflegekräfte dann beobachten, wie der Patient bei ansonsten erhaltenen kognitiven Fähigkeiten (also bei »vollem Bewusstsein«) sein Selbst verliert. Hier werden in eklatanter Weise die humanitären Arbeitsideale (nicht nur) des Hospizes verletzt.

Die Selbstauflösung des Patienten ist dann zu verhindern, wenn auch sein entgrenzter Körper und Ekel als sein Gefühlsäquivalent auf Seiten der Pflegekräfte in den Identitätsdiskurs mit einbezogen wird. Das Ekelgefühl wird erst einmal im Pflegeteam angesprochen, dann auch gegenüber dem Patienten. Pfleger Holger bringt dies zum Ausdruck:

»Wichtig ist auch, dass ich ehrlich mit dem Patienten bin. Wenn der Patient merkt, mir ist unwohl, dann kann ich natürlich sagen: ›Mensch, das sieht aber schlimm aus.‹ Ich kann auch mit dem Patienten darüber weinen. Das ist mir auch schon mal passiert.«

Angesichts des Leids verstößt es gegen das Authentizitätsgebot, so zu tun, als ob eine normale Interaktion weiterhin möglich wäre, während gleichzeitig die Maske des »Als ob« abfällt. »Mit dem Patienten gemeinsam zu weinen«, bedeutet die distanzierende Professionshaltung auszusetzen oder zumindest mit der Dimension des Mitleids zu verknüpfen. Das Eingeständnis des Entsetzlichen ist der Ausgangspunkt für die Thematisierung der körperlichen Entgrenzung als Teil der Selbstpräsentation des Patienten (und der Pflegekraft).

Dies hat auch Konsequenzen für die praktische Pflege: Die Rigidität von Trennungsritualen ist verringert, und Hygieneregeln werden vergleichsweise lax gehandhabt. So werden bei Pflegetätigkeiten Schutzhandschuhe auch mit Löchern benutzt oder sie werden gänzlich weggelassen. Pfleger Helmut meint: »Handschuhe haben für mich etwas Trennendes.« Er sich dabei auch über die Konsequenzen seiner Haltung im Klaren: »Kacke an den Fingern macht mir nichts aus. Es wird sich gewaschen, dann ist es gut«. Hier wird ein Diskurs gepflegt, der die Person des Patienten mit einbezieht. Dem widerspricht auch nicht, wenn andere Pflegekräfte sehen, dass Handschuhe für die Patienten durchaus eine Entlastung darstellen. Insofern ist das Beispiel der rauchenden Patientin auch dem Themenkreis des Zulassens zuzuordnen. Natürlich ist sich Pfleger Helmut im Klaren, dass er sich verschmutzt, wichtig ist aber, dass Identitätssicherung ein offen auszuhandelndes Arbeitsziel bildet (ob mit oder ohne Handschuhe), während Wahrnehmungen und Gefühle des Patienten im distanzierenden Arbeitsstil ausgeklammert werden. Dies ist auch der Unterschied zur Gefühlsarbeit, die Strauss und Mitarbeiter (1985) im Krankenhaus beobachten, denn diese steht im Dienst der zu verrichtenden Tätigkeit, während der Identitätsdiskurs im zulassenden Modus einen Wert an sich darstellt.

Die Vorkehrungen gegen den Ekel sind nun weniger sachorientiert, wenn etwa Kaffeepulver und Duftkerzen zur Neutralisierung schlechter Gerüche in das Zimmer des Patienten gestellt werden. Hier können sicher auch ästhetische Motive unterstellt werden, die an das »Wohlbefinden« appellieren. Die Thematisierung der Patientenidentität zeigt sich nicht zuletzt darin, dass Badspiegel abgehangen werden, damit Patienten mit Metastasen im Gesicht und am Hals nicht ihrem eigenen verstörenden Anblick ausgesetzt sind. Ein zentrales Motiv der zulassenden Haltung ist es, Gemeinschaft um den Patienten zu ermöglichen, Publikum zuzulassen und so seine Isolierung möglichst aufzuheben. Schwester Patricia drückt dieses Ziel so aus: »Und wenn dann so ein Mensch die Augen wieder aufkriegt und die Zunge wieder drin ist und sich seinen Hut aufsetzt und in den Supermarkt geht und sich was kauft. Dann ist das einfach der Supergau an Lebensqualität«. Tatsächlich sind meist kleinere Erfolge zu beobachten wie die schon angesprochenen Spaziergänge auf dem Flur. Dafür ist ein offensives Ansprechen des Ekelerregenden notwendig und nicht sein stillschweigendes Ertragen oder die Ausklammerung in rein technische Handlungsabläufe.

Die Arbeit an der Selbstpräsentation des Patienten bedeutet, den entgrenzten Körper im Selbstbild des Patienten zu integrieren. Die körperlichen Defizite werden in der Biographie des Patienten verankert, und es wird nach Erklärungen für die Entgrenzungen gesucht, die in das Reich der Krankheitsmetaphern gehören (vgl. Sontag 1978). Auch dazu ein Beispiel aus dem Beobachtungsmaterial: Bei einem Patienten mit einem Kehlkopfkarzinom wird die Verengung des Halses durch Geschwüre mit der Enge seines Elternhauses in Verbindung gebracht, dem er sein Leben lang zu entfliehen suchte. Durch die Krebskrankheit werde dieser Patient von seinem »Schicksal« eingeholt. Mit solchen lebensweltlichen, vielleicht esoterischen Krankheitsdeutungen wird die moralische Abstinenz der Medizin aufgegeben. Dahinter steht natürlich immer die Frage »Warum gerade ich?«, die sich mit epidemiologischen Antworten nicht zufrieden stellen lässt.

Biographie hat immer auch den »gesunden« Patienten im Blick. Damit fällt es dem Pflegepersonal leichter, mit ihm in Kontakt zu treten, Persönlichkeit anzuerkennen und Distanz abzubauen. Hierzu ein Beispiel für die Integrationsbemühungen um einen Patienten mit einem Kieferhöhlenkrebs, den die Angehörigen aufgrund seiner ekelerregenden Wunden kaum zuhause ertragen konnten: Eine Schwester betrachtet im Stationszimmer bewundernd das Ausweisfoto: »Ein schicker Mann!«, ruft sie aus. Auf derselben Schicht spricht eine andere Schwester mit dem Patienten über sein Leben und unterhält sich auch mit den Angehörigen. Während der Schichtübergabe kommentiert sie diese Gespräche: Der Patient »hat die totale Power immer gehabt.« Mit der Thematisierung der Biographie bekommt der Patient nun ein Gesicht, das er schon als verloren glaubte. Dieser Patient sagt nämlich zu einer Schwester, dass er, wäre er weiterhin Zuhause untergebracht, schon längst gestorben wäre. Die Unterbringung im Hospiz bedeutet hier tatsächlich eine Verbesserung an Lebensqualität für den Patienten, der sich von seiner Familie ausgeschlossen sieht.

Den Ekel zuzulassen, verlangt vom Pflegepersonal auf besondere Weise Selbst-Disziplin, da sich die organisatorischen Vorkehrungen der Hygiene nicht mehr vollständig schützend vor das Ekelerregende stellen. Dies wird dann deutlich, wenn sich etwa die Geruchsbelastungen durch Tumore überhaupt nicht mehr eingrenzen lassen. In diesen Fällen durchweht Gestank das ganze Hospiz, und das Zimmer des betreffenden Patienten muss u.U. nach seinem Tod renoviert werden. Pfleger Georg drückt die Stimmung im Team so aus:

> »Während er [der ekelerregende Patient] noch hier ist, geht es ums Aushalten. Aushalten ist einfach auch ein Aspekt, der da ist, wo es keine Alternative zu gibt.«

»Aushalten«, von dem der Pfleger hier spricht, ist kein sprachloses und verschämtes Hinnehmen des Entsetzlichen, wie es im Krankenhaus üblich ist, sondern es steht im Zeichen eines offenen kollektiven Eingeständnisses einer eigentlich untragbaren Situation. Der Impuls des Abwendens wird im Team einander mitgeteilt, ohne zynischen Beigeschmack. Die einzelne Pflegekraft braucht sich so nicht allein zu fühlen. Dass »Aushalten« einem Kollektivideal entspricht, formuliert Pfleger Georg:

> »Insofern sind die Aushaltdinge auch immer ein schöner Test oder eine Probe für unser Team, für unser Miteinander. Und in der Regel hat es sich gezeigt, dass es auch geht.«

An dem Motiv der Bewährung lässt sich Stolz über den Teamzusammenhalt herauslesen. Damit wird ein weiteres Motiv, das der Distinktion, angesprochen. Der Stolz bezieht sich nicht nur auf die Leistung des Aushaltens an sich, sondern auch auf die Abgrenzung zu den üblichen Verfahren im Krankenhaus. Hospizarbeit ist eben etwas besonderes, das nur von einer »Pflegeelite« mit einem besonderen Professionsverständnis durchgeführt werden kann. Pflege wird hier zu einer heroischen Aufgabe, die an das Professionsideal der Selbstaufgabe zugunsten des Patienten erinnert (vgl. Rohde 1974).

Sowohl distanzierender und als auch zulassender Modus bewachen in ihrem Zusammenspiel die Identitätsansprüche des Patienten. Mit den technisch-funktionalen Abläufen wird der Patient davon befreit, seine beschädigte Identität in belastenden Momenten thematisieren zu müssen. Der distanzierende Modus stellt so den schützenden Rahmen her, indem er den körperlichen Verfall isoliert, abstrahiert und aus der Interaktion ausklammert. Mit dem zulassenden Modus wird dagegen der körperliche Verfall als Dimension von Persönlichkeit thematisiert. Hospizpflege knüpft hier an ein Pflegeideal an, das über die körperliche Pflege Zugang zu den Patientenbedürfnissen sucht, wie die Pflegetheoretikerin Virginia Henderson formuliert: »Die Grundpflege bietet die beste Gelegenheit, dem Kranken zuzuhören, sich mit ihm und seiner Familie zu identifizieren, um seine Bedürfnisse zu erfüllen; und dass sie eine helfende Beziehung ermöglicht, ohne die eine wirkungsvolle Krankenpflege undurchführbar ist« (zit. in Juchli 1973: 21). Dies kann allerdings nur getan werden, weil absehbar ist, dass die Patientin bald sterben wird. Erst die begrenzte Lebensdauer legitimiert einen Interaktionsstil, der im Prinzip die bürgerlichen Intimitätsregeln verletzt. Sterben wird nicht allein zu einem körperlichen Vorgang, sondern bezieht die »moralische Karriere« des Patienten ein. »Zulassen« ist eine Repräsentationsstrategie, die mit dem Ausblenden der bürokratischen Funktionalität und der Betonung auf Wohlbefinden und Lebensqualität die Arbeit am »guten Sterben« sichtbar macht.

## 5   Die Normierung von Sterbeverläufen

Die organisatorischen Leistungen des Hospizes scheinen erst einmal darin zu bestehen, aus den Ansprüchen des Körpers Identitätsansprüche des Patienten abzuleiten, und sie basieren in der ideologischen Rationalisierung auf den Begriffen Selbstbestimmung, Lebensqualität und Wohlbefinden. Allerdings mag man sich fragen, wie unter diesen Umständen der Aktualisierung von Rollen und Identität der sterbende Patient ausgegliedert werden kann, ist doch der Sterbeprozess gerade das Gegenteil von Selbstaktualisierung, nämlich das Abgeben von Rollen und Aufgaben. Die Arbeit am »guten Sterben« ist dirigiert durch die Vorstellung eines natürlichen Verfalls der körperlichen und psychischen Leistungsfähigkeit. Medizinische und pflegerische Maßnahmen orientieren sich an diesem Bild und begleiten die zunehmende Hinfälligkeit, indem sie Leiden, Schmerzen und Ängste abfedern. Ein so »medizinisch korrektes Sterben« hat dann immer einen planmäßigen organischen Abbauprozess vor Augen, wie sie auch in die Verfahren der Palliativmedizin eingehen (vgl. Aulbert/Zech 1997; Bausewein u.a. 2000; Husebö/Klaschik 2003).

Ganz dezidiert stellt Jonen-Thielemann (1997) die Abläufe am Lebensende in einem Vier-Phasen-Schema dar: Wenn die Unheilbarkeit der Krebserkrankung festgestellt ist, geht es in der »Rehabilitationsphase« um die Verkleinerung des Tumors. Die Therapie ist zwar noch mit »kurativen« Mitteln spezifisch auf den Tumor gerichtet (z.B. Chemotherapie), ohne die Heilung anzustreben, sie aber auch nicht auszuschließen. Streckeisen (2001) spricht hier von einem intentional offenen Handeln, mit dem die Medizin ihre Handlungshoheit auch über das Sterben aufrechterhalten kann. Ziel ist die Entlassung nach Hause und ein möglichst beschwerdefreies Leben mit der Krankheit. Verschlechtert sich der Zustand des Patienten in der »Präterminalphase«, zeigt sich dies am Fortschreiten des Krebses und einem diffusen Symptombild mit »vielfältigen Beschwerden« (Jonen-Thielemann 1997: 682). Damit ist die Funktionsfähigkeit der vom Tumor betroffenen Organe angesprochen, denn nun sollen auch mit chirurgischen Verfahren Ernährungswege erschlossen und die Ausscheidung sichergestellt werden. In der »Terminalphase« konzentriert sich das Beschwerdebild auf »charakteristische Symptome« (Schmerzen, Übelkeit, Obstipation, Atemnot) und eine allgemeine Schwäche. Im Verlauf werden nur noch die unmittelbaren Beschwerden behandelt, und zwar »ausschließlich medikamentös« (ebd.: 682), die Dauermedikation wird auf wenige bewährte Pharmaka eingeschränkt, und es wird eine orale Gabe bevorzugt. Als Symptomatik »der konkreten Sterbephase« (ebd.: 681) ist schließlich nur noch das typische erschwerte Atmen, »ein lautes Rasselgeräusch« (ebd.: 681) genannt. Nun »liegt der Patient meist mit geschlossenen Augen, ohne eine verbale Antwort auf Reize von außen geben zu können« (ebd.: 681). Dennoch auftretende Symptome von Schmerzen, Atemnot, Unruhe und Übelkeit werden mit wenigen Notfallmedikamenten beherrscht. Dabei wird auf eine orale Verabreichung verzichtet, wenn der Patient nicht mehr schlucken kann. Schließlich hofft die Autorin, »dass ein Patient am natürlichen Ende seines Lebens friedlich stirbt« (ebd.: 684).

Der Prozess des Sterbens ist als ein langsames und ruhiges Dahinscheiden durch eine graduelle Verschlechterung des körperlichen Zustandes konzipiert. Das Nachlassen der Körperfunktionen geht soweit, dass der Patient in der Sterbestunde mitunter nicht einmal mehr gegen Schmerzen behandelt werden muss. Das Bild vom ruhigen Entschlafen dominiert nicht nur das medizinische Milieu, in dem an chronischen Krankheiten gestorben wird, sondern auch das der Intensivmedizin (vgl. Harvey 1997; Seymour 1999; Simpson 1997; Timmermans 1998). So beobachten auch Glaser und Strauss (1968), dass der plötzliche Tod von Patienten während einer Operation nachträglich einen Prozesscharakter erhält und damit die Fiktion des friedlichen Sterben hergestellt wird: Den Angehörigen werden hier sukzessive Informationen über den sich verschlechternden Zustand des Patienten mitgeteilt, obwohl dieser schon tot ist. Diese Vorstellung von einem medizinisch korrekten Sterben ist auch im Hospiz Handlungsgrundlage. Damit sind aber wiederum nur die technischen Verfahren angesprochen und nicht die Arbeit an der Identitätssicherung oder -herstellung. Anhand eines Fallbeispiels soll illustriert werden, wie sich die medizinischen Verfahren und die Verfahren der Selbstaktualisierung verknüpfen und zu einem »guten Sterben« hinführen.

Berichtet werden soll von Frau Ludwig, einer 90jährigen Patientin mit einem Vaginalkarzinom. Vor der Aufnahme in das Hospiz wurde die Patientin zu Hause von einem Pflegedienst und ihrer Tochter betreut, die sich nun überfordert fühlt und deshalb die Hospizbetreuung initiiert. Die Patientin leidet an einer schweren Demenz und weiß nicht, wo sie sich befindet. In den ersten Tagen versuchen die Pflegekräfte, auf eine Besserung hinzuarbeiten. Frau Ludwig ist zwar desorientiert, jedoch nicht so stark, dass man nicht mit ihr auskommen könne: »Wenn man alles in Ruhe macht, geht es«, heißt es auf einer Pflegeübergabe. Die Pflegekräfte bemerken, dass Frau Ludwig selbstständig gehen kann und nicht gänzlich auf den Rollstuhl angewiesen ist, wie von der Tochter angegeben. Sie nimmt ihre Mahlzeiten im Wohnzimmer ein und erhält dort immer wieder Gesellschaft durch das Personal.

Erst einmal läuft Frau Ludwig unter der Rubrik der »unterschätzten« Patientin. Die Pflegekräfte glauben, typische Vorteile der zuwendungsorientierten Hospizpflege zu sehen. Mit der ruhigen und geduldigen Pflegearbeit und einer an der Patientin orientierten Tagesstrukturierung gehen vielfältige Suchstrategien einher, die Lebensqualität zu verbessern und die Ressourcen der Patientin zu unterstützen. Dem Personal wird aber bald klar, dass Frau Ludwig doch eine schwierige Patientin ist, deren Demenz stärker ausgeprägt ist als erwartet. Wenn sie nicht rastlos im Hospiz herumläuft, schläft sie. Sie uriniert in den Mülleimer ihres Zimmers und verschmiert ihre Toilette mit Kot. Zudem wechselt die Stärke ihrer Desorientierung ständig. Die Pflegekräfte wissen nie, wie viel Arbeit auf sie zukommt. Einmal ist sie zugänglich und kann die Anweisungen des Personals nachvollziehen, dann wieder »versperrt sie sich«, wie auf Schichtübergaben gesagt wird, so dass kaum eine Pflegetätigkeit vorgenommen werden kann. Die Pflegekräfte bemerken bei Frau Ludwig »aggressive Tendenzen«, und sie wird sogar »handgreiflich«.

Es ist ganz deutlich, dass Frau Ludwig zu einem Störfaktor wird – und eigentlich sogar zu einem Fremdkörper im Hospiz. Frau Ludwig muss diszipliniert werden, aber verbale Strategien wie Überzeugen oder Gutzureden greifen nicht. Auch scheitert Körperpflege als Sozialisationsprogramm. Frau Ludwig nimmt das Waschen als Belästigung wahr, so dass weder Persönlichkeit, Biographie noch das Sterben zum Thema werden können. Pflegetätigkeiten werden hier fast ausschließlich mit dem funktionalen Ziel der Hygiene exekutiert, was wiederum dem Selbstverständnis des Personals als Unterstützer der Würde des Patienten zuwiderläuft. Die zulassenden Strategien können bei dieser Patientin kaum Anwendung finden.

Hier lässt sich fragen: Ist die Patientin falsch im Hospiz? Wenn man von dem Anspruch des Hospizes ausgeht, die Selbstaktualisierung der Patienten zu unterstützen, Potentiale der Selbstbestimmung am Lebensende zu stärken und Reflexion zu ermöglichen, so kann dieses Ziel bei dementen Patienten wie dieser nicht erreicht werden. Patienten wie Frau Ludwig werden sehr gut versorgt, aber sie genießen keine besondere Aufmerksamkeit, es sei denn als Problemfall. Das Personal fühlt sich missbraucht: Das Hospiz sei kein »Altersheim« und: »verwirrte Leute«, so sagen sie, »sind fehl am Platz.«

Die Unzufriedenheit des Personals muss vor dem Hintergrund gesehen werden, dass andere Patienten mit einem besseren kognitiven Zustand weitaus mehr von der zuwendungsorientierten Hospizpflege profitieren können. Im Gegensatz zu den meist hochaltrigen Demenzpatienten ist es ihnen weniger zuzumuten, in einem Altersheim versorgt zu werden. Bei dementen Patienten dagegen kann im Hospiz nicht der größte zu erwartende Nutzen erreicht werden. Bei knappen Ressourcen ist ihre Aufnahme aus Sicht des Personals eine Fehlbelegung. Allerdings ist man davon überzeugt, demente Patienten hier besser versorgen zu können als im Altersheim.

Schließlich verschlechtert sich der Zustand von Frau Ludwig immer mehr. Sie isst und trinkt kaum noch freiwillig, sie lehnt die Medikamente ab. Und sie wird zunehmend schwächer: Es besteht Sturzgefahr, wenn sie aufstehen will. Es wird eine kaum stillbare Blutung des Tumors festgestellt. Zudem äußert Frau Ludwig Kopfschmerzen. In dieser Situation wird dem Arzt vorgeschlagen, die orale Medikation durch Spritzen zu ersetzen und zusätzlich Morphium zu verabreichen. Oberflächlich gesehen ändert sich dadurch nicht viel. Der Verwirrtheitszustand bessert sich nicht wesentlich, sie uriniert immer noch in den Papierkorb, aber sie ist nun ruhiger und schläfriger.

Nach der Veränderung des Behandlungsregimes meint ein Pfleger: »Man kommt nicht an sie heran.« Eine Schwester spricht von dem »seelischen Schmerz«, der »durch das Morphium nicht gelöst« werden kann. Beide Bemerkungen überraschen, denn Frau Ludwig hat vorher auch in einer vollständig anderen Welt gelebt, und den »seelischen Schmerz« hat zunächst niemand angesprochen. Zudem wird eine Schwester darauf aufmerksam, dass sich Frau Ludwig in einem klaren Moment um ihre Tochter sorgt. Hier werden plötzlich Dimensionen von Persönlichkeit und kollektiver Anbindung aufgenommen, die bis dahin nicht formuliert wurden. Und wie kommt diese Einstellungsänderung zustande, wenn bisher Frau Ludwig nur als Störfaktor, als Fall für das Altenheim gesehen wurde?

Das neue Behandlungsregime, das durch die zunehmende körperliche Verschlechterung notwendig und möglich wird, markiert das nahende Lebensende. Frau Ludwig wird nun als Sterbende wahrgenommen. Für die Rekonstruktion des Perspektivwechsels ist folgende Begebenheit aufschlussreich, die Anlass für die medikamentöse Umstellung ist: Nachdem Frau Ludwig über eine längere Zeit von einer Pflegeschülerin geduldig betreut wird, kommt es bei einer Schichtübergabe zum Eklat. Die Schülerin skandalisiert die zunehmende Verschlechterung. Vornehmlich ist es ihr Problem, dass man die Patientin verhungern ließe, und zwar möglicherweise gegen ihren eigenen Willen. Die anwesenden Pflegekräfte sind ratlos, denn hier offenbart die Pflegeschülerin Handlungslogiken, die quer zu denen des Hospizes stehen. Einmal ist es die kurative Grundorientierung, nach der es ein Verstoß ist, einen Patienten einfach so sterben zu lassen. Dem folgend, müsste eigentlich eine PEG-Sonde gelegt werden. Zweitens ist es das Motiv des »eigenen Willens«, das zwar in der Diskussion aufgenommen wird, wofür aber keine Verfahren zur Verfügung stehen.

Die Logik des Hospizes, das Sterben zu dirigieren und dabei den »eigenen Willen«, also Selbstbestimmung, mit einzubinden, ist jedoch eine andere: Vitalzeichen und Körperfunktionen werden aufmerksam beobachtet, und daraus wird der Sterbeverlauf antizipiert. Das Beispiel der Ernährung ist hier instruktiv: Das Nicht-Mehr-Essen-Wollen wird nicht als ein Zeichen von Demenz gesehen, sondern ganz allgemein als ein Zeichen der schwächer werdenden Konstitution. Wenn Frau Ludwig nicht mehr allein essen kann, reichen ihr Pflegekräfte die Mahlzeiten an und experimentieren dabei: Aus Hauptmahlzeiten werden Zwischenmahlzeiten, es variieren Darreichungsformen und Tageszeiten: kleine Stückchen, Flüssiges oder Fingerfood. Es wird hingenommen, dass sie immer weniger isst, und schließlich auch, dass sie nichts mehr zu sich nimmt. Weitere Zeichen verdichten den Eindruck der Todesnähe: die Sturzgefährdung durch die allgemeine Schwäche und vor allem die zunehmenden Blutungen des Tumors. Diese Defizite, die das Fortschreiten der Erkrankung markieren, werden nun durch pflegerische Maßnahmen begleitet, anstatt dass gegen sie interveniert wird. Es ist eine Strategie, die man mit Ursula Streckeisen (2001) als das therapeutische Nachahmen des Sterbens bezeichnen kann. Der »eigene Wille« der Patientin geht damit in die Versorgungspraxis ein. Man braucht ihn nicht explizit nachzufragen, denn er äußert sich über den körperlichen Zustand. Die Identitätsansprüche werden dann über die Pflegepraktiken zugewiesen. Der »eigene Wille« bildet somit keine eigenständige Handlungsgrundlage, sondern höchstens ein rhetorisches oder legitimatorisches Motiv.

Mit der schwächer werdenden Konstitution werden nun Körperpraktiken angewendet, die Frau Ludwig als Hospizpatientin qualifizieren, wie Pfleger Helmut formuliert:

»Wenn der Patient lang genug da ist, geht es ihm schlecht genug, und dann ist er als Hospizpatient geeignet.«

Frau Ludwig wird nun zur legitimen Adressatin der zulassenden pflegerischen Praktiken in der Sterbephase. Nun können auch Zuschreibungen von Persönlichkeit vergeben werden: Es sind Signale des Abschiednehmens, der Schmerzen, der Trauer und des Loslassens, die aus dem Verhalten der Patientin gedeutet werden. In der Sterbephase hat das Hospiz häufig mit bewusstseinseingeschränkten Patienten zu tun, deshalb sind auch die Demenzerscheinungen nun nicht weiter problematisch und Frau Ludwig stellt keinen Fremdkörper mehr dar. Der weitere Verlauf ihres Aufenthalts ist unspektakulär. Ihr körperlicher Zustand verschlechtert sich immer mehr, sie wird bettlägerig, immer schläfriger, und schließlich schläft sie friedlich ein. Bei Frau Ludwig wird vielleicht kein ideales, immerhin aber ein akzeptables Sterben dirigiert.

Für demente Patienten gibt es im Hospiz keine speziellen Vorkehrungen, obwohl Verwirrtheitszustände am Lebensende durchaus ein systematisches Problem sind. Dies ergibt sich aus den Steuerungslogiken des Sterbens. Auch Demenzpatienten haben in der Regel die Grunderkrankung Krebs und werden im Hospiz nur aufgenommen, wenn der Tod in naher Zukunft antizipiert wird. Die Steuerung des Sterbens als organisatorischer Auftrag orientiert sich immer am körperlichen Verfall, und zwar entsprechend der Idealisierung eines natürlichen und friedlichen Sterbens. Dies ist bei Patienten mit einer Demenz nicht anders als bei allen anderen Patienten. Aber bei dementen Patienten kommt es zu gravierenden Deutungsproblemen des Sterbeablaufs durch das Erratische ihres körperlichen und mentalen Zustands. Die Demenzsymptomatik und damit auch die Frage der Selbstbestimmung wird also immer aus der Perspektive des Sterbens gesehen – und nicht als ein eigenständig zu bearbeitender Auftrag.

## 6 Gesellschaftliche Funktion des Hospizes

Das Sterben des Körpers, so das Ideal, soll sich im Sterben des Selbst wieder finden können. Unentwegt wird also nach Verweisen auf die Identität des Patienten gesucht, ganz konkret nach seiner Verarbeitung des Sterbens. Bei dementen Patienten bereitet dies Probleme, da der Persönlichkeitsverlust noch vor dem körperlichen Verfall vonstatten geht und dies nur sehr schwer hingenommen werden kann. Der schwer demente Patient kann sein Sterben nicht so akzeptieren, wie die Hospizideale dies verlangen würden. Am Ende jedoch stellt der zunehmend verfallende Körper Deutungsmöglichkeiten zur Verfügung, die Rückschlüsse auf die sterbende Person zulassen können – auch hier werden demente Patienten nicht anders behandelt als andere Patienten. Der Körper wird so zur Projektionsebene von Identitätsbezügen, gerade dann, wenn der Patient kaum mehr als autonomer Akteur wahrgenommen werden kann.

Die mit dem Sterben verbundenen körperlichen Verfallserscheinungen sind häufig in Alltagsinteraktionen nur schwer erträglich. Integration und Alltagsverständnis gelingen dann nur, wenn der Verfall des Körpers weitgehend ausgeblendet ist. Zwar wissen alle Beteiligten, wie fortgeschritten die Krankheit, wie hilfsbedürftig und leidend der Patient schon ist – dies zu kommunizieren ist Teil der Arbeit des Personals. Genauso entscheidend ist aber die Begleitung des Sterbens und der zunehmenden körperlichen Hinfälligkeit durch therapeutische Maßnahmen, etwa durch brechreizstillende und angstlösende Medikamente, durch Schmerzmittel und Sedativa, durch Kontrolle der Ernährung und Ausscheidung, durch Wundversorgung und Lagerung. Die körperliche Schwäche des Patienten und seine abnehmenden mentalen Fähigkeiten demonstrieren ihm und seinen Angehörigen Todesnähe. Die Akzeptanz des Sterbens stellt sich – vom Körper erzwungen – quasi von selbst her oder, was dann meist der Fall ist, der Patient ist so schwach und bewusstseinsgetrübt, dass die Kategorie der Akzeptanz nicht mehr zentral ist. Am Ende werden die unzumutbaren körperlichen Verfallserscheinungen kontrolliert, die für alle die Angst vor dem Sterben nähren.

Für das Sterben an chronischen Krankheiten gibt es keine einfachen, alltagsnahen Lösungen – es muss auf funktionale Spezialisierung zurückgegriffen werden. Die Forderung, Sterben als Teil des Lebens zu begreifen, lässt sich dann nur schwer durchsetzen und verlangt besondere ideologische Inszenierungen. Das »gute Sterben« wird dadurch abgesichert, dass kollektive Orientierung repräsentiert und Biographie gebündelt wird, dass Marginalisierungen verringert werden und nicht zuletzt, dass körperliche Integrität soweit wie möglich beschützt wird.

Hospiz und palliative Medizin lassen sich als Produkte der Medizinkritik sehen, die am Lebensende für den Patienten geringere Zumutungen und menschlichen Umgang gefordert hat. Erreicht ist eine spezialisierte Sterbendenversorgung, die die medizinischen Möglichkeiten und die Skrupel, diese Möglichkeiten in jedem Fall umzusetzen, balanciert. Allerdings setzen sich auch hier die medizinischen Handlungslogiken fort, die darauf basieren, dass Sterben ein unaufhaltsamer biologischer Prozess ist, der therapeutisch gesteuert werden muss. Das Handeln gemäß dieser Logik allein jedoch erfüllt nicht das Bedürfnis, dem Sterben eine Bedeutung zu verleihen, die seiner exzeptionellen Dramatik gerecht wird.

Das Hospiz repräsentiert einen Deutungskorridor, in dem »gutes Sterben« ablaufen kann: Auf der einen Seite sind unnötige Lebensverlängerung, unzumutbare Schmerzen und Angst zu vermeiden, auf der anderen Seite aber auch der aktiv herbeigeführte Tod. In diesem Korridor kann das Hospiz das »gute Sterben« für sich in Anspruch nehmen und so eine Brücke schlagen zwischen den öffentlichen Ansprüchen und den im Einzelfall auszuhandelnden Situationen. So muss der »Hospizgedanke« ganz notgedrungen auch im Krankenhaus, in Pflegeheimen und auch zu Hause als rhetorisches Motiv hinzugezogen werden, unter dem erst die Pflege Sterbender akzeptierbar wird. Somit gibt das Hospiz dem Sterben vielfache kollektiv geteilte Deutungen auf sehr allgemeinem Niveau, etwa den Vorstellungen von Würde und Selbstbestimmung. Diese abstrakten Sterbeideale werden dann in die tägliche Arbeit übersetzt. Die Funktion des Hospizes besteht darin, die idealen Abläufe des »guten Sterbens« herzustellen und Abweichungen zu kontrollieren. Ausgeblendet wird dann nicht das Sterben selbst, sondern seine unerwünschten und unerträglichen Erscheinungen. Das Hospiz vermittelt also die Widersprüchlichkeiten und Befremdlichkeiten konkreter Sterbeverläufe mit gesellschaftlichen Idealisierungsbedürfnissen.

## Literatur

Ariès, P. 1976: Studien zur Geschichte des Todes im Abendland, München/Wien.
Aulbert, E./D. Zech (Hg.) 1997: Lehrbuch der Palliativmedizin, Stuttgart.
Bausewein, C./S. Roller/R. Voltz (Hg.) 2000: Leitfaden Palliativmedizin, München.
Douglas, M. 1988: Reinheit und Gefährdung, Frankfurt/M.
Dreßke, S. 2005: Sterben im Hospiz. Der Alltag in einer alternativen Pflegeeinrichtung, Frankfurt/M.
Giddens, A. 1991: Modernity and self-identity. Self and society and the late modern age, Cambridge.
Glaser, B.G./A.L. Strauss 1968: Time for dying, Chicago.
Goffman, E. 1971: Das Individuum im öffentlichen Austausch, Frankfurt/M.
Goffman, E. 1973: Asyle. Über die soziale Situation psychiatrischer Patienten und anderer Insassen, Frankfurt/M.
Goffman, E. 1975: Stigma. Über Techniken der Bewältigung beschädigter Identität, Frankfurt/M.
Harvey, J. 1997: The Technological Regulation of Death. With Reference to the Technological Regulation of Birth, in: Sociology 31, S. 719-735.
Husebö, S./E. Klaschik (Hg.) 2003: Palliativmedizin, 3. Aufl., Berlin.
Juchli, L. 1973: Allgemeine und spezielle Krankenpflege, Stuttgart.
Jonen-Thielemann, I. 1997: Die Terminalphase, in: E. Aulbert und D. Zech (Hg.): Lehrbuch der Palliativmedizin, Stuttgart, S. 678-686.

Lawton, J. 2000: The Dying Process. Patients' Experiences of Palliative Care, London.
Liessmann, K.P. 1997: ›Ekel! Ekel! Ekel! Wehe mir!‹ Eine kleine Philosophie des Abscheus, in: Kursbuch 129, S. 101-110.
Pfeffer, C. 2005: ›Hier wird immer noch besser gestorben als woanders.‹ Eine Ethnographie stationärer Hospizarbeit, Bern.
Rohde, J.J. 1974: Soziologie des Krankenhauses, 2. überarb. Aufl., Stuttgart.
Seymour, J.E. 1999: Revisiting Medicalisation and ›Natural‹ Death, in: Social Science and Medicine 49, S. 691-704.
Simpson, S.H. 1997: Reconnecting the Experinces of Nurses Caring for Hopless Ill Patients in Intensive Care, in: Intensive and Critical Care Nursing 13, S. 189-197.
Sontag, S. 1978: Krankheit als Metapher, München.
Strauss, A.L. 1974: Spiegel und Masken. Die Suche nach Identität, Frankfurt/M.
Strauss, A.L. u.a. 1985: Social Organization of Medical Work, Chicago/London.
Timmermans, S. 1998: Resuscitation Technology in the Emergency Department. Towards a Dignified Death, in: Sociology of Health and Illness 20, S. 144-167.

# Moderne Todessemantiken
## Symmetrische und asymmetrische Konstellationen

*Irmhild Saake*

Als Hintergrundmelodie der Forschungen zur Medizin gilt die Behauptung, es ginge dort um Leben und Tod. Dass Techniken zur Aufrechterhaltung von Lebensfunktionen in der Medizin im Zentrum stehen, ist unbestreitbar; dass es jedoch um den Tod geht, stellt sich bei genauerem Hinsehen eher als bezweifelbare Annahme heraus. Überspitzt formuliert könnte man auch behaupten, dass die Toten – nicht ganz zufällig – zwar im Krankenhaus anfallen, ein medizinischer Alltag aber nicht so recht weiß, was er damit anfangen soll.[1] Ist der Tod also ein Problem der Medizin? Zunächst ist er es nicht, denn Ärzte und Pflegepersonal können ihre Instrumente weglegen, wenn der Tod festgestellt wurde. Diese Praxis wäre unproblematisch, wenn es das Geschäft der religiösen Experten wäre, nun mit dem Tod weiterzuverfahren, aber die moderne Trauerkultur findet nicht mehr mit so großer Selbstverständlichkeit in kirchlichen Gemeinden statt, wie das unter der Bedingung von traditionelleren Gesellschaftsformen der Fall war (vgl. Walter 2003: 218). Der Blick richtet sich nun anstatt auf ein Jenseits auf den Ort, an dem der Tod eintritt, und der Tod scheint so zu einem medizinischen Tod geworden zu sein, von dem erwartet wird, dass er medizinisch weiterbehandelt werden kann. Angehörige versammeln sich im Krankenhaus – nicht erst am Grab – und Ärzte und Pflegende sehen sich der Erwartung ausgesetzt, eine Umgangsweise mit dem zu erwartenden Tod des Kranken zu finden. Ist der Tod nun ein Problem des medizinischen Systems?

Medizinisches Handeln lässt sich in seiner Besonderheit als eine Kommunikationsform beschreiben, bei der körperliche Zeichen im Hinblick auf eine »Syntax« der Krankheit[2] (Foucault 1988: 109) entschlüsselt werden, bei der also eine ärztliche Perspektive entsteht, die sich zwar mit dem Alltagsverständnis von Schmerz, nicht aber dem des Umgangs damit vereinbaren lässt. Dass z.B. eine Impfung, die zunächst einen Schmerz verursacht und dann noch dazu eine Narbe, einen Schutz gegen eine zukünftige Krankheit darstellt, wird im 18. Jahrhundert mit aufwendiger Aufklärungsarbeit als »sanitäre Menschwerdung« vermittelt. (Vgl. Göckenjan 1985: 104) Mit der Idee medizinischer Heilung eng verknüpft, entsteht auf diese Weise ein Arzt-Patient-Verhältnis, dessen Besonderheit sich in einer paternalistischen Ansprache ausdrückt. Damit ist gemeint: Der Arzt spricht mit seinem Patienten, als wisse er besser, was für ihn gut sei, als der Patient selbst. Wenn man diese spezielle Umgangsweise empirisch rekonstruiert, stellt sich heraus, dass sich in diesem Muster von ärztlicher Domi-

---

1 Die medizinsoziologischen Studien zum Sozialen Tod im Krankenhaus schließen an dieser Stelle kritisch an. Vgl. Mulkay/Ernst 1991.
2 Foucault spricht an dieser Stelle von der Entstehung einer »medizinischen Esoterik«: »nunmehr sieht man das Sichtbare nur, sofern man die Sprache kennt; die Dinge bieten sich dem dar, der in die geschlossene Welt der Wörter eingedrungen ist; diese Wörter kommunizieren mit den Dingen, weil sie der Regel ihrer Grammatik gehorchen« (Foucault 1988: 129).

nanz und Unterwerfung des Patienten unter dessen Deutungsmacht das entscheidende Merkmal heilender Handlungen wiederfindet: Wie ein Schamane legt ein Arzt den Patienten – besser gesagt: dessen Psyche – auf den Glauben an eine bessere Zukunft fest, indem er ihn über die Uneindeutigkeit der Gegenwart hinwegtäuscht. (Vgl. Saake 2003) Wenn es gelingt, gewinnt er so die Mitarbeit des Patienten (Compliance) und das, was man mit Luhmann als psychisches System bezeichnen würde, stört nicht die Behandlung des Körpers. Michael Balint hat für dieses Phänomen die Formulierung geprägt, dass der Arzt sich selbst als Droge verwendet (vgl. Osborne 1994: 520), was wiederum erklärt, warum viele Elemente der ärztlichen Ausbildung auf eine »ethical stylization« (Osborne 1994: 515) hinauslaufen.

Im maximalen Kontrast zu dieser speziellen medizinischen Kommunikationslogik bewegt sich das, was sich nun als neue medizinische Umgangsweise mit dem Tod entfalten soll. Die Zeichen des Körpers können hierbei nicht mehr auf eine hoffnungsvolle Zukunft hin interpretiert werden und auch das Hinwegtäuschen über die Risiken der Gegenwart gilt im Umgang mit Sterbenden als falsch. Todesbewusstsein (Hahn 1986) oder ein »awareness context« (Glaser/Strauss 1974) soll stattdessen geschaffen werden und das wiederum verlangt nach einer neuen Art der medizinischen Rede. Die Kritik am dehumanisierenden und depersonalisierenden Umgang mit Sterbenden fordert an dieser Stelle üblicherweise einen »menschlichen« Umgang mit dem Tod und tut so, als sei jedem Menschen – ob Arzt oder Patient oder Angehöriger – eine Umgangsweise mit dem Tod angeboren. Vorausgesetzt wird bei dieser Art der Argumentation eine symmetrische Betroffenheit aller vom Tod, die – so sie in verstärkte Kommunikationen münde und nicht verdrängt werde – auch hilfreich sei. Ein gemeinsames Todesbewusstsein wäre dann die Lösung des Problems.

Aus empirischer Perspektive stellt sich diese Annahme als vorschnell heraus. Kommunikationen lassen sich systemtheoretisch zunächst schlicht als Anschlussoperationen begreifen. Im Unterschied zu vernunfttheoretischen Argumentationen wird dabei keine psychische Verständigungsleistung unterstellt, sondern nur eine soziale Operation des Anschließens von *alter* an *ego*. (Vgl. Kneer/Nassehi 1991) Dass *alter* »versteht«, zeigt sich nur daran, dass Kommunikationen emergieren, und was dabei automatisch entsteht, ist Sinn, der sich als jeweils kontextspezifischer Ordnungsaufbau entschlüsseln lässt. Die Entstehung von Ordnung stellt sich auf diese Weise als unvermeidbare Folge von Kommunikation heraus, als »Transformation von Zufällen in Strukturaufbauwahrscheinlichkeiten« (Luhmann 1985: 170f.), weshalb sich der empirische Blick auf die Frage danach konzentriert, welche Sinnangebote sich in welchen Kontexten bewähren. Die vergleichende Perspektive verdankt sich hierbei einem differenztheoretischen Zugang, der nicht nach Wesenheiten fragt, nach Essenzen, sondern der die Attraktivität einer Kommunikationsform in ihrer Funktion als Lösung eines Problems rekonstruiert: Sie bewährt sich.

Auf dieser Grundlage lassen sich nun zwei Fragen in Bezug auf den Umgang mit dem Tod genauer beantworten. Was macht man eigentlich, wenn man über den Tod redet? Wird man »dem Phänomen Tod« gerecht oder einem spezifischen Kontext, in dem sich die Rede vom Tod plausibilisiert? Und darüber hinaus: Wie passt man das Thema Tod in den organisierten Alltag eines Krankenhauses ein? Lässt sich medizinisch an den Tod anschließen?

In den folgenden Kapiteln wird zunächst aus einer thanatologischen Perspektive heraus dargestellt, warum es schwieriger als vermutet ist, mit dem Tod umzugehen. Mit einfacher Aufklärungsarbeit ist es offenkundig nicht getan; die Hintergrundannahme, wir lebten alle gemeinsam in einer geteilten Gegenwart des Todes, wir seien alle Sterbende, löst nicht das Problem des Todes, sondern das eines spezifischen Kommunikationskontextes.

Verdeutlichen lässt sich dies im Blick auf die klassischen thanatologischen Symmetrisierungsversuche bei der Suche nach Erklärungen zum Tod (Kap.1). Daran anschließend wird rekonstruiert, wie biographische Todesthematisierungen den Tod als Lösung eines biographischen Problems verwenden: Im Blick auf den Tod überleben sie ihren eigenen Tod. Diese Strategien der Selbstidentifikation lassen sich eher als life-politics (Giddens 1991) beschreiben denn als »Todesgegenwart« im Sinne dessen, was sich aus einer philosophischen Perspektive als adäquates modernes Totengedenken darstellen ließe (vgl. Graf 2004). Mit der Unsagbarkeit dessen, was den Tod ausmacht, der »Negativität« des Todes (ebd.: 33) gehen diese Todesthematisierungen um, indem sie Anschlüsse finden, wo keine mehr sein dürften (Kap. 2). Um die »Positivität« des Sterbens geht es dagegen, wenn die organisatorische Auseinandersetzung mit diesem Thema im Vordergrund steht. Der gute Tod erscheint dabei als ein solcher, der sich als Resultat von biographisierten Zurechnungsprozessen einstellt. Er kann dann plötzlich oder erwartbar, mit oder ohne Technik eintreten, wichtig ist immer nur, dass er als Resultat eines konsensuellen Verständigungsprozesses über ein in dieser Situation adäquates biographisiertes Todesbild auftritt. Nicht die symmetrische Betroffenheit vom Tod steht am Ende dieses Konstruktionsprozesses, sondern die symmetrische Festlegung von Sterbenden, Angehörigen und Pflegenden auf eine jeweils biographieangemessene Form des Sterbens. Der Tod soll sich als Teil der Biographie herausstellen, er wird auf diese Weise auf die Person des Sterbenden zurechenbar und steht nun außerhalb des Zuständigkeitsbereichs medizinischer Kommunikation (Kap. 3). Die eingangs gestellte Frage danach, ob der Tod unter der Bedingung einer neu entstehenden Sterbekultur ein Problem des Medizinischen geworden sei, lässt sich auf dieser Grundlage verneinen. Eine Praxis des konsensuellen Diskurses über die Biographie des Betroffenen – ich werde hierfür das Etikett der »Gelenkten Autonomie« verwenden – adressiert den Sterbenden als sterbende Person, deren Wille sich selbst und anderen transparent ist. Entscheidende Konsequenz dieser Adressierung ist die Hinnahme der größten Verhaltenseinschränkung, die man sich vorstellen kann: der des Todes (Kap. 4).

Diese Entwicklung einer Personalisierung des Sterbenden ist eng verbunden mit dem modernen Diskurs der Bioethik. Die Entstehung neuer medizinischer Techniken, deren Resultat u.a. eine Verlangsamung von körperlichen Abläufen darstellt, hat gleichzeitig auch zur Einführung von Reflexionszeiten, zum Auseinandertreten von verschiedenen Gegenwarten[3] – der des Sterbenden, der der Angehörigen und der der Pflegenden – geführt. Was nun passiert, kann diskutiert, kann beobachtet, kann evaluiert, kann entschieden werden. Der Diskurs der Bioethik lehrt auf diese Weise, in der Gegenwart des Sterbenden zunächst von der Abwesenheit des Todes auszugehen. Der Tod wird – im Blick auf den Sterbenden – sowohl sichtbar gemacht als auch verdrängt. In diesem Befund zeigt sich eine Eigenart der modernen Gesellschaft, die im Diskurs Partizipationsmöglichkeiten (z.B. die des Sterbenden und seiner Fürsprecher) schafft und auf diese Weise lernt, mit unterschiedlichen Gegenwarten von Betroffenen statt z.B. einer gemeinsam erlebten Gegenwart des Todes zu rechnen.

---

3   Armin Nassehi spricht treffend von einer Gesellschaft der Gegenwarten: »Im Falle der Differenzierung in Funktionssysteme geht es um die Gleichzeitigkeit unterschiedlich codierter Anschlusszusammenhänge, die weder sachlich noch zeitlich einer externen Koordination unterliegen. Es entsteht dadurch eine Gesellschaft der Gegenwarten, in denen Koordination, Wechselseitigkeit und gegenseitige Reaktion sich je in Echtzeit bewähren müssen und aufgrund der gesellschaftlichen Ausdifferenzierung nicht auf eine strukturelle Dauer zu stellen sind.« (Nassehi 2003: 81)

Dies zeichnet sich besonders deutlich in Forschungen zu medizinischen Fragestellungen ab, weil mit dem Verlust der Selbstverständlichkeit einer symmetrischen – religiösen – Todesbetroffenheit auch der Verlust der Selbstverständlichkeit einer gemeinsamen Zukunft verbunden ist. Der Blick wendet sich zunehmend von der Zukunft ab und einer Gegenwart zu, in der selbstverständliche Konventionen – im Habermasschen Sinne – durch Kommunikationen ersetzt werden, einer Gegenwart, in der Betroffene befragt werden müssen und in der Experten sich neu legitimieren müssen. Im Umgang mit dem Tod lässt sich beispielhaft beobachten, wie die bioethische Wende im medizinischen System neue Formen produziert.

## 1  Die Symmetrie des Todes: Sterbepräsenzen

Als *state of the art* der deutschen Thanatologie gilt der Satz von Thomas Macho über die Unerfahrbarkeit des Todes: »Wir sprechen nicht aus Erfahrung. Wer seinen Tod erfahren hat, kann überhaupt nicht mehr sprechen: Wir wissen also nicht einmal, ob sich der Tod überhaupt erfahren läßt. Unser Begriff vom Tod ist gleichsam durch die Erfahrung bestimmt, daß von der Erfahrung des Todes nicht gesprochen werden kann.« (Macho 1987: 26)[4] Diese Einsicht ist nicht zu bestreiten – es sei denn, man vertraut auf Forschungen zu *Near Death Experiences* –, bestritten werden muss aber die Relevanz dieser Behauptung. Sie gilt, und doch beschreibt sie gleichzeitig nicht, wie wir mit dem Tod umgehen: nämlich als *könnten* wir ihn erfahren. Die Idee der Erfahrbarkeit des Todes steht am Anfang all dessen, was sich als Thanatologie bezeichnen lässt, und sie zeichnet sich durch die Unterstellung einer gemeinsamen Betroffenheit vom Tod aus. Eine große Rolle spielt in diesem Diskurs ein philosophischer Zugang, der aus der Sterblichkeit des Menschen anthropologische Konstanten ableitet und in der Dauerhaftigkeit der Argumentation die Figur der Unsterblichkeit wiederfindet. Alois Hahn rekonstruiert überzeugend, wie sich in Georg Simmels Formanalysen eine Begründung für Kultur ergibt, die mit der Unterscheidung von sterblichen Denkern und unsterblichen Gedankeninhalten arbeitet. Mit Simmel kommt er zu dem Ergebnis: »Unser ganzes Leben ist durchdrungen vom Tod, ja, in gewisser Weise läßt sich sagen, daß Leben und Sterben identische Begriffe sind« (Hahn 1995: 80).

Die meisten thanatologischen Forschungen münden in diesen oder ähnliche Sätze und bleiben damit eigentümlich überzeugungslos in ihrer Evidenz. Viel interessanter jedoch als die Frage danach, wie sich philosophisch über den Tod das Leben erklären lässt, scheint hier die Beobachtung zu sein, dass dies überhaupt geschieht. Die Figur, die dabei immer wieder bemüht wird, funktioniert über zwei Metaphern, die typischerweise unsichtbar bleiben, die jedoch nun zunehmend im Gefolge von bioethischen Debatten und neuen medizinischen Umgangsweisen mit dem Sterben abgelöst werden. Zunächst wird dabei ein gemeinsamer Horizont unterstellt, eine Zukunft, in der der Tod erst noch bevorsteht (Heidegger). Man redet auf diese Weise über etwas, was als konkretes Ereignis im Moment nicht stattfindet, dessen mögliche Konkretheit man sich aber im Moment vergegenwärtigen will. Inwiefern dies eine Besonderheit der thanatologischen Debatte ist – und nicht nur ein

---

4   Macho schreibt diese Einsicht nicht sich selbst, sondern Hegel und dessen »Inversion der Thanatologie« zu: »Gezeigt werden sollte, daß Individualität nicht Unsterblichkeit, sondern Sterblichkeit impliziert und notwendig macht, daß also Bewußtsein von Individualität, Selbstbewußtsein, als Sterblichkeitsbewußtsein erscheint; und daß darum ein Ursprung des Wissens vom Tode behauptet werden darf – ohne fragwürdigen Rekurs auf Erfahrung.« (Macho 1987: 83)

Hinweis darauf, dass akademische Diskurse zunächst akademische Diskurse sind – kann man nur nachvollziehen, wenn man sich die drängenden Fragen vor Augen führt, die sofort entstehen, wenn es darum geht, lebenserhaltende Maßnahmen zur Verfügung zu stellen oder nicht: und zwar jetzt. Im Vergleich dieser beiden Situationen wird deutlich, wie sich mit den jeweils unterstellten Zeithorizonten auch die Art zu reden und die Inhalte der Argumente ändern. Exakt dies ist der Ausgangspunkt für all das, was nun als Grundlage eines bioethischen Diskurses gilt, in dem säuberlich zwischen »moralischer Positionsbekundung und ethischer Reflexion« unterschieden wird (Düwell/Steigleder 2002: 28). Jenseits der Antworten philosophischer Klassiker gilt nun: »Ethische Reflexionskompetenz ist dann gefragt, wenn aufgrund neuartiger Fragen oder Situationen moralische Beurteilungen uneindeutig, unklar oder fraglich sind.« (Ebd.) Mit der Idee der Neuartigkeit verschwindet der gemeinsame Horizont und es richtet sich stattdessen der Blick auf eine Gegenwart, in der neu entschieden werden muss.

Parallel dazu wird dabei auch sichtbar, wie sehr sich die moralischen Sätze zum Umgang mit dem Tod bislang der Idee verdankten, ein symmetrisches Bewusstsein vom Tod zu schaffen, als seien wir alle jetzt vom Tod betroffen. Dieser Satz stimmt, aber inwiefern? Zygmunt Bauman kritisiert die klassischen Sätze von Sigmund Freud über die Verdrängung des Todes überzeugend mit dem Hinweis, dass nicht die Verdrängung des Todes Kraft koste, sondern seine Bewusstmachung (Bauman 1994: 29). Ohne jede weitere Empirie lässt sich diese Behauptung aufstellen und sie gewinnt sofort Überzeugungskraft, wenn man sich vor Augen führt, wie wenig Schreiber und Leser dieser Sätze gerade an den eigenen Tod denken. Exakt dies erscheint nun als eigentliches Skandalon dessen, was sich als modernes Leben bezeichnen lässt. In Alois Hahns Forschungen findet sich all dies präzise benannt und es repräsentiert noch heute den Stand der internationalen Forschung zur Thanatologie, der sich über drei parallel verlaufende Forschungsstränge zusammenfassen lässt: *Tabuisierung, Säkularisierung* und *Individualisierung*.

Zu Beginn der thanatologischen Forschung traten diese drei Forschungsstränge zunächst vereint in kulturkritischer Perspektive[5] auf. Behauptet wurde dann ein Zusammenhang mit dem Verlust religiöser Sicherheiten, eine Zunahme moderner Unverbindlichkeiten und eine damit verbundene Verdrängung des Todes (so auch heute überraschenderweise noch Giddens 1988: 41). Gemeinsames Charakteristikum dieser Studien war eine differenzierungstheoretische Argumentation, die im arbeitsteiligen Umgang mit dem Tod eine Gefahr für alle imaginierte. Von diesen Warnungen setzt sich einzig die bekannte Studie von Alois Hahn (1968) über »Einstellungen zum Tod und ihre soziale Bedingtheit« ab. Auch sie vereint die drei Forschungsstränge, gelangt jedoch zu einer positiven Diagnose: Der Tod betrifft nicht mehr alle, ist aber bei den Spezialisten und Betroffenen in guten Händen; von Verdrängung kann keine Rede sein. In Bezug auf vorangegangene Studien fasst Hahn zusammen: »In der amerikanischen Literatur überwiegt die Auffassung, dass die Seltenheit der Beschäftigung der modernen Menschen mit dem Tod auf eine Tabuisierung des Todes zurückgeht. Diese These ist nicht haltbar. Es zeigte sich ja schon in den Daten der Verfechter dieser Theorien selbst, dass das Maß der Relevanz, die der Tod (auch und insbesondere der eigene Tod) für die untersuchten Personengruppen hatte, um so entschiedener sichtbar wurde, je öfter sie mit ihm konfrontiert waren.« (Hahn 1968: 33) Die Konsequenz lautet folgerichtig: Weil Menschen heute nicht mehr in Interaktionsgesellschaften leben, sieht die Auseinandersetzung mit dem Tod anders aus und lässt sich nicht in Begrifflichkeiten be-

---

5 Vgl. hierzu die Studien der ersten Thanatologen: Geoffrey Gorer, Robert Fulton, Richard A. Kalish.

schreiben, die einer Gesellschaftsform entstammen, in der Identität über den »Spiegel einer festen Gruppe« (ebd.: 65) erzeugt wird.

Ganz ähnlich wie hier bei Hahn, der als Differenzierungstheoretiker der schlichten Gesellschaftskritik – Verdrängung des Todes – einen spezialisierten Umgang mit dem Tod gegenüberstellt, findet sich jedoch auch in den Studien zum medizinischen Umgang mit dem Tod (Sudnow; Glaser/Strauss) der Befund einer asymmetrischen Betroffenheit und der Versuch, Symmetrie wiederherzustellen. Unter dem Etikett »Sozialer Tod« wird eine Situation rekonstruiert, in der biologische und soziale Attribute einer Person auseinandertreten. Mit Goffman rekonstruieren Michael Mulkay und John Ernst diesen Ablauf: »The sequence of physical decline which we call ›dying‹ is accompanied by a sequence of social decline which occurs as other people begin to grieve, to reduce the frequency of personal contact, to avoid ›difficult‹ topics, and so on, in anticipation of the patient's expected demise.« (Mulkay/Ernst 1991: 174) Was sich im Gefolge von Elisabeth Kübler-Ross' Studien als Lösungsmöglichkeiten für dieses Problem des Sozialen Todes anschließt, gilt heute nicht mehr als Standard, wohl aber als Ziel einer Umgangsweise mit dem Sterben im Krankenhaus: Die Schaffung von Öffentlichkeit, von Verständnis für den Sterbeprozess, von professionellen Umgangsweisen mit dem Sterben.

Vor dem Hintergrund aktueller Organisationspraxen – vgl. Kap. 3 – lässt sich über diese Lösungsmöglichkeiten heute ganz anders nachdenken. Was als Skandal ausgewiesen worden ist – nämlich die Herstellung eines Sozialen Todes –, ließe sich umgekehrt als Nichtbetroffenheit des medizinischen Systems durch den Tod rekonstruieren. Erst vor dem Hintergrund der philosophischen Annahme, wir alle teilten einen gemeinsamen Horizont des Todesbewusstseins, gelang es, aus dem medizinischen Umgang mit dem Tod eine Anklage der Verdrängung zu formen. Was sich zunächst als Routine des Nichtumgangs darstellt, wurde so zu einer problematischen Praxis der Verdrängung, von der man nicht nur Probleme im Umgang mit Sterbenden befürchtete, sondern eine im ganzen defizitäre, dehumanisierende Praxis ableiten konnte. Zu zeigen wäre nun umgekehrt, wie in einem medizinischen Alltag im Gefolge dieser Debatte Umgangsweisen mit dem Tod hineinoperiert werden. Was damit gemeint ist, lässt sich am besten mit einem genauen Blick auf die Semantiken der symmetrischen Todesbetroffenheit verdeutlichen.[6] Zwei typische Zitate – aus dem Bereich der Philosophie und der Gerichtsmedizin – sollen verdeutlichen, was mit symmetrischer Todesbetroffenheit gemeint ist. Zunächst ein Professor für Ethik:

> »Mir ist das deutlich geworden, ich habe eine Schwägerin verloren, die mit 40 an einem Brustkrebs gestorben ist. Und als diese Diagnose Krebs dann zum ersten mal auftauchte und als die dann definitiv wurde, im Sinne des Unheilbaren, dann ist mir deutlich geworden, dass wir mit diesem Wort etwas ganz Eigenartiges verbinden, nämlich, dass wir jetzt der Meinung sind, sie sei die einzige Sterbliche unter ansonsten Unsterblichen. Dass in Wirklichkeit wir alle Sterbliche sind, und dass das Faktum darin besteht, dass sie 10, 20, 30 Jahre weniger an Leben hat als die anderen, und dass unsere Grundbefindlichkeit die gleiche ist, das geht vollständig verloren und der mit einer solchen Krankheit Geschlagene erfährt sich als der absolut Ausgegrenzte, unter lauter Unsterblichen, und das macht es für ihn gewissermaßen peinlich, von seinem Sterbenmüssen noch reden zu –, noch zu reden. Das heißt, er verschweigt es lieber, nicht weil es ihm selbst schwer fällt, sondern, weil er den Anderen, die in diesem Wahn befangen sind, also nicht

---

6   Im Rahmen eines DFG-Forschungsprojekts zum Thema »Todesbilder – Strukturen der Endlichkeit in der modernen Gesellschaft« unter der Leitung von Armin Nassehi und Georg Weber wurden 150 (Experten- und biographische) Interviews geführt, um Todessemantiken zusammenzustellen und zu analysieren.

auf die Nerven gehen will. ... Und da ist mir deutlich geworden, in diesem Einzelfall, dass, nur wenn ich den Tod im Sinne dieser absoluten Ohnmacht und im Sinne dieser absoluten Vereinzelung ernst nehme, und dies auch für mich realisiere, als einen ganz wesentlichen Bestandteil meiner eigenen Lebensform, dass ich dann überhaupt die Möglichkeit habe, den anderen zu begleiten. ... Im Falle meiner früh verstorbenen Schwägerin habe ich –, ist mir erst deutlich geworden, was es unter solchen Bedingungen dann bedeutet, eine Reise so und so noch einmal zu machen. Oder ein Museum X zu besuchen. Das heißt, alle Dinge bekamen auf einmal eine neue Einzigartigkeit, mit einem neuen Eigenwert, während sie sonst nur Exemplare aus dem unermesslich riesigen Vorrat des Möglichen waren, auf das wir vermessen und ohne Sinn für das Maß vorgreifen und uns einbilden, das kommt ja alles noch.« (E 26: 403-445)

Was hier dem Ethikprofessor gelingt, nämlich seine Expertise – man muss sich den Tod als gemeinsames Merkmal aller Menschen bewusst machen – in sein alltägliches Leben hineinzuholen, gelingt dem Gerichtsmediziner, der im Alltag immer wieder mit dem Tod zu tun hat, nicht.

»Es ist so, wenn man ständig mit dem Tod zu tun hat, müsste oder sollte man, äh, denken, dass reflektierend die Einstellung zum Leben dadurch stark geformt wird, und dass man vielleicht weiser wird im Umgang mit seinem Leben. Tatsache ist aber, dass man – bei kleinen Ärgernissen durchaus sich nach wie vor ärgert und nicht relativieren kann, wo man eigentlich sagen müsste, das sind alles, hinsichtlich des Endzustandes Tod und der begrenzten Zeit, die man zu leben hat, Bagatellen. ... Also so ist es bei mir nicht.« (E13: 261-269)

Beide Zitate verdeutlichen, dass das gemeinsam geteilte Todesbewusstsein nicht eine eigentliche menschliche Normalität darstellt, sondern einen Kunstgriff, der mühevoll hergestellt werden muss. Der Gerichtsmediziner, der sich bestens in der philosophischen Thanatologie auskennt, wundert sich über sich selbst, dass er sich im Alltag mit Kleinigkeiten aufhält, obwohl er doch um die Irrelevanz dieser Themen im Angesicht des Todes wissen müsste.

Diese Ausführungen sollen eine forschende Perspektive vorbereiten, die eben nicht in einem Mehr an Kommunikation die Lösung für moderne Probleme im Umgang mit dem Tod sieht, sondern die Kommunikation selbst systematisch untersucht, um herauszufinden, wie sie Probleme schafft und löst. Im Folgenden wird deshalb genauer gefragt, wie sich denn über den Tod reden lässt, und es wird deutlich, wie Semantiken Todesbilder schaffen, die die Unsagbarkeit des Todes in Sagbarkeit übersetzen[7].

---

7   Vgl. im Unterschied dazu die Herangehensweise von Anja Bednarz an dieses Thema. In ihrer Studie zum Umgang mit dem Tod des Anderen interessiert auch sie sich für Kommunikationen, jedoch deshalb, weil diese Kommunikationen Sinn schaffen. In klassisch sozialphänomenologischer Art formuliert sie: »Im Prozess der gesellschaftlichen Konstruktion der Wirklichkeit – und damit auch der Wirklichkeit des Todes – ist Kommunikation ein zentraler Bestandteil (vgl. Berger/Luckmann 1970: 163). Kommunikativ können vage Bedeutungsinhalte in verbindliche Interpretationen umgewandelt werden. Diese Interpretationen geben Auskunft über Selbstbilder und Legitimationskonzepte, mittels derer sich Normalitätsschemata etablieren.« (224) Systemtheoretisch würde man ergänzen, dass jeder Ordnungsaufbau unvermeidbar ist und eigentlich vor allem interessieren müsste, welche Sinnkonstruktionen sich bewähren. Aber das setzt wiederum einen anderen Sinnbegriff voraus (vgl. dazu Vogd/Saake diesem Band)

## 2   Biographische Todessemantiken: Gegenwarten

Die Literatur zum Thema Tod ist überladen mit wohlformulierten Sätzen, in denen versucht wird, der Erhabenheit dieses Themas gerecht zu werden. Gemeinsame Quintessenz solcher Sätze ist meist die Behauptung: »Der Tod gehört zum Leben«. Fast niemand wird diesem Satz nicht zustimmen, aber was bedeutet er eigentlich? Genauere Auskunft kann ein detaillierterer Kommentar liefern, der ganz ähnlich funktioniert und von einem Thanatologen stammt: »Sterben und Tod sind ... Gegenstand wissenschaftlicher Forschung mit der ganz besonderen Eigenschaft, dass jeder Wissenschaftler zugleich Betroffener ist.« (Schwarz 1987: 390) In einem weiteren Schritt weist dieser Thanatologe auf eine spezielle Problematik hin: »Die Gefahr der Intellektualisierung birgt ... die Gefahr einer ... Tabuisierung zweiter Art in sich, den Verlust der existenziellen Dimension von Sterben und Tod infolge einer Subsumtion unter die gängige Forschungsroutine.« (Ebd.) Die Grundlage der thanatologischen Forschung stellt sich aus dieser Perspektive folgendermaßen dar: Jeder ist ein Betroffener, aber diese Betroffenheit findet sich in der wissenschaftlichen Auseinandersetzung mit diesem Thema oft nicht wieder. In diesem Kapitel wird diese Figur der Betroffenheit im Mittelpunkt stehen, und zwar um zu demonstrieren, wie sich Betroffenheit in Kommunikationen darstellen kann und wie wenig sie allein durch Kommunikation nachvollziehbar ist, denn was dem Sterbenden passiert, passiert nicht dem, der ihm dabei zuschaut.

Eine typische Umgangsweise mit dieser unaufhebbaren Asymmetrie besteht in der Befragung des Sterbenden. Der Sterbende muss nun Auskunft geben, von ihm wird erwartet, dass er sagen soll, wie er sterben will, was er fühlt und was man mit ihm machen soll. Als Betroffener wird er zum Sprecher einer neuen Sterbekultur und es sieht so aus, als würden seine Zuhörer auf diese Weise das erreichen, was allgemein ein Todesbewusstsein genannt wird. Friedrich Wilhelm Graf charakterisiert – als Protestant – dieses Todesbewusstsein folgendermaßen:

> »Im neuen Luxus des Totengedenkens ist viel Mittelalter in die Moderne zurückgekehrt. Katholisch-Sinnliches findet derzeit ungleich mehr Marktakzeptanz als Protestantisch-Asketisches. Die katholischen Religionskulturen hatten viele Elemente archaischer Passagevorstellungen bewahrt. Demgegenüber zehrte das protestantische Projekt des Christentums von der harten Einsicht in die Negativität des Todes. Bis ins christologische Zentrum der Theologie hinein, die Repräsentation des Kreuzestodes Jesu Christi, wurde die Einsicht in den Schmerz des Negativen bewahrt. In den Todes- und Trauerkulturen der Gegenwart ist davon nur noch wenig präsent. Die Härte des Todes auszuhalten ist mit existentieller Leidensbereitschaft verbunden. Gegenwärtig scheint das extensive Totengedächtnis mit immer längeren Feiern, aufwendigeren Riten und größeren Abschiedsgaben dem genau gegenläufigen Bedürfnis zu dienen: dem Tod die Maske des Erträglichen aufzusetzen.« (Graf 2004: 33)

Das, was Graf treffend als »Negativität des Todes« (ebd.) bezeichnet, ließe sich übersetzen als Unkommunizierbarkeit einer Essenz dessen, was Tod bedeutet. Doch exakt dieser Versuch, dem Thema eine positive Bestimmung zu verweigern, stellt sich aus soziologischer Perspektive als positive Bestimmung heraus. Alle Todesthematisierungen füllen diese Lücke, von der gesagt werden soll, dass sie eigentlich nicht gefüllt werden kann. Die eigentliche Forschungsfrage in Bezug auf den Tod dürfte demzufolge nicht sein, wie man diesem Thema gerecht werden kann, sondern welche Strukturen genutzt werden, wenn der Tod zum Thema wird.

Im Folgenden werden nun Interviewpassagen vorgestellt, die im Rahmen des bereits erwähnten Forschungsprojekts zur Untersuchung von Todesbildern gewonnen wurden. Zu zeigen wird sein, dass das Reden vom Tod einen biographisierten Tod produziert, einen Tod, der für die eigene *gegenwärtige* Selbstbeschreibung in Anspruch genommen wird und der als Thema dabei eine jeweils auf die Biographie abgestimmte Funktion erfüllt. Diese Figur der biographischen Thanatologie folgt der Argumentation von Armin Nassehi und Georg Weber, die für eine biographiebasierte Identitätstheorie plädieren und diese im Hinblick auf die Gegenwärtigkeit von Bewusstseinsprozessen präzisieren: »Biographische Identität operiert also nicht – wie schon angedeutet – mit Vergangenheit, Gegenwart und Zukunft, sondern immer – und immer wieder neu – mit gegenwärtiger Vergangenheit, gegenwärtiger Gegenwart und gegenwärtiger Zukunft ... .« (Nassehi/Weber 1990: 161f) Auf dieser Grundlage erscheint es als problematisch, von gegenwärtigen Todesthematisierungen auf zukünftige Präferenzen in Bezug auf das eigene Sterben zu schließen.

*Die Gegenwärtigkeit der Vergangenheit im Blick auf den Tod des Anderen*

Als das Forschungsprojekt begonnen wurde, stand zunächst die Befürchtung im Vordergrund, die Interviewpartner würden über dieses Thema nicht reden wollen. Diese Sorge stellte sich schon bald als unbegründet heraus. Gerade diejenigen, die bereits mit einem Todesfall konfrontiert worden waren – und das sind die meisten –, konnten sehr gut über dieses Thema reden, und es stellte sich da natürlich die Frage, ob man hierin ein gutes Zeichen sehen kann, nämlich das der Enttabuisierung des Todes. Das Design der Interviewführung war explizit nicht normativ geprägt, da auch die Funktion von normativen Sätzen untersucht werden sollte. Wenn man aber an diese Frage normativ anschließen wollte, müsste man sagen, dass die erhobenen Interviewdaten zeigen, dass viel über den Tod zu reden dem umgekehrten Ziel verpflichtet zu sein scheint, nämlich sich zu erklären, warum man selbst nicht vom Tod betroffen werden kann.

Wenn man weniger normativ an diesen Befund herangeht, kann man dieses Verfahren als Reaktion auf Kontingenzerfahrungen lesen. Eigentlich wäre ja der mittlerweile schon informationslose Satz, dass der Tod zum Leben dazugehört, dazu da, auf unser aller mögliche akute Betroffenheit vom Tod hinzuweisen, oder – genauer gesagt – darauf hinzuweisen, dass im nächsten Moment alles möglich wäre, auch der Tod. Biographische Selbstthematisierungen bearbeiteten dieses Problem und verwenden dann z.B. – dies war zunächst überraschend – den Tod als Beweis dafür, dass der Tod den Erzähler nicht betreffen kann. Der Erzähler hat dann den Tod – als Erfahrung des Todes anderer – bereits überlebt. Die Annahme einer Symmetrie der Todesbetroffenheit ist dadurch aufgehoben und was nun noch erzählt werden kann, ist die Asymmetrie zwischen Betroffenen und Nicht-Betroffenen.

Beispielhaft dafür stehen Sätze von Interviewpartnern, die bereits erlebt haben, dass Menschen aus ihrer nächsten Umgebung gestorben sind. Das auffälligste Merkmal dieser Interviewpassagen besteht darin, dass sie Eindeutigkeiten präsentieren, Erklärungen finden, und auch dem Thema Tod mit positivem Wissen begegnen. Zunächst geht es um einen Biographen – hier Jens genannt –, dessen Schwester sich das Leben genommen hat. In seiner Erzählung spielt eine große Rolle, dass es »Krisenkinder« gibt, und solche, die »es schaffen«. Das folgende Beispiel demonstriert, wie mit einer Vergangenheit operiert wird, die als *gegenwärtige Vergangenheit* ihre Funktion erhält.

Jens: Einschulung, das sind so Sachen, an die ich mich auch relativ gut erinnern kann. Also, wie-, wie so die Einschulung war, wie-, was-, so, so in der-, in der Klasse -. Da gibt's so 'n paar Geschichten, die, [zieht Luft ein] ähm, auch, äh, meine ehemaligen Klassenkameraden zum Teil immer noch erzählen. Ich konnte ja schon lesen, als ich in die Schule kam. Und ich hab immer hinten gesessen und, äh, ein Buch gelesen und mich kaputt gelacht, und die anderen waren immer neidisch. Also, es gibt einen, äh, Schulfreund von mir, der trägt mir das quasi bis heute nach, [holt Luft] dass ich also von Anfang an so privilegiert gewesen sei, und, äh, schon lesen konnte. [holt Luft] Und, äh, tja, dass es eben kein Wunder gewo-, ist, dass ich eben-, mich eben so entwickelt hätte, wie ich mich entwickelt habe. — *Asymmetrie schon in der Kindheit*

....

Jens: Ich bin wirklich ganz so-, relativ-, ja, behütet kann man im Grunde auch gar nicht sagen, relativ selbstständig aufgewachsen. Meine Eltern haben mich machen lassen, größtenteils, [holt Luft] und ich konnte eben so-, da ich eben auch nich großartig aus der Art geschlagen bin, ähm,-. Ich war relativ gut integriert im Sportverein, ähm, mm, das einzige, was dann zum Schluss meiner Schulzeit so 'n bisschen aus der Art schlug, war der hohe, der große Alkoholkonsum, äh, so im spätpubertären Sinne. Und -. Aber ansonsten ist da nich wirklich viel passiert. Das ist wirklich alles [gedehnt] seinen [gedehnt]ganz [gedehnt] regulären [gedehnt] Weg gegangen, ohne dass ich da großartig drüber nachgedacht habe. (I: Mhm.) musste auch nicht großartig eingegriffen werden von meinen Eltern, also es -. [holt Luft] Also-, is-, etwa-, bei, bei meiner Schwester, is es ganz anders gelaufen, nich. (I: Mhm.) Also da-, die ist frühzeitig von der Schule abgegangen, die hat also ihr Abitur nich gemacht, und, äh, [zieht Luft ein] das war immer so-, das Krisenkind, ne. (B12, 43-104) — *Asymmetrie zwischen den Geschwistern*

....

I: *Mhm. - - - - Du hast, ähm, also mehrfach gesagt, dass das alles sehr reibungslos gelaufen ist. - -*

Jens: Ja, reibungslos in dem, in dem Sinn, als dass ich-. Ich hab natürlich 'n paar, äh, Probleme auch gehabt, also, wie ich sagte, der, zum Beispiel der Suizid meiner Schwester, der mich wirklich völlig aus der Bahn geworfen hat. [zieht Luft ein] Ähm, trotzdem ist es-, habe ich das Gefühl, ähm, so-, also das, das is einfach so mein Lebensgefühl: es kommt immer irgendwie. Irgendwie, irgendwie kommst du wieder raus aus der Scheiße. Und irgendwie klappt das, äh, äh, - doch, dass du immer so Anschluss kriegst an-, zum Beispiel, dass ich reibungslos aus dem Studium raus, andere Leute, [zieht Luft ein] — *Tod der Schwester*

Du kennst auch genügend, die schaffen 's eben nicht. Ne, die
bleiben irgendwo hängen. [zieht Luft ein] (B12, 271-283)
....
 I: *Das heißt -. Also, wenn ich jetzt nochmal nach dem Tod
frage, bleibst Du bei Deiner Antwort, das ist schlicht 'ne biologische Tatsache?*
 Jens: .... Ich bin ein absolut heid-, heid-, äh, hei-, äh, [lacht]
unchristlicher Mensch und ich glaube da an, wirklich an gar
nichts, äh, was damit in Zusammenhang steht, was nachher da
kommen kann. Das glaub ich einfach-, ich glaube es is einfach
aus die Maus. Und mehr is da nich. Und deshalb mach ich mir
da auch keine großen Gedanken drum. (B12, 475-485)

                       Positives Wissen
                       über den Tod

Interessanterweise funktioniert ein Interview mit einer älteren Frau, die sich im Unterschied zu Jens als gläubig darstellt, ganz ähnlich. Beide Interviewpartner »wissen«, was der Tod ist, und befinden sich auf der Seite derjenigen, die von diesem Wissen profitieren.

In Interviews dieses Typus profiliert sich ein klassischer Erzähler, der über die Gestaltung seiner Erzählung deshalb gut verfügen kann, weil er weiß, wie die Welt funktioniert. Im Rückblick auf frühere Erfahrungen entdecken diese Interviewpartner Sicherheiten, die ihnen erklären, warum es ihnen besser oder schlechter als den anderen gegangen ist und auch in Zukunft gehen wird. Die grundsätzliche Asymmetrisierung der Beziehung zu anderen Menschen steht also am Anfang der Erzählung und entfaltet sich unter Einbeziehung vielfältiger Beweise, die immer wieder diese Anfangserzählung begründen sollen. Der frühe Tod der Mutter oder der Suizid der Schwester können so einen informierten Blick begründen, der von nun ab in allen Lebenslagen Parallelen zur eigenen besonderen Situation zu finden scheint oder auch z.B. weiß, warum eben die Schwester, nicht man selbst als Bruder, warum der Depressive, nicht man selbst als Gesunder gefährdet ist. Diese Art der Darstellung zieht sich wie ein Spinnennetz über die vielen Verzweigungen der biographischen Selbstdarstellung, kann ihren Ursprung auch in irgendeiner anderen Extremerfahrung haben, führt jedoch immer zu: positivem Wissen über den Tod. Wie bereits betont: In diese Gruppe fallen interessanterweise Interviewtexte, deren Protagonisten sich als religiös beschreiben (nicht grundsätzlich religiöse Menschen!), aber eben auch solche, die sich als explizit nicht religiös einordnen.

Charakteristisch an diesen explizit auf Religiosität oder Areligiosität Bezug nehmenden Interviewpassagen ist die Einführung eines allgemeinen Erklärungsmodells für ansonsten unerklärliche Unterschiede. Schreckliche Ereignisse erscheinen so als Zeichen für Ungläubigkeit oder immer schon vorhandene unterschiedliche psychische Dispositionen und können damit als Beweis für die eigene Unverletzlichkeit dienen. Die Kontingenz des Lebens wird eingeschränkt durch eine Struktur, die dafür sorgt, dass es einem selbst gut ergehen wird.[8]

---

8 Hinter dem Rücken des eben vorgestellten Erzählers Jens stellt sich nun auch die auf naturwissenschaftliche Begründungen zurückgreifende Leugnung eines Gottes als religiöse Argumentation heraus, insofern sie ein kohärentes Bild eines geordneten Kosmos erzeugt. Und hinter dem Rücken beider Erzähler wird deutlich, wie sich religiöse Kommunikation in Biographien darstellt: Sie erzeugt einen Erzähler mit Vergangenheit, denn dort – in der Vergangenheit – werden die Zeichen gefunden, die sich als Wissen über den Tod entschlüsseln lassen.

Bezogen auf die eingangs gestellte Frage danach, wie eine Enttabuisierung des Todes aussehen könnte, zeigt sich nun, dass Darüber-reden-Können im Zeichen-Lesen besteht und dabei ein Bild vom Tod entsteht, das im Benennen dieses Todes Sicherheiten produziert, die mit der Negativität des Todes nicht mehr viel zu tun haben.

Der Hinweis auf die Erzeugung von Vergangenheit in den Texten der Zeichenleser bzw. Todesexperten ist entscheidend, weil sich im Rahmen der Studie auch Interviewtexte gefunden haben, in denen sich Interviewpartner nicht so explizit mit Vergangenheit ausstatten.

*Die Gegenwärtigkeit der Zukunft im Blick auf den eigenen Tod*

Typisch für diese Art von biographischen Interviews sind Texte, in denen Erzähler als Personen entworfen werden, die eigentlich wenig von ihrem eigenen Leben wissen und auch gar nicht wissen, wo sie anfangen sollen zu erzählen. Man hat beim Zuhören das Gefühl, es fehle ein Hintergrund, vor dem sich z.B. die Kindheitserlebnisse als besondere Erlebnisse abzeichnen könnten. Die lineare Geschichte der »Todesexperten« Frau T. und Jens wird durch die fluide, beim Erzählen irritierbare Geschichte dieser »Todesforscher« ersetzt. So wie das Leben aus Ereignissen besteht, die eher als zufällig, nicht als Beweis erfahren werden, tritt auch der Tod in die Erzählungen ein. Ansatzpunkt für die Informationsgewinnung, für die sprachliche Verfügbarkeit ist immer nur der Blick auf sich selbst und die je wieder neue Frage: Was sagt das über mich aus? Die Einschätzungen wirken unsicher, vorläufig und finden Halt nur an deutlichen Widerständen. Erst wenn etwas richtig deutlich nicht klappt, kann das Zweifeln beendet werden und eine Neupositionierung begonnen werden. Dieser positive Effekt, der der Einschränkung abgewonnen wird, lässt das Thema Tod in einem neuen Licht erscheinen. Chronisch kranke Menschen richten sich z.B. in einem eingeschränkten Leben ein und bereiten sich auf die größte Herausforderung überhaupt vor, auf den Tod. Esoterische Menschen platzieren sich als Jünger auf dem Weg zur Erleuchtung und behaupten Gelassenheit gegenüber dem Tod, von dem sie sich – als persönlichkeitsbildender Erfahrung – mehr erhoffen als befürchten. Der Tod ist hier schon immer im Leben präsent, jedoch nicht als Sorge um die Existenz, sondern als Option auf ein besseres Leben, als Garant von Optionen auch noch dann, wenn man am Ende angekommen ist. Passagen aus dem Interview mit Sascha sollen beispielhaft diese Figur der *gegenwärtigen Zukunft* verdeutlichen:

> Sascha: Also, äh, ich glaube, oder was ich immer für meine früheste Erinnerung halte, das ist etwas, dass wir 'n neues Auto hatt'n, also, äh, damals war das völlig, oder recht ungewöhnlich, dass man 'n eigenes Auto hatte, so. Und dass wir damit gefahren sind, und mein Vater 'ne Kurve ziemlich scharf genommen hat und irgendwie die Tür aufgegangen ist, und ich fast rausgefallen wäre, wo ich auf dem Schoß von meiner Stiefschwester, äh, nee, Stiefcousine [leicht fragender Tonfall] gesessen habe. Das is 'ne Erinnerung von mir, die is aber noch nie von irgendeinem meiner Eltern oder andern bestätigt worden. Also, jetzt könnt man überlegen: Hat 's sie überhaupt gegeben, is sie, is das 'ne reale Erinnerung, oder

Beobachtung des eigenen Erzählens

hab ich da irgendwas im Kopp. Aber das is etwas, an das ich-, ich mich, sozusagen, in Anführungsstrichen, persönlich erinnere, ohne dass es das aus 'm Film oder was gibt. (B36, 22-32)

....

*I: Mhm. Das wäre meine nächste Frage gewesen, also, ob in dem Rahmen dessen, was Du, ähm, mm, da jetzt an neuen Erfahrungen sammelst, der Tod auch irgendeine Bedeutung hat?*

Sascha: Ja, also, der Tod, äh, wie gesagt, ne, immer 'n Thema für mich gewesen. Also, jetzt auch, wenn ich mich zum Beispiel mit Geschichte beschäftigt hab - - - - - hat mich das eigentlich gelehrt, dass, äh, - - dass man den Tod nich vergötzen darf. Ne. Weil der Tod-, also, ich meine, es gibt ja nur zwei feststehende Tatsachen im Grunde: man wird geboren und man stirbt. Alles andere ist dazwischen-, ist möglich. Aber die beiden Sachen sind ge-, sind da. Wenn man nicht geboren worden wär, wär nich-, wär nichts. Und dass man stirbt, ist auch selbstverständlich. (*I: Mhm.*) Das sind die beiden festen Konstanten. Alles andere ist, äh, relativ. (*I: Mhm.*) Und, äh, deshalb muss man einerseits den Tod, sozusagen, völlig selbstverständlich akzeptieren. Aber andererseits darf man sich auch nicht drauf orientieren. Denn der passiert ja sowieso, ne, (*I: Mhm.*) also -. Und das Orientieren für die meisten Menschen ist ja, dass man den Tod sozusagen vermeiden will. Dass man ihn da raus schieben will, dass man den ignorieren will. (*I: Mhm.*) Und mein Gedanke is eigentlich immer der gewesen, dass ich den Tod ne-, dass ich dem Tod nicht diese Bedeutung geben will. - - Ne. Also, für mich sind immer die ekligsten Gestalten der Geschichte die Leute, die sozusagen, äh, alles gemacht haben, um dem Tod zu entgehen. Also, sagn wa mal, in-, äh, der Verräter. Ne. Ist für mich, sozusagen, die schlimmste Vorstellung, die 's gibt. - - Ne, also, denjenige, der sozusagen sein ---

Der Tod als Heldentat

*I: Der um nicht zu sterben, nicht sterben zu müssen, jemand anderen verrät.*

Sascha: Ja.

*I: Ja.*

Sascha: Der, also, sozusagen alles tut, (*I: Mhm.*) um nicht zu sterben. Das ist für mich immer schon die schlimmste Gestalt gewesen. Und mein Wunsch war immer, dass ich in der Lage bin, in so 'ner Situation, in die ich-, nie haben will, ne, aber dass ich mich dann entscheide: nein, ich möcht lieber sterben,

Beobachtung des eigenen Todes

als, sozusagen, ja, Verräter zu sein oder eben Unehre oder
weiß ich nich, wie diese ganzen Begriffe sind. [zieht Luft ein]
Ich möchte lieber - - sozusagen, i-, äh, - - ich möchte lieber,
äh, sterben, als, als 'n Leben führen, das schlimmer is als
sterben. Ne, ich mein, es gibt ja diese Momente in der Literatur, in all-, in-, also, immer diese Fra-, diese Sache, ne, dass
es-, dass also ein Leben, also, dass, dass eben, ja, ein falsches
Leben viel schlimmer ist als sterben. *(I: Mhm.)* Und das war
immer für mich 'n Gedanke. Und den möchte ich eigentlich-,
das möcht ich zu 'nem Motto für mich machen. Haben. Also,
das heißt jetzt gar nicht, dass ich das Leben gering wer-,
schätzen will, oder dass ich irgendwie Todessehnsucht habe,
oder so. Aber ich möchte einfach als, als Hintergrund für mich
haben: nich der Tod, oder die Angst vorm Tod darf, darf sozusagen meine Lebensmaxime sein. (B36, 1671-1717)

Charakteristisch für diese Interviews ist die Hereinnahme des Problems der Kontingenz in die biographische Beschreibung. Erinnerungen, aber auch neue Erfahrungen können zunächst nicht eingeordnet werden. Die »Auto«-Episode von Jens wird von ihm selbst nicht mit Bedeutung versehen, sondern zunächst als Material verwendet, das daraufhin überprüft wird, ob es vielleicht etwas über einen selbst aussagen könnte. Was wichtig ist im Leben, ist nicht ein für allemal geklärt, sondern entscheidet sich an der Frage nach der Anschlussfähigkeit für die eigene, *gegenwärtige*, immer wieder neue Selbstbeschreibung.[9] Im Gegensatz zu anderen sehen sich diese Interviewpartner fast als Helden, weil sie sich mutig dem Thema Tod stellen. Das daraus resultierende Wissen über den Tod ist immer vorläufig und bietet so immer wieder neue Möglichkeiten, die größte überhaupt denkbare Einschränkung von Kontingenz überhaupt, nämlich den Tod, als Option zu verwenden. Die Perspektive, die diesen Sätzen zugrunde liegt, ist wiederum die eines Überlebenden, diesmal jedoch eines Überlebenden des eigenen Todes. Erst nach dem Tod wird sich herausstellen, ob man als »Held« gestorben ist oder nicht. Der Erzähler beobachtet noch mit, wie seine Angehörigen nach seinem Tod über ihn reden werden und sorgt für diese Situation vor – als profitiere er als Lebender von seinem eigenen Tod.

Im Unterschied zu solchen sozusagen unproblematischen Interviews, in denen es leicht war, eine biographische Erzählung zu stimulieren, stellt es sich in anderen Interviews als viel schwieriger heraus, über den Tod zu reden.

*Die Gegenwärtigkeit der Gegenwart im Blick auf den eigenen Tod*

In biographischen Interviews, die wenig vergangenheitsorientiert gestaltet sind, findet man eine Position, die man im Allgemeinen als Verdrängung des Todes bezeichnet. Die Unterstellung einer Verdrängung des Todes lässt sich genauer auf der Grundlage dieser Daten

---

9   Vgl. hierzu auch die Kritik von Graf an schlichten Todesreflexionen: »Wer den Tod schönreden will, ist bestenfalls ein Lügner.« (Graf 2004: 38) Im Unterschied dazu wiederum die »intelligente Todesreflexion«: sie »erweist sich in genau dem Maße als realistisch, in dem sie die brutale Härte und Grausamkeit des Todes betont« (ebd.: 37f).

stellung einer Verdrängung des Todes lässt sich genauer auf der Grundlage dieser Daten untersuchen. Auch Nichtthematisierung von Tod gilt im Rahmen dieser Studie als Umgangsweise mit dem Thema und wurde so nicht von vornherein problematisiert oder gar ausgeschlossen. Interviewpartner, die mit dem Thema nichts anfangen können, beschreiben sich typischerweise als sorgetragende und pflegende Familienmenschen oder auch als akut Schwerkranke. Beiden gemeinsam ist die Konzentration auf das tägliche Leben, auf das reibungslose Funktionieren des gesamten familiären Körpers oder des individuellen kranken eigenen Körpers. Eine Mutter, deren Gedanken vor allem um die Familie kreisen, fragt sich, was aus ihren Kindern im Falle ihres eigenen Todes wird. Ein Familienvater, der als Patriarch den Grundstein des Häuserbaus gelegt hat und den Nachwuchs fest im Griff hat, lehnt das Nachdenken über den Tod ab oder verweist auf seine Enkel. Der bäuerliche Mythos vom ländlichen Gehen und Vergehen steht hier Pate und lenkt den Blick auf eine Generationenabfolge, in der der Einzelne eine Funktion übernimmt und im Vergleich zum Ganzen fast unwichtig wird.

Da »das Ganze« aus der Summe familiärer und damit auch körperlicher Bedürfnisse und Abhängigkeiten gebildet wird und sich so das Weltbild am Vorbild von direkten Interaktionen mit körperlich anwesenden Gesprächspartnern gestaltet, bleibt als Erzählform nur der Bericht. Solange der begreifbare, zu pflegende, zu ernährende Körper des Anderen die Notwendigkeit des Alltags diktiert, braucht man eigentlich nur noch zu überprüfen, ob er alles hat und kann sich ansonsten mit eigenen Augen davon überzeugen, dass alles seine Richtigkeit hat. Eine Erzählung im eigentlichen Sinne kommt in diesen Interviews häufig nicht zustande. Interviewpassagen mit einem lebertransplantierten Mann, Herrn Riederer, der eigentlich gar nicht so gerne über das Thema Tod reden wollte, sollen diesen Zusammenhang zwischen einer Gegenwart des Todes und einer *vergegenwärtigten Gegenwart* des Lebens verdeutlichen:

*I: Wie stellen Sie sich denn Ihre Zukunft vor?*
Herr Riederer: ---- Naja, jetzt so weiterleben und freuen immer, wenn's einem gut geht. Weil, des ist ja nicht so einfach. Du hast ja manchmal Depressionen auf des Medikament: die kommen einfach wieder und gehen wieder. Es ist nicht jeder Tag gleich und vor allen Dingen: Soviel ich weiß, wird ja da des Immunsystem unterdrückt durch dieses Immunpräparat da. Und da kannst halt du nicht mehr so lustig sein. Es ist halt immer ein Auf und Ab. Und grad jetzt die Umstellung mit dem neuen Medikament! Die war natürlich sehr hart. Obwohl's ja auch fürs Gleiche ist, net. Aber ohne dem geht's halt nicht. Nervenschmerzen an dem Becken, die Füße: die hab ich auch von dem Medikament. Es ist, der Körper ist natürlich-, der hat die letzten zehn Jahre schon riesige Mengen an Medikamenten-, und halt überhaupt: dass du des so derbackst. Hab ich im Monat fast für 3000 Mark-. Na, des war natürlich schon sehr teuer. Des Neue jetzt ist noch teurer. Ohne dem kannst nicht leben. Des wird halt immer wieder kontrolliert, der Blutspiegel. Wenn' zu hoch ist, musst weniger nehmen, und drum muss man ja ständig zur Kontrolle. Naja, so is halt immer

Die Gegenwart der Krankheit

dahingangen. Na warst wieder mal stationär, na hat dieses wieder-, da war's Eiweiß zu hoch und so. Es ist halt-, du hängst halt dein Leben lang jetzt in der Klinik, also. Gut, auf der andren Seite ist es gut, na weißt gleich, dass alles in Ordnung ist, net. Da werden ja mehrere Werte gemacht. Aber die Nieren warn auch schon hart an der Grenze, da hat schon die Dialyse gewinkt, net. Da hab ich fünf Jahr-, sieben acht Jahr fünf Liter jeden Tag trinken müssen. Und Blasix nehmen, damit des wieder-, weil du kannst ja gar nichts unternehmen. Du bist ja nur am Trinken und-, na. Acht Jahr hab ich jetzt-. Und durch dieses neue Medikament san die Nierenwerte besser worn, und da brauch ich bloß noch dreieinhalb Liter trinken. *(I: Mhm.)* Weil du kannst ja gar net soviel-, oder. Du kannst es nicht vernachlässigen, weil dann schneidst dich ins eigene Fleisch. Und durch des hab ich die Nieren eigentlich so immer am, am Limit gehalten. Nierenwerte. *(I: Mhm.)* Weil ich möchte ja net a neue Niere a noch kriegen. Oder Dialyse. Des macht dich ja noch mehr fertig.
*I: Sie sagen, ein Leben ohne Medikamente können Sie sich gar nicht mehr vorstellen?*
Herr Riederer: Na, 's geht ja gar net. Weil's auch gar net geht. Ist net möglich. (B34, 170-203)

*I: Sprechen Sie auch mit Ihren Ärzten-*
Herr Riederer: Ja.
*I: -über das Thema.*
Herr Riederer: Wie, über was?
*I: Also darüber, wie, wie es weiter geht mit Ihnen.*
Herr Riederer: Da brauchst net reden, weil der sagt: Des woas i a net. Moanan'S jetzt gesundheitlich?
*I: Ja.*
Herr Riederer: Gar nichts. Des geht nur über die Werte vom letzten Mal. Und dann sagst halt, was dir-, net, was zwickt oder was halt, was, wenn's dir net gut geht, net. Ja, und da werden halt dann Untersuchungen gemacht. Aber wegen sowas wird nicht geredet. Da würd, des will ich einfach net wissen. Weil mit zehn Jahr is schon-. Beim Herz sagt man: zehn Jahre, gell. Also, ich denk da gar nicht dran, also, auf die Leberwerte ist alles o.k. Bei zehn Jahr, da fangst dann schon wieder des Denken an, vielleicht-. Wie lang wird's noch halten, net.
*I: Gibt es Situationen, in denen Sie da mehr drüber nachdenken? Oder-.*
Herr Riederer: Nein, ich denk nicht. Über des denk ich eigentlich gar nicht mehr nach. Eigentlich selten. Ich sag, mei, wenn's sein muss, okay. (B34, 504-521)

Tod ist kein Thema

Exakt solche Sätze erscheinen im Alltag als Verdrängung des Todes. Man würde dann behaupten, jede Verweigerung der Kommunikation lebte von der Angst vor dem Tod und lebte damit eben auch von dem Thema Tod selbst.[10] Nicht die Angst steht jedoch im Vordergrund dieser Kommunikation, sondern die familienpflegerische oder medizinisch hergestellte Sicherheit des Körpers. Und diese Sicherheit kann nicht hinterfragt werden, sie bestätigt sich in jeder Handlung von neuem. Für den Tod gibt es schlicht in diesem Fall keinen Anschluss. Denjenigen, denen man im allgemeinen Verdrängung vorwirft, müsste man also besser die Materialisierung des Todes vorwerfen. Um über den Tod zu sprechen, müssten diese Menschen über ihren toten Körper sprechen. Eine über den Körper hinausgehende Kommunikation, die z.B. das Geborgensein bei Gott oder die Chance, im Tod etwas über sich selbst zu erfahren, thematisieren würde, ist nicht möglich, weil sich darüber keine Anschlüsse zur immer schon vorausgesetzten *Wirklichkeit des Körpers* ergeben.

Einen ähnlichen – aber dann doch wiederum ganz unvergleichbaren – Fall der Nichtthematisierbarkeit des Todes konnten wir in einem Interview mit einem Sterbenden entdecken.

*Die Nichtthematisierbarkeit des Todes: Das Sterben*

Maximal weit davon entfernt, so souverän über den eigenen Tod reden zu können – als ob man nach dem Tod eine Rezension zu seiner eigenen *performance* lesen könnte – sind einige wenige Interviewpassagen mit Sterbenden, die wir im Rahmen dieser Studie gewinnen konnten. Beispielhaft seien hier die folgenden Sätze von mit Herrn Blum angeführt, den wir kurz vor seinem Tod interviewt haben. Dieses Interview lässt sich lesen als eines, das demonstriert, wie man ohne eine »Kultur des Sterbens« stirbt. Viel mehr als diese hier zitierten Sätze wollte uns unser Gesprächspartner nicht sagen.

Herr Blum: Was will i jetzt da sagen? – Bin überhaupts no net zum Nachdenka kemma – seitdem. I mecht jetzt einfach hoam, mecht jetz einfach mal hoam zu meine Kinder. – Mecht mi jetzt nur auf mei Kanapee drauf legen. [lacht] – Und dann so die gewohnte Umgebung und a so. – Speicher naufgehn. –
I: Ja.
Herr Blum – Dann möcht i arbeiten, Speicher (aufräum.) – I möchte's (noch mal sehn). – (B43, 12-19)

Tod ist kein Thema

---

10 Vgl. hierzu die Argumentation von Ernst Tugendhat, der in der Angst vorm Tod eine biologische Disposition sieht: »eine Population von Wesen, die ein Bewusstsein von ihrer Zukunft haben, würde aussterben, wenn die Individuen im allgemeinen nicht stets weiterleben wollten. Sie müssen also, um überleben zu können, mit dem Bedürfnis, stets weiterleben zu wollen, ausgestattet sein. Das ist die biologische Hypothese, von der ich anfangs gesprochen habe.« (Tugendhat 2004: 51) Graf macht es sich da einfacher und behauptet schlicht: »»Tod im Leben« heißt immer auch, sich den eigenen Tod auf Distanz zu halten, um leben zu können.« (Graf 2004: 36) Noch einfacher macht man es sich mit einer soziologischen Interpretation, bei der man schlicht die Gegenwärtigkeit der jeweiligen Todesthematisierungen betont: Die Rede vom Tod findet in einer Gegenwart statt, die biographisch verfasst ist. Nicht vom Tod zu reden, muss demzufolge nicht auf Angst verweisen, sondern darauf, dass der Tod in dieser Gegenwart keine Rolle spielt.

Herr Blum hat keine Lust, etwas über sich zu erzählen. Er möchte tun, was er sonst auch immer getan hat und sich im Weiteren nicht dazu verhalten, dass er stirbt. Weil er stirbt, kann er sich in dieser Form über alles hinwegsetzen, was man ansonsten von einem anderen Interviewpartner erwartet hätte. Exakt dies ist das Charakteristikum des Sterbens: Soziale Erwartungen verlieren ihre Bindungskraft. Die Situation ist irreversibel asymmetrisch.

Im Hinblick auf das, was sich als neue Kultur des Sterbens ankündigt, stellt sich nun die Frage: Wird ein Herr Blum das zukünftig noch können, sich so einer Befragung zu entziehen, weil er stirbt? Oder wird er sich stattdessen kompetent als Sterbender beschreiben müssen, der sich auf eine bestimmte Art des Umgangs mit dem Sterben festlegen lässt und der dann auch gut zu beforschen ist? Wir Forscher wollen es vermutlich genauer wissen und werden ihn befragen, und spätestens dann wird er es müssen: kompetent und souverän sterben. Das Sterben selbst wird dann an mehr Konventionen gebunden sein als manch ein anderer Schritt in unserem Lebenslauf.

Der soziologische Blick auf die radikale Gegenwärtigkeit aller Todesthematisierungen verweist einerseits auf die Dominanz einer Erwartungshaltung, bei der ein symmetrisches Todesbild – wir sind alle vom Tod betroffen – vorausgesetzt wird, zeigt andererseits aber auch, wie stark diese Idee in der asymmetrischen Situation einer konkreten Biographie verfangen ist, deren Erzähler gerade nicht stirbt. Dieser schlichte Befund hat große Auswirkungen, wenn man sich fragt, wie man den Wünschen von Sterbenden gerecht werden kann. Kann man sie vorher dazu befragen? Welchen Stellenwert haben diese Antworten, wenn sie in einer anderen Gegenwart formuliert werden als der, in der sie gelten sollen? Immerhin geht es bei diesem Thema nicht um die Wahl eines Arbeitsplatzes oder einer Partei, sondern um das Ende der Biographie.

## 3 Gegenwarten des Sterbens: Die Asymmetrie des Todes

Als Diagnose dessen, was den modernen Umgang mit Tod und Sterben betrifft, hat sich das Etikett des »medizinalisierten Todes« bewährt. Dieses Etikett wurde von Philippe Ariès in seiner großen Studie zu Todesbildern an das Ende des historischen Verlaufs gerückt und es war auch gleichzeitig der Anknüpfungspunkt für medizinsoziologische Studien zum modernen Umgang mit dem Tod. Das unübersehbare Resultat dieser Art von Forschungen war die Behauptung, dass es einen im Krankenhaus selbst produzierten Tod gäbe, der aber von den Beteiligten – vor allem von den Experten – verdrängt werde. Orientierungspunkt für eine daran anschließende Forschung war die von Barney G. Glaser und Anselm Strauss vorgenommene Untersuchung von »awareness contexts«, die auf die Frage hinausläuft: »... wer von den an der Sterbesituation Beteiligten weiß, daß der Patient todkrank ist.« (Glaser/Strauss 1974: 7) Interessanterweise hat diese mittlerweile klassische medizinsoziologische Kritik am Umgang mit dem Sterben gleichzeitig den medizinischen Tod – also den körperlichen Tod – als den »wirklichen« Tod definiert. Michael Mulkay und Ernst John machen in einem Überblicksartikel darauf aufmerksam, dass auch Glaser und Strauss diese Perspektive übernommen haben (vgl. Mulkay/John 1991).

Stoßrichtung dieser Kritik wäre – folgt man dieser Argumentation – eine Kritik an einer grundsätzlich medizinischen Umgangsweise mit dem Tod, doch so einfach scheint die Situation nicht zu sein. In ethnographischen Fallstudien und nachfolgenden Interviews hat Jane Elizabeth Seymore drei typische Fälle des Umgangs mit Intensivmedizin voneinander isoliert: 1. Ein schwerkranker Patient überlebt dank der Intensivmedizin, bleibt aber weiterhin auf medizinische Hilfe angewiesen: Die Technologie erscheint unter diesen Bedingungen als etwas Mysteriöses, denn man hatte sich eigentlich schon auf den Tod eingestellt. 2. Ein schwerkranker Patient stirbt einen technologisch kontrollierten Tod. Der Tod tritt also dann auf, wenn alle anderen Möglichkeiten ausprobiert worden sind. Unter diesen Bedingungen erscheint die Intensivmedizin als unproblematisch. 3. Ein schwerkranker Patient stirbt plötzlich auf der Intensivstation. Unter diesen Bedingungen wird die Technologie als Problem wahrgenommen, weil sie nicht »funktioniert«. Im ersten Fall wurde der Tod erwartet und der Patient überlebt, im zweiten wurde der Tod erwartet und der Patient starb, im dritten Fall wurde der Tod nicht erwartet und der Patient starb. Als unproblematisch erschien die viel kritisierte Apparatemedizin dann, wenn das Ergebnis der Behandlung mit den Erwartungen der Angehörigen übereinstimmte. Also noch einmal: Nicht die Intensivmedizin selbst erschien hierbei als Problem, sondern ihre fehlende »Mitarbeit« in der Herstellung dessen, was erwartet wurde (vgl. Seymore 1999).

Exakt diese Stoßrichtung scheint sich als Grundlage der gegenwärtigen Sterbepraxis zu etablieren. Nicht das medizinische Szenario selbst steht nun im Vordergrund, sondern ein – unter anderem mit medizinischen Mitteln – hergestellter Ablauf des Sterbens, der sich dem Betroffenen selbst zurechnen lässt. Und falls er selbst nicht mehr Auskunft geben kann, sind Angehörige gefragt. Diese Art von Post-Modernisierung des Sterbens (Simon/Haney/Buento 1998), bei der statt medizinischer Routinen und ihrer unweigerlichen Produktion eines »Sozialen Todes« (vgl. Mulkay/John 1991) nun *life-politics* im Vordergrund stehen, fordert zu einer kategorialen Neubestimmung dessen heraus, was bislang als medizinalisierter Tod gefasst wurde. William Simon, C. Allen Haney und Russel Buento formulieren hierzu: »It may be more difficult to learn to accept death in a social setting seemingly permanently poised on the edge of the new. Death is no longer merely the denial of existing, known experiences, but a cruel denial of access to a continuously unfolding frontier of possible experience.« (Ebd.: 414) Und Elizabeth Young, Michael Bury und Mary Ann Elston schließen aus einer Studie zum Umgang mit dem Sterben bei Angehörigen und Freunden:

> »As people are tending to die over a longer period, they are doing this mainly at home rather than in hospitals or hospices. So increasingly, dying is becoming a chronic, uncertain, socially contextualized, home-based process rather than an acute, institutionalized event. Theories of social dying have to incorporate these changes. Established conceptions of social aspects of dying, which have tended to be institutionally specific, such as social death (Sudnow) and awareness contexts (Glaser & Strauss), have to be reconsidered in the context of people dying at home while managing dynamic social relationships.« (Young/Bury/Elston 1999: 270)

Ein Blick auf aktuelle Studien zum Umgang mit dem Sterben kann verdeutlichen, was hiermit gemeint ist. Die Zeitschrift für Gerontologie und Geriatrie und das British Medical Journal haben 2003 dem Thema Sterben eine Spezialausgabe gewidmet und unter diesem Titel vor allem medizinische Studien und Einschätzungen der aktuellen Praxis versammelt. Gemeinsames Kennzeichen der meisten Beiträge ist der Befund, dass eine Willensentscheidung dem Sterben vorausgehen soll, dass also die Autonomie des Sterbenden Ausgangspunkt aller Entscheidungen sein soll, diese Autonomie aber sozusagen »veröffentlicht« sein muss. Was darunter verstanden werden kann, soll im Folgenden erläutert werden.

Karin Wilkening fasst als *common sense* der Forschung zum »guten Tod« zusammen, dass es sowohl um Schmerzkontrolle als auch um »Kontrolle über den Ort des Sterbens und die dabei anwesenden Personen« gehe (Wilkening 2003: 336). Als entscheidendes Problem ergibt sich dabei der Faktor der »Kommunikationsmöglichkeit« (ebd.: 337): Was ist mit Menschen, die – z.B. wegen Demenz – nicht oder nicht zurechenbar kommunizieren können? Hier sieht sie entscheidende Forschungsdesiderata, die aber auch ganz grundsätzlich wichtig seien:

> »Auch für nicht demente Sterbende, deren Kommunikationsmöglichkeiten zunehmend eingeschränkter werden, können diese Aspekte wichtig sein, da sie bei Nachlassen der eigenen Gestaltungsmöglichkeiten die Institution verpflichten, eine ›Abschiedskultur‹ für sämtliche Bewohner bereitzuhalten ...« (Wilkening 2003: 337)

Thomas Klie schließt hier unter der Überschrift »Sterben in Würde – zwischen Autonomie und Fürsorge« (2003) an, wenn er betont, dass das Autonomiekonzept alleine nicht tragfähig sei, weil es sich zu leicht ökonomisch instrumentalisieren lasse. Stattdessen empfiehlt er, Ethikkomitees zu installieren, um eine legitimierte Entscheidung zu ermöglich.

> »Angesichts der zu erwartenden Zahl von Entscheidungssituationen, in denen aus unterschiedlichen Gründen die Einbeziehung neutraler Personen und die Schaffung konsensorientierter Entscheidungssettings und Prozeduren auch aus rechtlichen Gründen als sinnvoll oder geboten erscheint, sollten neue Legitimität herstellende Verfahren – zunächst experimentell – konzipiert und erprobt werden.« (Ebd.: 352)

Dieser Spannungsbogen zwischen einerseits gezielt autonomieherstellenden Verfahren und andererseits »veröffentlichten« Formen der Legitimierung dieser Autonomie – unter besonderer Berücksichtigung der Kommunikationsmöglichkeit des Betroffenen – findet sich auch in den anderen Texten wieder. Andreas Heller, Stefan Dings, Katharina Heimerl und Klaus Wegleiter beschreiben Kennzeichen einer »Palliativkultur in der stationären Altenhilfe« und betonen: »Man weiß, wie die Bewohnerinnen sterben wollen und hat Verfahren entwickelt, Veränderungen ihrer Wünsche und Bedürfnisse zu beobachten« (Heller u.a. 2003: 362). In Ergänzung dazu betont eine Studie von Roland Kunz wiederum, wie problematisch eine Sondenernährung bei Dementen sei und wie sie sich auf den Sterbeprozess auswirke. Er plädiert unter diesen Umständen gegen eine Sondenernährung, indem er sich auf Ergebnisse von Studien mit Nicht-Dementen bezieht:

> »Eine Befragung von Pflegenden über den Sterbeprozess von terminal kranken nicht-dementen Menschen, die willentlich jegliche Nahrungs- und Flüssigkeitsaufnahme verweigerten, zeigte, dass 85% der Patienten innerhalb von 2 Wochen verstarben. Auf einer Skala zur Qualität des Sterbens (0=sehr schlechtes Sterben, 9=sehr gutes Sterben) wurde der Sterbeprozess von den zuständigen Pflegenden mit einem mittleren Score von 8 bewertet. Diese Beobachtungen unterstützen die Hypothese, dass ein Verzicht auf künstliche Flüssigkeitszufuhr das Sterben in physiologischer Weise erleichtert.« (Kunz 2003: 358)

An dieser Argumentation fällt zweierlei auf: Kunz leiht sich sozusagen bei den Nicht-Dementen den Prozess der Willensbildung aus und findet eine Bestätigung dieser Forschungspraxis bei einer Ratingskala, auf der Pflegende den Sterbeprozess rezensieren. Unübersehbar ist an dieser Stelle die große Bedeutung, die eine – mit »empirischen« Methoden abgesicherte – öffentliche Meinung in diesem neuen Design des Sterbens übernimmt.

Die britischen Studien steigen in das Thema über den Euthanasie-Begriff ein, unter dem folgendes verstanden wird: »the intentional termination of the life of a patient at his or her request by a physician« (Swartje u.a. 2003: 189). Ergebnis einer Studie, in der Angehörige von euthanasierten Patienten befragt wurden und diese Daten mit einer Befragung einer klassischen Gruppe von Angehörigen eines in der Klinik »normal« verstorbenen Patienten konfrontiert wurden, war eine große Zufriedenheit mit der Praxis der Euthanasie.

> »The bereaved family and friends of cancer patients who died by euthanasia coped better with respect to grief symptoms and post-traumatic stress reactions than the bereaved of comparable cancer patients who died a natural death. These results should not be interpreted as a plea for euthanasia, but as a plea for the same level of care and openness in all patients who are terminally ill.« (Swartje u.a. 2003: 189)

Eine Begründung vermuten die Mediziner in der in diesem Fall wirklich prototypisch verwirklichten Öffentlichkeit des Sterbens, in der institutionalisierten Variante des »to talk openly about death« (ebd.: 191). Eine Bestätigung hierfür findet sich auch in einem Artikel von Y. Saunders, J.R. Ross und J. Riley, in dem sie vom Verlauf des Sterbens bei einem 19jährigen berichten, der – kontraintuitiv – von der normalerweise als unnötig bezeichneten Verlängerung seines Sterbeprozesses profitiert habe. Eine akute Behandlung, die zwar zunächst den schnellen Tod verhindert habe, ihn aber letztlich nur etwas hinauszögerte, hat sich in den Augen der Pflegenden bewährt, weil sie dem Betroffenen und den Angehörigen die Zeit gegeben habe, sich auf den Tod einzustellen.

> »If possible, patients should be prepared for the end of life, but sometimes they cannot process the information fast enough to keep pace with events or remain in denial. Conservative treatment of acute events is usually appropriate for patients who have accepted death. However, active treatment may be the right choice for patients who have not accepted death, even if the intervention seems futile. Both may result in a good death from the patient's perspective.« (Saunders/Ross/Riley 2003: 206)

Ganz ähnlich wie in der Studie von Seymore zum Umgang mit Intensivmedizin wird auch hier deutlich, dass nicht die akutmedizinische Behandlung des Sterbens an sich problematisch ist, sondern nur ihre mangelnde Korrespondenz in Bezug auf den relevanten Bewusstseinskontext, der in diesem Fall wie auch in anderen den Patienten und seine Angehörigen umfasst und idealerweise auf eine Übereinstimmung hinweist. Ein wichtiges Hindernis im Hinblick auf diese Schaffung eines konsensuellen Sterbens ist die Zeit. Es ist entscheidend, »to keep pace with events« (ebd.: 206), aber wenn dies nicht gelingt, wird die Technik genutzt, um die Zeit anzuhalten und eine fehlende Übereinstimmung herzustellen. Es ist mehr als plausibel, wenn Tony Walter auf dieser Grundlage den schlechten Tod folgendermaßen beschreibt:

> »In individualistic societies, the bad death is that of the person with no autonomy: the patient with stroke or Alzheimer's disease, who cannot communicate his or her wishes or whose brain has so deteriorated that there are no wishes left.« (Walter 2003: 219)

Als Kennzeichen des guten Sterbens gilt ihm schlicht die Kommunikation von Willensäußerungen, doch folgt man den genannten Studien, dann sind es nicht nur Willensäußerungen, die eine große Rolle spielen, sondern genauer gesagt evaluierte Willensäußerungen[11]. Es muss nicht nur der Sterbende wissen, was er will, sondern auch die Pflegenden und Angehörigen müssen dem zustimmen oder sogar in der Lage sein, den Sterbeprozess anhand der Willensäußerungen des Sterbenden zu bewerten: War dies ein gutes Sterben? Die Autonomie, die dabei berücksichtigt wird, ist also nicht die Habermassche Privatautonomie des bürgerlichen Subjekts, das sich »von Haus aus« mit seinen eigenen Wünschen auskennt und deren Durchsetzung über das bürgerliche Recht verfolgt. Die Wünsche, um die es geht, stehen zunächst selbst in Frage. Vielleicht weiß der Sterbende noch nicht, dass er stirbt, dann weiß er vielleicht auch noch nicht, wie er sterben will. Vielleicht weiß es der Sterbende, aber die Pflegenden nicht. Und auch die Angehörigen sind in diesem privaten Diskurs des Sterbens immer inbegriffen. Am Ende des Diskurses muss ein Konsens erwirtschaftet werden, der es allen überlebenden Beteiligten ermöglicht zu bestätigen, dass das Sterben so abgelaufen ist, wie es der Sterbende gewollt hat.

## 4  Das bioethische Todesbild: Die gelenkte Autonomie des Sterbenden

In Bezug auf das Todesbild, das aus dieser bioethischen Verfasstheit des modernen Diskurses über den Tod resultiert, hat sich viel geändert. Hat noch Christian von Ferber vom »factum brutum« (von Ferber 1970: 247) gesprochen und John W. Riley von den »harsh facts« (Riley 1983), dann ist aus dem Tod, der dem Einzelnen als Fremder so unvermittelt gegenüberstand, ein Vertrauter geworden, der nun als Diskurspartner in die Biographie des Sterbenden hereingeholt wird. Als Tod ist er der jeweils eigene Tod, der in seiner Gestalt noch entdeckt werden muss, um – wenn er erkannt wird – entsprechend dargestellt werden zu können.

Das Produkt dieses bioethischen Diskurses soll hier mit Hilfe des Etiketts der »Gelenkten Autonomie« interpretiert werden. Diese Bezeichnung, die eigentlich einen Widerspruch in sich verbirgt, charakterisiert einen Vorgang, bei dem ein Sprecher installiert wird, dem seine Sätze als autonome Sätze zugeschrieben werden sollen. John Keown kritisiert diesen Ablauf unter dem Titel »Maske der Autonomie« und weist darauf hin, dass z.B. die Euthanasiepraxis in den Niederlanden zwar auf den autonomen Willen des Sterbenden zurückgeführt werde, die Plausibilität dieses Willens aber durch die Ärzte erst vorher geprüft werden müsse. (Vgl. Keown 2006) Exakt dies ist die Form, die für Entscheidungsprozesse bei bioethischen Fragestellungen nun gefunden wird: Im Sinne eines Verfahrens der »Gelenkten Autonomie« wird in einem gemeinsamen Diskurs von verschiedenen Beteiligten – Betroffenen, Angehörigen, Pflegenden, Ärzten, Ethikkommissionen – ein biographisch legitimierter Wille geschaffen, der dann als letzter Grund in einem prinzipiell offe-

---

11  Shai J. Lavi konkretisiert in einer sehr lesenswerten Studie zur modernen Entstehung der Euthanasie, wie sich Aufklärung (informed consent) und Sterbeprozess zueinander verhalten: »Under this requirement, attending physicians must present to patients and discuss with them all existing alternative treatments. Informed consent should not be understood naively as offering all available information to patients, nor should it be understood as a subtle attempt to pressure patients to change their mind, although in many cases this may happen. Rather, informed consent is a means by which the patient's autonomy is structured within the regulatory regime of modern medicine.« (168) Und noch genauer formuliert er zu diesen Mechanismen der Strukturierung: »... it creates a process through which the desires of the patient will be constructed and not simply discovered. In addition to the attending physician, the Oregon act introduces both the family and the therapist to the process of decision making. The principle of autonomy allows the patient to reject their involvement but does not allow the patient to ignore them.« (168)

nen Entscheidungsprozess gelten kann. Erklärungsbedürftig an diesem Verfahren ist das Vertrauen, das nun in diese Diskursform gesetzt wird. Claude Sureau wundert sich über diese Praxis, wenn er formuliert: »It reveals a desperate attempt to find a third way between the will of an individual and the ›protection‹ of society« (Sureau 1995: 555). Folgerichtig kritisiert er, »... that there is absolutely no reason to believe that the judge, the jury, or the ›ethical‹ group or committee is able to arrive at a better appreciation of the case than the mother, the doctor or both« (ebd.). Nichtsdestotrotz scheint exakt diese Form der biographieorientierten gemeinsamen Entscheidungsfindung dem zu entsprechen, was sich hinterher als autonomer Wille des Betroffenen beschreiben lässt. Besser könnte man deshalb anstelle eines autonomen Willens von einer Praxis der Autonomisierung sprechen: Was als autonomer Wille anerkannt wird, wird zunächst in einem Verfahren hergestellt.[12]

Der Hinweis darauf, dass sich eine solche Autonomisierungspraxis hinter dem, was schlicht als eigener Wille betrachtet werden soll, verbirgt, erfolgt hier nicht in kritischer Perspektive. Der Blick hinter die Kulissen auf die alltäglichen Konstruktionsleistungen eines medizinischen Alltags kann nur verdeutlichen, welchen konkreten Einschränkungen die jeweiligen Konstruktionen unterliegen. Sie können nicht den Blick auf eine konstruktionsfreie »richtige« Form von Autonomie lenken. Systemtheoretisch lässt sich dieses Phänomen der Herstellung einer Adresse des Sterbenden mit dem Person-Konzept beschreiben. Luhmann grenzt dieses Konzept ausdrücklich von den Identitätstheorien der 70er Jahre ab, in denen ein Konflikt zwischen sozialer und personaler Identität behauptet wurde. Stattdessen beschreibt es ganz grundsätzlich den Fall der »individuell attribuierte(n) Einschränkung von Verhaltensmöglichkeiten« (Luhmann 1995: 148), bei dem durch »›Markierung‹ das für weitere Kommunikation hervorgehoben und bereitgestellt (wird), was interessiert, weiter klärbar, eventuell auch bezweifelbar ist – eben die Person.« (Ebd.) Grundlage einer solchen Möglichkeit und Notwendigkeit zur Markierung ist zunächst die Intransparenz des Psychischen für sich selbst, aber auch für andere. Weil an Bewusstseinsinhalte nur über Gedanken angeschlossen werden kann, nicht über Kommunikationen (vgl. Luhmann 1985), ist Kommunikation überhaupt erst nötig. Hierzu noch einmal Luhmann: »Es ist diese instabile, zirkuläre Notlage der doppelten Kontingenz, die die Beteiligten, was immer psychisch in ihnen abläuft, dazu bringt, sich im Sozialsystem, also kommunikativ, als Person zu geben und die Überraschungsqualitäten ihres Verhaltens entsprechend vorsichtig zu dosieren – sei es von vornherein hoch anzusetzen, um nicht an zu enge Grenzen zu stoßen; sei es so zu segmentieren, dass andere Möglichkeiten als nicht zur Rolle gehörig abgewiesen bzw. ignoriert werden können; sei es gesellschaftliche Formen (inklusive Formen) so zu handhaben, dass erkennbar wird, dass die Person selbst sich aus ihnen zurücknimmt und nur die gute Erziehung für sich sprechen lässt.« (Ebd.: 149) Mit dem Person-Konzept werden auf diese

---

12  Vgl. hierzu die ersten Ergebnisse des Modellvorhabens »Patienten als Partner – Tumorpatienten und ihr Mitwirken bei medizinischen Entscheidungen« (van Oorschot/Sayer/Schaefer 2005). Auch wenn sich so leicht formulieren lässt, dass eine Partizipation des Patienten bei der Entscheidungsfindung in Bezug auf das Ende des Lebens – zuhause sterben oder im Krankenhaus – ein sinnvolles Vorhaben ist, lässt sich eben dies doch nicht so leicht umsetzen. Die Autoren machen »Kommunikationsdefizite, Akutereignisse und Mängel in der ambulanten Versorgung« dafür verantwortlich, dass es nicht so einfach möglich ist, »dass Menschen dort versterben, wo sie es vorab wünschten« (ebd.: 93). In welcher Gegenwart findet dieser Wunsch statt? Und wie lässt sich eine akutversorgende Intervention an diese Gegenwart binden? Ein Notarzt müsste gegebenenfalls den Patienten zuhause sterben lassen. Die Autoren vermuten hier wiederum, dass das Wissen der Angehörigen um den gewünschten Sterbeort entscheidend ist. (Vgl. van Oorschot u.a. 2005)

Weise Einschränkungen von Verhaltenserwartungen ermöglicht, die nun auf ihre Funktion für den Sterbeprozess überprüft werden müssen.

Mit der Erschaffung der *Person des Sterbenden* gibt es demzufolge nicht nur den Vorgang des Sterbens, sondern auch jemanden, der als Betroffener Regie zu führen scheint. Auffällig ist an dieser Stelle, dass er sich diese Regieführung mit den Beobachtern seines Sterbens teilt, die seine Sätze im Hinblick auf ihre Übereinstimmung mit seiner biographischen Verfasstheit überprüfen. Vergleicht man diese Situation mit der des sterbenden Herrn Blum, dessen Verweigerung zum Interview zu Beginn des Textes als Kennzeichen einer radikal asymmetrischen Situation des Sterbens interpretiert wurde, fällt die Disziplinierungsfunktion des Person-Konzepts auf. Bezieht man nun wiederum mit ein, dass diese Disziplinierungsfunktion sich nicht vor dem Hintergrund eines sich selbst verständlichen und transparenten Willens vollzieht, kann man die Plausibilität dieser Praxis sowohl für den Sterbenden als auch für die Beobachter konzedieren. Vermuten ließe sich an dieser Stelle sogar, dass sich der Zusammenhang von biographisierten – jeweils gegenwärtigen – Selbstbeschreibungen und diskursiven bioethischen Entscheidungsfindungen gegenseitig steigert: Je mehr an Informationen zur Person des Betroffenen anfallen, desto dringlicher wird es, die Person des Sterbenden als soziale Adresse zu berücksichtigen, sich von der Form ›Person‹ disziplinieren zu lassen.

So wie alle Todesbilder stellt sich auch dieses bioethische Todesbild als Produkt gesellschaftlicher Strukturen heraus. Ein soziologischer Blick auf das Thema Tod interessiert sich also typischerweise eher für einen Blick auf kommunikative Strukturen und die Gegenwärtigkeit ihrer Todesbilder als für den propositionalen Gehalt der modernen Rede über den Tod. Ein prototypischer Ort dieser Art von moderner Kommunikation über den Tod findet sich in Ethikkommissionen bzw. nationalen Ethikräten. Worum handelt es sich eigentlich bei nationalen Ethikräten und Ethikkommissionen? Was von Wolfgang van den Daele und anderen unter dem Etikett »Partizipation« verhandelt worden ist, hat sich mittlerweile einerseits etabliert, aber andererseits auch komplett geändert. Während die hohen Erwartungen an Partizipationsmöglichkeiten und eine damit verbundene politische Steuerung zwar enttäuscht worden sind, bleibt doch der Befund einer zunehmenden Diskursivierung vor allem bioethischer Themen bestehen. Am Vorbild von klinischen Ethikkomitees orientiert entstehen »Runde Tische«, bei denen es nun nicht mehr darum zu gehen scheint, Lösungen zu finden, sondern vor allem »unterschiedliche Kulturen« anzuerkennen. Nicht mehr die Produktion der Habermasschen »kompetenten Sprecher«, sondern die Produktion von Sprechern anderer Kulturen/Religionen/Lebensphasen – mit einem Wort: von biographisch Betroffenen – steht damit im Vordergrund, und die Bedingungen der gemeinsamen Diskussion werden als ethische ausgegeben. Man könnte aus dieser Perspektive von einer bioethischen Verfassung der Gesellschaft sprechen, in der sich die Mitglieder wie Teilnehmer eines Klinischen Ethikkomitees wiederfinden.[13] Die Grundlage hierfür liefert die verstärkte Investition in biographisierende Beschreibungen, mit deren Hilfe eine Lücke geschlossen wird, die zu immer neuen Kommunikationen stimuliert: die der Negativität des Todes.

---

13   Vgl. weiterführend hierzu Saake/Kunz 2006. Unter dem Etikett der »Ethischen Sensibilisierung« wird hier eine Diskussionsform beschrieben, bei der sämtliche Argumente als reversibel behandelt werden, was wiederum zu einer Delegitimierung professioneller – ärztlicher – Expertise führt: Was gesagt werden kann, darf nicht erwartbar auf Sachverstand zurückgeführt werden, denn dann würde es die Prämisse der Offenheit des Diskurses verletzen.

## Literatur

Bauman, Zygmunt 1994: Tod, Unsterblichkeit und andere Lebensstrategien, Frankfurt/M.
Bednarz, Anja 2003: Den Tod überleben, Wiesbaden.
Düwell, Marcus/Klaus Steigleder 2002: Bioethik. Zu Geschichte, Bedeutung und Aufgaben, in: Marcus Düwell und Klaus Steigleder (Hg.): Bioethik. Eine Einführung, Frankfurt/M., S. 12-37.
Ferber, Christian von 1970: Der Tod. Ein unbewältigtes Problem für Mediziner und Soziologen, in: KZfSS 22, S. 237-250.
Foucault, Michel 1988: Die Geburt der Klinik. Eine Archäologie des ärztlichen Blicks, Frankfurt/M.
Giddens, Anthony 1988: Sociology, Cambridge.
Giddens, Anthony 1991: Modernity and Self-Identity, Cambridge.
Glaser, Barney G./Anselm L. Strauss 1974: Interaktion mit Sterbenden. Beobachtungen für Ärzte, Schwestern, Seelsorger und Angehörige, Göttingen.
Göckenjan, Gerd 1985: Kurieren und Staat machen. Gesundheit und Medizin in der bürgerlichen Welt, Frankfurt/M.
Graf, Friedrich Wilhelm 2004: Todesgegenwart, in: Friedrich Wilhelm Graf und Heinrich Meier (Hg.): Der Tod im Leben. Ein Symposion, München, S. 7-46.
Hahn, Alois 1968: Einstellungen zum Tod und ihre soziale Bedingtheit, Stuttgart.
Hahn, Alois 1995: Tod und Zivilisation bei Georg Simmel, in: Klaus Feldmann und Werner Fuchs-Heinritz (Hg.): Der Tod ist ein Problem der Lebenden. Beiträge zur Soziologie des Todes, Frankfurt/M., S. 80-95.
Heller, Andreas u.a. 2003: Palliative Kultur in der stationären Altenhilfe, in: Zeitschrift für Gerontologie und Geriatrie 36, S. 360-365.
Keown, John 2005: Mr Marty's Muddle. A Superficial and Selective Case for Euthanasia in Europe, in: Journal of Medical Ethics 32, S. 29-33.
Klie, Thomas 2003: Sterben in Würde – zwischen Autonomie und Fürsorge. Ein Beitrag zur aktuellen juristischen Diskussion, in: Zeitschrift für Gerontologie und Geriatrie 36, S. 357-354.
Kneer, Georg/Armin Nassehi 1991: Verstehen des Verstehens. Eine systemtheoretische Revision der Hermeneutik, in: Zeitschrift für Soziologie 20, S. 341-356.
Kunz, Roland 2003: Palliative Care für Patienten mit fortgeschrittener Demenz. Values Based statt Evidence Based Practice, in: Zeitschrift für Gerontologie und Geriatrie 36, S. 355-359.
Lavi, Shai J. 2005: The Modern Art of Dying. A History of Euthanasia in the United States, Princeton, N.J.
Luhmann, Niklas 1985: Soziale Systeme. Frankfurt/M.
Luhmann, Niklas 1995: Die Form ›Person‹, in: ders. (Hg.): Soziologische Aufklärung 6, Opladen, S. 142-154.
Macho, Thomas 1987: Metaphern des Todes, Frankfurt/M.
Mulkay, Michael/Ernst John 1991: The Changing Profile of Social Death, in: Archives européennes de sociologie 23, S. 172-196.
Nassehi, Armin/Georg Weber 1990: Zu einer Theorie biographischer Identität. Epistemologische und systemtheoretische Argumente, in: Bios 3, S. 153-187.
Nassehi, Armin 2003: Dynamik der Geschlossenheit, in: ders. (Hg.): Geschlossenheit und Offenheit. Studien zu einer Theorie der modernen Gesellschaft, Frankfurt/M., S. 27-88.
Osborne, Thomas 1994: Power and Persons. On Ethical Stylisation and Person-Centred Medicine, in: Sociology of health 16, S. 515-535.
Riley, John W. Jr. 1983: Dying and the Meaning of Death. Sociological Inquieries, in: Annual Review of Sociology 9, S.191-216.
Saake, Irmhild 2003: Die Performanz des Medizinischen, in: Soziale Welt 54, S. 429-460.
Saake, Irmhild/Dominik Kunz: Von Kommunikation über Ethik zu ›ethischer Sensibilisierung‹. Symmetrisierungsprozesse in diskursiven Verfahren, in: Zeitschrift für Soziologie 35, S. 41-56.

Saunders, Yolande/J.R. Ross und J. Riley 2003: Planning for a Good Death. Responding to Unexpected Events, in: British Medical Journal 327, S. 204-206.
Schwarz, Dieter 1987: Thanato(sozio)logie? Zur Alltäglichkeit des Exzeptionellen, in: Soziologische Revue 10, S. 388-393.
Seymore, Jane Elizabeth 1999: Revisiting Medicalisation and ›Natural Death‹, in: Social Science & Medicine 49, S. 691-704.
Simon, William/C. Allen Haney/Russel Buento 1998: The Postmodernization of Death and Dying, Symbolic Interaction 16, S. 411-426.
Sureau, Claude 1995: Medical Deresponsibilization, in: Journal of Assisted Reproduction and Genetics 12, S. 552-558.
Swartje, Nikkie B. u.a. 2003: Effects of Euthanasia on the Bereaved Family and Friends. A Cross Sectional Study, in: British Medical Journal 327, S. 189-192.
van Oorschot, Birgitt u.a. 2005: Sterben, Sterbehilfe und Therapieverzicht aus Angehörigensicht. Ergebnisse einer Hinterbliebenenbefragung, in: Psychotherapie, Psychosomatik und Medizinische Psychologie 55, S. 283-290.
van Oorschot, Birgitt/Berit Sayer/Iris Schaefer 2005: Palliativberatung im Modellvorhaben »Patienten als Partner – Tumorpatienten und ihr Mitwirken bei medizinischen Entscheidungen«, in: Zeitschrift für Palliativmedizin 6, S. 90-94.
Walter, Tony 2003: Historical and Cultural Variants on the Good Death, in: British Medical Journal 327, S. 218-220.
Wilkening, Karin 2003: Lebensqualität am Lebensende. Erfahrungen, Modelle und Perspektiven, in: Zeitschrift für Gerontologie und Geriatrie 36, S. 333-338.
Young, Elizabeth/Michael Bury/Mary Ann Elston 1999: ›Live and/or Let Die‹. Modes of Social Dying among Women and their Friends, in: Mortality 4, S. 269-289.

# IV. Medizinethik – Kulturen authentischen Sprechens

# Der Arzt und seine Kritiker
## Zur Aktivierung authentischer Publika im Krankenhaus

*Elke Wagner*

Kaum eine Disziplin scheint aktuell so viele Kritiker auf den Plan zu rufen wie die moderne Medizin: Die Massenmedien nehmen ärztliche Kunstfehler in den Blick (vgl. Hodgetts/Chamberlain 2003; Bury/Gabe 1994), das Recht stellt sich auf die Seite des laienhaften Patienten gegenüber einem paternalistisch agierenden Mediziner (vgl. im Überblick Damm 2002), die Ökonomie sorgt für eine strengere Budgetierung der Ressourcen im medizinischen Kontext (vgl. Simon 2001), die kritische Bioethik fordert die Begrenzung der Verfügbarkeit von Körpern durch eine *wunscherfüllende* Medizin[1] (vgl. Kettner 2004; Düwel/Steigleder 2003), und die kritische Medizinsoziologie (im Überblick Stollberg 2001) sowie die angewandte (Medizin-)Ethik (vgl. Kettner 2005, 2003, 1999) beklagen die asymmetrische Rollenverteilung zwischen Arzt und Patient (vgl. im Überblick Schöne-Seifert 1996). Als gemeinsames Bezugsproblem der unterschiedlichen Kritiken, die die moderne Medizin aktuell erfährt, lässt sich die starke Asymmetrie identifizieren, die der medizinischen Praxis eingeschrieben ist (vgl. Saake 2003; Saake/Kunz 2006).

Der vorliegende Beitrag nimmt die Problematisierung medizinischer Asymmetrie am Beispiel der medizinethischen Debatte im Rahmen von Ethik-Komitees in Krankenhäusern in den Blick. Die medizinethische Debatte im Krankenhaus kultiviert Publika, die sich über das Label der Ethik von der Dominanz medizinischer Expertise abgrenzen und dabei Kompetenzen sichtbar machen, die nicht über vernünftige und für alle einsehbare Gründe des Medizinischen funktionieren, sondern eher über das unterschiedliche Erleben eines Krankenhausalltags, der aus der Sicht seiner Kritiker zu sehr auf Funktionalität und eindimensionale Arbeitsabläufe und die Dominanz des Medizinischen abstellt. Mitglieder klinischer Ethik-Komitees beschreiben sich vorwiegend in Abgrenzung zur Alleinherrschaft medizinischer Expertise als Personen, die von ihrem von der Logik des Medizinischen dominierten Arbeitszusammenhang abweichende Überzeugungen haben und *anders* sehen, sprechen und fühlen können, als es die medizinische Perspektive vorgibt. Die ethisierte Rede in der Medizin zielt nicht so sehr auf eine Entmachtung der Entscheidungskompetenz des Arztes durch die Etablierung vernünftiger ethischer Gründe ab, sondern eher auf eine Art der Neubeschreibung des medizinischen Alltags in einem Krankenhaus im Verweis auf eine alternative Form des Umgangs: Authentische Publika geraten in den Blick, denen es über die ethische Rede gelingt, sich von der Vernunft des Medizinischen abzugrenzen. Die Generierung einer medizinkritischen Öffentlichkeit unter dem Label der Ethik stellt sich als eine Form dar, die eher für sozialen Frieden als für Unruhe sorgt, weil sie sich die Anerkennung

---

[1] Siehe hierzu auch die Beiträge in der Zeitschrift *Ethik in der Medizin* Heft 1, Band 18, 2006.

unterschiedlicher authentischer Publika zum Ziel setzt, die nicht auf ein gemeinsam geteiltes bestes Argument zurückgeführt werden müssen.

Die Argumentation erfolgt in drei Schritten: Zunächst wird der aktuelle Stand der sozialwissenschaftlichen bzw. ethischen Medizinkritik nachgezeichnet (1). Deutlich wird hierbei, dass diese eng an zwei klassische Figuren der Moderne gekoppelt ist: An diejenige der Profession und an diejenige der Vernunft. Die neopaternalistische Form der ethischen Medizinkritik richtet sich gegen eine Überforderung des Kranken mit Autonomiezumutungen und mündet in der Forderung nach einem fürsorglichen *Arzt*, der nicht nur Wünsche erfüllen, sondern auch gegenüber einem hilfsbedürftigen Kranken als *väterliche* (paternalistische) Figur auftreten soll. Eine vernunfttheoretisch orientierte (kritische) Medizinethik hat eher den durch den Arzt entmachteten Laien im Blick und bindet ihre Hoffnung auf symmetrische Strukturen zwischen Arzt und Patient an *vernünftige Argumente*, die im interdisziplinär besetzten Verfahren unter Krankenhausmitarbeitern diskursiv erarbeitet werden sollen. Der empirische Blick auf Klinische Ethik-Komitees kann nun beide Ausrichtungen aktueller Medizinkritik überraschen: Die kritische Öffentlichkeit klinischer Ethik-Komitees generiert nicht so sehr vernünftige, bessere Argumente, sondern aktiviert vielmehr *Kulturen des authentischen Sprechens, Sehens und Fühlens*, denen sich mit vernünftigen Argumenten kaum widersprechen lässt. Die Forderung einer neopaternalistischen Medizinkritik nach der Überwindung einer funktionalistisch ausgerichteten kurativen Medizin, die sich allein für die Zukunft kranker Körper(-teile) interessiert, wird über die medizinethische Debatte im Krankenhaus nicht so sehr über die Figur eines väterlich-fürsorgenden Arztes eingelöst als über die Kompetenz unterschiedlicher nicht-medizinischer Sprecher, wie etwa Seelsorger, Pflegekräfte und Patientenfürsprecher (2). Der empirische Befund zur Erzeugung unterschiedlicher, authentischer Publika über eine ethisierte Medizinkritik im Krankenhaus lässt sich an eine Zeitdiagnose anschließen, die als entscheidendes Kennzeichen der modernen Gesellschaft neben der Beobachtbarkeit von Kontingenz die Beobachtung von differenten Erfahrungen authentischer Selbstbeschreibungen sieht (3).

## 1 Mythen der Medizinkritik: Die Rückkehr zum fürsorglichen Arzt und die Einsicht in gute Gründe

Die stark asymmetrische Form medizinischer Praxis hat in den Sozialwissenschaften in einem Ausmaß Kritik erfahren, dass man bereits von einer Tradition sozialwissenschaftlicher Medizinkritik sprechen kann (vgl. Gerhards 1991: 229ff). Seit die frühe Medizinsoziologie damit begann, sich über die professionelle Autonomie des Arztes zu wundern (Parsons 1951), wurde die unzureichende Berücksichtigung der Sprecherrolle des Laien durch den Arzt beklagt: Das von Parsons als funktional beschriebene paternalistische Rollenverhalten des Mediziners in der Arzt-Patienten-Interaktion[2] greift Freidson (Freidson 1979) in kritischer Absicht auf. Vom Patienten werde erwartet, dass er sich widerspruchslos »den Händen des Experten überlässt und auf dessen Urteilsfähigkeit und seine guten Ab-

---

2  Parsons formulierte hierzu eine Schlussfolgerung, an der sich weite Teile der (kritischen) Medizinsoziologie abarbeiten sollten: »To the doctor's obligation to use his authority ›responsibly‹ in the interest of the patient, corresponds the patient's obligation faithfully to accept the implications of the fact that he is ›Dr. X's patient‹ and so long as he remains in that status must ›do his part‹ in the common enterprise.« (Parsons 1951/1968: 465).

sichten vertraut. Man erwartet, dass er eine Rolle übernimmt, die der eines Haustiers oder eines Kindes ähnelt, das von dem Wohlwollen und dem überlegenen Wissen des sorgenden Erwachsenen abhängig ist.« (Freidson 1979: 293) Interaktionstheoretische Studien zur Situation von Patienten in psychiatrischen Anstalten (Goffmann 1977), Gesprächsanalysen zum Verhalten des Arztes bei der Visite (Siegrist 1977) und Untersuchungen zur Gegenmacht von Laien im Gesundheitswesen (Giddens 1997: 138ff; Beck 1993: 234ff) haben hieran Anschluss gefunden. Die soziologische Medizinkritik fokussierte traditionellerweise den Patienten als gegenüber dem Arzt schwachen Laien und die unzureichend symmetrische Form medizinischer Entscheidungspraxis.[3]

Aktuelle Entwicklungen der modernen Medizin haben dazu geführt, dass die sozialwissenschaftliche bzw. ethische Medizinkritik ihren Fokus verändert hat: Im Horizont des Medizinischen tauchen zusehends Problemstellungen auf, denen ein allein auf die Zukunft eines kranken Körper(-teils) ausgerichteter, funktionalistischer medizinischer Blick offenbar nicht angemessen begegnen kann. Sichtbar wird dabei einerseits ein Patient, der nach entsprechender medizinischer Aufklärung über die Auswahl möglicher, aber gleichsam riskanter Therapien autonom entscheiden soll – eine Beobachtung, die dann in der Medizinsoziologie zur Kritik an Vorstellungen vom Patienten als rational kalkulierendem, autonomem Entscheider führt (Lupton 1997; Rehbock 2002) und in die neopaternalistische Forderung nach der Rückkehr zu einem starken Arztmodell mündet (Feuerstein/Kuhlmann 1999; Dörner 2001, 2005; Eibach/Schäfer 2001)[4]. Andererseits geraten Verfahren außermedizinischer Entscheidungsfindung in den Blick, die über interdisziplinären diskursiven Austausch die medizinische Expertise ergänzen sollen bzw. als Hilfe zur ärztlichen Entscheidungsfindung angesehen werden.[5] Letzteres zeigt sich etwa im aktuell beobachtbaren Versuch einer Implementierung ethischer Verfahren in Krankenhäusern in der Bundesrepublik: Bezugnehmend auf die Tradition des medizinethischen Diskurses in den Vereinigten Staaten (vgl. Jonsen 1998; Rothman 1991) und die dortige Tradition zur Etablierung ethischer Verfahren in Kliniken (vgl. Spicker 1998; DeVries/Subedi 1998; Lilje 1995) sollen zunehmend auch in der Bundesrepublik Ethik-Komitees in Krankenhäusern dazu beitragen, die Vormacht ärztlicher Expertise einzudämmen und symmetrische Strukturen zwischen Krankenhausmitarbeitern etablieren (vgl. Simon 2000; Deutscher Evangelischer/Deutscher Katholischer Krankenhausverband 1997).[6] Aus der Sicht einer kritischen Theorie an-

---

3  Saake (2003) weist in ihrer Studie zur *Performanz des Medizinischen* darauf hin, dass die medizinsoziologische Kritik am paternalistischen Arzt daran vorbei geht zu sehen, dass dieser sehr wohl auch die Psyche eines Patienten in den Blick bekommen kann – aber eben immer nur im Hinblick auf die Zukunft eines kranken Körpers, der geheilt werden will.

4  Dörner geht mit seiner Forderung zur Rückkehr nach einem starken, *guten* Arzt sogar so weit, dass er Mediziner zu einer regelrechten Aufklärungskampagne gegen die Vorstellung von einer konsumentenorientierten, *wunscherfüllenden* und nicht mehr fürsorgenden Medizin aufruft: »So sollte der Arzt in seinem Wartezimmer oder im Eingangsraum seines Krankenhauses ein Poster aufhängen ›Hier erfüllen wir keine Wünsche, dafür übernehmen wir Verantwortung‹, was sich – nebenbei – sogar betriebswirtschaftlich auszahlen würde.« (Dörner 2005: 10)

5  Für die verfahrensmäßige Bearbeitung von für die Medizin problematischen Fällen lässt sich das Beispiel der Lebendspendekommissionen anführen (Wagner/Fateh-Moghadam 2005). Saliger (2003) gibt einen weiteren Überblick über die Implementierung von rechtlichen Verfahrenslösungen zur Entscheidungsfindung in der Medizin.

6  Drei Aufgaben werden klassischerweise Klinischen Ethik-Komitees zugerechnet: die Sensibilisierung von KEK-Mitgliedern und des Krankenhauspersonals für ethische Fragen, die Erarbeitung von Leitlinien als Hilfestellung für ethisch problematische Entscheidungslagen und die Beratung von Personal, Patienten und Angehörigen in konkreten und problematischen Fallkonstellationen (Simon 2000; Lilje 1995).

gewandter Ethik (Kettner 2003) stellt sich das diskursive Verfahren im Ethik-Komitee als Forum gemeinsamer Beratung zur Förderung[7] der »moralischen Kultur« (Kettner/May 2002) von Krankenhäusern über die Einsicht in gute Gründe dar.[8] Entsprechend ihrer vernunfttheoretisch informierten Vorstellung von der Funktionsweise eines Ethik-Komitees haben Kettner und May hohe Ansprüche an die Kompetenzen von den Mitgliedern solch eines Verfahrens: »Neben der Bereitschaft, sich auf die Sichtweisen und den Fachjargon verschiedener Disziplinen einzulassen, ist vor allem die Fähigkeit wichtig, moralische Einschätzungen zu begründen und zu kritisieren. (...) Grundbegriffe der allgemeinen Ethik, aber auch speziellere Diskussionszusammenhänge der biomedizinischen Ethik liefern die begrifflichen Anhaltspunkte und Ansätze für Klärungsprozesse, mit deren Hilfe ein mehr oder weniger gemeinsames ›Diskursuniversum‹ allmählich entwickelt werden kann.« (Kettner/May 2002: 36f) Der empirische Blick auf Klinische Ethik-Komitees mag solch eine Perspektive enttäuschen – nicht deshalb, weil die Mitglieder eines solchen Gremiums womöglich nicht in der Lage wären, in diskursiver Reflexion am Verfahren teilzunehmen. Das Verfahren selbst scheint sich durchaus einer diskurstheoretischen Vorstellung von Ethik zu verdanken.[9] Die Motive für die Teilnahme am Verfahren und die darin sich abbildende Diskussion orientiert sich aber weniger an Lehrsätzen einer kritischen Theorie angewandter Ethik als an den unterschiedlich verlaufenden Praxen eines Krankenhausalltages und erzeugt eher nicht vernünftige, einsehbare Gründe sondern unterschiedliche authentische Publika, über die dann gar kein von allen einzusehender Konsens mehr hergestellt werden muss. Vielmehr zielt die Symmetrieforderung einer praktischen ethischen Rede auf die Anerkennung der Differenz unterschiedlicher authentischer Publika ab. Über das ethische Verfahren werden gleichzeitig Kompetenzen sichtbar, die von der medizinischen Praxis einer kurativen Medizin – nämlich zeitknapp für die Zukunft eines kranken Körpers Entscheidungen treffen und verantworten zu müssen – abweichen. Was eine neopaternalistische Medizinkritik von einem wiedererstarkten, paternalistischen Arzt erwarten würde – nämlich dem Patienten nicht nur als funktional entscheidender Arzt, sondern auch als fürsorglicher Ansprechpartner in der Sozialdimension beizustehen –, können im Rahmen des ethischen Verfahrens Krankenhausseelsorger, Pflegekräfte und Patientenfürsprecher als ihre speziell nichtmedizinische Kompetenz ausweisen, über die dann Kritik an der Dominanz des Medizinischen erzeugt wird. Die Hoffnung aktueller theoretischer Formen

---

7 So formuliert Kettner im Anschluss an die Tradition einer Kritik der politischen Ökonomie (Marx 1845/1978): »Die traditionelle Philosophie der Moral (‹Ethik›) hat die Standards, nach denen sich Praktiken moralisch beurteilen lassen, nur verschieden interpretiert; es kommt aber darauf an, diese Praktiken moralisch zu verbessern.« (Kettner 2000b: 7)

8 Der US-amerikanische Diskurs einer angewandten Ethik verfolgt im Hinblick auf Ethik-Komitees gleichfalls das Ziel der Etablierung einer *moralischen Kultur* im Krankenhaus, wenngleich sich dieses eher einem kommunitaristisch inspirierten Verständnis verdankt, siehe hierzu etwa Blake, der für eine eher fallbezogene Orientierung klinischer Ethik optiert (1992: 11): »The casuist model of moral philosophy assumes, of course, the existence of some manner of ›moral community.‹ The casuist is not an independent agent: her work as an ethicist is for and about the community of which she is a member.«

9 Zwar versucht sich eine an der Praxis Klinischer Ethik-Komitees ausgerichtete Perspektive von der Festlegung auf eine bestimmte ethische Theorie abzugrenzen, greift dabei aber gleichsam auf die Einsicht der Diskurstheorie in die verfahrensmäßige Organisation von ethischer Argumentation zurück: »Das Ethik-Komitee bevorzugt *keine bestimmte Ethik-Theorie* im Sinne etwa der Diskursethik, der Prinzipienethik oder des Utilitarismus. Vielmehr liegt der Arbeit des Komitees *eine bestimmte ethische Verfahrensweise* zugrunde, die offen ist für verschiedene Theorien zur Begründung moralischen Verhaltens.« (Simon 2000: 18; Hervorh. im Orig.)

ethischer Medizinkritik weist damit in mehrfacher Hinsicht Mythen auf, die der empirische Blick dekonstruieren kann.[10]

## 2 Motive und Kompetenzen: Kultivierung authentischer Publika durch ethische Expertise

Die Motive von Krankenhausmitarbeitern, am ethischen Diskurs zu partizipieren, stellen sich zunächst als ganz unterschiedlich dar. Ein Krankenpfleger auf der Intensivstation beschreibt seinen Weg zum Klinischen Ethik-Komitee mit knappen Worten:

»Ja und, ähm, also ich heiße Uli Thiel, mach-, seit fünfzehn Jahren mache ich Intensiv *(zögerlich)* und, äh, hab auch die Fachausbildung gemacht, hab schon *(betont)* Vieles in dem Beruf gemacht, war schon OP-Pfleger und, äh, hab auch schon *(betont)* Leitungsfunktionen gehabt, das hat mir eigentlich nicht so behagt, *arbeite eigentlich gerne an der (betont) Basis und mich interessiert in erster Linie, dass es den Patienten gut geht. Ja, also das ist (betont) meine oberste Priorität. Für den (betont) Patienten da zu sein. Und, was das (betont) Ethikkomitee anbelangt, bin ich ganz zufällig dazugekommen, weil es im Hause keines gibt und (zögerlich) da hat man mich von der-, von der Stationsleitung her angefragt, ob ich da mitmachen möchte und da hab ich ganz spontan Ja gesagt,* und ich finde es auch sehr wichtig, dass ich mit dabei bin, *(betont)* obwohl ich mittlerweile der *(betont)* einzige [lacht], der vom-, von der Basispflege in dem Ethikkomitee ist, bin und ich denke, umso wichtiger ist es, dass ich jetzt nicht abspringe ....« (B-WG-8, 10 – 24)

Auch wenn hier *prima facie* die Motivation zur Teilnahme über den Zufall beschrieben wird, fällt auf, dass es die Sorge um das Wohl des Patienten und die besondere Bedeutung der Basispflege ist, die als Begründung für die Teilnahme am Ethik-Komitee nachgeschoben wird. Eine Mitarbeiterin vom Sozialdienst sieht in der Arbeit im Ethik-Komitee eine neue Herausforderung:

»Und, ähm, so nach dem Motto, der Mensch braucht (jede Woche) *ne neue Herausforderung,* [lacht] *[I: Ja]* wo ich mich einfach auch noch mal wieder ausrichten kann und das hört, hört eben nicht mit Anfang Vierzig und hört auch nicht unbedingt mit Anfang Fünfzig auf, und das so, *so nach dem Motto, bißl Kick [I: Ja] brauchts zwischendrin dann ja auch wieder. Und vor dem Hintergrund, damit kämen wir dann, mit, noch mal mit 'nem kurzen Seitenschlenker zum Ethikkomitee, ähm, vor dem Hintergrund hat mich das dann auch gefreut, mein Chef hat mich angesprochen,* so nach dem Motto, das soll sich mir ins-, also, soll sich unten entwickeln und hat dann gefragt, weil eben auch anscheinend die Meinung war, dass jemand vom Sozialdienst da rein sollte *[I: Mhm]* und hat dann gefragt, ob ich Interesse hätte (und dann), ja.« (B-WG-11, 452 – 462)

Andere wiederum beschreiben ihre Motivation für die Teilnahme am ethischen Diskurs über einen religiösen Bezugsrahmen bzw. ihr ehrenamtliches Engagement in der Kirche. Eine Patientenfürsprecherin beschreibt ihre Motivation wie folgt:

---

10 Das im weiteren verwendete Datenmaterial zu Klinischen Ethik-Komitees ist im Rahmen des DFG-Projektes »Ethik und Organisation« (Leitung: Prof. Dr. A. Nassehi) im Zeitraum von Juli 2003 bis August 2004 entstanden. Vier Ethik-Komitees an vier Kliniken wurden untersucht. Die hier verwendeten Interviews wurden entsprechend den gängigen Regeln qualitativer Sozialforschung transkribiert und anonymisiert. Methodisch schließt der Beitrag an die Erkenntnisse einer systemtheoretisch informierten Hermeneutik an (vgl. Nassehi 2006; Saake 2004; Nassehi/Saake 2002; Schneider 1992).

» ... und habe dann aber im Zuge dieses *kirchlichen Engagements,* wo man eigentlich immer zur Verfügung waren und immer mehr Ämter hatte und im Hochschulausschuss sitze und alle möglichen Ämter, äh, irgendwie noch was anderes gesucht und habe und bin da eben wie gesagt auf die Patientenfürsprache gestoßen und mach jetzt seit neunzehnhundert-fünfundneunzig ich hab's auch aufgebaut in Wiesengrund die Patientenfürsprecherin. Und in dieser Funktion der Patientenfürsprache hat man natürlich *mit vielen Leuten im Haus Kontakt* und ich hab da denk ich in Wiesengrund auch das Glück, dass das sehr unterstützt wird von der Krankenhausleitung *und dadurch, ja, hab ich glaub ich ganz gute Kontakte innerhalb des Hauses und wie da entschieden wurde, dass eben ein Ethikkomitee gegründet wird, hat man mich gefragt, ob ich da mitmache [I: mhm]* und so bin ich beim Ethikkomitee gelandet und hab natürlich durch die kirchliche Arbeit und durch die Klinikarbeit, ja denk ich, bin ich sehr froh, dass ich da mit dabei bin, weil ich da auch sehr viel *(betont)* mit einbringen kann, also auch *[I: mhm] über die Beschwerden der Patienten [I: mhm].* Da werden dann die Strukturen manchmal deutlicher, *wenn's von außen kommt,* als wie wenn's von intern *[I: mhm]* ist *[I: ja, stimmt]....«* (B-WG-6, Z 326–368)

Trotz aller Divergenzen der Gründe für die Partizipation am ethischen Verfahren zeigt sich, dass bestimmte Kompetenzen offenbar vorhanden sein müssen, um am ethischen Diskurs teilzunehmen. Erforderlich sind Diskursteilnehmer, die sich zwar einerseits als autonome Sprecher beschreiben können, die aber andererseits dazu in der Lage sind, sich auf andere Positionen einzustellen bzw. überhaupt wahrzunehmen, dass es neben ihrer eigenen Position andere Sprecher im Krankenhaus gibt, denen ein gleiches Recht zukommt, als Sprecher wahrgenommen zu werden. Über das Wahrnehmen der anderen Sprecher als gleichwertig Anzuerkennende wird die Rede zur ethischen Rede. Die ethische Rede ist damit zunächst eine, die nicht so sehr für Kritik im appellativen Sinne, sondern für sozialen Frieden sorgt und potentielle Kritiker aufeinander einzustellen hilft – und dies nicht über vernünftige Gründe, sondern über authentische Selbstbeschreibungen. Sie mobilisiert gleichzeitig Publika, die im herkömmlichen Ablauf auf Station durch den Vorrang des Medizinischen dominiert werden. Im Rahmen der ethischen Rede können eigenständige Kompetenzen sichtbar werden, die der medizinischen Praxis offenbar fehlen. Die nicht-medizinische Kompetenz wird nicht als Mangel empfunden, sondern vielmehr als besonderes Vermögen ausgewiesen, das zur Teilnahme am ethischen Diskurs befähigt und hierüber profiliert werden kann. Offenbar verspricht sich der ethische Diskurs von der Konfrontation der medizinischen Perspektive mit außerfachlichen Sichtweisen die Beförderung einer anderen Art des Umgangs im Krankenhaus.[11] In der Regel setzen sich Ethik-Komitees aus Ärzten, Pflegekräften, Klinikseelsorgern, Mitgliedern der Krankenhausverwaltung, externen Experten wie professionellen Ethikern und Juristen sowie eines Laien als eigenständigem Mitglied zusammen, dessen Rolle in der Praxis oftmals vom Patientenfürsprecher der Klinik besetzt wird.

*Seelsorger: Zeit haben, zuhören, abwarten*

Die professionelle Perspektive des Theologen im Krankenhaus zeichnet sich nicht dadurch aus, auf religiös-konfessionelle Inhalte sinnstiftend zu rekurrieren.[12] Sie besteht vielmehr

---

11 Vgl. hierzu auch die praxisorientierten Vorgaben zur Implementierung klinischer Ethik-Komitees, die auf Interdisziplinarität abstellen (Steinkamp/Gordijn 2003; Deutscher evangelischer/deutscher katholischer Krankenhausverband 1997).
12 Saake/Nassehi (2003) zeigen dies am Beispiel des Diskurses über Tod und Sterben. Zur religiösen Selbstbeschreibung siehe auch Findeiß (2005).

darin, gerade mit Uneindeutigkeiten und Unabschließbarem umgehen zu können und selbst dann noch Anschlussfähigkeit über die Generierung von Authentizität zu erzeugen, wo aus Sicht einer kurativen Medizin keine Antworten mehr zur Verfügung stehen. Ein Seelsorger berichtet über seine Form mit Patienten zu sprechen:

> »B: Hören im Sinne von (zögernd) die Probleme des Patienten teilen, verstehen. (Pause) Da darf ich nicht dagegen reden. Weder psychologisch, noch religiös, noch (zögernd), er würde das nicht akzeptieren. *[I: Mhm.]* Oder ich würde schullehrerhaft wirken. Das bringt nichts. Meiner Meinung hilft dem Patienten, sich aussprechen können, und dann: soweit sein, durch meine Teilnahme, dass er selber auf Lösungen kommt, die ihm gemäß sind. Jetzt in diesem Moment, in dem er steht. Verstehen Sie das? *I: Ja. Ja, ja.* B: Und darin sehe ich meine Aufgabe. *I: Mhm.* B: Das kann (betont) viele Gespräche bedeuten. (Pause) Aber das ist nach meiner Meinung die einzige mögliche Hilfe. Alles andere ist aufgesetzt.« (B-WG-2, 344 – 354)

Dieses Vermögen, unter Zuhilfenahme von Zeit *richtig* zuhören und damit *authentisch* Sinn generieren zu können, unterscheidet die theologische Perspektive von der einer kurativen Medizin, die vorwiegend das Problem zu lösen hat, Überlebenschancen zu kalkulieren und für die Zukunft eines kranken Körpers zeitknapp Entscheidungen treffen und verantworten zu müssen. Die kurativ-medizinische Perspektive beobachtet den (authentischen) Willen des Patienten immer schon im Hinblick auf die Entscheidung für oder gegen eine Therapie, die der Theologe nicht treffen und verantworten muss. Anders als der theologischen Perspektive geht es der kurativen Medizin darum, Sinnfragen auszuschließen um medizinisch handlungsfähig werden zu können (vgl. Wagner/Fateh-Moghadam 2005; Vogd 2004a, 2004b; Saake 2003; Bauch 1996; Luhmann 1990). Aufklärungsarbeit und die Berücksichtigung des Patientenwillens werden medizinisch dann virulent, wenn es um die Entscheidung für die Durchführung von Therapien geht.[13] Ein Internist berichtet:

> »B: Mhm. Aber wir müssen unsere Patienten relativ intensiver aufklären, sonst können wir die Therapien gar nicht durchführen. Jetzt ist eigentlich eine deutliche, sagen wir mal, *wir fördern die Autonomie der Patienten dahingehend, dass sie sich entscheiden müssen*, auch den Weg zu gehen. Und wenn ein Patient *[I: Ja]* sagt, [zitiert] nee, eine Chemotherapie oder solche Sachen mache ich nicht, dann respektieren wir die Aussage.« *(E-WG-5, 287 – 293)*

Die Verzeitlichung der Entscheidung zugunsten der Aufklärungsarbeit kann die kurativ-medizinische Sicht zwar auch unternehmen – etwa indem dem Patienten geraten wird, die weitere Meinung eines Kollegen einzuholen. In den Blick gerät dabei aber immer schon die Entscheidung für die Durchführung oder den Abbruch einer Therapie, während die religiöser Sicht sich darauf beschränken kann, durch beständiges Nachfragen und Zuhören authentischen Sinn zu generieren und dann Verantwortung übernehmen kann, wenn seitens der Medizin alle Entscheidungen bereits getroffen wurden. So berichtet der bereits zitierte Seelsorger über die aus seiner Sicht zu funktionalistische Form der medizinischen Patientenaufklärung:

---

13  Dies lässt sich etwa auch an aktuellen Selbstbeschreibungen des Medizinischen ablesen, wonach sich diese als »Wissenschaft von den Ursachen Wirkungen und der Vorbeugung und Heilung der Krankheiten« versteht (Pschyrembel 2002: 1132). Der Hippokratische Eid besagt: »Ich werde die Grundsätze der Lebensweise nach bestem Wissen und Können zum Heil der Kranken anwenden, dagegen nie zu ihrem Verderben und Schaden.« (Sass 1999)

> »B: Ja. Die Ärzte klären jetzt, die meisten klären auf. *Manche leider psychologisch unklug, mit nem Holzhammer. [I: Mhm.] Fallen mit der Tür ins Haus. Das ist unklug.* Die haben es halt nicht gelernt, wie man das macht. *[I: Mhm.]* Obwohl es in Fortbildungen gesagt wird. *[I: Ja.] Man darf immer nur so viel antworten, wie der Patient frägt. Man kann ihn veranlassen, zu fragen, aber, denn mehr nimmt er ja nicht auf. [I: Mhm.]* Der Arzt muss dann sagen: ›Wenn Sie weitere Fragen haben, ich stehe Ihnen zu Verfügung‹. Der Patient überlegt ein, zwei Tage, dann hat er weitere Fragen. Und *so kommt er langsam, wie soll ich sagen, zur Wahrheit. Aber das is ein Prozess, der nicht in fünf Minuten geschehen ist.* Das, dazu müssten wir bereit und fähig sein. *[I: Mhm.]* Auf der Krebsstation genau dasselbe, immer wieder diese Frage nach: Was fehlt mir eigentlich, wie geht's mir? Die nicht genügend geklärt werden. Ein Großteil meiner Tätigkeit ist tatsächlich, mangelnde Aufklärung, die die Ärzte nicht geben, zu geben. *Immer wieder. – Und dann hinten das Verarbeiten, der Wahrheit, das ist wichtig.*« (B-WG-2, 489 – 502)

Dieser Umfang an Zeit, der nicht nur zur Vorbereitung, sondern auch zur Nachbereitung von Entscheidungen der religiösen Perspektive zur Verfügung steht, muss aus der Sicht eines im Krankenhaus tätigen Mediziners geradezu utopisch wirken. Medizinische Entscheidungen müssen häufig zeitknapp getroffen werden. Aussagen des Mediziners gegenüber einem Kranken müssen genau deshalb möglichst klar und eindeutig formuliert werden, um Missverständnisse bei der Entscheidungsfindung für oder gegen die Durchführung riskanter Therapien auszuräumen. Die Verantwortung für die Entscheidung zur Durchführung einer Therapie trägt zwar der behandelnde Arzt, die Risiken und Folgeprobleme in Bezug auf den (eigenen) Körper aber trägt der Patient. Die Kunst der Aufklärung durch den Arzt besteht dann nicht so sehr darin, eine möglichst authentische Verarbeitung von Entscheidungen zu generieren, sondern eher darin, den Patienten von der Anwendung einer riskanten Therapie zu überzeugen, die womöglich (zunächst) zu einer Verschlechterung seines aktuellen Zustandes oder im schlimmsten Fall sogar zum Tod führen kann. Aus einer nicht-medizinischen Sicht erscheint diese Form der Aufklärung dann als unmenschlich, wie eine Anästhesistin berichtet:

> »(…) und ich bin auch für eine *(betont)* offene Aufklärung der Patienten, auch dafür in der Richtung, dass man dem Patienten genau sagt, was er hat, das mache ich auch. Nur, es gibt hier auch Chefärzte, zum Beispiel hatte ich mal da, na, nicht ein Problem, aber da hatte sich mal eine Patientin beschwert, weil ich ihren Mann, die wollte unbedingt bei dem Gespräch in der Narkosesprechstunde dabei sein, ihm gesagt habe, dass er Krebs hat, nicht? Bloß ich finde, das sind doch alles Dinge, da hat ein Patient heute einen Anspruch darauf, das zu erfahren, nicht? *Ich muss ja nicht gleich sagen, also es ist bald aus, oder so, in der Richtung, aber, wenn ich einen Patienten habe, der einen fünf-, sechsstündigen Eingriff vor sich hat, und der hat dazu noch eine Schizophrenie, und ist aber in einer Phase, wo er klar mitdenken kann, und die Ehefrau ist mit dabei, der Patient ist nicht entmündigt,* bin ich *(betont)* schon verpflichtet, dem Patienten *alle Maßnahmen, die nötig sind für den Eingriff und für die Anästhesie, und auch über sein (betont) Grundleiden zu informieren* ….« (B-EH-6, Z. 651 – 665)

Der Seelsorger kann abwarten und Sinnfragen immer wieder neu stellen, bis der Patient zur – aus religiöser Sicht – richtigen, *authentischen* Antwort gelangt. Er kann dann Verantwortung für Entscheidungen übernehmen, wenn aus medizinischer Sicht nichts mehr getan werden kann. Der eben bereits zitierte Seelsorger erläutert ein Beispiel aus seinem Berufsalltag im Krankenhaus:

»B: Kann eine Geschichte erzählen, von einem Arzt, der auch nicht mehr da ist. *(Pause)* Eine Patientin, auf der Wachstation, frisch operiert, Darmkrebs. Sie konnte sich auch nicht erholen. Lag länger dort. Ich hab sie oft besucht, guten Kontakt mit mir. Eines Tages war sie völlig aus dem Häuschen, als ich kam. ›Stellen Sie sich vor, ich werde entlassen! In diesen Zustand, mit diesen Schmerzen entlässt man mich! Ist doch unmöglich!‹ Und dann, ich frag, wie soll ich sagen, ich tu nicht Fragen aushorchen, mache ich nicht. *Ich warte immer, bis die Patienten mir was sagt.* Mach ich grundsätzlich nicht, bin nicht neugierig. Und, sag ich: ›Ja, wie soll ich wissen, was mit Ihnen los ist? Hat der Arzt Sie nicht aufgeklärt? Haben Sie ein Leiden, warum Sie Schmerzen haben?‹ ›Nein, man sagt mir ja nichts!‹ Sag ich: ›Sie könnten fragen‹, das war eine Frau im besten Alter. ›Sie können doch fragen!‹ ›Ach! Man bekommt ausweichende Antworten‹. *Sag ich: ›Soll ich für Sie fragen? Wer, wer behandelt Sie denn?‹* Sag ich: ›Wenn ich ihn treff', da erlauben Sie mir ihn zu fragen?‹ ›Ja! Ich erlaub's Ihnen!‹ Zufällig war der gegenüber im Arztzimmer. Bin ich zu ihm rein, und sagte: ›Die Patientin Sowieso lässt fragen, was mit ihr los ist, warum sie entlassen wird, obwohl sie doch Schmerzen hat!‹ Dann fährt mich dieser Arzt an: ›Sind Sie verrückt, das kann ich doch der Frau nicht sagen!‹ *Sag ich: ›Was ist mit ihr los?‹ ›Ja, sie hat Krebs, wie haben auf und zu machen müssen. Wir konnten nichts wegschneiden, unmöglich, Endzustand.‹ ›Warum sagen Sie es ihr nicht? Die müsste das doch wissen!‹ (Pause)* ‹Sind Sie verrückt?› sag ich: ›Nein, ich bin nicht verrückt. Geben Sie mir die Erlaubnis, es ihr zu sagen, ich tu es!‹ *(Pause)* ›Ja, XX‹. Gehe ich zu ihr hin, rede mit ihr, kläre sie auf, sagt sie zu mir: ›Das habe ich ja gleich gewusst! Jetzt kann ich heimgehen‹. Da bin ich sofort rüber und hab's ihm gesagt. Die Antwort war: ›Da haben Sie aber ein Glück gehabt‹. Dumme Antwort! *[I: Mhm. --]* Aber, das hat sich in den letzten Jahren doch schon sehr gewandelt.« (B-WG-2, 462 – 487)

Aus medizinischer Sicht stellt sich diese hier beschriebene religiöse Form der Aufklärung als Zumutung heraus. Spricht der Mediziner mit dem Patienten, so läuft dabei immer schon als Horizont die Erwartung des Kranken mit, mögliche Therapien zur Heilung vornehmen zu können – selbst dann, wenn der Mediziner dem Patienten eingestehen muss, dass nichts mehr zu machen ist. Aus religiöser Perspektive wird dieses Problem gar nicht sichtbar. Hier entstehen andere Erwartungen. Die seelsorgerliche Perspektive etabliert einen Zeithorizont, über den es aushaltbar wird, mit Uneindeutigem und Unabschließbarem umzugehen. Was aus medizinischer Sicht aufreibend wirkt und zu emotionaler Überlastung führt, geriert sich für den Seelsorger nur mehr als ein Zeitproblem. Die Kompetenz des Abwartens und des Zuhörens ist es dann auch, worüber die theologische Kompetenz im ethischen Diskurs wirksam wird. Dies zeigen Erfahrungen aus dem US-amerikanischen praktischen Diskurs zur Etablierung Klinischer Ethik-Komitees: »The pastoral care person, trained in supportive listening, has the opportunity to identify patterns of issues, questions, troublesome cases and moral quandaries experienced by these various individuals.« (Smith/Burleigh 1998). Über den medizinethischen Diskurs kann die religiöse Perspektive Kompetenzen sichtbar machen, die der medizinischen typischerweise abgehen. Während die religiöse Sicht die medizinisch-sachliche Perspektive auf den Patienten als Körper transzendiert, werden Pflegekräfte über die medizinethische Rede vorwiegend als Personen sichtbar, die nicht nur kranke Körper wahrnehmen, sondern hinter dem anwesenden Patienten eine Biografie finden und diese auch zum Thema machen können.

*Pflegekräfte: Die Biografie des Patienten wahrnehmen*

Anders als der Arzt auf Station hat die Krankenpflege einen umfassenderen Bezug zum Patienten als Person (siehe hierzu auch Findeiß in diesem Band).[14] Aus ihrer Warte wird der Patient nicht nur über seine eingeschränkte Körperlichkeit sichtbar, sondern auch als eine Person, die eine Biografie hat: Besorgte Angehörige geraten ins Blickfeld, die ihre Ängste und Wünsche zur Geltung bringen.[15] Die Pflegekraft auf Station kann sehen, dass der kurativ-medizinische Blick, der den Patienten in weiten Teilen allein auf dessen Körperlichkeit reduziert, insbesondere aus Sicht der Angehörigen als unmenschlich erscheint. Eine Pflegekraft auf der Intensivstation – mittlerweile als Pflegedienstleiterin tätig – stellt die medizinische Praxis und die Erfahrung der Angehörigen gegenüber:

»B: Und, ja gut, im Intensivbereich ist es natürlich schon immer so ne Gradwanderung zwischen Leben und Tod, und man muss schon auch sagen, die Mediziner, das sagen, also, des ham' mir auch Mediziner direkt so gesagt, man muss natürlich schon auch das ausprobieren, was es gibt. Weil, wenn man neue *Forschungen* hat, neue Studien, dann möchte man auch gucken, ob des wirklich funktioniert. Und wenn's auch nur mal kurzfristig funktioniert, und speziell die Menschen werden im Krankenhaus auch, unsere ganze Gesellschaft wird ja auch immer älter, und des hat, haben wir natürlich auch im Intensivbereich, immer ältere Menschen, die man, ja, an denen man einfach auch noch mal *ausprobiert, was noch alles möglich ist. Und, der Wille des Einzelnen der wird einfach nicht wahrgenommen, ganz im Gegenteil,* also, ich hab da auch, auch auch ein Schlüsselerlebnis auf dieser Station, ähm, ein Ehepaar, ein altes Ehepaar, beide um die achtzig, praktisch fünfzig Jahre verheiratet, und der Mann lag, Reanimation, also lag wirklich ganz, ja *(Pause)* war schwerst intensivpflichtig, Kreislauf instabil, und eigentlich, lag im Sterben, *und die Frau hat dann gesagt, also sie haben sich versprochen, dass so was nicht kommen darf, dass sie beide sich gegenseitig versprochen haben,* also, wenn's mal so ist, so lebensverlängernde Maßnahmen, so was möchten sie nicht. Und da hat damals unser Oberarzt gesagt, zu der Frau *(betont) Das haben Sie nicht zu entscheiden! Das entscheiden wir! Und da habe ich gedacht, mich, ich muss platzen!*« (B-WG-7, 109 – 131)

In Abgrenzung zu einer zukunftsbezogenen Perspektive der kurativen Medizin, die sich an kranken Körpern ausrichtet, wird eine gegenwartsbezogene Pflege sichtbar, die sich einerseits dafür zu interessieren hat, Körper für anstehende Therapien vorzubereiten, die aber weiterhin damit konfrontiert ist, die Nachsorge und Folgeprobleme von medizinischen Entscheidungen im Hinblick auf den zu pflegenden Körper und die Ängste und Wünsche des Patienten und dessen Angehörige zu tragen. Für den Intensivmediziner wird typischerweise nur der medizinisch zu behandelnde Körper sichtbar, wie eine Anästhesistin berichtet:

»Und da kommt noch ein weiterer Aspekt hinzu, wenn Sie am OP-Tisch stehen, dann haben Sie immer so einen Ausschnitt vom Menschen, und das ist-, *Sie nehmen das nicht als (betont) Mensch wahr,* ich glaube, das hatte ich auch schon mal erzählt, das ist auch wirklich nur dieses OP-Präparat und der-, *dass da eine Lebensgeschichte dranhängt, dass da eine wie auch immer geartete Zukunft dran hängt, das wird in dem Moment ausgeklinkt ...*« (E-HB-1, Z. 516 – 521)

---

14 »(...) (N)ursing views the patient as a composite of intellect, spirit, experience and body, whereas cure focuses upon particular systems, disease processes, and pathologic findings.« (Miedema 1998: 140).

15 »(...) (N)urses are often the bridge between the patient, significant others, other members of the health care team, and even the health care system itself.« (Miedema 1998: 140).

Die Wirklichkeit des Körpers wird sowohl für die medizinische als auch für die pflegerische Perspektive zum Bezugsproblem (vgl. Saake 2003). Während die kurative Medizin hieraus aber die langfristige Berechnung von Überlebenschancen und Therapiemöglichkeiten ableitet, rückt die pflegerische Sicht den jetzt vorfindbaren körperlichen Zustand in den Mittelpunkt, dem mit konkreten und mitunter auch nicht-medizinischen Hilfestellungen beizukommen ist. Wie stark Krankenhausroutinen an der medizinischen Frage nach der Zukunft kranker Körper orientiert sind, zeigt die emotionale Form, mit der Pflegekräfte typischerweise Vorgänge im Krankenhaus als ethische Probleme publik machen.[16] Hierzu noch einmal die oben bereits zitierte Pflegekraft:

>»... also, des war so kurz bevor ich gewechselt hab, ähm, auch mal zu einem Arzt gesagt, ich werde hier an keinem der Infusionen mehr drehen! Wenn ihr hier noch irgend was wollt, dann müsst, ich mach die Alarmgrenze jetzt aus, weil ständig Alarm gegeben hat, und es hat g'heissen: Ja, immer weiter nach oben, also, ich mach des nicht mehr, *ich kann des einfach für mich nicht mehr mit mir vereinbaren, ich mach des nicht mehr!* Und des war, da sind die natürlich ganz massiv auf, äh, des war so mir gegenüber auf Ablehnung gestoßen, *und ich hab' noch (unverständlich) g'sagt, ich kann so nicht, ich mach des nicht mehr.*« (B-WG-7, 447–458)

Sichtbar wird nun eine authentische Form der Rede, die sich über all das hinwegsetzt, was im Sinne der medizinischen Logik für vernünftig gehalten wird. Was wie hier für den Krankenhausalltag als Störung von Arbeitsabläufen auftritt, erweist sich für den ethischen Diskurs im Krankenhaus als förderlich. Pflegekräften wird für den ethischen Diskurs häufig die Kompetenz zugesprochen, Arbeitsabläufe im Krankenhaus als problematische Fälle wahrzunehmen und im Rahmen des Ethik-Komitees zu thematisieren, eben weil sie einen direkteren Zugang zum Patienten als Person haben. Im US-amerikanischen Diskurs wird aus dem Vermögen der Pflegekraft, sich dem Patienten nicht nur als Krankem zu nähern, sondern auch als Träger einer Biografie, die spezifische Kompetenz für die Teilnahme am ethischen Diskurs abgeleitet: »The nurse is often the one health team member who is familiar with all the players in the case. The nurse may be best able to alert the HEC to factors that may not have been identified by others.« (Miedema 1998: 141) Anders als der seelsorgerliche Blick, der unter Zuhilfenahme von Zeit versucht, den Patienten als authentischen Sprecher wahrzunehmen, gelingt dies Pflegekräften typischerweise über die gegenwartsbezogene Wahrnehmung des Patienten in der Sozialdimension.

*Patientenfürsprecher: Als Mensch verstehen und fühlen*

Patientenfürsprechern kommt im Krankenhaus die Aufgabe zu, als Anwalt des Patienten aufzutreten (Handelsmann 1998). Sie stellen damit quasi schon in ihrer Funktion eine Art Institutionalisierung von Medizinkritik im Krankenhaus dar: Angehörige, Patienten aber

---

16 Die sozialkonstruktivistische Annahme einer Inszenierungsleistung von Pflegekräften auf Station (vgl. etwa Bolton 2001) müsste hier um den funktionalistischen Gesichtspunkt des Problembezuges ergänzt werden, um einen größeren Erklärungsgewinn zu vollziehen. Mit der Frage nach dem Problembezug der Ontologisierung von Kommunikationslogiken ließe es sich vermeiden, bei der Öffnung der *black box* vermeintlicher Inszenierungen und Repräsentationen stehen zu bleiben. Pflegekräfte etwa inszenieren sich nicht als emotional und am Menschen orientiert, sondern gelangen aufgrund der zu lösenden organisationsinternen Problemlagen zu einer entsprechenden Form der Selbstbeschreibung.

auch Pflegekräfte unterbreiten der Patientenfürsprecherin auftretende Problemfälle, die sich vor allem dann ergeben, wenn der Patient durch die Organisationsroutinen eines Krankenhauses auf das Faktum eines kranken bzw. nicht mehr therapierbaren Körpers reduziert wird, wo er aus nicht-medizinischer Sicht aber als ganze Person angesehen werden müsste. Eine Patientenfürsprecherin berichtet:

> »B: Also im Moment sag ich mal, natürlich hat es ein Stück ähm-, ist es ein Stück verwoben damit, weil ähm- *(zögerlich)*, wie zum Beispiel also jetzt die Fälle, die wir so bearbeitet haben, wo ich *Beschwerden hatte von Leuten, deren Angehörige gestorben sind*. Die sich also schlecht behandelt gefühlt haben, die teilweise erfahren haben, dass der Vater tot ist, *auf dem Gang draußen*, oder ähm, ähm, der eine Vater wollte sein Kind noch mal-, also die Tochter ist Freitag Nachmittag gestorben, er hat sein, äh, Kind sozusagen verabschiedet und ist dann Samstag früh gekommen und wollte die Tochter noch mal sehen, *und die war unten in der Pathologie und konnte nicht mehr geholt werden. Und da unten kann man auch bei uns niemand runterführen*. Also wir haben auch *kein Sterbezimmer* in dem Sinn, was ich gerne hätte, äh, und lauter so Geschichten. *Also, man ist nicht würdig umgegangen mit dem Toten für den Angehörigen, also aus dem Blickfeld des Angehörigen*. Und, äh, zur Zeit auch, da wird unten umgebaut, *und die Leichen müssen um irgendeine Kurve* gefahren werden und müssen dann geschoben werden, *und die Schwestern haben sich beschwert* und solche Sachen, wo man sagt, wie gehe ich eigentlich auch ethisch um mit dem Problem eines Gestorbenen. Und von der Seite her sind das dann Fälle, die ich mit einbringen kann, wo dann schon eine Verknüpfung ist zwischen der Pa-, Beschwerde der Patienten und dem, *was einfach da ethisch auch anders angeguckt werden muss*, wo man gucken muss, wie gehe ich damit um.« (B-WG-6, 823 – 841)

Diese Perspektive stellt all das in Frage, was im Sinne der Organisation Krankenhaus als vernünftig erscheint. Dass Verstorbene für die eng an die Logik des Medizinischen gekoppelte Funktionsweise eines Krankenhauses als zu entsorgende Körper betrachtet werden, wird dann zum Problem, wenn ein von der Logik des kurativ-medizinischen abweichender Personenbezug existiert. Eben dieser Anspruch, als Mensch – und nicht als zu entsorgender Körper – wahrgenommen zu werden, kann von einem Laien dann legitimer Weise vorgebracht werden, wenn er als ethischer Anspruch formuliert wird. Etabliert wird über diese Perspektive der Patient als symmetrischer Sprecher, der nicht nur im Bezug auf eine zu heilende Krankheit Berücksichtigung erfahren soll, sondern zum Beispiel auch als Sterbender bzw. Verstorbener. Unkonventionelle Hilfe im Sinne einer Überschreitung organisationsintern differenzierter Arbeitsabläufe wird dadurch möglich, dass auf nichtprofessionelles Wissen *als Mensch,* auf authentisches, *richtiges Gespür für Situationen* und die Uneingebundenheit in den Krankenhausalltag verwiesen werden kann. In diesem Sinne beschreibt eine Patientenfürsprecherin ihre Kompetenzen:

> »Ich *(Pause)*, also ich formuliere das ganz blöd. *Der gesunde Menschenverstand*. Es hat alles-, es hat was mit *Bauchgefühl zu tun*. Und mit, sagen wir mal, nicht unbedingt *(zögerlich)*, oder sagen wir mal *(betont)* mit einer Fähigkeit *mit Leuten gerne in Kontakt* zu treten. Also das hat mir noch nie Schwierigkeiten gemacht. Ich habe eine relativ kontaktscheue Familie, sagen wir mal so *[I: Mhm]*. Und ich hab das immer gerne gemacht. Also ich glaube, das ist meine einzige Fähigkeit, die ich mitbringe, dass ich *gut zuhören* kann und dass ich auch äh, ja-, *gerne in Kontakt trete*.« (B-WG-7, 872 – 878)

Anders als die pflegerische Perspektive, die die Dominanz des Medizinischen über den professionellen Bezug zum Patienten als Person in der Sozialdimension überschreitet, gelingt es der Patientenfürsprecherin über eine andere (authentische) Form von Wissen die Logik eines Krankenhauses zu transzendieren. Gerade über das Fehlen einer professionellen Perspektive im medizinischen Kontext und die Nichteingebundenheit auf Station gelingt es der Patientenfürsprecherin, unterschiedliche Perspektiven aufeinander zu beziehen und die blinden Flecken des Krankenhausalltages zu benennen. Während Seelsorger und Pflegekräfte ihre Kritik an medizinischer Praxis über ihre Erlebnisse auf Station als Professionelle verdeutlichen, um sich gegen die Dominanz des Medizinischen abzusetzen, verweist die Patientenfürsprecherin auf das Laienhafte und Nicht-Medizinische ihrer Perspektive und ihre Außenposition in Bezug auf das Krankenhaus als Organisation, um ihre besondere Kompetenz deutlich zu machen. Wichtig ist nicht das richtige (professionelle) Wissen, sondern das richtige (authentische) Gespür für Situationen und Personen. Während die eng an die Logik des Medizinischen gekoppelte Funktionsweise eines Krankenhauses den Patienten notwendigerweise auf einen kranken Körper reduziert, um funktionsfähig zu bleiben, würde es der Patientenfürsprecherin gerade darum gehen, diese Logik zu überschreiten und den Patienten als ganze Person anzusprechen, die zu ihrem Recht kommen soll:

»Und so, denk ich schon auch, dass halt jeder so-, und wenn jemand krank ist, hat er eine eigene Biographie, wenn jemand einsam ist, hat er eine eigene Biographie, und das muss man halt alles so ein bisschen dann-, ja auffangen. (betont) Weiterleiten, was ist wirklich wichtig. Manchmal wollen sich die Leute nur aussprechen [I: Ja] und sagen dann, sie das hat mir jetzt wunderbar gut getan, das reicht jetzt, Sie brauchen gar nicht in Aktion treten. So etwas gibt's natürlich auch. Und dafür haben einfach in der Klinik die Krankenschwestern zu wenig Zeit, in der (betont) Kirche die Pfarrer zu wenig Zeit, also viel ist da auch ein Stück Seelsorgebeleitung, ehrenamtlich.« (B-WG-6, 497–513)

Wie sehr sich der Blick des Laien auf den Patienten von dem der Medizin unterscheidet, wird im Kontrast zur Aussage einer Medizinerin deutlich:

»Als Arzt bin ich doch *verpflichtet, richtig zu entscheiden*, und das habe ich ja gelernt und je älter ich werde, und als Facharzt lernt man ja immer noch dazu, und wenn sie dann nachher so Oberarztstellung und so weiter, sie lernen ja immer mehr in solche Problematik hineinzusteigen, und also da muss ich sagen, von meinem ersten Assistententag bis jetzt, muss ich immer wieder sagen, *dass der Arzt für einen kranken Patienten entscheiden muss, ich (betont) kann das doch nicht dem Patienten überlassen,* der Patient weiß doch gar nicht, sie sehen das im Film, da wird praktisch, ja, Action gezeigt, sonst guckt das ja gar keiner an, wenn sie als Anästhesist angucken, da fassen sie sich nur an den Kopf, denn so ist es ja gar nicht, nicht?« (B-WG-6, 622 – 628)

Während die medizinische Perspektive über die Hilfsbedürftigkeit eines Kranken ihren speziellen professionellen und asymmetrischen Zugriff auf Personen legitimiert, gelangen Pflegekräfte aufgrund ihrer Eingebundenheit in den Klinikalltag nicht zu einer der Laienperspektive entsprechenden Berücksichtigung des Patienten als ganzer Person. Dies wird an der Aussage einer Pflegekraft sichtbar:

»Ich weiß einfach von Patienten, wo man sagt, das-, das dauert jetzt einfach länger. Es gibt halt einfach Patienten [I: Ja], wo dann noch der Verband schon auf halb acht hängt und die Infusion zum Wechseln ist und-, also und *(zögerlich)* und *(zögerlich)* und die Mundpflege einfach aufwendig ist, also halt wo das-, es gibt halt so Patienten. Und, äh, das-, das ist einfach dann schon schwierig, wenn man dann-, wenn man sich *(betont)* versucht wirklich das, wirklich sehr gewissenhaft zu machen, braucht es halt diese gewi-, diese Zeit, und das-, das ist schon, also das wird

> dann von den-, also *(betont)* ich komme dann raus aus dem Zimmer, fühle mich ganz elend, weil ich mir denke, mei, die anderen haben jetzt inzwischen einen Haufen Arbeit gemacht und, ähm, normal soll ja ungefähr jeder schauen, dass er zum Frühstück fertig ist, dass man gemeinsam Frühstück austeilt zum Beispiel und, ich meine, dann-, dann, ähm, komme ich da an und denke mir, naja, jetzt bin ich halt, also *(betont)* jetzt fertig geworden und die-, und hab jetzt aber gemerkt, also bei den Schwestern, die da das Frühstück austeilen, scheint es teilweise so anzukommen, ja *(betont)* wir machen die diese Routinearbeit, die sind dann sozusagen die Blöden, und die anderen, die machen sich bei einem Patienten, äh, sozusagen eine tolle Pflege und die sind dann die lieben Schwestern so ungefähr, aber auf Kosten der anderen und so.« (B-WG-3, 1574 – 1591)

Auch wenn es der Pflegekraft gelingt, über den Verweis auf das authentische Erleben eines aus dieser Sicht zu funktional ausgerichteten Krankenhausalltages sich von der Dominanz des Medizinischen abzugrenzen, bleibt sie an die Routinen der Stationsarbeit gebunden. Die Patientenfürsprecherin als Laiin kann hier unkonventioneller verfahren – wobei auch in der Befähigung zum Unkonventionellen eine Art Expertentum entwickelt werden kann[17]:

> »Wir *(Pause)* versuchen ja die Patienten aufzufordern, allein loszugehen, also das ist das erste Ziel, dass man sagt, also jetzt passen Sie auf, ich schau Ihnen raus, wann hat der Arzt Sprechstunde, und dann gehen Sie da mal hin und sagen ihm das. Und wenn die sagen, das möchte ich nicht, oder gehen Sie bitte mit, begleiten Sie mich, dann machen wir das, und wenn nicht, dann gehen wir auch alleine los. Allerdings, wenn der Patient von uns möchte, dass wir alleine losgehen, muss er eine Einverständniserklärung unterschreiben und eine Schweigepflichtsentbindung, dass die Ärzte auch mit uns reden können, also das ist Vorbedingung.« (B-WG-6, 497 – 503)

Die bisherigen Ausführungen haben gezeigt, dass die zeitknapp organisierten Abläufe in einem Krankenhaus den Patienten in weiten Teilen auf die Zukunft eines kranken Körpers reduzieren. Die Außenperspektive auf die kurativ-medizinische Praxis durch nichtmedizinische Berufsgruppen (Seelsorger, Pflegekräfte) und die Außenperspektive nichtprofessioneller Sprecher (Patientenfürsprecher) auf die internen Organisationsabläufe eines Krankenhauses machen sichtbar, dass der Patient als ganze Person, als *authentischer* Sprecher aus funktionalen Gründen von einer kurativen Medizin in weiten Teilen ausgeblendet wird. Über authentische Publika geraten Bedürfnisse des Patienten in den Blick, denen die medizinische Praxis allein nicht angemessen begegnen kann. Die ethische Rede im Krankenhaus etabliert damit Publika, die sich über den Verweis auf die medizinisch mangelhafte Berücksichtigung eben dieser Bedürfnisse als Kritiker am Medizinischen etablieren können. Die ethisierte Medizinkritik kann legitimer Weise genau deshalb Kritik üben an der Medizin, weil sie sich nicht auf das fachliche Wissen eines Mediziners beruft und dessen Entscheidungsmacht angreift: Die *seelsorgerliche Perspektive* konstituiert ihre kritische

---

17 Sulilatu (2004: 4) spricht insofern Patientenfürsprechern die Kompetenz zu, Experte zu sein fürs Nicht-Expertensein, und weist auf die damit verbundenen Folgeprobleme für die Organisation des ethischen Diskurses hin. Handelsman beschreibt die Kompetenz der Patientenfürsprecher mit der Fähigkeit »to think the unthinkable« (Handelsman 2004: 169). Hogg und Williamson (2001: 2) versuchen in ihrem Beitrag zur Laienpartizipation im Gesundheitswesen eine Systematisierung der unterschiedlichen von Laien vertretenen Interessen: »Although lay members of health service committees are generally assumed to be working for patients' interests, our observations lead us to think that some lay people tend to support professionals' or managers' interests rather than patients' interests as patients would define them. We suggest that lay people fall into three broad categories: supporters of dominant (professional) interests, supporters of challenging (managerial) interests and supporters of repressed (patient) interests.«

Sicht auf die Medizin vor allem in der *Zeitdimension*: Über den Verweis auf ein von der medizinischen Praxis abweichendes Zeitbudget kann sie zeigen, dass Kranken auf eine Weise begegnet werden muss, die die Medizin nicht zu leisten vermag. *Pflegekräfte* etablieren ihre Kritik am Medizinischen vorwiegend in der *Sozialdimension*: Während der Arzt den Patienten auf Station in weiten Teilen auf einen kranken Körper reduziert, kann die pflegerische Perspektive sehen, dass aus Sicht von Angehörigen bzw. des Patienten medizinisches Handeln als unmenschlich und unangemessen erscheint und medizinische Expertise entsprechend anders vermittelt werden muss. *Patientenfürsprecher* bzw. *Laien* begegnen der Dominanz des Medizinischen insbesondere in der *Sachdimension*, in dem sie mittels *gesundem Menschenverstand* und *richtigem Gespür* unkonventionelle Lösungswege aufzeigen können, die einer professionellen, in den Organisationskontext eines Krankenhaus eingebundenen medizinischen Perspektive nicht zur Verfügung stehen. Über das Offenheit generierende Label der Ethik[18] gelingt die Ausbildung von Publika, die sich über die authentische Rede von der Dominanz des Medizinischen abgrenzen können.

## 4 Effekte der ethisierten (Medizin-)Kritik: Demokratisierung der (kritischen) Expertise

Interessiert man sich für Kritik nicht im Anschluss an die normative Frage nach der Möglichkeit zur vernünftigen Einrichtung von Welt, sondern vielmehr im Sinne einer soziologisch-empirisch orientierten Unterscheidungstheorie, so geraten zunächst unterschiedliche Kontexte bzw. Gegenwarten (vgl. Nassehi 2003: 2006) des Kritischen in den Blick, die spezifisch unterschiedliche Bezugsprobleme bearbeiten, entsprechende Publika erzeugen und Ästhetiken entfalten. An den eingangs beschriebenen, unterschiedlichen Formen der Kritik, die die aktuelle Medizin erfährt, lässt sich aus solch einer Perspektive lernen, dass es sich bei jeder Form von Kritik zunächst um einen Unterscheidungsmechanismus handelt, der sich in einem bestimmten Kontext unterschiedlich etabliert, spezifische Probleme in Bezug auf eine offene und gestaltbare Zukunft aufwirft und dabei unterschiedliche Öffentlichkeiten erzeugt (Wagner 2005). Die einer ethisierten Kritik typische Ästhetik scheint sich in der Entfaltung authentischer Publika zu bewähren, denen mit vernünftigen Gründen kaum widersprochen werden kann.[19] Sichtbar werden dabei Kompetenzen, die der medizinischen Praxis ganz offensichtlich fehlen und eine notwendige Ergänzung hierzu darstellen. Die Kritik der praktischen Medizinethik durch klinische Ethik-Komitees ist keine Kritik der Macht, sondern nimmt eher die Form einer Identitätspolitik an, wie man sie etwa am postkolonialen Diskurs der Cultural Studies beobachten *kann. Der Rahmen der Ethik erzeugt eine Offenheit der Rede, über die es gelingen kann, unterschiedliche Publika zu konstituieren, die als differente authentische Selbstbeschreibungen nicht auf einen gemeinsam geteilten besten Grund zurückgebunden werden müssen.* Irmhild Saake und Armin Nassehi gelangen zu diesem Befund einer Kulturalisierung der Ethik über die aktuelle Debatte zum Thema Tod und Sterben und der legitimen Etablierung des Sterbenden als authentischem

---

18   Die Ethik etabliert sich hier als eine Art funktionale Leerformel (Nassehi/Sulilatu/Findeiß 2004), weil sie gerade über ihre inhaltliche Unbestimmtheit in der Lage ist, unterschiedliche Gegenwarten (vgl. hierzu Nassehi 2003, 2006) aufeinander zu beziehen. Die Wirkungsweise der Ethik als Semantik entfaltet sich womöglich ähnlich wie diejenige von Symbolen aus der Populärkultur (vgl. Stäheli 2004).
19   Saake und Kunz (2006) arbeiten eben diesen Zusammenhang für die Form ethischer Beratung der Medizin durch Ethik-Konsile heraus und sprechen insofern von »ethischer Sensibilisierung« medizinischer Expertise.

Repräsentanten einer Sterbekultur: »Was sich im Blick auf die ‹Kultur› offenbart, ist Resultat von Symmetrisierungsprozessen, die mit all dem Ernst machen, was der Begriff der Demokratie versprochen hatte. Der Rückgriff auf das Argument der ‹Kultur› erzeugt Sprecherpositionen, deren Legitimität ›von Haus aus‹ als gegeben erscheint.« (Saake/Nassehi 2004: 102) Zum entscheidenden Kennzeichen der modernen Gesellschaft wird damit nicht nur die Beobachtung von Kontingenz, sondern «die Beobachtbarkeit von Kontingenz und die Erfahrung authentischer Selbstbeschreibungen.« (Saake/Nassehi 2004: 115) Beobachtet man den empirischen Befund zur Generierung authentischer Publika über die ethisierte Form der Medizinkritik, so wird sichtbar, dass diese eher der Form der Kritik der Massenmedien entspricht als der einer vernunfttheoretisch informierten kritischen Theorie angewandter Ethik. Ebenso wie die Massenmedien authentische Sprecher kultivieren, die allein deshalb ein Rederecht erhalten, weil sie Betroffene sind, etabliert auch die medizinische Ethik eine Redeweise, an der grundsätzlich jedermann teilnehmen kann, ohne über entsprechendes Fachwissen zu verfügen.[20] Über die Kultivierung authentischer Publika wird vielmehr genau das kritisch in den Blick genommen, worüber eine traditionelle kritische Theorie ihr Kritikpotential hernimmt (Habermas 1986) – das bessere Argument einer vernünftigen Rede (vgl. hierzu auch Saake/Kunz 2006). All das, was sich als vernünftiger Grund ausweisen könnte – wie etwa die medizinische Rede –, wird durch authentische Selbstbeschreibungen der Reflexion unterzogen und destabilisiert.[21]

Gleichzeitig wirkt die Form der medizinethischen Diskussion im Ethik-Komitee als Disziplinierung: Über die verfahrensmäßige Organisation einer medizinethischen Debatte lernen Klinikmitarbeiter, unterschiedliche Positionen als authentische Selbstbeschreibungen anzuerkennen. Während etwa Krankenschwestern über den medizinethischen Diskurs im Klinischen Ethik-Komitee lernen, ihre moralische Entrüstung über den oftmals kritisierten unmenschlichen Blick des Arztes auf den Patienten vor einem Publikum plausibel versprachlichen zu müssen, erleben Ärzte in diesem Rahmen, dass es neben der medizinischen Expertise andere Kompetenzen innerhalb eines Krankenhauses gibt, die berücksichtigt werden wollen. Im Fall von Klinischen Ethik-Komitees dient die medizinethische Debatte damit einerseits der Verwaltung autonomer Positionen, die sich ohne ein entsprechendes Verfahren womöglich verselbstständigen würden. Und sie produziert gleichzeitig die Demokratisierung – nicht der ärztlichen Entscheidung –, sondern der medizinischen Expertise, indem Mediziner lernen, sich auf andere authentische Publika im Krankenhaus einzustellen. Der Effekt einer ethisierten Kritik lässt sich damit am besten an der ethisierten medizinischen Rede beschreiben, wie zum Beispiel an derjenigen eines auf der Onkologie tätigen Internisten:

»... das ist für die Ethik, für die Ethik-Komitees auch interessant, die sind ja interprofessionell, Pflegende, Sozialarbeiter und so, und wie oft man bemerkt, dass, *wenn wir Ärzte über Dinge reden, wie das manchmal falsch verstanden werden kann [I: ja]*, im negativen wie im positiven Sinn, und *wie Missverständnisse nach wie vor viel ausgeräumt werden könnten, wenn man seine Sprache erläutert [I: ja]*, also, wenn wir über, über Magensonden oder über irgendwelche Din-

---

20  Siehe hierzu etwa auch die Online-Diskussion der *Aktion Mensch* (www.1000fragen.de) und ihrem treffenden Aufruf: *Bioethik geht jeden an!*
21  Genau diesen Effekt der *Destabilisierung* von Auffassungen und Meinungen (und nicht den einer vermehrten Partizipationschance des Patienten) arbeiten Hodgetts/Chamberlain (2003: 123) in ihrer Studie zur Wirkungsweise von medizinischen Fernsehberichten in Bezug auf das Arztbild eines Fernsehzuschauers heraus: »Viewers are engaged in an ongoing societal dialogue within which they constantly interweave aspects of specific programmes with personal experiences and ideas derived from previous viewing.«

gen reden, da kann sich dahinter ein Sozialarbeiter oder ein Patient schrecklichste Dinge vorstellen *[I: ja], ich erlebe das immer wieder, weil ich da auch Vorträge mach über Palliativmedizin vor Krankenschwestern oder Hospizhelfern, und wenn ich dann Begriffe benutze, die für mich selbstverständlich sind [I: ja], dass die zum Wohl des Patienten sind, dann erwecken die manchmal unglaubliche Irritation,* was Katheder, Sonden, und das sind ja zum Teil nur portable Systeme, die der Patient selber bedienen kann *[I: ja]* und sind nicht Schläuche, die mit Intensivstationsapparaten verglichen werden können *[I: ja]*, aber es ist ganz gut, wenn man seine Sprachwelt ein bisschen erforscht und schaut, wie kommt die an und wo sind unsere, sagen wir mal, wo werde ich da nicht verstanden, gell *[I: ja]*, wo werde ich missverstanden ...« (B-WG-5, 410 – 426)

Dass nicht nur die (hier medizinische) Expertise durch eine ethisierte Kritik Demokratisierung erfährt, sondern auch die Form des Kritischen selbst, lässt sich beobachten, wenn man das Selbstverständnis traditioneller Kritiker hiermit vergleicht. Rainer Lepsius beschäftigte sich 1964 mit der Frage nach der Möglichkeit legitimer Kritik durch fachlich nicht kompetente Sprecher: »Alle Leute, die an der Umsetzung allgemeiner und abstrakter Wertvorstellungen in spezifizierte Verhaltensnormen mitwirken, laufen Gefahr, Kritik zu üben, wenn sie die ihnen dafür gewährte und institutionalisierte Verhaltensautonomie überschreiten.« (Lepsius 1964: 89). Die Figur, die trotz fehlender fachlicher Kompetenz über die nötige Fähigkeit zur Ausübung von legitimer Kritik verfügt, ist, so Lepsius, der Intellektuelle. Vor allem der Intellektuelle ist aus Lepsius' Sicht dazu befähigt, moralisch bessere Argumente gegen professionelles Fachwissen ins Feld zu führen: »Obgleich die inkompetente Kritik jedermann offen steht, der formal in der Lage ist, Grundwerte zu interpretieren und daraus Urteile zu fällen, so sind es doch typischerweise nur Angehörige bestimmter Berufe, die zu Trägern der Kritik werden. Nur solche Leute werden zu Intellektuellen, die sich mit der sozialen Vermittlung abstrakter Wertvorstellungen beschäftigen, und das sind regelmäßig Angehörige von Intelligenzberufen.« (Lepsius 1964, 88) Man muss die Sätze von Lepsius zeitdiagnostisch lesen. Ebenso wie eine kritische Medizinsoziologie heute die Kontingenz der eigenen Sätze immer schon mitbeobachten müsste und eine entsprechend andere Ästhetik entfalten müsste, als etwa der Freidson der 70er Jahre in seiner Kritik des Arztes, scheint eine Form des starken (intellektuellen) Kritikers, wie sie Lepsius im Jahre 1964 beschrieb, für die ethisierte Kritik des Medizinischen heute nicht mehr denkbar zu sein: Geht es um ethische Öffentlichkeiten, so soll jeder mitreden können. Das Schlimmste, was folgerichtig der ethisierten (Medizin-)Kritik geschehen kann, ist, wenn Kritiker der Medizin sich nicht auf ein ethisches Verfahren einlassen wollen, sondern sich auf gute Gründe, wie etwa rechtliche Ansprüche berufen, die durch krankenhausexterne Instanzen vertreten werden. Anders als das Recht, das dem medizinischen Laien dazu verhelfen kann, medizinische Entscheidungen – wenn auch nachträglich – zu sanktionieren und damit das Arzt-Patienten-Verhältnis zu entsolidarisieren[22], zielt der medizinethische Diskurs auf die Kultivierung einer authentischen Dauerreflexion über die Form der medizinischen Expertise ab, die in-

---

22 »Juristische Regeln formalisieren das Arzt-Patienten-Verhältnis. Sie geben dem Patienten Ansprüche gegenüber dem Arzt. Macht der Patient Ansprüche geltend, so ist das Verhältnis zwischen Arzt und Patient, welches eigentlich auf Solidarität aufbaut, beeinträchtigt. Der Arzt nimmt dann den Patienten als jemanden wahr, der ihn in seiner Rolle als Arzt beeinträchtigt. Der Arzt kann schlecht dem Patienten gegenüber fürsorglich sein, der juristisch etwas einfordert. Das Solidaritätsverhältnis kann sogar zerstört werden.« (Schroth 2004)

tegrierend[23] wirkt. Hat die Kritik an der Medizin einmal das Krankenhaus verlassen und sich nicht auf ethische Rede eingelassen, bleibt für den medizinethischen Kritiker nichts mehr zu tun – ausgenommen natürlich die Reflexion darüber, warum in solch einem Fall die ethische Rede nicht in Anspruch genommen worden ist: »*In dem Moment, wo der Patient den Rechtsweg einschaltet, dürfen wir überhaupt gar nichts mehr machen, also dann kann man auch nichts mehr machen.*«[24]

## Literatur

Bauch, Jost 1996: Gesundheit als sozialer Code. Von der Vergesellschaftung des Gesundheitswesens zur Medikalisierung der Gesellschaft, Weinheim/München.
Beck, Ulrich 1993: Die Erfindung des Politischen, Frankfurt/M.
Bolton, Sharon C. 2001: Changing Faces: Nurses as Emotional Jugglers, in: Sociology of Health & Illness 23, S. 85-100.
Bury, Michael/Jonathan Gabe 1994: Television and Medicine. Medical Dominance or Trial by Media?, in: Jonathan Gabe, David Kelleher und Gareth Williams (Hg.): Challenging Medicine, London, S. 65-83.
Damm, Reinhard 2002: Imperfekte Autonomie und Neopaternalismus. Medizinrechtliche Probleme der Selbstbestimmung in der modernen Medizin, in: Medizinrecht 8, S. 375-387.
Deutscher Evangelischer/Deutscher Katholischer Krankenhausverband 1997: Ethik-Komitees im Krankenhaus, Freiburg.
DeVries, Raymond/Janardan Subedi 1998: Bioethics and Society. Constructing the Ethical Enterprise, New Jersey.
Dörner, Klaus 2005: Medizin als Menschendienst statt als Marktdienstleistung. Berliner Medizinethische Schriften 57, Dortmund.
Dörner, Klaus 2001: Der gute Arzt. Lehrbuch der ärztlichen Grundhaltung, Stuttgart/New York.
Düwel, Marcus/Klaus Steigleder 2003: Bioethik. Eine Einführung, Frankfurt/M.
Freidson, Eliot 1979: Der Ärztestand, Stuttgart.
Feuerstein, Günter/Ellen Kuhlmann 1999: Neopaternalistische Medizin. Der Mythos der Selbstbestimmung im Arzt-Patient-Verhältnis, Bern.
Findeiß, Anja 2005: Die Performanz des Religiösen. Eine empirische Studie zur Immanenz der Transzendenz, Unver. Diplomarbeit, München.
Gerhards, Uta 1991: Gesellschaft und Gesundheit. Begründung der Medizinsoziologie, Frankfurt/M.
Giddens, Anthony 1997: Jenseits von Links und Rechts, hg. v. Ulrich Beck, Frankfurt/M.
Goffman, Erving 1977: Asyle. Über die soziale Situation psychiatrischer Patienten und anderer Insassen, Frankfurt/M.

---

23 So etwa die Einschätzung von Arndt T. May: »Die Präsenz eines Ethikkomitees in der Klinik erhöht die Arbeitszufriedenheit, da die Partizipation die Möglichkeit zur Bewältigung von ›moralischem Stress‹ verbessert.« (May 2004: 244)
24 So die Aussage einer Patientenfürsprecherin: »I: Können Sie mal so einen-, also jetzt natürlich anonym, aber was war für Sie denn jetzt so ein schwieriger Fall, wo Sie gesagt haben, das war irgendwie nicht mehr so einfach? B: Ja, es gibt natürlich schon schwierige Fälle. Schwierig wird ein Fall in dem Moment, wo der Patient dann einfach sagt, er schreitet jetzt den Rechtsweg ein, also mit allem, was wir ihm liefern an Informationen, an, an Versuchen, ihm zu erklären, was passiert ist, und er sagt dann, also das ist mir zu blöd, ich gehe jetzt an die Bildzeitung, oder zur Abendzeitung, oder ich schalte den Rechtsweg ein. In dem Moment, wo der Patient den Rechtsweg einschaltet, dürfen wir überhaupt gar nichts mehr machen, also dann kann man auch nichts mehr machen. Das ist dann-, da hat man dann-, ja, es ist schwierig für einen. Manchmal hat man auch Verständnis, dass man sagt, der Patient hat Recht, würde ich auch machen. Aber da ist halt dieser Versicherungsschutz, auch für die Ärzte, und dann-, das ist dann schwierig, da kommt man nicht mehr weiter. Und das ist dann unbefriedigend.« (E-WG-6)

Habermas, Jürgen 1986: Theorie des kommunikativen Handelns, 2 Bände, Frankfurt/M.
Handelsman, Mitchell M. 1998: Canaries in the Mine Shaft. Frustrations and Benefits of Community Members on Ethics Committees, in: Stuart F. Spicker (Hg.): The Healthcare Ethics Committee Experience. Selected Readings from HEC-Forum, Florida.
Hodgetts, Darrin/Kerry Chamberlain 2003: Television Documentary in New Zealand and the Construction of Doctors by Lower Socio-Economic Groups, in: Social Science & Medicine 57, S. 113-124.
Hogg, Christine/Charlotte Williamson 2001: Whose Interests do Lay People Represent?, Towards an Understanding of the Role of Lay People as Members of Committees, in: Health Expetctations 4, S. 2-9.
Jonsen, Albert R. 1998: The Birth of Bioethics, New York.
Kettner, Matthias 2005: Ethik-Komitees. Ihre Organisationsformen und ihr moralischer Anspruch, in: Erwägen – Wissen – Ethik 16, Stuttgart, S. 3-17.
Kettner, Matthias (Hg.) 2004: Biomedizin und Menschenwürde, Frankfurt/M.
Kettner, Matthias 2003: Kritische Theorie und die Modernisierung des moralischen Engagements, in: Alexander Demirovic (Hg.): Modelle kritischer Gesellschaftstheorie. Traditionen und Perspektiven der Kritischen Theorie, Stuttgart.
Kettner, Matthias/Arnd May 2002: Ethik-Komitees in der Klinik. Zur Moral einer neuen Institution, in: Forum Technik, Theologie, Naturwissenschaften 7, München, S. 27-41.
Kettner, Matthias 2000a: Welchen normativen Rahmen braucht die angewandte Ethik, in: ders. (Hg): Angewandte Ethik als Politikum, Frankfurt/M., S. 388-408.
Kettner, Matthias 2000b: Einleitung, in: ders. (Hg.): Angewandte Ethik als Politikum, Frankfurt/M., S. 7-21.
Kettner, Matthias 1999: Zur moralischen Qualität klinischer Ethik-Komitees. Eine diskursethische Perspektive, in: Klaus P. Rippe (Hg.): Angewandte Ethik in der pluralistischen Gesellschaft, Freiburg, S. 335-357.
Lepsius, M. Rainer 1964: Kritik als Beruf. Zur Soziologie der Intellektuellen, in: Kölner Zeitschrift für Soziologie und Sozialpsychologie 16, S. 75-91.
Lilje, Christian 1995: Klinische ›ethics consultation‹ in den USA. Hintergründe, Denkstile und Praxis, Stuttgart.
Luhmann, Niklas 1990: Der medizinische Code, in: ders. (Hg.): Soziologische Aufklärung 5. Konstruktivistische Perspektiven, Opladen, S. 183-196.
Lupton, Deborah 1997: Consumerism, Reflexity and the Medical Encounter, in: Social Science and Medicine 45, S. 373-381.
Marx, Karl 1978: Thesen über Feuerbach, MEW 3, Berlin, S. 5-7 (Orig. 1845).
May, Arnd T. 2004: Ethische Entscheidungsfindung in der klinischen Praxis. Die Rolle des klinischen Ethikkomitees, in: Ethik in der Medizin 3, S. 242-252.
Miedema, Felicia A. 1998: The Nurse's Role on the Healthcare Ethics Committee, in: Stuart F. Spicker (Hg): The Healthcare Ethics Committee Experience. Selected Readings from HEC-Forum, Florida.
Nassehi, Armin 2003: Geschlossenheit und Offenheit. Studien zur Theorie der modernen Gesellschaft, Frankfurt/M.
Nassehi, Armin 2006: Der soziologische Diskurs der Moderne, Frankfurt/M.
Nassehi, Armin/Irmhild Saake 2002: Kontingenz – methodisch verhindert oder beobachtet? Ein Beitrag zur Methodologie der qualitativen Sozialforschung, in: Zeitschrift für Soziologie 31, S. 66-86.
Nassehi, Armin/Saidi Sulilatu/Anja Findeiß 2004: Ethik als funktionale Leerformel, MS.
Parsons, Talcott 1968: Social Structure and Dynamic Process. The Case of Modern Medical Practice, in: ders. (Hg.): The Social System, Toronto (Orig. 1951).
Pschyrembel 2002: Klinisches Wörterbuch, Berlin.
Rothman, David J. 1991: Strangers at the Bedside. A History of how Law and Bioethic Transformed Medical Decision Making, New York.
Rehbock, Theda 2002: Autonomie – Fürsorge – Paternalismus. Zur Kritik (medizin-)ethischer Grundbegriffe, in: Ethik in der Medizin 14, S. 131-150.

Saake, Irmhild/Dominik Kunz 2006: Von Kommunikation über Ethik zu ›ethischer Sensibilisierung‹. Symmetrisierungsprozesse in diskursiven Verfahren, in: Zeitschrift für Soziologie 35, S. 41-56.
Saake, Irmhild 2004: Theorien der Empirie. Zur Spiegelbildlichkeit der Bourdieuschen Theorie der Praxis und der Luhmannschen Systemtheorie, in: Armin Nassehi und Gerd Nollmann (Hg.): Bourdieu und Luhmann. Ein Theorienvergleich, Frankfurt/M., S. 85-118.
Saake, Irmhild 2003: Die Performanz des Medizinischen. Zur Asymmetrie in der Arzt-Patienten-Interaktion, in: Soziale Welt 54, S. 223-254.
Saake, Irmhild/Armin Nassehi 2004: Die Kulturalisierung der Ethik. Eine zeitdiagnostische Anwendung des Luhmannschen Kulturbegriffs, in: Günter Burkart und Günter Runkel (Hg.): Luhmann und die Kulturtheorie, Frankfurt/M., S. 102-136.
Saliger, Frank 2003: Legitimation durch Verfahren im Medizinrecht, in: Erwin Bernat und Wolfgang Kröll (Hg.): Recht und Ethik der Arzneimittelforschung, Wien, S. 124-170.
Sass, Hans-Martin 1999: Medizin und Ethik, Stuttgart.
Schneider, Wolfgang L. 1992: Hermeneutik sozialer Systeme. Konvergenzen zwischen Systemtheorie und philosophischer Hermeneutik, in: Zeitschrift für Soziologie 21, S. 420-439.
Schöne-Seifert, Bettina 1996: Medizinethik, in: Nida-Rümelin, Julian (Hg.): Angewandte Ethik. Die Bereichsethiken und ihre theoretische Fundierung. Ein Handbuch, Stuttgart, S. 552-650.
Schroth, Ulrich 2004: Medizin, Bioethik und Recht, in: Arthur Kaufmann, Winfried Hassemer und Ulfried Neumann (Hg.): Einführung in Rechtsphilosophie und Rechtstheorie der Gegenwart, Heidelberg, S. 458-484.
Siegrist, Johannes 1977: Soziologie der Arzt-Patient-Beziehung, in: Lehrbuch der Medizinischen Soziologie, München/Wien, S. 168-219.
Simon, Michael 2001: Die Ökonomisierung des Krankenhauses. Der wachsende Einfluss ökonomischer Ziele auf patientenbezogene Entscheidungen, Berlin.
Simon, Alfred 2000: Klinische Ethikberatung in Deutschland. Erfahrungen aus dem Krankenhaus Neu-Mariahilf in Göttingen, Berliner Medizinethische Schriften, Beiträge zu ethischen und rechtlichen Fragen der Medizin 36, Dortmund.
Smith, Martin L./Dough Bourleigh 1998: Pastoral Care Representation on the Hospital Ethics Committee, in: Stuart F. Spicker (Hg.): The Healthcare Ethics Committee Experience. Selected Readings from HEC-Forum, Florida.
Spicker, Stuart F. (Hg.): The Healthcare Ethics Committee Experience. Selected Readings from HEC-Forum. Florida.
Stäheli, Urs 2004: Das Populäre in der Systemtheorie, in: Günter Burkart und Günter Runkel (Hg.): Luhmann und die Kulturtheorie, Frankfurt/M., S. 169-189.
Steinkamp, Norbert/Bert Gordijn 2003: Ethik in der Klinik – ein Arbeitsbuch. Zwischen Leitbild und Stationsalltag, Neuwied/Köln/München.
Stollberg, Gunnar 2001: Medizinsoziologie, Bielefeld.
Sulilatu, Saidi 2004: Klinische Ethik-Komitees zwischen Profesionalisierung und Patientenautonomie. Zur Technisierung der Medizinethik, Vortrag auf der Tagung der Sektion Wissenschafts- und Technikforschung der DGS 9./10. Januar 2004, Berlin.
Vogd, Werner 2004a: Entscheidungen und Karrieren. Organisationssoziologische Betrachtungen zu den Geschehnissen einer psychosomatischen Abteilung, in: Soziale Welt 55, S. 283-306.
Vogd, Werner 2004b: Ärztliche Entscheidungsfindung im Krankenhaus. Komplexe Fallproblematiken im Spannungsfeld von Patienteninteressen und administrativ-organisatorischen Bedingungen, in: Zeitschrift für Soziologie 33, S. 26-47.
Wagner, Elke 2005: Gesellschaftskritik und soziologische Aufklärung. Konvergenezen und Divergenezen zwischen Adorno und Luhmann, in: Berliner Journal für Soziologie 15, S. 37-54.
Wagner, Elke/Bijan Fateh-Moghadam 2005: Freiwilligkeit als Verfahren. Zum Verhältnis von Lebendorganspende, medizinischer Praxis und Recht, in: Soziale Welt 56, S. 73-99.

# Klinische Ethik-Komitees als Verfahren der Entbürokratisierung?

*Saidi Sulilatu*

Die Beziehung zwischen Arzt und Patient ist von einem besonderen Vertrauensverhältnis gekennzeichnet, das jene Situation, in der das Monopol einer jeden Person auf Unversehrheit des eigenen Körpers durchbrochen wird, schützend umgibt.

Dieser Satz findet sich in ähnlicher Form immer noch allenthalben in der Reflexionsliteratur zur medizinischen Profession:

> »... that the definition in terms of collectivity-orientation is expected to be reciprocal. The most usual information for this is that the patient is expected to ›have confidence‹ in his physician, and if this confidence breaks down, to seek another physician. This may be interpreted to mean that the relationship is expected to be one of mutual ›trust‹, of the belief that the physician is trying his best to help the patient and that conversely the patient is ›cooperating‹ with him to the best of his ability.« (Parsons 1951: 464)

Dieses Vertrauensverhältnis wird heute weiterhin laufend beteuert und beschworen in Zeiten einer hoch spezialisierten und stark ausdifferenzierten Medizin, die den einzelnen Patienten gerade in den fraglichen, weil komplizierteren Fällen durch eine ganze Reihe von Spezialisten ihres Fachs arbeitsteilig behandeln lässt. Gerade im Angesicht solcher oft kleinteiligen Verfahren, die den ambulanten Patienten von der Tür des einen Facharztes zur nächsten wandern, den stationären von der therapeutischen zur diagnostischen Abteilung und wieder zurück fahren lässt, wird das Bild einer Arzt-Patienten-Beziehung aufrechterhalten, das seiner Tendenz nach von einer langfristigen Beziehung *eines* Arztes und *eines* Patienten ausgeht.

Dieses Vertrauensverhältnis wird von zwei Seiten her thematisiert, entweder als affirmative Emphase, die Vertrauen als grundlegend für die Arbeit des Mediziners und als Qualitätsmerkmal der Patientenorientierung denkt, oder als Kritik im Sinne einer Warnung vor Paternalismus, vor Entmündigung des Patienten durch den Arzt eben auf der Basis dieses Vertrauensvorschusses. Ein soziologischer Beobachter kann nicht umhin, die auf beiden Seiten laufende Abarbeitung am Vertrauen als Hinweis darauf zu lesen, wie sehr in Gefahr diese besondere Vertrauensbeziehung ist, wie stark Einflüsse von außen es notwendig machen, die Substantialität dieses Vertrauens zu beschwören, weil dieses nicht mehr im Bereich des Selbstverständlichen liegt.

> »Aber die Aufwertung von Patientenautonomie – Stichwort ›informed consent‹ ... hat auch, teils reaktiv, teils offensiv, zur Rückbesinnung auf die Autonomie der *ärztlichen* Profession und in weiterer Folge überhaupt *aller* Professionen, die an der Krankenversorgung beteiligt sind, geführt.« (Kettner 2005: 88)

Es ist die Gefährdung dieses Vertrauensverhältnisses durch strukturelle Umwälzungen im System der Medizin, die Vertrauen als Thema überhaupt so evident machen.[1] Erst das Aufbrechen einer Interaktionsstruktur, die wie von selbst der Kontrolle durch den professionellen Mediziner unterlag, macht Vertrauen zur kritischen Masse, zum Spielball in einem Feld der Kräfte, in dem die zunehmende Kontrolle der Arzt-Patienten-Beziehung durch Formen der Bürokratisierung von Behandlungsentscheidungen in den Mittelpunkt tritt. Die Medizinsoziologie ist erst langsam auf dem Weg, sich von einer interaktionistischen Sicht, nämlich der Konzentration auf das Arzt-Patienten-Verhältnis, zu einer organisationssoziologischen fortzuentwickeln, die das Krankenhaus vor allem in seinen vielfältigen rechtlichen Bezügen als Kontrollrahmen dieses Verhältnisses ernst nimmt.

Dieser Beitrag setzt sich mit den Hoffnungen auseinander, die darin gesetzt werden, der zunehmenden Bürokratisierung des Arzt-Patienten-Verhältnisses durch die Installation eigener Verfahren der Sicherung von Autonomie, nämlich Klinische Ethikkomitees, entgegen zu steuern. Die seit einigen Jahren anhaltende Einführung Klinischer Ethikkomitees (KEKs) an deutschen Krankenhäusern ist eine Reaktion auf die Wahrnehmung einer zunehmenden Entfremdung der Patienten vom Versorgungssystem der Medizin. Klinische Ethikkomitees als beratende Institutionen sollen durch die Etablierung eines offenen interdisziplinären Diskurses, an dem nicht-hierarchisch alle Statusgruppen im Krankenhaus beteiligt sind, einer Ethik der Medizin den Weg bahnen, die mit dem Wohl des Patienten *nach dessen Willen* ein gemeinsames Ziel hat, das der ursprüngliche Kern des Vertrauensverhältnisses zwischen Arzt und Patient war. KEKs werden somit als Instrumente eingeführt, die mit dem offenen Diskurs aller Beteiligten und Betroffenen die unerwünschten Folgen der Bürokratisierung im Krankenhaus in Zaum halten sollen.

Zu zeigen, dass die KEKs als institutionelle Arrangements innerhalb einer bürokratischen Organisation diesem Anspruch auf Entbürokratisierung überhaupt nicht gerecht werden *können* und und dass sie *dennoch* wichtige Funktionen in der Modernisierung des Arzt-Patienten-Verhältnisses erfüllen, ist zentrales Anliegen dieses Textes.

Im ersten Teil werde ich die Debatte um die Bedrohung der medizinischen Profession durch bürokratische Kontrolle näher beleuchten, was zu einem klaren Ausgangsverständnis der *medizinischen* Konzeption des Arzt-Patienten-Verhältnisses führen wird. Dies ist insofern grundlegend, als die Problematik der Normenkontrolle aus Sicht der Mediziner als das Bezugsproblem deutlich wird, auf das die Einführung von KEKs weniger reagiert als vielmehr recht unvorbereitet trifft. Die Arbeitsweise der KEKs, die eine diskursethische Hoffnung auf Entbürokratisierung begründet, werde ich im zweiten Teil behandeln, Im dritten Teil schließlich wende ich mich der Wirklichkeit dieser Hoffnungen zu, wie sie sich aus dem empirischen Datenmaterials eines Forschungsprojekts zu Klinischen Ethikkomitees in Deutschland darstellt.[2] Hierbei werde ich den oft vernachlässigten Unterschied betonen

---

1   Ich will in meinem Beitrag nicht auf das sich hier anschließende und vieldiskutierte Thema des mittlerweile mündigen und zum Co-Experten mutierten Patienten eingehen, der die das Vertrauen erst notwendig machende Asymmetrie zwischen professionellem Mediziner und Patientenlaien einebnet – die Argumente hierzu setzt Gunnar Stollberg in seinem Beitrag in diesem Band detailliert auseinander.

2   Das von der DFG geförderte Forschungsprojekt »Ethik und Organisation« (Prof. Armin Nassehi, München; Prof. Michael Schibilsky†, München; Prof. Reiner Anselm, Göttingen) erhob 2003/2004 qualitative Daten in Form von biographischen Interviews und leitfadengestützten Experteninterviews mit Mitgliedern der KEKs sowie ethnographischen Protokollen teilnehmender Beobachtungen von KEK-Sitzungen an vier Klinischen Ethikkomitees in Deutschland. Hierbei handelte es sich jeweils um eine Klinik in öffentlich-städtischer Hand, eine in katholischer, eine in evangelischer Trägerschaft sowie ein Universitätsklinikum.

zwischen einer aus der ethnographischen Forschung stammenden interaktionistischen Konzept der Medizinsoziologie, die auf die Duade Arzt und Patient fokussiert, und einer Organisationssoziologie der Medizin, die die Eigendynamik der komplexen Organisation Krankenhaus in den Blick nimmt. Die Evolution einer Struktur wie der von Klinischen Ethikkomitees führt vor Augen, dass das, was einstmals idealtypisch als Vertrauensverhältnis und paternalistische Arztrolle zumindest erwartet wurde, schon immer in die Entscheidungsroutinen eines Organisationssystems eingebettet war. Mein Vorgehen beruht darauf, funktional nach dem Entstehungskontext von Klinischen Ethikkomitees zu fragen, der eindeutig in einem Problem der Organisation der Medizin zu suchen ist. Grundlegend ließe sich dieses Problem in der folgenden Fragestellung zusammenfassen: Wie können fragwürdig gewordene Entscheidungsroutinen mit Legitimität versorgt werden, und zwar mit der einzigen Form von Legitimität, die eine Organisation auf Dauer stellen kann: nämlich mit Formalisierung. Der Argumentationsgang wird verdeutlichen, dass der Formalisierungsprozess der Ethik aber dem völlig entgegensteht, was als ideale, vertrauensvolle Entscheidungssituation zwischen Arzt und Patient gesehen wird. Überbordende Formalisierung qua Bürokratie wird dabei nicht etwa aufgehoben, sondern ersetzt durch neue Bürokratie.

## 1 Die medizinische Profession und die Bürokratisierung der Medizin

Im Folgenden möchte ich dem Phänomen einer zunehmenden Bürokratisierung in der Gesundheitsversorgung nachgehen; weniger aus der anfangs genannten üblichen Perspektive – der des von Formularen, rechtlichen Einverständniserklärungen und Krankenversicherungsfragen geplagten Patienten –, als vielmehr aus der der medizinischen Profession. Denn der einzelne Patient mag durchaus keinen Unterschied ausmachen zwischen seinem behandelnden Arzt, der ihm eine bestimmte Therapieform nahe legt, und dem Entstehungsgrund des entsprechenden Aufklärungsbogens, den er als dokumentierter *informed consent*, als informierte Einwilligung in die vorgeschlagene Behandlung, unterschreibt. Für den Patienten mag der Mediziner gleichermaßen als Quelle des medizinischen Entscheidens wie als Quelle des damit einhergehenden »Papierkrams« erscheinen. Es mag für den Patienten also eine Überraschung sein, dass die Medizin als Profession ihrerseits die Bürokratisierung ihrer Arbeit als etwas Externes, als eine Invasion außerhalb der Profession liegender Kräfte betrachtet.

Eliot Freidson widmet sich in seinem Werk den Besonderheiten der Profession als einer Form der Organisation von Arbeitsteilung, die er idealtypisch von der Arbeitsorganisation durch den Markt (als Arbeitsteilung nach dem Kräftespiel von Angebot und Nachfrage) und von der Arbeitsorganisation qua Bürokratie, als mittels einer über eine Befehlshierarchie und Zweckvorgaben koordinierten Organisation (nach dem Vorbild einer Firma), unterscheidet (vgl. Freidson 2001: 36ff). Das wesentliche Merkmal, das die Profession als Arbeitsorganisationsform vom Markt und von der Bürokratie unterscheidet und das im Zuge der Bürokratisierung des Klinikbetriebs droht ausnivelliert zu werden, ist nach Freidson der nach Unabhängigkeit von übergeordneten Mächten strebende Glaube an die Berufung des Professionellen, einen Beitrag zu einem größeren Ganzen zu leisten. Dieses größere Ganze mag des Öfteren sogar jenseits des Verständnisses seiner Klienten liegen und verlangt gerade deshalb die reine Verpflichtung des Professionellen auf sein Berufsethos hin. Freidson nennt dieses Ethos »Ideologie«:

»The professional ideology of service goes beyond serving others' choices. Rather, it claims devotion to a transcendent value which infuses its specialization with a larger and putatively higher goal which may reach beyond that of those they are supposed to serve.« (Freidson 2001: 122)

Diese stilvolle Begründung eines für Patientenvertreter zum Himmel schreienden Paternalismus verweist auf das Idealbild einer nur der Selbstkontrolle unterliegenden Profession. Diese Selbstkontrolle erstreckt sich neben dem Zugang zur Ausbildung auch auf Fragen der Gestaltung des Zugangs zum Klienten. Doch an dieser Stelle wird die Schließung im Laufe der Zeit durch die Kräfte des Marktes und – was an dieser Stelle vorrangig interessiert – durch bürokratische Herrschaft aufgebrochen, die insbesondere die informellen kollegialen und korporatistischen Kontrollmechanismen der Profession aushebeln:

»Presumably, professionals are no longer able to govern themselves by their own informal methods of using peer influence and exercising the powers of their associations; instead, they are controlled by others.« (Freidson 1994: 133)

Das Mittel dieser Kontrolle sind in dem sich ausdehnenden bürokratischen Herrschaftsverbund dabei weniger direkte Anweisungen konkreter nicht-professioneller Vorgesetzter (also z.B. eines klinischen Verwaltungsdirektors), als vielmehr ein kompliziertes Werk formaler Regeln, die eine rechtliche Kontrolle der Profession ermöglichen. Abgewälzt wird diese Regelkontrolle über das Instrumentarium des *informed consent* auf den Patienten, dem in Therapiegespräch und Aufklärungsbogen eine Flut möglicher Risiken begegnet.

Wenn also die Organisationsform der Arbeit im Krankenhaus immer stärker zu der einer regelbestimmten Herrschaft der Bürokratie wird, so entschlüsselt Freidson, dass dabei das Hauptproblem für die Medizin nicht so sehr in einer laufenden Reorganisation der Abläufe, in einem weiter zunehmenden Zeitdruck für die Ärzte durch die Mehrbelastung an Aktenmaterial und Berichtsverpflichtungen oder in einer mangelnden Kenntnis der Professionellen hinsichtlich der rechtlichen Bestimmungen bestehe. Entscheidende Folge des Verlustes an Selbstkontrolle sei die Zerstörung des ideologischen Kerns der Profession, der den Mediziner erst vom Ingenieur zum Arzt mache. Das oft so kritisch gesehene Standesdenken der Ärzte büßt demzufolge unter dem Eindruck einer Durchdringung der medizinischen Praxis durch ein formales Regelsystem seine Funktion ein, nämlich die Orientierung des Professionellen sowohl am eigenen Berufsstand als auch am Wohl des Patienten.

Die Schließung der Profession, deren eine Voraussetzung die Etablierung einer selbstkontrollierten Denk- und Haltungstradition ist und die darum von außen betrachtet als Elitarismus erscheinen kann, funktioniert dann nicht mehr, wenn die Ärzte die Selbstüberprüfung ihres Handelns nicht mehr am Berufsethos ihrer Profession, sondern am Erfüllen einer Liste gesatzter Regeln festmachen. Um es in den Begriffen Max Webers (vgl. Weber 1956: 551ff, insb. 585f) zu formulieren: Obwohl unter der modernen legalen Herrschaft des Staates entstanden und gefördert, hatte es die Medizin über die Schließung und Selbstkontrolle des Zugangs verstanden, in diesem ihrem Herrschaftsbereich Potentiale für begrenzte charismatische Herrschaft zu schaffen, indem dem Stand der Ärzte und ihrer Orientierung auf den Patienten hin tatsächlich eine gewisse Heiligkeit zugesprochen wurde. Mit dem Fortschreiten der Rationalisierung der modernen Welt wird auch dieses Reservat systematisch geschaffenen Charismas entzaubert und der legal-formalen Herrschaft der Bürokratie unterworfen, in der es in letzter Konsequenz durch die Austauschbarkeit von Funktionsträgern nach formalen Anforderungskriterien für die Erzeugung der professionellen Persönlichkeit des Arztes keinen Platz mehr gibt. Man mag Bedenken haben gegenüber dem Konzept der zentralen Stellung des Berufsethos für das Funktionieren der Medizin, wie Freidson es propagiert, und man mag die Überschätzung von Einstellungen auf das Verhalten kritisieren. Deutlich wird anhand dieser Perspektive aber: Die formalen, also vom Einzelfall, vom einzelnen Patienten weg generalisierenden Regelwerke führen (auch) dem Arzt seine eigene zunehmende Ersetzbarkeit und Austauschbarkeit vor Augen. Und genau damit wird auch das Moment der angeblich unerlässlichen *persönlichen* Vertrauensbeziehung zum Patienten wieder ein Stück weit mehr *ad absurdum* geführt. Wie kann sich ein tendenziell in einer dünnen Personaldecke arbeitender Arzt die Investition in Vertrauensarbeit plausibilisieren, wenn die letztliche Kontrolle seiner Arbeit immer mehr nicht mehr seiner Person selbst zugeschrieben, sondern dem Abprüfen eines formalen Regelkatalogs überlassen wird?

Vergegenwärtigen kann man sich an dieser Stelle, dass zwar Bürokratie kein einmal eingeführtes und dann starres System ist, dass aber Veränderungen wiederum nur in der Form neuer Bürokratie möglich sind. Die Konsequenz einer Durchdringung mit formalen und damit universalistischen Regeln ist, dass auch die Veränderung, also die künftige Ausnahme von der Regel, wieder die Form einer Regel annehmen muss: Auch wenn Ärzte (und anderes Personal) dies gerne hätten – Bürokratie kann sich nicht selbst abschaffen, sondern bringt nur immer neue Bürokratie hervor. Sichtbar wird dies beispielsweise, wenn an Krankenhäuser unter dem Dogma management-geführter Betriebe betriebswirtschaftliche Veränderungskonzepte kritisiert werden:

»Begriffe wie ›Lean Production‹, ›Business Reengineering‹ oder ›Total Quality Management‹ erlebten daher auch im Diskurs um die effiziente und effektive Krankenversorgung eine überraschend hohe Konjunktur. Entstanden sind diese neuen Produktionskonzepte unter dem Einfluß moderner Technologien, d.h. in Reaktion auf die dabei spürbar gewordenen Grenzen der tayloristischen Organisationslogik. [...] Von der tatsächlichen Leistungsfähigkeit dieser Konzepte im industriellen Kontext einmal ganz abgesehen, stellt sich hier vor allem die Frage nach ihrer Übertragbarkeit auf das klinische (Be-)Handlungsgeschehen. [...] Denn rein ökonomisch kalkülisierte Prozeßabläufe lassen sich weder mit patienten- und/oder personalorientierten Versorgungskonzepten harmonisieren, noch treffen sie auf eine Situation, in der die erforderliche Systemintegration überhaupt realistisch erscheint.« (Feuerstein 1997: 278)

Von tayloristischer Arbeitsteilung zu Zertifizierungsverfahren der Qualitätssicherung – der Konflikt der Ärzte mit einer stets neue Verfahren und Papiere produzierenden Verwaltung ist zum Greifen spürbar.

Was als Krise des Ärztestandes und als Vertrauensverlust des nun »Kunde« gewordenen Patienten an der Medizin gilt, gewinnt unter der Perspektive dieses Abschnitts eine neue Qualität: Nicht der mündige, aufgeklärte Patient trägt quasi von außen Fragezeichen an ärztliche Entscheidungen in die Klinik hinein,[3] sondern die Organisation Krankenhaus selbst hat eine bürokratische Wirklichkeit geschaffen, die ihre eigenen, auf Vertrauen gegenüber dem paternalistischen Mediziner basierenden Entscheidungsroutinen obsolet hat

---

3 Es ist klar, dass sich der Abschied vom klassischen paternalistischen Arzt keineswegs nur auf die in Kliniken organisierte Medizin beschränkt, sondern auch auf niedergelassene Ärzte und Entscheidungen in Arztpraxen erstreckt. Zum einen gilt uns die Entscheidung am Krankenbett einer Klinik, besonders wenn es um Verlängerung oder Beendigung von Leben geht, als Idealtyp der medizinischen Entscheidungsproblematik, zum anderen ist auch die Entscheidung des niedergelassenen Arztes in Organisationskontexte (nämlich der Arztpraxis und der Krankenkassen) eingebettet – hierzu böte sich über das DFG-Projekt »Ethik und Organisation« weitergehende Forschung an.

werden lassen. Die Krise des ärztlichen Ethos reflektiert einen sich wandelnden Arbeitskontext für Ärzte, in dem die Rationalisierung der Lebenswelt (Habermas) einen Grad erreicht hat, an dem die normativen Geltungsansprüche dieses Ethos zuerst verbalisiert und der Kritik unterworfen werden.

Es liegt dann nahe, dass *die Organisation der Medizin* einen funktionalen Ersatz für ein Legitimation lieferndes, verlorengegangenes Standesethos sucht, einen Ersatz, der in ähnlicher Weise der Person des Arztes wieder größere Freiheitsgrade einräumen soll, der andererseits aber auch nach außen hin – gegenüber *verschiedensten* Publika – für eine moralische Legitimation sorgen soll, die zunächst ganz bewusst nicht auf Verrechtlichung setzt. An dieser Stelle kommen diskursive Formen der Ethik und damit auch Klinische Ethikkomitees ins Spiel.

## 2 Klinische Ethikkomitees als Konzept eines offenen unbürokratischen Diskurses

Im Folgenden wird nun zu zeigen sein, dass Klinische Ethikkomitees (KEKs) von ihrer konkreten Entstehungsgeschichte her keineswegs immer und sogar nur in selteneren Fällen auf direkte Bestrebungen der Medizin zurückgehen, jedoch aber von ihrer Konzeption her genau das Legitimationsdefizit der Medizin scheinen ausfüllen zu können.

In der allmählichen Einführung Klinischer Ethikkomitees an deutschen Krankenhäusern vollzieht sich hierzulande eine Entwicklung, die in den USA bereits in den 1980er Jahren abgelaufen ist. KEKs sind beratende Gremien für jede Art ethischer Problematik in der Klinik und beanspruchen damit ausdrücklich ein anderes, weit größeres Aufgabenfeld als die bereits wesentlich länger existierenden medizinischen Ethikkommissionen, deren Befugnisse sich ja auf die medizinische Forschung am Menschen beschränken (vgl. Engelhardt 1999; Toellner 1990).[4] Da mit dieser breiten Ausrichtung auch alle Statusgruppen in der Klinik einschließlich der Patienten durch das KEK angesprochen sind, findet sich bei den KEKs auch keine ähnliche Dominanz von Medizinern in der Mitgliedschaftsverteilung wie bei den medizinischen Ethikkommissionen. Die interdisziplinäre Besetzung der KEKs greift auf Ärzte, Pflegepersonal, Klinikseelsorger, Vertreter von psychologischem und Sozialdienst, Verwaltungsangestellte (i.d.R. Juristen) u.U. professionelle Ethiker und Theologen sowie darüber hinaus einen Laienvertreter zurück, dessen Rolle oftmals vom ehrenamtlichen Patientenfürsprecher der Einrichtung ausgefüllt wird. Allein diese Zusammensetzung signalisiert, dass das Konzept KEK eine paritätische Verteilung ethischer Beratungskompetenz annimmt, die also nicht auf eine bestimmte Beruf- oder Statusgruppe beschränkt ist (vgl. u.a. Steinkamp/Gordijn 2003; Vortkamp 1999; Self/Skeel 1998[5]).

---

4 Im Falle der Ethikkommissionen erfolgte die Bürokratisierung sogar innerhalb der medizinischen Profession, also als eine interne Ausdifferenzierung, die mit bürokratischen Verfahren die Möglichkeiten medizinischer Wissenschaft zugunsten ethisch-rechtlicher Standards einschränkt: »Die Gründung von Ethik-Kommissionen stellte den Versuch dar, staatliche Eingriffe in die Medizin abzuwehren und die Probleme der Forschungen am Menschen professionsintern zu lösen. Für die Medizin bedeuten Ethik-Kommissionen eine interne Ausdifferenzierung zusätzlicher Kontrollen, die einhergehen mit internen Reglementierungen und einer Bürokratisierung der Forschung.« (Kühl 1991: 44)

5 Ein kritischer Beitrag zu den nicht überprüften Argumentationskompetenzen von KEK-Mitgliedern, der jedoch stark vom Bild eines professionellen und v.a. auch rechtlich geschulten Ethikexperten ausgeht, findet sich bei Capron (1985).

Doch nicht nur die Besetzung der Komitees, sondern auch der vorgesehene Zugangsweg von ethischen Problemen und den entsprechenden Antragstellern signalisiert die Offenheit des Komiteediskurses: Eingaben können prinzipiell von jedem gemacht werden, sei er nun medizinischer, pflegerischer oder sonstiger Krankenhausmitarbeiter oder eben auch von Patienten oder deren Angehörigen. Verbreitete Begriffe wie »Forum« oder »Plattform«, die in Zusammenhang mit dem KEK genannt werden, zeigen ebenfalls die zumindest krankenhausinterne Öffentlichkeitsfunktion der KEKs an:[6] Es geht um die Herstellung eines der Allgemeinheit zugänglichen Diskurses, der in typischen Fragen wie bspw. zur Therapiebegrenzung am Lebensende oder zum späten Schwangerschaftsabbruch am Lebensbeginn nicht etwa eindeutige Urteile, sondern beratend ethische Reflexion, also Abwägung von Gründen, herstellen soll. Formal werden meistens drei Aufgaben Klinischer Ethikkomitees genannt: erstens die Sensibilisierung zunächst der KEK-Mitglieder selbst und dann des Klinikpersonals für ethische Fragen sowie deren Ausbildung in ethischer Reflexion dieser Probleme; zweitens die Erarbeitung von Leitlinien als Hilfestellung für bestimmte ethische Problemkomplexe; drittens die Beratung von betroffenem Personal, Patienten und Angehörigen in konkreten ethischen Problemfällen (vgl. u.a. Simon 2000; Lilje 1995; La Puma/Toulmin 1989).

Es gibt für Klinische Ethikkomitees keine gesatzten Verfahrensregeln oder rechtlich verbindlich vorgeschriebene Geschäftsordnungen. Tatsächlich haben wir in unseren Untersuchungen gefunden, dass KEKs als neue Institution im deutschen Gesundheitswesen einen guten Teil ihrer Zeit dafür aufwenden, sich selbst ein geregeltes Arbeitsverfahren zu erarbeiten und zu geben. Nach Freidson (2001: 56ff; 1994: 71ff) ist diese Form einer durch Selbstkontrolle strukturierten Arbeitsorganisation kennzeichnend für Professionen; aber in ihrer interdisziplinären Ausrichtung sind die KEKs ebenso weit entfernt davon, sich als Teil der medizinischen Profession zu begreifen[7], wie sie natürlich in der kurzen Zeit ihres Bestehens keineswegs selbst so etwas wie eine »ethische Profession« etablieren konnten. Gemeinsam mit dem Prinzip der offenen Tür für ein breites Feld von Antragstellern und Problemen weist das Fehlen einer vordefinierten Ordnung für die Arbeitsweise der Komitees daraufhin, wie sehr in den KEKs die Idee der Realisierung eines herrschaftsfreien Diskurses nach der Diskursethik von Jürgen Habermas steckt (vgl. u.a. Habermas 1981, 1984).[8] KEKs repräsentieren in ihrer Konzeption die Stärkung eines Ortes im bürokratisch-hierarchischen Gefüge des Krankenhauses, an dem verständigungsorientierte Kommunika-

---

6  Der auf Offenheit und breite Problembearbeitung ausgerichteten Konzeption steht die Beobachtung des DFG-Projekts »Ethik und Organisation« gegenüber, dass sich KEKs in Deutschland oft sehr schwer tun, Anschluss an die ethischen Probleme auf Station zu finden. Viele der beobachteten KEK-Sitzungen beschäftigten sich damit, wie man mit öffentlichkeitswirksamen Aktionen wie einem »Ethik-Café« oder einem »Tag der offenen Tür« überhaupt Fälle als Beratungsgegenstände gewinnen könne. Im Rahmen dieses Aufsatzes ist es nicht möglich, ausführlicher auf die Sonderstellung klinischer Formen institutionalisierter Ethik einzugehen, die zum einen erst ein Grundverständnis für den Begriff ethischer Beratung schaffen, zum anderen gegenüber der Profession Medizin eine eigene Legitimation erarbeiten müssen.

7  Dies war insbesondere empirisch dann schön zu beobachten, wenn bei der Ausarbeitung ethischer Leitlinien von ärztlichen KEK-Mitgliedern Richtlinien der Bundes- oder Landesärztekammern als maßgeblich eingebracht wurden, vom Gesamtkomitee aber nur als *ein Vorschlag unter anderen* (z.B. Ethikpapiere von Pflegeverbänden, Schriften von Kirchen und anderen Glaubensgemeinschaften) betrachtet wurden, den man zur Formulierung einer eigenen, für das jeweilige Krankenhaus geltenden Position zu Rate ziehen könne.

8  Auch wenn von Seiten der Praxis beteuert wird, dass ein KEK »keine bestimmte Ethik-Theorie im Sinne etwa der Diskursethik« (Simon 2000: 18) bevorzuge, so ist dies für die expliziten Begründungen von Beratungsentscheidungen oder Leitlinienpapieren der KEKs sicherlich richtig, ändert jedoch nichts an den der Diskursethik geschuldeten Konstitutionsbedingungen der Komitees.

tion ethische Probleme als solche erst einmal benennen kann und an dem ein *gemeinsames* Problemanliegen von Ärzten, Pflegenden und Patienten überhaupt erst dargestellt werden kann. Solchermaßen nimmt das KEK ganz klassisch die Funktion einer politischen Öffentlichkeit im Krankenhaus an:

> »Die politische Öffentlichkeit kann ihre Funktion, gesamtgesellschaftliche Probleme wahrzunehmen und zu thematisieren, freilich nur in dem Maße erfüllen, wie sie sich aus den Kommunikationszusammenhängen der *potentiell Betroffenen* bildet. [...] In der Stimmenvielfalt dieses Publikums ertönt das Echo von lebensgeschichtlichen Erfahrungen, die gesellschaftsweit durch die externalisierten Kosten (und internen Störungen) der funktional spezifizierten Handlungssysteme verursacht werden...« (Habermas 1992: 441)

KEKs wird nun zugerechnet, diese Öffentlichkeitsfunktion als ›ethischen Kitt‹ ins Krankenhaus hinein holen zu können:

> »Repräsentativ und multidisziplinär zusammengesetzte KEKs scheinen strukturell geeignet, Verletzungen der moralisch relevanten Perspektivenübernahme zu kompensieren, die auf der Ebene der institutionellen Ausdifferenzierung in arbeitsteilige Heilerprofessionen (Helfer, Schwestern, Ärzte u.a.) und fragmentierte Organisationsabläufe erzeugt werden und von denen man (daher) i.d.R. nicht erwarten sollte, daß sie auf der Ebene der Persönlichkeit ausgeglichen werden können. (Zugespitzt: Die Ärztin kann sich, *weil sie Ärztin ist* nur moralisch suboptimal in die Position der Krankenschwester versetzen, und gleiches gilt für die Krankenschwester.) KEKs bieten, oder bieten zumindest die Aussicht auf, eine prozedurale Kompensation.« (Kettner 2005: 88)

Ausdruck dieser Grenzüberwindungen ist ein unbürokratisches Ensemble, wie es die Koordinatorin eines KEKs über eine der angegliederten Arbeitsgruppen berichtet:

> »Die AG Beratung, das finde ich, ist ganz gut gelungen, dass das so eine kleine, eingeschweißte Truppe inzwischen ist, die ohne viel Widerworte schnell aktivierbar ist, und eigentlich so relativ an einem Strang zieht. Ich denke, das war sinnvoll, diese Bamberger Veranstaltung zu machen, dass man einfach mal unter sich ist für anderthalb Tage, auch gemeinsam mal Essen geht und in lockerer Runde sitzt, ähm, das hat allen ganz gut getan, auch wenn sie mich noch besser kennengelernt haben dabei, und ich habe da jetzt überhaupt keine Probleme, wenn ich da jetzt anrufe und sage, dann und dann ist Termin, oder kannst Du, oder könnt Ihr? Das geht sehr unbürokratisch und auch wirklich ohne jede Hierarchie, ich meine, wobei ich bin natürlich auch Fachärztin und damit fast den Oberärzten auch gleichgestellt, in der Klinikhierarchie funktioniert das auch.« (E-HB-1: Z. 123-132)

KEKs befinden sich in einer formal außerhalb der hierarchischen Organisationsstruktur liegenden Position und sind so nur direkt der Krankenhausleitung berichtpflichtig. Sie sind daher systematisch konzipiert als ein Ort, der frei ist von den bürokratischen Zwängen des sonstigen Klinikgeschehens.

Es ist daher auch nicht verwunderlich, wenn es an dieser Stelle – ganz im Sinne der Habermasschen Theorie – zu Konflikten kommt, wenn die Herrschaft der Verwaltung auf die Arbeitsweise des KEK im Sinne einer »Kolonialisierung« (Habermas) überzugreifen droht. Dann sind Gruppenbildungsprozesse beobachtbar, die die KEK-Mitglieder, die ja in ihrer sonstigen täglichen Arbeit im Krankenhaus zweifellos recht widerstandslos den entsprechenden Verwaltungsregeln unterworfen sind, gegen diese Übergriffe zusammenschweißen und sie den einmal eröffneten Freiraum des ethischen Diskurses gegen die Bürokratie schützen lassen:

> Das KEK plant, überforderten und gestressten Mitarbeitern der Klinik eine Hilfestellung an die Hand zu geben, wenn in einer Krisensituation (z.B. bei einem Patientensuizid) Polizeibeamte auf Station erscheinen. Eine in der KEK-Sitzung anwesende juristische Verwaltungsangestellte (Frau L.) stört jedoch den möglichst nah an der Praxis gehaltenen Verhaltensvorschlag, da sie aus Datenschutzgründen eine schriftliche Aussagegenehmigung der Klinikleitung für erforderlich hält, bevor irgendjemand mit den Beamten reden dürfe. Als sie sich dadurch Unmutsäußerungen des KEK zuzieht, kommt es sogar zu Drohungen:
>
> Fr. L.: »Es muss klar sein, dass das Personal hier als Angestellte des Hauses handelt«.
>
> Dr. M. [KEK-Mitglied]: »Sie sagen also, dass das hier eine Dienstanweisung ist, die auch als solche sanktioniert werden kann?«
>
> Fr. L.: »Ja!«. (T-WG-1, Z. 146-150)

Deutlich zu erkennen ist das Bestreben nach Überwindung bürokratischer Barrieren an dem Bestreben, dem allgemeinen Konsensziel Patientenwohl durch eine besondere Nähe zum Patienten gerecht zu werden. Keay (1994) bspw. legt besonderen Wert darauf, dass sich KEKs genau über die familiären Hintergründe eines Patienten informieren. Es gilt für die KEKs als genuin ethische Aufgabe, den ganzheitlichen Zugang zum Patienten als ›ganzem Menschen‹ wiederherzustellen, der auf der einen Seite über einen lediglich am Wohl, aber nicht am Willen des Patienten ausgerichteten Paternalismus der Mediziner, auf der anderen Seite durch eine verrechtlichte Bürokratie verloren gegangen ist. Ein typisches Beispiel wäre die Verhandlung eines KEKs über die Aktualität einer vor längerer Zeit verfassten Patientenverfügung eines nicht mehr oder nicht mehr voll äußerungsfähigen Patienten. Die ethische Reflexion des KEK besteht hier darin, sowohl das behandelnde Personal als auch die Angehörigen von einer blinden Befolgung eines bürokratischen Dokuments abzuhalten und in den Organisationsablauf eine Reflexionsschleife einzubauen und zu fragen, ob das Schriftstück den letzten oder aktuellen Willensäußerungen des Patienten noch entspricht. Nähe zum Patienten heißt hier vor allem zeitliche Nähe herzustellen; das KEK bemüht sich, der aktuellen Situation am Krankenbett gerecht zu werden. Das folgende Beispiel kann dies illustrieren:

> Im KEK wird der Fall einer Frau besprochen, die einen Schlaganfall hatte und nicht mehr schlucken konnte. Die Frage war zunächst: Magensonde (PEG) oder nicht. Die Angehörigen wollten keine PEG, da die Patientin lebensverlängernde Maßnahmen [in einer Patientenverfügung] verweigert hatte. Trotzdem kam es zu einer Diskussion zwischen dem Arzt und den Angehörigen. Fr. L. [Sozialdienstleiterin, KEK-Mitglied] hatte dann ein Konzil vorgeschlagen, an dem der Arzt, die Angehörigen und sie selbst [Fr. L.] teilgenommen hatten. Man einigte sich auf eine neurologische Reha. Dies schien für alle eine annehmbare Lösung zu sein: »Ein weicher Weg«. Jetzt ist die Patientin aber bereits gestorben. Die nachträgliche Einschätzung von Frau L. lautet: »Die Patientenverfügung war nicht ausgefeilt genug«. Denn: Konnte man sicher sein, dass die Patientin wirklich dieses Vorgehen bei einem Schlaganfall wollte? L.: »Das war nicht einfach«.
>
> Alle stimmen mit ihr überein, nicken und schweigen. Frau Dr. S. [Psychoonkologin, KEK-Mitglied] unterbricht als erste das Schweigen und bemerkt, dass es doch sehr positiv war, wie

alle zusammengearbeitet hätten. Frau M. [Patientenfürsprecherin, KEK-Mitglied]: »Das ist sehr hilfreich, da ist dann auch die Verantwortung geteilt. Das können leider nicht alle im Haus – leider«. (T-WG-21, Z. 192-208)

Dabei müssen die KEKs unter Beweis stellen, dass sie – in ihrer Form als Sitzungsgremium – sich nicht zu weit von den im Krankenbett geäußerten Sorgen und Nöten des Patienten entfernen. Betont wird hierzu die Rolle des Laienvertreters im KEK:

»One [issue] is the involvement of laypersons serving on the committee. There is strong support for the inclusion of individuals who are not employed by the institution within which the HEC (= KEK, S.S.) functions. This support asserts that a cross-section of the community could imitate the procedure similar to that of a jury. Similar to the jury, the HEC reviews facts and provides an objective decision. It is this objectivity in which fairness is believed to result. A more significant reason underlying the importance of including non-employees is that their inclusion is the objective way of protecting the patients'/and/or family's interests. The laypersons' involvement could reduce the potential for institutional prejudices, biases, or ›cover-ups‹ which would ultimately affect the patient involved.« (Boggs 1986: 200)

Die Orientierung am Geschworenenmodell des amerikanischen Rechtssystems beinhaltet das Versprechen, sich über den Laienvertreter der Perspektive und der Zustimmung einer dem KEK und dem Krankenhaus äußerlichen Wertgemeinschaft (»community«) zu versichern.[9] Dem damit implizit erhobenen Vorwurf, dass sich Professionelle in einem hochspezialisierten System nicht mehr vorstellen können, wie es für den ›Mann von der Straße‹ ist, in die Mühlen dieses System zu geraten, begegnen die KEKs für sich selbst also präventiv durch ihre personelle Besetzung und dekonstruieren gerade über die Rolle des Laien im vorhinein alle eventuellen Bestrebungen, die Ethik selbst in den Stand einer Profession zu erheben. Ganz explizit gegen eine drohende Verbürokratisierung der KEKs wendet sich Blake, wenn er von den KEKs fordert, konkrete Fallberatungen (*case reviews*) zu ihrer klaren Hauptaufgabe zu machen und die Entwicklung von Leitlinien hintenan zu stellen, um so Nähe zum Patienten zu ermöglichen (vgl. Blake 1992a).

Wie im ersten Argumentationsschritt (vgl. 1.) gezeigt, sieht dieser Beitrag die Entstehung von KEKs in deutschen Krankenhäusern keineswegs als nur eine einfache Idiosynkrasie eines irrational auswuchernden bürokratischen Apparates, sondern will KEKs als organisatorisch funktionale Problemlösung behandeln, die auf einen Problemkontext verweist, den wir oben in der Standeskrise des ärztlichen Ethos verortet haben. Daher stellt sich nun unmittelbar die Frage: Wie geht nun aber die Medizin mit dem neuen Gremium KEK um?

Bei all den drängenden Problematiken, die einem modernen Gesundheitssystem ein KEK als Problemlösung geradezu aufzudrängen scheinen, überrascht es zunächst, dass in der Praxis Medizin und Ethik, d.h. praktizierende Ärzte und neugegründete KEKs zueinander kommen wie die Jungfrau zum Kind. Um dies zu verstehen, muss man wissen, dass unsere empirische Forschung zeigt, dass der Anstoß zur Gründung eines KEKs in so gut wie keinem Fall auf die Initiative eines praktizierenden Arztes zurückging.[10] Typische Entwicklungsschemata von KEKs scheinen zu sein:

---

9   Zu der kommunitaristisch inspirierten Idee, das einzelne KEK als Element einer (auch das Krankenhaus) umfassenden Moralgemeinschaft zu verstehen, vgl. u.a. Blake 1992b; Lauer 1999; Moskowitz 1989; Moyer 1989.
10  Lediglich ein Fall ist im Rahmen des Forschungsprojekts bekannt geworden, in dem die Gründungsinitiative auf einen Mediziner zurückging, der zuvor schon selbst Mitglied in einem amerikanischen HEC gewesen war und seine Vorerfahrungen im Rahmen eines kleineren Ortskrankenhauses umsetzen konnte.

- die Entstehung eines KEKs »von unten her«, aus Aktionen oder einem Arbeitskreis von engagierten Pflegekräften oder des Klinikseelsorgers, die mit dem konkreten Umgang mit ethischen Problemen auf Station unzufrieden sind;
- der Aufbau eines KEKs durch Initiative von außen, indem ein professioneller akademischer Ethiker oder ein Institut einem Krankenhaus eine Kooperation vorschlägt, die in die Gründung eines KEKs mündet;
- die Einsetzung eines KEKs »von oben her« durch die Klinikleitung, wobei hier in der Regel zumindest eine gemischte Motivlage unterstellt wird, da neben der Lösung wahrgenommener ethischer Probleme auch eine Besserstellung des Krankenhauses im Rahmen von Zertifizierungsmaßnahmen erreicht wird.

Die Medizin reagiert auf das Eindringen einer Institution, die zumeist auf die Initiative anderer zurückgeht und nicht der Kontrolle der eigenen Profession unterliegt, in vorhersehbarer und typischer Weise mit Zurückhaltung bis Ablehnung.

»More broadly still, the rise of ethics committees and of their involvement in ongoing cases has been part of a larger social movement – the rise of modern biomedical ethics and its attempt to reform medical decisionmaking. [...] It is an attempt to overthrow millenia of medical tradition, a tradition of silence between doctor and patient and »doctor knows best« decisionmaking.« (Wolf 1992b: 246)

Auch wenn, wie eingangs diskutiert, das klassische paternalistische Schweigen am Krankenbett durch rechtlich verbindliche Aufklärungsregeln zum Sprechen gebracht worden ist, ändert dies nichts daran, dass das KEK als ein Forum wahrgenommen wird, in dem der Arzt tendenziell unter Dauerkritik steht. Die Befürchtungen von Seiten der Medizin gehen aber noch weiter: Selbst wenn die Medizin die entlastende Beratungsfunktion der KEKs ernst nähme, so wird doch eine Gefahr gesehen, die sich in ganz ähnlicher Weise im Zuge der Einführung medizinischer Ethikkommissionen manifestierte:

»Wenn die Kritik sagt: ›Ethik-Kommissionen haben Alibi-Aufgaben. Was man von ihnen erwartet, leisten sie nur formal; inhaltlich können sie es nicht. [...]‹, dann ist dies zwar Ausdruck einer begrüßenswerten Sorge um das ärztliche Gewissen, doch in der Sache falsch. Ethik-Kommissionen können ihrer Natur nach das ärztliche Gewissen nicht vertreten, geschweige denn ersetzen. Die sittliche und rechtliche Verantwortung bleibt notwendig beim entscheidenden und handelnden Arzt und Forscher (und damit gegebenenfalls auch die Strafe ... ).« (Toellner 1990: 15)

Was Toellner hier für Ethik-Kommissionen erörtert und fordert, reiht sich ein in den Tenor von der Warnung vor einer Deprofessionalisierung der Medizin (vgl. Sureau 1995; Slaby 2000; Freidson 1989: 206ff). Deutlich wird hier wieder, was den Arzt als Professionellen in erster Linie auszeichnet und was als vorrangige Gefahr für die medizinische Profession angesehen wird: die Externalisierung professioneller Einstellungen und Werthaltungen, hier genannt Gewissen, an ausgelagerte Instanzen.

Auch wenn tatsächlich die Gefahr nicht von der Hand zu weisen ist, dass stressgeplagte Mediziner im Kosten reduzierenden Gesundheitssystem KEKs als willkommene Chance sehen, sich mit den ethischen Implikationen eines Falles gar nicht erst selbst auseinandersetzen zu müssen, sondern mechanisch dem erteilten ethischen Ratschlag einer dritten Stelle (KEK) zu folgen, so verkürzt diese Betrachtungsweise die Situation in zweierlei Weise beträchtlich: Zum einen pocht der Fachdiskurs zu KEKs auf deren rein beratende Funktion, deren Aufgabe wie Effekt es sein soll, den Hilfe suchenden Antragsteller in die Lage zu versetzen, auf der Basis der abgewogenen Argumente *selbst* zu entscheiden. Zum anderen sind die eingebrachten Fälle in ihrer dilemmatischen Komplexität selten eindeutig und klar zu entscheiden, was das Verfahren der ethischen Deliberation letztlich oft doch wieder auf die Entscheidung der einzelnen, ihrem Gewissen verpflichteten Person bzw. Persönlichkeit zurückwirft. Wenn eine der Aufgaben von KEKs ethische Sensibilisierung und Ausbildung von Klinikpersonal ist, dann wird klar, dass hier ethische Entscheider erst hergestellt werden, die in Kenntnis des Verfahrens ethischer Abwägung von Gründen, aber vor allem kraft ihrer Persönlichkeit entscheiden.

Das Konzept der bloßen Beratung soll also die ethische Persönlichkeit herausbilden, wie sie auch Jürgen Habermas (1983: 127ff) in Anlehnung an Lawrence Kohlberg als individuelle Voraussetzung für die vollständige Ausschöpfung des Verständigungspotentials rationalisierter Geltungsansprüche in der Lebenswelt gesehen hat: Diese Ausschöpfung erfordert eine zunehmende Abstraktion von konkreten moralischen Glaubenssätzen und von der Orientierung an konkreten moralischen Vorbildrollen hin zu einer Einbeziehung der Perspektive des Gegenübers und zu einer Generalisierung ethischer Prinzipien.

Inwiefern kann diese Konsequenz der Arbeit Klinischer Ethikkomitees etwas an der Haltung der Medizin, die das Problem der zunehmenden Bürokratisierung mit sich herumträgt, gegenüber der wahrgenommenen Gefährdung durch die KEKs ändern?

Wir haben schon gesehen, inwiefern die KEKs einen offenen ethischen Diskurs im Krankenhaus befördern sollen, der zumindest, so er nicht explizit die Überwindung bürokratischer Schranken betreiben will, die Gründe für bestimmte Regeln transparent zu machen und ihre Ausrichtung auf den Willen des Patienten zu überprüfen sucht. Dabei befördern die KEKs als beratende Institution die Ausbildung einer ethischen Deliberationskompetenz. Und genau hierin liegt die Ressource, die die KEKs den Medizinern bereitstellen. Was an Vertrauen auf der Beziehungsebene zum Patienten verloren gegangen ist und den Arzt in seinem Zugang und damit auch in seiner Entscheidungsfreiheit in der Therapie behindert, kann durch die Chance kompensiert werden, den Arzt durch die Institution des KEKs wieder mit der Kompetenz einer ethisch verantwortungsvollen Persönlichkeit auszustatten. Anstatt das KEK als Eindringling in sein Herrschaftsfeld zu betrachten, kann der Arzt sich seiner bedienen, um über den Weg der Ethik jenseits bürokratischer Regelherrschaft eine neue Vertrauensbeziehung zum Patienten aufzubauen.[11] Ein Intensiv-Chirurg (Dr. B.), gerade erst zu seiner eigenen Überraschung zum neuen Sprecher eines KEKs gewählt worden, beschreibt den Gewinn, den er aus dem KEK zieht:

> Dr. B.: Ich sage jetzt einfach so, wie ich es empfinde. Was mir gut tut, ist das Gespräch mit Menschen, die einfach aus einer anderen Blickrichtungen kommen, und das Thema in einer offenen Gesprächsrunde, Diskussionsrunde, Beurteilungsrunde, einfach von unterschiedlichen, äh, Sichtweisen, äh, beleuchtet und betrachtet. [...] Mal die nicht-medizinischen Seiten, wie sieht ein Mensch, der das jetzt von außen betr-, oder von einer anderen Position betrachtet, wie wird das Thema gesehen, welche Werte haben da eine massive Bedeutung und welche Werte nehmen wir zum Beispiel nicht als solche so wirklich direkt wahr? Das heißt, diese Sache der Körperverlet-

---

11  Wir wollen hier nicht so weit gehen und die Möglichkeiten und Gefahren eines »Neopaternalismus« (Feuerstein/Kuhlmann 1999) ausleuchten, der sich aus der möglichen Reetablierung des Halbgottes in Weiß durch die Rückendeckung des KEK ergeben könnte. Obwohl nahe liegend, liegen uns keine direkten empirischen Belege hierfür vor.

zung, die wir täglich, unter Einwilligung unserer Patienten natürlich-, machen, ist uns-, wird uns durch das, dass wir es täglich begehen-, so einfach als Normalität hingestellt. Und da macht zum Beispiel eine Frau M., die jetzt die Diskussion über diese Patientin, die eine PEG ohne Einwilligung bekommen hat, bekommen hat, zu fragen wie-, wie, äh, erschüttert, oder wie extrem diese Reaktion einfach auch von jemandem, der das auch wirklich so, wie es ist, ja, als Körperverletzung in dem Ausmaße sieht, aber die-, mit welcher Emotionalität, welche ja Betroffenheit eigentlich auch von einer, äh, von einem Menschen, äh, in die Diskussion rein bekommt, äh, die wir vielleicht selber als solche nicht wahrnehmen. Also ich empfinde das Ganze als Erweiterung meines, äh, ja, was sage ich ethisch-moralischen, aber auch meines denkerischen Horizonts.

*Mhm. Das macht es aber als Arzt wahrscheinlich oft nicht leichter, oder?*[12]

Doch, das macht es leichter. *Ja?* Ja. Das macht es leichter, und zwar aus dem Grund, man kann erkennen, warum jemand in diese Ängste und in dieser Situation so reagiert, ich em-, ich kann erkennen-, ich empfinde das dann wieder als normaler, wie ein Mensch in so eine Situation kommt und sagt, okay, so wie das jetzt auf der Intensivstation mit dem einen Patienten war, ich kann verstehen, in welche Bedrängnis die Menschen, die mit Medizin in dieser Grenzsituation in der Regel nichts zu tun haben, wie die einfach sich überrollt fühlen, wie von einer Dampfwalze, ja? (E-WG-15, Z. 150-180)

Die Funktionalität von beratenden Institutionen wie KEKs für die Medizin wird noch deutlicher, wenn man wie Irmhild Saake diese als ein *Outsourcing* von früher dem Arzt aufgebürdeten Lasten begreift, was dem Arzt ermöglicht, sich auf das Heilen des Patientenkörpers zu konzentrieren:

»Der Beratungsbedarf scheint auf das Problem mangelnder Stabilisierbarkeit einer Entscheidung über Kontexte hinweg zu reagieren. Die Aufgabe der Beratungsexperten besteht nun darin, Bedingungen zu schaffen, unter denen eine größere Konstanz der Meinung über die Zeit hinweg anzunehmen ist. [...] Mit der Auslagerung des Problems der Stabilisierung von Entscheidungen an juristische, ökonomische und wissenschaftliche Begründungsinstanzen stabilisiert sich eine medizinische Praxis, die sich zunehmend nur noch auf die eigentlichen performativen Aspekte ihrer Tätigkeit konzentriert: Die Zauberei des Heilens.« (Saake 2003: 457f)

## 3 Die Bürokratisierung Klinischer Ethikkomitees als Etablierungsprozeß

Werden die Klinischen Ethikkomitees dem Anspruch als entbürokratisierendes Verfahren nun auch gerecht? Gelingt es ihnen, die Herrschaft systemischer Regelwerke im Krankenhaus zu durchbrechen? Können sie die Hoffnung erfüllen, dass lebensweltliche Verständigungspotentiale konkurrierende Geltungsansprüche in der Gesundheitsversorgung jenseits macht- und geldvermittelter Systemmechanismen miteinander versöhnen und einlösen können?

Um die Antwort gleich deutlich vorweg zu nehmen: Nein. Auch institutionalisierte (Ethik-)Beratung produziert einen eigenen, neuen Bürokratieapparat, ohne den eine Institutionalisierung, und damit sei in erster Linie gemeint: eine auf Dauer gestellte Mustergültigkeit des Verfahrens, nicht möglich ist.

Schon in der Fachliteratur zu US-amerikanischen KEKs deutet sich eine solche Bürokratisierung an. So fordert z.B. Susan Wolf, das Erreichen des Ziels der Patientenorientie-

---

12 Die Fragen des Interviewers sind im Folgenden kursiv gesetzt.

rung über sog. »due process«-Verfahren abzusichern, d.h. im Sinne eines Gerichtsverfahrens das Prinzip walten zu lassen, dass alle Betroffenen (»Beklagten«) zu ihrer eigenen Sache gehört werden müssen.

> »Yet the substantive commitment of ethics committees to patient-centered values and principles has not translated into patient-centered process. There is no general assurance that committees will notify a patient that they intend to consider her case (much less seek her permission), will give her the means to participate directly in the committee process, will communicate the committee's conclusions, and will give her the means to discuss and challenge those conclusions. Instead, we see some committees quite reluctant to involve patients at all.« (Wolf 1992b: 282f, vgl. auch Wolf 1992a)

Was auf den ersten Blick nach einem einwandfreien Schritt in Richtung Patientennähe aussieht, offenbart seine unerwünschten Nebenfolgen, wenn man Einwände gegen die *due-process*-Befürworter hört:

> »I believe that many cases that ethics committees discuss are [...] requiring not so much dispute resolution as clarification of concerns, especially the participants experience of being respected and taken seriously. [...] Abstract discussions of accountability or due process do not capture the process that really matters, the process of sharing the anxiety, pain, frustration, and uncertainty of patients, families and caregivers while being mindful of each one's need for personal dignity. As Judy Ross has put it, an ethics committee ›is less a committee than a representative community of concern.« (Michel 1993: 80; vgl. auch Siegler 1986)

Man liest aus dieser Forderung die Enttäuschung heraus, die ein vom ›ganzheitlichen Menschen‹ entfremdetes Ethikkomitee auslöst. Die Einführung eines dem Rechtssystem entlehnten Prozessverfahrens führt ganz offensichtlich nicht nur zur zweifellos begrüßenswerten Anhörung der Betroffenen selbst, sondern bahnt auch der Semantik einer Rechtssprache den Weg, die vor dem Hintergrund der Erwartungen an KEKs als lebensweltfern und bürokratisch wahrgenommen wird. Mit der Konsequenz eines unvermeidlich an Ausdifferenzierung zunehmenden Rechtssystems wird von Befürwortern des »due process« der wachsende Bürokratieapparat des KEK in Kauf genommen:

> »Because each case is unique, answers to these questions may be different in each case. That is why a particular process will need to be designed for each case the HEC addresses. *To some, this may seem like ›process overkill‹*. Although process may be less exciting or less challenging to discuss than the substantive issues of a case, it must not be overlooked.« (Hoffmann 1994: 263; Hervorh. S.S.)

Man beachte: Der Form wird Priorität vor dem Inhalt eingeräumt – kann es einen deutlicheren Hinweis auf bürokratisierte und entfremdete Verfahrenslogik geben?

Auch die teilnehmenden Beobachtungen des DFG-Forschungsprojekts zeigten, dass KEKs in Deutschland in ganz ähnlicher Weise eine eigene Bürokratie erst schufen, wo eine solche vorher noch gar nicht existierte – wie z.B. beim folgenden Fall:

> Viele Sitzungen des KEKs eines städtischen Krankenhauses waren ausgefüllt mit der Erstellung einer Verhaltensleitlinie bei Patientensuiziden. Anlass hierzu war die offenkundige Verunsicherung auf Station im Anschluss an mehrere kürzlich erfolgte Patientensuizide per Fenstersturz. Das KEK sah es als seine ethische Aufgabe an, künftig betroffenem Personal eine Hilfestellung

an die Hand zu geben, die darüber informieren sollte, was sowohl im akuten Fall zu tun sei als auch an welche Stellen das Personal sich für psychologische Hilfe (Krisenintervention) wenden könne. Zur Erstellung dieser Leitlinie zog das KEK Erfahrungsberichte betroffener Pflegekräfte heran, klärte mit einem Polizeibeamten die notwendigen polizeilichen Untersuchungen und beriet sich mit einer Psychologin eines externen Kriseninterventionsdienstes über die psychischen Folgen eines solchen Ereignisses. Nicht nur mündete dieser Vorgang in langwierige Auseinandersetzungen über Details der Formulierung, sondern er warf auch die Frage auf, ob und wie auf Station mit dem Dokument umgegangen würde.

In der aktuellen Sitzung des KEK geht es nun um die Frage, wer welche Informationen der Polizei preisgeben darf und soll und um die beim letzten Mal heiß diskutierte Frage der Erfordernis einer Aussagegenehmigung durch die Verwaltung für das Krankenhauspersonal. Fr. Dr. S. nennt den entsprechenden Passus in Fr. L.s Entwurf abfällig »Juristendeutsch«. Im Papier steht tatsächlich etwas von ›weitere Aussage ist mit Hinweis auf Ziffer soundso Ordnung soundso Notwendigkeit der Einholung einer Aussagegenehmigung zu verweigern.‹

Dr. M.: »Ja, ich hab da mit Fr. L. auch noch mal drüber gesprochen, die weicht da keinen Nanometer davon ab. Das ist halt so eine Formulierung, da versteckt sie sich dahinter. Da muss man noch mal mit ihr reden, am besten eine kleine Gruppe, die das dann mit ihr aushandelt«. (T-WG-4: 75-85)

In der Person von Frau L., der juristischen Angestellten der Krankenhausleitung, manifestiert sich der Einfluss der Regelwerke der Bürokratie auf das KEK. Auch Dr. M. als Mediziner und engagiertes KEK-Mitglied muss an dieser Stelle konzedieren, dass man widerwillig nicht drum herumkommt, sich mit den dienstlichen Vorgaben der Krankenhausleitung auseinanderzusetzen.

In das ausbrechende Durcheinandergerede hinein, in dem man sich über die Unpraktikabilität von L.s Entwurf echauffiert, macht Herr B. den sogleich allgemein konsentierten Vorschlag: »Alle medizinischen Informationen sollen über den diensthabenden Arzt herausgegeben werden«. Frau Dr. S. nickt betont.

Es fällt hierbei auf, dass wie selbstverständlich davon ausgegangen wird, dass das Papier im Ernstfall konkret und direkt umgesetzt wird. Man diskutiert, als ob das, was letztlich auf dem Papier steht, entscheidend für die konkrete Handlungsumsetzung in der Notfallsituation sei. Dass vielleicht doch jemand anderes als der Arzt medizinische Daten herausgibt, das spielt in der Diskussion keine Rolle. Man redet auch nicht normativ darüber, wie gehandelt werden sollte, sondern darüber, wie (eben laut dem Verhaltensplan) gehandelt werden wird! (Vgl. T-WG-4: Z. 88-98)

Der teilnehmende Beobachter ist hier überrascht von einer Wirklichkeit, die sich im Laufe der Arbeit an der Leitlinie im KEK entwickelt hat. Hierbei ist die bürokratische Vorstellung leitend, dass das Geschriebene das Wirkliche sei, dass kein Unterschied zu ziehen sei zwischen dem Sollen der Leitlinie und dem Sein des künftigen Geschehens. Trotz aller Orientierung auf den Patienten (bzw. hier auf den überforderten Mitarbeiter) hin entwirft das KEK seine eigene Sichtweise seiner Umwelt. Tatsächlich muss man sich jedoch später auf einen Pflegedienstleiter als Gewährsmann verlassen, der die Papiere, die zwar über das Intranet der Klinik abrufbar sind, auch durch persönlichen Kontakt dem Personal auf verschiedenen Stationen schmackhaft machen soll.

Ganz ähnliche Abläufe konnten wir auch bei anderen Leitlinienausarbeitungen an anderen KEKs beobachten. Ein KEK verwendete erhebliche Mühe darauf, einen sogenannten

Ethik-Ordner zusammenzustellen, »einen Ordner voller Folien mit Informationen rund um medizinethische Problematiken: Informationen zur klinischen Ethikberatung, die Geschäftsordnung des KEK, verschiedene Vorlagen für Patientenverfügungen (PV) und ein paar Fachartikel« (T-HB-1, Z. 115-118), der auf Station das Personal für die entsprechenden Themen sensibilisieren und auf die Dienste des KEK aufmerksam machen soll. Der Implementationsprozess nimmt sich im Weiteren wie folgt aus: Man ist froh, diesen Ordner bei diversen internen Veranstaltungen an die Stationen verteilen zu können, eine Krankenschwester berichtet stolz, dass sie ihren Kollegen in der Nachtschicht zur Lektüre des Ordners bringen konnte. Die Empfangsbereitschaft auf Station kommentiert die Koordinatorin des KEKs mit den Worten: »Die Türen stehen halb offen, da muss man jetzt weitermachen« (T-HB-12: Z. 37-38). Ein KEK-Mitglied, Angehöriger der Pflegedirektion des Klinikums, sieht die Situation pessimistischer:

> »Das-, ich sage mal, es wird ja schon versucht, aus dem KEK heraus zu kommunizieren, dieser Klinische Ethik-Ordner, den es da gibt, wo wir auch sagen, da haben wir einen Link bei uns im Intranet stehen, ähm, das sind natürlich alles so Impulse, also ich denke, man muß hier-, das ist so hier wie auf der Autobahn. Wir haben halt hier diese Randmarker, irgendwo dazwischen müssen sie fahren. Und ab und zu gibt es dann ein großes Schild, da steht dann irgendwie, ›Hallo Ethik‹, ja, Rasthof oder Ausfahrt, oder wie auch immer, fahren Sie mal da her. Da fährt dann einer durch, der nimmt dann etwas mit und lässt es halt irgendwo wieder einfließen. ... aber ich sage mal, die tatsächlich greifbaren Ergebnisse, da wird es schwierig!« (E-HB-27: 493-504)

Diese Schwierigkeiten zeichnen sich noch deutlicher ab, als bei einem »Ethik-Café«, einer offenen Begegnungsveranstaltung des KEKs mit anderem Klinikpersonal, eine der wenigen beobachtbaren Gelegenheiten entsteht, bei denen sich ein Feedback zur Wirkung des Ethikordners auf Station andeutet: Die Koordinatorin versichert Personalangehörigen anhand der Grundsätze der Bundesärztekammer, dass Patientenverfügungen verbindlich seien und keineswegs jede Station hier ihre eigenen Regeln aufstellen könne.

> »Es kann sich niemand darüber hinwegsetzen.« Die Seelsorgerin widerspricht und sagt: ›Hier ist aber eine Tendenz dazu vorhanden.‹ Frau S. [KEK-Koordinatorin] entgegnet, dass sie gerade für solche Fälle einen Ordner installiert habe, in dem man nachlesen könne.

Unabhängig von der hier nicht zu klärenden Frage, ob das KEK auf dem Wege des Ethikordners sein Ziel der Durchsetzung von Patientenverfügungen tatsächlich erreicht, wird klar, dass man hier alles andere als einen Weg des offenen, auf Konsens und Sinnvermittlung abzielenden Diskurses einschlägt, sondern dass das KEK selbst ein sich auf anonyme höhere Instanzen berufendes, bürokratisches Regelwerk einsetzt, das das Personal in die Lage versetzt, in *Rechtssemantik* Argumente zu vertreten.[13]

Ungewiss bleibt auch die Umsetzung einer Leitlinie zum »Verzicht auf Wiederbelebungsmaßnahmen« (engl. »do not resuscitate-order«): Nach der offiziellen Verabschiedung des Papiers durch das KEK verbleibt lediglich der nüchterne Satz, dass die zuständige Arbeitsgruppe des KEK »Therapiebegrenzung« nun zum »Implementierungsprozess« (T-HB-16: 224) komme, ohne dass in der Folgezeit genauere Maßnahmen benannt würden. Inte-

---

13  Und das womöglich gerade deshalb vom Personal nicht angenommen wird, weil man sich auf Station eine solche Form der Begründung, z.B. gegenüber Ärzten, nicht leisten kann. Vom Pflegepersonal werden lebensweltliche Argumente erwartet, nicht rechtliche Drohungen.

ressanter ist der Prozess bis zur Verabschiedung der Leitlinie, in dem sich ein Konflikt mit der Klinikumsleitung um die Benennung des Papiers entspinnt: Diese befürwortet den Titel »Unterlassung von Wiederbelebung« statt des Begriffs »Verzicht«.

> Jetzt hakt Dr. A. [Chefarzt der Anästhesie] in seiner ruhigen, bestimmten Art ein und meint, dass »Unterlassung« negativ besetzt sei, da man hier an »unterlassene Hilfeleistung« denke. Das habe »den Touch des Nicht-Helfen-Wollens oder -Könnens«. Dagegen sei der Begriff Verzicht »zustimmend zu beurteilen. Wir verzichten ja *für* den Patienten in seinem Namen.« Plötzlich muss er kurz über seine eigene Formulierung lachen. Für einen Moment ist seine sonst so professionell-ernste Fassade durchbrochen.
>
> Prof. P. [Vorsitzender KEK] öffnet nun die Diskussion: »Das mag Ihnen vielleicht sehr formalistisch vorkommen. Da geht es halt um Sprachgefühl. Im Englischen, das englische ›do not resuscitate‹, da haben wir das Problem nicht, das ist irgendwie unverfänglicher, das Englische ist da knackiger, ja plakativer.« [...]
>
> Prof. F. [Medizinhistorikerin]: »Es ist doch klar, dass Verzicht als solcher positiv konnotiert ist: Man kann eigentlich etwas, auf das man aus bestimmten Gründen, zum Beispiel auch aus uneigennützigen, verzichtet. Das halte ich für einen entscheidenden Vorteil!«
>
> Dieses professorale Statement erhält allgemeinen Zuspruch in der Runde und löst offenbar das Problem.
>
> P.: »Ja, gut, prima! Dürfen wir Sie als Vollblutphilologin« – allgemeines Gelächter – »da zitieren? Das könnte hilfreich sein...« (T-HB-16, Z. 155-179)

Man muss sich an dieser Stelle klarmachen, dass das, was im ersten Moment als umständliche Begriffshuberei im KEK anmutet, eine wesentliche Funktion für das KEK hat: Die Begriffsdiskussion ist Ausdruck eines Machtkampfs mit der Klinikleitung, der innerhalb des Organisationsrahmens vor allem in der Form eines bürokratischen Streits über formelle Fragen ausgetragen werden muss. Man mag dies im Habermasschen Sinne als Kolonialisierung – systemische Zwänge verhindern verständigungsorientiertes Handeln – auffassen oder auch nicht; in jedem Fall sieht sich das KEK bei aller Orientierung an Patientennähe gezwungen, für sie eigene Legitimation im Rahmen eines formal-hierarchischen Organisationsgefüges zu sorgen.

Selbst wenn die Bürokratisierung scheinbar nur KEK-intern Einzug hält, offenbaren sich jedoch nach und nach die Bezüge zur Umwelt. Ein KEK-Vorsitzender schlägt in der Gründungsphase eines KEKs vor, für die Besprechung von ethischen Problemfällen anhand eines schrittgenauen Prüfschemas – nach dem Muster eines algorithmischen Ablaufdiagramms eines Computerprogramms – vorzugehen. Im folgenden Beobachtungsprotokoll wird die Atmosphäre festgehalten:

> Dr. L. [KEK-Vorsitzender] stellt, ähnlich einem Schullehrer, der seiner Klasse neuen Stoff anhand eines Arbeitsblattes präsentiert, dem Gremium das von ihm in Anlehnung an das Nimweger Modell konzipierte Verfahren zur ethischen Beratung vor. Die Schulklasse (also das Gremium) hört schweigend zu .... »Können Sie was damit anfangen? Halten Sie es für übertrieben?«, fordert Dr. L. die KEK-Mitglieder zur Diskussion auf. Diese verharren in Schweigen. Keiner meldet sich ... (T-EH-06, Z. 74-86)

Auch hier hat die offensichtliche Entfremdung der KEK-Mitglieder von dem allzu bürokratischen Verfahren ihre Gründe im weiteren Organisationsrahmen: Wie der KEK-Vorsitzende selbst unmittelbar zuvor betont hat, ist die Implementierung eines KEKs ein wesentlicher Gesichtspunkt im Zertifizierungsverfahren des gesamten Krankenhauses. Es liegt nahe, entsprechende bürokratische Verfahrensschemata der ethischen Beratung als Ausweis ethischer Beratungsprofessionalität gegenüber der Zertifizierungsprüfung zu benutzen.

Mit diesen Beispielen einer neuen Bürokratie *durch* KEKs soll nicht etwa gesagt werden, dass KEKs ihr Ziel einer Nähe zum Patienten und einer Beförderung des Willens und des Wohls des Patienten generell verfehlen. Nicht nur zeigen sich viele der von uns interviewten KEK-Mitglieder in hohem Maße zufrieden mit der Einrichtung des KEKs und äußern auch nach bereits mehrjähriger Zugehörigkeit große Erwartungen, sondern es etabliert sich darüber hinaus in den KEKs tatsächlich auch eine Plattform für eine neue Art, miteinander zu sprechen (vgl. dazu auch Katharina Mayr in diesem Band). Eine Krankenschwester, selbst KEK-Mitglied in der Schweiz, gebot auf einer Tagung unserem wohl allzu nüchtern vorgetragenen (und dabei durchaus nicht generell kritisch gemeinten) Forschungsbericht mit dem emphatischen Kommentar Einhalt:

> »Jetzt muss ich aber doch einmal sagen, dass ich die Einführung des Ethikkomitees als ungeheuer positiv empfinde. Da ist endlich einmal Platz, dass die Sachen angesprochen werden, die sonst immer unter den Tisch fallen, bei dem ganzen Stress!«

Wie ist es aber nun zu erklären, dass diese positive Resonanz einhergeht mit einem erheblichen und für die Arbeit der KEKs auch belastenden bürokratischen Aufwand, der in vielen Fällen, wie gezeigt, sich weit entfernt vom Idealbild eines offenen Betroffenendiskurses?

Der systematische Fehler, der den Hoffnungen auf Entbürokratisierung durch partizipative Gremien wie KEKs zugrunde liegt, besteht darin, ein *organisatorisches* Problem auf der Ebene *interaktionistischer* Verfahren lösen zu wollen. Wie schon der oben genannte, ganz im Sinne einer Patientenautonomie gemeinte Versuch einer Durchsetzung von »due process« (vgl. Wolf 1992a; b) gezeigt hat, verstehen sich Verfahren Klinischer Ethikkomitees typischerweise als solche, die auf Anwesenheit beruhen. Immer geht es darum, ungehörten Stimmen Gehör zu verschaffen. Dieser Sprung von der Organisationsebene auf die Interaktionsebene vernachlässigt aber sträflicherweise den unvermeidlichen Organisationsrahmen, in dem ein KEK als formales Gremium installiert wird und werden muss.[14] Besonders an der starken Beschäftigung der KEKs mit Leitlinienarbeit, aber auch an den größtenteils selbst auferlegten Berichtspflichten über jede einzelne Fallberatung und an den Dokumentationen ethischer Selbstausbildung des KEKs in der Form einer Wissensbasis aus Texten, kann man erkennen, dass KEKs Bürokratie produzieren, um Anschluß an die sie umgebende formale Organisation zu gewinnen: Unter dem Ziel, dass Ethik im Krankenhaus *in institutionalisierter Form* ernst genommen und gehört wird, nehmen KEKs automatisch an der grundlegenden Praxis formaler Organisation teil, nämlich der der *Programmierung von Entscheidungen*. Den meisten KEK-Mitgliedern, so zeigen unsere Beobachtungen, sind die typischen Vorgänge im Komitee – z.B. langwieriges Ringen um Formulierungen, Öf-

---

14 Aufgrund unserer Ergebnisse steht zu vermuten, dass auch andere Formen ethischer Beratung wie die des einzelnen Ethikberaters an der Bettkante oder des fallbezogen konzipierten Ethikkonsils (vgl. Reiter-Theil 1999) einen gewissen Grad an Institutionalisierung und Formalisierung innerhalb der bürokratischen Organisation einer klinischen Einrichtung nicht vermeiden können.

fentlichkeitsarbeit für das eigene Anliegen, Identifizierung geeigneter Ansprechpartner innerhalb der Organisation für bestimmte Anliegen, Machtrangeleien mit übergeordneten Gremien u.v.a.m. – nicht neu. Fast alle Mitglieder stilisieren sich bei den KEK-Sitzungen, nachdem kaum einer den ohnehin unklaren Rang eines »Ethikexperten« für sich beanspruchen kann, als Organisationsexperten. Man zeigt, dass man weiß, was rechtlich zu beachten ist, wer über die notwendige Entscheidungskompetenz verfügt, wer sich wirklich mit der Situation des jeweiligen Patienten auskennt, welche Telefonnummern noch unbedingt auf das Papier gehören, wie der entsprechende Ablauf in einer anderen Klinik organisiert ist. Es ist im Habitus dieser Krankenhausangehörigen wie selbstverständlich verankert, dass man bei aller lebensweltlichen Nähe nicht ohne die Bürokratie kann, weil nur sie die eigene Kommunikation (des KEKs) in die Form der Entscheidung bringt, in die Form, die in einer Organisation als anschlussfähig und relevant gilt.

> »In den Sequenzen der eigenen Entscheidungen definiert die Organisation die Welt, mit der sie es zu tun hat. Sie ersetzt laufend Unsicherheiten durch selbsterzeugte Sicherheiten, an denen sie nach Möglichkeit festhält, auch wenn Bedenken auftauchen. [...] Schließlich findet der Primat der Autopoiesis auch darin Ausdruck, daß alle Strukturen den Operationen nachgeordnet, also als Resultat von Entscheidungen begriffen werden. Die Organisation kennt Strukturen nur als Entscheidungsprämissen, über die sie selber entschieden hat.« (Luhmann 1998: 833)

Die selbst erzeugte und unbefragte Prämisse liegt im Falle des Ethikkomitees darin, dass dieses für sein eigenes Funktionieren schon immer von der Möglichkeit der Generalisierbarkeit von ethischen Fällen ausgehen muss, es mithin also immer zum Ziel haben wird, eine *Ethik* zu formulieren (wie auch immer diese dann aussehen mag) – eine Ethik als eine verallgemeinerte Reflexion von Einzelfällen. Eine Institution wie dieses Beratungsgremium muss voraussetzen können, dass das, worüber beraten werden soll, in zumindest irgendeiner Weise vergleichbar sein muss mit Vorerfahrungen, mit anderen Fällen. Anders ist die Arbeit in einer Organisation gar nicht vorstellbar, als dass diese nicht schon eine Entscheidungsgeschichte produziert hat. Zum einen kann hierauf induktiv zurückgegriffen werden, indem Fälle zu Kategorien zusammengefasst und als Vorlage für standardisierte Leitlinien dienen können oder über eine ethische Ausbildung an Fällen, die dann als ähnliche Fälle behandelt werden können. Zum anderen macht Fallberatung in organisatorischer Form nur dann Sinn, wenn die Legitimation beansprucht werden kann, dass deduktiv auf ein Minimum standardisierten Vorwissens, im Sinne zumindest ähnlicher früherer Fälle, zurückgegriffen werden kann. Bei aller Patientennähe, bei aller Orientierung am Einzelfall kann das Ethikkomitee als Teil der Organisation Krankenhaus nicht umhin, Erwartbarkeiten zu produzieren und damit Unsicherheit zu absorbieren. Im Gegensatz zu vielen anderen täglichen Entscheidungen in Organisationen ist im Falle der KEKs diese Unsicherheit als Risiko deutlich erkennbar: Die Entscheidung, ein KEK und damit eine ganz neue Kategorie von offiziellen Problemfällen, nämlich ethischen Fällen, in die Organisation einzuführen, erfordert weitere Entscheidbarkeit. Man braucht einen Maßstab, anhand dessen über den Fortbestand oder die Aufhebung des neuen Gremiums entschieden werden kann. Insofern ist es die primäre Funktion des KEK, diese Entscheidbarkeit herzustellen, indem sichtbare – und das heißt in einer Organisation immer noch: aktenkundige – Ergebnisse Anschlüsse für weitere Entscheidungen bereitgestellt werden. Man braucht im KEK eine Welt, in der ethische Probleme auf Station nicht nur als solche identifiziert werden können, sondern in der diese auch als Entscheidungsprämissen für das weitere Operieren fungieren können[15], bevorzugt in der Form von Leitlinienpapieren, mit denen die KEKs zunächst in erster Linie für sich selbst einen ganzen Entscheidungskomplex auf Dauer stellen können. Bürokratie ist dann für das KEK in erster Linie Mittel zum Zwecke der Selbstvergewisserung, nämlich um in jedem Moment sich auf die frühere KEK-Arbeit als Entscheidung beziehen zu können und um diese vor sich selbst als Arbeit (nämlich bspw. als »schwere« Entscheidung) sichtbar zu machen. Da überrascht es auch nicht, dass die KEKs immer wieder in Reflexionsschleifen über die Frage geraten, wofür sie eigentlich stehen und welches ihr konkretes Kompetenzgebiet sei. Das Gedächtnis der Bürokratie hilft ihnen, Früheres als kontingente Entscheidung zu behandeln, über deren eine oder andere Alternative man ja noch einmal neu entscheiden kann. Es ist gleichzeitig erhellend und aufzehrend zu erleben, wenn gerade ein ethisches Dilemma wie die Entscheidung für das Leben eines in der 28. Schwangerschaftswoche ungeborenen Kindes sowohl die Unentscheidbarkeit organisatorischer Entscheidungen vor Augen führt als auch die Unumgänglichkeit, gerade *aufgrund der Unentscheidbarkeit* wirklich entscheiden zu müssen (vgl. Luhmann 2000: 451; Luhmann 1988: 120).

Viele Beteiligte, darunter auch viele Ärzte mit einem starken Sinn für die ihnen widerfahrene Entfremdung von ihren Patienten, betreten das Feld der Klinischen Ethikkomitees mit einer nicht zu verhehlenden Faszination. Insbesondere für den aufgeschlossenen Arzt bieten Ethikkomitees, wie gezeigt, zunächst die Chance, durch das Prädikat einer der Patientennähe verschriebenen ethischen Beratung das ärztliche Berufsethos in einem neuen institutionellen Rahmen wiedereinzusetzen. Man hofft, wieder im Sinne des Patienten verantwortlich entscheiden zu können. Diese Verantwortlichkeit nimmt sich aber schnell ganz anders aus, wenn die Autopoiesis der Organisation den neuen KEKs Legitimationsleistungen ihrer Institutionalisierung abverlangt. Verantwortlichkeit heißt dann vor allem: Generalisierbarkeit nach gesatzten Regeln.

Noch einmal sei gesagt: Dies ist keine generelle Absage an die Funktionalität von Klinischen Ethikkomitees – ganz im Gegenteil: Ihre Funktionalität besteht gerade darin, ethischer Reflexion einen Ort nicht jenseits, sondern *in* der Formalstruktur einer bürokratischen Organisation zu verschaffen. Die Ethikkomitees sind dann nichts anderes als ein starker Hinweis darauf, wie in einer modernen Gesellschaft die Referenz auf das vermeintlich gleiche Bezugsproblem zu ganz unterschiedlichen Gegenwarten (vgl. Nassehi 2003; 2006) führt: Die Vorstellung des offenen und vertrauensvollen Gesprächs am Krankenbett ist zwar die Urvorlage für die Konzeption des Diskursmodells ›Klinisches Ethikkomitee‹, kann aber diese Gegenwart des Krankenzimmers nie in die Gegenwart einer Gremiumssitzung hineinholen. Und umgekehrt deuten unsere Daten darauf hin, dass KEKs als Reformlösung überkommener ärztlicher Entscheidungsroutinen nicht auf einer Skala von »besserer« oder »schlechterer« Lösung gegenüber der Urvorlage der vertrauensvollen Entscheidungsabtretung an den paternalistischen Mediziner beurteilt werden können. Eine funktionale Analyse fördert allein das Diktat des Organisationssystems Krankenhaus zutage, innerhalb dessen Gegenwarten als Entscheidungs*praxen* koevoluieren, die aufeinander als wechselseitige Probleme und Lösungen reagieren. Die Gegenüberstellung mit dem Modell der Habermasschen Diskursethik, das den KEKs als Urbild zugrunde liegt, zeigt mehr als deutlich: Es

---

15  Und selbst wenn der Einzelfall das Ergebnis »unentscheidbar« hervorbringt (und damit dem Antragsteller praktischerweise mitgeteilt werden muss, er müsse es selbst am besten wissen), so wird auch dies als eine Entscheidung, nicht entscheiden zu können (kein konkretes ethisches Votum abgeben zu können), beobachtet und kann als solche aktenkundig gemacht werden!

geht in der Praxis Klinischer Ethikkomitees vorrangig nicht um das *Wie* der Ethik – sondern um das *Wie* der Entscheidung. Die Profession der Medizin ist dann eben nicht mehr als eigenständiger Diskurs oder Akteur, wie Freidson sie noch sah, zu beschreiben, sondern selbst als eine Lösung (!), die der Kontext einer formalen Organisationsstruktur hervorbringt.

Ob Faszination oder Enttäuschung: Der Klinikarzt, dessen Arbeit mit der neuen organisierten Ethik konfrontiert wird, wird seine Entscheidungspraxis auf die Potentialität der neuen Bürokratieform einstellen müssen – selbst wenn es nur darum geht, der organisierten Ethik wie so manch anderer neuen Bürokratieform davor ebenfalls aus dem Weg zu gehen.

So herb für manchen Neuling dann die Entzauberung des *Mythos* von einem entbürokratisierten und entbürokratisierenden Verfahren – ein Widerspruch in sich – ausfällt, so abgeklärt gehen Mitglieder nach kurzer Arbeitszeit im KEK mit der unvermeidlichen bürokratischen Formalisierung um. Die Praxis der Organisation weiß, dass auch in der klinischen Ethikberatung das Schicksal des einzelnen Patienten nur dann als je besonderer Einzelfall behandelt werden kann, wenn er als Einzelfall vor einen Vergleichshintergrund, eine Entscheidungsgeschichte anderer Einzelfälle tritt. Die Praxis Klinischer Ethikkomitees liefert gerade in ihrer Neuheit im Krankenhaus nicht ein Gegenbild, sondern ein Urbild von bürokratischer Organisationsstruktur. Sie entscheidet aufs Neue, obwohl sie alles zuvor schon einmal entschieden hat; und sie kann nicht entscheiden, *nichts* zu entscheiden.

## Literatur

Blake, David C. 1992: The Hospital Ethics Committee. Health Care's Moral Conscience or White Elephant?, in: Hastings-Center-Report 22, S. 6-11.
Boggs, Carol Ann 1986: Recognizing the Value of Hospital Ethics Committees. Time for a Judicial Reassessment, in: University of Toledo Law Review 18, S. 195-220.
Bora, Alfons 1994: Die Grenzen der Partizipation. Risikoentscheidungen und Öffentlichkeitsbeteiligungen im Recht, in: Zeitschrift für Rechtssoziologie 15, S. 126-152.
Capron, Alexander Morgan 1985: Legal Perspectives on Institutional Ethics Committees, in: Journal of College and University Law 11, S. 417-431.
Engelhardt, H. Tristam Jr. 1999: Healthcare Ethics Committees. Re-Examining their Social and Moral Functions, in: HEC Forum 11, S. 87-100.
Feuerstein, Günther/Ellen Kuhlmann (Hg.) 1999: Neopaternalismus und Patientenautonomie. Das Verschwinden der ärztlichen Verantwortung?, Bern/Göttingen/Toronto/Seattle.
Feuerstein, Günter 1997: Industrialisierung des Krankenhauses. Neue betriebliche Produktionskonzepte in der Patientenversorgung, in: Karl-Siegbert Rehberg (Hg.): Differenz und Integration. Die Zukunft moderner Gesellschaften, Verhandlungen des 28. Kongresses der Deutschen Gesellschaft für Soziologie im Oktober 1996 in Dresden, Band 2: Sektionen, Arbeitsgruppen, Foren, Fedor-Stepun-Tagung, Opladen, S. 278-282.
Freidson, Eliot, 1989: Medical Work in America. Essays on Health Care, New Haven/London.
Freidson, Eliot 1994: Professionalism Reborn. Theory, Prophecy, and Policy, Cambridge.
Freidson, Eliot 2001: Professionalism. The Third Logic, Chicago.
Habermas, Jürgen 1981: Theorie des kommunikativen Handelns, Frankfurt/M.
Habermas, Jürgen 1983: Moralbewusstsein und kommunikatives Handeln, Frankfurt/M.
Habermas, Jürgen 1984: Vorstudien und Ergänzungen zur Theorie des kommunikativen Handelns, Frankfurt/M.
Habermas, Jürgen 1992: Faktizität und Geltung, Frankfurt/M.

Hoffmann, Diane E. 1994: Case Consultation. Paying Attention to Process, in: Stuart F. Spicker (Hg.): The Healthcare Ethics Committee Experience. Selected Readings from HEC Forum, Malabar, Florida, S. 257-264.
Keay, Timothy J. 1994: Ethics Committees and Family Ghosts. Case Studies, in: The Journal of Clinical Ethics 5, S. 19-22.
Kettner, Matthias 2005: Ethik-Komitees. Ihre Organisationsform und ihr moralischer Anspruch, in: EWE 16, S. 81-94.
Kühl, Stefan 1991: Ethik-Kommissionen. Von professioneller Selbstkontrolle zur wissensbasierten Infrastruktur, in: Vorgänge 113, S. 41-50.
La Puma, .John/Stephen E. Toulmin 1989: Ethics Consultants and Ethics Committees, in: Archives of Internal Medicine 149, S. 1109-1112.
Lilje, Christian 1995: Klinische ›ethics consultation‹ in den USA. Hintergründe, Denkstile und Praxis, Stuttgart.
Luhmann, Niklas 1988: Die Wirtschaft der Gesellschaft, Frankfurt/M.
Luhmann, Niklas 1998: Die Gesellschaft der Gesellschaft, Frankfurt/M.
Luhmann, Niklas 2000: Organisation und Entscheidung, Opladen.
Nassehi, Armin 2003: Geschlossenheit und Offenheit. Studien zur Theorie der modernen Gesellschaft, Frankfurt/M.
Nassehi, Armin 2006: Der soziologische Diskurs der Moderne, Frankfurt/M.
Reiter-Theil, Stella 1999: Ethik in der Klinik – Theorie für die Praxis. Ziele, Aufgaben und Möglichkeiten des Ethik-Konsils, in: Ethik in der Medizin 11, S. 222-232.
Saake, Irmhild 2003: Die Performanz des Medizinischen. Zur Asymmetrie in der Arzt-Patienten-Interaktion, in: Soziale Welt 54, S. 429-460.
Self, Donnie J./Joy D. Skeel 1998: The Moral Reasoning of HEC Members, in: HEC Forum 10, S. 43-54.
Siegler, Mark 1986: Ethics Committees. Decisions by Bureaucracy, in: Hastings Center Report 16, S. 22-24.
Simon, Alfed 2000: Klinische Ethikberatung in Deutschland. Erfahrungen aus dem Krankenhaus Neu-Mariahilf in Göttingen, in: Berliner Medizinethische Schriften 36, hg. v. Uwe Körner, Dortmund.
Slaby, Adolf 2000: Medizinische Entscheidungsprozesse in der Terminalphase des Lebens, in: Heimo Hofmeister (Hg.): Der Mensch als Subjekt und Objekt der Medizin, Neukirchen-Vluyn, S. 37-42.
Spicker, Stuart F. (Hg.) 1995: The Healthcare Ethics Committee Experience. Selected Readings from HEC Forum, Malabar, Florida.
Sureau, Claude 1995: Medical Deresponsibilization, in: Journal of Assisted Reproduction and Genetics 12, S. 552-558.
Toellner, Richard (Hg.) 1998: Die Ethik-Kommission in der Medizin. Problemgeschichte, Aufgabenstellung, Arbeitsweise, Rechtsstellung und Organisationsformen Medizinischer Ethik-Kommissionen, Stuttgart/New York, S. 121-140.
Vortkamp, Thomas (Hg.) 1999: Ethik-Komitee im Krankenhaus. Erfahrungsberichte zur Einrichtung von klinischen Ethik-Komitees, Berlin/Freiburg i. Br.
Weber, Max 1956: Wirtschaft und Gesellschaft. Grundriss der verstehenden Soziologie, Tübingen.
Wolf, Susan M. 1992a: Toward a Theory of Process, in: Law, Medicine and Healthcare 20, S. 278-290.
Wolf, Susan M. 1992b: Due Process in Ethics Committee Case Review, in: Stuart F. Spicker (Hg.): The Healthcare Ethics Committee Experience. Selected Readings from HEC Forum, Malabar, Florida, S. 243-256.

# Die Ganzheitlichkeit der Pflege
Ein notwendiger Mythos klinischer Organisationen

*Anja Findeiß*

»Sie ist eine Zeitlang für den Bewusstlosen sein Bewusstsein, für den Selbstmordgefährdeten die Liebe zum Leben, für den Amputierten das Bein, für den gerade Erblindeten seine Augen, für das Kleinkind das Fortbewegungsmittel, für die junge Mutter Wissen und Zuversicht, für diejenigen, die zu schwach oder zu kontaktarm sind, um sich mitzuteilen, das ›Sprachrohr‹ und so weiter.« (Henderson 1997: 43)

## 1 Der Mythos Ganzheitlichkeit

Wer denkt bei dem Satz von Virginia Henderson nicht an behagliche Wärme, Sicherheit und Aufgehobensein – an die Liebe einer Mutter? Da es bei dieser Beschreibung nicht um mütterliche Zuwendung, sondern um das Wesen der Krankenpflege geht, scheinen eine gute Krankenschwester und eine gute Mutter offensichtlich etwas Entscheidendes gemein haben: Sie kümmern sich um bedürftige Menschen, die sie in ihrer Ganzheit wahr und ernst nehmen und entsprechend darauf eingehen.[1]

Wer schon einmal im Krankenhaus war, wird an dieser Stelle den Verdacht nicht los, dass es sich hier um eine allzu harmonische Sichtweise handeln könnte: Man hat es mit vielen unterschiedlichen Pflegekräften zu tun, die weder die Zeit noch die Nerven haben auf individuelle Befindlichkeiten einzugehen. Pflege im modernen Krankenhaus ist vor allem Funktionspflege, die eine funktionelle Teilung der pflegerischen Arbeit vorsieht, dem Pflegepersonal keine Autonomie zugesteht usw. Die Pflegerperson ist mit anderen Worten höchstens Handlanger des Arztes und kann ihrer eigentliche Aufgabe nicht gerecht werden (vgl. Elkeles 1994).

Und exakt an diesem Punkt setzt die Kritik der Pflegepraxis an, genauer müsste man sagen: die Kritik an der medizinischen Praxis, von der sich die pflegerische Praxis zu emanzipieren versucht. Sie grenzt sich ab von der Vorstellung einer somatisch-mechanistischen Auffassung von Krankheit und legt statt dessen ein ganzheitliches Menschenbild als das für

---

[1] Folgt man Claudia Bischoff (1992), ist dieser Befund auch nicht weiter verwunderlich. In ihrer Darstellung zu Frauen in der Krankenpflege untersucht sie die »Ursachen der Verweiblichung und Verbürgerlichung der Pflege [...]. Diese sind vor allem in der Ergänzungs- und Kompensationsfunktion der Pflege gegenüber der Medizin zu finden, zum zweiten in der Ausbeutbarkeit des weiblichen Arbeitsvermögens und zum dritten in der strukturellen und inhaltlichen Ähnlichkeit zwischen Hausarbeit und Krankenpflege.« (Bischoff 1992: 93) Will man sich nicht in feministischer Kritik an der Ausbeutung der Frau üben, sondern sich fragen, warum all dies möglich war, lohnt sich mit Göckenjan (1985) und Toppe (1999) ein Blick in die Medizingeschichte. Sowohl die Idee von Gesundheit wie auch die Idee der guten Mutter, die zum Vorbild der guten Schwester wird, entstammen dem Staat, genauer der medizinischen Polizey, und nicht dem medizinischen Wissen. Und dass sich daran so kritisch anschließen lässt, zeigt eigentlich nur, wie sehr wir all diese Tugenden verinnerlicht haben.

die Pflege relevante zugrunde. »Die Medizin hat immer das Heilen zum Anspruch gehabt. Die Krankenpflege war da bescheidener, für sie geht es um das Helfen.« (Appel u.a. 1982: 31) In allen Pflegemodellen[2] gilt es, den Menschen als komplexes, biopsychosoziales Wesen zu begreifen, das sich aufgrund gesundheitlicher Probleme zwischen Autonomie und Abhängigkeit bewegt (vgl. Robert-Bosch-Stiftung 2000; Meleis 1999; Fawcett 1996). Es darf dann also nicht nur um den kranken Körper gehen, sondern es gilt, den Menschen mit zu berücksichtigen. »Der Patient im Krankenhaus soll als individuelle Persönlichkeit wieder mehr in den Mittelpunkt gestellt werden.« (Abermeth 1978: 13) Eine ganzheitlich konzipierte Pflege hat also vom einzelnen Menschen und seinen Bedürfnissen auszugehen. Ein solches Pflegekonzept sieht einen mündigen Bürger vor, der seinen Krankheits- und Genesungsprozess selbstständig und eigenverantwortlich mitgestaltet. Für die Pflege bedeutet dies, sowohl die Krankheit des Patienten, sein Erleben der Krankheit als auch seine sozialen Bezüge einzubeziehen. Denn erst durch die Berücksichtung physischer, psychischer und sozialer Faktoren bekommt die Pflege ihren ganzheitlichen Charakter.

> »Pflege ist nicht automatisch aus der Medizin abzuleiten, sondern hat einen eigenständigen Wissens- und Handlungsbereich. Das spezifische Wissen und der spezielle Handlungsbereich der Pflege ergeben sich aus der Betreuung der Grundbedürfnisse der Patienten und aus der Interaktion zwischen Patient und Pflegekraft, woraus sich ein ganzheitlich orientierter Pflegebegriff ableiten lässt.« (Bischoff 1992: 174)

Eine derartige Vorstellung von Pflege reagiert auf eine Medizin, die – um es mit Ostner und Beck-Gernsheim (1979) zu formulieren – den Menschen negiert, damit sie seinen Körper wie eine Maschine behandeln kann. Anteile der natürlich menschlichen Existenz werden von der Medizin verdrängt oder delegiert. Der *ganze Mensch*, der neben Bedürfnissen wie Schlaf und Nahrung auch das Bedürfnis nach Kommunikation hat, etwa über seinen möglichen Tod, wird an die Krankenpflege abgeschoben, die damit allein umzugehen hat. Eine solche Kritik mündet in Befunde wie die von Eliot Freidson, der den Ursprung der Krankenpflege im Religiösen verortet. In den Verrichtungen der Pflege sieht er eher eine »religiöse Übung«, denn einen Beruf und erklärt sich darüber, dass die Pflege nach wie vor um die Anerkennung als selbstständigen Beruf kämpft (vgl. Freidson 1979: 50). Während die einen von der Notwendigkeit einer ganzheitlichen Pflege sprechen und für diesen Bedarf die moderne Medizin verantwortlich machen, sprechen die anderen der Pflege eigentlich nur Handlangertätigkeiten der Medizin zu, da sie es nicht vermochte, ihr Wissen zu systematisieren. Was zunächst widersprüchlich klingen mag, dreht sich eigentlich um das Gleiche: Um die Kritik an einem System, die extremes Vertrauen in eben dieses hat. Sehen lässt sich daran, dass es weder darum geht, dass die Medizin kranke Körper konstruiert, indem sie dessen Menschsein negiert, noch darum, dass die Pflege dann wieder einen Menschen herstellen muss. »Jetzt kann man genauer sehen, dass nicht die Tatsache der Konstruiertheit interessant ist, sondern eine Unterscheidung von zwei verschiedenen Konstruktionen. Wenn man von sozialdimensionierten Beschreibungen auf sinndimensionierte Beschreibungen umstellt, wird die Figur der Ontologie*kritik* durch die Kritik *einer* Ontologie ersetzt. Erklärungsbedürftig ist nicht, dass Kommunikationen Sicherheiten erzeugen, sondern dass sie unterschiedliche Sicherheiten erzeugen.« (Saake 2003: 441f)

---

2 Für einen genaueren Überblick vgl. etwa Mischo-Kelling/Wittneben 1995.

Zusammenfassend lässt sich sagen, dass es in den Pflegemodellen offensichtlich darauf anzukommen scheint, von einer Funktionspflege wegzukommen, da diese eine rein medizinische Sichtweise und damit den Fokus auf den medizinisch deutbaren Körper zugrunde legt. Statt dessen werden in die Vorstellung von *guter* Pflege Konzepte wie Lebensgeschichte und Lebensqualität integriert, die es vermögen die medizinische Kommunikation selbst zu transzendieren: So entsteht Wissen, das sich vom medizinischen distanziert und nur von der Pflege bereitgestellt werden kann.

Die Auseinandersetzung um Fragen der angemessenen medizinischen und pflegerischen Behandlung führen fast zwangsläufig zu dem Postulat einer menschlicheren und damit individuelleren Auseinandersetzung im Umgang mit den Patienten. Sowohl die medizinsoziologische als auch die pflegewissenschaftliche Debatte mündet in einer Kritik an der Arzt-Patienten-Interaktion, die sich sowohl für den Patienten als auch für das Pflegepersonal als problematisch herausstellt (vgl. Parsons 1979; Bollinger/Hohl 1981; Juchli 1990; Elkeles 1994; Mischo-Kelling/Wittneben 1995; Feuerstein/Kuhlmann 1999; Streckeisen 2001).

Im Folgenden werde ich versuchen, die Kritik an der Asymmetrie, die sich aus pflegewissenschaftlicher Sicht in der Formulierung einer ganzheitlichen Pflege darstellt, mit Hilfe einer systemtheoretischen Herangehensweise zu rekonstruieren und damit dem Mythos Ganzheitlichkeit näher zu kommen. Es wird die Frage neu gestellt, wie es zu solchen asymmetrischen Beobachtungen und der daraus resultierenden Schlussfolgerung einer ganzheitlichen Pflege kommen kann. Wenn man die Perspektivendifferenz von Ärzten und Pflegenden nicht mehr Ärzten und Pflegenden zurechnet, stößt man auf das Problem von Ungleichzeitigkeiten, das sich über eine Gesellschaftstheorie erklären lässt, die sich dafür interessiert, wie für bestimmte Probleme ganz bestimmte Lösungen gefunden werden.[3]

Meine Argumentation erfolgt in weiteren vier Kapiteln: Zunächst werde ich verdeutlichen, wie sich eine systemtheoretische Basis für eine empirische Untersuchung darstellen kann. Dieser methodologische Teil verdeutlicht, was unter *Kommunikation verstehen* verstanden wird und welche Konsequenzen dies für den forschenden Blick hat (II.). Auf dieser Grundlage erfolgt die Auswertung von Interviews mit Pflegekräften, um die Logik einer Kommunikation herauszuarbeiten, die nur mit und zugleich jenseits der medizinischen Kommunikation funktioniert. Darüber wird sich erklären, warum sich Sätze über eine ganzheitliche Pflege so sehr bewähren. Zunächst wird dabei die Selbstbeschreibung der Pflege und die Beschreibung ihres Tagesablaufs im Vordergrund stehen. Hier werden die Bedingungen der Möglichkeit von Pflege sichtbar, pflegebedürftige Körper nämlich (III.). Auf der Basis dieses Befundes lässt sich nun formulieren, dass sich die Asymmetrie sowohl der Arzt-Patienten- als auch der Arzt-Pflege-Interaktion nur dann verstehen lässt, wenn man sie als eine bestimmte Art von Kommunikation liest: nämlich als medizinische Kommunikation, die von der pflegerischen erst transzendiert werden muss, um als etwas eigenständiges sichtbar werden zu können (IV.). Dies wiederum verweist auf jene Diagnose einer »Gesellschaft der Gegenwarten« (Nassehi 2003: 159ff), in der sich neben medizinischen Begründungen immer mehr auch andere finden lassen – etwa pflegerische. Erst der Blick auf die unterschiedlichen Zeitverhältnisse von medizinischer und pflegerischer Kommunikation lassen die Semantik der Ganzheitlichkeit plausibel erscheinen, mit deren Hilfe Pflege als Neu-Orientierung der eigenen Tätigkeit, als Abkehr von der funktionsbestimmten Medizin darstellbar wird. Die Ganzheitlichkeit der Pflege stellt sich dann dar als

---

3  Vgl. zum Problem von Ungleichzeitigkeiten und damit zur Theorie funktionaler Differenzierung Nassehi 2003.

eine Form der Entmedizinalisierung der Medizin, da sie die Arzt-Patienten-Interaktion nicht mehr nur mitvollzieht, sondern kommunikativ auf sie aufmerksam macht (V.).

## 2 Kommunikation verstehen

Rechnet man die Frage nach der Perspektivendifferenz nicht Individuen zu, rückt das Problem von Ungleichzeitigkeiten in den Blick. Den Rahmen für diesen empirischen Befund liefert eine Gesellschaftstheorie, die sich dafür interessiert, »wie aus allgemeinen Verständigungsproblemen konkrete Probleme eines zeitlichen – operativen – Anschlusses werden, die eine Lösung ermöglichen« (Saake 2003: 432). Armin Nassehi (2003) spricht in diesem Zusammenhang treffend von einer »Gesellschaft der Gegenwarten«. Es handelt sich um eine Gesellschaft, in der in Echtzeit Probleme gelöst werden, die bereits nicht mehr wahrnehmbar sind, wenn der nächste Satz angeschlossen wurde. Das Problem der Reproduktion ist damit immer schon gelöst, die empirische Welt ist immer schon eine beschriebene Welt. Eine systemtheoretische Forschung setzt also eine Gegenwart voraus, die bereits Kontexte kennt, in denen Kontingenz eingeschränkt wird. Nichts anderes meint die Rede von Systemen. Sie verweist auf die *Praxis* der Etablierung von Unterscheidungen, mithin auf die Einschränkung von Kontingenz unter Bedingungen der eigenen Möglichkeit.[4]

Ein solch differenzierungstheoretischer Blick, der bei der Auswertung des Materials zum Zuge kommt, interessiert sich für den *operativen* Ort der Selbstbeschreibungen, also für *Kommunikation*. Anders als in gängigen Formen qualitativer Sozialforschung[5] werden eine soziale Ordnung und ihre Akteure nicht vorausgesetzt. Dass sich das Soziale des Sozialen am besten im Hinblick auf die eigene Anwendung des Sozialen beschreiben lässt, kann man von der Ethnomethodologie lernen (vgl. Hirschauer/Bergmann 2002). Was man daraus nicht lernen kann, lässt sich bei Luhmann nachlesen: Dass sich nämlich auch der forschungseigene Blick bestimmten Strukturen verdankt: *Jede* Beobachtung und damit auch alles, was kommuniziert wird, ist »abhängig von der Beobachtungsweise und den Unterscheidungen« (Luhmann 1997a: 43). Diese zirkuläre Argumentation macht den Zugang zur

---

4   Das Prinzip der Selbsteinschränkung der Kommunikation lässt sich in allen Situationen wiederfinden. Kommunizierbar ist nur das, was sich als Alternative in bezug auf etwas anderes verhält. Aus einer systemtheoretischen Perspektive rückt damit der Rahmen, in dem Kommunikation stattfinden kann, in den Blick. Nur aufgrund einer bestimmten Struktur, die eine gewisse Anzahl an Möglichkeiten beinhaltet, kann ausgewählt werden, was kommuniziert wird. Und ausgewählt wurde immer schon, Kommunikation findet immer schon statt. »Und eben dies ist wiederum das minimalistische Prinzip einer Theorie, die sich dafür interessiert, wie eine Praxis zu erklären ist, in der immer schon begonnen wurde. Wenn man diese Orientierung an der Gegenwart eines Kontextes ernst nimmt, entsteht das Bild einer Theorie, die ... mit der Reproduktion des schon Vorhandenen rechnet.« (Saake 2004: 104) Wenn es stimmt, dass systemtheoretische Forschung dort beginnt, »wo radikal auf die Gegenwartsbasiertheit und auf die Selbstreferentialität aller Operationen aufmerksam gemacht wird« (Nassehi 2003: 79), dann muss dies auch für die Systemtheorie selbst gelten. Sie beginnt mit einem Blick auf ihre eigenen Voraussetzungen, die – wie alle selbstreferentiellen Operationen – spezifischen Unterscheidungen folgt und damit Bestimmtes sieht und anderes nicht. Dass die Theorie damit den gleichen Bedingungen wie die Empirie folgt, wird nur denjenigen wundern, der das Theoretische als Abstraktion des Empirischen versteht. Tatsächlich aber versucht die Systemtheorie nur, das Prinzip der Selbsteinschränkung von Kommunikation, das sich je unterschiedlich als Praxis der Negation beobachten lässt, zu generalisieren. Und exakt diese rekursive Selbstbezüglichkeit aller Operationen scheint mir der entscheidende Vorteil zu sein, denn mit ihr kann man nicht nur sehen, dass wahrnehmbare Gleichzeitigkeiten zu einer Beobachtung dazugehören, sondern auch, dass die Beobachtung anderen Zeiterfordernissen unterliegt als das je Beobachtete.

5   Vgl. als Überblick Flick u.a. 1995.

Empirie ganz leicht, denn sie wiederholt theoretisch, was auch empirisch geklärt werden soll (vgl. Saake 2004). Die hier verwendete Methode versteht dann unter »Kommunikation Verstehen die Rekonstruktion der internen Selektivität von Texten im Hinblick auf ihre Gegenstandskonstitution. Es sollen also die vom Text selbst erzeugten Unterscheidungen und Selektivitäten herausgearbeitet werden, um die jeweilige Form der erzählerischen Reflexion ... rekonstruieren und interpretieren zu können« (Weber u.a. 2002: 226). Um sichtbar machen zu können, dass es um *spezifische Kommunikationsmuster* geht, spricht die Systemtheorie eben auch von Kommunikation und nicht von Sprache, die stets an einen sprechenden Akteur gebunden bleibt. Löst man die Kommunikation vom Sprecher ab, kann die Kommunikation von *Experten* als *Kommunikation* von Experten beobachtet werden, die in ihren Anschlussmöglichkeiten von bestimmten Kontexten beschränkt wird. Damit soll keine Willkür suggeriert werden, vielmehr gilt es, darum den Möglichkeitshorizont für Anschlüsse auszuleuchten.

Die Anschlussmöglichkeiten, die dann in den Blick geraten, machen einen systemtheoretischen Konstruktivismus plausibel, der Funktionen als Gegenstand der modernen Gesellschaft behandelt. »Dieser Ausgangspunkt verweist auf Systembildung, und genauer: auf die Bildung operativ geschlossener, autopoietischer Systeme, die unter weiteren Bedingungen fähig sein können, sich selbst nicht nur auszudifferenzieren, sondern im Anschluß daran sich selbst von ihrer Umwelt zu unterscheiden.« (Luhmann 2000: 25f) Nichts anderes meint Beobachten: Es ist die Erzeugung von Anschlussfähigkeit durch Unterscheidungen. Dies wiederum deutet auf Perspektivendifferenz hin, die ihren theoretischen Ort darin findet, dass funktionale Differenzierung Kontexte erzeugt, deren Funktionalität in der Erzeugung einer eigenen Codierung der Kommunikation liegt.

Der empirische Gegenstand systemtheoretischer Forschung wird damit nicht als etwas je Konkretes, sondern als Abstraktion jener Potentialitäten verstanden, aufgrund derer erst konkrete Sätze möglich sind. Die »selbsttragende Kraft der modernen Strukturen« (Luhmann 1989: 377), also Systeme, basieren auf der Idee des Sinnbegriffs, der von der Systemtheorie im Unterschied etwa zur Sozialphänomenologie an die Stelle von Menschen oder Subjekten gesetzt wird (vgl. Luhmann 1984: 92ff). Sinn definiert sich über seine eigene Unbestimmtheit, als ein endloser Verweisungszusammenhang, der in bestimmter Art und Weise erschlossen und reproduziert werden kann. »Man kann die Form von Sinn bezeichnen als Differenz von Aktualität und Möglichkeit und kann damit zugleich behaupten, daß diese und keine andere Unterscheidung Sinn konstituiert.« (Luhmann 1997a: 50) Sinn selbst ist unbeobachtbar, da Beobachtungen *bestimmte* Formen bereits voraussetzen, die erst durch Sinn erzeugt werden, mit anderen Worten: »Sinn kann ... nur als Form reproduziert werden.« (ebd.: 54)

Was der systemtheoretische Forscher auf seiner Suche in den Blick bekommt, sind schlicht Unterscheidungen, die jene Welten selbst konstituieren, in denen sie sich befinden. Das Sichtbarmachen dieser Unterscheidungen ermöglicht es, einen Satz nicht nur als konkreten Satz zu lesen, sondern von ihm zu abstrahieren, ihn mit anderen Sätzen hinsichtlich seiner Funktion vergleichen zu können. Nur darüber lässt sich das Bezugsproblem der jeweiligen Kommunikation entschlüsseln.

## 3  Pflegebedürftige Körper

Interessiert man sich für pflegerische Praktiken, trifft man zunächst auf eines: einen pflegebedürftigen Körper. Dieser muss dann – je nach Aktualität der körperlichen Beeinträchtigung – überwacht, behandelt und am Laufen gehalten werden. Ein Pfleger aus der Intensivstation[6] beschreibt seine tägliche Routinearbeit folgendermaßen:

> Also meine Tätigkeit umfasst also prinzipiell erst mal auch die pflegerische Versorgung dieser Patientengruppen, das heißt also: Unterstützung und Assistenz bei Grund- und Behandlungspflege. Also Grundpflege heißt nun sich waschen und kleiden, beispiels- bewegen, atmen, und in der speziellen Pflege ist denn auch solche Sachen, wie ja, äh, die Drainagen sichern, Verbandswechsel durchführen. Das ist jetzt erst mal so als ganz großer Übergriff. Ein weiterer Eckpfeiler meiner Tätigkeit ist auch die Gesundheit erhalten und fördern und, ähm, das heißt also in Bezug auf die Ressourcenerkennung der Patienten. Das bedeutet: wenn der Patient auf die Station kommt, er ziemlich krank ist, operiert worden, hat also sehr viele Einschränkungen in verschiedenen Bereichen, das wird jetzt unterteilt in Lebensaktivitäten, und da sind halt zwar sehr viele Einschränkungen, aber trotzdem versuchen wir als Pflegekräfte zu gucken, in welchem Bereichen er noch Ressourcen hat, also wo er was mitbringt, worauf- was man noch ausbauen kann. Und, ähm, ja, das ist erst mal so große Komplex an pflegerischen Teil- also der pflegerische Teil (sehr-) also, wie gesagt, in jedem Bereich gibt es dann ganz viele verschiedene Beobachtungskriterien, wonach man halt denn seine Pflege letztendlich ausrichtet dann, ne. (E-HT-3: 19-34)

Die Arbeit der Pflegenden richtet sich in erster Linie nach der Wirklichkeit des Körpers, d.h. danach, welche Ressourcen und Lebensaktivitäten des Körpers zu Verfügung stehen und welche nicht. Je weniger hilfebedürftig der Körper ist, desto weniger Organisation bzw. Überwachung benötigt er. Der gleiche Pfleger drückt dies so aus:

> Aber bei Patienten, die wach und spontan atmen und ansprechbar sind und die auch guter Dinge sind oder vielleicht auch mal weniger guter Dinge sind, die so 'n bisschen Durchhänger haben, da würde ich die Angehörigen schon mit integrieren, weil das kann manchmal einen weiterbringen, als wenn man sich selbst alleine da einen abmüht und man kriegt nicht so den Zugang zu dem Patienten. (E-HT-3: 196-200)

Ein Patient, der alleine atmet und sogar auf Zeichen reagiert, entlastet den Pflegenden. Es kann dann bedenkenlos die Familie miteinbezogen werden. Dass dies erst dann möglich ist, wenn kein akuter Handlungsbedarf besteht, wenn es nicht mehr vorrangig um die Erhaltung oder Stabilisierung des Körpers geht, verweist darauf, dass Zeit im pflegerischen bzw. medizinischen Kontext eine andere Rolle spielt als etwa in einem familiären. Solange der Körper akut bedroht ist, bleibt keine Zeit, darüber zu räsonieren, ob es dem Menschen, dessen Körper behandelt werden muss, dabei gut oder schlecht geht, ob es richtig oder falsch ist, was Ärzte mit Patienten machen, oder ob Pflegende gar nur Handlanger des Arz-

---

6  Das verwendete Datenmaterial wurde im Rahmen des DFG-Forschungsprojekts »Klinische Ethikkomitees: Weltanschaulich-konfessionelle Bedingungen und kommunikative Strukturen ethischer Entscheidungen in Organisationen« (Na 307/3-1) unter der Leitung von Armin Nassehi (München), Reiner Anselm (Göttingen) und Michael Schibilsky († München) erhoben. Für diese Untersuchung wurde auf die Experteninterviews mit Pflegekräften zurückgegriffen. Alle Daten wurden anonymisiert. Die Durchführung der Interviews erfolgte nach der Idee einer systemtheoretisch informierten Hermeneutik (vgl. hierzu Nassehi/Saake 2002), die den Experten die Darstellung ihres eigenen Status weitgehend selbst überließ.

tes sind. Dass Zeit eigentlich erst dann zum Problem wird, wenn genug Zeit vorhanden ist, zeigen die zwei folgenden Interviewausschnitte:

> Ja, ähm, es gibt ja verschiedene Interessenkonflikte im Krankenhaus unter den verschieden Abteilungen, sei es einmal der ärztliche Dienst, der Diagnostikapparat, das sind ja einzelne Abteilung für sich, und wir Pflegenden sind meist zwischen den beiden Berufsgruppen. Das heißt, der Kontakt läuft nicht meist Arzt, Diagnostikabteilung, sondern Arzt, Pflegekraft, Diagnostikbereich. Und, ähm, beide Bereiche haben Erwartungen, die auch erfüllt werden möchten, und die dann natürlich an uns Pflegekräfte herangetragen werden. Unsere Aufgabe ist halt, ob wir das nun wollen oder nicht, ist es, letztendlich, versuchen, diese Schnittstelle irgendwie- also dass das 'n reibungsloser Ablauf da ist. Das einmal auf der einen Seite die Erwartung an den Arzt erfüllt werden, das letztendlich also diese ganzen therapeutischen Maßnahmen erfolgen, zum Beispiel, der Patienten muss ins Röntgen, braucht ein Röntgenbild von der Lunge. Aber die Röntgenabteilung möchte erst, dass die Patienten um neun Uhr kommen, ne. Und so ist somit ein Interessenkonflikt da. Und wir als Pflegende sind einfach aufgrund unserer geschichtlichen Entwicklung auch und einfach, weil es einfach sich so organisationstechnisch so entwickelt hat, einfach in der Rolle, äh, zu versuchen irgendwie da, ja, diplomatisch beide Interessen irgendwie auf einen Nenner zu bringen und dass immer als Gesamtergebnis, ein Röntgenbild zu produzieren, dass vielleicht irgendwann mal denn auch bei dem Arzt auf dem Tisch liegt, ne. Und, äh, viele Pflegekräfte demotiviert das sehr. Na weil sie einfach sich, äh, mehr manchmal damit beschäftigt sind, irgendwelche, ja, Vereinbarungen zu treffen innerhalb der verschiednen Abteilungen, anstatt sich, äh, mit der Pflege am Patienten – zu kümmern, ne. Viele Pflegende erleben ja ihre Frustration in ihrem Beruf dadurch, dass sie nie Zeit haben zu pflegen. Ist halt 'n hoher Demotivationsfaktor. (E-HT-3: 426-447)

> Das Hauptmerkmal Stress für Pflegekräfte, also für mich als Pflegekraft ist der, dass man für Pflege nicht die Zeit hat. Das heißt, äh, der pflegerische Anteil wird immer kleiner, ne. ... also das Meiste, was wirklich für die Leute Stress ist, dass man wirklich das Gefühl hat, man hat nicht die Zeit für den Patient, die er benötigt. (E-HT-3: 700-707)

Um es noch einmal ganz deutlich zu formulieren: Erst in dem Moment, in dem Zeit vorhanden ist, wenn also keine absolute Dringlichkeit mehr besteht, kann man sich Reflexion erlauben: darüber, was Pflege sein sollte, darüber, wie eine gute Beziehung zwischen allen Beteiligten auszusehen habe usw. Solche Reflexionen münden dann zumeist in die aus Pflegetheorien[7] bekannten Verlustdiagnosen, die die Forderung nach einer ganzheitlichen Pflege plausibel machen. Während der Körper innerhalb medizinischer Kommunikation als Körper nur insofern interessant bzw. anschlussfähig ist, solange er medizinisch interpretierbar, und das heißt, als Körper sichtbar wird, der Zeichen von sich gibt, die als Hinweis auf seine Behandelbarkeit verstanden werden können (vgl. Saake 2003), sieht die Pflege einen Körper, der jenseits der medizinischen Kalkulation auch noch andere Zeichen von sich gibt. Diese Zeichen lassen sich als Lebensgeschichten und Lebensqualität interpretieren und transzendieren damit die medizinische Kommunikation.[8]

---

7 Vgl. hierzu I.
8 Es soll hier freilich nicht darauf geschlossen werden, dass Ärzte nur einmal anders Körper beobachten sollten und dementsprechend nicht mehr alles therapieren, was zu therapieren ist. Unter Transzendierung medizinischer Kommunikation soll schlicht verstanden werden, dass erst über solche Konzepte wie Lebensgeschichte und -qualität eine Kommunikationsform möglich wird, die sich von der medizinischen abzugrenzen sucht und doch nur mit ihr funktionieren kann. »Der Bezug zu Krankheit und Behinderung ist [in der Pflege, A.F.] eindeutig. So können wir konstatieren, dass das Pflegesystem Sonderkonditionen des Krankheits- oder Behinderungsfalls bearbeitet, also zuständig ist für alle Krankheits- und Behinderungsfälle, die

Sichtbar wird also ein Körper, der in vielerlei Hinsicht deutbar ist: als ein potentiell immer schon kranker Körper, als ein pflegebedürftiger Körper oder als ein Körper, dem eine Seele innewohnt. Mit Hilfe der funktionalen Analyse (vgl. Luhmann 1991) lassen sich diese Beobachtungen als unterschiedliche Lösungsstrategien, als funktionierende Kommunikationsformen entschlüsseln. Das Problem der Reproduktion ist damit immer schon gelöst, die empirische Welt ist immer schon eine beschriebene Welt. Eine systemtheoretische Forschung setzt also eine Gegenwart voraus, die bereits Kontexte kennt, in denen Kontingenz eingeschränkt wird.

Auf dieser Grundlage lassen sich jenseits beobachtbarer Asymmetrien Sätze von Pflegenden, die unter den Bedingungen ihrer eigenen Möglichkeit leiden, neu interpretieren.

## 4 Körper mit Seelen

Die medizinische Praxis funktioniert über den Blick auf einen reinen Körper, auf einen Körper also, der von allen anderen Faktoren befreit, nur noch als kranker und damit medizinisch behandlungsbedürftiger Körper sichtbar wird. Wie Irmhild Saake (2003) treffend gezeigt hat, geht es in medizinischen Diskursen nicht um ein Entweder-Oder von Körper und Person. Der medizinische Blick funktioniert nur über einen Körper, der potentiell immer schon vom Tod bedroht ist. »Der Körper wird damit zu einem tendenziell immer schon kranken Körper.« (Saake 2003: 443) Damit einher geht das typische distanzierte Verhalten des Arztes, das aus Sicht der Medizinsoziologie stets schon den Blick auf einen dominanten, paternalistischen Arzt lenkt. Talcott Parsons etwa hat die medizinische Perspektive als spezielles Rollenverhalten charakterisiert: »Eines der Merkmale, das die Definition der Rolle des Arztes [...] charakterisiert, ist eine ›neutrale‹ Haltung in dem Sinne, dass er verdrängt, was sonst ›normale‹ emotionale Reaktionen wären.« (Parsons 1968: 414) Will man daran nicht ausschließlich normativ anschließen, lässt sich aus diesem Zitat auch herauslesen, dass dem Arzt, will er als Arzt reden, schlicht nichts anderes übrig bleibt, als seinen Blick auf einen reinen Körper zu lenken. Ganz deutlich lässt sich dieser Befund an diesem Statement einer Ärztin ablesen:

> Als Arzt bin ich doch verpflichtet, richtig zu entscheiden, und das habe ich ja gelernt ... und also da muss ich sagen, von meinem ersten Assistententag bis jetzt, muss ich immer wieder sagen, dass der Arzt für einen kranken Patienten entscheiden muss, ich kann das doch nicht dem Patienten überlassen ... meine Meinung ist, dass ich praktisch bis zum Letzten dem Patienten helfen muss, sowie ich noch ein Prozent Chance sehe, also ich sage es selten mal, hier-, der muss ja schon präfinal sein, dass ich meine, ich verzögere das Leiden da noch, aber - - - ich sage da nicht, der Patient ist nicht narkosefähig, wenn ich meine, er hätte noch ein, zwei Prozent Chancen, dann sage ich, kleinstmöglichster Eingriff, denke ich, kriegt er noch gerade so, ich finde einfach, dass man das machen muss. Der Patient, der kann das gar nicht entscheiden. (B-EH-6: 616-633)

---

neben der akutmedizinischen Versorgung Pflegehandlungen in einem bestimmten Ausmaß erforderlich machen. Diese Kopplung mit der basalen Codierung des Gesundheitssystems krank/gesund spricht dafür, dass das Pflegesystem eben nicht über einen eigenen ausdifferenzierten Code verfügt.« (Bauch 2005: 77)

Besser lässt sich nicht formulieren, was die *Organisation* Krankenhaus ausmacht: Alle Entscheidungen müssen sich am (Über-)Leben des Körpers orientieren – alles andere hat mit ärztlichem Handeln schon nichts mehr zu tun.

Wie die medizinische funktioniert auch die pflegerische Praxis über den Körper, genauer über einen Körper, der sich als pflegebedürftig zeigt. Pflegebedürftige Körper fallen nolens volens in der Organisation Krankenhaus an, geben aber im Unterschied zum medizinisch interpretierbaren auch noch andere Zeichen von sich. In diesem Abschnitt soll nun gezeigt werden, dass die jeweilige Praxis zum einen die Arzt-Patienten-Beziehung und zum anderen die Pflege-Patienten-Beziehung erst erzeugt und damit empirisch beobachtbar werden lässt. Solch asymmetrische Verhältnisse sollen hier zunächst als empirisches Datum verwendet werden und nicht einfach in eine Kritik münden, wie sie in der Medizinsoziologie und der Pflegewissenschaft schon fast zum guten Ton gehört. Organisationssoziologisch lässt sich eine solche Asymmetrie insofern beobachten, als man sehen kann, dass sich medizinische Entscheidungen nur am Leben orientieren können, während pflegerische damit schlicht nichts zu tun haben.[9] Pflegekräfte sind also nicht gezwungen, ihre Entscheidungen am *Leben* des Patienten auszurichten – dies ist schon über den ärztlichen Blick, über den sie selbst Zugang zu einem pflegebedürftigen Körper erhalten, abgesichert. Und nur weil sie – aus organisatorischen Gründen – an die Entscheidung des Arztes gebunden sind, können nun Sätze formuliert werden, die sich jenseits dieser Entscheidung bewegen und zur Problemlösung guter pflegerischer Arbeit werden:

> Ja, aber da ist es, da ist ja oft eine Kluft da. Der Arzt ist natürlich für das Leben und der macht alles, was geht. Da wird therapiert bis zum Gehtnichtmehr und aus, aus der pflegerischen Sicht tendieren wir, also oder auch ich, auch mit den Kollegen eher, dass man-, dass irgendwann, wenn es einen bestimmten Punkt erreicht hat, oder wenn jetzt jemand drei Wochen am Stück immer vierzig Fieber hat, dann wird therapiert, therapiert bis zum Gehtnichtmehr, oft ist es so, wenn man die Therapie abbricht, ist das Fieber weg, gell, warum auch immer, weil das ganze Antibiotikum und alles hat irgendwie nicht geholfen, und ja, aber die Ärzte machen dann eher weiter, wo wir sagen würden, nee, das machen-, also wir würden es nicht machen. (E-WG-4: 297-305)

Welche lebenserhaltenden Therapien hier noch machbar wären, ist für den Pfleger nicht relevant. Da medizinische Eingriffe als Entscheidung dem Arzt zugerechnet werden, kann der Pfleger den rein medizinischen Körper erweitern. Typischerweise zeigt sich diese Art der Kommunikation als eine Kommunikation über das Leiden der Pflegenden selbst wie auch über das der Patienten – es dreht sich um das Verhältnis von Distanz und Zulassen.[10] Dazu eine OP-Schwester:

> Und da ist der also nach der OP-, das ist-, in dem Moment, wo das alles passiert ist man so euphorisch wahrscheinlich, dass das, aber der war-, die Patienten war abgegeben auf Station gegeben, der-, ich habe nur gesehen, wie der sich plötzlich am Narkosegerät hinsetzte und bitterlich anfing zu weinen. Und-, das ist aber auch gut so, dass man so etwas verarbeitet. Also gerade, wenn man zum Beispiel Patienten hat, junge Frauen hat, die Mammakarzinom-, und das, wie die

---

9  »Organisationen erzeugen Entscheidungsmöglichkeiten, die es andernfalls nicht gäbe. Sie setzen Entscheidungen als Kontexte für Entscheidungen ein ... Im Ergebnis kommt auf diese Weise ein autopoietisches System zustande, das sich durch eine besondere Form von Operationen auszeichnet: Es erzeugt Entscheidungen durch Entscheidungen.« (Luhmann 1997b: 830f)

10  Vgl. hierzu auch Dreßke in diesem Band.

> dann einge-, wie die dann sterben teilweise auch eingegangen sind-, es ist ja-, dann heulen wir auch. Aber ich denke mir mal, dass ist eine gute-, wie ein Ablassventil ist das, man muss darüber reden können und ich denke mir, man muss auch darüber heulen können, damit einen das ja nicht zerfrisst. Dann wird es gefährlich. Wenn man nicht in der Lage ist, über diese Sachen zu reden. Weil die gehören ja nun mal dazu, das ist ja nun mal so. Und man muss sich eingestehen, dass man eine gewisse Kühle braucht, und man darf sich, denke ich mir, auch eingestehen, dass man nicht zu abgeflacht wird und zu abgebrüht ist, und nicht zu kalt, dass es auch Situationen gibt, wo man mit den-, wo man weinen kann, oder so etwas. Und selbst Angehörige, die das mitkriegen, dass es also auch uns noch nahe geht, denen hilft das dann intensiver teilweise damit umzugehen, als wenn du da ganz cool dastehst und sagst, naja, so. Aber dann-, die merken, dass dir auch die Tränen kommen, wenn du zum Beispiel dich mit denen unterhältst oder so etwas, dann merkt man, dass man da-, dann haben die das Gefühl, dass man sich wirklich um den Patienten intensiv bemüht hat, und auch-, also auch richtig dabei gewesen ist, und nicht einfach so, nur weil es der Job ist, das gemacht hat. Es darf natürlich nicht so sein, dass ich dann mit jedem Patienten mitheule, oder so, oder mit leide, dann wäre es gefährlich. (E-EH-10:129-150)

Schöner als diese OP-Schwester lässt sich eigentlich nicht beschreiben, was hier unter dem Verhältnis von Nähe und Distanz verstanden wird. In der pflegerischen Kommunikation geht es – anders als bei der medizinischen – nicht ausschließlich darum, Unsicherheiten kommunikativ zu vermeiden.[11] Ganz im Gegenteil: Für Pflegekräfte geht es exakt um das Herstellen einer persönlichen Beziehung, die zumindest gleiche Verhältnisse suggeriert – selbst dann noch, wenn der Patient schon sediert ist. Und Beziehungen solcher Art erzeugen Unsicherheiten, denn keiner der Interaktionspartner kann kommunikativ garantieren, dass das Leben weitergeht, noch lebenswert o. ä. ist. Statt dessen leiden beide, fühlen sich selbst als Mensch angesprochen, es müssen die Lebensverhältnisse und Lebensgeschichten des Gegenübers mitberücksichtigt werden. Was es bedeutet, wenn die Biographie des Gegenübers Beachtung findet, formuliert die gleiche OP-Schwester folgendermaßen:

> Wobei-, da hat der Arzt natürlich recht, man kann dem Arzt nicht vorschreiben, wie er sich medizinisch zu entscheiden hat, ne? Aber da sollte man-, da spielt dann das Menschliche wieder – wieder rein. Da spielt das Menschliche wieder rein. Wenn ich also sehe, dass zum Beispiel-, wir sagen immer dem-, wenn also zum Beispiel der Anästhesist kommt, dann sagt er, wir müssen heute jemanden operieren, dem haben sie die Flügel schon angepasst, dann wissen wir also ganz genau, dass diese Person eigentlich schon im Sterben liegt, dann fragen wir uns manchmal, muss denn die noch operiert werden, muss denn das Sterben noch verlängert werden? (E-EH-10: 190-197)

Im Unterschied zum Arzt sieht die Schwester im Patienten einen Interaktionspartner, denn die Arbeit der Pflege beginnt erst nach der Operation. Man wird es mit einem Patienten zu tun haben, dem »die Flügel schon angepasst sind«, der also im Sterben liegt und die medizinische Maßnahme daran aller Wahrscheinlichkeit nach auch nichts mehr zu ändern vermag. Warum also nicht sterben lassen? Diese Frage verdeutlicht vor allem eines: Die pflegerische Arbeit entscheidet nicht über das Leben, und auch nur deshalb sind solch kritische Sätze an der Arzt-Patienten-Beziehung formulierbar. Medizinische Kommunikation beobachtet den Patienten ausschließlich im Hinblick auf Krankheit und Gesundheit, auf eine

---

11 Und das erklärt auch, warum es in der Literatur bis heute auch um die Frage geht, ob Pflege eine eigenständige Profession sei (vgl. etwa Schaeffer 1994; Moers 1994) oder wie sie sich qualifizieren lässt (vgl. etwa Bischoff 1994; Heller 1994; Kraushaar 1994; Winter 2005).

mögliche Zukunft des Körpers also. Deswegen spielt es für Ärzte keine Rolle, ob die Maßnahme zur Heilung führt oder den Prozess des Sterbens nur hinauszögert. Pflegerische Kommunikation dagegen beginnt erst dann, wenn die medizinische bereits abgeschlossen ist, wenn also eine medizinische Maßnahme schon vorgenommen wurde. Deutlich wird dies vor allem in den zeitlich versetzten Operationen von Ärzten und Pflegenden: Während der Arzt den Patienten punktuell sieht, begleitet der Pfleger den Patienten in seinem kompletten Tagesablauf. Medizinische Kommunikation bewegt sich also in einem zeitlich begrenzten Horizont, der auf eine nahe Zukunft hin ausgerichtet ist. Pflegerische Kommunikation bewegt sich im Unterschied dazu in einem zeitlich unbegrenzten Horizont, in einer endlos erscheinenden Gegenwart. Dass sich die Pflegekräfte selbst als Anwälte des Patienten beschreiben, ist dann nur logisch – sie sind es schließlich, die eine persönliche Beziehung zum Patienten aufgebaut haben, ihn mit all seinen physischen, psychischen und sozialen Leiden kennen:

> Naja, na. - - - - - - - - - - - Eigentlich finde ich-, also das habe-, das ist nicht von mir, das habe ich mal von jemand anders gehört, also quasi von meiner Frau, die hat das aus einem Krankenhaus, also wo sie ausgebildet worden ist, gelernt bekommen, dass das Pflegepersonal eben der Anwalt des Patienten ist [...]. Wir haben das zwar auch so gelernt, aber es war-, ich kann jetzt gar nicht mehr sagen, wie mir—wie das anders war früher. Aber mir ist das zumindest in den letzten Jahren, oder Monaten eben erschienen, dass gerade dieses mir besonders wichtig ist, weil-, weil zum einen meine Tätigkeit-, weil ich meine Tätigkeit nicht bloß verstehen möchte als bloßer-, also Ausführer von irgendwelchen Verordnungen, die mir entweder von meiner Stationsschwester oder von den Ärzten gegeben wird, oder finde ich dann also meine Person am Ende zu schade, oder meine-, auch den Beruf eigentlich, und zum anderen finde ich auch wichtig, oder weil ich beobachtet habe, dass die Patienten - - doch sehr viel-, oder wenn sich niemand darum kümmert, so wie ich das gerade meine, da sind sie doch ziemlich auf sich allein gestellt und haben eigentlich niemand, der sich um sie kümmert. Vor allem diejenigen, die sich nicht äußern können [...]. Also ich will jetzt nicht irgendwie da was schüren, dass ich hier grundsätzlich gegen die Ärzte bin und irgendjemand-, ne. Aber, aber, ich sehe doch ziemlich oft, dass, dass man auf mancher Sache-, oder auf die Belange der Patienten ein bissl aufpassen muss, und dass ich das-, dass ich doch manchmal, ich meine, das klingt jetzt vielleicht auch eingebildet, oder so, aber dass ich trotzdem manchmal denke, dass ich nicht der einzigste bin, oder so, aber einer derjenigen, der das vielleicht ein bissl sieht, was der-, was dem Patienten gerade fehlt, oder gut täte, und das eben eigentlich übersehen worden ist. (E-EH-13: 84-114)

Dass es hier nicht *wirklich* um den ganzen Menschen[12] gehen kann, spielt eigentlich keine Rolle. Denn es zeigt sich hier eine spezielle Art von Kommunikation – die pflegerische nämlich, die sich eben erst als pflegerische sichtbar machen kann, wenn sie die medizinische transzendiert. Die Pflege muss Interesse am Interaktionspartner Patient zeigen, um als solche

---

12 Der hier geschilderten Rollenübernahme, die Vertreter des Interaktionismus von der Pflege fordern (vgl. Mischo-Kelling 1994), würde man aus systemtheoretischer Perspektive mit Vorsicht begegnen. Sowohl soziale Systeme als auch psychische werden in systemtheoretischer Lesart als selbstreferentielle Systeme begriffen, die beide ein unterschiedliches Medium zur Reproduktion in Anspruch nehmen: »Bewußtsein und Kommunikation. Nur unter dieser Voraussetzung läßt sich der jeweilige Reproduktionszusammenhang begreifen als ein kontinuierliches Geschehen, das sich selbst zur Einheit bringt. Es gibt, anders gesagt, kein autopoietisches Supersystem, daß beide als Einheit integrieren könnte: Kein Bewußtsein geht in Kommunikation auf und keine Kommunikation in einem Bewußtsein« (Luhmann 1984: 367). Obschon eine Übernahme der Rolle des Patienten nicht wirklich möglich ist, da wir – um es banal auszudrücken – nicht in den Kopf unseres Gegenübers hineingucken können, ist die Betonung der ganzen Person eine *kommunikative* Lösung.

überhaupt erfasst werden zu können. Wenn der Patient sein Menschsein nicht zugänglich macht,[13] gibt es für die Pflege nur die Arbeit am Körper, und das heißt dann auch: nur Handlangertätigkeiten für den Arzt. Was Irmhild Saake als notwendige »Medizinalisierung der Arzt-Patienten-Interaktion« (Saake 2003: 449) beschrieben hat, lässt sich spiegelbildlich für die Pflege beschreiben: als Entmedizinalisierung der Arzt-Patienten-Interaktion, die erst die Pflege-Patienten-Interaktion ermöglicht. Die Besonderheit der pflegerischen Kommunikation scheint zu sein, dass sie nur über die medizinische Unterscheidung *krank/gesund* beobachten kann, denn nur durch diesen Blickwinkel wird ein pflegebedürftiger Körper sichtbar. Pflegerische Kommunikation beobachtet also die medizinische Unterscheidung *krank/gesund* und muss sich genau davon distanzieren, um als etwas Eigenständiges wahrnehmbar zu werden. *Die Rede von einer ganzheitlichen oder patientenorientierten Pflege ist eine kommunikative Lösung für das Bezugsproblem der Asymmetrie des ärztlichen Handelns.* Und erst mit Hilfe dieser kommunikativen Strategie kann man formulieren, dass Ärzte falsch handeln. Ein Pfleger von der Intensivstation berichtet:

> Bluttransfusionen bei Zeugen Jehovas, die lehnen das ja ab, und wie dann die-, wie die Ärzte eben sich da zu verhalten haben [...]. Da ist halt auch wieder-, das spielt das nun auch wieder eine Rolle, dass ich mich irgendwie doch innerlich gerufen fühlte, die Patienten doch ein bissl zu verteidigen, irgendwie. Naja, viele Ärzte sind halt der Meinung, dass sie-, dass sie das eben retten müssen, ja? Das finden sie, gehört also zu ihrem Beruf und sie haben eben diesen hippokratischen Eid geleistet, und da müssen sie ein Menschenleben retten. Aber ich finde eben, nicht gegen den Willen des Patienten! Und - - - - und das - - - naja, das war eben meine Berufung, dort ein bissl so deutlich zu machen, wenn ein Patient eben das nicht möchte, dass der Arzt ihm hilft, oder auf diese Art und Weise, ja, dann muss man das schlichtweg lassen, finde ich. Dass das für einen Arzt schwierig ist, das kann ich mir vorstellen, wenn er weiß, eine ganz normale, relativ einfache Behandlung mit so einer Bluttransfusion wird ihm jetzt das Leben retten, und er sieht den jetzt sterben, das finde ich-, das ist-, das kann ich mir vorstellen, dass das ein großer Konflikt ist für einen Arzt, aber er ist halt nicht dafür da, seine-, sein-, also sein Programm da durchzuziehen, oder sein Gewissen zu beruhigen, oder, oder irgendwie sein-, ich weiß nicht, wie ich sagen soll, sondern er ist dafür da, den Patienten zu helfen. Aber wenn man mit so einer Transfusion so einem Patienten nicht hilft, macht er das falsch. (E-EH-13: 239-263)

Auch hier wird wieder beschrieben, was insbesondere in der Fachliteratur der Pflege kritisiert wird: der dominante Arzt, der alles dafür tut, den Tod zu verhindern. Und alles könne eben nicht immer alles sein. Mit der hier verwendeten systemtheoretischen Perspektive lässt sich allerdings sehen, dass die Kritik des Pflegers am Handeln des Arztes beschreibt, was ärztliches Handeln ausmacht: sich eben nicht für den zum Körper gehörenden Menschen zu interessieren, sondern die Zeichen des Körpers als Hinweis für eine medizinische Intervention zu deuten. Und das bedeutet: Ob der Körper zu einem christlichen, muslimischen Menschen oder einem Zeugen Jehovas gehört, spielt für die medizinische Indikation keine Rolle.

Dass der Pfleger – obschon er explizit mitformuliert, dass er um das Verhalten des Arztes weiß – hier dem Arzt folgenlos falsches Handeln attestieren kann, verweist auf zweierlei: Zum einen auf die schon angesprochene kommunikative Lösung für das Bezugsproblem der Asymmetrie des ärztlichen Handelns, zum anderen auch darauf, dass die Pro-

---

13 Unter zugänglich machen soll hier explizit nicht verstanden werden, dass *role-taking* doch irgendwie möglich sei – es geht um die kommunikative Unterstellung der Möglichkeit der Perspektivenübernahme.

fession und damit die alleinige Entscheidung des Arztes nicht mehr unhinterfragt funktioniert. Solange der Arzt als Arzt handeln kann, braucht er keinen guten Grund für sein Tun, den er dem Patienten vermitteln müsste: das Arzt-Sein genügt. Sobald kommunikativ allerdings andere Personen als Personen thematisiert werden, werden Sprecher sichtbar, die selbst gute Gründe für ihr Gesprochenes haben: Sie bieten auf einmal Erklärungen für Situationen an, in denen kein medizinisches Interesse und damit keine Deutungsmöglichkeit mehr gegeben ist. Auch dies verweist auf die Diagnose einer »Gesellschaft der Gegenwarten« (Nassehi): Medizinische und pflegerische Kommunikation funktionieren über unterschiedliche Zeitverhältnisse. Ablesen lässt sich daran ein Professionalisierungsdiskurs der Pflege, der nun kommunikativ darauf aufmerksam macht, dass die Zeit mit dem Patienten eigentlich nie vorbei ist. Sie kann auf diese Weise eine kommunikative Leerstelle der Medizin bearbeiten, da sie im Gegensatz zur Medizin das ›Menschliche‹ mitberücksichtigen und damit die Leerstelle *als Entscheidung* des Patienten kommunizieren kann. Der Patient soll selbst entscheiden, wann und wie er behandelt werden will. Damit muss man sich auch nicht mehr für oder gegen eine Handlung entscheiden, entkommt also dem Druck, der den medizinischen Alltag prägt. Entlastet von einer Zurechnung auf eine Handlung oder deren Unterlassung, wird der Patient selbst mit dem Anspruch nach Ansprüchen ausgestattet. Eine solche kommunikative Strategie unterstellt den Ärzten mangelndes Bewusstsein für Situationen, die neben körperlichen Prozessen im Krankenhaus auch anfallen. Der Pfleger aus der Intensivstation thematisiert dies wie folgt:

> Also, was bei uns immer noch mal für Konflikte sorgt, dass dann Patienten mit eindeutig formulierten Patientenformulierungen kommen, und die Ärzte sich da nicht so dran halten, und jetzt, sagen wir so, mein Therapiekonzept ist 'n anderes, und ich sehe da noch 'ne Chance und setze mich dahin weg, (tatsächlich ohne Sorgen). Da komm ich schon für mich in arge Bedrängnis, weil für mich ist das Einzige, was zählt, der Wille des Patienten und nicht das, was ich meine, was gut für ihn ist. Also da hab ich 'ne relativ nicht klare Einstellung zu gefunden, dass ich diese Patiententestamente oder Versorgungsvollmachten eigentlich für mich ausreichend sind, und wenn das der Patientenwunsch so ist, dann kann ich das auch so akzeptieren. Manche- oft sind diese Prognosen wirklich so infaust, dass sie sogar das noch übertreffen, was der Patient als Mindestvoraussetzung für sich genannt hat. Und trotzdem, ähm, ignorieren das oft die Ärzte und, äh, machen weiter. Und das, muss ich sagen, finde ich nicht gut. Also das heißt, für mein ethisches, für meine Wertvorstellung, für meine Moral nicht in Ordnung. Weil jemand, der 'ne Patientenverfügung hat, der hat sich ja dann auch auseinandergesetzt mit dem Tod, mit seinem Tod, und, ähm, ja denn, möchte denn auch sterben, wenn es soweit ist, wenn diese ganzen Rahmenbedingungen so eingetreten sind, die, und, äh, möchte nicht irgendwie künstlich weiterleben so. Er hat sich ja sicherlich auch seine Gedanken zu gemacht und ich finde das falsch, ich empfinde es als falsch, ähm, dem nicht zu entsprechen. Beziehungs- man sollte nicht, äh, blind sagen: also, hier mach 'mer nichts mehr und da mach 'mer nichts mehr. Also auf keinen Fall, dafür bin ich auch kein Befürworter. Aber ich finde, wenn eine Patientenverfügung da ist, und der Krankheitsverlauf so infaust ist, und, ähm, finde ich es wichtig und gut, wenn man dem Willen des Patienten entsprechen könnte oder kann. (E-HT-3: 984-1006)

Das Konzept einer ganzheitlichen Perspektive, das Personen als *ganze* Menschen in den Blick nimmt, verweist auf die Menschlichkeit des Menschen, die es im Krankenhaus wieder herzustellen gilt. Damit gelingt zweierlei: Zum einen wird auf diese Weise der autonome Patient installiert, der seinen eigenen Willen frei und ohne Zwang formulieren können soll. Zum anderen wird darüber der Pfleger selbst erst sichtbar. Die Rede über das Wohl des

Patienten sichert vor allem, dass die Pflegenden für sich selbst sprechen können, dass also pflegerische Kommunikation anschlussfähig ist. Für den Patienten zu sprechen, seinem Willen zu entsprechen und sich dafür einzusetzen hat damit die Funktion, die *Pflege als Pflege* sichtbar zu machen. Der Anwalt des Patienten wird auf diese Weise Anwalt für sich selbst, denn er ist derjenige, der dem Patienten und seinen Angehörigen permanent ausgesetzt ist, was auch unangenehme und ekelerregende Tätigkeiten beinhaltet (vgl. Pernlocher-Kügler 2004: 147). Während Ärzte sich mit solchen Dingen nicht auseinandersetzen müssen, sondern sich lediglich um die Zukunft des zu behandelnden Körpers kümmern, ist das Handeln der Pflegenden *gegenwartsbasiert*. Ihre Aufgabe ist es, den Patienten während seines Krankenhausaufenthaltes zu pflegen und ihn zu unterstützen, mit all seinen Reaktionen auf seine Krankheit (vgl. Remmers 2003: 52). Mit Badura (1993: 49) lässt sich formulieren, dass es in der Krankenpflege also um die Linderung von *gegenwärtigem* Leiden geht. Der ganzheitliche Blick der Pflegenden, genauer müsste man formulieren, die pflegerische Kommunikation, die den ganzheitlichen Blick erzeugt, macht einen Patienten mit Gefühlen, Emotionen, Leiden und einer eigenständigen Biographie sichtbar, der ab diesem Moment nicht mehr ignoriert werden kann. *Sie stellen mit anderen Worten einen fühlenden Patienten erst her, indem sie kommunikativ auf ihn aufmerksam machen.* In der pflegerischen Kommunikation, wie sie sich hier in den Interviews darstellt, ist stets der Arzt derjenige, den es zu kritisieren gilt: Er erscheint nur zur Visite und sieht das Ausmaß des Leidens nicht, er therapiert, ohne den Folgen der Therapie selbst ausgesetzt zu sein, er klärt den Patienten auf, hinterlässt aber Erklärungsbedarf. Reagieren müssen darauf die Pflegenden, ihre Kompetenzen sind Empathie und Anteilnahme (vgl. Körtner 2004: 78 und Siegrist 1995: 108).

> Ja, das kommt immer so- also wenn jetzt nun ich den Eindruck habe, der Patient, also mein subjektives Empfinden, dass so der Patient fühlt sich nicht wohl, es geht ihm nicht gut, dann sprech ich ihn konkret darauf an und frage: Was- Geht es Ihnen nicht gut, ähm, fühlen Sie sich nicht wohl, ne? Also, ist jetzt schwer so spontan. Also so ungefähr-, kommt immer auf die Situation auch so 'n bisschen drauf an. Versuche halt, mich denn so mit meiner Empathie also in den Patient herein zu denken und zu gucken, wo steht er gerade, wo kann ich ihn abholen und mitnehmen, und kann ich eventuell ihm was Gutes tun? Irgendwie, na ja, depressiv verstimmt ist, dass ich vielleicht sage durch 'n Gespräch. Ja, äh, heute Morgen war beispielsweise hat der Patient seine Diagnose bekommen, dass es halt 'n bösartiger Tumor war. Und vielleicht kann man schon mal ihm 'n Angebot machen darüber zu sprechen, ne. Meistens bricht es dann auch aus dem Patienten heraus diese ganze Angespanntheit, ne, und viele weinen dann auch erst mal. Und, äh, meistens reden dann auch die Patienten und nicht wir. Also man hört eigentlich dann eing-, letztendlich) nur zu. Aber-, weil das gibt dem Patienten meist mehr, als wenn man den dann irgendwie vollschwafelt. (E-HT-3: 256-269)

Thematisiert wird also ein Patient, der vom Arzt nicht in der Weise berücksichtigt wird, in der es nötig wäre. Ob dies tatsächlich der Fall ist oder nicht, ist gar nicht von Belang. Interessant daran ist, dass sowohl Pflegetheorien als auch die präsentierten Interviewausschnitte stets schon von einem paternalistischen Arzt ausgehen – einem Arzt, der nicht redet, der den Menschen und seinen möglichen Tod negiert. So entsteht kommunikativ eine Situation, die einen hilfebedürftigen Menschen zurücklässt und damit die Pflege sichtbar werden lässt. Der Patient selbst kann bei solchen Konstruktionen gar kein schlechter Patient sein – über ihn sichert sich die pflegerische Kommunikation ihre Berechtigung neben anderen Kommunikationsformen. Die Konstruktion des »guten« Patienten und damit einer ganzheitlichen Pflege, die am besten über die Kritik am paternalistischen Arzt funktioniert, bewährt sich deswegen so gut, weil sie ausblendet, dass Ärzte über etwas ganz anderes entscheiden – über das Leben nämlich. Nun soll hier Pflegenden gar nicht vorgeworfen werden, sie würden etwas simulieren, was sie praktisch zu leisten gar nicht in der Lage sind. Das wäre zum einen allzu banal und würde zum anderen am eigentlich Interessanten vorbei gehen – an der Dauerhaftigkeit, mit der der Mythos der Ganzheitlichkeit daherkommt.

## 5  Plädoyer für einen Mythos

Mit der klassischen Idee der Profession ließ sich nicht nur die Inszenierung von Kompetenz und Souveränität verbinden (vgl. Pfadenhauer 2003), sondern eben auch die Möglichkeit der Verknappung von Sprecherpositionen und der Gewährung einer gewissen Autonomie gegenüber außermedizinischen Eingriffsmöglichkeiten. Mit dem Sichtbarwerden neuer Sprecherpositionen, wie hier beispielhaft an den Pflegekräften demonstriert, die die Asymmetrie der Arzt-Patienten-Beziehung nicht mehr nur vollziehen, sondern kommunikativ auf sie aufmerksam machen, sind nicht mehr nur die Gründe des Arztes gute Gründe. Ein Anästhesist formuliert dies folgendermaßen:

> Und entscheidend ist natürlich auch der mutmaßliche Wille des Patienten, und der hat heute einen ganz anderen Stellenwert, der steht ganz im Vordergrund-, bei uns vielleicht noch nicht in dem Maße, in Deutschland und in Europa, wie das in USA der Fall ist, wo es sehr konsequent ja darum geht, was will der Patient, was will der Patient, was ist sein mutmaßlicher Wille, und ein Verstoß gegen den geäußerten rechtlichen Willen des Patienten wird da viel eher, ganz im allgemeinen, wenn man Menschenrechtsverletzungen betrachtet, und ich denke, dieses Bewusstsein ist hier noch nicht so sehr etabliert, aber sagen wir mal, dass der Arzt alles entscheidet, und die gesamte Entscheidungsgewalt hat, den Patienten entmündigt, oder, sagen wir einmal, dem Patienten noch nicht einmal seine Situation adäquat mitteilt, so wie es der Standard tatsächlich vor einigen Jahrzehnten war, das ist heute üblicherweise, vielleicht mit Ausnahmen, aber im Breiten nicht mehr der Fall. (B-HB-3: 237-249)

Es geht nun also auch für Ärzte darum, sich in ihrem Tun nicht nur am Wohl, sondern auch am *Willen* des Patienten zu orientieren. Ausgelöst durch den Paternalismusdiskurs wird der Patient nicht mehr nur als Patient, sondern als eine Ganzheit beschrieben, der von den Behandelnden angenommen, bewahrt und akzeptiert werden muss. Vom Rekurs auf die Menschlichkeit des Menschen, von der Beschreibung des Patienten als Ganzheit verspricht man sich die Abkehr von eingefahrenen, einseitigen Orientierungen.[14] Und dann nimmt es nicht Wunder, dass die hier präsentierten Interviews von Pflegekräften neben der reinen Überwachung und Instandhaltung eines pflegebedürftigen Körpers vor allem die Notwen-

---

14  Der vermehrte Ruf nach einer Ethisierung des medizinischen Alltags scheint seine Erhörung in der Einrichtung klinischer Ethikkomitees zu finden (vgl. Toellner 1990; Lilje 1995; Kettner 1999). Von ihnen erhofft man sich die Bündelung der unterschiedlichen Sprecherpositionen mit ihren jeweils guten Gründen. Sie sollen einen Raum zur Verfügung stellen, der Asymmetrien aufhebt und in dem frei diskutiert werden kann. »Die klinischen Ethik-Komitees sollen einen Rahmen schaffen, in dem über ethische Probleme und Konflikte nachgedacht werden kann. In einem solchen geschützten Raum soll es möglich sein, offene und freie Gespräche zu führen. So wird in der immer komplexer werdenden Alltagswirklichkeit eines Krankenhauses ethisch verantwortetes Handeln unterstützt« (Deutscher Evangelischer Krankenhausverband und Katholischer Krankenhausverband Deutschland 1997: 5).

digkeit der Berücksichtigung des ganzen Menschen betonen und damit sowohl sich selbst als auch den Patienten als Sprecher sichtbar machen. Dies verweist schlicht darauf, dass die Symmetrisierungsprozesse, wie sie von Habermas (1990) angedacht waren, zwar eintreten sind, aber anders als erwartet. Die Relativierung von Kontexten erzeugt in der Tat so etwas wie symmetrische Sprecherpositionen, führt aber noch lange nicht zu Eindeutigkeit, sondern nur zu mehr Anschlussfähigkeit (vgl. Saake/Nassehi 2004).

Die Formel der Ganzheitlichkeit soll also eine Einheit garantieren, die im Alltag eines Krankenhauses faktisch nicht besteht, finden sich dort doch unterschiedliche Logiken vor, die sich (aus guten Gründen) nicht ohne weiteres aufeinander beziehen lassen.[15] Wenn Ärzte weiter therapieren, weil der Körper aus medizinischer Sicht behandlungsbedürftige Zeichen von sich gibt, wird das für Pflegende unter Umständen zum Problem, weil der gleiche Körper aus ihrer Sicht auch noch ganz andere Zeichen von sich gibt. Und mit der Installation eines autonomen Patienten, der einen Willen hat und diesen artikuliert, gerät die medizinische Expertise in Legitimationsschwierigkeiten. Die Liste ließe sich erweitern, spielen im Krankenhaus freilich auch wirtschaftliche, politische, religiöse und juristische Sichtweisen eine Rolle. Von einer Einheit herstellenden Ganzheitlichkeit kann also gar keine Rede sein.

Es sollte nun ausführlich gezeigt worden sein, dass Ganzheitlichkeit eine Simulation der Pflegenden, mithin also ein Mythos ist, der sich aus radikal unterschiedlichen Zeitverhältnissen zur Medizin speist. Beantwortet ist damit allerdings eine entscheidende Frage nicht: Was sollten Pflegende anderes sagen, worüber sollten sie kommunizieren, wenn nicht über die Notwendigkeit einer ganzheitlichen Pflege? Über nichts! Wenn Pflegende nicht mehr auf die Semantik der Ganzheitlichkeit zurückgreifen können, können sie schlicht nichts mehr sagen, was nicht bereits ein Arzt gesagt hat.

Es bleibt dem Professionalisierungsdiskurs der Pflege deshalb gar nichts anderes übrig, als über einen ganzen Menschen, einen autonomen Patienten und dessen Willen zu kommunizieren – die Idee einer Ganzheitlichkeit muss sich angesichts der modernen Erfahrung von Differenziertheit und Pluralität selbstevident geben. Die Simulation von Ganzheitlichkeit lässt sich als eine Reaktion auf eine »Gesellschaft der Gegenwarten« (Nassehi) lesen, in der die radikale Unterschiedlichkeit von Zeithorizonten immer sichtbarer wird. Und erst ein systematischer Blick auf diese unterschiedlichen Zeitverhältnisse macht deutlich, dass sich pflegerische Kommunikation nur über die Semantik der Ganzheitlichkeit plausibilisieren kann.

Dies ist im Übrigen nichts Neues. Immer wieder wurde auf verschiedenen Ebenen auf die Differenzierung der Gesellschaft mit Ganzheitlichkeitssemantiken reagiert. Das gilt auch und erst recht für die Soziologie, der es seit ihrem Anbeginn darum ging, bei aller Differenzierungserfahrung die »Einheit« der Gesellschaft oder des Sozialen zu beschreiben oder zu fordern. Dazu gehört auch die Idee der Partizipation bei Entscheidungsprozessen, die Expertenwissen demokratisieren soll. So neu ist die Semantik der Ganzheitlichkeit also nicht – nun findet sie eben auch Einzug in der Organisation Krankenhaus und etabliert Sprecherpositionen, die die Arzt-Patienten-Interaktion nicht mehr nur mitvollziehen, sondern kommunikativ auf sie aufmerksam machen.

---

15  Zur Theorie funktionaler Differenzierung vgl. Nassehi 2003 sowie Luhmann 1997a und b.

## Literatur

Abermeth, Hilde-Dore 1978: Patientenzentrierte Krankenpflege, Göttingen.
Appel, Heidi u.a. 1982: Das Verhältnis von Pflege und Medizin. Ergebnisse einer Diskussion, in: Jahrbuch für kritische Medizin, Band 8, Argument-Sonderband 86, Berlin.
Badura, Bernhard 1993: Arbeit im Krankenhaus, in: Bernhard Bandura und Günter Feuerstein (Hg.): Systemgestaltung im Gesundheitswesen. Zur Versorgungskrise der hochtechnisierten Medizin und den Möglichkeiten ihrer Bewältigung, München/Weinheim, S. 21-82.
Bauch, Jost 2005: Pflege als soziales System, in: Klaus R. Schroeter und Thomas Rosenthal (Hg.): Soziologie der Pflege. Grundlagen, Wissensbestände und Perspektiven, Weinheim/München, S. 71-84.
Bischoff, Claudia 1992: Frauen in der Krankenpflege. Zur Entwicklung von Frauenrolle und Frauenberufstätigkeit im 19. und 20. Jahrhundert, Frankfurt/New York.
Bischoff, Claudia 1994: Ziele wissenschaftlicher Lehrerausbildung in der Pflege-Lehrerausbildung und Pflegewissenschaft, in: Doris Schaeffer, Martin Moers und Rolf Rosenbrock (Hg.): Public Health und Pflege. Zwei neue gesundheitswissenschaftliche Disziplinen, Berlin, S. 249-260.
Bollinger, Heinrich/Joachim Hohl 1981: Auf dem Weg von der Profession zum Beruf. Zur Deprofessionalisierung des Ärzte-Standes, in: Soziale Welt 32, S. 440-464.
Deutscher Evangelischer Krankenhausverband/Katholischer Krankenhausverband Deutschland 1997: Ethik-Komitee im Krankenhaus, Freiburg.
Elkeles, Thomas 1994: Arbeitsorganisation in der Krankenpflege. Zur Kritik der Funktionspflege, Frankfurt/M.
Fawcett, Jaqueline 1996: Pflegemodelle im Überblick, Bern.
Feuerstein, Günther/Ellen Kuhlmann 1999: Neopaternalismus und Patientenautonomie. Das Verschwinden der ärztlichen Verantwortung?, Bern/Göttingen/Toronto/Seattle.
Flick, Uwe/Ernst von Kardorff/Ines Steinke 1995: Qualitative Forschung. Ein Handbuch, Hamburg.
Freidson, Eliot 1979: Der Ärztestand. Berufs- und wissenschaftssoziologische Durchleuchtung einer Profession, Stuttgart.
Göckenjan, Gerd 1985: Kurieren und Staat machen. Gesundheit und Medizin in der bürgerlichen Welt, Frankfurt/M.
Habermas, Jürgen 1990: Strukturwandel der Öffentlichkeit. Untersuchungen zu einer Kategorie der bürgerlichen Gesellschaft, Frankfurt/M.
Heller, Andreas 1994: Qualifizierungserfordernisse in der Weiterbildung von Pflegekräften. Personal- und Organisationsentwicklung, in: Doris Schaeffer, Martin Moers und Rolf Rosenbrock (Hg.): Public Health und Pflege. Zwei neue gesundheitswissenschaftliche Disziplinen, Berlin, S. 279-295.
Henderson, Virginia (1997): Das Wesen der Pflege, in: Doris Schaeffer und Hilde Steppe (Hg.): Pflegetheorien. Beispiele aus den USA, Bern, S.39-54.
Hirschauer, Stefan/Jörg Bergmann 2002: Willkommen im Club! Eine Anregung zur mehr Kontingenzfreudigkeit in der qualitativen Sozialforschung, in: Zeitschrift für Soziologie 31, S. 332-336.
Juchli, Liliane 1990: Ganzheitliche Pflege. Vision oder Wirklichkeit, Basel/Baunatal.
Kettner, Matthias 1999: Zur moralischen Qualität klinischer Ethik-Komitees. Eine diskursethische Perspektive, in: Klaus P. Rippe (Hg.): Angewandte Ethik in der pluralistischen Gesellschaft, Freiburg, S. 335-357.
Körtner, Ulrich 2004: Grundkurs Pflegeethik, Wien.
Kraushaar, Dieter 1994: Pflegestudium an der Fachhochschule, in: Doris Schaeffer, Martin Moers und Rolf Rosenbrock (Hg.): Public Health und Pflege. Zwei neue gesundheitswissenschaftliche Disziplinen, Berlin, S. 226-248.
Lilje, Christian 1995: Klinische ›ethics consultation‹ in den USA. Hintergründe, Denkstile und Praxis, Stuttgart.
Luhmann, Niklas 1984: Soziale Systeme. Grundriß einer allgemeinen Theorie, Frankfurt/M.

Luhmann, Niklas 1989: Ethik als Reflexionstheorie der Moral, in: ders. (Hg.): Gesellschaftsstruktur und Semantik. Studien zur Wissenssoziologie der modernen Gesellschaft, Band 3, Frankfurt/M., S. 358-448.
Luhmann, Niklas 1991: Funktionale Methode und Systemtheorie, in: ders. (Hg.): Soziologische Aufklärung. Aufsätze zur Theorie sozialer Systeme, Band 1, Opladen, S. 31-53.
Luhmann, Niklas 1997a: Die Gesellschaft der Gesellschaft. Band 1, Frankfurt/M.
Luhmann, Niklas 1997b: Die Gesellschaft der Gesellschaft. Band 2, Frankfurt/M.
Luhmann, Niklas 2000: Die Religion der Gesellschaft, Frankfurt/M.
Luhmann, Niklas 2002: Das Erziehungssystem der Gesellschaft, Frankfurt/M.
Meleis, Afaf Ibrahim 1999: Pflegetheorie. Gegenstand, Entwicklung und Perspektiven des theoretischen Denkens in der Pflege, Bern.
Mischo-Kelling, Maria 1994: Grundzüge einer Theorie der Pflege in der Chirurgie, in: Theophanis Karavias und Maria Mischo-Kelling (Hg.): Chirurgie und Pflege, Stuttgart/New York, S. 1-21.
Mischo-Kelling, Maria/Karin Wittneben 1995: Pflegebildung und Pflegetheorien, München/Wien/Baltimore.
Moers, Martin 1994: Anforderungs- und Berufsprofil der Pflege im Wandel, in: Doris Schaeffer, Martin Moers und Rolf Rosenbrock (Hg.): Public Health und Pflege. Zwei neue gesundheitswissenschafliche Disziplinen, Berlin, S. 159-174.
Nassehi, Armin 2003: Geschlossenheit und Offenheit. Studien zur Theorie der modernen Gesellschaft, Frankfurt/M.
Nassehi, Armin/Irmhild Saake 2002: Kontingenz – Methodisch verhindert oder beobachtet? Ein Beitrag zur Methodologie der qualitativen Sozialforschung, in: Zeitschrift für Soziologie 30, S. 66-86.
Ostner, Ilona/Elisabeth Beck-Gernsheim 1979: Mitmenschlichkeit als Beruf. Eine Analyse der Alltags in der Krankenpflege, Frankfurt/M.
Parsons, Talcott 1979: Definition von Krankheit und Gesundheit, in: Alexander Mitscherlich u.a. (Hg.): Der Kranke in der modernen Gesellschaft, Köln/Berlin, S. 57-87.
Parsons, Talcott 1968: Sozialstruktur und Persönlichkeit, Frankfurt/M.
Pernlochner-Kügler, Christine 2004: Körperscham und Ekel. Wesentlich menschliche Gefühle, Münster.
Pfadenhauer, Michaela 2003: Professionalität. Eine wissenssoziologische Rekonstruktion institutionalisierter Kompetenzdarstellungskompetenz, Opladen.
Remmers, Hartmut 2003: Die Eigenständigkeit einer Pflegeethik, in: Claudia Wiesemann u.a. (Hg.): Pflege und Ethik-Leitfaden für Wissenschaft und Praxis, Stuttgart, S. 47-69.
Robert Bosch Stiftung 2000: Pflege neu denken. Zur Zukunft der Pflegeausbildung, Stuttgart.
Saake, Irmhild 2003: Die Performanz des Medizinischen. Zur Asymmetrie in der Arzt-Patienten-Interaktion, in: Soziale Welt 54, S. 429-460.
Saake, Irmhild 2004: Theorien der Empirie. Zur Spiegelbildlichkeit der Bourdieuschen Theorie der Praxis und der Luhmannschen Systemtheorie, in: Armin Nassehi und Gerd Nollmann (Hg.): Bourdieu und Luhmann. Ein Theorievergleich, Frankfurt/M., S. 85-117.
Saake, Irmhild/Armin Nassehi 2004: Die Kulturalisierung der Ethik. Eine zeitdiagnostische Anwendung des Luhmannschen Kulturbegriffs, in: Günter Burkart und Günter Runkel (Hg.): Niklas Luhmann und die Kulturtheorie, Frankfurt/M, S. 102-136.
Schaeffer, Doris 1994: Zur Professionalisierbarkeit von Public Health und Pflege, in: Doris Schaeffer, Martin Moers und Rolf Rosenbrock (Hg.): Public Health und Pflege. Zwei neue gesundheitswissenschafliche Disziplinen, Berlin, S. 103-128.
Siegrist, Johannes 1995: Medizinische Soziologie, München/Wien/Baltimore.
Streckeisen, Ursula 2001: Die Medizin und der Tod. Über berufliche Strategien zwischen Klinik und Pathologie, Opladen.
Toellner, Richard 1990: Die Ethik-Kommission in der Medizin. Problemgeschichte, Aufgabenstellung, Arbeitsweise, Rechtsstellung und Organisationsformen medizinischer Ethik-Kommissionen, Stuttgart.

Toppe, Sabine 1999: Polizey und Geschlecht. Der obrigkeitsstaatliche Mutterschafts-Diskurs in der Aufklärung, Weinheim.
Weber, Georg u.a. 2002: Die Emigration der Siebenbürger Sachen. Studien zur Ost-West-Wanderung im 20. Jahrhundert, Opladen.
Winter, Maik H.-J. 2005: Pflege in prekärer Sonderstellung. Berufssoziologische Aspekte, in: Klaus R. Schroeter und Thomas Rosenthal (Hg.): Soziologie der Pflege. Grundlage, Wissensbestände und Perspektiven, Weinheim/München, S. 279-298.

## V. Medizinische Zukunft – Neue Semantiken der Krankenbehandlung?

# Professionen in einer funktional differenzierten Gesellschaft[1]

*Rudolf Stichweh*

## 1 Gibt es einen ›professionellen Komplex‹ in der Struktur der modernen Gesellschaft?

Die Leitfrage der folgenden Überlegungen wird sein, welches der Stellenwert von Professionen in einer funktional differenzierten Gesellschaft sein kann. Wenn es richtig ist, dass funktionale Differenzierung das auszeichnende Strukturmerkmal der modernen Gesellschaft ist, kann nicht gleichzeitig eine Charakterisierung zutreffen, wie sie sich bei Talcott Parsons verschiedentlich findet: Der ›professionelle Komplex‹ sei die wichtigste einzelne Komponente in der Struktur der modernen Gesellschaft, und die Entstehung dieses professionellen Komplexes – im Unterschied zur vergleichsweise weniger bedeutsamen Differenz von Kapitalismus und Sozialismus – markiere ein Schwellenproblem in der Entwicklung der Gesellschaft des 20. Jahrhunderts (vgl. Parsons 1968: 545). Wichtig ist in diesem Zusammenhang auch der zweite Teil von Parsons' Begriff ›professioneller Komplex‹. ›Komplex‹ oder verwandte Formulierungen – so etwa Andrew Abbotts These eines ›Systems der Professionen‹ (Abbot 1988) – postulieren, dass es einen Realzusammenhang professionalisierter Berufe gibt, der als Zusammenhang beobachtbar und sozial wirksam ist und der nicht in dem Faktum der Wiederholung ähnlicher Strukturmuster in verschiedenen Berufen aufgeht. Insofern haben wir es bei diesen Annahmen über den Zusammenhang der Professionen – auch dort, wo dies nicht explizit ausgesprochen wird – mit Aussagen über die Form und den Grad der Integration der modernen Gesellschaft zu tun, die gleichfalls mit der These, diese sei primär als funktional differenzierte Gesellschaft zu beschreiben, inkompatibel scheinen. Funktionale Differenzierung impliziert gerade in neueren systemtheoretischen Formulierungen, dass es sich bei den Funktionssystemen um autopoietische Systeme handelt, die aus Elementarereignissen bestehen, die im Verhältnis zueinander irreduzibel sind, so dass die Systeme füreinander operational geschlossen sind. Wie Funktionssysteme, die in diesem Sinn als extrem heterogen gedacht werden, durch ein Brückenprinzip ›Professionalität‹ miteinander verknüpft werden sollten, ist nicht leicht einzusehen, obwohl es ein anderes Brückenprinzip dieses Typs in der Form Organisation zu geben scheint. Auch dieser Hinweis aber erleichtert unsere Problematik nicht, da manches dafür spricht, dass gerade Organisationen in ihrem internen Prozessieren die Grenzen zwischen Professionen auflösen, also der Verdacht eines Bedeutungsverlusts der Professionen durch den Hinweis auf Organisationen eher noch gestützt wird. Schon früh in der Entwicklung seiner Theorie hat Niklas Luhmann ein unserer Fragestellung verwandtes Problem formuliert. Er fragt 1974 in einer Studie über Karrieren von Juristen, ob Professionalität noch ein eigenständiger gesellschaftspolitischer Faktor – wie Schichtung und Organisation – sein könne (vgl. Lange/Luhmann 1974: 159-162). Dass

---

[1] Revidierte Fassung eines Textes, der zuerst erschienen ist in: Arno Combe/Werner Helsper (Hg.): Pädagogische Professionalität, Frankfurt/M. 1996: 49f. Der Abschnitt VI wurde neu hinzugefügt.

Luhmann nicht mit einer bejahenden Antwort auf die Frage rechnete, erhellt auch daraus, dass er die Frage später nicht wiederholt hat.

Einen ersten Schritt in Richtung auf eine Antwort möchte ich mit der These versuchen, dass Professionen ein Phänomen des Übergangs von der ständischen Gesellschaft des alten Europa zur funktional differenzierten Gesellschaft der Moderne sind und dass sie vor allem darin ihre gesellschaftsgeschichtliche Bedeutung haben.[2] Drei Aufgaben scheinen sich zu stellen, wenn man diese These validieren will: 1. Die Professionen des alten Europa in ihrer Einbettung in die ständische Struktur zu verstehen; 2. Den Übergang zur modernen Gesellschaft als das Prominentwerden der Form ›Profession‹ herauszuarbeiten; 3. Eine Strukturbeschreibung der modernen Gesellschaft zu erarbeiten, die die Form des Kontinuierens von Professionalität zu identifizieren erlaubt. Nur zu den beiden letzten Fragestellungen wird der folgende Text etwas sagen.[3]

## 2  Stand, Eigentum und ›desinteressiertes‹ professionelles Wissen als Prinzipien gesellschaftlicher Ordnungsbildung

Im Hintergrund der Entstehung der modernen Professionen steht der Aufstieg der Berufsidee in der europäischen frühen Neuzeit. (Vgl. Conze 1972; La Vopa 1988) Am Beruf fallen zwei Komponenten auf: Ein Beruf wird gewählt, ist also nicht ein zugeschriebener sozialer Status, und zweitens sind mittels der Wahl des Berufs soziale Attribute erreichbar, die denjenigen, die diese Wahl treffen, ihrer sozialen Herkunft nach vielleicht nicht zugänglich gewesen wären. Eine dritte Komponente nimmt der Wahl das Moment des Arbiträren, das eine Gesellschaft, die nicht gewohnt war, Strukturbildung auf individuelle Entscheidung – außer auf die des Königs – zu gründen, anderenfalls irritiert hätte. Die Wahl des Berufs ruht auf einer inneren Berufung auf, die später als ›Anlage‹, ›Begabung‹ etc. säkularisiert werden kann. An die Stelle der durch kommunikative Prozesse vollzogenen Zuschreibung eines sozialen Status in einem Stand tritt also die Wahl und die ›Zuschreibung‹ eines Berufes, die insofern eine ›Zuschreibung‹ ist, als man sie als objektives (wenn auch inneres) Faktum in der Selbstbeobachtung entdeckt. Diese Entdeckung wiederum kann durch auf Wahrnehmungen dieses Typs spezialisierte Fremdbeobachter befördert werden. Diese Fremdbeobachter schließen aus äußeren Anzeichen auf innere Anlagen, und aus der Handhabung dieser Kompetenz entsteht der Beruf des Pädagogen als eine Tätigkeit, die nicht länger in einer als unproblematisch erachteten Transmission von Wissen und Werten aufgeht, vielmehr die Beobachtung von Individualität voraussetzt.

Professionen sind dann Berufe eines besonderen Typs. Sie unterscheiden sich dadurch, dass sie die Berufsidee reflexiv handhaben, also das Wissen und das Ethos eines Berufs bewusst kultivieren, kodifizieren, vertexten und damit in die Form einer akademischen Lehrbarkeit überführen. Die reflexive Handhabung der Berufsidee schließt das Wissen um den sozialen Anspruch ein, der sich mit dem jeweiligen Beruf verbindet, und sie bezieht sich insofern auf die jetzt erreichbar gewordenen gesellschaftlichen Positionen und Attribute.

---

2  Vgl. eine verwandte These bei Haber 1991, der die Bedeutung der Professionen gerade im Tradieren und Erhalten vormoderner Werte und Praktiken sieht. Zu berücksichtigen ist dabei, dass der Gegenstand seines Buches, die Vereinigten Staaten, nie eine ständische Gesellschaft waren und insofern Habers These sich der hier vertretenen annähert. Siehe Haber S. 6 zur internen Schichtung der europäischen Professionen, die in den USA, da standeshohe Personen nicht emigrierten, von vornherein kollabierte. Vgl. dazu schon Haber 1974.

3  Zur Analyse frühneuzeitlicher Professionen siehe Stichweh 1991.

Stand und Eigentum waren die beiden hergebrachten Leitformeln sozialer Ordnung, zu denen Professionszugehörigkeit sich zunehmend als ein funktionales Äquivalent verhält. Sobald Professionen im Plural auftreten und sich progressiv voneinander differenzieren, gilt dann zugleich auch, dass sie den Übergang zu einer neuen Form gesellschaftlicher Differenzierung vorbereiten. Der Übergang von Ständen zu Berufsständen ist der eine entscheidende Aspekt dieses Wandlungsprozesses. Indem Professionen (Ärzte, Lehrer, Richter) als Berufsstände aufgefasst werden, wird die ständische Klassifikation diversifiziert, vor allem aber wird sie enthierarchisiert. Während für die Stände des alten Europa galt, dass ihnen zwar in einer zweiten Beschreibung Funktionen zugeordnet wurden, aber die funktionalen Unterscheidungen von bereits etablierten Rangunterschieden abhingen und diesen gemäß gestaltet wurden, entstehen jetzt Berufsstände mit funktionaler Zuständigkeit, deren Hierarchie, wenn sich eine solche überhaupt noch beobachten lässt, von der wahrgenommenen Wichtigkeit der von ihnen eingenommenen Funktionen abhängt. (Vgl. Gelfand 1976: 513; La Vopa 1990: 30)

Eigentum ist die zweite zentrale Bedingung sozialen Status, die durch die Zugehörigkeit zu einer Profession substituiert werden kann. Das gilt vor allem für das 18. und das 19. Jahrhundert, d.h. für eine Situation, in der die ständische Struktur schon weitgehend aufgelöst ist und der Eindruck entstehen kann, dass Eigentum das neue jetzt geltende Prinzip der Sicherung der Unabhängigkeit des Bürgers ist. Bemerkenswert ist in dieser Übergangssituation, dass eine Reihe europäischer Staaten, die im frühen 19. Jahrhundert ein ›nationales‹ Wahlrecht einführen, das auf Eigentümer (einer definierten Größenordnung des Eigentums) beschränkt ist, in diesen Regeln eine Ausnahme vorsehen: Professoren, Doktoren der Medizin und Rechtsanwälte und damit die Inhaber der staatlich garantierten akademischen Grade werden Eigentümern in ihren politischen Rechten gleichgestellt. (Vgl. Grew 1988: 107) Das ist eine Analogie zu der frühneuzeitlichen Situation, in der akademische Grade in vielen Fällen einen Adelstitel vertreten konnten. (Vgl. Stichweh 1991: Kap. XVII) Eine ähnliche Statusklassifikation von politisch relevanten Gruppen lässt sich gleichzeitig in den Vereinigten Staaten beobachten. Alexander Hamilton liefert eine bemerkenswerte Begründung dafür: Hamilton fragt, welches die Gruppen seien, die künftig politisch bestimmend sein werden, und er nennt Handel, Grundbesitz und die Professionen. Während Handel und Grundbesitz ihre Sonderstellung dadurch erlangen, dass sie sich jeweils als Repräsentant einer signifikanten gesellschaftlichen Interessenlage anbieten[4], liegt die Besonderheit der Professionen gerade darin, dass sie kein eigenes Interesse besitzen oder verkörpern und sich deshalb als Gegenstand der Vertrauensbildung einer nicht kleinen Zahl von Bürgern eignen.

Die behauptete ›Interesselosigkeit‹ der Professionen bedarf, wenn sie nur ein Minimum an Plausibilität besitzen soll, einer Absicherung in einer strategischen sozialen Ressource. Amtsinhaberschaft war eine klassische kontinentaleuropäische Lösung dafür, zumal Eigentum mittels Ämterkauf in Amtsinhaberschaft umzuwandeln war und auch dies die Vertauschbarkeit der beiden Größen demonstrierte.[5] Unabhängig von der Form ihres Erwerbs sind Ämter, sobald man sie einmal eingenommen hat, in jedem Fall eine Art von

---

4 Hamilton unterstellt, dass Händler primär die Interessenvertretung von Handwerkern und Kleinproduzenten auf sich ziehen, während ihm hinsichtlich des Grundbesitzes James Madison mit der These assistiert, dass Grundbesitz die Faszination ausstrahle, die in einem generalisierten Sinn von Reichtum ausgeht. Haber 1991, 7-8, zit. »The Federalist no. 35« (Hamilton) und »The Federalist no. 54« (Madison).

5 Zu Ämterkauf als Strategie des sozialen Aufstiegs und als Prinzip der Bildung einer Herrschaftsschicht im frühneuzeitlichen Frankreich Giesey 1983.

Eigentum und sie sichern insofern Unabhängigkeit; außerdem sind sie ›öffentlich‹ (als Ämter im Staat) und deshalb gegen den Druck privater Interessen abgeschirmt.

Viel stärker aber noch gründet sich der Anspruch auf Unabhängigkeit der Professionen auf das Faktum des Verfügens über einen Wissenskorpus. Die Verpflichtung auf einen der großen Stränge der europäischen Wissenstradition ist der überzeugendste Grund für die behauptete Interesselosigkeit der Professionen. Sachbindungen sollen die Ausbildung eines Eigeninteresses der jeweils involvierten Praktiker blockieren. Entscheidend ist dabei auch, dass die Zahl der Wissenskorpora, die eine solche Sonderstellung eines Berufsstandes begründen können, sehr klein ist. Die in Frage kommenden Wissenssysteme müssen jeweils einen zentralen Aspekt des menschlichen Lebens in der Gesellschaft betreffen. Die Beziehungen des Menschen zu Gott (Theologie), zu sich selbst (Medizin) und zu anderen Menschen (Recht) – dies war eine der Klassifikationen, die den Status einer sehr kleinen Gruppe von Professionen dadurch sicherten, dass sie die Abgeschlossenheit und zugleich Vollständigkeit der Zahl der Professionen bewiesen. An dieser Abgeschlossenheit des Katalogs professioneller Wissenskorpora hängen weitere Implikationen, die auch das einzelne professionelle Wissenssystem betreffen – und dies in einer Weise, deren Fortwirken teilweise bis in die Gegenwart verfolgt werden kann. Professionelle Wissenssysteme beanspruchen hohe Allgemeinheit, sind also auf viele situative Kontexte professionellen Handelns hin spezifizierbar; sie sind außerdem universalistisch, im Sinne einer Unabhängigkeit ihrer Geltung von lokalen Indizes. Als eine Folge dieser Attribute wird dem professionellen Praktiker in der Regel eine Fähigkeit unterstellt, die Felder seiner Tätigkeit mit hoher Flexibilität zu wechseln. (Vgl. Abbot 1988; Heidenheimer 1989) Das Juristenmonopol in der deutschen öffentlichen Verwaltung oder die Selbstverständlichkeit, mit der Juristen in den USA bis heute in den politischen Wahlämtern dominieren, sind klassische Beispiele dafür.

Insofern verkörpern Professionen einerseits ein neues Prinzip gesellschaftlicher Differenzierung: eine Differenzierung gemäß Sachgesichtspunkten, die mit zentralen Dimensionen der gesellschaftlichen Wissensordnung korreliert[6] und die dies zudem noch als Differenzierung gesellschaftlich und politisch relevanter Eliten tut. Das noch die ständische Ordnung der frühen Neuzeit beherrschende Prinzip der Hierarchie wird dann zunehmend für diese neue Form der Differenzierung eine unplausible Ordnungsform. Andererseits gilt umgekehrt aber auch, dass sich mit den Professionen Restriktionen auf Differenzierungsprozesse verbinden. Die Generalzuständigkeit mancher Professionen selbst für sachgebietsferne Tätigkeitsfelder ist eine dieser Restriktionen. Auch die noch im 18. Jahrhundert geltende Einordnung der Professionen in ein allgemeines Gelehrtentum wirkt in diese differenzierungsverzögernde Richtung. Schließlich gelten professionsintern ähnliche Restriktionen auf Differenzierungsprozesse. Professionen tendieren dazu, im Inneren der Profession die Rolle eines Allgemeinpraktikers zu erhalten, wie man gut am Fall der Medizin studieren kann.[7] Sie blockieren auch auf diese Weise Prozesse schnell fortschreitender funktionaler Differenzierung, als deren Protagonist sie für einen historischen Übergangszeitraum andererseits auch erscheinen konnten. Insofern muss die Leitfrage für die folgenden Überlegungen sein: Sind die Professionen ein langsam an Bedeutung verlierendes Übergangsphänomen, das der Entstehungsphase der modernen Gesellschaft angehört, oder ist ihnen eine dauerhafte Sedimentation in bestimmten Strukturmustern der modernen Gesellschaft gelungen, die eine Prognose erlaubt, die eine Kontinuität der Professionen postuliert?

---

6  Zum Begriff der Wissensordnung siehe Spinner 1994.
7  Vgl. zu den Gründen für diese Präferenz Stichweh 1987: insb. 242f.

In den Überlegungen dieses Abschnitts sind zwei sich historisch herausbildende Beziehungen funktionaler Äquivalenz und historischer Sukzession betont worden: 1. Die das alte Europa bestimmende Prominenz von Standeszugehörigkeit, die durch die sich in den Professionen vollziehende berufsständische Begründung eines sozialen Status abgelöst wird; 2. Eigentum und Grundbesitz als klassische Grundlagen der Unabhängigkeit bürgerlichen Handelns und demgegenüber die sich in den Professionen abzeichnende Kopplung von Sachbindungen, Wissenssystem und ›distinterestedness‹ als eine alternative Begründung von Unabhängigkeit. Eine dritte Unterscheidungslinie, die diesen Teil unserer Überlegungen abschließt, lässt sich unmittelbar aus dieser zweiten Konstellation funktionaler Äquivalenz ableiten. Die funktionale Äquivalenz von Eigentum und Professionszugehörigkeit kann man alternativ auch als Konflikt oder zumindest als Konkurrenzbeziehung beschreiben, sofern das in der gewerblich-geschäftlichen Welt dominierende Selbstinteresse als gesellschaftlich defizient erfahren wird und insofern die Professionen unter dem Gesichtspunkt gedacht werden, dass sie diese Defizite zu kompensieren erlauben. Eine solche als Antagonismus oder als Kompensationsverhältnis gedachte Beziehung von Geschäftswelt und Professionen ist seit dem frühen 19. Jahrhundert immer wieder beschrieben worden,[8] und interessanterweise liegt das Ausgangsmotiv der Professionstheorie als einer sozialwissenschaftlichen Theorie in einer gedanklichen Option dieses Typs. In den USA formuliert Talcott Parsons in den dreißiger Jahren eine Theorie, die Selbstorientierung vs. Kollektivitätsorientierung als alternative Prinzipien der Strukturierung von Sozialsystemen auffasst (vgl. Parsons 1939); in Deutschland entwirft nahezu gleichzeitig Sigbert Feuchtwanger eine Theorie des ›Sozialamts‹, die Strukturen von Berufen beschreibt, denen die Produktion der Güter und Dienstleistungen zufällt, die weder der gewerblich-erwerbsorientierte Bereich noch eine staatliche Administration in hinreichender Menge und Qualität hervorzubringen imstande ist. (Vgl. Feuchtwanger 1929) In beiden Fällen ist in diesen Argumenten auch die Begründung der Soziologie selbst involviert, die als entstehende wissenschaftliche Disziplin einen Halt in real beobachtbaren gesellschaftlichen Verhältnissen sucht, die sich als Abstoßpunkt von der Fraglosigkeit des wirtschaftswissenschaftlichen Paradigmas menschlichen Verhaltens eignen.

## 3  Die Depolitisierung der Professionen und ihre Zuordnung zu den Funktionssystemen

Zwei Strukturumbrüche sind für die endgültige Durchsetzung funktionaler Differenzierung im 19. und 20. Jahrhundert wichtig. 1. Es wird jene Vorstellung zunehmend unplausibel, die unter der Mehrzahl der Funktionssysteme der Politik eine herausgehobene Steuerungsfunktion zuschrieb. Damit werden zugleich zwei für die Geschichte der Professionen wichtige Prämissen obsolet. Wenn im Zusammenwirken des ›Staates‹ mit den anderen Funktionssystemen keine hierarchische Relation mehr vorstellbar ist, entfällt auch die Idee, dass die Professionen als Körperschaften von Elitepraktikern eine Art intermediäre Instanz zwischen Staat und Volk seien, die staatliche Funktionen delegiert wahrnähmen und zugleich darin ausgezeichnet seien, dass es ihnen gelingen könne, das ihnen entgegengebrachte Vertrauen auf den Staat zu übertragen.[9] Weiterhin wird eine kontinentaleuropäische Lösung

---

8   Vgl. für England Pattison 1868: 101f et passim.
9   So etwa bei Boterus 1596: 160a.

unplausibel, die die Berufe im Staat (die Beamtenschaft in den Verwaltungen des Staates) als eine Leitprofession verstand, die auf Dienst- und Wissensideale verpflichtet war, welche über den staatlichen Bereich hinaus ausstrahlten, und die als Leitprofession die strukturellen Muster der anderen Berufe im Sinne eines staatsanalogen Dienstes – auch wenn es sich bei diesen anderen Berufen der Form nach um ›freie Berufe‹ handelte – prägte. (Vgl. Stichweh 1994) Bei dieser Differenzierung von Beamtenschaft und Profession spielt auch die Demokratisierung des Staates eine Rolle, weil eine zunehmende Zahl der strategischen Leistungsrollen im Staat auf dem Wege demokratischer Wahl besetzt wird und dies mit einer Professionalisierung dieser Leistungsrollen kaum kompatibel ist. 2. Mit der Depolitisierung der Funktionssysteme und gleichzeitig Depolitisierung der Professionen, die in den Funktionssystemen verankert sind, geht ein zweiter ›quantitativer‹ Effekt einher. Während im Übergang vom 18. zum 19. Jahrhundert die Zahl der wahrnehmbaren Funktionssysteme noch klein ist und unter diesen die klassischen gelehrten Wissenssysteme – Recht, Medizin, Theologie – und die von ihnen geordneten Funktionszusammenhänge eine prominente Stelle einnehmen, wird spätestens mit den neuen Funktionssystemen des 20. Jahrhunderts – Massenkommunikation, Tourismus, Sport – unübersehbar deutlich, dass eine horizontale Vielfalt von Funktionssystemen entsteht, im Hinblick auf die auffällt, dass nur in einigen dieser Funktionssysteme eine Profession eine signifikante Rolle spielt. Entsprechendes gilt für die Beziehungen des alten ›Lehrstandes‹ – aus dem die Lehrerschaft als Profession hervorgeht – zur philosophischen Fakultät als dem wissenschaftlichen Kern der Universität. Während ehedem die Lehrerschaft der einzige Beruf war, von dem gesagt werden konnte, dass er seine Ausbildung ausschließlich der philosophischen Fakultät verdankt, ändert sich dies mit der Expansion des Wissenschaftssystems radikal. Die philosophische Fakultät entlässt aus sich heraus immer neue wissenschaftliche Berufe (Chemiker, Physiker, Biochemiker, Psychologen, Kunsthistoriker etc.), die im Unterschied zur Lehrerschaft nicht mehr sinnvoll als Professionen begriffen werden können. (Vgl. Stichweh 1987) Auch hier also eine Relativierung des professionellen Strukturmusters auf den Status einer unter mehreren Möglichkeiten wissensbasierter Beruflichkeit.

Diese neue Situation bedeutet zugleich eine Weichenstellung für die Professionssoziologie. Entweder sie lockert die Kriterien für das Vorliegen eines professionellen Sozialsystems und erweitert die Klasse der als Professionen gedachten Berufe. Wenn sie so optiert, verschmilzt sie relativ schnell mit der Soziologie der Berufe.[10] Die Alternative besteht darin, deutlicher herauszuarbeiten, dass Professionalisierung nur ein bestimmtes Lösungsmuster für spezifische Probleme in einigen Funktionssystemen ist. Dann aber muss der Vergleichshorizont der Professionstheorie erweitert werden. Sie muss nicht nur den ihre Attraktivität immer schon begründenden Vergleich heterogener Professionen unternehmen, ist vielmehr auch darauf verwiesen, Professionalität als Problemlösungsmuster mit anderen Problemlösungsmustern der modernen Gesellschaft zu vergleichen, die auf das Moment der Professionalisierung einer strategischen Berufsgruppe im Prozess der Ausdifferenzierung eines Funktionssystems gerade ›verzichten‹.

---

10  Abbott 1988 ist davon nicht weit entfernt. Vgl. auch zum Verhältnis von Berufssoziologie und Professionssoziologie Abbott 1993.

## 4 Strukturelle Eigentümlichkeiten monoprofessioneller Funktionssysteme

Erst die Ausdifferenzierung einer größeren Zahl von Funktionssystemen lässt erkennbar werden, worin die Besonderheit der Professionen als einer wesentlichen Strukturbildung im Übergang von der ständischen zur funktional differenzierten Gesellschaft eigentlich bestand. An die Stelle des Vergleichs von Berufen tritt damit der Vergleich von Funktionssystemen, und der Begriff der Professionalisierung meint ein bestimmtes Verhältnis zwischen der Etablierung der System/Umwelt-Beziehung eines Funktionssystems und der Institutionalisierung von Beruflichkeit in diesem System. Die entscheidende Frage ist dann die folgende: In welchem Grade ruht ein System darauf, dass es sein Verhältnis zur Umwelt so gestaltet, dass dieses durch eine homogene – eventuell korporativ organisierte – Berufsgruppe wahrgenommen wird, deren Mitglieder im Kontakt zur Umwelt des Systems als Repräsentanten des Systems fungieren?

In manchen Funktionssystemen spielt eine Diversität von Berufen eine Rolle. Das Wirtschaftssystem ist ein gutes Beispiel dafür: Unternehmer, Manager, Volks- und Betriebswirte, MBA's, Techniker und Ingenieure, Wirtschaftsprüfer etc. Wir haben es hier mit sich teilweise überschneidenden Berufsgruppen zu tun, die in verschiedenem Grade praxisnahe Erfahrungsbestände und akademische Wissenssysteme verwalten, von denen aber keine in repräsentativer Weise die Wirklichkeit der Wirtschaft nach außen vertritt. Interessant ist auch der oben schon erwähnte Fall der Politik, für die die öffentliche Verwaltung im 19. und frühen 20. Jahrhundert als Profession mit Leitbildfunktionen weit über die Politik hinaus gewirkt hatte,[11] in der als demokratisierter Politik heute aber ein differenziertes Geflecht von parteipolitischer Tätigkeit, parlamentarischer Tätigkeit, Regierungsämtern und Verwaltungsämtern vorliegt, das den Staat nicht länger als ein durch eine Profession verwaltetes Funktionssystem zu verstehen erlaubt. Einen Extremfall in der Institutionalisierung von Beruflichkeit verkörpert das Funktionssystem Sport, das nach seiner Ausdifferenzierung am Anfang dieses Jahrhunderts die berufsmäßige Ausübung der Leistungsrollen des Sports über Jahrzehnte hinweg explizit zu verbieten versucht hat. Auch heute noch macht der professionelle Sport, der ›professionell‹ meist nur in einem oberflächlichen Sinn einer Ausschließlichkeit der Befassung mit sportlichen Übungen ist[12], nur einen kleinen Teil der ›Aktiven‹ des Sportsystems aus. Wieder ein anders gelagerter Fall ist die Wissenschaft, wo die in der Regel geltende Doppelverpflichtung von Hochschullehre und wissenschaftlicher Forschung die Ausbildung einer homogenen Beruflichkeit unwahrscheinlich werden lässt und im übrigen das Faktum disziplinärer Differenzierung so sehr die Identität prägt, dass man heute nur mit Zögern sagen wird, man sei von Beruf ›Wissenschaftler‹.

Neben diese beruflich pluralisierten Funktionssysteme treten andere Funktionssysteme, die einige auffällige Charakteristika miteinander teilen. Diese Charakteristika haben mit der Existenz einer Profession in einer strukturell privilegierten Position im System zu tun, und entsprechend führt die Identifikation dieser Charakteristika auf eine Definition von Professionalität hin. Ein erstes Moment betrifft das Verhältnis von Leistungs- und Komplementärrollen in einem Funktionssystem. Dabei gehe ich mit Niklas Luhmann davon

---

11 Beispielsweise in der Vorstellung, dass eine Professionalisierung der Wirtschaft sich als Entstehung einer ›Wirtschaftsverwaltung‹ vollzieht, die auf einer administrativen Expertise aufruht, die für Politik und Wirtschaft gleichermaßen relevant ist. Siehe dazu Lindenfeld 1990.
12 Entsprechend definieren dann auch Sportsoziologen: »crucial factor in professionalization is not money but time – how much of a person's life is dedicated to the achievement of athletic excellence« (Guttmann 1978: 39).

aus, dass sich im Prozess der Ausdifferenzierung eines Funktionssystems eine Differenzierung von Leistungs- und Komplementärrollen vollzieht. Leistungsrollen wählen eine Spezialisierung auf die Kommunikationen, die die Autopoiesis des jeweiligen Funktionssystems vollziehen. Komplementärrollen institutionalisieren einen Publikumsstatus und führen damit eine Asymmetrie in die Autopoiesis des Systems ein. Bestimmte Teilnehmer am Kommunikationsprozess des Systems sind nur als Adressaten von Kommunikationen vorgesehen. Eigene Beiträge dieses Publikums werden vom System eher als Rauschen wahrgenommen, dem der Kommunikationsprozess des Systems zwar nach eigenen Gesichtspunkten und hochgeneralisiert Informationen entnimmt (Bsp.: generalisierte Zufriedenheit vs. generalisierte Unzufriedenheit als Signal für die Politik); dieses ›Rauschen‹ unterliegt aber nicht, wie dies für systemeigene Kommunikationen gilt, einer Selektion durch den binären Code des Systems. Eine entscheidende Errungenschaft der Funktionssysteme der modernen Gesellschaft ist dann weiterhin der Vollzug von Inklusion: in einem gegebenen Funktionssystem können alle Gesellschaftsmitglieder entweder in einer Leistungs- oder in einer Komplementärrolle am Systemprozess partizipieren.[13]

Die hier interessierenden professionalisierten Funktionssysteme zeichnen sich dadurch aus, dass das Verhältnis von Leistungs- und Komplementärrollen als Professionellen/Klienten-Verhältnis institutionalisiert ist. D.h. die Leistungsrollen des Systems werden erstens als Berufsrollen definiert und in diesen Berufsrollen finden wir zweitens nicht eine heterogene Vielfalt von Berufen vor, vielmehr eine Profession in einer strategischen Stellung, die die Tätigkeit der anderen Berufe im System kontrolliert. Dieser Profession steht das Publikum des Systems im Status von Klienten gegenüber, was zunächst einmal bedeutet, dass das Publikum nicht als eine in sich wenig differenzierte Masse auftritt, der man in der Form quantitativer Aggregationen oder statistischer Analysen Informationen entnimmt, dass die Leistungsrollen des Systems vielmehr mit individualisierten Klienten zu tun haben, wobei es sich sowohl um einzelne Personen wie um einzelne Organisationen handeln kann. Die Systeme, von denen ich hier spreche, sind das Gesundheitssystem, die Religion, das Erziehungssystem, das Rechtssystem (in dem es mit der Richterschaft und der Anwaltschaft zwei ganz verschieden zugeschnittene Professionen gibt) und – mit in vieler Hinsicht differenten Strukturen – das Militär. In all diesen Systemen existieren andere Berufe neben dem des Arztes, des Geistlichen, des Lehrers, des Juristen (Anwalts, Richters) und des professionellen Soldaten. In all diesen Fällen gilt aber, dass sich eine Hierarchie professioneller Arbeit etabliert hat, die die Form besitzt, dass die jeweilige Leitprofession die Arbeit der anderen Berufe im System kontrolliert. Manchmal wird diese Dominanzbeziehung dadurch symbolisch betont, dass die Arbeitsvollzüge der subordinierten Professionen einen Teil der Ausbildung der Leitprofession des Systems ausmachen.[14]

Eine zweite Gemeinsamkeit der Funktionssysteme, die hier interessieren, ist, dass jene Profession, die die Leistungsrollen des Systems kontrolliert oder monopolisiert, zugleich einen Wissenskorpus verwaltet, der ein relevanter Teil der europäischen Wissenschaftstradition ist. Eine Sonderstellung nimmt in dieser Hinsicht allerdings die Lehrerschaft ein, die zwischen den disziplinären Wissenssystemen der modernen Wissenschaft und der Pädagogik

---

13 Siehe als Anwendungen auf Funktionssysteme Luhmann 1977: 234f; 1981: Kap. IV; vgl. Stichweh 1988.
14 Siehe Abbott 1988: 126, am Bsp. von Medizinern: »medical students do ›scut‹ work – routine, delegable medical functions such as giving shots, cleaning sores, taking histories – that they will generally escape in later career. This degraded work serves partly as an initiation ritual in which the ontogeny of the individual career recapitulates the hierarchy of the medical professions. But it also reinforces medical dominance by retaining a formal presence in an area of work almost completely delegated to nurses and others.«

als einer Handlungslehre, die sich mit der Reflexion und den ›Techniken‹ der Erziehung von Personen und der Vermittlung von Wissen befasst, steht – und die insofern eine unhintergehbare Ambiguität der Orientierungen aufgeprägt bekommt. Das Wissen des Militärs unterscheidet sich von unseren anderen Beispielen dadurch, dass die es konstituierenden technischen und strategischen Wissenssysteme in der Regel kein Teil der universitär institutionalisierten Wissenschaft waren (mit Ausnahmen wie der Ballistik als Teil der ›angewandten Mathematik‹ des 18. Jahrhunderts) und daher auch den in der Universität stattfindenden kulturellen oder interdisziplinären Einflüssen weniger unterlagen als andere Wissenssysteme. Dies ist einer der soziohistorischen Gründe der kulturellen Isolation des Militärs.

Das Verhältnis der jeweiligen Profession zu dem Wissenssystem, das sie verwaltet, lässt sich durch den Begriff der Applikation des Wissens näher beschreiben. Das impliziert auch, dass das Wissenssystem in irgendeinem Sinn dogmatisiert ist, da anders eine hinreichende Stabilität des Wissens als Handlungsgrundlage nicht erreichbar ist.[15] Die bei einem Klienten angewandte medizinische Therapie ist in der Regel nicht gleichzeitig ein wissenschaftliches Experiment, und wenn sie es im Einzelfall doch ist, bedarf es besonderer ethischer Vorkehrungen, die die Interessen und das investierte Vertrauen des Klienten schützen.

Eine dritte Besonderheit habe ich oben schon erwähnt. Die Ausbildung von Komplementärrollen nimmt in den professionalisierten Funktionssystemen die Form an, dass Personen (und Organisationen) in ihrem Kontakt zu den Leistungsrollen individualisiert werden. Es geht offensichtlich immer um Probleme, die eine individuelle Person (oder: Organisation) betreffen und zugleich ist dieser individualisierte Klient in Hinsichten betroffen und auf die Unterstützung durch Leistungsrollenträger angewiesen, die für seine Existenz und für seinen Bestand relevant sein können, also nicht etwa alltägliche Probleme sind.[16] Damit geht eine gewisse interaktive Dichte und Intimität des Kontakts einher, was in den betreffenden Funktionssystemen zur Folge hat, dass die Interaktionsebene (als Prominenz von Professionellen/Klienten-Interaktionen) eine besondere Ausprägung erfährt. Das schließt nicht aus, dass der quantitativ größte Teil der professionellen Arbeit in Abwesenheit von Klienten vollzogen wird. Im Resultat aber wird diese Arbeit dann doch immer wieder auf ein Interaktionssystem hingeführt, in dem die erarbeiteten Ergebnisse appliziert oder ›übermittelt‹ werden und dabei auch der Klient in irgendeiner Form mitwirkt oder mitarbeitet. Eine Folge dieser Hinführung auf Interaktion ist, dass die professionellen Wissenskulturen, so sehr sie auch textbezogene Wissenskulturen sein mögen (beispielsweise als juristische Hermeneutik von Rechtstexten), doch gleichzeitig immer auch orale Kulturen bleiben müssen und Leistungsrollenträger auch unter dem Gesichtspunkt ihrer Eignung für dieses strukturelle Moment (interaktiver Dichte und sprachlicher Vermittlung) selegiert werden.[17]

Gerade in Hinsicht auf Individualisierung des Klienten und Interaktionsabhängigkeit der Professionellen/Klienten-Beziehung nimmt das Militär wiederum eine extreme Sonderstel-

---

15 Vgl. zu ›Dogmatik‹ Herberger 1981; Tenorth 1987.
16 Siehe treffend am Beispiel der Psychiatrie Goldstein 1985: 524: »psychiatry is ... a science of interpretation, transmuting the categories under which phenomena are subsumed. By effecting this category shift – or, in medical parlance, by making a diagnosis – it can rescue types of individuals from radical ›otherness‹ and argue for their membership in the human community.«
17 Eine Differenz, die die Professionen von dem Wissenschaftssystem, aus dem sie sich herausgelöst haben, trennt, ist dann auch, dass in den Professionen die rhetorisch-orale Komponente stärker bleibt; außerdem die Informalisierung der Interaktion, die sich die Wissenschaften wegen ihrer Innenorientierung leisten können, von den Professionen, soweit es sich um Professionellen/Klienten-Interaktionen handelt, nicht mitvollzogen werden kann.

lung ein. Sein Klient ist in der Regel eine ganze Nation, und der Schutz, der dem Einzelnen gewährt wird, ist nur in äußerst seltenen Situationen in einer Interaktion als solcher erfahrbar. Das intensiviert im übrigen erneut die gesellschaftliche Isolation des Militärs. Ein interessanter moderner Fall ist der Beruf des Wirtschaftsprüfers, der die gerade skizzierten Definitionskriterien (Individualisierung des Klienten, Bearbeitung bestandswichtiger Probleme, Intimität des Kontakts) ausnahmslos erfüllt und der gegen jede Subordination in einer Hierarchie professioneller Arbeit strukturell geschützt ist. Aber es handelt sich beim Wirtschaftsprüfer nur um einen aus der großen Pluralität der Berufe des Wirtschaftssystems, so dass die gesellschaftliche und die kulturelle – durch die Verwaltung eines Wissenssystems etablierte – Bedeutung des Wirtschaftsprüfers der der klassischen professionellen Berufe nicht annähernd entspricht. Notieren kann man an dieser Stelle auch das Problem der Sozialarbeit, die gleichfalls die zuletzt genannten Definitionskriterien erfüllt. Andererseits sind unter unseren Prämissen auch ihre Schwächen gut erkennbar: der Beruf ›Sozialarbeit‹ operiert in den Organisationen mehrerer verschiedener Funktionssysteme (Gesundheitssystem, Rechtssystem, Erziehungssystem). Entsprechend diffus ist der diesem Beruf zugeordnete Problembezug – soziale Probleme –, der gewissermaßen die Kehrseite jenes professionstypischen Imperativs ›professional purity‹ ist (vgl. Abbott 1981), der als Imperativ der thematischen Reinigung von fremden sachlichen Gehalten die Dynamik der Professionen bestimmt, die ihre moderne Form mittels der Ausdifferenzierung eines Funktionssystems erlangt haben. Außerdem ist die Sozialarbeit in jedem der Systeme, in dem sie tätig ist, in einer Hierarchie professioneller Arbeit einer anderen Profession subordiniert, wobei die jeweils dominierende Profession ihre Stärke gerade der Tatsache verdankt, dass sie als Profession eine erfolgreiche funktionale Spezifikation betreut und diese immer erneut vollzieht. Die Sozialarbeit ist also der klassische Fall einer Institution, die Probleme verwaltet, die ungelöste Folgeprobleme des Prinzips ›funktionale Differenzierung‹ als der Differenzierungsform der modernen Gesellschaft sind. Gerade deshalb bleibt der Sozialarbeit der Weg der Ausdifferenzierung eines Kernproblems, das autokatalytisch ein Funktionssystem erzeugt, versperrt.

## 5   Interaktion, Organisation und Gesellschaft in monoprofessionellen Funktionssystemen

Wie unterscheiden sich die Funktionssysteme, deren Ausdifferenzierung zugleich die Durchsetzung einer Leitprofession mit sich bringt, von anderen Funktionssystemen? Ich will dies abschließend noch einmal anhand der systemtheoretischen Unterscheidung von Interaktion, Organisation und Gesellschaft kurz diskutieren. (Vgl. Luhmann 1975) Die Prominenz der Interaktionsebene, die mit einer bestimmten Typik von Problemlagen (existenz- oder bestandskritische Probleme für ›Individuen‹) zu tun hat, habe ich gerade schon betont. Der Individualisierung und Interaktionsabhängigkeit entspricht, dass sich in den professionalisierten Funktionssystemen nur langsam Organisationen bilden, da sich weder Individualpraktiker noch die als individuelle Klienten betroffenen Personen sinnvoll zu Organisationen zusammenschließen können. Erst wenn neben Personen als Klienten vermehrt Organisationen als Klienten treten oder wenn Prozesse interner Differenzierung in einer Profession (Bsp.: Spezialisierung ärztlicher Tätigkeit im modernen Hospital[18]) einen Spielraum dafür eröffnen, kommt es auf der Seite der Professionellen verstärkt zur Organisationsbildung. Es kann dann

---

18   Vgl. zu Auslösebedingungen für Spezialisierung in der Medizin Rosen 1944; Döhler 1993.

eine sehr deutliche Korrelation zwischen der Größe der Organisation, die als Klient fungiert, und der Größe der professionellen Organisation, die diesen Klienten berät, entstehen.[19]

In den Professionen vertrat lange Zeit die viel ältere Form der Korporation die Organisation. Unter Korporationen verstehe ich einen vom Staat explizit zugelassenen und im Verhältnis zu denkbaren Konkurrenten privilegierten Zusammenschluss von Praktikern, der in der Form von lokalen und überlokalen Monopolen beruflicher Tätigkeit lange die berufliche Welt des alten Europa dominierte und in einer ständischen Umwelt dem Prinzip beruflicher und damit funktionaler Spezialisierung erstmals einen größeren Spielraum zu sichern erlaubte.[20] Nur die überlokalen Monopole haben bis in die Gegenwart überlebt. Während die Gilde als lokale Form der Sicherung eines geschlossenen Marktes für einen Beruf verschwunden ist, haben sich mit den Professionen nationale korporationsähnliche Strukturen erhalten. Allerdings vollzieht sich im 19. und 20. Jahrhundert eine Differenzierung, die eine entscheidende Prämisse der korporativen Struktur auflöst. Die Zulassung zum Beruf (beispielsweise durch Ärztekammern) und die professionelle Assoziation, die die Mitglieder der Profession zu Zwecken der äußeren Interessenvertretung und der inneren Regulierung zusammenschließt, werden in der Regel voneinander getrennt. Damit wird die professionelle Assoziation zu einer ›freien Assoziation‹ (Zwangsmitgliedschaften als staatlicher Kontrollmechanismus werden separaten Organisationen zugewiesen), und sie repetiert insofern ein Muster, das auch sonst für die moderne Gesellschaft charakteristisch ist. (Vgl. Parsons 1971) Professionelle Assoziationen mit ihren vielfältig regulierenden Funktionen (Ethik, Fortbildung, wissenschaftliche Publikation, Spezialisierungsmuster, Werbung und wirtschaftliche Fragen) werden in der Folge zur auffälligsten Form des Vorkommens von Organisationen in den professionalisierten Funktionssystemen.[21] Dabei spielt im 20. Jahrhundert der parallel erfolgende und staatlich gestützte Zusammenschluss von Klienten mittels Versicherungssystemen eine wichtige Rolle, da er der monopolistischen Angebotsstruktur der Professionen eine monopsonistische Nachfragestruktur auf der Seite der Klienten gegenüberzustellen droht und diese Herausforderung die professionelle Assoziation stärkt.[22]

Welche Form hat die Bezugnahme der mittels Professionalisierung einer dominanten Berufsgruppe ausdifferenzierten Funktionssysteme auf das Gesellschaftssystem? Auffällig ist ein kulturell-semantischer Schwerpunkt.[23] Einerseits gibt es immer ein elaboriertes Wissenssystem, das sich aus der europäischen Wissenschaftstradition gelöst hat und im 19. Jahrhundert in vielfältigen Formen neu mit ihr verknüpft worden ist (klinische Forschung, Grundlagenfächer der Rechtswissenschaft etc.). Wir haben es in dieser Hinsicht in den Professionen immer mit einem Zusammenspiel von handlungssichernden Dogmatiken mit einigen quasi-wissenschaftlichen Teilgebieten zu tun, die wahrheitsabhängig und forschungsaffin sind. Dieses Wissenssystem eines innerhalb eines Funktionssystems entstan-

---

19　Siehe am Beispiel von »Law firms« Heinz/Laumann 1982; Galanter/Palay 1991.
20　Vgl. zur Korporation als Prinzip des Einfügens spezialisierter Einrichtungen in eine ständische Gesellschaft Stichweh 1991, 35ff
21　Vgl. aber kritisch zur Begrenztheit einer historischen und soziologischen Perspektive, die sich fast nur für professionelle Assoziationen interessiert, Stichweh 1992.
22　Dazu bemerkenswert Immergut 1992.
23　Das hängt damit zusammen, dass Professionalisierung als interne Differenzierung eines kulturellen ›Kerns‹ der westlichen Tradition verstanden werden kann. So auch Evans/Laumann 1983: 4, die von Professionen als jenen Berufen sprechen »standing in particular close relation to certain ›core‹ parts of the cultural system.«

denen ›professionellen Komplexes‹[24] wird schließlich noch einmal in professionellen Selbstbeschreibungen, Theorien und Ideologien reflektiert, also in Selbstthematisierungen professioneller Beruflichkeit. Diese Selbstthematisierungen stellen sich aus der Innenperspektive eines der Funktionssysteme dieselbe Frage nach der Besonderheit eines bestimmten Typus von Funktionssystemen in der modernen Gesellschaft, die unser Text aus der Fremdperspektive des soziologischen Beobachters zu beantworten versucht hat.

## 6 Nachwort: Neue Gesichtspunkte gesellschaftstheoretischer Beobachtung der Professionen

In einer Lektüre, die diesen Text zehn Jahre nach seiner ersten Veröffentlichung erneut prüft, fallen eine Reihe perspektivischer Verschiebungen und Ergänzungen auf, die man heute in diesen Text einarbeiten könnte. Das will und kann ich hier nicht ausführlich tun, aber stichwortartig notieren, als Hinweise und Anregungen für weitere Forschung.

*1. Soziologie und »reentries«.*

Deutlicher als zuvor wird jetzt, wo die Soziologie der Professionen ihrem Ende vermutlich nähergekommen ist, sichtbar, dass die Soziologie der Professionen den Gegenstand ihrer Beobachtung zu einem Teil miterzeugt hat. Ähnlich wie im 18. und 19. Jahrhundert die historische Semantik des Berufs und der Professionen mit dafür verantwortlich war, dass immer neue soziale Gruppen ihrer Tätigkeit und deren sozialer Einbettung die Form des Berufs und die Form der Profession zu geben versuchten,[25] verhält es sich ein zweites Mal im 20. Jahrhundert. Die Soziologie der Professionen, wie sie am Ende des ersten Drittels des 20. Jahrhunderts bei Autoren wie Feuchtwanger, Parsons und Carr-Saunders/Wilson entworfen wurde (vgl. Feuchtwanger 1929; Parsons 1937; Carr-Saunders/Wilson 1933), hatte ein Interesse an »disinterestedness« als einem Gegenmodell zur Rationalität ökonomischen Handelns. Spätestens nach dem zweiten Weltkrieg trat diese soziologische Konzeption in die Selbstauffassung der Berufe ein und stimulierte dort den Konnex von Wissen, desinteressierter Sachlichkeit, Klientenorientierung und der Suche nach hohem gesellschaftlichem Status für Berufe, einen Konnex, den erneut ein Vierteljahrhundert später der Neomarxismus der siebziger Jahre als »professionelles Projekt« in seiner Interessenbindung zu entlarven versucht hat. Diese Geschichte dokumentiert einen interessanten Fall von »reentry«: eine sozialwissenschaftliche Unterscheidungspraxis tritt in die soziale Wirklichkeit, die sie deskriptiv erfasst, als voluntaristisches Projekt erneut ein und motiviert dort Versuche der Qualifikationsausweitung und der Statusaufstufung.

---

24  Ich wende hier Parsons' Begriff für die Gesamtheit aller Professionen, der zuviel an gesamtgesellschaftlicher Integration postulierte, auf die komplizierte Hierarchie professioneller Arbeit innerhalb eines Funktionssystems an.
25  Siehe interessant am Beispiel des Berufs des Physikers Olesko 1991.

*2. Organisationen.*

Immer mehr tritt hervor, dass die formale Organisation jener Ort im Gesellschaftssystem ist, an dem die Arbeitsteilung zwischen den Berufen in einem Funktionssystem und auch zwischen den Funktionssystemen reorganisiert wird. Ein besonders geeigneter Studiengegenstand für diese Hypothese ist das Hospital, das im frühen 19. Jahrhundert den Aufstieg der spezialisierten und d.h. zugleich der szientifischen Medizin beförderte und das heute in einem breiten Spektrum medizinischer Organisationen vorkommt: Von jenen Hospitälern, die eigentlich nur aus lose gekoppelten Stationen bestehen, in die hinein die Belegärzte ihre private Praxis verlängern, bis zu bürokratischen Großorganisationen, die unter politischen und ökonomischen Gesichtspunkten rationalisiert werden und dann dem historischen Status der medizinischen Profession nicht mehr Rechnung zu tragen bereit sind. (Vgl. Stichweh 2005a)

*3. Wissen und Wissensgesellschaft.*

Ähnlich wie die Weltgesellschaft unserer Tage auch eine Organisationsgesellschaft ist, d.h. in einer wachsenden Zahl der globalen Funktionssysteme die Herstellung von Interrelationen u.a. auf den Mechanismus der Organisation verlagert wird, haben wir es in einer weiteren nicht weniger wichtigen Hinsicht heute mit einer Wissensgesellschaft zu tun. So wie die Form Organisation die Nähe zu bestimmten Funktionskomplexen verliert, und es immer unrichtiger wird, das Wirtschaftsunternehmen oder die staatliche Bürokratie als den Prototyp der Form Organisation zu denken, verhält es sich auch mit Wissen so, dass es sich nicht mehr nur mit wenigen, dadurch ausgezeichneten Bereichen gesellschaftlichen Handelns verknüpft. Wissen – und zwar auf der Seite der Produktion wie auf der der Benutzung von Wissen – ist ähnlich wie Organisierbarkeit eine weit verbreitetete Prämisse in fast beliebigen globalen Kommunikationszusammenhängen. Damit tritt die Orthogonalität von Wissen zum Prinzip funktionaler Differenzierung unübersehbar hervor (Stichweh 2004, 2005b), und das nimmt einzelnen Berufen die Sonderstellung, die sie auf ihren privilegierten Zugang zu Wissen zurückführten.

*4. Epistemische Communities.*

Das Konzept der Profession verknüpft sich in vielen Hinsichten mit dem Nationalstaat. Das ist zwar nicht zwangsläufig so, zumal bereits die akademischen Grade der drei professionellen Fakultäten der spätmittelalterlichen und frühneuzeitlichen Universität mit einem europäischen Geltungsanspruch ausgestattet waren. Aber die Genese der modernen Professionen des 19. und 20. Jahrhunderts im Zusammenhang mit der regulatorischen Umwelt des sich gleichzeitig konsolidierenden National- und Territorialstaats legte eine solche nationale Restriktion der effektiven Kommunikationszusammenhänge nahe, auch wenn die zugrundeliegenden Wissenssysteme eine das Nationale überschreitende Reichweite besaßen. Erneut sind dies Prämissen, die schnell ihre Geltung verlieren. Man denke nur an das Recht mit der proliferierenden Vielfalt internationaler Konfliktlösungsinstanzen[26] und der Prominenz globaler »law firms«, die den multinationalen Organisationen als ihren Klienten in die entferntesten Winkel der Welt folgen, um zu sehen, dass das Konzept der national begrenzten Profession von abnehmender Erkenntniskraft ist. Im Zusammenhang damit drängt sich der neue Terminus der »epistemischen Community« auf:[27] Als ein globaler in Normen und Kognitionen fundierter Zusammenhang von Praktikern fast beliebiger Funktionszusammenhänge. Mit dem Wegfall nationaler regulatorischer Umwelten entfallen aber auch die Monopole und Privilegien, die diese Umwelten den von ihnen instituierten Berufsgruppen sicherten. Vieles spricht dafür, dass die Soziologie der Professionen ihre Fortsetzung und künftige Entwicklung in einer allgemeineren Theorie globaler epistemischer Communities finden wird.

## Literatur

Abbott, Andrew 1981: Status and Status Strain in the Professions, in: American Journal of Sociology 86, S. 819-835.
Abbott, Andrew 1988: The System of Professions. An Essay on the Division of Expert Labor, Chicago.
Abbott, Andrew 1993: The Sociology of Work and Occupations, in: Annual Review of Sociology 19, S. 187-209.
Boterus, Johannes 1596: Gründlicher Bericht von Anordnung guter Policeyen und Regiments: auch Fürsten und Herren Stands. Sampt Gründlicher Erklärung der Ursachen/ wadurch Stätt/ zu Aufnemmen und Hochheiten kommen mögen, Straßburg.
Carr-Saunders, Alexander M./P.A. Wilson 1933: The Professions. 2nd Imprint, London.
Conze, Werner 1972: Beruf, in: Geschichtliche Grundbegriffe. Bd. 1, Stuttgart, S. 490-507.
Döhler, Marian 1993: Comparing National Patterns of Medical Specialization. A Contribution to the Theory of Professions, in: Social Science Information 32, S. 185-231.
Evans, Mariah D./Edward O. Laumann 1983: Professional Commitment. Myth or Reality?, in: Research in Social Stratification and Mobility 2, S. 3-40.
Feuchtwanger, Sigbert 1929: Der Staat und die freien Berufe. Staatsamt oder Sozialamt?, Königsberg.
Fischer-Lescano, Andreas/Gunther Teubner 2006: Fragmentierung des Weltrechts. Vernetzung globaler Regimes statt etatistischer Rechtseinheit, in: Mathias Albert und Rudolf Stichweh (Hg.): Weltstaat und Weltstaatlichkeit. Beobachtungen globaler politischer Strukturbildung (i.E.), S. 40-74.
Galanter, Marc/Thomas Palay 1991: Tournament of Lawyers. The Transformation of the Big Law Firm, Chicago/London.
Gelfand, Toby 1976: The Origins of a Modern Concept of Medical Specialization. John Morgan's Discourse of 1765, in: Bulletin of the History of Medicine 50, S. 511-535.
Giesey, Ralph E. 1983: State-Building in Early Modern France. The Role of Royal Officialdom, in: Journal of Modern History 55, S. 191-207.
Goldstein, Jan 1985: The Wandering Jew and the Problem of Psychiatric Antisemitism in Fin-de-Siècle France, in: Journal of Contemporary History 20, S. 521-552.
Grew, Raymond 1988: The Nineteenth-Century European State, in: Charles Bright und Susan Harding (Hg.): Statemaking and Social Movements. Essays in History and Theory, Ann Arbor, S. 83-120.
Guttmann, Allen 1978: From Ritual to Record. The Nature of Modern Sports, New York.
Haber, Samuel 1974: The Professions and Higher Education in America. A Historical View, in: Margaret S. Gordon (Hg.): Higher Education and the Labor Market, New York, S. 237-280.

---

26  Fischer-Lescano/Teubner 2006: 40, zitieren ein Projekt, das 125 internationale Institutionen identifiziert hat, in denen »unabhängige Spruchkörper verfahrensabschließende Rechtsentscheidungen treffen.«
27  Siehe vorläufig zu epistemischen Communities Stichweh 2006.

Haber, Samuel 1991: The Quest for Authority and Honor in the American Professions, 1750-1900, Chicago.
Heidenheimer, Arnold J. 1989: Professional Knowledge and State Policy in Comparative Historical Perspective. Law and Medicine in Britain, Germany and the United States, in: International Social Science Journal 122, S. 529-553.
Heinz, John P./Edward O. Laumann 1982: Chicago Lawyers. The Social Structure of the Bar, New York.
Herberger, Maximilian 1981: Dogmatik. Zur Geschichte von Begriff und Methode in Medizin und Jurisprudenz, Frankfurt/M.
Immergut, Ellen 1992: Health Politics. Interests and Institutions in Western Europe, Cambridge.
Lange, Elmar/Niklas Luhmann 1974: Juristen. Berufswahl und Karrieren, in: Verwaltungsarchiv 65, S. 113-162.
La Vopa, Anthony J. 1988: Grace, Talent, and Merit. Poor Students, Clerical Careers, and Professional Ideology in Eighteenth-century Germany, Cambridge.
La Vopa, Anthony J. 1990: Specialists against Specialization. Hellenism as Professional Ideology in German Classical Studies, in: Geoffrey Cocks und Konrad H. Jarausch (Hg.): German Professions, 1800-1950, New York/Oxford, S. 27-45.
Lindenfeld, David F. 1990: The Professionalization of Applied Economics. German Counterparts to Business Administration, in: Geoffrey Cocks und Konrad H. Jarausch (Hg.): German Professions, 1800-1950. New York/Oxford, S. 213-231.
Luhmann, Niklas 1975: Interaktion, Organisation, Gesellschaft, in: ders. (Hg.): Soziologische Aufklärung 2. Aufsätze zur Theorie der Gesellschaft, Opladen, S. 9-20.
Luhmann, Niklas 1977: Funktion der Religion, Frankfurt a.M.
Luhmann, Niklas 1981: Politische Theorie im Wohlfahrtsstaat, München/Wien.
Olesko, Kathryn M. 1991: Physics as a Calling. Discipline and Practice in the Königsberg Seminar for Physics, Ithaca/London.
Parsons, Talcott 1937: Education and the Professions, in: International Journal of Ethics 47, S. 365-369.
Parsons, Talcott 1939: The Professions and Social Structure, in: Social Forces 17, S. 457-467.
Parsons, Talcott 1968: Professions. International Encyclopedia of the Social Sciences, Bd. 12, S. 536-547.
Parsons, Talcott 1971: Kinship and the Associational Aspect of Social Structure, in: Francis L.K. Hsu (Hg.): Kinship and Culture, Chicago, S. 409-438.
Pattison, Mark 1868: Suggestions on Academical Organization. With Especial Reference to Oxford, Edinburgh.
Rosen, George 1944: The Specialization of Medicine with Special Reference to Ophthalmology, New York.
Spinner, Helmut F. 1994: Die Wissensordnung. Ein Leitkonzept für die dritte Grundordnung des Informationszeitalters, Opladen.
Stichweh, Rudolf 1987: Professionen und Disziplinen. Formen der Differenzierung zweier Systeme beruflichen Handelns in modernen Gesellschaften, in: Klaus Harney u.a. (Hg.): Professionalisierung der Erwachsenenbildung, Frankfurt/M., S. 210-275, (auch in Stichweh 1994a).
Stichweh, Rudolf 1988: Inklusion in Funktionssysteme der modernen Gesellschaft, in: Renate Mayntz u.a. (Hg.): Differenzierung und Verselbstständigung. Zur Entwicklung gesellschaftlicher Teilsysteme, Frankfurt/M., S. 261-293, (auch in Stichweh 2005).
Stichweh, Rudolf 1991: Der frühmoderne Staat und die europäische Universität. Zur Interaktion von Politik und Erziehungssystem im Prozeß ihrer Ausdifferenzierung (16.-18. Jahrhundert), Frankfurt/M.
Stichweh, Rudolf 1992: Professionen in Deutschland im 19. und 20. Jahrhundert, in: Ius Commune 19, S. 279-288.
Stichweh, Rudolf 1994: Berufsbeamtentum und öffentlicher Dienst als Leitprofession, in: Klaus Dammann, Dieter Grunow und Klaus-Peter Japp (Hg.): Die Verwaltung des politischen Systems, Opladen, S. 207-214 (auch in Stichweh 1994a).

Stichweh, Rudolf 1994a: Wissenschaft, Universität, Professionen. Soziologische Analysen, Frankfurt/M.
Stichweh, Rudolf 2004: Wissensgesellschaft und Wissenschaftssystem, in: Schweizerische Zeitschrift für Soziologie 30, S. 147-165.
Stichweh, Rudolf 2005: Inklusion und Exklusion. Studien zur Gesellschaftstheorie, Bielefeld.
Stichweh, Rudolf 2005a: Wissen und die Professionen in einer Organisationsgesellschaft, in: Thomas Klatetzki und Veronika Tacke (Hg.): Organisation und Profession, Wiesbaden, S. 31-44.
Stichweh, Rudolf 2005b: Die Universität in der Wissensgesellschaft, MS, Luzern.
Stichweh, Rudolf 2006: Strukturbildung in der Weltgesellschaft. Die *Eigenstrukturen* der Weltgesellschaft und die Regionalkulturen der Welt, in: Thomas Schwinn (Hg.): Die Vielfalt und Einheit der Moderne, Wiesbaden, S. 241-259.
Tenorth, Heinz-Elmar 1987: Dogmatik als Wissenschaft. Überlegungen zum Status und zur Funktionsweise pädagogischer Argumente, in: Dirk Baecker u.a. (Hg.): Theorie als Passion. Niklas Luhmann zum 60. Geburtstag, Frankfurt/M., S. 692-719.

# Kunden der Medizin?

## Der Mythos vom mündigen Patienten

*Gunnar Stollberg*

## 1 Der Mythos

»Es gibt keinen Zweifel, dass ein grundsätzlicher Wandel im Verhältnis zwischen Arzt und Patient eingesetzt hat. Das früher vorwiegend paternalistische System – also auf der einen Seite die Autorität des Arztes, an dessen Anordnungen nicht gerüttelt werden durfte, auf der anderen der passive Patient – hat sich zu einem eher partnerschaftlichen hin verändert. Unser Gesundheitssystem zwingt die Patienten in vielen Fällen dazu, ihre Rolle als Partner tatsächlich wahrzunehmen, das heißt, über ihr gesundheitliches Problem und ihre Situation so gut Bescheid zu wissen, dass ein echter Dialog mit dem behandelnden Arzt möglich wird. ›Mündig‹ ist demnach der Patient, der ein Mitspracherecht über die optimale Behandlung seiner Krankheit in Anspruch nehmen kann.«

Das schrieb die populäre Medizinjournalistin Dr. Marianne Koch 2005 für den bayerischen Rundfunk. Wissenschaftlich klingt es vorsichtiger: Die Gesundheitswissenschaftler v. Reibnitz, Schnabel und Hurrelmann (2001) erörtern »Möglichkeiten und Grenzen der Patientenberatung« unter dem Titel »Auf dem Weg zum ›souveränen‹ Patienten«. Der Begriff mündig wird im Text häufig durch Informiertheit, empowerment, Souveränität etc. substituiert. Die Autoren betonen, dass die »Suche nach dem Patienten als mündigem Konsumenten im Gesundheitswesen« keine neue Diskussion sei. Vielmehr bewege sie sich seit den 1970er Jahren bisweilen etwas behäbig, gewinne aber gegenwärtig an Tempo und habe sogar zu einer gesetzlichen Regelung geführt: Der Paragraph 65 b des Sozialgesetzbuches V institutionalisiert eine qualitätskontrollierte Patientenberatung in Deutschland.

Mit dem Typ des mündigen Konsumenten ist allerdings keine »Konsumhaltung« gemeint. Die wird als Typ der Arzt-Patient-Beziehung mit Dominanz des Patienten beschrieben und gilt als unerwünscht:

»Der Arzt verliert die Autoritätsrolle ... und muss alternative Angebote unterbreiten, um den Patienten an sich zu binden«. Wünschenswert sei demgegenüber der Beziehungstyp »Gegenseitigkeit«, »der durch das wechselseitige Aushandeln und den aufeinander gerichteten Einfluss beider Partner gekennzeichnet« ist. Dabei sei die »Aufgabe des Therapeuten als Experten, die partizipative Rolle des Patienten als ›Mit-Therapeut‹ und Mitproduzent von Gesundheitsrückgewinn anzuerkennen.« (Hurrelmann 2001: 128f)

Reibnitz u.a. (2001: 13f) reflektieren die Patienten als Konsumenten wie folgt:

»Nüchtern betrachtet handelt es sich bei den gemeinhin als ›Patienten‹ bezeichneten Nutzern des Gesundheitssystems und seinen Versorgungsangeboten (!) um Konsumenten. Was sie von Konsumenten im privatwirtschaftlichen (!) gemeinten Sinne unterscheidet, ist die Beschaffenheit des Bedarfs, der auf dem ... Verlangen nach dem Freisein von Krankheit ... gründet und die Art der Leistungserbringung. In der Regel darf sie nur von einer mit dem Versorgungsmonopol beauftragten Berufsgruppe erbracht werden und findet unter Bedingungen statt, die von Anbieter- und Nutzerseite als besonderes Vertrauensverhältnis beschrieben wird ....«

Für diesen modernen Menschentyp sei die Bezeichnung »Patient« inadäquat, kennzeichne sie doch einen Kranken, der sich in ärztlicher Behandlung befindet.[1] Daher sei die Bezeichnung »Klient« angemessener, die »ein weniger passives und ›erduldendes‹[2] Verhalten der Person« ausdrücke und in der psychotherapeutischen und rechtlichen Beratung üblich sei (Hurrelmann 2000: 131). Noch besser passe der ökonomische Begriff des Konsumenten. Zwar unterscheide sich der Patient vom klassischen Konsumenten darin, dass er mit einem Versorgungsmonopol einer Berufsgruppe konfrontiert sei. Dieser Besonderheit stünden jedoch die besagte Aktivität und Informiertheit gegenüber, so dass von einer Koproduktion des Gutes Gesundheit durch Arzt und Klient/Konsument gesprochen werden könne.

Einen Schritt weiter gehen Kelner & Wellman (1997), indem sie die Patienten heterodoxer[3] (sog. alternativer) Medizinformen durch Aktivitäten auszeichnen, die diese zu einer Avantgarde im Gesundheitswesen machen: »Smart consumers«, die sich in verschiedenen Medien über Angebote im Gesundheitswesen informieren und schließlich eine medizinische Dienstleistung ihrer Wahl in Anspruch nehmen. Damit entsprechen sie wissenssoziologisch Schütz' (1972) Typ des wohl informierten Bürgers und stehen zwischen dem Mann auf der Straße und dem Experten andererseits.

Allen diesen Formen sind Elemente dessen gemein, was ich als Mythos vom mündigen Patienten thematisieren möchte: Es gebe eine gesellschaftliche Entwicklung, die den Patienten aus seiner passiven und von Experten abhängigen Rolle befreie. Patienten informierten sich in verschiedenen Medien über die für sie relevanten Therapieformen und suchten sich unter den Anbietern medizinischer Dienstleistungen die für ihre Bedürfnisse am besten geeigneten aus. Patienten seien also und verhielten sich als rationale Konsumenten des medizinischen Versorgungsangebots. Zwar sei der medizinische durch einige Momente von anderen Konsumenten unterschieden: durch ein Anbietermonopol, Koproduktion und ein Vertrauensverhältnis zum Anbieter etc. Jedoch zeige sich auch in diesen Beschränkungen ein aktiver, selbst bestimmter Grundzug.

So weit meine Charakterisierung des Mythos vom mündigen Patienten. Ich will im Folgenden diesen Mythos destruieren. Dabei werde ich wie folgt vorgehen:

- Zunächst (Abschnitt 2) werde ich die Besonderheiten kommentieren, die die medizinischen von anderen Konsumenten unterscheiden sollen.
- Dann werde ich Studien unterschiedlicher soziologischer Perspektiven auf das Verhältnis von medizinischen Experten und Laien erörtern (Abschnitt 3).
- Im Anschluss werde ich empirische Studien zur Frage resümieren, ob Patienten sich als aktive Konsumenten verhalten (Abschnitt 4).
- Dann werde ich das Konzept des mündigen Patienten als ein politisch-pädagogisches Programm vorstellen (Abschnitt 5), um
- schließlich (Abschnitt 6) im Rahmen eines Fazits die Ergebnisse meiner Erörterungen in einen systemtheoretischen Zusammenhang zu stellen.

---

1  Vgl. Brockhaus, 19.A. 1991, Bd. 16: 595. Dagegen wurde um 1800 der Begriff noch synonym mit dem des »Kranken« gebraucht. Vgl. Lachmund/Stollberg 1995: 21.
2  pati heißt im Lateinischen leiden oder erdulden.
3  Der Begriff ist als Oberbegriff zu *complementary and alternative medicine* gedacht. Die beiden letzteren kennzeichnen die Gebrauchsformen.

## 2 Zu den Besonderheiten, die die Konsumenten medizinischer Dienstleistungen von anderen Konsumenten unterscheiden

Eingangs habe ich die gesundheitswissenschaftliche Begründung der Konsumententhese zitiert: Die Nutzer des Gesundheitssystems seien Konsumenten, die sich von Konsumenten im ökonomisch üblichen Sinne zum einen durch die Beschaffenheit des Bedarfs unterschieden: dem Verlangen nach Freisein von Krankheit. Zum zweiten darin, dass die Leistung in der Regel von einer monopolisierten Berufsgruppe erbracht werde. Drittens sei der Patient Mitproduzent von Gesundheitsrückgewinn. Viertens seien die medizinischen Konsumenten einem besonderen Vertrauensverhältnis zu den Anbietern unterworfen. Ich werde nun diese vier Begründungen der Sonderrolle von Medizinkonsumenten näher erörtern.

*Die Beschaffenheit des Bedarfs*

Unterscheiden sich die Medizin- von anderen Konsumenten durch die Beschaffenheit des Bedarfs, das Freisein von Krankheit? In der Tat legen es Konsumenten von Waren wie von Dienstleistungen in der Regel darauf an, etwas zu erhalten, und nicht von etwas befreit zu werden. Dies gilt allerdings für Dienstleistungen nur eingeschränkt: Der Konsument einer Restaurant-Dienstleistung wünscht zwar, bewirtet zu werden; der Konsument einer Feuerwehr-Dienstleistung wünscht allerdings das Freisein von Feuer und unterscheidet sich darin nicht von dem einer Gesundheits-Dienstleistung (oder, mit Luhmann präziser gesagt: vom Inhaber einer Publikumsrolle des Systems der Krankenversorgung). Ähnliches gilt für den Klienten eines Rechtsanwalts: Er will vom Unrecht frei werden, das ihm seine lieben Mitmenschen angetan haben.[4] Also unterscheiden sich Patienten nicht prinzipiell von anderen Konsumenten des Dienstleistungssektors.

*Eine monopolisierte Gruppe als Leistungserbringer*

Unterscheiden sich Patienten von anderen Konsumenten darin, dass die Leistung, die sie konsumieren, von einer monopolisierten Berufsgruppe erbracht wird? Unter monopolisierter Berufsgruppe kann man allgemein eine Profession verstehen, die sich eine Jurisdiktion (vgl. Abbott 1988) in einem speziellen gesellschaftlichen Feld erkämpft hat. Insofern sind Patienten nicht anders gestellt als Klienten von Rechtsanwälten. Allgemeiner kann man auf das deutsche, gegenwärtig politisch breit kritisierte Meisterprivileg verweisen: Die Handwerksordnung ermächtigt die Handwerkskammern, nur diejenigen zur Führung eines Handwerksgeschäfts und als Ausbilder zuzulassen, die eine Meisterprüfung abgelegt haben und in der Handwerksrolle verzeichnet sind. Wer also ein Auto reparieren lassen oder sich eine Brille anfertigen lassen will,[5] hat es in – in geminderter Form, aber in ähnlicher Weise – mit einer parastaatlich geregelten Berufsgruppe zu tun wie die Patienten.

---

[4] Insoweit werden zu Recht Patienten und Klienten gleich gesetzt. Ob die Bezeichnung »Klient« adäquater sei als »Patient«, sei dahingestellt (vgl. Hurrelmann 2000: 131).

[5] Die Novelle der Handwerksordnung von 2004 ließ den Meisterzwang in 41 Gewerben bestehen. Dagegen sind 52 zulassungsfrei. Unter ersteren sind 6 spezielle medizinische Handwerke, unter letzteren kein einziges. Vgl. www.wikipedia.de/Meisterzwang, 27.12.05.

*Konsumenten als Mitproduzenten*

Unterscheiden sich Patienten von anderen Konsumenten darin, dass sie Mitproduzenten der zu konsumierenden Ware (in diesem Falle von Gesundheit) sind? Auf der Makro-Ebene, auf die Public Health zielt, geht es um die Bevölkerungsgesundheit. Sie lässt sich wirtschaftstheoretisch zumindest partiell als öffentliches Gut fassen.[6] Denn sie ist erstens gemeinschaftlich nutzbar, ohne dass ihre Nutzung durch eine Gruppe (oder ein Individuum) die Nutzung durch andere Gruppen oder Individuen beeinträchtigt: Man denke an die Eindämmung von Epidemien etc. Zweitens ist das Ausschlussprinzip auf Gesundheit schwerlich anwendbar: Es ist technisch schwerlich möglich, potentielle Konsumenten, die für dieses Gut Entgelt zu zahlen nicht bereit sind, von seiner Nutzung auszuschließen.[7] Öffentliche Güter stellen einen klassischen Fall allokativen Marktversagens dar; sie werden daher häufig in staatlichem Auftrag produziert und öffentlich finanziert.[8] Wirtschaftstheoretisch vom Begriff der öffentlichen zu unterscheiden ist der der meritorischen Güter.[9] Deren Meritorisierung zielt auf einen erhöhten Konsum und steht im Gegensatz zur klassischen Fassung der Konsumentensouveränität. Ein medizinisches Beispiel stellt der Impfzwang dar, der mit externen Effekten individueller Unterlassung – Impflücken, die die Gesundheit der Bevölkerung gefährden – begründet werden kann. Zusammenfassend kann gesagt werden, dass auf der volkswirtschaftlichen Ebene die Argumentation von der Koproduktion der Patienten/Konsumenten nicht gerechtfertigt ist: Fasst man Gesundheit als öffentliches Gut, geht es um den Staat als Veranlasser der Produktion und nicht um Konsumenten als Koproduzenten. Fasst man sie als meritorisches Gut, geht es gerade um die Begrenzung der Konsumentensouveränität im öffentlichen Interesse und nicht um ihre Ausdehnung auf oder durch aktive Konsumenten.

Wie steht es um die Koproduktion bei der Herstellung von Gesundheit auf der Mikro-Ebene? Gesundheit wird spätestens seit der WHO-Definition von 1947 als Einheit von somatischem, psychischem und sozialem Wohlbefinden gefasst (vgl. Levin/Browner 2005). Es gibt einige Studien, die in soziologischer, anthropologischer oder ethnographischer Weise »subjektive« Deutungsmuster nicht nur von Krankheit, sondern auch von Gesundheit umrissen haben (z.B. Blaxter 2004; d'Houtaud/Field 1995; Gerhardt 1993; Rogers 1991). Die Verschränkung des somatischen mit dem psychischen und dem sozialen Bereich legt die Mitwirkung der Betroffenen bei der Gesundung nahe. *Compliance* als notwendige Voraussetzung von Erfolgen medizinischen Handelns ist Gegenstand einer nicht mehr überschaubaren medizinischen Literatur. Dennoch ist zu bedenken, dass die Koproduktionsthese zumindest in zweierlei Hinsicht einzuschränken ist: Sie gilt nicht in jedem medizinischen Fall; die Notfallmedizin arbeitet regelmäßig mit (oder: an) Patienten, die bewusstlos sind

---

6   Öffentliche Güter sind erstens definiert durch Nichtausschließbarkeit, d.h. dass niemand vom Konsum ausgeschlossen werden kann; zweitens durch Nichttrivalität, d.h. dass das Gut zur gleichen Zeit von verschiedenen Individuen konsumiert werden kann.

7   Auf individueller Ebene ist dies technisch sehr wohl möglich, wirft jedoch ethische Probleme auf. Man denke z.B. an kostspielige Operationen. Damit ist die Diskussion über Rationierung im Gesundheitswesen eröffnet. Man kann jedoch z.B. schwerlich jemanden von der kollektiv erreichten Eindämmung der Vogelgrippe ausschließen.

8   Vgl. Handwörterbuch der Wirtschaftswissenschaft, hg. v. Willi Albers, 9 Bde. Stuttgart 1977ff. Hier Band 5 (1980).

9   Diese sind dadurch definiert, dass sie aus gesellschaftlicher Sicht einen großen *Nutzen* stiften und deswegen von staatlicher Seite gefördert werden sollten, da sie ansonsten nicht in ausreichendem Maß produziert bzw. konsumiert werden.

und insofern nicht agieren. Außerdem ist die (mithin eingeschränkte) Notwendigkeit von Koproduktion für den Erfolg einer Dienstleistung nicht auf den medizinischen Bereich beschränkt. Sie ist z.B. bei Lernprozessen im Lehrer-Schüler-Verhältnis[10] noch deutlicher ausgeprägt als beim Arzt-Patient-Verhältnis. Sie gilt aber auch bei scheinbar so trivialen Verhältnissen wie dem des Friseurs zu seinem Kunden: Letzterer muss genau sagen, welche Dienstleistung er in welcher Weise erfahren will; muss seinen Kopf in bestimmte Stellungen bringen, still halten etc. Die Koproduktion ist andererseits weniger stark ausgeprägt beim Bankkunden, der, wenn er etwa ein Wertpapierdepot erst einmal eröffnet hat, sich um Weiteres nicht mehr bekümmern muss. Die Notwendigkeit oder das Ausmaß der Koproduktion steigt nicht mit der relativen Nähe der jeweiligen Tätigkeit zum Kern der »Wissensgesellschaft«.[11] Koproduktion ist z.B. auch hinsichtlich materieller Produkte wie IKEA-Möbel erforderlich.[12]

Ein weiteres Strukturelement moderner Systeme der Krankenversorgung schränkt die Rolle der Patienten als Konsumenten deutlich ein: die Wohlfahrtsstaatlichkeit. Obgleich der Sozialstaat in den USA weniger ausgeprägt ist als in Deutschland,[13] sieht Freidson (1994: 190f) auch die dortigen Patienten in einer verminderten Konsumentenrolle. Patienten seien nicht in der Position, adäquat informierte und vollkommen rationale Konsumenten zu sein, die in der Lage wären, ihre Interessen auf medizinischem Gebiet zu verfolgen. Sie könnten keine direkte und freie individuelle Wahl hinsichtlich der Dinge treffen, die zu brauchen sie meinen. Vielmehr seien Versicherungsträger mit der Entscheidungsmacht der Konsumenten ausgestattet. Auf dieser Ebene hatte der Ökonom Herder-Dorneich bereits 1983 Fehlsteuerungen innerhalb des Systems der deutschen Krankenversorgung gesehen: Die Wurzel der »Anspruchsspirale« liege in der Finanzierung des öffentlichen Gesundheitssystems über Umlagen. Während auf marktförmig gesteuerten Gütermärkten die Nachfrage bei steigenden Preisen sinke, sei dies bei sozialstaatlicher Versorgung mit Gütern, die über Zwangsbeiträge im Umlageverfahren finanziert werden, umgekehrt. So werde es für den einzelnen Patienten rational, den Konsum auch bei steigenden Kosten auszudehnen.

*Ein besonderes Vertrauensverhältnis?*

Wie verhält es sich viertens mit dem besonderen Vertrauensverhältnis zwischen Konsument und Anbieter medizinischer Dienstleistungen? Zum soziologischen Gemeingut gehört seit Simmel (1908/1992: 394) die Entpersonalisierung und Versachlichung des Vertrauens. Luhmann (1973) unterscheidet Systemvertrauen von personalem Vertrauen. Ein moderner Mensch kann ohne ein gewisses Maß an Systemvertrauen sein Haus nicht verlassen, da er befürchten muss, einer Kette größter annehmbarer Unfälle zum Opfer zu fallen. Derlei Kata-

---

10 Dieses Verhältnis weist gleiche Strukturen auf wie das von Dozenten und Studenten an Universitäten.
11 Dies legt Bells (1975: 116f) weitere Aufteilung des klassischen tertiären (u. a. Verkehr, Tourismus) in einen quartären (Banken, Versicherungen) und einen quintären Sektor (Gesundheit, Ausbildung, Forschung, Regierung) nahe, dessen quartäre und quintäre Bereiche dem spezifischen Charakter der Wissensgesellschaft besonders nahe kommen. Meine obigen Beispiele zeigen die Notwendigkeit der Koproduktion in einem tertiären (Friseur) und einem quintären (Ausbildung) und deren Minderung in einem quartären (Bank) Bereich.
12 Vgl. Voß/Rieder 2005: Der Konsument ist selbstbestimmter, informierter, aktiver, er ist stärker Subjekt als vorher. Zugleich unterliegt er aber einer Entfremdung: Er hat gar keine Wahl, selbst wenn es ihn überfordert, er muss »mitarbeiten«, Beratung entfällt.
13 Zur Unterscheidung von Wohlfahrts- und Sozialstaatlichkeit in Bezug auf die USA vgl. zusammenfassend Kaufmann 2003: In Sozialstaaten ist Sozialstaatlichkeit institutionell anerkanntes Staatsziel.

strophen des Alltags kann beispielsweise ein Busfahrer produzieren, der aus Unfähigkeit zu chauffieren Verkehrsunfälle verursacht, von seiner Route willkürlich abweicht, sich nicht um seinen Fahrplan schert etc. Insofern ist Vertrauen kein Spezifikum des medizinischen Feldes.

Jedoch ist in diesem Kontext die These vom aktiven Vertrauen zu diskutieren. Giddens reflektiert die Weiterentwicklung des Arzt-Patient-Verhältnisses im Zuge der Enttraditionalisierung der Gesellschaft. Bei der Herausbildung post-traditionaler sozialer Beziehungen spiele aktives Vertrauen eine große Rolle. Das gelte sowohl für Intimbeziehungen als auch für globale Interaktionssysteme und für Organisationen.

> »In manchen Zusammenhängen bleibt uns heute keine andere Entscheidung, als uns zu entscheiden und uns dabei auf Expertenwissen zu stützen, das wir ganz unterschiedlichen Quellen entnommen haben.« (Giddens 1996: 321)

Zwar stellt auch Giddens in der argumentativen Tradition des Systemvertrauens die »institutionalisierte Reflexivität« ins Zentrum seiner Argumentation; als Nebenprodukt spricht er aber über eine Veränderung des Vertrauens in der Folge der Pluralisierung von Expertenmeinungen,[14] eben das »aktive« Vertrauen. Globalisierung und Enttraditionalisierung förderten einerseits das Eindringen der Wissenssysteme von Experten in viele Aspekte des modernen Alltagslebens. Diese Invasion verschränke sich jedoch andererseits mit Reflexivität, und insbesondere für das Gebiet der Medizin sei eine Skepsis der Laien bezeichnend, die Vertrauen in den Arzt als Experten nicht unterhöhle, sondern vielmehr in eine aktive Haltung verwandele:

> »Alle Formen von Expertentum setzen aktives Vertrauen voraus, denn hier tritt jeder Anspruch auf Autorität neben den weiterer Autoritäten, und oft sind die Experten selbst unterschiedlicher Meinung .... Das Ansehen der Wissenschaft selbst, das in früheren Stadien der Entwicklung der modernen Institutionen von entscheidender Bedeutung war, wird von eben der skeptischen Einstellung untergraben, die selbst der Antrieb des wissenschaftlichen Vorgehens ist. (...) Wer z.B. Probleme mit seiner Gesundheit hat, hält sich auch heute noch vielleicht zunächst an die Schulmedizin und deren Technologie, um diese Probleme loszuwerden. (...) Vor dem Hintergrund aktiver Vertrauensmechanismen könnte es aber auch sein, daß sich der Betreffende entscheidet, eine zweite oder dritte Diagnose einzuholen. Außerhalb der Schulmedizin gibt es eine Fülle alternativer Behandlungsmethoden und Therapien, die um Beachtung ringen ....« (Giddens 1997: 138f)

Giddens nennt den Umgang mit der Pluralität von Experten und Expertenmeinungen aktives Vertrauen. Mir scheint es günstiger, die Unterscheidung von aktiv und passiv auf Verhaltensweisen zu beziehen,[15] wie dies mit dem Begriff des aktiven Konsumenten geschieht. Dann charakterisiert aktives Vertrauen nicht die Patienten in einer enttraditionalisierten Gesellschaft insgesamt, sondern es gibt aktive und passive Patienten; die eingangs erwähnten *smart consumers* gehören zu den aktiven und eher weniger Vertrauen zeigenden, die treuen und *compliance* übenden zu den passiven und eher mehr Vertrauen zeigenden Patienten.

---

14  Zwar erwähnt auch Luhmann (1973: 52) die funktionale Spezifikation des Vertrauens »auf Kommunikationen bestimmter Art, für die der andere nachweisbar kompetent ist«. Er reflektiert jedoch in diesem Zusammenhang nicht die Divergenz von Expertenmeinungen.

15  Vgl. die Antwort von Salentin (2004: 114) auf die Frage, ob sich Migranten in ›ethnische Kolonien‹ zurückziehen: »Vielmehr sind die gut in die Migrantengesellschaften Integrierten tendenziell auch eng mit der Mehrheitsgesellschaft verbunden«.

Was bleibt nach dieser ersten soziologischen Diskussionsrunde von den Besonderheiten, die mit dem Konstrukt des mündigen Patienten als Konsumenten verbunden werden? Erstens unterscheiden sie sich hinsichtlich der negativen Beschaffenheit des Bedarfs (Freisein von Krankheit) nicht prinzipiell von anderen Konsumenten im Dienstleistungssektor. Zweitens bestehen in ihrem Angewiesensein auf eine monopolisierte Gruppe von Anbietern keine oder nur beschränkte Unterschiede zu anderen Konsumenten. Liegt drittens eine Besonderheit darin, dass Patienten Koproduzenten der Ware Gesundheit sind? Fasst man Gesundheit als meritorisches Gut, müsste es nach der ökonomischen Theorie gerade um die Begrenzung der Konsumentensouveränität gehen. Eine Notwendigkeit der Koproduktion besteht ferner auch bei anderen, wenn auch nicht bei allen Dienstleistungen. Wohl aber besteht eine Begrenzung durch Strukturen der öffentlichen Wohlfahrt – was von den Vertretern der These vom mündigen Patienten nicht als Besonderheit der Konsumentenrolle, sondern als Chance der Stärkung mündiger Patienten thematisiert wird. Schließlich besteht hinsichtlich des Vertrauens von Patienten zum Arzt keine Besonderheit der Konsumenteneigenschaft.

Nach diesen Überlegungen zu den behaupteten Besonderheiten medizinischen Konsumententums komme ich nun zur Kernthese vom mündigen Patienten.

## 3 Soziologische Perspektiven auf das Verhältnis von Experten und Laien

Das Verhältnis von (medizinischen) Experten und Laien ist ein strittiges Thema der Medizin- und der Wissenssoziologie (vgl. Stollberg 2001: 55ff). Die einen Autoren arbeiten die Unterschiede heraus, die anderen die Ähnlichkeiten. Hahn u.a. (1999) betonen, dass der Patient seiner Krankheit einen Sinn geben wolle, während den Ärzten ihre medizinisch-wissenschaftliche Berufsorientierung derlei Spekulationen verbiete. Sie hätten die Krankheit zu diagnostizieren und für Linderung und Abhilfe zu sorgen. Diese These ist jedoch problematisch. Erstens unternehmen auch Ärzte Sinnkonstruktionen, die von denen der Patienten in der Sachdimension getrennt sind (vgl. allgemein Luhmann 1984: 92ff): Den Ärzten geht es z.B. um Symptome, die für sie auf die jeweilige Krankheit verweisen; den Patienten geht es z.B. um die Bedeutung der Krankheit für ihren life-style oder auch für den Sinn ihres Lebens. Zweitens gehört zur Arztrolle der Umgang mit Sinnkonstruktionen der Patienten. Denn die Expertenrolle des Arztes als eines Professionellen ist von der des (medizinischen) Wissenschaftlers zu unterscheiden. Empirisch gibt es innerhalb des Systems der Krankenversorgung durchaus eine Bearbeitung der Sinnkonstruktionen der Patienten, die häufig vom Pflegepersonal vorgenommen wird (vgl. z.B. Strauss u.a. 1980). Beispielsweise zeigt Lutfey (2005), dass das medizinische Personal in Diabetes-Kliniken die Rollen von Erziehern, Detektiven, Kaufleuten, Polizisten und cheerleaders übernimmt.

Andere Autoren heben hervor, dass keine klare Wissensteilung zwischen Patienten und Ärzten bestehe. Willems (1992) spricht von einer fraktalen Wissensverteilung zwischen Patient, Allgemein- und Facharzt.[16] Williams und Calnan (1996) sehen ein *re-skilling* der Patienten in der Gegenwart. Tuckett u.a. (1985) bezeichnen gar Arztkonsultationen als

---

16 Willems (1992: 113) analysierte die Kommunikationen zwischen einem Facharzt, einem Allgemeinmediziner und ihrer Patientin mit dem Resultat: »What happens ... is a modification of the division of knowledge and skills between physicians and patients. A clear division between their seemingly fundamentally different competences becomes more and more fractal«. Auch Giddens (1996: 164) spricht von einer arbeitsteiligen Organisation des Expertentums.

»meetings between experts«. Gülich (1999: 187) überlegt, »daß für die Kommunikation vor allem wichtig ist, wie Experten- und Nicht-Expertenrollen in der Interaktion konstituiert werden«. Demnach wäre also zu erwarten, dass kommunikativ aktives Patientenverhalten vom Arzt eliziert wird. Jedoch haben empirische Studien verwickelte Verhältnisse ergeben. Zu mehr als 90% erteilten Ärzte von sich aus und ohne auf entsprechende Nachfragen von Patientenseite Informationen; zu mehr als 90 % partizipierten Patienten von sich aus aktiv an den Gesprächen (vgl. Gordon u.a. 2005: 1022). Ärzte, die eher partnerschaftlich orientiert waren, verhielten sich in Arzt-Patient-Gesprächen nicht signifikant unterschiedlich zu Ärzten, die an professioneller Kontrolle festhalten wollten (vgl. Street u.a. 2003: 613f).

Diese erste Umschau in soziologischen Thesen zum Verhältnis von Ärzten und Patienten zeigt also unterschiedliche und bisweilen in sich kritikwürdige Positionen. Unstrittig ist aber, dass in der Differenz von Laie und Experte die von Spezial- und Allgemeinwissen ihre soziale Ausprägung findet:

> »Wer ein entsprechendes Spezialwissen nicht beherrscht, wird zum Laien durch positive Elemente seines eigenen Wissensvorrates: zunächst ganz allgemein durch das Wissen, dass es für relevante Probleme umfangreiches und detailliertes Spezialwissen gibt; sodann, dass es zweckmäßig ist, sich dieses Wissens auf geeignete Weise zu bedienen; auch, wer über dieses Wissen verfügt; und schließlich, wie er dies Wissen erworben hat und woran man das erkennen kann.« (Sprondel 1979: 148f)

Diese Verteilung von Allgemein- und Spezialwissen ist ein Produkt der Moderne, wie in einem medizinhistorischen Rückblick deutlich wird: Bis in die Mitte des 19. Jahrhunderts waren die Grenzen zwischen Experten- und Laienkompetenz noch sehr viel durchlässiger. In den 1770er Jahren wurde etwa der erblindende Königsberger Schriftsteller Baczko von Angehörigen medizinischer Berufe als medizinischer Spezialist in eigener Sache durchaus akzeptiert und nahm sogar unter deren Billigung und Anteilnahme eine Augenoperation an sich selbst vor. Diese Verhältnisse und auch die Bedeutung, die Ärzte dem sozialen Umfeld des Patienten beimaßen, änderten sich in der zweiten Hälfte des 19. Jahrhunderts. Die Interaktion von Arzt und Patient orientierte sich an einer Demarkationslinie spezifischer Zuständigkeiten, die den »medizinischen« Kern von Diagnose und Therapie nur mehr der Gestaltung durch den Arzt überließ. Die um 1800 noch klientendominierte Medizin hatte sich zu einer professionsorientierten gewandelt, in deren Zentrum das Arzt-Patient-Verhältnis stand (vgl. Lachmund/Stollberg 1995: 120ff, 219ff). Insofern spiegelt Parsons' Zentrierung der Medizinsoziologie auf das Arzt-Patient-Verhältnis moderne Verhältnisse und nicht eine condition humaine wider.

Konsumentensouveränität stellt hohe Ansprüche an die Patienten. Mit den Worten von Lupton (1997: 380):

> »In a sociocultural context in which autonomy and rationality are highly privileged and dependency upon others is largely viewed as evidence of weakness and irrationality, lay people may feel a continual tension between wanting to behave in a consumerist manner and avoid dependency on doctors ..., and their equally strongly felt desire ... to take on the ›passive patient‹ role and invest their trust and faith in these professionals«.

## 4 Sind Patienten aktive Konsumenten? Eine empirische Frage

Zum Überblick über Resultate empirischer Forschung zum Patient-Arzt-Verhältnis sei zunächst eine international vergleichende Studie »The European Patient of the Future« referiert, in deren Rahmen im Juli 2002 jeweils 1.000 Patienten in acht Ländern befragt wurden.[17] Die Autoren gingen von der These aus, die Gesundheitsdienste aller europäischen Länder erführen einen deutlichen Nachfrageschub, der zum einen aus der demographischen Entwicklung (Zunahme Älterer an der Gesamtbevölkerung) und zum anderen aus einem gestiegenen Bewusstsein dafür resultiere, was angeboten werde. »Consumerism is apparent« in many areas of public life and health care is no exception.« (Coulter/Magee 2003: 1) Ausgegangen wurde also von jenem Konsumismus, den, wie ich eingangs dargestellt habe, deutsche Gesundheitswissenschaftler für eine Fehlentwicklung halten.

Nahezu alle deutschen Interviewten waren mit »ihrem« Arzt zufrieden, auch wenn sie bisweilen über Zeitmangel und wenig individuelle Kommunikation in den Arztkontakten klagten (vgl. ebd.: 37). Diese Zufriedenheit äußerte sich z.B. hinsichtlich medizinischer Informationen darin, dass 58% angaben, den Informationen ihres Haus- resp. Facharztes zu vertrauen. Bücher rangierten mit 17% deutlich hinter den Ärzten; das Internet tauchte als Informationsquelle und Vertrauensgegenstand nur bei Jüngeren auf (vgl. ebd.: 43).

In den acht Vergleichsländern sagten insgesamt nur 36% der Befragten, die Ärzte hörten sorgfältig zu, gäben die Möglichkeit, Fragen zu stellen, und erklärten die Sachlage ausführlich. Diese positiven Antworten waren im Vereinigten Königreich, der Schweiz, Italien und Spanien deutlich häufiger als in Polen und Deutschland (vgl. ebd.: 208). Dennoch wurden als Hauptinformationsquelle für medizinische Problemlagen und Therapiemöglichkeiten auch im internationalen Vergleich mit 84% die Ärzte genannt, weit danach Zeitungen und Zeitschriften sowie mit 10% das Internet (vgl. ebd.: 212). Was therapeutische Entscheidungen betrifft, sahen 23% sich selbst und 26% die Ärzte als diejenige Person, die die Entscheidungen fällt. Dazu passt, dass das Modell der gemeinsamen Entscheidung (shared decision making)[18] 51% Anhänger hatte. Dabei waren die Präferenzen für eine passive Patientenrolle in Polen und Spanien deutlicher ausgeprägt, ebenso jedoch die Klagen über ungenügende Einbeziehung der Patienten in die Entscheidung (vgl. ebd.: 219).

Diese Studien zusammenfassend kann man sagen, dass zwar Klagen über das Kommunikationsverhalten der Ärzte verbreitet sind, diese aber dem Vertrauen in die medizinische Sach- und die Entscheidungskompetenz keinen Abbruch tun. Von den Ärzten unabhängige Informationsquellen werden vergleichsweise selten genutzt.

---

17 Die Länder waren Deutschland, Italien, Polen, Slowenien, Spanien, Schweden, Schweiz und das Vereinigte Königreich.
18 Dieses Konzept wird spätestens seit den 1980er Jahren diskutiert (vgl. Charles u.a. 1999). Klemperer (2003: 133) definiert es als »Entscheidungsfindung zwischen Arzt und Patient auf gleicher Augenhöhe«. Zur Operationalisierung vgl. Elwyn u.a. 2003; Faller 2003; Scheibler 2004. Das Konzept wird inzwischen auch im Schulmanagement genutzt.

Empirische Studien medizinischer wie soziologischer Provenienz berichten von einem deutlichen Vertrauensverhältnis der Patienten zu ihren Ärzten. So besagt eine niederländische Studie,[19] dass eine Patient-Arzt-Beziehung, die auf gegenseitigem Vertrauen und Respekt beruht, mehr Rückhalt bei den Befragten fand als das kritische Konsumenten-Verhalten, von dem Coulter & Magee hypothetisch ausgingen. In Deutschland ist der Arztberuf seit mindestens vier Jahrzehnten unangefochten der am besten angesehene Beruf.[20] Daher nimmt es nicht Wunder, dass diesem Stande[21] auch Vertrauen entgegengebracht wird: Ihrem Hausarzt vertrauen 90% der Patienten, den Ärzten allgemein 80%.[22]

Empirische medizinsoziologische Studien zeigen durchweg eine sehr niedrige Patientenbeteiligung an medizinischen Entscheidungen, die sie betreffen (ein Überblick bei Collins u.a. 2005: 2611). Nur 37% deutscher Patienten informierten sich vor dem Praxisbesuch über die Praxis oder über ihre Erkrankung, und diese holten ihre Informationen zu 50% von Ärzten und nur zu 33% von anderen Patienten. Das Hauptinteresse der Informationsbeschaffung galt mit 62% der Arztwahl, dagegen mit nur 21% der eigenen Erkrankung. Nur knapp 3% investierten mehr als drei Stunden in die Informationsbeschaffung. 95% wünschten in der ärztlichen Praxis, davon 75% vom Arzt selbst informiert zu werden (vgl. Mojon-Azzi u.a. 2003). Dazu passt die geringe Popularität des Shared Decision Making auf Seiten der professionals: Noch im Jahre 2003 wurde dieses zwei Jahrzehnte zuvor in der Wissenschaft entwickelte Modell in einer deutschen Fachzeitschrift für Rehabilitationswissenschaft ausführlich als neu vorgestellt (vgl. Faller 2003).

Eine Studie aus St. Gallen über ophthalmologische Patienten kommt zu dem Ergebnis: »Die meisten ... Patienten entsprechen nicht dem Bild des informierten und mündigen Patienten und sind dementsprechend ohne zusätzlichen Wissenserwerb nur mit Unterstützung von Gesundheitsfachpersonen in der Lage, die Verantwortung für die eigene Gesundheit im Sinne des Empowerments zu übernehmen«. (Mojon-Azzi u.a. 2003)

---

19 Bei de Ridder u.a. (1997: 557) findet sich die folgende Aufstellung über priorities in belief on coping with the health care system (n = 87) (es geht um Präferenzen; am letzten Platz die am wenigsten ideale Attitüde):

| Professional consultation | 4.0 |
|---|---|
| Engagement | 3.9 |
| Seek advice | 3.8 |
| Trust | 3.3 |
| Demand | 3.2 |
| Self-assertion | 3.2 |
| Commitment | 3.0 |
| Seek alternatives | 2.3 |
| Seek support | 2.2 |
| Powerlessness | 1.9 |

20 Im Jahre 2005 mit 71% vor dem der Krankenschwester mit 45, des Polizisten mit 40 und des Hochschulprofessors mit 36%: Allensbacher Berichte Nr. 12/2005.
21 Im Deutschen werden Ärzte gern als Stand bezeichnet. Damit ist offenbar nicht status, sondern die Begrifflichkeit Max Webers gemeint. D.h. es wird von einer positiven ständischen Sonderschätzung der Ärzte ausgegangen. Dies illustriert die Übersetzung des Buchtitels von Freidson: Aus *Profession of medicine* wurde *Der Ärztestand*.
22 So die Institute Medvantis und INRA 2001 laut www.verbrauchernews.de/artikel/000000919.html (29.9.05). Ähnliche Zahlen bei Kröhn u.a. (2004). Jedoch wünschten mehr als 60% mehr Aufklärung durch ihren Arzt, und 20% hatten kein oder nur geringes Vertrauen in ihre Ärzte (vgl. Richter-Hebel 1999).

Diese Aussage ist mit den bisher referierten Befunden durchaus kompatibel. Konsumistisches Verhalten scheint wenig verbreitet, und die Patienten entwickeln nicht nur Vertrauen in die Sachkompetenz der Ärzte, sie nutzen die Ärzte auch als zentrale Informationsquelle in medizinischen Dingen und überlassen ihnen medizinische Entscheidungen. Giddens' These von der Entwicklung *aktiven* Vertrauens findet keine starke Stütze in empirischen Studien.

Eingangs hatte ich die weit verbreitete These erwähnt, die Patienten heterodoxer Medizinformen seien in besonderer Weise *smart consumers*. Sie ist durchaus plausibel, denn die Kosten für Therapien wie Homöopathie, Ayurveda und Akupunktur werden in vielen Ländern[23] nicht von den Krankenkassen bzw. Gesundheitsdiensten übernommen, sondern müssen von den Patienten selbst bezahlt werden. Schon aus diesem Grunde ist eine Konsumentenhaltung wahrscheinlich. Außerdem handelt es sich bei diesem Patientenkreis überwiegend um gebildete Personen, die wiederum eine aktive Konsumentenrolle am ehesten übernehmen könnten. Kelner und Welman schreiben (1997: 211):

> »Individuals in this study ... have essentially taken their health and well-being into their own hands«. Sie seien als »smart consumers« zu bezeichnen: »people who are well informed about health issues and up-to-date on the latest ›info-message‹ from the media ....«

Wie aber schauen die Dinge empirisch aus? In den USA scheint es spiritualisierte Versionen der Chinesischen Medizin zu geben, die wiederum spirituell interessierte Patienten anlocken (vgl. Reddy 2002; Zysk 2001; Barnes 1998; Hare 1993). Fadlon (2004) nimmt dagegen israelische heterodoxe Patienten als *smart consumers* und untersucht ihre Unzufriedenheit mit heterodoxen, nicht mit schulmedizinischen Behandlungen. Sie fand einen »affektiven Paternalismus« der Art, dass auch von heterodoxen Medizinern Unterstützung, Hoffnung und Erfolgsversprechen erwartet werden. Manche Patienten wurden in dieser Hinsicht enttäuscht, bei anderen verfehlten die Therapeuten die Erwartungen ihrer Patienten dahingehend, dass diese entweder zu stark auf unmittelbare Erfolge ausgerichtet waren oder von den Patienten vertrauten heterodoxen oder schulmedizinischen Paradigmata abwichen. Fadlon (2004: 2427) betont jedoch die pragmatische Grundeinstellung der Patienten: sie sahen die heterodoxe Medizin als prinzipiell mögliche Lösung ihrer Gesundheitsprobleme an.

Robert Frank und ich haben Studien zum Verhalten deutscher Patienten asiatischer Medizinformen unternommen. Nur zwei der 26 befragten Patienten asiatischer Medizin entsprachen dem Konzept des *aktiven Konsumenten*. Dafür das Beispiel eines Mannes, der uns als Ayurveda-Patient begegnete:

> »Neuerdings gibt es ja das Internet und ich gehe auch zum Studieren. Ich belege gerade in München das Fach Naturheilkunde. Da ist auch ein Teilbereich TCM-Medizin, und ein Teil ist dann auch Kneipp und Sauna und Dampfbad, Hamam, so diese ganzen Wasseranwendungen und Wärmeanwendungen.« (AyuP 6)

Vor allem bei ayurvedischen Patienten fanden wir durchaus Verbraucherhaltungen und ein hohes Maß an Aktivität. Sie sind hoch motiviert, zu ihrer eigenen Gesundheit beizutragen, indem sie die Lebensstilratschläge ihrer Ärzte umsetzen, und sehen die Möglichkeit zu

---

23  In Deutschland wurde Akupunktur als Schmerztherapie während der letzten Jahre im Zuge von Großversuchen häufig von den gesetzlichen Krankenkassen bezahlt. Vgl. Stollberg 2006.

aktivem coping als eine große Stärke des Ayurveda an. Es ist vor allem diese Aktivität, die sie von Akupunktur-Patienten unterscheidet, die häufiger die Behandlung passiv geschehen lassen und die während der Nadelung einsetzende Entspannung genießen. Sie werden von ihren Ärzten nur selten zu Verhaltenänderungen veranlasst. Auch dafür ein Beispiel:

»Was ich gut finde an der Akupunktur ist, dass man sich da die halbe Stunde hinlegt, über das, was passiert ist, auch nachfühlt und nachdenkt. Da geht man in so ein Nebenzimmer, da sind Liegen, mit sehr schöner Meditationsmusik. Da zieht man sich aus und dann piekt sie. Dann liegt man da 20 Minuten, halbe Stunde. Da ist man da mit sich alleine. Schön zugedeckt. Es ist ganz wunderschön still, finde ich wunderbar.« (AkuP 3)

Der stärkste Widerspruch zur Konsumententhese besteht im Informationsverhalten der Patienten asiatischer Medizin und dessen Konsequenzen für Entscheidungsmuster in der Konsultation. Von ihren Ärzten geführt zu werden, erscheint ihnen wichtiger als Autonomie in Gesundheitsfragen. Sie streben weder tiefere Einblicke in die Logik asiatischer Medizin an noch sind sie daran interessiert, in die therapeutischen Entscheidungen einbezogen zu werden. Das folgende Beispiel mag einen Extremfall darstellen:

»Ich wusste gar nicht, dass er mit Akupunktur arbeitet, sondern er steht ja im Branchenbuch als Schmerztherapeut. Und dann hat er aber gesagt, er macht auch Akupunktur und wir wollen's noch mal probieren. Eigentlich wollte ich's nicht mehr, weil ich früher schon mal Akupunktur gekriegt habe, die mir gar nichts gebracht hat. Er hat aber einfach gesagt: ›Legen Sie sich mal hin. Wir fangen jetzt an.‹ So. Ich hab' ihm gesagt, dass mir das nichts gebracht hat. Er hat mich ein bisschen überrumpelt. Er hat mir zwar immer zugehört, hat auch genickt und so, aber ..... Ein Glück eigentlich. Vielleicht hätte ich sonst nein gesagt. Ich wurde eigentlich gar nicht gefragt. Hingelegt, genadelt. Jetzt bin ich dafür ganz glücklich, dass es besser ist.« (AkuP 10)

Es gibt in unseren Interviews wenig Hinweise auf *informierte* oder *gemeinsame* Entscheidungsfindungsprozesse. Das geeignetste Modell scheint das von Parsons (1951) inspirierte *paternalistische* Konzept zu sein, da die Kontrolle über therapeutische Alternativen beim Arzt verbleibt. Wenngleich Parsons' Theorie nur selten mit patientenzentrierter Medizin in Verbindung gebracht wird, so wird an den Berichten der Patienten dennoch deutlich, dass sie ihre Bedürfnisse als wahrgenommen und ihre Perspektiven als einbezogen wahrnehmen. Somit erscheinen Konsultationen in asiatischer Medizin als paradox: paternalistisch *und* patientenzentriert. In diesem Sinne erscheinen Patienten asiatischer Medizin als *passive Konsumenten*, die zwar guten Service erwarten, es aber an ihre Ärzten delegieren, diesen zu liefern. Einige heterodoxe Ärzte sind denn auch entsprechend aktiver, indem sie individuell maßgeschneiderte Therapiekonzepte entwerfen, die meist eine hybride Struktur aufweisen, da Elemente verschiedener heterodoxer oder/und schulmedizinischer Verfahren in ihnen enthalten sind. Als Entscheidungskriterien dienen hierbei die perzipierten Erwartungen der Patienten sowie die jeweiligen diagnostischen Kategorien (vgl. Frank/Stollberg 2004; Frank 2004). So ergänzen sie auf aktive Weise die passiven Konsumentenhaltungen ihrer Patienten. Auch hierfür das Beispiel einer Ayurveda-Patientin:

»Der Gastroenterologe hat immer nur die normale Medizin verschrieben, also ein Cortison–Präparat und hat mir sonst wenig Hilfestellung gegeben zwecks Ernährung oder so, was eigentlich da für mich relativ wichtig war. Er hat immer nur gesagt: ›Man muss ausprobieren und gucken, was man verträgt.‹ Und in anfänglichen Gesprächen mit der Frau Dr. M. ist dann herausgekommen, dass da das Ayurvedische mehr bietet, gerade hinsichtlich der Ernährung. Nicht nur auf das Medizinische achten, also nur pharmazeutische Chemie, irgendwelche Produkte verordnen, sondern einem auch immer Tipps rundrum geben. So Sachen, die nichts kosten, die man aber ganz leicht in seinen Alltag einfließen lassen kann. Und ich denke, dass unterscheidet sie doch schon stark von anderen Ärzten. Die geben einem das Medikament und lassen einen dann im Regen stehen.« (AyuP 8)

Die hier referierten empirischen Daten lassen es insgesamt als wahrscheinlich erscheinen, dass es sich bei dem Vertrauen der Patienten zu den Ärzten um eher klassisch passives denn modern aktives Vertrauen handelt. Smart consumers scheinen selten zu sein.

## 5   Das politisch-pädagogische Konzept des aktiven Konsumenten

Daher lässt sich das Konzept vom aktiven Konsumenten und allgemeiner vom mündigen Patienten als ein politisch-pädagogisches begreifen, das nicht auf einer empirisch vorhandenen Tendenz der modernen Gesellschaft beruht, sondern diese Tendenz entwickeln oder zumindest stärken will. Die gesundheitswissenschaftliche Suche nach dem mündigen Patienten als aktivem Konsumenten im Gesundheitswesen, die ich eingangs zitiert habe, steht in einer Tradition, deren nicht-deutsche Ursprünge und Vorbilder in Deutschland in Vergessenheit zu geraten scheinen. Daher möge der folgende Abschnitt der historischen Aufklärung dienen.

Bereits 1974 stellten die amerikanischen Soziologen Gartner und Riesman eine entstehende Selbsthilfebewegung zu medizinischen Belangen vor. Die Impulse wurden in der medizinischen Wissenschaft aufgenommen. In den 1980er Jahren entwickelte die Medizinprofessorin Kate Lorig/Stanford University ein *Chronic Disease Self-Management Programme* (vgl. Lorig/Holman 1989; Lorig u.a. 1993), das viel Beachtung fand. Ähnlich entstand auch in Deutschland eine Selbsthilfe-Bewegung, die auch in der Wissenschaft auf Resonanz stieß (vgl. Badura/v. Ferber 1981; Kickbusch/Trojan 1981).

In Großbritannien wurde 1983 das *College of Health*, das mit der *Consumers' Association* verbunden war, mit dem Ziel gegründet, die Interessen der Patienten zu vertreten und sie stärker in die Belange der Gesundheitsversorgung einzubinden. In den späten 1980er Jahren erfuhr die Konsumententerminologie eine Thatcheristische Wendung: Medizinische Dienstleistungen werden dabei zu einer Ware, die – wie jede andere auch – effizient produziert und unter Wettbewerbsbedingungen eines freien Marktes konsumiert werden kann (Logan u.a. 1989). Somit treten also auch Patienten als homines oeconomici in Erscheinung und eignen sich als rationale Evaluatoren des Gesundheitssystems (Meredith 1996).

Die Idee, eine entsprechende Orientierung der Patienten voranzutreiben, fand 1999 in ein *White Paper* der britischen Regierung mit dem Titel *Saving Lives: Our Healthier Nation* Eingang. Sie wurde 2001 vom *Department of Health* in einer Denkschrift *The Expert Patient* aufgenommen.[24] Dort lesen wir:

»Research and practical experience in North America and Britain are showing that today's patients with chronic diseases need not be mere recipients of care. They can become key decision-makers in the treatment process. By ensuring that knowledge of their condition is developed to a

---

24   Ähnliche Gedanken verfolgt der King's Fund mit dem Programm »Promoting Patient Choice« (vgl. Richards 1998). In den USA propagiert die *United States Preventive Services Task Force* das *shared medical decision making* (vgl. Kaplan 2004).

point where they are empowered to take some responsibility for its management and work in partnership with their health and social care providers, patients can be given greater control over their lives. Self-management programmes can be specifically designed to reduce the severity of symptoms and improve confidence, resourcefulness and self-efficacy.« (S. 5)

Entsprechend werden self-management Programme für Arthritis, manische Depression und multiple Sklerose empfohlen. Um das Jahr 2000 wurden diese Impulse in Deutschland aufgenommen. Eine Arbeitsgruppe der Stuttgarter Akademie für Technikfolgenabschätzung (vgl. Dierks u.a. 2001) vereinte Gesundheitswissenschaftler, Vertreter der Selbsthilfegruppen und Kommunalpolitiker unter der Programmatik »Gesundheitliche Kompetenz erhöhen, Patientensouveränität stärken«. Gesundheitswissenschaftler hatten zuvor Devisen dieser Art ausgegeben und dabei den Mythos vom mündigen Patienten mit neuem Leben erfüllt.

Jüngst hat sich Barbot in einer empirischen Studie explizit gegen die Vorstellung gewandt, in Selbsthilfegruppen erscheine der Typ des aktiven Patienten:

»Yet far from promoting a radically ›new‹ and ›active‹ patient global model, one major characteristic of this movement is that it has led to the creation of different models.« (Barbot 2006: 547) Sie unterscheidet vier Typen französischer Selbsthilfegruppen zur AIDS-Problematik:

- The illness manager,
- The empowered patient,
- The science-wise patient,
- The experimenter (vgl. 2006: 548).

Diese Patiententypen sind jedoch programmatische Organisationsziele, nicht Realtypen von Patienten.

## 6 Der Mythos vom mündigen Patienten – Ein Fazit

Eingangs habe ich den Mythos vom mündigen Patienten wie folgt vorgestellt: Es gebe eine gesellschaftliche Entwicklung, die den Patienten aus seiner passiven und von Experten abhängigen Rolle befreie. Patienten informierten sich in verschiedenen Medien über die für sie relevanten Therapieformen und suchten sich unter den Anbietern medizinischer Dienstleistungen die für ihre Bedürfnisse am besten geeigneten aus. Patienten seien also und verhielten sich als rationale Konsumenten des medizinischen Versorgungsangebots. Zwar sei der medizinische durch einige Momente von anderen Konsumenten unterschieden: durch ein Anbietermonopol, Koproduktion und ein Vertrauensverhältnis zum Anbieter etc. Jedoch zeige sich auch in diesen Beschränkungen ein aktiver, selbst bestimmter Grundzug.

Meine bisherigen Erörterungen führen zu folgenden Ergebnissen:
1. Obgleich die moderne Gesellschaft zunehmend von theoretischem Wissen gesteuert wird, nimmt die Wissensverteilung zwischen medizinischen Laien und Experten nicht notwendig ab.
2. Wesentliche Informationsquelle der Patienten in Fragen von Diagnose und Therapie sind und blieben die Ärzte. Bücher und das Internet werden seltener und eher komplementär als alternativ zur Information durch den Arzt genutzt.

3. Konsumismus und *smart consumers* sind eher seltene Erscheinungen. Über Therapieformen etc. gemeinsam mit den Ärzten zu entscheiden, fordern zwar viele Patienten. Jedoch wird diese Forderung häufig als durch die Berücksichtigung ihrer Bedürfnisse durch den Arzt als erfüllt angesehen.
4. Gängige Hinweise auf theoretische Unterschiede zwischen medizinischen und sonstigen Konsumenten (Anbietermonopol, Koproduktion, Vertrauen) treffen nicht oder nur begrenzt zu.
5. Es kann nicht generell von der (enttraditionalisierten) Moderne als einer Epoche aktiven Patientenverhaltens und -vertrauens gesprochen werden.

Es liegt die Frage nahe, warum die These vom mündigen Patienten dennoch zu einem Mythos werden konnte. Zwei mögliche Antworten schlage ich vor. Die engere bezieht sich auf eine Legitimationsstrategie: Gesundheitswissenschaftler suchen die Positionierung gesundheitswissenschaftlich ausgebildeter professionals in der Gesellschaft zu festigen, indem sie das politisch-pädagogische Konzept vom aktiven Konsumenten vertreten. Jedoch erklärt dieses Ideologem noch nicht seine gesellschaftliche Akzeptanz. Die sehe ich – und das ist die weiter gefasste Antwort – im Zeitgeist begründet. Der Mythos vom mündigen Patienten stützt die Kunden- gegenüber der Patientensemantik. Die Komplementarität von Publikums- und Leistungs- (oder Laien- und Experten-) Rolle ist in der modernen Gesellschaft mit dem Gleichheitspostulat schwer vereinbar, das aus dem politischen System kommt. Die Lösung dieser Spannung erfolgt über eine Ökonomisierung des Rollengefüges. Der medizinische Konsument kompensiert die Ungleichheit des medizinischen Wissens zwischen Arzt und Patient durch Wahlhandlungen auf dem medizinischen Markt. Damit wird eine in ihrer Codierung nicht modernisierte Kommunikation »gesund versus krank« durch eine modernisierte »zahlen versus nicht zahlen« (statt traditionell »reich versus arm«)[25] zumindest semantisch ersetzt.

Es liegt nun nahe, meine Überlegungen abschließend in eine systemtheoretische Perspektive auf das System der Krankenversorgung und seine Kranken einzuordnen.

Die Medizin ist und bleibt zentral auf heilbare Körper orientiert (vgl. Saake 2003: 433). Diese Orientierung gewann spätestens mit der Errichtung allgemeiner Krankenhäuser seit dem späten 18. Jahrhundert ihre heutige institutionelle Form (vgl. Foucault 1973; Labisch/Spree 1996; Stollberg/Tamm 2001). Das System der Krankenversorgung bleibt mit dem binären Code von gesund und krank in der Weise kodiert, dass die Krankheit der anschlussfähige Wert ist (vgl. Luhmann 1990). Die Förderung der Gesundheit, die dem Reflexivwert des Systems der Krankenversorgung entspricht, wird den Gesundheitswissenschaften und auf der professionellen Ebene Nicht-Ärzten überlassen. Reflexive Mediziner (vgl. Hitzler/Pfadenhauer 1999) bleiben eher die Ausnahme. Die eigentlichen performativen Aspekte ärztlicher Tätigkeit hat Saake (2003: 456) als »Zauberei des Heilens« bezeichnet. Zwar mag diese Begrifflichkeit insofern irritieren, als es sich um eine moderne und keine traditionelle professionelle Heilkunst handelt.[26] Insofern erscheint es adäquater, von professionellen kurativen Bemühungen statt von Zauberei zu sprechen. Jedoch haben die Patienten dabei eine Publikumsrolle in dem Sinne, dass sie jeder einnehmen kann. Allerdings führt auch dieser Begriff irre: Im Theater erlebt das Publikum die Performanz der

---

25 Vgl. dazu Luhmann 1990: 187 f.
26 Freidson (1979) hatte provokant die Medizinmänner als traditionelle Form der medizinischen Profession bezeichnet.

Leistungsrollenträger auf der Bühne. In der Medizin erleben die Inhaber der Publikumsrolle die Performanz der Leistungsrollenträger an ihrem eigenen Körper. Sie sind bisweilen Koproduzenten, Mitspieler im Stück, Mittätige des *trajectory* (vgl. Strauss 1980). Jedoch operiert das System der Krankenversorgung weiter, so lange es kranke Körper gibt – und solange die Systeme, an die das medizinische strukturelle gekoppelt ist, weiterhin operieren. Dies gilt zum Beispiel für das ökonomische System.[27] In diesen Relationen und nicht in mündigen oder unmündigen Patienten liegen die Grenzen des medizinischen Systems.

## Literatur

Ärzte vorn 2005: Allensbacher Berichte Nr. 12, Allensbach.
Badura, Bernhard/Christian von Ferber 1981: Selbsthilfe und Selbstorganisation im Gesundheitswesen, München.
Barbot, Janine 2006: How to Build an ›Active‹ Patient? The Work of AIDS Associations in France, in: Social Science and Medicine 62, S. 538-551.
Barnes, Linda L. 1998: The Psychologizing of Chinese Healing Practices in the United States, in: Culture, Medicine and Psychiatry 22, S. 413-443.
Bell, Daniel 1975: Die nachindustrielle Gesellschaft, Frankfurt/New York, (amerikan Orig. 1973).
Blaxter, Mildred 2004: Health, Cambridge, Mass.
Charles, Cathy/Amiram Gafni/Tim Whelan 1999: Decision-Making in the Physician-Patient Encounter. Revisiting the Shared Treatment Decision-Making Model, in: Social Science and Medicine 49, S. 651-661.
Davies, Brian M. 1996: Public Health, Preventive Medicine and Social Services, 6th ed, London.
D'Houtaud, Alphonse/Mark G. Field 1995: Cultural Images of Health. A Neglected Dimension, Commack.
Department of Health (UK) 2001: The Expert Patient. A New Approach to Chronic Disease Management for the 21st Century, London.
Deppe, Hans-Ulrich 1987: Krankheit ist ohne Politik nicht heilbar, Frankfurt/M.
Dierks, Marie Luise u.a. 2001: Patientensouveränität. Der autonome Patient im Mittelpunkt. Arbeitsbericht Nr. 195 der Akademie für Technikfolgenabschätzung in Baden-Württemberg, Stuttgart.
Elwyn, G. u.a. 2003: Shared Decision Making: Developing the OPTION Scale for Measuring Patient Involvement, in: Quality and Safety in Health Care 12, S. 93-99.
Fadlon, Judith 2004: Unrest in Utopia. Israeli Patients' Dissatisfaction with Non-conventional Medicine, in: Social Science & Medicine 58, S. 2421-2429.
Faller, Hermann 2003: Shared Decision Making. Ein Ansatz zur Stärkung der Partizipation des Patienten in der Rehabilitation, in: Rehabilitation 42, S. 129-135.
Foucault, Michel 1973: Die Geburt der Klinik, München, (frz. Orig. 1972).
Frank, Robert 2004: Globalisierung »alternativer« Medizin. Homöopathie und Ayurveda in Deutschland und Indien, Bielefeld.
Frank, Robert/Gunnar Stollberg 2004: Conceptualising Hybridisation. On the Diffusion of Asian Medical Knowledge to Germany, in: International Sociology 19, S. 71-88.
Freidson, Eliot 1994: Professionalism Reborn. Theory, Prophecy, and Policy, Frankfurt/New York.
Gartner, Alan/Frank Riessman 1974: The Service Society and the Cconsumer Vanguard, New York.
Gerhardt, Uta 1993: Gesundheit – ein Alltagsphänomen. Konsequenzen für Theorie und Methodologie von Public Health, Veröffentlichungsreihe der Forschungsgruppe Gesundheitsrisiken und Präventionspolitik, Wissenschaftszentrum Berlin für Sozialforschung, Berlin.

---

27  Wenn Deppe (1987) schreibt, Krankheit sei ohne Politik nicht heilbar, so gilt dies mutatis mutandis auch für das ökonomische System. Deppe geht es wesentlich um die sozial gerechte Verteilung der Finanzmittel, die für das medizinische System zur Verfügung stehen; also trotz des Titels eher um Ökonomie als um Politik.

Giddens, Anthony 1996: Risiko, Vertrauen und Reflexivität, in: Ulrich Beck, Anthony Giddens und Scott Lash (Hg.): Reflexive Modernisierung. Eine Kontroverse, Frankfurt/M., S. 289-315 (engl. Orig. 1994).
Giddens, Anthony 1997: Jenseits von Links und Rechts, Frankfurt/M. (engl. Orig. 1994).
Gordon, Howard S. u.a. 2005: Physician-Patient Communication Following Invasive Procedures. An Analysis of Post-Angiogram Consultations, in: Social Science and Medicine 61, S. 1015-1025.
Hare, Martha L. 1993: The Emergence of an Urban U.S. Chinese Medicine, in: Medical Anthropology Quarterly 7, S. 30-49.
Herder-Dorneich, Philipp 1983: Sich selbst verstärkende Anspruchsdynamik und ihre Einordnung in sich selbst steuernde Regelkreissysteme, in: Philipp Herder-Dorneich und Axel Schuller (Hg.): Die Anspruchsspirale. Schicksal oder Systemdefekt?, Stuttgart, S. 10-27.
Herschbach, Peter 2002: Das ›Zufriedenheitsparadox‹ in der Lebensqualitätsforschung, in: Psychotherapie, psychosomatische Medizin, Psychologie 52, S. 141-150.
Hitzler, Ronald/Michaela Pfadenhauer 1999: Reflexive Mediziner? Die Definition professioneller Kompetenz als standespolitisches Problem am Übergang zu einer ›anderen‹ Moderne, in: Christoph Maeder, Claudine Burton-Jeangros und Mary Haour-Knipe (Hg.): Gesundheit, Medizin und Gesellschaft. Beiträge zur Soziologie der Gesundheit, Zürich, S. 97-115.
Hurrelmann, Klaus 2000: Gesundheitswissenschaften, Weinheim.
Kaplan, Robert M. 2004: Shared Medical Decision Making. A New Tool for Preventive Medicine, in: American Journal of Preventive Medicine 26, S. 81-83.
Kaufmann, Franz-Xaver 2003: Varianten des Wohlfahrtsstaats. Der deutsche Sozialstaat im internationalen Vergleich, Frankfurt/M.
Kelner, Merrijoy/Beverly Wellman 1997: Health Care and Consumer Choice. Medical and Alternative Therapies, in: Social Science & Medicine 45, S. 203-212.
Kickbusch, Ilona/Alf Trojan, Alf (Hg.) 1981: Gemeinsam sind wir stärker, Frankfurt/M.
Klemperer, David 2005: Shared Decision Making. Ein Thema für die Selbsthilfe?, in: Deutsche Arbeitsgemeinschaft Selbsthilfegruppen (Hg.): Selbsthilfegruppenjahrbuch, Gießen, S. 132-136.
Kröhn, T. u.a. 2004: Zufriedenheit von Patienten mit chronischen Darmerkrankungen in der Allgemeinmedizin, in: Zeitschrift für Allgemeinmedizin 80, S. 26-32.
Labisch, Alfons/Reinhard Spree (Hg.) 1996: ›Einem jeden Kranken in einem Hospitale sein eigenes Bett‹. Zur Sozialgeschichte des Krankenhauses in Deutschland im 19. Jahrhundert, Frankfurt/New York.
Lachmund, Jens/Gunnar Stollberg 1995: Patientenwelten. Krankheit und Medizin vom späten 18. bis zum frühen 20. Jahrhundert im Spiegel von Autobiographien, Opladen.
Levin, Betty Wolder/C.H. Browner 2005: The Social Production of Health. Critical Contributions from Evolutionary, Biological, and Cultural Anthropology, in: Social Science and Medicine 61, S. 745-750.
Logan, John/David Green/Alan Woodfield 1989: Healthy Competition, Sydney.
Lorig, Kate R./H.R. Holman 1989: Long-Term Outcomes of an Arthritis Self-Management Study. Effects of Reinforcement Efforts, in: Social Science and Medicine 29, S. 221-224.
Lorig, Kate R./P.D. Mazonson/H.R. Holman 1993: Evidence Suggesting that Health Education for Self-Management in Patients with Chronic Arthritis has Sustained Health Benefits while Reducing Health Care Costs, in: Arthritis and Rheumatism 36, S. 439-446.
Luhmann, Niklas 1984: Soziale Systeme. Grundriß einer allgemeinen Theorie, Frankfurt/M.
Luhmann, Niklas 1990: Der medizinische Code, in: ders. (Hg.): Soziologische Aufklärung, Bd. 5, Opladen, S. 183-195.
Lupton, Deborah 1997: Consumerism, Reflexivity and the Medical Encounter, in: Social Science & Medicine 45, S. 373-381.
Lutfey, Karen 2005: On Practices of ›Good Doctoring‹. Reconsidering the Relationship between Provider Roles and Patient Adherence, in: Sociology of Health and Illness 27, S. 421-447.
Mojon-Azzi, Stefania/Ulrich Wagner/Daniel S. Mojon: Wie informiert ist der ophtalmologische Patient?, in: Klinische Monatsblätter Augenheilkunde 219, S. 487-493.

Potter, Sharyn/John B. McKinlay 2005: From a Relationship to Encounter. An Examination of Longitudinal and Lateral Dimensions in the Doctor-Patient Relationship, in: Social Science and Medicine 61, S. 465-479.
Reddy, Sita 2002: Asian Medicine in America. The Ayurvedic Case, in: Annals of the American Academy of Political and Social Science 583, S. 97-121.
Reibnitz, Christine von/Dieter Litz (Hg.) 2001: Der mündige Patient. Konzepte zur Patientenberatung und Konsumentensouveränität im Gesundheitswesen, Weinheim.
Richards, Tessa 1998: Partnership with Patients, in: British Medical Journal 316, S. 85f.
Ridder, Denise de u.a. 1997: Beliefs on Coping with Illness. A Consumer's Perspective, in: Social Science and Medicine 44, S. 553-559.
Rogers, Wendy Stanton 1991: Explaining Health and Illness, New York u.a.
Saake, Irmhild 2003: Die Performanz des Medizinischen. Zur Asymmetrie in der Arzt-Patienten-Interaktion, in: Soziale Welt 54, S. 429-459.
Salentin, Kurt 2004: Ziehen sich Migranten in ›ethnische Kolonien‹ zurück?, in: Klaus J. Bade, Michael Bommes und Rainer Münz (Hg.): Migrationsreport 2004, Frankfurt/New York, S. 97-116.
Scheibler, Fülöp 2004: Shared Decision Making. Von der Compliance zur partnerschaftlichen Entscheidungsfindung, Bern.
Simmel, Georg 1992: Soziologie. Untersuchungen über die Formen der Vergesellschaftung, Gesamtausgabe Bd. 11, hg. v. Otthein Rammstedt, Frankfurt/M. (Orig. 1908).
Sprondel, Walter M. 1979: ›Experte‹ und ›Laie‹. Zur Entwicklung von Typenbegriffen in der Wissenssoziologie, in: Walter M. Sprondel und Richard Grathoff (Hg.): Alfred Schütz und die Idee des Alltags in den Sozialwissenschaften, Stuttgart, S. 140-154.
Stollberg, Gunnar 2006: Acupuncture in Western Europe, in: Dominique Schirmer, Gernot Saalmann und Christl Kessler (Hg.): Hybridising East and West, Münster (in print).
Stollberg, Gunnar/Ingo Tamm 2001: Die Binnendifferenzierung in deutschen Krankenhäusern bis zum Ersten Weltkrieg, Stuttgart.
Strauss, Anselm L. u.a. 1980: Gefühlsarbeit. Ein Beitrag zur Arbeits- und Berufssoziologie, in: Kölner Zeitschrift für Soziologie und Sozialpsychologie 32, S. 629-651.
Street, Richard L. u.a. 2003: Beliefs About Control in the Physician-Patient Relationship, in: Journal of General Internal Medicine 18, S. 609-616.
Voß, G. Günter/Kerstin Rieder 2005: Der arbeitende Kunde. Wenn Konsumenten zu unbezahlten Mitarbeitern werden, Frankfurt/New York.
Zysk, Kenneth G. 2001: New Age Ayurveda or What Happens to Indian Medicine When It Comes to America, in: Traditional South Asian Medicine 6, S. 10-26.

# Prävention – Zur Mythologie und Realität einer paradoxen Zuvorkommenheit

*Peter Fuchs*

»Toute vue de choses qui n´est pas étrange est fausse.«
Paul Valéry

»Aber auch Theorienbildung ist Dämonenbannung.«
Nicolaus Sombart

»Das Leben des Menschen auf Erden ist so schnell vorüber
wie der Schein eines weißen Rosses, der durch eine Spalte fällt
im Augenblick ist es vergangen.
Schäumend und wild treten sie alle ins Leben ein;
sachte und glatt gehn sie alle wieder hinaus.
Sie machen einen Wandel durch und werden geboren;
ein weiterer Wandel, und sie sterben.«
Tschung Tse

## 1

Prävention, das ist heute ein begrifflicher Irrwisch und ein Hansdampf in allen Gassen.[1] Sie wird allenthalben so sehr betrieben, so sehr beredet, dass es schwer fällt, Kontexte zu finden, die präventionsfrei verbleiben.[2] Das ist insofern verwunderlich, als das Wort noch gar kein scharfer Begriff zu sein scheint, ein Umstand, der sich vielleicht der seltsamen (geradezu alltagstauglichen) Evidenz des mit ihm verbundenen Sinnes verdankt. Es bezeichnet den Wunsch, das Vermögen, die Strategie, einer Zukunft zuvorzukommen, die, wenn man ihr nicht zuvorkäme, anders und schlechter ausfiele, als wenn man ihr zuvorgekommen wäre.

Das ist alltagsnah, weil jeder und jede die Erfahrung kennt, dass man sich einstellen kann auf die Zukunft – in der sprichwörtlich gewordenen ›weisen Voraussicht‹, die zukünftig Negatives verhindert durch ein gegenwärtiges, auf diese Verhinderung bezogenes Handeln.[3] Prävention ordnet sich mühelos ein in die Selbstverständlichkeit des Planens und Vorausschauen-Könnens und hat immer dieselbe Form, ob man sich nun gegen drohende

---

1 Bei einer Google-Suche (19.1.06) ergaben sich zweimillionendreihundertsiebzigtausend Fundstellen.
2 Einer ist vielleicht bezeichnet durch das Tschung-Tse-Zitat über diesem Text.
3 Prävention wäre demnach schon meine Neigung, möglichst viele Feuerzeuge mit mir zu tragen, damit ich nicht in die Verlegenheit komme, meine Pfeife nicht anzünden zu können, oder meine Marotte, immer um mindestens eine Stunde zu früh am Bahnhof zu sein, um nicht hinter der abfahrenden Bahn unwürdig hinterherrennen zu müssen, oder – natürlich – die in Deutschland so beliebte Gewohnheit, Toilettenpapier unter Hüten auf der hinteren Ablage des Autos zu verbergen. Dies alles ist – von der Form her – Prävention. Seltsamerweise gehört das Verhindern positiver Ereignisse nicht dazu. Prävention geschieht – offenbar erziehungsnah – stets in guter Absicht.

Pandemien durch persönliche Lebensmittel- und Medikamenten- und Mundschutzhortung schützen will oder ob man makabre, das Rauchen verderben sollende Warnparolen auf Zigarettenschachteln druckt. Immer geht es um ein Vorbeugen, um den Einbezug zukünftiger, aber noch nicht geschehener Ereignisse in gegenwärtiges Verhalten, das mit der Absicht inszeniert wird, dass die noch nicht geschehenen Ereignisse auch tatsächlich nicht geschehen werden und statt dessen eine andere (erwünschtere) Zukunft als Gegenwart (jedoch gerade nicht: als Zukunft) erscheinen wird.

Die Zukunft (oder bestimmte Ereignisse, die ihr – irgendwie – als Möglichkeiten eingeschrieben sind, die sich in einer zukünftigen Gegenwart realisiert haben könnten) würde damit in gewisser Weise zur *causa finalis* ihrer eigenen Verhinderung. Sie wird, wenn Prävention funktioniert, niemals die Zukunft irgendeiner Gegenwart gewesen sein.[4] Oder anders ausgedrückt: Prävention wird zur ›Zuvorkommenheit‹, wenn im Augenblick, in dem die Zukunft Gegenwart wird – und auch das ist schon paradox –, die Gegenwart die Ereignisse nicht enthält, die erwartet worden waren, also anders ausfällt, als man erwartet, aber so, wie man es erhofft (mithin *auch*: erwartet) hatte. Daraus folgt, dass die Prävention immer mit mindestens zwei Zukünften rechnet, nämlich mit einer, die ohne Prävention, und einer, die mit Prävention auskommen muss. Und welche Zukunft die wirkliche Zukunft gewesen ist, entscheidet sich, wenn die Prävention Vergangenheit und die Zukunft Gegenwart geworden ist.

Dies alles ist noch kurioser, wenn man mitbedenkt, dass keiner Zukunft und keiner Vergangenheit irgendeine Form der Realität unterstellt werden kann. Die Zukunft *ist* nicht wirklich.[5] Sie bietet, wie man auch sagen könnte, keinen Widerstand, sie ist nicht widerständig.[6] Im Gegensatz zu dem, was wir gewöhnlich Realität nennen, ist die Zukunft: antizipativ austauschbar.[7] Sie ist Projektion von Beobachtungen, deren Wirklichkeit sich mit der Gegenwart vollkommen erschöpft, weil sie operativ nicht ausgreifen können in die Zeit vorher oder nachher. Sie sind Aktualität *ad saturationem* – komplett.[8] Und schließlich: In keiner Gegenwart kann gewusst werden, wie sie hätte anders werden können, als sie geworden ist.

Es gibt aus ebendiesem Grund keinen empirischen Test, der belegen könnte, dass eine Zukunft (die es nicht gibt) tatsächlich eingetroffen ist.[9] Man kann natürlich sagen, dass die Gegenwart so ähnlich ausgefallen ist, wie man sie erwartet hatte, aber genau dann vergleicht man sie mit der Vergangenheit, die erinnert wird, so dass Prävention – ernstgenommen – in jeder Aktualität sich selbst stabilisiert an der Projektion vergangener Erwartungen auf die als aus der Zukunft eingetroffen dargestellte Gegenwart.

Kurz: Prävention ist, wenn man versucht, ihre zeitliche Form zu bestimmen, ein sehr sonderbares Geschäft. Dennoch gelingt es ihr offenbar, diese paradox anmutende Zeitform

---

4  Es sei denn, man schließt sich einem quantenphysikalischen Raunen an, das vorzusehen scheint, dass zumindest kleinste Weltereignisse verschiedene Vergangenheiten, verschiedene Zukünfte *haben* und *durchlaufen* können.
5  Es ist klar, dass hier das alte Aristotelische Problem *de futura contingentia* eine neue Schnellkraft gewinnt.
6  Realität ist schon nach Bachelard an *einen coefficient d'adversité* geknüpft. Vgl. Waldenfels 1975: 132, Anm.1. Vgl. auch Scheler 1978: 53ff.
7  Vgl. zur Annahme, dass die Realität durch Unaustauschbarkeit gekennzeichnet sei, Valery 1990: 33.
8  Und unfähig, mitzubeobachten, wie die Zeitstellen die Gegenwart irgendwie verlassen. Vgl. dazu die brillante Analyse im Kapitel »Zeitverhältnisse« von Luhmann 2000: 152ff. Die Zeitstellen kehren auch nicht zurück. Vgl. dazu aus anderer Perspektive Heylighen 1989.
9  Dazu passt, dass etwa das ältere Latein Präsens und Perfekt kannte, das Futur aber nachentwickelt werden musste. So jedenfalls Scharf 1977: 13f.

als ›natürliche‹ Voraussetzung des Vollzugs ihrer Operationen und ihrer Selbstreflexion zu behandeln und die offenkundige Künstlichkeit ihrer Temporalität auszublenden. Sie nimmt sich als Realität. Ihr ›cognized model‹ ist in gewisser Weise: absolut und alternativenfrei. Es hat ›Seinsqualität‹. (Vgl. Luhmann 1986: 52) Oder, wie wir gern sagen würden: Es ist *systemisch*.

Prävention, so die heuristische These, vollzieht sich mittlerweile zumindest in einer systemnahen Operativität. Bei den weiteren Überlegungen kommt es allerdings nicht darauf an, einen bestimmten Systemstatus zu fixieren, sondern nur darauf, zunächst einmal in sorgsamer Abwägung Kriterien in das Analyse-Spiel zu bringen, die typischerweise als Testinstrumente dienen, wenn es um gleichsam großflächige, gesellschaftlich wirksame Systembildungen geht.

## 2

Man muss nicht gleich von Funktionssystemen reden, wenn man einem sozialen Phänomen eine oder mehrere Funktionen zuschreibt und erst einmal unter Funktion nicht mehr versteht als die Konstruktion eines Bezugsproblems (durch einen wissenschaftlich geschulten Beobachter), als dessen Lösung das Phänomen-im-Fokus in einem Alternativenraum vergleichbarer Lösungen gedeutet werden kann.[10] Es genügt, dass sich ein Kommunikationszusammenhang identifizieren lässt, der – indem er sich realisiert – ›Bindungstendenzen‹ zeigt, die entweder dafür sprechen, dass sich ein darauf bezogenes System schon als ausdifferenziert präsentiert oder als in Ausdifferenzierung begriffen thematisierbar ist. Genau das wollen wir in heuristischer Einstellung annehmen, gestützt dadurch, dass es zweifelsfrei vielfältige Institutionalisierungen von Präventionsinteressen gibt.[11]

Dies vorausgesetzt, führt eine erste Spur zur Konstruktion des Bezugsproblemes über die eben skizzierten, sehr auffälligen Zeitbewandtnisse der Prävention. Sie konfrontiert in der Gegenwart eine negativ bewertete Zukunft mit einer positiver bewerteten Zukunft, filtert aus dem Vergleich zukünftig zu ergreifende Maßnahmen heraus, durch die die negativ bewertete Zukunft verhindert werden soll, kann aber all dies nur tun durch Referenz auf Erfahrungen mit Vergangenheiten, denen ebenfalls verschiedene Zukünfte unterstellt wurden, von denen die eine oder andere als Gegenwart so eingetroffen ist, dass von dieser Gegenwart aus die Projektion der positiven und negativen Zukunft möglich wird. Ferner plausibilisiert sie die Wirksamkeit jener Maßnahmen, wenn eine der projizierten Zukünfte Gegenwart geworden ist, indem sie diese ›eingetroffene‹ Zukunft (also: die Gegenwart) mit vergangenen Projektionen vergleicht.

Dieser vielfach verschränkte Zeitbezug der Prävention, des ›prae-venire‹, legt es nahe, auch das Bezugsproblem auf die Schwierigkeiten zu beziehen, die eben und von jeher mit denen in der Zukunft liegenden Gefahren, die akut vermieden werden sollen, verbunden sind. Allerdings könnte dieser Versuch trivial erscheinen, insofern ja niemand leugnen würde, dass Prävention eine (wir sagten schon: alltagsklare) Zeitfigur ist. Der Punkt ist jedoch, dass die Figur der Voraussicht, der Vorbeugung, der handlungsleitenden Antizipation Jahrzehntausende alt ist: Vorratshaltung gibt es selbst im Tierreich, Propheten und

---

10  Vgl. als Beispiele für Arbeiten, die diese Methodik im Blick auf Funktionssysteme wählen, Luhmann 1975, 1977, 1982b, 1988, 1990a; Luhmann/Schorr 1979; Fuchs 2004a.
11  Siehe dazu umfangreich Hafen 2005, ein Buch, dem dieser Text auch sonst sehr viel verdankt.

Warner durchsetzen die Mythen und die Geschichten der ältesten Kulturen. *Sapientia* und *Prudentia* waren Schlüsseltugenden der griechisch-römischen Antike, und die Kriegskunst (so sehr wie die sich in ihrem Kontext ausdifferenzierenden kriegslogistischen Bürokratien) konnte und kann gar nicht anders gedacht werden als als vorausschauendes (komplexes) Handeln, das sogar die Vorausschau dessen, was der Gegner vorausschaut, einplant.[12]

Prävention wäre, folgt man dieser Einschätzung nur ein modisches Wort für Altbekanntes. Man brauchte gar nicht soviel Wind darum zu machen, es sei denn, die Zukunftsphantasmatik der Prävention wäre nicht dieselbe wie die Ideenwelt der Prämoderne hinsichtlich dessen, was Zukunft bedeutet. Hinter dieser Kautele steckt die Vorstellung, dass – soziologisch betrachtet – die Zukünfte verschiedener Zeiten, Epochen, Differenzierungsformen der Gesellschaft sehr unterschiedlich ausfallen können, dass also die Form der Zukunft beileibe nicht Äonen hindurch und über verschiedene Kulturen hinweg immer (gleichsam unabhängig von den Variationen der Sinnwelt) identisch gehalten worden ist. Sie war für Großreiche wie Ägypten etwas anderes als für die jüdische oder griechische Kultur, sie kann in den Kontext eines zyklisch gedachten Zeitprogrammes eingeordnet werden, sie kann teleologisch, eschatologisch, chiliastisch begriffen werden.[13] Sie ist einbettbar in Vorhersehungszusammenhänge, von denen aus jede Gegenwart nur fatalistisch ertragen werden kann. Sie kann auf der Ebene der Individuen als kontingent, im Blick auf die Menschheit dagegen festgelegt sein – katastrophisch oder paradiesisch, oder beides zugleich, wie es die Prophezeiungen der Apokalypse vorschlagen. Und ebenso ist es möglich, die Wiederkehr des Immergleichen zu propagieren (Nietzsche etwa), in der die Zukunft als Wiederholung ihren Namen nicht eigentlich mehr verdient.

Fast immer wird man finden, dass die unbekannte Zukunft des Individuums eingekapselt ist in eine metaphisch garantierte Hoch- und Überzukunft, die sich auf der Ebene der Gattung auswirkt, zugleich aber auch auf das postmortale Schicksal der Leute. Die Zukunft ist irgendwie transzendental reguliert oder determiniert und streut Überraschungen für die Menschen nur, weil der Plan der metaphischen Instanzen nur unzureichend, nur großflächig oder nur mit Absicht verrätselt bekannt ist.[14]

Es ist genau diese Annahme einer ›prästabilisierten‹ Zukunft, die mit dem Anbruch der Moderne mehr und mehr wegbricht. Wir können dem hier nicht ausgedehnt nachgehen, sondern nur den Befund fixieren[15]: Die Zukunft ist spätestens im 20. Jahrhundert nahezu komplett ›dämonisiert‹[16], ein Vorgang, der sich auf die *Hochtemporalisierung* der modernen Gesellschaft beziehen lässt. Darunter soll hier nicht nur verstanden werden, was man gewöhnlich als die Geschwindigkeit ihres Zeitverbrauchs, als die Beschleunigung in der Abfolge von Veränderungen im Vergleich zur Prämoderne mit ihren äußerst moderaten Frequenzen von einschneidenden Wandlungen thematisiert hat, sondern wesentlich, dass diese Gesellschaft immer mehr begriffen werden kann als eine, die sich aus passageren

---

12 So gesehen, wäre die Theoriefigur der *doppelten Kontingenz* nichts anderes als ein Musterbeispiel für verschränkte Prävention.
13 Siehe nur als plastisches Beispiel Cohn 1988.
14 Berühmt ist: 1.Kor 13,9+12: »Denn unser Wissen ist Stückwerk, und unser prophetisches Reden ist Stückwerk. [...] Wir sehen jetzt durch einen Spiegel ein dunkles Bild; dann aber von Angesicht zu Angesicht. Jetzt erkenne ich stückweise; dann aber werde ich erkennen ...«
15 Vgl. aber Luhmann 1976, 1991, 1993.
16 Über das Wort ›Dämonie‹ kann man lange diskutieren. Ich orientiere mich hier locker an Tillich (1926). Das Dämonische ist demnach eine »Form der Formwidrigkeit« (ebd.6). Deswegen muss vielleicht die Vergangenheit zurückgewonnen, entdämonisiert werden. Ich denke da an Marcel Proust: Auf der Suche nach der verlorenen Zeit.

Ereignissen zusammensetzt (Kommunikationen), und: als eine, die selbst ihre Strukturen in die Ereignisförmigkeit treibt.[17]

Die Zukunft ist nicht mehr einigermaßen verlässlich erwartbar, oder anders ausgedrückt: Die Individuen und die sozialen Systeme müssen sich auf schnell wechselnde Projektionen möglicher Zukünfte einlassen, ein Prozess, der verstärkt wird durch die Massenmedien, die diese möglichen Zukünfte mit Alarmierungspotential ausstatten, ihrerseits unterstützt durch die Protestbewegungen, die dazu beitragen, dass sich immer wieder neue Alarmierungsmöglichkeiten finden.[18]

Allerdings wäre es zu einfach, schon darin das Bezugsproblem von Prävention zu sehen. Der Blick auf die Hochtemporalisierung und die prekäre Zukunft eröffnet noch nicht die Möglichkeit, den spezifischen Zukunftsbezug der Prävention zu analysieren.

## 3

Es ist kaum zu leugnen, dass Prävention irgendwie etwas mit der Hochtemporalisierung der Gesellschaft zu tun hat. Andererseits würde die unbekannt bleibende Zukunft und das Tempo ihrer wechselnden aktuellen Projektionen Vorbeugung und alle damit verknüpften Phänomene eher *de-plausibilisieren*. Die Zukunft muss deshalb für die Prävention eine Form annehmen, die Unsicherheit kombiniert mit Gewissheit, eine Form, die das Ungewisse der Zukunft ausstaffiert mit Sicherheiten, die aktuelles Verhalten, aktuelle Kommunikation so orientieren, dass Prävention bis hin zur Institutionalisierung und Systembildung trotz dämonisierter Zukunft *überzeugt*.

Das Schema, das zur Lösung dieser Aufgabe in Anspruch genommen wird, ist das von *Risiko/Gefahr*. (Vgl. Luhmann 1990c, 1991, 1993) Der Grundgedanke ist denkbar einfach: Gefahren sind mögliche, gleichsam aus der Zukunft heranrollende, für die zukünftige Gegenwart negative Ereignisse, mit denen man zwar rechnen, aber gegen deren Auftreten in jener zukünftigen Gegenwart man sich nicht wappnen kann. Gefahren werden zu Risiken im Moment, in dem es durch Technik, Wissen, Können etc. möglich wird, die zukünftig auftretende Gefahr in der ihr vorausgegangenen Gegenwart zu vermeiden *ODER* nicht zu vermeiden.

Auf dieses ›Oder‹ kommt es an. Mit einem berühmten Beispiel Luhmanns illustriert: Erst seitdem es Schirme gibt, ist die Gefahr, bei Regen nass zu werden, ein Risiko, weil man nun den Schirm mitnehmen *oder* ihn vergessen kann. Es ist demnach die immense Zunahme des technischen Wissens und Könnens, durch die in der Zukunft dräuende Gefahren als Risiken beobachtbar werden. Diese Gesellschaft streut wie keine vor ihr Risiken aus, und eben nicht, indem sie Gefahren generiert, die ohne sie nicht bestanden hätten, sondern als durchlau-

---

17 Eben deshalb kann man die These vertreten, dass ebendiese Gesellschaft evolutionär Abfangvorrichtungen entwickelt, die die Hochtemporalisierung bremsen, zum Beispiel Bürokratie und Verwaltung, Demokratie und natürlich: Beratung, die ja auch in den Kontext der Prävention gehört. Vgl. Fuchs 1994, 2002, 2004b; Fuchs/Mahler 2000.

18 Siehe zu frühen Einsichten im Blick auf das Martialische: »Der Krieg ist ein Gebiet des Zufalls. In keiner menschlichen Tätigkeit muss diesem Fremdling ein solcher Spielraum gelassen werden ... Er vermehrt die Ungewissheit aller Umstände und stört den Gang der Ereignisse. Jene Unsicherheit aller Nachrichten und Voraussetzungen, diese beständigen Einmischungen des Zufalls machen, dass der Handelnde im Kriege die Dinge unaufhörlich anders findet, als er sie erwartet hatte ...« Clausewitz 1952: 132. Ebenda die Einsicht: »Die Kenntnis der Umstände hat sich in uns vermehrt, aber die Ungewissheit ist dadurch nicht verringert, sondern gesteigert.«

fende Produktion der Alternative zwischen Gefahrvermeidung und Gefahrenzulassung unter der Prämisse, dass beides möglich ist. Sobald es möglich ist, Kinder zu verhüten, ist Kinderkriegen: riskant, weil man sich nun für die eine oder andere Seite entscheiden kann.

In diesem Sinne (im Sinne der Dissemination jener Alternative) ist die moderne Gesellschaft, um den berühmten Buchtitel Ulrich Becks aufzugreifen: Risikogesellschaft. Aus dieser Perspektive lässt sich erwarten, dass evolutionär Strategien, Reflexionen, Institutionen begünstigt werden, die an genau diesem Problem prosperieren, das wir das einer durchgängigen (mitunter nachgerade prä-apokalyptischen) Risikosensibilität oder Risikoreizbarkeit der Gesellschaft nennen könnten.

Prävention ist dann der Kommunikationskontext, der Diskurs oder vielleicht auch schon das System, das Wissen und Techniken häuft und hortet, durch die drohende Gefahren in aktuelle Risiken transformiert werden. Sie arbeitet als Detektor (und Erzeuger) sozialer, psychischer, somatischer Lagen, die – gleichsam – in die oben beschriebene Alternative eingeklemmt werden können. Und sie proliferiert, indem sie die Seite des Vermeiden-Könnens präferiert und sozial als Sinnangebot zur Verfügung stellt. Sie reitet, wie man sagen könnte: auf dem ODER der Alternative.

Damit lässt sich die Funktion von Prävention bestimmen: Sie greift die Risikosensibilisierung auf, die sich auf die Dissemination von Risiken durch die Gesellschaft bezieht (also auf die Form, in der zukünftige Gefahren in der Gegenwart als Risiken beobachtet werden), und parasitiert an jener Sensibilisierung dadurch, dass sie selbst unentwegt Gefahren in Risiken ›um-operiert‹, deren Vermeidungsmöglichkeit aber andererseits und im selben Zuge mitangezeigt wird, eben als: Prävention.[19] Etwas anders formuliert: Prävention profitiert von Daseinsvorsorgeaufregungen, die sie im progredienten Maße selbst entzündet.[20]

## 4

Prävention lässt sich, wie wir gezeigt haben, beobachten als ›Lösung‹ eines gesellschaftlichen Problems. Die Frage, die sich unmittelbar anschließt, ist, ob das, was als Prävention beschrieben wird bzw. sich selbst so beschreibt, über soviel ›Internität‹ verfügt, dass es in sich selbst Sortieroperationen durchführen kann, die jeweils festlegen, woran und wie es seine eigene Operativität fortsetzt und woran und wie genau deshalb nicht. Diese Frage ist identisch mit der Frage nach dem *Code* der Prävention, nach einem binären Schema also, das die Möglichkeit vorhält, intern von Moment zu Moment zwischen passenden und nichtpassenden Anschlüssen zu unterscheiden.[21]

Legt man das oben skizzierte Bezugsproblem zugrunde, stellt sich schnell die Idee ein, jene Leitunterscheidung sei das Schema Risiko/Gefahr selbst. Alle Kommunikation, die sich auf diese Differenz beziehen ließe, wäre damit: Präventionskommunikation. Dies vorausgesetzt, würde die moderne Gesellschaft kaum noch Kommunikationen über Gefahren prozes-

---

19  Martin Hafen (2005) vermutet die Funktion in der ›Sedierung‹ der Gesellschaft unter Hochtemporalisierungsbedingungen. Wir haben dieser Metapher nur, wenn man so will, eine Karkasse verschafft. Im Übrigen könnte man in der Manier mancher Philosophen von einer Risikosensibilisierungsentsensibilisierung sprechen.
20  Spazierend durch unseren Fachbereich, sehe ich an den mit zahlreichen Humanbotschaften bestückten Zettelanheftwänden nicht einmal nicht: das Wort ›Prävention‹.
21  Genau besehen, ist der Ausdruck ›Code‹ der Ausdruck eines Beobachters, der dieses Sortieren registriert. Vgl. dazu (sehr klar) die entsprechenden Ausführungen in Luhmann 1986: 266ff.

sieren, die sich prinzipiell jener Unterscheidung entzögen, und erst diese (vorläufige) Einsicht macht verstehbar, wie ›präventions-durchschossen‹ die moderne Gesellschaft ist.[22]

Prüft man jedenfalls die Annahme, Risiko/Gefahr sei der Code der Prävention, stößt man tatsächlich auf eine Reihe von Plausibilitäten. Zunächst ist das Schema strikt binär: Entweder etwas ist riskant oder gefährlich. Wie bei jedem Code gibt es einen positiven Wert (Risiko), den das System zur Fortsetzung seiner eigenen Operationen markieren muss, und einen negativen, genau entgegengesetzten Wert (Gefahr). Vom negativen zum positiven Wert kann mühelos ›umgeschaltet‹ werden, so dass, was immer geschehen kann, vom System aus als gefährlich oder riskant beobachtet werden kann, wobei die bevorzugte Anschlussseite ›Riskanz‹ ist. Das entspricht in etwa einer Transformationsregel, die dem System ›gebietet‹, identifizierte Gefahren durch Blick auf gegenwärtige Vermeidungsmöglichkeiten als Risiken zu behandeln.

Wie auch bei anderen Codes ist die Einheit der Unterscheidung prekär. Sie ist ersichtlich ›Risiko‹, denn nur ›Risiko‹ ist definiert als Differenz Risiko/Gefahr. Da aber das zu Definierende (Risiko) im Definiendum wieder auftaucht (Risiko = Risiko/Gefahr), entspricht die Einheit der Unterscheidung einem imaginären Wert. Das System rettet sich dann aus dieser Imaginarität seines Leitwertes, indem es sich nur auf das ›Risiko‹ in der Unterscheidung bezieht und nicht auf die Einheit des Schemas. Auch das ist ein typisches Merkmal von Codes, das sie ausschließlich wirksam sind im re-entry.[23] Es geht um ein Entweder/Oder. Die Referenz auf die Einheit dieser Opposition würde das Entweder/Oder in ein ›Und‹ umwandeln und muss deshalb invisibilisiert werden. Die Referenz auf die Einheit der Unterscheidung findet nach dem re-entry statt, in gewisser Weise zu spät und nur deswegen produktiv. (Vgl. Luhmann 1984: 597f)

Der Code splittet (und formiert dadurch) die Welt der Prävention. Will man ihn als Form beobachten, so müsste man nicht nur sagen, was der Code intern als Außenseite behandelt (Gefahr als Rejektionswert), sondern auch, wovon sich diese Leitunterscheidung selbst unterscheidet. Das entspräche dem, was durch das System mit diesem Code nicht bearbeitet werden kann, und müsste im Bereich dessen liegen, was als Schicksal, als Fatum, als Kismet etc. beobachtet wird, oder genauer: als Determination, die alles, was geschieht, als festgelegt behandelt, wodurch dann Prävention sinnlos würde: Sie wäre eingeschweißt in das Spiel einer durch sie nicht mehr in Risiken transformierbaren Weltgefährlichkeit, weil geschieht, was geschehen muss, und sich ebendeswegen die Appräsentation der Vermeidungsalternative als paradox darstellt.

Da Codes dem System nur gestatten, zwischen den Schema-Seiten zu oszillieren, und weil Codes wenig instruktiv sind, insofern sie über die konkreten Bedingungen ihrer Anwendbarkeit nichts aussagen (sie sind extrem informationsarm und inhaltsleer), ist es unabdingbar, dass *Programme* dem System Weltkontakt gestatten. Denn auf der Ebene der Co-

---

22   So gesehen, fallen auch Risiko-Hochtechnologien oder Technikfolgenabschätzung unter die Domäne der Prävention.

23   Das System startet, um es paradox zu sagen, anfangslos. Es hat immer schon angefangen. Hegel wäre eine frühe Referenz für diese Figur. Vgl. Kreß 1996: 59. Bei George Spencer-Brown sind die drei re-entry-Formen oscillator, memory, counter. Vgl. dazu Junge 1993: 125. Der oscillator ist instruktiverweise die Zukunftsfunktion. Bei Herbst (1976: 10) ist von *wave* im selben Zusammenhang die Rede: »A wave form is a process moving continuously between alternative states«. Das lässt sich mit Leichtigkeit auf die Form von Codes beziehen. Bei alledem ist wichtig, dass die Beobachtungsleistungen eines Systems mächtig genug sind, um re-entries zuzulassen. Vgl. zur Annahme, dass Beobachtungen »logisch mächtig genug« sein müssen, um diesen re-entry zu vollziehen, Luhmann 1995: 48.

des ist das System geschlossen, auf der Ebene der Programme hingegen lassen sich Externitäten berücksichtigen, Weltgegebenheiten, durch die das System irritiert und in Prozesse der Eigen-Resonanz getrieben werden kann.[24] Dass es mittlerweile für Prävention vielfältige und mannigfaltige Programme gibt, muss nicht eigens betont werden.[25]

Es kann sogar der Eindruck entstehen, dass für die Programm-Insulation, die sich auf Psyche, Soma, Gesundheit, Krankheit bezieht, eine weitere leitende Unterscheidung maßgeblich wird, die von Prävention/Behandlung.[26] Die Vermutung geht dahin, dass wir es dann mit der Ausdifferenzierung eines Zweitcodes oder gar mit einer Subcodierung zu tun haben, eine Vermutung, der hier nicht weiter nachgegangen werden kann.

## 5

Die Begriffe Funktion, Code (und möglicherweise Zweitcode) sowie das Konzept der Programmatik scheinen sich auf das Phänomen der Prävention applizieren zu lassen. Es ist demnach sinnvoll, auch nach einem *symbolisch generalisierten Kommunikationsmedium* zu fahnden. Das sind soziale Installationen, die sich beziehen auf systematisch anfallende Unwahrscheinlichkeiten in der Übertragung von Sinn- und Selektionszumutungen, die ohne ein sie gleichsam bekräftigendes Medium nicht ratifiziert würden. Es geht darum, dass jede Kommunikation Möglichkeiten ihrer Ablehnung eröffnet. (Vgl. Luhmann 1984: 203f) Und darum, dass soziale Systeme diese erwartbare Ablehnung in einer Art ›semantischen Vorgriff‹ antizipieren können. (Vgl. ebd.: 206)

Medien jenes Typs sind dann » ... Medien (), die Generalisierungen verwenden, um den Zusammenhang von Selektion und Motivation zu symbolisieren, das heißt: als Einheit darzustellen. Wichtige Beispiele sind: Wahrheit, Liebe, Eigentum/Geld, Macht/Recht; in Ansätzen auch religiöser Glaube, Kunst und heute vielleicht zivilisatorisch standardisierte ›Grundwerte‹. Auf sehr verschiedene Weise und für sehr verschiedene Interaktionskonstellationen geht es in allen diesen Fällen darum, die Selektion der Kommunikation so zu konditionieren, dass sie zugleich als Motivationsmittel wirken, also die Befolgung des Selektionsvorschlages hinreichend sicherstellen kann. Die erfolgreichste/folgenreichste Kommunikation wird in der heutigen Gesellschaft über solche Kommunikationsmedien abgewickelt, und entsprechend werden die Chancen zur Bildung sozialer Systeme auf die entsprechenden Funktionen hindirigiert«. (Ebd.: 222)

Will man also Prävention durchprüfen daraufhin, ob sie ein eigenes Medium entwickelt, oder genauer: ob sie sich aus einem Medium heraus evolutionär als eigenständiges System zu inszenieren begonnen hat, muss man zunächst die zentrale Unwahrscheinlichkeit

---

24 Die »Differenz von Code und Kriterien für richtige Operationen (oder von Codierung und Programmierung) ermöglicht eine Kombination von /Geschlossenheit und Offenheit im selben System/. In bezug auf seinen Code operiert das System als geschlossenes System, indem jede Wertung wie wahr/unwahr immer nur auf den jeweils entgegengesetzten Wert desselben Codes und nie auf andere, externe Werte verweist. Zugleich aber ermöglicht die Programmierung des Systems, externe Gegebenheiten in Betracht zu ziehen, das heißt die Bedingungen zu fixieren, unter denen der eine oder der andere Wert gesetzt wird. Je abstrakter und je technischer die Codierung, desto reicher die Vielfalt der (stets natürlich internen!) Operationen, mit denen das System geschlossen und offen zugleich operieren, also auf interne und externe Bedingungen reagieren kann. Man kann dies auch als Steigerung der Resonanzfähigkeit bezeichnen« (Luhmann 1986: 83).
25 Vgl. aber erneut Hafen 2006 für zahlreiche Belege.
26 Ebendies ist für Martin Hafen die zentrale Unterscheidung.

finden, die für viele Fälle möglicher Ablehnung der systemtypischen Selektionsofferte in ihrer Dann-doch-Akzeptanz *ver-wahrscheinlicht* werden muss.

Diese Unwahrscheinlichkeit scheint prima vista im Ansinnen zu liegen, in einer Gegenwart Einschränkungen hinzunehmen oder in diese Gegenwart Ressourcen bzw. irgendwelche aufwändigen Anstrengungen zu investieren auf Grund einer (unbekannt bleibenden) Zukunft, die – auch ohne diese Einschränkungen und Mühen – wünschenswert oder ganz anders als gedacht ausfallen könnte. Im Zentrum steht also die Sinnzumutung einer Gegenwartsbelastung, die durch ein Medium erwartbar akzeptabel gestaltet werden muss.

Dieses Medium muss sozial fungieren, sozial symbolisierbar und generalisierbar sein. Zwar könnte man schnell auf die Idee kommen, die elementaren Einheiten des Mediums seien ›Risiken‹ selbst (und das hätte zweifelsfrei auch einige Plausibilität), aber der bloße Verweis auf Risiken ist in gewisser Weise viel zu ›individualistisch‹ und lässt zu locker die Wahl offen (wie man an Gesundheitsprävention leicht zeigen kann), Risiken – sozusagen achselzuckend – in Kauf zu nehmen oder gar bewusst oder institutionell einzugehen, um der Gegenwart Einschränkungen zu ersparen. Es muss demnach etwas dazu kommen, das es schwerer macht, Präventionseskapismus zu betreiben.

Wir wollen daher annehmen, dass das Medium zwar ebenfalls auf ›Risiken‹ basiert, dass aber diese Risiken die Form eines besonderen Risikos annehmen. Es ist das Risiko, in der Zukunft (genauer: im Futur II) verantwortlich gemacht werden zu können für das, was man trotz einer in der Vergangenheit möglichen Vermeidungsoption in eben dieser vergangenen Gegenwart nicht vermieden hat. Auf diese Weise wird jedes Risiko ›noch einmal‹ sozial riskant, weil es riskant ist, die Alternative des Risikos selbst zu verwerfen. Diese Konstruktion ist von beeindruckender Raffinesse: Sie besagt, dass man dem Risiko gerade dann nicht entkommt, wenn man auf die Nicht-Vermeidungsoption setzt. Oder anders: Risiko ist mit der Einführung der (fungierenden) Risiko/Gefahr-Differenz so oder so unvermeidbar. Wenn man Risiken ignoriert, handelt man schon riskant, man geht das *Risiko-Ignoranz-Risiko* ein.[27]

Auf diese Weise macht sich Prävention unabweisbar und führt einen fortwährenden ›Selbstbeweis‹ durch.[28] Wer oder was mit den Symbolen und Generalisierungen der Prävention zu tun hat, vermag ein ›Nein‹ nicht mehr mitzuteilen, ohne schon mitten im Risiko/Gefahr-Spiel festzusitzen.

# 6

Kontingenzformeln sind symbolische Arrangements, deren Funktion darin besteht, Funktionssysteme gegen unbestimmte Kontingenz abzusichern bzw. unbestimmbare Kontingenz umzuschreiben auf bestimmbare Kontingenz. (Vgl. Luhmann 1982a: 82ff) Den Hintergrund dieser Einrichtung bildet die für das Medium ›Sinn‹ typische Nicht-Negierbarkeit anderer Möglichkeiten jeden Sinngebrauchs, eine Nicht-Negierbarkeit, die im Einzugsbereich eines Systems gleichwohl negiert werden muss. Kontingenzformeln fixieren (gleich-

---

27 Auch hier zeigt sich die Nähe der Prävention zur Beratung, denn seitdem es sie in moderner Form gibt, kann niemand mehr unberaten ›entschreiten‹. Das Verwerfen des Ansinnens, beraten werden zu sollen, ist identisch damit, dass die (negativen) Folgen einer Unberatenheit aufgefasst werden können als die Entscheidung gegen den guten Rat, der möglich gewesen wäre.

28 Eine hübsche Figur, die auch anderwärts auftaucht: »Der Geist führt einen ewigen Selbstbeweis« (Novalis 1984: 5).

sam kontrafaktisch) ›Notwendigkeiten‹, um die drohende Arbitrarität der Systemoperationen zu de-arbitrarisieren. (Vgl. ebd.) Solche Kontingenz(abwehr)formeln sind etwa Limitationalität (die erst Logizität ermöglicht) in der Wissenschaft, Gemeinwohl in der Politik, Knappheit in der Wirtschaft, Normativität im Recht, Zufall der Begegnung in Systemen der Intimität, das Verbot der Kommunikation von Nicht-Liebe in der Familie, Gott in der Religion, Gnadenlosigkeit im Terror etc.

Will man Kontingenzformeln beobachten, empfiehlt es sich, danach zu schauen, was im System *inkommunikabel*[29] ist, was also, wenn es denn kommuniziert werden könnte, das System mit Beliebigkeit konfrontieren würde. Das wären im Blick auf Prävention Kommunikationen, die mit der Unbeeinflussbarkeit der Zukunft rechnen, also davon ausgehen, dass keine Gegenwart in der Lage ist, ihre Zukunft kausal zu beeinflussen, sei es, weil etwas, das kein ›Sein‹ hat, kaum kausal erreicht werden kann[30], sei es, weil die Zukunft schon determiniert ist und aus ebendiesem Grunde von keiner Gegenwart her beeinflussbar erscheint. In beiden Fällen wäre Prävention absurd.

Die Gegenwart und die Vergangenheit müssen Ursachen und Gründe für das enthalten, was dann als zukünftige Gegenwart seine Epiphanie haben wird, aber es müssen Gründe und Ursachen sein, die soviel ›Manipulierbarkeit‹ an sich haben, dass man sie jetzt so verändern kann, dass die zukünftige Gegenwart anders geworden sein wird als ohne diese Maßnahmen. Wer oder was auch immer Prävention betreibt, hat keine andere Wahl, als die Welt (mit Ausnahme der Vergangenheit[31]) für kontingent, aber nicht für völlig arbitär und indeterminiert zu halten.[32] Benötigt wird eine im Blick auf Determination gleichsam ›haltlose‹ Welt, die dennoch einen gewissen Halt bietet.[33] Sie darf nicht bis zum Rand aus Unaustauschbarkeiten bestehen, sondern muss gleichsam in vielen Hinsichten frei beweglich sein, Spielräume der Nicht-Festigkeit enthalten: im Blick auf das, was gegenwärtige Festlegungen für die Zukunft bedeuten. Zugleich wäre völlige Arbitrarität kontraindiziert. Sie würde jedes Handeln zum Glücksspiel machen und das präventive *corriger la fortune* zu einer Farce.[34]

Dies zusammenfassend, können wir formulieren: Die Kontingenzformel der Prävention ist *die Wirklichkeit von ›steuerbarer‹ Kontingenz*. Die Welt *ist* kontingent, und Präventi-

---

29  Vgl. zu diesem Begriff umfangreich Luhmann/Fuchs 1989.
30  Nur am Rande: etwas, das gleichzeitig ist, auch nicht.
31  »die suche nach den gründen für alles geschehene macht die geschichtsschreiber zu fatalisten«, formuliert Brecht (1974, Eintragung vom 22.7.1938).
32  Prävention erfordert demnach Möglichkeitssinn: »Wenn es aber Wirklichkeitssinn gibt ..., dann muss es auch etwas geben, das man Möglichkeitssinn nennen kann. Wer ihn besitzt, sagt beispielsweise nicht: Hier ist dies oder das geschehen, wird geschehen, muss geschehen; sondern er erfindet: Hier könnte, sollte oder müsste geschehen; und wenn man ihm von irgend etwas erklärt, dass es so sei, wie es sei, dann denkt er: Nun, es könnte wahrscheinlich auch anders sein. So ließe sich der Möglichkeitssinn geradezu als die Fähigkeit definieren, alles, was ebensogut sein könnte, zu denken und das, was ist, nicht wichtiger zu nehmen als das, was nicht ist«. (Musil 1978: 16)
33  Vgl. zur Metapher der Haltlosigkeit (im Blick auf Komplexität und Kontingenz) Luhmann 1990.
34  Kant projiziert, was dann folgt, im Kontext der Diskussion reproduktiver Synthesis: »Würde der Zinnober bald rot, bald schwarz, bald leicht, bald schwer sein, ein Mensch bald in diese, bald in jene tierische Gestalt verändert werden, am längsten Tage bald das Land mit Früchten, bald mit Eis und Schnee bedeckt sein, so könnte meine empirische Einbildungskraft nicht einmal Gelegenheit bekommen, bei der Vorstellung der roten Farbe den schweren Zinnober in die Gedanken zu bekommen, oder würde ein gewisses Wort bald diesem, bald jenem Dinge beigeleget, oder eben daßelbe Ding bald so, bald anders benannt, ohne daß hierin eine gewisse Regel, der die Erscheinungen schon von selbst unterworfen sind, herrschte, so könnte keine empirische Synthesis der Reproduktion stattfinden.« (Zit. n. Söffler 1994: 248)

on richtet sich sozial auf der Basis einer sozial fungierenden Ontologie existierender ›Andersmöglichkeiten‹, die wählbar oder vermeidbar sind.

Dabei fügt es sich wie von ungefähr, aber nicht ohne Eleganz, dass Kontingenz und Risiko eng zusammenhängen: »Komplexität in dem angegebenen Sinne heißt Selektionszwang, Selektionszwang heißt Kontingenz, und Kontingenz heißt Risiko. Jeder komplexe Sachverhalt beruht auf einer Selektion der Relationen zwischen seinen Elementen, die er benutzt, um sich zu konstituieren und zu erhalten. Die Selektion placiert und qualifiziert die Elemente, obwohl für diese andere Relationierungen möglich wären. Dieses ›auch anders möglich‹ bezeichnen wir mit dem traditionsreichen Terminus Kontingenz. Er gibt zugleich den Hinweis auf die Möglichkeit des Verfehlens der günstigsten Formung«. (Luhmann 1984: 47)

7

Soziale Systeme müssen ein Verhältnis zu den Körpern ihrer Umwelt gewinnen. Das darauf bezogene Theoriestück ist das der symbiotischen Mechanismen und somatogenen Symbole. (Vgl. Luhmann 1974) Es hat seinen Ausgangspunkt darin, dass die Körperreferenz aller Sozialsysteme problemfrei mitlaufen kann, sie ist vorausgesetzt. So wird man in Interaktionen typisch nicht mitthematisieren müssen, dass sie ohne wahrnehmende Körper nicht zustandekämen.[35] So wird man in Intimsystemen nicht eigens mitteilen müssen, dass es auch um an Körper gebundene Sexualität geht. Die Wirtschaft ›sagt‹ nicht unentwegt, dass sie ihren Körperbezug in körperlichen Bedürfnissen hat. Die Politik hat es – somatisch gesehen – mit der Möglichkeit des Einsatzes von Gewalt zu tun, ohne dass dies laufend angedroht werden müsste, Wissenschaft mit der Unvermeidbarkeit der Wahrnehmung, Religion mit der Tatsache der Vergänglichkeit der Körper, Kunst vielleicht mit der nervösen Irritabilität bzw. Sensibilität von Menschenkörpern etc.

Die Pointe liegt darin, dass diese Normalverfügbarkeit der Körperreferenzen als *Krisenmechanismus* wirkt, wenn die Normalität außer Kraft gesetzt ist, wenn das System mithin in eine Krise gerät, die es zwingt, den Körperbezug zu thematisieren und anhand der Kommunikation darüber auszutesten, ob das System mit seinen Strukturen und Prozessen so fortgesetzt werden kann wie bisher. Wenn ein Lehrer mit seiner Schülerin spricht, die nicht zuhört, kann es passieren, dass er an ihren Kopf klopft und fragt: »Bist du noch hier? Wohnt jemand da drin? Ist jemand zuhause, der mich hört?« In Intimsystemen zeigt die explizite Referenz auf Sexualität (etwa im Fall ungebührlich andauernder Verweigerungen), dass die Beziehung geprüft werden muss.

Daraus ergibt sich die Heuristik, der wir folgen wollen. Der symbiotische Mechanismus der Prävention müsste in einem gewöhnlich unproblematischen Körperbezug zu suchen sein, der aber – wenn er thematisiert wird – die Krise der Prävention so anzeigt, dass sie versuchen kann, mit ihren Bordmitteln das Problem auszuheben.

In einem ersten Zugriff lässt sich annehmen, dass alle Strukturen und Prozesse der Prävention auf *existentiell* betreffbare Körper bezogen sind.[36] In einer Welt existentieller Un-

---

35 Würden wir hier im Duktus Goffmanns argumentieren, wäre der deutlichste Beleg dafür die sogenannte »Irrelevanzregel«.
36 Auch dann, wenn es um Risikoprävention in der Hochtechnologie geht, um Warnsysteme gegen allfällige Tsunamis oder die Abwehr demnächst einschlagender Großmeteoriten.

verwundbarkeit bedürfte es der Vorbeugung nicht. Sobald es irgendwie auf die Vulnerabilität und die Mortalität der Körper ankommt, ist schon (in der Moderne) Prävention im Spiel. Die Besonderheit liegt darin, dass dieser Körperbezug alles andere als ›stumm‹ ist. Er ist auf den Monitoren der Prävention stets präsent: als die Chance des *Konjunktivischen*, das in Wörtern wie Vulnerabilität, Mortalität und Betreffbarkeit angezeigt ist. Dass es um eine negativ ausfallen *könnende*, zukünftige Gegenwart geht, ist ausgemacht; die entsprechenden Warnungen/Drohungen sind explizit. Die Krise der Körper ist gleichsam institutionalisiert, sie ist alltägliches Geschäft der Prävention im Zuge der Transformation von Gefahren in Risiken. Die ›katastrophische‹ Referenz auf den Körper ist für dieses System: Normalfall.

Die Krise, die durch den symbiotischen Mechanismus markiert wird, müsste demnach eintreten, wenn die ›Selbstverständlichkeit‹, die Evidenz jener Referenz gebrochen wird. Das wäre dann der Fall, wenn die Zumutung der Prävention, die Implementierung von Riskanz in eine ansonst problemfreie Gegenwart, nicht akzeptiert wird, oder anders ausgedrückt: wenn die Funktion von Prävention bedroht ist, weil deren Zentralunterscheidung verworfen wird, oder noch anders: wenn die horizonthaft aufgespannte Bedrohlichkeit der Zukunft in der Gegenwart nicht zur Annahme der präventiven Selektionsofferte motiviert.

Andere Systeme (sagen wir: Wirtschaft, Politik, Wissenschaft, Kunst etc.)[37] greifen thematisch auf den Körper zu, wenn die Leichtgängigkeit der Selektivitätsübertragung durch Code und symbolisch generalisiertes Kommunikationsmedium nicht mehr gewährleistet ist. Prävention hat dagegen, wenn man so will, immer schon auf den Körper zugegriffen, der dann für die Symbiotik nicht mehr zur Verfügung steht. Der Körperbezug müsste unter diesen Umständen eine andere Form annehmen.

Die These ist, dass diese Form die einer spezifischen ›Widerspenstigkeit‹ ist. Die Risikoprojektion der Prävention läuft in´s Leere, wenn ihre Referenz auf betreffbare Körper und darin eingeschlossener Psychen auf Nicht-Betreffbarkeit trifft. Man könnte dieses Phänomen in Anlehnung an die vieldiskutierte Invulnerabilität mancher Kinder auch in extrem ungünstigen Lebensausgangslagen *Resilienz* nennen, die dann ein Sammelname wäre für vielfältige Umstände, durch die Menschen (als psycho-somatische Komplexe) immunisiert werden gegen die zentrale Sinnzumutung der Prävention.

Sucht man dafür Beispiele, lässt sich an Lebenseinstellungen des ›Carpe diem‹, des ›Hic et nunc‹ denken, an Ideologien der Gegenwartsekstase, des Hedonismus, der mitgenießt, dass er mögliche negative Folgen der extremen Gegenwartsausnutzung ignorieren kann, kurz: an alle Formen, die das Leben als intensives Auskosten der Präsenz (koste es, was es wolle) auffassen und nicht als bürgerlich ausgebremstes, hoch versichertes Zuwarten auf den Tod, den es so lang als möglich aufzuschieben gilt.

Ebenso resilient wären stoische Lebenseinstellungen, in denen, was kommen wird, gelassen auszuhalten ist, und ganz ähnlich verhielte es sich mit Religionen, die das irdische Leben als im Prinzip irrelevante Durchgangsstation zur Transzendenz begreifen oder die Sowieso-Vorherbestimmtheit aller irdischen Ereignisse proklamieren. Erinnern ließe sich auch an (neuerdings wieder deutlich sozial inszenierte) Sterbelagen mit ihren Kurzfristzeithorizonten, die das, was die Risikoprojektion der Prävention ausmacht, zusammenschnurren lässt auf Belanglosigkeit.[38]

---

37  Wir nehmen an: auch psychische Systeme. Man kann hier an Nervenzusammenbrüche denken.
38  Sieht man einmal von Schmerzprävention ab. Interessant wäre es, darüber nachzugrübeln, ob Euthanasie selbst als Prävention begriffen werden könnte.

Schließlich (und es würden sich noch viel mehr Beispiele finden lassen) mag die Hausse der Prävention zu Sättigungsprozessen führen, zur *Inflation*, zur Entwertung der Symbole der Prävention: durch permanenten – und damit oft: impertinent anmutenden – dramatisierenden Dauerbeschuss mit Risikoprojektionen, der auf ein ›Man kann's nicht mehr hören‹ hinausläuft.[39]

Der symbiotische Mechanismus der Prävention ist, wollen wir sagen, eingeschaltet, wenn Resilienz (in diesem Sinne) thematisch wird und das System zwingt, auf der Ebene der Operativität diese Widerspenstigkeit als Problem zu bearbeiten.

## 8

Wir hatten weiter oben ausgeführt, dass man das Medium der Prävention bestimmen könnte als zusammengesetzt aus *Risiko-Ignoranz-Risiken*, die als Selektions- und Motivationsverstärker eingesetzt werden. Wenn es sich dabei um ein symbolisch generalisiertes Kommunikationsmedium handeln sollte, müsste es ›universell‹ verwendbar sein.[40] Die Prätention auf Universalität schließt aus, dass irgendetwas im Einzugsbereich des Mediums ausgeschlossen wird. Paradox formuliert: Universalität schließt den Ausschluss aus, aber weil sie nichts ausschließen kann, muss sie den Ausschluss noch miteinschließen. Im Medium müssen Symbole zirkulieren, die diesen Einschluss des Ausschlusses darstellen, etwa so »wie die Arithmetik über ein Nullsymbol verfügt und damit die Nichtzahl als Zahl symbolisiert«. (Luhmann 1997: 386) Luhmann nennt als Beispiele für eine solche *Nullmethodologie* den Umgang der Wirtschaft mit der Produktion des »nichtknappen Geldes« durch die Zentralbank, die drohungslose Drohung in der Politik (Medium: Macht), die Form des Zulassens eines ›Nichtbeweises‹ von Liebe im Intimsystem, der – wenn ›verständnisvoll‹ verstanden – als Liebesbeweis dient. (Ebd.: 386f)

Die Suche gilt also einem Phänomen (oder einem Symbol), durch das in der Prävention der Einschluss des Ausschlusses signalisiert wird. Ein erster, darauf bezogener und hier nur tentativer Gedankengang könnte davon ausgehen, dass Prävention Genussmöglichkeiten oder Aufwandsersparungen in der Aktualität kupiert. Sie hält ihnen sozusagen ihr ehernes, auf die Zukunft gerichtetes ›Oder‹ entgegen: ihre Alternative, die besagt, dass die Reduktion von Gegenwartsgenüssen bzw. Anstrengungen in der Gegenwart präventionstechnisch zwar unvermeidbar sind, aber dazu beitragen, negative Ereignisse in der zukünftigen Gegenwart zu verhindern – ›Jogge jetzt, und Du stirbst später‹. Was sie dann nicht einschließen kann, wäre, dass das Abschneiden der Gegenwartsgenüsse *selbst riskant* ist. Wenn man jetzt das Rauchen einstellt und in zwei Jahren einen tödlichen Autounfall erleidet, wird die Mühe des Entzugs und der Ärger des Lustverlustes ziemlich sinnlos gewesen sein.

Worum es damit geht, ist, dass Prävention gleichsam unter sich selbst, unter die Projektion ihrer eigenen Leitunterscheidung fällt, dass sie also selbst riskant ist und genau dies ausschließen müsste, ohne es ausschließen zu können. Benötigt wird dann ein Null-Symbol für den Einschluss dieses Ausschlusses. Wir vermuten (ohne davon auszugehen, dass diese Nullmethodologie schon voll entwickelt sei), dass dieser schwierige Einschluss darin besteht, die in der Gegenwart ausfallenden Lustgewinne bzw. anfallenden Anstrengungen

---

39 Die Information informiert nicht mehr. Hier ließe sich erneut an die Warnbanderolen von Tabakprodukten denken.
40 Vgl. dazu und zu den weiteren Überlegungen dieses Abschnitts vor allem Luhmann 1997: 386ff.

*selbst als genussreich* darzustellen im Sinne eines: Prävention macht Spaß.[41] Prävention macht *jetzt* Spaß. Sie füllt die Gegenwart aus: als Vergnügen. Sie ist nicht einfach spiel-, spaß- und lustverderberisch. Sie ist – in der Präsenz betrieben – eine lebensausfüllende, sich in die Hedonismen der Gegenwart einordnende Lebensbefriedigung.[42]

Die Raffinesse dieser Figur besteht darin, dass sie ein weiteres Risiko heraufbeschwört, nämlich das individuell exzessiver Präventionsmachenschaften, man könnte auch sagen: das Risiko der Präventionssucht, auf die das System dann wieder reagieren muss. Es kann nicht zulassen, dass Prävention um der Prävention willen (sozusagen: als Selbstausnutzung) betrieben wird. Hier käme dann das Theoriestück des Selbstbefriedigungsverbotes in Betracht. Das System müsste sich schützen gegen die Hypertrophie der Gegenwart[43] und hat nur die eine Möglichkeit, auch diese Gefahr in ein Risiko zu transformieren und sie damit für sich selbst bearbeitbar zu machen. Man wird Prävention daraufhin beobachten müssen, ob sich entsprechende Strategien schon eingestellt haben oder sich am Horizont abzeichnen.

## 9

Wir haben eingangs gesagt, dass es nicht darauf ankommt, Prävention unbedingt als ein schon ausdifferenziertes, universal etabliertes Funktionssystem der Gesellschaft zu begreifen. Die analytischen Bemühungen galten dem Versuch, anhand einiger der typischen Kriterien für Funktionssysteme durchzuprüfen, ob Prävention als ein sich zum System hin verdichtender Kommunikationszusammenhang begriffen werden könne, der ›Eigenwerte‹ zu prozessieren beginnt, die nur in seinem Rahmen funktionieren, nur in ihm Sinn machen, und zwar so, dass mehr und mehr aller Sinn, der sich auf die Transformation von Gefahren in Risiken beziehen lässt, von diesem Kontext aufgefangen und in dessen eigener Strukturalität bearbeitet wird.

Die Frage ist, was damit gewonnen wäre, wenn man (was für mich nicht gilt) der Meinung ist, Erkenntnis müsse irgendwie einen Gewinn abwerfen, eine Applizierbarkeit beinhalten oder die Praxis – sozusagen verbesserungstechnisch – instruieren. Mir scheint, ein solcher Gewinn könnte in folgenden Feldern verzeichnet werden:

1. Die Technik der Analyse ist die der Beobachtung von Prävention durch ›unverwickelte‹, nicht in sie eingefaltete, gewissermaßen parteilose Beobachter. Sie erzeugt eine Fremdbeschreibung in Differenz zu kursierenden Selbstbeschreibungen von Prävention, damit auch Irritationsmöglichkeiten, die das System im Eigenkontakt nutzen kann, um Strukturreichtum aufzubauen – anstelle der Repetition der immer gleichen Selbstbeschreibungsformulare.
2. Diese Irritation berührt oder stört (aber eben von ›draußen‹ und nicht als Intervention) die eigentümliche (Selbst)Sicherheit solcher Selbstbeschreibungen. Sie offeriert – wenn wahrgenommen – die Chance der De-Routinisierung im operativen Vollzug von Selbstbeobachtungen, indem sie die tief sitzenden Mythologien des Systems bezeichnet.

---

41 Ich erinnere mich, früher bei geruhsamen Spaziergängen im Sauerland entlang überall dort eingerichteter Trimm-dich-Pfade mich immer köstlich amüsiert zu haben über die angebrachten Schautafeln, die lustig grinsende Hüpfe- oder Kniebeuge-Männchen zeigten.
42 Jene Tabakbanderolen sind mithin aus dieser Sicht kontraproduktiv.
43 Vgl. zu dem Ausdruck »Hypertrophie des Gegenwärtigen« Esposito 2002: 87ff.

3. Damit wird es möglich, systemintern Prozesse der *Entmoralisierung* einzuleiten und umzustellen auf Professionalisierung, durch die Prävention sich abkoppeln könnte von Verwechslungen mit sozialer Arbeit, mit Erziehung, mit dem Gesundheitssystem. Oder anders: Prävention könnte wissen, was sie tut. Oder genauer: Sie wäre System dann, wenn Verwechslungsgefahren ausgeschlossen würden, weil das System selbst entscheidet, welche Kommunikation ihm zugeordnet werden kann und welche nicht.

Klar ist, dass die systemtheoretische Soziologie nicht als Ratgeberin auftreten kann und will, aber sie kann gespannt darauf achten, ob die Evolution jene (oben skizzierten) Strukturen, Prozesse und Effekte begünstigt, die in Richtung ›Systemik‹ gehen. Sollte Prävention Instanzen der Selbstreflexion entwickeln[44] (auch das wäre ein Kriterium für systemische Schließung), wäre es nicht schlecht, wenn sie sich mit Fremdbeobachtungen der hier vollzogenen Art konfrontieren ließe. Das wäre jedenfalls ein probates Mittel gegen das ›Nur-Kochen im eigenen Saft‹.

### Literatur

Brecht, B. 1974: Arbeitsjournal, hg. v. W. Hecht, 2 Bde., Frankfurt.
Clausewitz, C.v. 1952: Vom Kriege, hg. v. W. Hahlweg, Bonn.
Cohn, N. 1988: Das neue irdische Paradies. Revolutionärer Millenarismus und mystischer Anarchismus im mittelalterlichen Europa, Hamburg.
Esposito, E. 2002: Soziales Vergessen. Formen und Medien des Gedächtnisses der Gesellschaft, Frankfurt/M.
Fuchs, P. 1994: Und wer berät die Gesellschaft? Gesellschaftstheorie und Beratungsphänomen in soziologischer Sicht, in: P. Fuchs und E. Pankoke: Beratungsgesellschaft, hg. v. G. Krems, Veröffentlichungen der Katholischen Akademie Schwerte 42, Schwerte, S. 67-77.
Fuchs, P. 1994: Die Form beratender Kommunikation. Zur Struktur einer kommunikativen Gattung, in: P. Fuchs und E. Pankoke, E.: Beratungsgesellschaft, hg. v. G. Krems, Veröffentlichungen der Katholischen Akademie Schwerte 42, Schwerte, S. 13-25.
Fuchs, P. 2002: Hofnarren und Organisationsberater. Zur Funktion der Narretei, des Hofnarrentums und der Organisationsberatung, in: Organisationsentwicklung 21, S. 4-15.
Fuchs, P. 2004a: Das System »Terror«. Versuch über eine kommunikative Eskalation der Moderne, Bielefeld.
Fuchs, P. 2004b: Die magische Welt der Beratung, in: R. Schützeichel und T. Brüsenmeister (Hg.): Die beratene Gesellschaft. Zur gesellschaftlichen Bedeutung von Beratung, Wiesbaden, S. 239-257.
Fuchs, P./E. Mahler 2000: Form und Funktion von Beratung, in: Soziale Systeme 6, S. 349-368.
Hafen, M. 2005: Systemische Prävention. Grundlagen für eine Theorie präventiver Maßnahmen, Heidelberg.
Herbst, P.G. 1976: Alternatives to Hierarchies, Leiden.
Heylighen, F. 1989: Causality as Distinction Conservation. A Theory of Predictability, Reversibility and Time Order, in: Cybernetics and Systems. An International Journal 20, S. 361-384.
Junge, K. 1993: Medien als Selbstreferenzunterbrecher, in: D. Baecker (Hg.): Kalkül der Form, Frankfurt/M., S. 112-151.
Kreß, A. 1996: Reflexion als Erfahrung. Hegels Phänomenologie der Subjektivität, Würzburg.
Luhmann, N. 1974: Symbiotische Mechanismen, in: O. Rammstedt (Hg.): Gewaltverhältnisse und die Ohnmacht der Kritik, Frankfurt, S. 107-131.

---

44 Darauf gibt es deutliche Hinweise, zum Beispiel einschlägige Studiengänge wie etwa an der Hochschule für Soziale Arbeit in Luzern.

Luhmann, N. 1975: Macht, Stuttgart.
Luhmann, N. 1976: The Future Cannot Begin. Temporal Structures in Modern Society, in: Social Research 43, S. 130-152 (dt. Übers. in: P. Sloterdijk (Hg.) 1990: Vor der Jahrtausendwende. Berichte zur Lage der Zukunft Bd. 1, Frankfurt, S. 119-150).
Luhmann, N. 1977: Funktion der Religion, Frankfurt/M.
Luhmann, N. 1982a: Funktion der Religion, 2. Auflage, Frankfurt/M.
Luhmann, N. 1982b: Liebe als Passion, Zur Codierung von Intimität, Frankfurt/M.
Luhmann, N. 1984: Soziale Systeme. Grundriß einer allgemeinen Theorie, Frankfurt/M.
Luhmann, N. 1986: Ökologische Kommunikation. Kann die moderne Gesellschaft sich auf ökologische Gefährdungen einlassen?, Opladen.
Luhmann, N. 1988: Die Wirtschaft der Gesellschaft, Frankfurt/M.
Luhmann, N. 1990a: Die Wissenschaft der Gesellschaft, Frankfurt/M.
Luhmann, N. 1990b: Haltlose Komplexität, in: ders.: Soziologische Aufklärung 5, Konstruktivistische Perspektiven, Opladen, S. 59-76.
Luhmann, N. 1990c: Risiko und Gefahr. Aulavorträge 48, St. Gallen.
Luhmann, N. 1991: Schwierigkeiten bei der Beschreibung der Zukunft, in: Frankfurter Allgemeine Zeitung vom 02. Jan. 1991 (nachgedruckt in: A. A. Scholl (Hg.) 1991: Zwischen gestern und morgen, München, S. 56-59).
Luhmann, N. 1991: Soziologie des Risikos, Berlin.
Luhmann, N. 1993: Die Beschreibung der Zukunft, in: R. Maresch (Hg.): Zukunft ohne Ende. Standpunkte, Analysen, Entwürfe, o.O., S. 469-478.
Luhmann, N. 1993: Risiko und Gefahr, in: W. Krohn und G. Krücken (Hg.): Riskante Technologien. Reflexion und Regulation, Frankfurt/M., S. 138-185.
Luhmann, N. 1995: Soziologische Aufklärung 6, Opladen.
Luhmann, N. 1997: Die Gesellschaft der Gesellschaft, Bd.1, Frankfurt/M.
Luhmann, N. 2000: Organisation und Entscheidung, Opladen.
Luhmann, N./P. Fuchs 1989: Reden und Schweigen, Frankfurt/M.
Luhmann, N./E. Schorr 1979: Reflexionsprobleme im Erziehungssystem, Stuttgart.
Musil, R. 1978: Der Mann ohne Eigenschaften, von Adolf Frisé besorgte, neu durchgesehene und verbesserte Ausgabe, Bd. 1, Hamburg.
Novalis (Friedrich von Hardenberg) 1984: Fragmente und Studien. Die Christenheit oder Europa, hg. v. Carl Paschek, Stuttgart.
Scharf, J.-H. 1977: Das Zeitproblem in der Biologie, in: J.-H. Scharf und H. v. Mayersbach (Hg.): Die Zeit und das Leben. Chronobiologie, Novo Acta Leopoldina, Nr.225, Bd.46, Halle, S.11-70.
Scheler, M. 1978: Die Stellung des Menschen im Kosmos, 9. Auflage, Bern.
Söffler, D. 1994: Auf dem Weg zu Kants Theorie der Zeit, Frankfurt u.a.
Tillich, P. 1926: Das Dämonische. Ein Beitrag zur Sinndeutung der Geschichte, in: Sammlung gemeinverständlicher Vorträge und Schriften aus dem Gebiet der Theologie und der Religionsgeschichte 119, S. 1-44.
Valery, P. 1990: Cahiers/Hefte, Bd. 4, Frankfurt/M.
Waldenfels, B. 1975: Intentionalität und Kausalität, in: A. Métraux und C.F. Graumann (Hg.): Versuche über Erfahrung, Bern/Stuttgart/Wien, S. 113-135.

# Organisation, Macht, Medizin
## Diskontinuitäten in einer Gesellschaft der Gegenwarten

*Armin Nassehi*

»Wenn die gesundheitsbezogenen Dienstleistungen der Zukunft ökonomischer, für alle Beteiligten akzeptabler und ›rationaler‹ gestaltet werden müssen, als sie es in der Vergangenheit waren, dann ist das einzige, was sie vor einer Steigerung der an ihnen bereits in Erscheinung tretenden Krisis humaner Versorgungsqualität bewahren kann, die gleichzeitige Stützung der Bedingungen, welche es dem Patienten erlauben, unmittelbaren Einfluss auf die von ihm empfangene Versorgung als Individuum auszuüben.« (Freidson 1975: 149f)

Dieses Statement ist mehr als 35 Jahre alt und stammt aus Eliot Freidsons Studie über die »Dominanz der Experten« in der Medizin. Freidsons Arbeiten sind für den gesamten medizinkritischen Diskurs nach wie vor aktuell. Seine professionstheoretischen Einsichten v.a. über den Ärztestand (vgl. auch Freidson 1979) zeichnen dabei ein Bild, das in der gegenwärtigen medizinethischen Debatte durchaus noch präsent ist, nämlich eine Kritik an der Asymmetrie und dem Paternalismus der medizinischen Profession. Fast wahllos kann zitiert werden: »So gewinnt die Beratung mit Patienten an Bedeutung. Ein Kompetenzvorsprung des Arztes muss dazu benutzt werden, den Patienten in die Lage zu versetzen, für sich eine vernünftige Entscheidung zu treffen. Hieraus entwickelt sich das Konzept der autonomen oder informierten Zustimmung (*informed consent*).« (Quante/Vieth 2003: 137) Der gesamte medizinethische Diskurs zielt letztlich auf eine Neubestimmung der (A-)Symmetrie im Verhältnis von medizinischen Experten und Laien, von Ärzten und Patienten, von Organisationen des Gesundheitswesens und ihren Klienten (vgl. Schöne-Seifert 1996). Selbst für die unterschiedlichen Berufs- und Professionsgruppen in solchen Organisationen etablieren sich Diskurse und diskursive Verfahren zur Überwindung zuvor konstitutiver professioneller Asymmetrien, die sich zum Beispiel in Klinischen Ethik-Komitees niederschlagen (vgl. Saake/Kunz 2006; Lilje 1995; Kettner 2005).

Das Skandalon medizinischer Kommunikation ist Macht – ein Skandalon, das wiederum Freidson in einer drastischen Formulierung als Gefühl »paranoider Überlegenheit« (Freidson 1979: 143) geißelt. Ein genauerer Blick auf die Formulierung von Quante und Vieth freilich lässt erahnen, dass sich das Skandalon nicht einfach wegdefinieren lässt. Denn der *informed consent* ist ja kein deliberativer Konsensus, sondern Effekt jener Asymmetrie zwischen Experten- und Laienrolle, die sich im Verhältnis von Arzt und Patient schlicht nicht wegdenken lässt. Diese konstitutive Asymmetrie produziert in der Tat *Macht* – und ihre Überwindung durch informierte Zustimmung verhindert nicht die Macht, sondern setzt sie geradezu voraus, nimmt sie in Anspruch.

Im folgenden werde ich zunächst zeigen, wie die symmetrisierende Form der Überwindung von Machtasymmetrien Macht operativ in Anspruch nimmt. Danach werde ich darauf aufmerksam machen, dass medizinische Kommunikation in erster Linie in Organisationen stattfindet, die für spezielle Formen der Herstellung von Symmetrie und Asymmetrie in der Kommunikation sorgen. Und schließlich werde ich mich der Frage widmen, wie die Macht den vernünftigen Klienten/Patienten erzeugt, der sich der Macht beugt, indem er ihr widersteht.

## Macht

Macht ist keine Eigenschaft von Personen, weil Personen ihrerseits keine »Leute« sind, sondern Adressen in einem Kommunikationszusammenhang. Insofern ist Macht sehr wohl doch eine Eigenschaft von »Personen«, aber lediglich in dem Sinne, dass solche Adressen je in Kontexten entstehen. Max Weber hat Macht sehr einleuchtend so beschrieben, dass sie sich im Kontext einer Situation ereignet, innerhalb derer die »Chance« besteht, den eigenen Willen gegen das Widerstreben anderer durchzusetzen (vgl. Weber 1972: 122ff und 714) – unabhängig davon, worauf diese Chance beruht. Soziologisch interessanter ist jene Art von Macht, die Weber unter dem Label *Herrschaft* führt. Herrschaft ist diejenige Form der Macht, die in ihrer eigenen Praxis auf Zustimmungsfähigkeit bauen kann, die sich auf Legitimität berufen kann und damit ihre Durchsetzungsfähigkeit letztlich nicht sich selbst verdankt, sondern der Zustimmung des Beherrschten. Der medizinkritische Diskurs, wie ich ihn hier sehr verkürzt im Spannungsbogen von Freidsons Anklage gegen die Herrschaft der Professionellen bis zum aktuellen medizinethischen Postulat der gleichen Augenhöhe von Arzt und Patient angedeutet habe, ist ein Diskurs über exakt jene Legitimitätsquelle, die Max Webers Herrschaftsbegriff grundiert. Bezweifelt wird die Legitimität der Herrschaft des Professionellen in dem Sinne, dass sich dessen Perspektive praktisch nicht mehr mit der Perspektive des Patienten in Deckung bringen lässt. Die Grunderfahrung einer in diesem Sinne stattfindenden Selbstkritik der Moderne besteht darin, dass es zunehmend unplausibel wird, die eine Wirklichkeit als Wirklichkeit für alle voraussetzen zu können. Gerade an ärztlichem Handeln lässt sich wie an anderem professionellem Handeln auch ablesen, dass in konkreten Praxisgegenwarten unterschiedliche Wirklichkeiten zusammen kommen, die sich nicht per se in Deckung bringen lassen – weder durch die Definitionsmacht professioneller Expertise noch durch die Gegenexpertise des Laien, der zum Experten seiner selbst wird. In der sozialwissenschaftlichen Literatur reagiert man darauf entweder mit Diagnosen der Pluralisierung von Weltbildern und Kulturen (vgl. Berger/Luckmann 1969) und mit Individualisierungsdiagnosen (vgl. Beck 1986) oder aber mit Verlustdiagnosen, die den Grundzug der modernen Gesellschaft der Etablierung gleichzeitiger, aber inkommensurabler Gegenwarten nicht wahr haben wollen. Nach wie vor erscheint einem solchen sozialtheoretischen Blick »Gesellschaft« als Korrelat integrationsfähiger Verschiedenheit, wie die Parsonianische Selbstverständlichkeit einer selbstgenügsamen Gesellschaft mit Kontinuitätsunterstellungen nach wie vor die soziologische Nomenklatur bestimmt (vgl. Nassehi 2003: 159ff; 2006: 310ff).

Was man der professionskritischen Perspektive durchaus entnehmen kann, ist die Verarbeitung einer Erfahrung, die exakt damit umgeht, dass sich jene Kontinuitätsunterstellung nicht mehr voraussetzen lässt – freilich um sie auf andere Weise wieder herzustellen. Von professionellem Paternalismus als Ausdruck einer operativ herstellbaren Kontinuität im Sinne der Einsicht des Laien in die vom Experten formulierte Notwendigkeit wird die Kontinuität nun von der anderen Seite her hergestellt: letztlich durch die Einsicht des Experten in die Notwendigkeit der individuellen Perspektive des Klienten. Patientenautonomie und

Patientenwille geraten dann letztlich zu jenem Vehikel, das in der Lage ist, jene Kontinuität wieder zu stiften, die gerade dadurch verloren gegangen ist, dass man nun auf solcher Art Autonomie und Wille zurückgreifen muss.

Die theoretische Umstellung der Systemtheorie auf Kommunikation, also auf die Frage der Ordnungsgenerierung durch Herstellung von Anschlussfähigkeit (vgl. Luhmann 1984: 198f), fällt dann sogar der medizinkritischen Kommunikation selbst auf. Folgendes Zitat entstammt einem Interview mit einer Patientenfürsprecherin, das im Rahmen eines Forschungsprojekts über »Klinische Ethik-Komitees«[1] entstanden ist:

> »Naja, es ist so, die Hauptprobleme sind, ist die Kommunikation. Die Kommunikation, dass-, sagen wir mal-, jetzt fange ich mal bei den Ärzten an, also die sind-, immer wieder an der Spitze ist, dass der Patienten Fragen stellt und der Arzt etwas anderes antwortet, dass nicht verstanden wird, um was es eigentlich geht. Dass natürlich auch für die Ärzte die Zeit fehlt, das ist schon klar. Es ist sehr viel auf der Kommunikationsebene, was nicht klappt. Es gibt natürlich auch Patienten, die in sich unzufrieden sind, die Sie also nie wirklich beruhigen können, aber im großen und ganzen sind die Gespräche, die wir führen so, dass wir es eigentlich meistens lösen können, das Problem. Wir haben Fälle, wo also die Kommunikation zwischen Arzt und Patient so gestört ist, dass wir dann hier in unseren Räumen hier Mediationsgespräche führen, das heißt wir laden den Patient ein, wir laden den Arzt ein, der betroffen ist, und versuchen hier, in einer kleinen Runde, meistens auch mit der Frau [Name] vom Qualitätsmanagement, versuchen wir dann ein Mediationsgespräch zu führen.« (E-WG-6, 41-53)

Entscheidend ist hier nicht, *was* berichtet wird, das scheint einleuchtend zu sein. Entscheidender ist, *dass* es berichtet wird und *dass* es so einleuchtend erscheint. Die Patientenfürsprecherin kommuniziert über die Kommunikation, in der deutlich wird, dass die Praxis eines Krankenhauses dadurch charakterisiert ist, dass hier unterschiedliche Perspektiven aufeinander treffen, unterschiedliche Gegenwarten, unterschiedliche Praxen, die eben nicht mehr durch die Expertise des Arztes zusammengeführt werden können, sondern nun eigens durch Thematisierung der Kommunikation selbst zum Thema werden – und damit erst einsichtsfähig. Das Skandalon der Macht als einseitiges Vermögen, als asymmetrisches Verhältnis wird bearbeitet durch Kommunikation, also letztlich ganz ähnlich, wie man auch theoretisch formulieren würde: Es geht nicht ums Handeln, nicht um die richtige Aktion, nicht um die angemessenen Motive. Dafür interessiert sich die Perspektive auf Kommunikation nicht primär. Es geht darum, dass auf gleicher Augenhöhe kommuniziert werden kann, dass also das Skandalon der Macht dadurch entschärft wird, dass man die Macht einbettet in eine Kommunikationsform, in der dem der Macht Unterworfenen die Zustimmung erleichtert wird und in der der Mächtige erst als Mächtiger inauguriert wird. Und exakt das wollte der klassische soziologische Herrschaftsbegriff transportieren. Dabei wird die Legitimitätsquelle weder in der charismatischen Figur des ärztlichen Experten lokalisiert noch in der bürokratischen Figur der Position innerhalb einer gesatzten Organisationsordnung. Die Legitimitätsquelle der Herrschaft wird letztlich ins Moralische verlegt, besser: in die Reflexion der Moral der Anerkennung des anderen nicht *in* der Kommunikation durch Argumente und deliberative Konsensfindung, sondern *durch* die Kommunikation, also dadurch, *dass* Kommunikation auf gleicher Augenhöhe stattfindet – und damit der

---

[1] Von der DFG gefördert und unter der Leitung von Reiner Anselm, Michael Schibilsky (†) und mir durchgeführt an den Universitäten München und Göttingen.

Patient ebenso spurt wie der Arzt, dessen Kapital freilich stets und immer noch die Asymmetrie im Verhältnis zum Patienten ist.

Analog formuliert ein Onkologe im Hinblick auf die Differenz ärztlicher und pflegerischer Perspektiven:

> »Ich denke, dass da die Probleme herrühren. Wenn, ja, - da, äh, lässt sich prognostizieren, dass die Pflege zum Beispiel kommen wird, das haben wir ja auch gehabt, da am Montag, nicht, diese mangelnde Kommunikation, die Pflege, die nicht erfährt, warum was gemacht wird, zum Beispiel. Also das ist aber natürlich eigentlich ein Kommunikationsproblem auch wieder. Man sagt ihnen nicht-, ich habe das nun mal später angesprochen, - sicher, es ist schwierig, ob man solche Entscheidungen gemeinsam treffen kann, es wäre wünschenswert. Aber sie müsste natürlich dann so ausfallen, die Entscheidung, dass der Arzt sie auch vertreten kann, denn er muss sie verantworten, beim [Name des Chefarztes]. Wenn dieser Konsens nicht hergeht, äh, dann muss er halt seine Entscheidung einsam treffen, gegen den Rest der Welt im Zweifelsfall, aber, wenn darüber geredet wurde, dann wüssten die anderen wenigstens unter welchen Gesichtspunkten, vielleicht unter welchen Zwängen er auch seine Entscheidung getroffen hat. Ob das jetzt subjektive, berechtigte oder unberechtigte Zwänge sind, oder wie immer, aber sie wüssten wenigstens wie die Entscheidung zustande gekommen ist. Und dann glaube ich, lässt sich von Seiten des Pflegepersonals viel, viel lockerer also damit umgehen, auch mit der Entscheidung, die man selber nicht mitträgt.« (E-W-12, 848-862)

Auch hier kapriziert sich die Krisendiagnose nicht auf die richtige oder falsche Begründung einer Entscheidung, sondern ausschließlich auf die ordnungsgenerierende Funktion von Kommunikation, also auf die in einer Gegenwart herzustellende Möglichkeit, dass an eine Äußerung angeschlossen werden kann. Allein *dass* kommuniziert wird, scheint hier das Entscheidende zu sein, nicht die deliberative Ausräumung von Perspektivendifferenzen. Es geht um Anerkennung – und insofern scheint es so zu sein, dass sich die Macht bzw. die Asymmetrie zwischen Professionellen- und Klienten- oder Semiprofessionellenrolle hinter ihrer kommunikativen Relativierung versteckt, ohne freilich zu verschwinden.

Woran kann man Macht erkennen? Das gerade angedeutete Beispiel enthält den Schlüssel für einen soziologisch anspruchsvollen Machtbegriff. Setzt man Macht tatsächlich nicht als eine Eigenschaft von Personen an oder als bloßes Attribut einer Rolle/Position, das seinerseits wieder erklärt werden müsste, erhält man einen Blick auf die operative Realität der Macht. Macht lässt sich daran erkennen, dass tatsächlich das geschieht, was der Mächtige »will«, wobei selbst dessen Wille nur ein Effekt der Machtpraxis ist. Empirisch lässt sich der »Erfolg« von Macht daran erkennen, dass etwas geschieht und dass dieses Geschehen demjenigen zugerechnet wird, der die Macht hat. Schon diese Erklärung enthält in ihrer Argumentationsstruktur das Bild eines Kreislaufs, dem sich entnehmen lässt, dass Macht eben nichts ist, was der Mächtige allein *hat*, sondern was den Mächtigen und sein asymmetrisches Gegenüber erst erstehen lässt. Was man über den Machtkreislauf im politischen System sagen kann, nämlich die merkwürdige Abhängigkeit des »Staates« vom »Volk«, das Loyalität, i.e. Wählerstimmen gegen verstehbare Entscheidungen »tauscht« (zum Gesamtkomplex vgl. Luhmann 2000a: 256ff), gilt auch für nicht im engeren Sinne politische Machtkonfigurationen. Das Medium der Macht wird dann *politisch* im engeren Sinne, wenn sie mit negativen Sanktionen drohen kann bzw. wenn negative Sanktionen denkbar sind. Womöglich denkt Luhmann hier Sanktionen zu sehr enggeführt an jenen Formen, die dem die Gewalt monopolisierenden Staat zur Verfügung stehen. Negative Sanktionen sind auch in nicht-politischen Machtkonfigurationen denkbar, wenn diese auch nicht entsprechend rechtlich formalisiert sind, man denke etwa an Scham und Peinlichkeit oder – darauf wird zurück zu kommen sein – spezielle Mechanismen von Organisationen. Luhmann schreibt: »Die Macht muss ständig in Formen gebracht, muss ständig gezeigt werden; sonst findet sie niemanden, der an sie glaubt und ihr von sich aus, Machteinsatz antizipierend, Rechnung trägt.« (Ebd.: 32) Als (politische) Macht bestimmt Luhmann diejenige Form von Macht, die über negative Sanktionen verfügen kann, diese negativen Sanktionen aber gewissermaßen in einer für alle sichtbaren Unsichtbarkeit halten muss, damit sie funktionieren kann. Macht bedeute zunächst, dass ein Machthaber jemanden zu etwas bringen will, was dieser aus eigenem Antrieb nicht täte. Nun beruhe die Position des Machthabers darauf, dass er eine Handlungsmöglichkeit zugleich sichtbar und unsichtbar halte, und zwar eine Handlungsmöglichkeit, die für ihn weniger unangenehm sei als für den Machtunterworfenen, klassischer Weise physische Gewalt oder sonstige Zwangsmassnahmen. »Das Medium Macht funktioniert nur, wenn beide Seiten diese Vermeidungsalternative kennen und beide sie vermeiden wollen. Es funktioniert nur auf der Basis einer Fiktion, einer nicht realisierten zweiten Realität.« (Ebd.: 47) Diese Fiktion ist es, die dafür sorgt, dass sich Macht, d.h. die den anderen bindende Durchsetzung einer Entscheidung auch gegen widerstreitende Präferenzen, aus sich selbst reproduzieren kann und gerade auf das verzichten kann, was die Fiktion zur Realisierung bereithält. In den vielleicht für manche Ohren gewohnteren Begriffen von Max Webers Herrschaftssoziologie formuliert: Es geht darum, dass Herrschaft nicht auf amorpher Macht, offenem Zwang und tatsächlicher Gewalt aufbaut, sondern in Gefolgschaft und Gehorsam ein funktionales Äquivalent findet, das auf Legitimation bauen kann, d.h. auf die beiden Seiten gleichermaßen bekannte Form der Begründung und der Ausschaltung von Negationsrisiken.

Und dies ist das Entscheidende: Macht verliert ihre amorphe Gestalt und gewinnt Kontinuität nur dann, wenn sie eine Art wechselseitiger Transparenz vorfindet, eine Sichtbarkeit des Raumes, in dem zu erwarten ist, dass sich der der Macht Unterworfene deren Konsequenzen *selbst* fügt. Die *politische* Formel der »Demokratie« sorgt dann als zentrale Selbstbeschreibung moderner Politikformen dafür, dass noch die Betroffenen als Entscheider stilisiert werden können. In diesem Sinne schützt die Demokratie eher die Mächtigen vor den Unterworfenen als umgekehrt – und in diesem Sinne ist es so attraktiv, die Programmformel der Demokratisierung nicht nur auf den politischen Bereich im engeren Sinne, sondern auf die Gesellschaft im Ganzen auszudehnen, wohl wissend, dass fast nichts in der modernen Gesellschaft auf kollektiv bindendes demokratisches Entscheiden zurück geht. Weder über ökonomisches Zahlen noch über wissenschaftliche Wahrheit, weder über künstlerische Stile noch über die Liebe, nicht einmal über das, was massenmedial sichtbar werden kann und schon gar nicht über die Heilsrelevanz von religiösen Inhalten wird *demokratisch* entschieden. Und nur deshalb ist die Programmformel so attraktiv. Sie ruft Legitimationsfragen ab – nicht in dem Sinne, dass Legitimation *gefunden* wird, sondern in dem Sinne, dass die Funktion der Frage in der Kontinuierung und Normalisierung von letztlich immer *unvernünftig* bleibenden Lösungen gesehen werden muss. »Denn Legitimation ist nichts anderes als die Transformation des Abwesenden in die Anwesenheit von Werten und in das tagespolitische Dauergeschäft des Umgangs mit Klagen über die unzureichende Realisierung der Werte.« (Luhmann 2000a: 47)

Das gilt auch für das krankenhauspolitische Tagesgeschäft, wie sich meinen beiden illustrativen Beispielen der Patientenfürsprecherin und des Onkologen entnehmen lässt. Der Hinweis auf die *Demokratisierung* des Krankenhausalltags zielt gar nicht auf die Demokratisierung der Entscheidung, sondern auf die Unterbrechung der organisatorischen/medizinischen Routine zugunsten des Macht*kreislaufs*, der damit der ärztlichen Position ihre *auctoritas* erst verleiht. Auch der *informed consent* tut nichts anderes. Er baut eine Unterbrechung in die Routine der *informed* Entscheidungsfindung ein. Die *sachliche* Dimension der Entscheidungsfindung wird also unterbrochen durch die *soziale* Dimension des *consent*, also durch eine *individuelle Stellungnahme*. Insofern lässt sich die Funktionsweise der Macht am besten an der *soziologischen* Beobachtung solcher Unterbrechungen der Sachdurch die Sozialdimension verdeutlichen. Paradigmatisch dafür sind in der Soziologie die Texte Ulrich Becks, die *machtkritisch* sind, aber eben nicht wie die alte kritische Theorie die Macht selbst im Visier haben, sondern die individuelle Stellungnahme dazu. Das ermöglicht es dann, den merkwürdigen Machtkreislauf zwar theoretisch arm, aber reich an Erfahrungsorientierung abzubilden, indem der Kreislauf individualisierungstheoretisch in ästhetische *einerseits-andererseits-* und *sowohl-als-auch*-Formen gebracht wird.[2] Individualisierung wird zugleich eine *Reintegrationsdimension* nachgesagt, die selbst wiederum eine *negative* und eine *positive* Seite hat, nämlich eine Kontrolldimension und die Möglichkeit neuer Vergesellschaftungen – *einerseits-andererseits* eben (vgl. Beck 1986: 206) und *sowohl-als-auch* (vgl. Beck/Lau 2005: 130). Die Radikalität der Krisendiagnose, die beobachtete »Krise in Permanenz« (ebd.: 129), der alle Kategorien verschwimmen, weil das Krisenhafte nicht mehr vor dem Hintergrund von Regelmäßigem sichtbar wird, ermöglicht es gewissermaßen, disparate Erfahrungen innerhalb eines Kontinuums abzubilden. Hier braucht es kein Bilderverbot mehr wie in der früheren kritischen Theorie, weil nach dem Verlust aller Kategorien letztlich alles im Bild Platz haben kann.

Becks Machtkritik ist eine Kritik an der Anonymität der Macht sowie an den eingespielten Routinen des Expertenwissens, die von Kategorien ausgehen, für die es im authentischen Leben der Individuen keine Entsprechung mehr gibt. Man kann dann die »wissenschaftlich-technische Rationalität« gegen die lebensweltliche Authentizität eines »anderen Wissens« ausspielen (vgl. Böhle/Bolte/Drexel/Weishaupt 2001) oder aber darauf hinweisen, dass Expertenwissen aus lebensweltlichen Perspektiven etwas völlig anderes bedeutet (vgl. Beck 1986).

Ähnlich wie noch Jürgen Habermas lokalisiert Beck das Problem in der Komplexitätssteigerung der modernen Gesellschaft, noch mehr aber darin, was bei Habermas als *Kolonialisierung der Lebenswelt* (vgl. Habermas 1981: 522) firmiert. Bei Beck heißt das dann *Arbeitsmarktindividualisierung* oder *institutionenabhängige Individuallage* (vgl. Beck 1986: 205ff). Der entscheidende Unterschied zwischen beiden ist freilich, dass Habermas sich darauf kapriziert, die individuellen Motive so aufeinander zu beziehen, dass sich daraus Anschlussfähigkeiten entwickeln, die Differenz aufheben und an den klassischen deliberativen Horizont dessen gemahnen, was sich historisch als *Gesellschaft* etabliert hat. Bei Beck dagegen werden die Differenzen gerade nicht aufgehoben, sondern in einer Apologie des Authentischen stabilisiert. Wollte Habermas die Kontingenz der Welt noch dadurch bearbeiten, dass die Vernunft als schwankende, aber nicht sinkende Schale im Meer der Kontingenzen (vgl. Habermas 1988: 185) in ihr wenigstens die Idee eines kollektivierbaren Einverständnisses stiftet, konturiert Beck die Lösung exakt umgekehrt: Es ist die Betonung der Differenz, die uneindeutige Adresse, die Unbegründbarkeit der jeweiligen Position, die hier

---

2   Der normative Hintergrund dieser Art erfahrungsgesättigter Soziologie lässt sich mit Axel Honneth (1992) und Charles Taylor (1995) als Ethik der Anerkennung und der Authentizität rekonstruieren (vgl. dazu ausführlich Nassehi 2006: 189ff).

*als Lösung* firmiert. Bei Beck ist das sowohl eine theorietechnische wie eine gegenstandsorientierte Lösung: *Theorietechnisch* wird damit sichergestellt, nach dem Ende der klassischen Vernunftansprüche noch Anschlüsse herstellbar zu machen. Beck schreibt: »Überall sind die Zukunftsprobleme zunächst und vor allem Sprachprobleme, Probleme einer fehlenden Sprache für die Herausforderungen, die drohen, und die Möglichkeiten, die sich öffnen. [...] Damit ist aber die Kraft der Sprache, Gemeinsamkeit zu stiften, gefährdet. Die Gemeinschaftskrise, die viele beunruhigt, ist eine Sprach- und Denkkrise.« (Beck 1997: 380) Gerade das wertet das konkrete Sprechen auf. Beck bringt gewissermaßen auf den Begriff, was die logischen Konsequenzen der habermasschen Perspektive sind, die sich damit gegen diese selbst wenden. Geltungsansprüche werden Ansprüche ohne die Aussicht auf Geltung – und exakt das ist die Quelle ihrer Geltung. Indem Beck in die Kommunikation eine solche Unterbrechung einbaut, wertet er jedes konkrete kommunikative Ereignis erheblich auf. Daraus erst folgt theorietechnisch gesehen die fast völlige Konzentration aufs Individuelle. Das Individuelle, dieses Unteilbare ist der Nukleus des Sozialen, so dass sich letztlich die ganze Welt – bis zur weltgesellschaftlichen Perspektive – in diesem monadischen Spiegel verdichtet, wobei die Denkbewegung nicht von der Welt in die Monade führt, sondern von der Monade in die Welt. Im privaten Blick der Lebensführung ist dann die gesamte Weltgesellschaft aufgehoben (vgl. Beck 1993: 235), wie die Gesellschaft gar nicht mehr als ein *Sui generis* anerkannt wird. Es ist »der Kampf um das eigene Leben« (Beck 1996: 341), das soziale Verbindungen stiftet, und das nicht nur im Nahbereich der institutionenabhängigen Lebens- und Liebeslage, sondern in großräumigen Dimensionen – so gerinnt die normative Bedeutung Europas nicht in ihrer politisch-institutionellen, staatsähnlichen Gestalt, sondern als »Europa der Individuen« (ebd.), und so bewährt sich die weltgesellschaftliche Perspektive in einem Kosmopolitismus der Lebensführung: »Der kosmopolitische Blick verbindet also den Respekt vor der Würde der kulturell Anderen mit dem Interesse am Überleben jedes Individuums.« (Beck 2002: 16)

Man würde Becks Soziologie unterschätzen, wenn man in solchen Formulierungen *nur* die Politisierung von Lebenslagen liest – die sie auch ist. Man würde auch diese Politisierung nicht verstehen, wenn man ihre theorietechnische Funktion nicht begreift. Beck Ungenauigkeit vorzuwerfen (etwa Joas/Knöbl 2004: 653), ist zu einfach. Die Texte von Beck sind sehr genau – sie bauen Unterbrechungen dort ein, wo man üblicherweise Kontinuitäten und Zugzwänge installieren würde, als Kulturbedeutung bei Max Weber, als Orientierung an kollektiven Referenzen und Zielen bei Durkheim und Parsons, als eine sich vor dem Gerichtshof der Rationalität bewährende Präferenz in der RC-Theorie oder als vernünftiger, i.e. wenigstens im Horizont der Verallgemeinerungsfähigkeit formulierter Geltungsanspruch bei Habermas. Sehr genau reagiert Beck auf eine Gesellschaft, deren Struktur sich solchen Kontinuitätsunterstellungen entzieht – und stößt damit auf die kontinuierliche Diskontinuität des Individuums, dessen Rationalität eine bloße Rationalität des Authentischen sein kann, die sich nicht weiter festlegen lässt. Deshalb zählt Beck auf die Unterbrechungskompetenz des Individuums und findet Lösungen *in diesen Unterbrechungen* (vgl. dazu ausführlich Nassehi 2006: 165ff).

Empirisch gesehen, sind es exakt solche Unterbrechungen, die etwa im medizinischen Alltag auftreten – als Ansprüche auf die authentische Stellungnahme zu dem, was geschieht, als Anspruch auf symmetrische Anerkennungsverhältnisse oder auch nur auf das Insistieren, dass ein Legitimationsproblem vorliegt. Machtkritisch sind solche Unterbrechungen nicht in dem Sinne, dass sie die Macht brechen, sondern in dem Sinne, dass sie den Machtkreislauf anders schließen, als das unter Bedingungen stabiler Asymmetrien zwischen Laien- und Expertenrolle noch erwartbar war. Würde Macht gebrochen, löste sich *alles* in die Sozialdimension auf. Das ist aber keineswegs der Fall, denn an der prinzipiellen Asymmetrie zwischen medizinischem Wissen und Laienwissen wird zumindest dann nicht gerüttelt, wenn sich die Widerständigkeit der körperlichen Störung als größer herausstellt als eine symmetrisierende Kommunikation kompensieren kann. Insofern ist der *informed consent* als normative Zielvorstellung ein Kompromiss zwischen der sachlichen Asymmetrie zwischen Arzt und Patient und der sozialen Symmetrie von Individuen, die beide mit der Last *demokratisierter Verhältnisse* umgehen müssen.[3] *Informed consent* lässt sich dann genauer übersetzen als *in Form gebrachter Konsens*, in die Form jener Asymmetrie nämlich, die tatsächlich dem entspricht, was soziologisch als Macht gelten kann: dass jemand etwas tut, was ein anderer ihm abverlangt. Max Webers berühmter Zusatz *»gleichviel, worauf diese Chance beruht«* muss dann als Aufforderung gelesen werden, empirisch genau hinzusehen, worauf denn diese Chance beruht, denn sie beruht faktisch auch im Falle einer *einvernehmlichen* gemeinsamen Entscheidung zwischen Arzt und Patient zumindest auf der Asymmetrie der professionellen Verhältnisse. Deshalb ist eine Arzt-Patient-Konstellation ohne Macht gar nicht denkbar.

Macht rechnet nicht mit Konsens, im Gegenteil: Konsens lässt Macht als unnötig erscheinen, Konsens bedürfte nicht einmal einer besonderen Registrierung, weil er sich letztlich nicht unterscheiden könnte. Erst der unterstellte Dissens, das Rechnen mit Nicht-Akzeptanz, die Asymmetrie des Wissens, des Könnens, der Betroffenheit und nicht zuletzt des organisatorischen Settings macht es nötig, die Sichtbarkeit der Macht zu inszenieren, etwa in Professionsrollen, organisatorischen Zuständigkeiten, Sprach- und Sprechverhalten etc.[4] Insofern muss Macht Sichtbarkeiten erzeugen, und zwar Sichtbarkeiten, die auch in der Sachdimension – etwa des medizinischen »Wissens« – sozial plausibel gemacht werden müssen. Die Orientierung am Sichtbaren ist es, die die Nähe der Macht zur Dramatik, zur Inszenierung, zur Symbolik und nicht zuletzt zur Vereinfachung komplexer Zusammenhänge macht. Macht braucht charismatische Personen, einfache Botschaften, plausible Habitus und strategische Souveränität, um Handlungsfähigkeit und Zurechenbarkeit sichtbar zu machen.

Die klassische Form solcher Sichtbarkeit war die klassische Professionsrolle, deren Souveränität in der Sachdimension durch exklusives Wissen gekennzeichnet war, deren Souveränität in der Sozialdimension von einem unnahbaren, gütigen, zugleich exklusiven Habitus zehrte und deren Souveränität in der Zeitdimension sich der Macht über die Abläufe und den Vertrauensvorschuss in eine bessere Zukunft verdankte, auch wenn diese nur bis zur nächsten Visite reichte. Für die Soziologie in klassischer Weise hat dies sicher Talcott Parsons herausgearbeitet. Für ihn ist die Professionsrolle, klassischer Weise die des Arztes, nicht nur eine, die mit einer ohnehin unbestrittenen Wissensdifferenz ausgestattet ist, sondern eine, die eine gesamtgesellschaftliche Asymmetrie ausdrückt, in der universalistisch

---

3    Vielleicht muss man noch so etwas wie eine *gesundheitliche* Asymmetrie einführen, denn der Arzt ist in der Arzt-Patienten-Interaktion gesund, der Patient dagegen krank. Womöglich ist das das eigentliche Skandalon dieser Asymmetrie, denn diese Betroffenheitsdifferenz lässt sich zwischen Professionellen und Klienten nicht wegdefinieren – nicht einmal machtkritisch.

4    Folglich reduzieren manche professionssoziologischen Perspektiven Expertentum fast ausschließlich auf Inszenierungsleistungen (vgl. etwa Hitzler 1994; Pfadenhauer 2003). Solche Positionen sehen in der Tat das Entscheidende, nämlich die performative, die praktische Leistung des Professionellen, vernachlässigen aber weitgehend, dass all das in einer Gesellschaft stattfindet.

orientierte Interessen über rein individualistischen stehen. So unterscheidet Parsons etwa den Geschäftsmann vom Professionellen: »Business men are, for instance, expected to push their financial interests by such aggressive measures as advertising. They are not expected to sell to customers regardless of the probability of their being paid, as doctors are expected to treat patients. In each immediate instance in one sense the doctor could, if he did these things according to the business pattern, gain financial advantages which conformity with his own professional pattern denies him. It is not obvious that he is ›sacrificing‹ his interest for the benefit of others.« (Parsons 1939: 464) Die universalistische Autorität des Arztes resultiert dabei nicht aus einer gesamtgesellschaftlichen Hierarchie, sondern aus dem Glauben an die universalistische Bedeutung des rationalen wissenschaftlichen Wissens. Parsons formuliert: »There is a very important sense in which the professional practitioner in our society excercises authority. We speak of the doctor as issuing ›orders‹ even though we know that the only ›penalty‹ for not obeying them is possible injury to the patient's health. ... This professional authority has a peculiar sociological structure. It is not based on a generally superior status, as in the authority a southern white man tends to assume over any Negro, nor is it a manifestation of superior ›wisdom‹ in general or of higher moral character. It is rather based on the superior ›technical competence‹ of the professional man. He often exercises his authority over people who are, or are reputed to be his superiors in social status, in intellectual attainments or in moral character. This is possible because the area of professional authority is limited to a particular technically defined sphere.« (Ebd.: 460) Parsons' Position ist bekannt – und insofern mag es verwundern, sie hier so ausführlich zu Wort kommen zu lassen, zumal der medizinsoziologische Diskurs über Freidson mit einer professionsgläubigen Perspektive wie der von Parsons ohnehin gebrochen hat.[5] Interessant an Parsons' Position ist dabei gar nicht, welche Rolle er den Professionen zuweist. Auch sein Glaube, dass wissenschaftliche Rationalität rationaler sei als etwa die Tradition, darf man als phänotypischen Charakter nahezu 70 Jahre alter Texte vernachlässigen. Auch dass Parsons es für erklärungsbedürftig hält, dass der professionelle Universalist seine Kompetenz quer zur gesellschaftlichen Schichtung geradezu egalitär einsetzt, ist nachvollziehbar.

Dennoch lässt sich an Parsons sehr deutlich lernen, worin das Bezugsproblem der Kritik der professionellen Asymmetrie in Modellen wie dem *informed consent* liegt. Soziologisch von Interesse ist nämlich, was Parsons nicht für weiter erklärungsbedürftig hält. Parsons geht von offensichtlich stabilen Asymmetrien aus, von der Asymmetrie nämlich zwischen einer eher universalistischen und eher individualistischen Perspektive. Für ihn muss nicht weiter geklärt werden, inwiefern und warum sich Klienten tatsächlich an die Anweisungen der Professionellen halten (sollen). Generell ist für Parsons soziale Ordnung und ihre Legitimität sanktionsbewehrt – aber konkret vermeidet die durch Werte und Normen integrierte Gesellschaft Dysfunktionen dadurch, dass alle sich aus freien Stücken, also voluntaristisch an sie halten. Das heißt für den Fall der klassischen Profession, dass sich alle an die spezifische Asymmetrie zwischen Experte und Laie halten – sowohl der Experte als auch der Laie. Modernität in diesem Sinne ermöglichte den Voluntarismus des Individuums also dadurch, dass die Asymmetrie zwischen universalistischen/rationalen/wissenschaftlichen Normen so stabil

---

[5] So ist in Johannes Siegrists Lehrbuch zur Medizinsoziologie nur der kurze Hinweis darauf zu finden, dass Parsons die Medizinsoziologie an die soziologische Theoriebildung angekoppelt hat und sie damit gewissermaßen geadelt hat. Ansonsten ist die klassische Fassung der Professionssoziologie Parsons' keine weitere Bemerkung wert, obwohl dies doch, wenigstens als Kritikfolie, das disziplinkonstituierende kollektive Unbewusste der Medizinsoziologie – und nicht nur der Medizinsoziologie – darstellt (vgl. Siegrist 1995: 20f).

gehalten werden konnte, dass sie sich sogar quer zu anderen Asymmetrien halten konnte, zu Schichtung etwa, zu kulturellen oder auch Geschlechtsdifferenzen. Auf gleicher Augenhöhe zu kommunizieren war gar keine Option.

Sobald dies aber zur Option wird, muss das selbe Problem nun anders gelöst werden. Mein Ausgangspunkt war die Frage, wie sich Macht mit spezifischen Formen der *Sichtbarkeit* ausstattet. In einer sich *kulturalisierenden* Gesellschaft werden gewissermaßen alle Positionen nicht nur kommensurabel, sondern auch sagbar (vgl. zum Folgenden Saake/Nassehi 2004: 110ff). Dies lässt sich nicht nur in der Macht der *großen* kulturellen Themen beobachten – der neuen Würde religiöser Authentizität, der ethnischen Herkunft, der sexuellen Selbststilisierung oder moralischer Standards, sondern auch im *Kleinen*. An der Soziologie selbst, so habe ich am Beispiel des Erfolgs von Becks Texten gezeigt, lässt sich zeigen, wie Kommunikation buchstäblich auf Anschlussfähigkeit setzt. Soziale Ordnung zeigt sich nicht mehr in der Vermeidung der falschen Kommunikation wie etwa im klassischen Kontakt zwischen Laien und Experten, sondern in der Anschlussfähigkeit von authentischen Argumenten, wie man es der rezenten Kritik an ebendieser Schweigeordnung entnehmen kann. *Sichtbar* wird die Macht des Experten dann darin, dass der Klient widersprechen kann, als Person anschlussfähig wird, gehört werden muss, dass Konsens von ihm verlangt wird, sein Wille respektiert wird und er Einsicht in die Notwendigkeit zeigt, ohne dass aber die Definitionsmacht über die Notwendigkeit auf ihn übergeht. Man sucht nach Eindeutigkeiten – aber letztlich nicht nach »wirklichem« Konsens, denn dieser würde die Ordnung gerade aufheben, denn auch die in diesem Sinne kulturalisierte Gesellschaft kennt die Differenz unterschiedlicher Wissensformen und Fertigkeiten. Das – ja man könnte fast versucht sein, zu sagen – *Fatale* an dieser Konstellation ist der Umstand, dass der Arzt *immer noch Arzt bleibt* und dass *medizinisches Wissen eben doch von sich selbst zehrt* und damit lediglich eine stilsichere Inszenierung zur Debatte steht. Zehrte die klassische moderne Gesellschaft davon, auf gesamtgesellschaftliche Kontexte der Wissensasymmetrie zu vertrauen und eine Wertegeneralisierung zu unterstellen, die in der Lage ist, konkrete Gegenwarten zu integrieren, integrieren sich solche Gegenwarten nurmehr selbst. In einer solchen »Gesellschaft der Gegenwarten« (vgl. Nassehi 2003: 159ff; 2004: 115ff; 2006: 375ff) werden konkrete Gegenwarten gewissermaßen funktionsspezifisch aufgeladen, auf ihre je eigene Logik bezogen und gerade aufgrund des Verlustes von Kontinuitäten in Reinform sichtbar. Der medizinische Professionelle schrumpft dann zu einem rein medizinischen Experten, dem man das Gesamtarrangement als Integrator von Ethischem, Ökonomischem, Politischem nicht mehr abnimmt. Sein eigentliches Ressort ist dann nur noch – so die drastische Formulierung von Irmhild Saake – »die Manipulation der Person des Patienten zum Zweck der Heilung des Körpers des Patienten« (Saake 2003: 434).

Der Arzt steht nicht mehr für die Gesamtrationalität der Situation und vermag diese nicht mehr wie nach Parsons' Modell im wahrsten Sinn des Wortes zu repräsentieren. Vielmehr kann man ihm nun *kulturell* begegnen, d.h. vergleichend, widersprechend, auf die eigene Authentizität pochend. Die Kritik, in der Tradition Freidsons gar die Ideologiekritik und sogar Pathologisierung des Arztes rechnet dann selbst ganz ähnlich wie Parsons mit einer gesellschaftlichen Gesamtrationalität, die dann aber nicht mehr die Asymmetrie von Experte und Laie in einem stabilen Modell der Rollendifferenzierung voraussetzt, sondern die Asymmetrie des besseren, des authentischen Arguments gegenüber der (Experten-)Macht. All das ist soziologisch von enormer Bedeutung: Man kann sehen, wie sehr sich die Idee der »Kritik« an gesamtgesellschaftlichen Routinen von der klassischen Idee der gesellschaftlichen Kontinuität und der Idee einer integrierten Gesellschaft nicht lösen kann. Die Idee der Gesellschaft als eines Kontinuums, als einer Arena, als eines politisierbaren Raums rechnet gerade nicht damit, dass gesellschaftliche Differenzierung unterschiedliche Gegenwarten dekontextualisiert – die Kritik eingeschlossen. Es mutet geradezu merkwürdig an, sich die moderne Gesellschaft vom theoretischen Fokus der Einheit her erschließen zu wollen, statt sie auf ihre Praxis hin zu beobachten, Kontexte voneinander unabhängig zu machen – und sie gerade in dieser Weise aufeinander zu beziehen.[6] Man muss die Diskontinuität der modernen Gesellschaft ernst nehmen – auch um empirisch sehen zu lernen, wie und warum *Unterbrechungen* funktionieren – Unterbrechungen durch das Eindringen anderer Funktionslogiken (Recht, Ökonomie, Ethik) etwa in medizinische Handlungsfelder (vgl. Damm 2002; Schroth 2004; Simon 2001; Kettner 2004; Vogd 2002) oder durch die Promotion von Laienpositionen gegenüber Expertenwissen (Giddens 1996; Böhle/Bolte/Drexel/ Weishaupt 2001).

Der enorme Effektivitätsgewinn der Differenzierung der modernen Gesellschaft erzeugt das Problem, dass sich in Gegenwarten auf andere Gegenwarten nurmehr als das *andere* verweisen lässt – das andere ist dann das Ökonomische, das Politische, das Ethische usw., aber auch der authentische Sprecher, der Patient, der nun selbst als Gegenwart auftaucht. Die klassische, die integrierte Gesellschaft, die Parsons-Gesellschaft kannte nur eine Gegenwart, die der Gesamtrationalität einer Gesellschaft, der man sich – im besseren Falle – *gerne* fügt. Die Gesellschaft der Gegenwart*en* kennt derer viele – und die Kritik an der Asymmetrie stellt sich gewissermaßen selbst als eine Strategie heraus, die sich dann mit der Inkommensurabilität der funktional differenzierten Gesellschaft dadurch versöhnt, dass man eben doch alles kommensurabel macht – *indem man spricht, kritisiert, gehört werden will*. Faktisch durchgesetzt werden muss die Asymmetrie dann doch. Und dafür sorgt dann weniger Konsens oder Einsicht oder eine Gesamtrationalität der Gesellschaft. Dafür sorgen in der modernen Gesellschaft Organisationen.

## Organisation

Die Sichtbarkeit der Macht, mit der der Arzt praktisch ausgestattet ist, ist weniger die Sichtbarkeit des professionellen Habitus, sondern die Organisation des Krankenhauses. Der klassische Machtbegriff kapriziert sich bekanntlich auf das Verhältnis von Interaktionspartnern, denen beiden gewahr sein muss, dass im Falle der Nichtbefolgung der Macht Konsequenzen drohen – beiden wohlgemerkt: dem einen in dem Sinne, dass er die negativen Konsequenzen zu tragen hat, dem anderen in dem Sinne, dass er sie anzuwenden hat.[7] In Organisationen wirken der permanente Entscheidungsdruck und die Minimierung von Interaktionskontakten auf die Entscheidungen generierenden Sozialkontakte zurück. Organisationen gehen nicht in der Interaktion unter Anwesenden auf, wie sie v.a. Klienten von Organisationen, etwa Patienten in Krankenhäusern, Antragstellern in Behörden, Kunden in Geschäften oder sogar Studierenden in Universitäten erscheinen. Organisationen »organisieren« gewissermaßen in Form von Schnittstellen den Kontakt zu ihren Klienten und er-

---

6   Ich habe deshalb vorgeschlagen, den Gesellschaftsbegriff auch im Rahmen der Differenzierungstheorie an den *Horizontbegriff* zu binden (vgl. dazu ausführlich Nassehi 2004).
7   In der Gesellschaftstheorie Jürgen Habermas' wird dann folgerichtig die Macht der Mächtigen in die Organisationsmacht des politischen Systems aufgelöst (vgl. Habermas 1981: 248).

zeugen dadurch spezifische Mitgliedschaftsrollen, die sich im Falle der Arzt-Patienten-Interaktion eben nicht nur auf die »Klassiker« der Differenz von Sprachcodes, der Asymmetrie des Wissens und der Machtasymmetrie im Hinblick auf Entscheidungen beziehen, sondern auch auf die Zugzwänge des Zeit- und Entscheidungsregimes von Organisationen (vgl. dazu Siegrist 1995: 244ff; Vogd 2004).

Zunächst ist unstrittig, dass alle Funktionssysteme der modernen Gesellschaft ohne Organisationen nicht denkbar wären. Wirtschaften wäre ohne Betriebe, Geschäfte, Börsen und Banken ebenso wenig möglich wie rechtliche Regulierung ohne den Justizapparat, Politik ohne Organisationen des Staates ebenso wenig wie Erziehung ohne Schulen, Glaube ist ohne Kirchen nur schwer auf Dauer zu stellen, und Wissenschaft wäre ohne Universitäten und Forschungsorganisationen nicht denkbar, und auch moderne Medizin ist ohne Praxen, v.a. aber Krankenhäuser nicht denkbar. Dabei ist zu beobachten, dass der Modernisierungsprozess, also die Ausdifferenzierung von Funktionssystemen flächendeckend mit der Herausbildung von Organisationen einhergeht, die jeweiligen Funktionssystemen zugeordnet sind, ohne dass Organisationssysteme selbst Teilsysteme von Organisationssystemen wären. Organisationen scheinen vielmehr dazu zu dienen, *einerseits* für verdichtete Operationen von Funktionssystemen und damit für Interdependenzunterbrechungen innerhalb der Funktionssysteme zu sorgen. *Andererseits* scheint es Organisationen zu gelingen, die Funktionssysteme strukturell zu koppeln.[8] So wird an Universitäten nicht nur geforscht, sondern auch gezahlt, in Kirchen nicht nur geglaubt, sondern auch erzogen, in öffentlichen Verwaltungen nicht nur politisch, sondern auch rechtlich operiert – und dass in Krankenhäusern nicht nur operativ zwischen gesund und krank unterschieden wird, wird immer plausibler. Alfons Bora spricht treffend von der »Multireferentialität von Organisationen« (Bora 2001). Organisationssysteme scheinen also unter anderem die Funktion zu haben, Ereignisse zum gleichzeitigen Gebrauch in unterschiedlichen Funktionssystemen zu ermöglichen, ferner haben sie insofern eine gesellschaftsstrukturelle Funktion, als in ihnen dafür gesorgt werden kann, für spezielle strukturelle Kopplungsbedingungen der Funktionssysteme zu sorgen. So wird in allen Organisationen Geld verwendet, etwa Personal bezahlt; fast alle Organisationen verfügen über rechtsförmige Selbstbindungen oder sogar Konfliktregelungsmechanismen; in Organisationen wird sowohl intern als auch nach außen politisch agiert; und in nahezu jeder Organisation fällt *nolens volens* Liebe an.

Es sollte deutlich geworden sein, dass Organisationen also *einerseits* die Autopoiesis der Funktionssysteme mitvollziehen, *andererseits* ökonomische, rechtliche, religiöse, wissenschaftliche oder politische Ereignisse und Ereignisketten aufeinander beziehen können, ohne dass es damit zu einer Verschmelzung der Funktionssysteme kommt. Organisationen liegen also *quer* zur primären Differenzierungsform der modernen Gesellschaft – und verschaffen gerade dadurch den Funktionssystemen einen internen Ordnungsgewinn. Wiederum auf das ökonomische System bezogen, wäre es kaum denkbar, dass sich ohne Banken, Betriebe und Börsen Binnenstrukturen des Funktionssystems ausbilden würden. Wiewohl Zahlungen fast überall vorkommen (können), bilden die Organisationen des genannten Typs und ihre Netzwerke so etwas wie Zonen dichter gekoppelter Anschlussfähigkeit von Ereignissen. Insofern entfalten auch Funktionssysteme innerhalb ihrer selbst Räume kommunikativer Erreichbarkeit (vgl. Luhmann 1997: 152), man könnte sagen: *Zonen dichter*

---

8   Ich unterlasse hier eine systemtheoretische Beschreibung des Unterschieds zwischen der Rekursivität von Funktionssystemen als codegesteuerter Kommunikation und der Reflexivität organisatorischer Verdichtungen solcher funktionssystemspezifischer Kommunikationen (vgl. dazu aber ausführlich Nassehi 2002; 2005).

*Kommunikation und stärkerer Kopplung der Elemente*, die dann als kommunikative Räume erscheinen – in der Politik als Staaten mit ihrem exekutiven Apparat, in der Ökonomie als Märkte, in denen v.a. Organisationen als Akteure beobachtet werden, in der Wissenschaft als Disziplinen oder Sprachgemeinschaften, die wiederum an Organisationen und ihre Netzwerke gekoppelt sind, in der Religion als Denominationen oder Konfessionen, denen Kirchen ihre Namen geben, im Recht als Geltungsräume, die von Organisationen der Rechtspflege bedient werden, im Bildungssystem als Schulen und Universitäten und selbst in der Kunst als Rezeptionsräume, die nicht ohne Leistungen von Organisationen (Galerien, Museen, Akademien) auskommen.

Zugleich ermöglichen Organisationen auch das, was ich oben eine »Gesellschaft der Gegenwarten« genannt habe. Die »Gesellschaft der Gegenwarten« ist von einem eigentümlichen Nebeneinander von Kontextualisierung und Dekontextualisierung gekennzeichnet – umgesprochen auf die Krankenhausorganisation heißt das, dass nur der auf den Körper bzw. auf die Patientenexistenz reduzierte Interaktionskontakt zum Patienten jene Gegenwart ermöglicht, die von anderen Kontexten absieht, was im Falle »schneller« Medizin durchaus gewünscht, weil effektiv ist, im Falle »langsamer« Medizin Kommunikationsprobleme verursacht. Auf der anderen Seite aber ermöglicht die Krankenhausorganisation das Eindringen von fremden Gegenwarten in die unmittelbare medizinische Asymmetrie zwischen Arzt und Patient: in Form sogenannter »evidenzbasierter Medizin«, in Form von ökonomischen, politischen und ethischen Anforderungen und in Form von Patienten, denen nun ein Wille eigen ist, der zuvor einvernehmlich professionell *informed* war. Vor dem *informed consent* gab es eben *informed asymmetries*. Die »Macht« des Arztes, das große Skandalon des Medizinbetriebes, ist letztlich die »Organisationsmacht« des Krankanhauses, die den Machtkreislauf dadurch schließt, dass einerseits immer wieder Unterbrechungen eingebaut werden, andererseits im Krankenhaus in begrenzter Zeit entschieden werden muss – und entschieden wird, und zwar »medizinischer« als je zuvor, weil die anderen Unterbrechungen ja nun ein Eigenleben haben. Wie die oben beschriebene Unterbrechung durch den authentisch kommunizierenden Patienten oder die ethisierende Kritik des medizinischen Blicks eben nicht das medizinische Handeln korrumpiert, sondern Sprecher einsetzt, die man sprechen lässt, korrumpiert auch die Krankenhausorganition mit ihren ökonomischen, politischen oder ethischen Unterbrechungen nicht die Logik des Medizinischen. Das Medizinische kann nun viel selbstständiger daher kommen, weil es all die anderen Funktionen des früheren Professionellen ablegen kann – bis in den Habitus des Arztes hinein. Und so ist es dann auch kein Widerspruch, dass etwa Klinische Ethikkomitees keineswegs Entscheidungen treffen, die *auf Station*, also medizinisch-operativ relevant werden, aber dennoch eine erhebliche Funktion für die Krankenhausorganisation haben (vgl. dazu die Beiträge von Sulilatu und Wagner in diesem Band sowie Saake/Kunz 2006). Sie kanalisieren gewissermaßen die *kulturalisierenden Unterbrechungen* und setzen Sprecher ein, die es *auf Station* explizit nicht gibt, selbst wenn die beteiligten »Menschen« auf Station und im Komitee womöglich die selben sind – die selben *Personen* sind es womöglich nicht.

Sogar die ethische Theorie stellt sich auf solche kulturalisierenden Unterbrechungen ein. Wiewohl die philosophische Literatur immer mehr Bindestrich-Ethiken von der politischen Ethik über die Risiko-Ethik bis zur Wissenschafts- und Tierethik und sogar zur Ethik der Werbung produziert und kaum mit reflektiert, dass all dies sich nur in einer Gründewelt bewegt, die so tut, als lasse sich die Welt mit dem Medium guter und besserer Gründe steuern (so etwa Nida-Rümelin 2005; 2002), findet sich im ethischen Diskurs durchaus ein

Problembewusstsein dafür, dass Gründe praktisch und in konkreten Settings sich bewähren müssen. Sehr deutlich gilt das etwa für die wirtschaftsethischen Bemühungen von Karl Homann (2002), der die Erfolgsbedingungen wirtschaftsethischer Bemühungen daran bindet, ethische Ziele mit den Anreizstrukturen des Wirtschaftssystems zu versöhnen. Homann betont, dass die ethische Theorie darauf Rücksicht zu nehmen habe, dass wir nicht mehr in einer Gesellschaft leben, in der sich das Ethische in sozialen Zusammenhängen mit den *selben* und mit *konformen* Formen der Sittlichkeit zu bewähren hat, sondern dass eine funktional differenzierte Gesellschaft nolens volens auf differenzierte Standards der Handlungssssteuerung und -koordinierung stoße. Dieser Art ethische Theorie rechnet mit Sprechern aus unterschiedlichen Funktionssystemen und mit unterschiedlichen Horizonten.

In der (medizinischen) Gremienethik lässt sich Ähnliches an der Prominenz der Diskursethik verdeutlichen, wie sie Wolfgang van den Daele (2001) empirisch und Matthias Kettner (2005) als regulative Idee vorfindet. Das Ethische sieht hier von der wissenschaftlichen Herstellung von Gründen ab, sondern interessiert sich ausschließlich für die kommunikativen Bedingungen, unter denen Gründe performativ, praktisch erzeugt werden. Und es liegt in der Tat nahe, eine Ethik zu bemühen, die auf den prozeduralen Aspekt der *Herstellung* gemeinsamer, konsentierbarer Entscheidungen *durch Kommunikation* setzt. Exakt das geschieht in Ethikgremien, speziell in Klinischen Ethik-Komitees. Nun weiß auch Kettner empirisch, dass selbst unter den idealisierten Bedingungen eines herrschaftsfreien Diskurses – denen Ethikgremien ungefähr so nahe kommen wie die priesterliche Absolution der eigentlichen Erlösung – keine wirklich abschließbaren Ergebnisse erzielt werden können. All das dient gewissermaßen bloß als *regulative Idee*. Das missing link zur Empiriefähigkeit des Modells formuliert Kettner so, dass natürlich einerseits gute Gründe vorgebracht und diskutiert werden müssen, dass aber andererseits die *authentische Bindekraft* des Konsenses nicht nur auf den guten Gründen beruht, sondern auch auf der Authentizität der Teilnehmer (vgl. Kettner 2005). Sowohl die Gründe als auch die aufrichtige Authentizität der Teilnehmer sind jene Medien, die Argumente verknappen und damit wenigstens dem empirischen Bruder des idealisierten *zwanglosen Zwang des besseren Argumentes* zu seinem Recht verhelfen

Es ist sehr interessant, dass der Hinweis auf die Authentizität der Träger möglicher Äußerungen gewissermaßen den blinden Fleck von Kettners Argumentation darstellt – für ihn selbst unsichtbar, weil Voraussetzung der gesamten Argumentation. Moralische Autorität, so schreibt Kettner, kann einem diskursiv erzielten Konsens nur durch die Authentizität der Sprecher verbürgt werden, die sich selbst wiederum in authentischer Einstellung dem »*moralisch richtigen* Austragen von Meinungsverschiedenheiten« (Kettner 2005: 37) verpflichten. Dabei vermag Kettner durchaus zu sehen, dass unter einem Konsens eher ein Prozess denn ein fixierbares Ergebnis zu verstehen ist. Letztlich scheint es die Praxis selbst zu sein, in der Sprecher als authentische Sprecher anerkannt werden, die die ethische Qualität eines moralischen Diskurses verbürgt, nicht dagegen den effizienten Output eines moralischen Fixums.

Schöner kann man den sozialen, den praktischen Sinn der Diskursethik nicht auf den Begriff bringen – ein praktischer Sinn, der sich nicht a fronte der ethischen Theorie selbst zeigt, sondern einer, der sich gewissermaßen a tergo listig in diese Ethik einschleicht. Die Verheißung einer zunehmenden Symmetrisierung von Sprecherpositionen löst sich anders ein, als es die Diskursethik verspricht: Die Relativierung von Kontexten erzeugt tatsächlich symmetrische Sprecherpositionen, aber sie führt nicht zu mehr Eindeutigkeit, sondern zu mehr Anschlussfähigkeit. Damit wird all das, was einzelne Sprecher an Geltung beanspruchen, noch plausibler, aber es wird damit die Möglichkeit moralischer Eindeutigkeit erst recht unterminiert. Gesichert werden kann die Authentizität unterschiedlicher Sprecher, ohne den Preis zahlen zu müssen, dass diese Authentizität zugunsten eines fixierbaren Konsenses eingeschränkt werden muss. Im Gegenteil: Der Diskurs erhöht die Authentizität der Sprecher dadurch, dass ihre Inkommensurabilität wechselseitig anerkannt wird

Die Rolle des Ethikers schmilzt dann vom Generator guter Gründe zum Moderator von Bedingungen, unter denen inkommensurable Sprecher ihre Rede kommensurabel halten. Der Sinn des Sprechens wird das Sprechen selbst – und die »Macht« der medizinischen Expertise wird damit gewissermaßen von Ansprüchen anderer Natur gereinigt, allein weil diese nun kommuniziert werden können. Wer von solchen Ethik-Gremien erwartet, dass ihre *ethische Expertise* auf die gesamte Krankenhausorganisation durchgreifen muss, um sie für nützlich zu halten, lebt selbst noch mit jenem Kontinuitätsverständnis der modernen Gesellschaft, das ihrer Differenziertheit spottet. Dass es gerade Organisationen sind, die für unvermittelte Gegenwarten sorgen – für die Schnelligkeit einer Intensiv- oder Unfallstation, für den rein punktuellen, entpersönlichten Kontakt zwischen biotechnisch operierendem (sic!) Arzt und dem Patientenkörper, für die gegenläufige Alltagskontinuität der Pflege (vgl. dazu Findeiß in diesem Band), für seelsorgerliche Gesprächsbereitschaft (vgl. Nassehi/Saake 2004), für betriebswirtschaftliche Führung und für ethische Reflexion jenseits medizinischen Entscheidungsdrucks –, ist geradezu eine Parabel auf die Differenziertheit der modernen Gesellschaft.[9] Wer von Organisationen *Integration* erwartet, wird sich schon deshalb getäuscht sehen, weil Organisationen ihre je eigenen Strukturprobleme lösen müssen: Es muss weiter gehen, und es muss entschieden werden, damit es weiter geht, und es geht weiter, weil entschieden wird. Das mag sich kryptisch anhören – aber exakt das ist es, was die *Macht* aller organisationellen Settings ausmacht. Geschlossen wird der Machtkreislauf dadurch, dass man Unterbrechungen unterbricht – durch authentische Rede, durch Kritik, durch Zeitdruck und durch die ungebrochene Rationalität des gegenwartsbasierten Sachzwangs – der sich gerade deshalb so wunderbar als Ansatzpunkt für eine Kritik anbie-

---

9   Außer Acht lasse ich hier ein weiteres Charakteristikum von Organisationen, nämlich ihre Fähigkeit, Ungleichheit und Asymmetrie verfahrenstechnisch zu legitimieren. Wo die Semantik gesellschaftlicher Selbstbeschreibungen in Politik, Recht, Ökonomie, Kunst usw. Differenzen immer schon wenigstens im Horizont einer *prinzipiellen*, also nicht: *vorfindbaren* Gleichheit der Menschen zu sehen beginnt und im Vollinklusionsgebot auch scheinbar durchsetzt, wird dies letztlich durch jenen Mechanismus konterkariert, der für die Erzeugung von Lebenslagen sorgt: *durch Organisationen.* »Mit Hilfe ihrer Organisationen lässt die Gesellschaft die Grundsätze der Freiheit und der Gleichheit, die sie nicht negieren kann, scheitern.« (Luhmann 2000b: 394) Organisationen suspendieren jene Form der Gleichheit auf verschiedenen Ebenen: Sie differenzieren zum einen explizit zwischen innen und aussen bzw. Mitgliedern und Nicht-Mitgliedern und könnten nur um den Preis des eigenen Zerfalls auf diese Exklusionsform verzichten. Zum anderen schränken Organisationen Kommunikationen innerhalb ihrer selbst in der Weise ein, dass eben keine Gleichheit und Freiheit in der Chance besteht, an allem und überall mitzukommunizieren. In Organisationen ist folgende Frage legitim zu stellen: »Kann ich Mitglied bleiben, wenn ich diese oder jene Zumutung offen ablehne?« (Luhmann 1964: 40) – bezogen auf Mitgliedschaft in der Gesellschaft wird diese Frage kategorial ausgeschlossen. Stelleninhaber und Funktionäre, gewählte Vorstände und Zuständige für dies und jenes sind stets eingebunden in jene eigentümliche Autopoiesis von Organisationen, die für eine merkwürdige Trägheit und Einförmigkeit (i.e. Entscheidungsförmigkeit) des Geschehens sorgt. Organisationen sind in diesem Sinne nicht nur *Exklusionsmaschinen* nach aussen, sondern auch *Ungleichheitsmaschinen* nach innen – und damit etablieren Krankenhäuser die Asymmetrie zwischen Leistungs- und Publikumsrollen auch dann, wenn sie Kommunikationsformen wählen, die gleiche Augenhöhe simulieren und »Konsens formen«.

tet, weil man einer solchen Kritik – schon aus Gründen des internen Sachzwangs der Kritik
– nicht widersprechen kann (schon klassisch dazu: Beck 1986).

## Epilog: Wollen und Sollen

Man kann die vorstehenden Überlegungen womöglich so lesen, als sollten sie mit der
Macht versöhnen oder als wollten sie den *Willen*, die *Autonomie* und die *Authentizität* des
Patienten als gewissermaßen dysfunktional darstellen.[10] Auf eine solche Interpretation kann
man in der Tat kommen – wenn man den Willen für eine außer- oder vorsoziologische
Tatsache hält. Dabei wird aber vergessen, welche enormen Disziplinierungstechniken nötig
wurden, die es einer Gesellschaft erlaubten, von der Vollintegration von Personen auf Multiinklusion umzustellen. Der freie Wille, den wir heute naiver Weise einem Diskurs über
den Zeitpunkt von Hirnströmen überlassen und uns davon beeindrucken lassen, das Gehirn
produziere Bewusstsein (vgl. Libet 2005), kannte schon vor der oszillographischen Dekonstruktion mittels encephalographischer Methoden *soziale* Erregungszustände, für die
Bewusstsein dann eine Folge war.[11] Der freie Wille ist eine soziale Zurechnungsform, der
von Kontexten abhängig ist – unter anderem von asymmetrischen Kontexten, in denen – in
der klassischen Hegelschen Formulierung – die Notwendigkeit mit der Einsicht versöhnt
wird, als Einsicht in die Notwendigkeit eben. Freiheit stellte sich als Ergebnis von Subjektivierungspraxen dar (vgl. Foucault 1980), als Zivilisationsfolge (vgl. Elias 1976) oder als
Selbstregierung (vgl. Foucault 2000), was nicht nur in dieser Weise theoretisch abstrakt
formuliert werden muss. Gerade am Beispiel der Medizin und ihrer Kritik lässt sich sehr
deutlich beobachten, wie eng die Idee der Autonomie und des freien Willens an die Asymmetrie zwischen vernünftigen Sprechern und Klienten gebunden war. Zumeist tun wir so,
als sei der Wille so etwas wie eine vorsoziale Voraussetzung, eine Art *Anthropologicum*,
mit dem Individuen ausgestattet sind. Vergessen wird dabei, dass die Idee des autonomen
Willens das Ergebnis eines historischen Prozesses ist, an dem vor allem sogenannte autoritative Sprecherpositionen beteiligt waren. Die klassischen Professionellen – Ärzte, Juristen,
Pfarrer – waren mit solchen Sprecherpositionen ausgestattet, die ihren Klienten nicht
schlicht vorgeschrieben haben, was sie zu tun haben, sondern ihnen jene inneren Antriebe
einpflanzen konnten, die wir heute als *Wille* kennen – eine Form der Selbstkontrolle, die
den einzelnen wollen lässt, was er soll. Man sollte die Idee des freien Willens also weniger
an den Selbstbeschreibungen autonomer Handlungsmodelle verdeutlichen, sondern den
erheblichen selbstdisziplinierenden historischen Vorgang betrachten, in dem aus Empfängern von Anweisungen *Subjekte* wurden – Unterworfene unter eine Vernunftidee, die die
Freiheit des Willens mit der Vernünftigkeit des Sollens verband.

Am Diskurs über den sterbenden Patienten lässt sich das besonders deutlich beobachten. Gerade in einem medizinischen Handlungsfeld, in dem sich die medizinische Kunst am
ehesten verunsichern lässt, tritt als funktionales Äquivalent für Entscheidungsalgorithmen
der *freie Wille* und die *Autonomie* des sterbenden Subjekts oder auch die Betroffenheit

---

10 Solche Kritik ist verbreitet. So beklagt etwa Deborah Lupton (1995), dass die Last der Entscheidung auf den
einzelnen abgewälzt wird, und Dieter Dörner (2001) fordert die Rückkehr zu einer »ärztlichen Grundhaltung«, die wieder »Verantwortung« übernimmt.
11 Nicht hoch genug kann in diesem Zusammenhang immer wieder die Bedeutung George Herbert Meads für
die Soziologie veranschlagt werden (vgl. dazu ausführlich Nassehi 2006: 138ff).

nicht-ärztlicher Akteure auf den Plan. Das funktionale Äquivalent für die klassische professionelle Gesamtrationalität, die von einer gesamtgesellschaftlichen Norm- und Wertehierarchie zehrt, wie ich an Parsons gezeigt habe, ist nun die Autonomie des Sterbenden – als Figur, als dasjenige Hermeneuticum, das als letzter Verstehensgrund dienen kann. Dieser Art »gelenkte Autonomie« (vgl. Saake in diesem Band) erzeugt einen Zurechnungspunkt, der für eine Entscheidungspraxis funktional ist, die in einer »Gesellschaft der Gegenwarten« nicht mehr auf Gesamtrationalitäten vertrauen kann, wie sie im Algorithmus des »besseren« Arguments oder in der Idee der Kritik zum Ausdruck kommt. Diese Konstellation muss das Verschwinden *guter* Gründe zugunsten *vieler* Gründe beklagen (vgl. Saake/Nassehi 2004). Sichtbar werden nun nicht bessere Argumente, sondern authentischere Sprecher. Übrig geblieben ist davon nur die Rede selbst, die Authentizität des Sprechers und die Promotion seines *Anspruchs* auf Geltung, nicht die Geltung selbst. Von der klinischen Gremienethik kann deshalb nur derjenige enttäuscht sein, der daran glaubt, dass es kommunizierte Gründe selbst sind, die den Algorithmus von Handlungen ausmachen. Das mag eine brauchbare Reduktion von realer Komplexität für die philosophische Ethik sein, die eben nicht in einer sozialen, sondern nur in einer Gründewelt lebt. Einem empirischen Blick auf das Bezugsproblem solcher Gremienethik genügt diese Reduktion jedoch nicht. Das Bezugsproblem ist die Frage der Entdramatisierung *unterschiedlicher* Stellungnahmen zugunsten der Aufwertung der einzelnen Stellungnahmen selbst. Diese müssen dann nur noch sozial vermittelt und gekoppelt werden – etwa durch Anerkennung von wechselseitigen Perspektiven. Abgekoppelt werden kann dann bisweilen der sachliche Gehalt des Kommunizierten – eine medizinische Entscheidung bleibt eine medizinische Entscheidung, selbst wenn es dem Arzt gelingt, die anderen Perspektiven mitzuberücksichtigen. Sichtbar werden sie nur als *andere* Perspektiven.

Soziologisch käme es nun darauf an, ein Instrumentarium zu entwickeln, dies nicht zu beklagen, sondern zu verstehen. Das Skandalon der Medizin jedenfalls, Macht, bleibt bestehen. Nur der Machtkreislauf nimmt einen neuen Weg. Zwar führte er auch in der klassischen Konstellation immer schon über den Willen des der Macht Unterworfenen – ob der Wille durch die Macht nun gebrochen oder erst gebildet wurde. Mit der Erfindung des sterbenden Subjekts, des autonomen Patienten und des informierten Konsenspartners des Arztes wird die Asymmetrie einerseits geleugnet, andererseits der organisatorischen Praxis überlassen. Sieht man genau hin, sieht man, wie Autonomie heteronom erzeugt wird, durch die normative Erwartung authentischer Äußerungen, durch die Konstruktion eines kontinuierlichen Willens durch Patientenverfügungen, durch die juristische Prüfung des tatsächlichen Willens bei Ausfall des Sprechers und nicht zuletzt durch die ethische Anerkennung des Willens. Die operative Funktion der Macht ist lediglich die Sicherstellung von Anschlussfähigkeit – wie auch immer sie sich schließt.

## Literatur

Beck, Ulrich 1986: Risikogesellschaft. Auf dem Weg in eine andere Moderne, Frankfurt/M.
Beck, Ulrich 1993: Die Erfindung des Politischen. Zu einer Theorie reflexiver Modernisierung, Frankfurt/M.
Beck, Ulrich 1996: Wie aus Nachbarn Juden werden. Zur politischen Konstruktion des Fremden in der reflexiven Moderne, in: Max Miller und Hans-Georg Soeffner (Hg.): Modernität und Barbarei. Soziologische Zeitdiagnose am Ende des 20. Jahrhunderts, Frankfurt/M., S. 318-343.

Beck, Ulrich 1997b: Kinder der Freiheit: Wider das Lamento über den Werteverfall, in: ders. (Hg.): Kinder der Freiheit, Frankfurt/M., S. 9-33.
Beck, Ulrich/Christoph Lau 2005: Theorie und Empirie reflexiver Modernisierung. Von der Notwendigkeit und den Schwierigkeiten, einen historischen Gesellschaftswandel innerhalb der Moderne zu beobachten und zu begreifen, in: Soziale Welt 56, S. 107-135.
Berger, Peter/Thomas Luckmann 1969: Die gesellschaftliche Konstruktion der Wirklichkeit. Eine Theorie der Wissenssoziologie, Frankfurt/M.
Böhle, Fritz/Annegret Bolte/Ingrid Drexel/Sabine Weishaupt 2001: Grenzen wissenschaftlich-technischer Rationalität und ›anderes Wissen‹, in: Ulrich Beck und Wolfgang Bonß (Hg.): Die Modernisierung der Moderne, Frankfurt/M., S. 96-105.
Bora, Alfons 2001: Öffentliche Verwaltung zwischen Recht und Politik. Die Multireferentialität organisatorischer Kommunikation, in: Veronika Tacke (Hg.): Organisation und gesellschaftliche Differenzierung, Opladen, S. 170-191.
Damm, Reinhard 2002: Imperfekte Autonomie und Neopaternalismus. Medizinrechtliche Probleme der Selbstbestimmung in der modernen Medizin, in: Medizinrecht 8, S. 375-387.
Dörner, Dieter 2001: Der gute Arzt. Lehrbuch der ärztlichen Grundhaltung, Stuttgart/New York.
Foucault, Michel 1980: Die Ordnung der Dinge. Eine Archäologie der Humanwissenschaften, 3. Aufl., Frankfurt/M.
Foucault, Michel 2000: Die Gouvernementalität, in: Ulrich Bröckling, Susanne Krasmann und Thomas Lemke (Hg.): Gouvernementalität der Gegenwart, Frankfurt/M., S. 41-67.
Freidson, Eliot 1975: Dominanz der Experten. Zur sozialen Struktur medizinischer Versorgung, München/Berlin/Wien (Orig. 1970).
Giddens, Anthony 1996: Leben in einer posttraditionalen Gesellschaft, in: Ulrich Beck, Anthony Giddens und Scott Lash (Hg.): Reflexive Modernisierung. Eine Kontroverse, Frankfurt/M., S. 113-194.
Habermas, Jürgen 1981: Theorie des kommunikativen Handelns. Band 2: Zur Kritik der funktionalistischen Vernunft, Frankfurt/M.
Habermas, Jürgen 1988: Nachmetaphysisches Denken. Philosophische Aufsätze, Frankfurt/M.
Hitzler, Ronald 1994: Wissen und Wesen des Experten. Ein Annäherungsversuch – zur Einleitung, in: Ronald Hitzler, Anne Honer und Christoph Maeder (Hg.): Expertenwissen. Die institutionalisierte Kompetenz zur Konstruktion von Wirklichkeit, Opladen, S. 13-31.
Homann, Karl 2002: Vorteile und Anreize. Zur Grundlegung einer Ethik der Zukunft, Tübingen.
Honneth, Axel 1992: Kampf um Anerkennung. Zur moralischen Grammatik sozialer Konflikte, Frankfurt/M.
Kettner, Matthias 2005: Ethik-Komitees. Ihre Organisationsform und ihr moralischer Anspruch, in: EWE 16, S. 81-94.
Libet, Benjamin 2005: Mind Time. Wie das Gehirn Bewusstsein produziert, Frankfurt/M.
Lilje, Christian 1995: Klinische ›ethics consultation‹ in den USA. Hintergründe, Denkstile und Praxis, Stuttgart.
Luhmann, Niklas 1984: Soziale Systeme. Grundriß einer allgemeinen Theorie, Frankfurt/M.
Luhmann, Niklas 1997: Die Gesellschaft der Gesellschaft, Frankfurt/M.
Luhmann, Niklas 2000a: Die Politik der Gesellschaft, Frankfurt/M.
Luhmann, Niklas 2000b: Organisation und Entscheidung, Opladen.
Lupton, Deborah 1995: The Imperative of Health. Public Health and the Regulated Body, London.
Nassehi, Armin 2002: Die Organisationen der Gesellschaft. Skizze einer Organisationssoziologie in gesellschaftstheoretischer Absicht, in: Jutta Allmendinger und Thomas Hinz (Hg.): Organisationssoziologie. Sonderheft 42 der Kölner Zeitschrift für Soziologie und Sozialpsychologie, Opladen, S. 443-478.
Nassehi, Armin 2003: Geschlossenheit und Offenheit. Studien zur Theorie der modernen Gesellschaft, Frankfurt/M.
Nassehi, Armin 2004: Die Theorie funktionaler Differenzierung im Horizont ihrer Kritik, in: Zeitschrift für Soziologie 33, S. 98-118.

Nassehi, Armin 2005: Organizations as Decision Machines. Niklas Luhmann's Theory of Organized Social Systems, in: Campbell Jones und Rolland Munro (Hg.): Contemporary Organization Theory, Oxford, S. 178-191.
Nassehi, Armin 2006: Der soziologische Diskurs der Moderne, Frankfurt/M.
Nassehi, Armin/Irmhild Saake 2004: Die Religiosität religiöser Erfahrung. Ein systemtheoretischer Kommentar zum religiösen Subjektivismus, in: Pastoraltheologie 93, S. 64-81.
Nida-Rümelin, Julian 2002: Ethische Essays, Frankfurt/M.
Nida-Rümelin, Julian 2005: Angewandte Ethik, 2. Aufl., Stuttgart.
Parsons, Talcott 1939: The Professions and Social Structure, in: Social Forces 17, S. 457-467.
Pfadenhauer, Michaela 2003: Professionalität. Eine wissenssoziologische Rekonstruktion institutionalisierter Kompetenzdarstellungskompetenz, Opladen.
Quante, Michael/Andreas Vieth 2003: Welche Prinzipien braucht die Medizinethik? Zum Ansatz von Beauchamp und Childress, in: Marcus Düwell und Klaus Steigleder (Hg.): Bioethik. Eine Einführung, Frankfurt/M., S. 136-151.
Saake, Irmhild, 2003: Die Performanz des Medizinischen. Zur Asymmetrie in der Arzt-Patienten-Interaktion, in: Soziale Welt 54, S. 429-459.
Saake, Irmhild/Dominik Kunz 2006: Von Kommunikation über Ethik zu ›ethischer Sensibilisierung‹. Symmetrisierungsprozesse in diskursiven Verfahren, in: Zeitschrift für Soziologie 35, S. 51-56.
Saake, Irmhild/Armin Nassehi 2004: Die Kulturalisierung der Ethik. Eine zeitdiagnostische Anwendung des Luhmannschen Kulturbegriffs, in: Günter Burkart und Gunter Runkel (Hg.): Luhmann und die Kulturtheorie, Frankfurt/M., S. 102-135.
Schöne-Seifert, Bettina 1996: Medizinethik, in: Julian Nida-Rümelin (Hg.): Angewandte Ethik. Die Bereichsethiken und ihre theoretische Fundierung. Ein Handbuch, Stuttgart, S. 552-650.
Schroth, Ulrich 2004: Medizin, Bioethik und Recht, in: Arthur Kaufmann, Winfried Hassemer und Ulfried Neumann (Hg): Einführung in Rechtsphilosophie und Rechtstheorie der Gegenwart, Heidelberg, S. 458-484.
Siegrist, Johannes 1995: Medizinische Soziologie, 5. Aufl., München/Wien/Baltimore.
Weber, Max 1972: Wirtschaft und Gesellschaft, 5. Aufl., Tübingen.
Simon, Michael 2001: Die Ökonomisierung des Krankenhauses. Der wachsende Einfluss ökonomischer Ziele auf patientenbezogene Entscheidungen, Berlin.
Taylor, Charles 1995: Das Unbehagen an der Moderne, Frankfurt/M.
van den Daele, Wolfgang 2001: Von moralischer Kommunikation zur Kommunikation über Moral. Reflexive Distanz zu diskursiven Verfahren, in: Zeitschrift für Soziologie 30, S. 4-22.
Vogd, Werner 2002: Professionalisierungsschub oder Auflösung ärztlicher Autonomie. Die Bedeutung von Evidence Based Medicine und der neuen funktionalen Eliten in der Medizin aus system- und interaktionstheoretischer Perspektive, in: Zeitschrift für Soziologie 31, S. 294-315.
Vogd, Werner 2004: Ärztliche Entscheidungsprozesse des Krankenhauses im Spannungsfeld von System- und Zweckrationalität. Eine qualitativ rekonstruktive Studie unter dem besonderen Blickwinkel von Rahmen (»frames«) und Rahmungsprozessen (»framing«), Berlin.

# Hinweise zu den Autorinnen und Autoren

*Baecker, Dirk*, Dr., ist Professor für Kulturtheorie und -analyse an der Zeppelin University Friedrichshafen. Forschungsschwerpunkte: Wirtschafts- und Organisationssoziologie, Managementtheorie, Planungs- und Entscheidungstheorie. Wichtige Veröffentlichungen: Organisation als System. Aufsätze, Frankfurt/M., 1999; Wozu Systeme?, Berlin, 2002; Vom Nutzen ungelöster Probleme (zusammen mit Alexander Kluge), Berlin, 2003; Wozu Soziologie?, Berlin, 2004; Schlüsselwerke der Systemtheorie, (Hg.) Wiesbaden, 2005; Form und Formen der Kommunikation, Frankfurt/M., 2005.

*Berg, Marc*, Dr., ist Professor an der Erasmus Universität in Rotterdam am Institut für Health Policy and Management. Forschungsschwerpunkte: Science Studies und Medical Sociology. Wichtige Veröffentlichungen: Practices of Reading and Writing. The Constitutive Role of the Patient Record in Medical Work, in: Sociology of Health and Illness 18, 1996, S. 499-524; Rationalizing Medical Work. Decision Support Techniques and Medical Practices. Cambridge, 1997; The Gold Standard. The Challenge of Evidence-Based Medicine and the Standardization in Health Care (zusammen mit Stefan Timmermans), Philadelphia, 2003.

*Dreßke, Stefan*, Dr., ist wissenschaftlicher Mitarbeiter am Institut für Sozialpolitik und Organisation Sozialer Dienste an der Universität Kassel. Forschungsschwerpunkte: Medizin- und Krankenhaussoziologie. Wichtige Veröffentlichungen: Wandlungen des Sterbens im Krankenhaus und die Konflikte zwischen Krankenrolle und Sterberolle (zusammen mit Gerd Göckenjan), in: Österreichische Zeitschrift für Soziologie 27, 2002, S. 80-96; Ambivalenzen des guten Sterbens im Hospiz, in: Sozialextra 29, 2005, S. 6-10; Sterben im Hospiz. Der Alltag in einer alternativen Pflegeeinrichtung, Frankfurt/M., 2005.

*Feuerstein, Günter*, Dr., ist Privatdozent an der Universität Hamburg innerhalb der Forschungsgruppe BIOGUM. Forschungsschwerpunkte: Biotechnik, Gesellschaft und Umwelt. Wichtige Veröffentlichungen: Gesundheit und Gesundheitswesen (zusammen mit Bernhard Badura), in: Lehrbuch der Soziologie, hg. v. Hans Joas, Frankfurt/M., 2001, S. 363-388; Quality of Life. Ein Entscheidungskriterium über knappe medizinische Ressourcen, in: Strategien der Gesundheitsökonomie, hg. v. Heidrun Kaupen-Haas/Christiane Rothmaler, Frankfurt/M., 1998, S. 43-64; Gentechnik und Krankenversicherung. Neue Leistungsangebote im Gesundheitssystem (zusammen mit Regine Kollek und Thomas Uhlemann), Baden-Baden, 2002.

*Findeiß, Anja*, Dipl.-Soz., ist wissenschaftliche Mitarbeiterin am Institut für Soziologie der LMU München. Forschungsschwerpunkte: Religionssoziologie, Kultursoziologie, Medizinsoziologie. Wichtige Veröffentlichungen: Kein Staat, keine Sicherheit. Die Verunsicherung der Soziologie angesichts neuer und alter Phänomene, Bericht vom Kongress der DGS, in:

Soziale Welt 53, 2002, S. 482-486; Zur praktischen Ethik klinischer Ethikkomitees (zusammen mit Saidi Sulilatu), in: Betreuungsmanagement 3, 2005, S. 144-147.

*Fuchs, Peter*, Dr., ist Professor für Allgemeine Soziologie und Soziologie der Behinderung an der Hochschule Neubrandenburg. Forschungsschwerpunkte: Systemtheorie, Soziologie der Behinderung. Wichtige Veröffentlichungen: Reden und Schweigen (zusammen mit Niklas Luhmann), Frankfurt/M., 1989; Liebe, Sex und solche Sachen. Zur Konstruktion moderner Intimsysteme, Konstanz, 1999; Niklas Luhmann – beobachtet, Wiesbaden, 2004; Die Psyche. Studien zur Innenwelt der Außenwelt der Innenwelt, Weilerswist, 2005.

*Iding, Hermann*, Dr., hat Soziologie studiert und über Macht in Organisationsberatung promoviert. Heute arbeitet er als selbstständiger Berater. Wichtige Veröffentlichungen: Hinter den Kulissen der Organisationsberatung. Qualitative Fallstudien von Beratungsprozessen im Krankenhaus, Opladen, 2000; Hinter den Kulissen der Organisationsberatung. Macht als zentrales Thema soziologischer Beratungsforschung, in: Soziologische Beratungsforschung. Perspektiven für Theorie und Praxis der Organisationsberatung, hg. v. Nina Degele/Tanja Münch/Hans J. Pongratz/Nicole Saam, Opladen 2001, S. 71-85.

*Nassehi, Armin*, Dr., ist Professor am Institut für Soziologie der LMU München. Forschungsschwerpunkte: Kultursoziologie, Politische Soziologie, Religionssoziologie sowie Wissens- und Wissenschaftssoziologie. Wichtige Veröffentlichungen: Tod, Modernität und Gesellschaft (zusammen mit Georg Weber), Opaden, 1989; Die Zeit der Gesellschaft. Auf dem Weg zu einer soziologischen Theorie der Zeit, Opladen, 1993; Differenzierungsfolgen. Beiträge zur Soziologie der Moderne, Opladen, 1999; Geschlossenheit und Offenheit. Studien zur Theorie der modernen Gesellschaft; Frankfurt/M., 2003; Der soziologische Diskurs der Moderne, Frankfurt/M., 2006.

*Saake, Irmhild*, Dr., ist Akademische Rätin am Institut für Soziologie der LMU München. Forschungsschwerpunkte: Soziologische Theorie, Medizinsoziologie, Thanatologie, Qualitative Forschungsmethoden, Alternsforschung. Wichtige Veröffentlichungen: Die Performanz des Medizinischen. Zur Asymmetrie in der Arzt-Patienten-Interaktion, in: Soziale Welt 54, 2003, S. 429-460; Von Kommunikation über Ethik zu ›ethischer Sensibilisierung‹. Symmetrisierungsprozesse in diskursiven Verfahren (zusammen mit Dominik Kunz), in: Zeitschrift für Soziologie 35, 2006, S. 41-56; Die Konstruktion des Alters. Eine gesellschaftstheoretische Einführung in die Alternsforschung, Wiesbaden, 2006.

*Schubert, Cornelius*, Dr., ist wissenschaftlicher Mitarbeiter am Institut für Soziologie der TU Berlin. Forschungsschwerpunkte: Organisationssoziologie, Medizinsoziologie, qualitative Forschungsmethoden. Wichtige Veröffentlichungen: Multiagentensysteme im Krankenhaus. Soziologische Gestaltung hybrider Zusammenhänge (zusammen mit Frank Janning und Klaus Schubert), Berlin, 2000; Patient Safety and the Practice of Anaesthesia. How Hybrid Networks of Cooperation Live and Breathe (Patientensicherheit und die Praktiken der Anästhesie. Wie hybride Kooperationsnetzwerke leben und atmen), Berlin, 2003; Medizinsoziologie der ärztlichen Praxis. Szenarien – Fälle – Theorien (zusammen mit Jutta Begenau und Werner Vogd), Bern, 2005.

*Stichweh, Rudolf*, Dr., ist Professor am soziologischen Seminar der Universität Luzern. Forschungsschwerpunkte: Soziologische Theorie, Allgemeine Soziologie, Theorie der Weltgesellschaft, Wirtschaftssoziologie. Wichtige Veröffentlichungen: Wissenschaft, Universität, Professionen. Soziologische Analysen, Frankfurt/M., 1994; Inklusion/Exklusion, funktionale Differenzierung und die Theorie der Weltgesellschaft, in: Soziale Systeme 3, 1997, S. 123-136; Die Weltgesellschaft. Soziologische Analysen, Frankfurt/M., 2000; Wissensgesellschaft und Wissenschaftssystem, in: Schweizerische Zeitschrift für Soziologie 30, 2004, S. 147-165; Inklusion und Exklusion. Studien zur Gesellschaftstheorie, Bielefeld, 2005.

*Stollberg, Gunnar*, Dr., ist Professor für Soziologie an der Universität Bielefeld. Forschungsschwerpunkte: Medizingeschichte, Medizinsoziologie. Wichtige Veröffentlichungen: Patientenwelten. Krankheit und Medizin vom späten 18. bis zum frühen 20. Jahrhundert im Spiegel von Autobiographien (zusammen mit Jens Lachmund), Opladen, 1995; Patienten und Homöopathie. Ein Überblick über die soziologische Literatur, in: Medizin, Gesellschaft und Geschichte 18, 1999, S. 103-118; Die Binnendifferenzierung in deutschen Krankenhäusern bis zum Ersten Weltkrieg (zusammen mit Ingo Tamm), Stuttgart, 2001; Medizinsoziologie, Bielefeld, 2001.

*Streckeisen, Ursula*, Dr., ist Privatdozentin am Institut der Pädagogischen Hochschule Bern. Forschungsschwerpunkte: Professionssoziologie und Professionalisierungstheorie, Lehrerforschung und Bildungs- sowie Hochschulforschung, Medizinsoziologie, Thanatologie. Wichtige Veröffentlichungen: Statusübergänge im weiblichen Lebenslauf. Über Beruf, Familie und Macht in der Ehe, Frankfurt/M./New York, 1991; Doing Death. Expertenpraktik in den Kontexten von Lebenserhaltung, Verlust und Wissenschaft, in: Expertenwissen. Die institutionalisierte Kompetenz zur Konstruktion von Wirklichkeit, hg. v. Ronald Hitzler/Anne Honer/Christoph Maeder, Opladen, 1994, S. 232-246; Die Medizin und der Tod. Über berufliche Strategien zwischen Klinik und Pathologie, Opladen, 2001; Das Lebensende in der Universitätsklinik. Sterbendenbetreuung in der Inneren Medizin zwischen Tradition und Aufbruch, in: Thanatosoziologie. Tod, Hospiz und die Institutionalisierung des Sterbens, hg. v. Hubert Knoblauch/Arnold Zingerle, Berlin, 2005, S. 125-146.

*Sulilatu, Saidi*, Dipl.-Soz., ist wissenschaftlicher Mitarbeiter am Institut für Soziologie der LMU München. Forschungsschwerpunkte: Organisationssoziologie, Medizinsoziologie, Soziologie der Ethik. Wichtige Publikationen: Inklusion als Prozess. Ethikexperten im Gentechnikdiskurs, Unveröffentlichte Diplomarbeit, 2002; Zur praktischen Ethik klinischer Ethikkomitees (zusammen mit Anja Findeiß), in: Betreuungsmanagement 3, 2005, S. 144-147.

*Vogd, Werner*, Dr., ist Privatdozent im Fachbereich Politik und Sozialwissenschaften an der Freien Universität Berlin und am Institut für Soziologie der LMU München, Forschungsschwerpunkte: Qualitative Forschungsmethoden, Verbindung von Systemtheorie und rekonstruktiver Forschung, Medizinsoziologie, Religionssoziologie. Wichtige Veröffentlichungen: Professionalisierungsschub oder Auflösung ärztlicher Autonomie. Die Bedeutung von Evidence Based Medicine und der neuen funktionalen Eliten in der Medizin aus system- und interaktionstheoretischer Perspektive, in: Zeitschrift für Soziologie 31, 2002, S. 294-315; Ärztliche Entscheidungsprozesse des Krankenhauses im Spannungsfeld von System- und Zweckrationalität. Eine qualitativ rekonstruktive Studie unter dem besonderen Blickwinkel von Rahmen (»frames«) und Rahmungsprozessen (»framing«), Berlin, 2004; Entscheidungen und Karrieren. Habitus- und systemtheoretische Überlegungen am Beispiel der Abläufe auf einer psychosomatischen Abteilung, in: Soziale Welt 55, 2004, S. 283-308; Ärztliche Entscheidungsfindung im Krankenhaus bei komplexer Fallproblematik im Spannungsfeld von Patienteninteressen und administrativ organisatorischen Bedingungen, in: Zeitschrift für Soziologie 33, 2004, S. 26-47; Komplexe Erziehungswissenschaft jenseits von empirieloser Theorie und theorieloser Empirie. Versuch einer Brücke zwischen Systemtheorie und rekonstruktiver Sozialforschung, in: Zeitschrift für Erziehungswissenschaft 8, 2005, S. 113-114; Die Organisation Krankenhaus im Wandel. Eine dokumentarische Evaluation aus Perspektive der ärztlichen Akteure, Bern, 2006.

*Wagner, Elke*, Dipl.-Soz., ist wissenschaftliche Mitarbeiterin am Institut für Soziologie der LMU München. Forschungsschwerpunkte: Wissenssoziologie, Medizinsoziologie, Politische Soziologie. Wichtige Publikationen: Keine Ethik – nirgends? ›Ethik und Organisation im Krankenhaus‹, in: Ethik in der Medizin, 2004, S. 83-88; Gesellschaftskritik und soziologische Aufklärung. Konvergenzen und Divergenzen zwischen Adorno und Luhmann, in: Berliner Journal für Soziologie 15, 2005, S. 37-55; Freiwilligkeit als Verfahren. Zum Verhältnis von Lebendorganspende, medizinischer Praxis und Recht (zusammen mit Bijan Fateh-Moghadam), in: Soziale Welt 56, 2005, S. 73-98.

# Theorie

Dirk Baecker (Hrsg.)
**Schlüsselwerke der Systemtheorie**
2005. 352 S. Geb. EUR 24,90
ISBN 978-3-531-14084-1

Ralf Dahrendorf
**Homo Sociologicus**
Ein Versuch zur Geschichte, Bedeutung und Kritik der Kategorie der sozialen Rolle
16. Aufl. 2006. 126 S. Br. EUR 14,90
ISBN 978-3-531-31122-7

Shmuel N. Eisenstadt
**Die großen Revolutionen und die Kulturen der Moderne**
2006. 250 S. Br. EUR 34,90
ISBN 978-3-531-14993-6

Shmuel N. Eisenstadt
**Theorie und Moderne**
Soziologische Essays
2006. 607 S. Geb. EUR 49,90
ISBN 978-3-531-14565-5

Rainer Greshoff / Uwe Schimank (Hrsg.)
**Integrative Sozialtheorie? Esser – Luhmann – Weber**
2006. 582 S. Geb. EUR 39,90
ISBN 978-3-531-14354-5

Axel Honneth / Institut für Sozialforschung (Hrsg.)
**Schlüsseltexte der Kritischen Theorie**
2006. 414 S. Geb. EUR 29,90
ISBN 978-3-531-14108-4

Niklas Luhmann
**Beobachtungen der Moderne**
2. Aufl. 2006. 220 S. Br. EUR 24,90
ISBN 978-3-531-32263-6

Uwe Schimank
**Differenzierung und Integration der modernen Gesellschaft**
Beiträge zur akteurzentrierten Differenzierungstheorie 1
2005. 297 S. Br. EUR 27,90
ISBN 978-3-531-14683-6

Uwe Schimank
**Teilsystemische Autonomie und politische Gesellschaftssteuerung**
Beiträge zur akteurzentrierten Differenzierungstheorie 2
2006. 307 S. Br. EUR 29,90
ISBN 978-3-531-14684-3

Erhältlich im Buchhandel oder beim Verlag.
Änderungen vorbehalten. Stand: Juli 2007.

www.vs-verlag.de

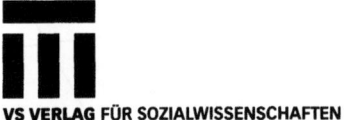

**VS VERLAG FÜR SOZIALWISSENSCHAFTEN**

Abraham-Lincoln-Straße 46
65189 Wiesbaden
Tel. 0611.7878-722
Fax 0611.7878-400

# Lehrbücher

Heinz Abels
**Identität**
2006. 497 S. Br. EUR 26,90
ISBN 978-3-531-15138-0

Martin Abraham / Thomas Hinz (Hrsg.)
**Arbeitsmarktsoziologie**
Probleme, Theorien, empirische Befunde
2005. 374 S. Br. EUR 24,90
ISBN 978-3-531-14086-5

Klaus Feldmann
**Soziologie kompakt**
Eine Einführung
4. Aufl. 2006. 399 S. Br. EUR 19,90
ISBN 978-3-531-34188-0

Peter Imbusch / Ralf Zoll (Hrsg.)
**Friedens- und Konfliktforschung**
Eine Einführung
4., überarb. Aufl. 2006. 581 S.
Br. EUR 24,90
ISBN 978-3-531-34426-3

Stefan Immerfall
**Europa – politisches Einigungswerk und gesellschaftliche Entwicklung**
Eine Einführung
2006. 128 S. Br. EUR 12,90
ISBN 978-3-531-14536-5

Irmhild Saake
**Die Konstruktion des Alters**
Eine gesellschaftstheoretische Einführung in die Alternsforschung
2006. 298 S. Br. EUR 24,90
ISBN 978-3-531-14677-5

Bernhard Schäfers
**Architektursoziologie**
Grundlagen – Epochen – Themen
2., durchges. Aufl. 2006. 224 S.
Br. EUR 24,90
ISBN 978-3-531-15030-7

Bernhard Schäfers
**Stadtsoziologie**
Stadtentwicklung und Theorien – Grundlagen und Praxisfelder
2006. 231 S. Br. EUR 24,90
ISBN 978-3-531-14658-4

Uwe Schimank
**Die Entscheidungsgesellschaft**
Komplexität und Rationalität der Moderne
2005. 492 S. Br. EUR 24,90
ISBN 978-3-531-14332-3

Erhältlich im Buchhandel oder beim Verlag.
Änderungen vorbehalten. Stand: Juli 2007.

www.vs-verlag.de

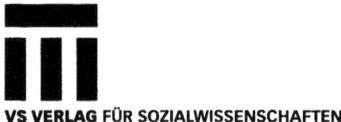

**VS VERLAG FÜR SOZIALWISSENSCHAFTEN**

Abraham-Lincoln-Straße 46
65189 Wiesbaden
Tel. 0611.7878-722
Fax 0611.7878-400

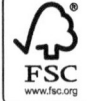

MIX
Papier aus verantwortungsvollen Quellen
Paper from responsible sources
FSC® C105338

If you have any concerns about our products,
you can contact us on
**ProductSafety@springernature.com**

In case Publisher is established outside the EU,
the EU authorized representative is:
**Springer Nature Customer Service Center GmbH
Europaplatz 3, 69115 Heidelberg, Germany**

Printed by Libri Plureos GmbH
in Hamburg, Germany